M. Biancuzzo
Stillberatung

Marie Biancuzzo

Stillberatung
Mutter und Kind professionell unterstützen

Aus dem Amerikanischen von Denise Both
Mit einem Anhang von Denise Both

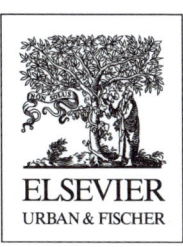

URBAN & FISCHER

Zuschriften und Kritik an:
Elsevier GmbH, Urban & Fischer Verlag, Lektorat Pflege, Hackerbrücke 6, 80335 München
pflege@elsevier.de

Breastfeeding the Newborn
© 2003, Mosby Inc., St. Louis, Missouri

Wichtiger Hinweis für den Benutzer
Die Erkenntnisse in der Medizin und Pflege unterliegen einem laufenden Wandel durch Forschung und klinische Erfahrungen. Autorin und Verlag dieses Werkes haben große Sorgfalt darauf verwendet, dass die in diesem Werk gemachten Angaben (insbesondere hinsichtlich Indikation, Dosierung und unerwünschten Wirkungen) dem derzeitigen Wissensstand entsprechen. Das entbindet den Nutzer dieses Werkes aber nicht von der Verpflichtung, anhand von Beipackzettel zu verschreibender Präparate zu überprüfen, ob die dort gemachten Angaben von denen in diesem Buch abweichen und seine Verordnung in eigener Verantwortung zu treffen.

Wie allgemein üblich, wurden Warenzeichen bzw. Namen (z.B. bei Pharmapräparaten) nicht besonders gekennzeichnet.

Bibliografische Informationen Der Deutschen Bibliothek
Die Deutsche Bibliothek verzeichnet diese Publikation in der Deutschen Nationalbibliografie, detaillierte bibliografische Daten sind im Internet unter http://dnb.ddb.de abrufbar.

Alle Rechte vorbehalten
1. Auflage 2005
© der deutschen Ausgabe: Elsevier GmbH, München
Der Urban & Fischer Verlag ist ein Imprint der Elsevier GmbH.

11   12   13   14   5   4   3   2

Für Copyright in Bezug auf das verwendete Bildmaterial siehe Abbildungsverzeichnis vor dem Index.

Das Werk einschließlich aller seiner Teile ist urheberrechtlich geschützt. Jede Verwertung außerhalb der engen Grenzen des Urheberrechtsgesetzes ist ohne Zustimmung des Verlags unzulässig und strafbar. Das gilt insbesondere für Vervielfältigungen, Übersetzungen, Mikroverfilmungen und die Einspeicherung und Verarbeitung in elektronischen Systemen.

Um den Textfluss nicht zu stören, wurde bei Personen teilweise die grammatikalisch feminine, teilweise die maskuline Form gewählt. Selbstverständlich sind in diesen Fällen immer Frauen und Männer gemeint – sofern mit dem Inhalt des Textes vereinbar.

Planung und Lektorat: Christine Schwerdt, München
Herstellung: Nicole Ballweg, München
Satz: abavo GmbH, Buchloe
Druck und Bindung: L.E.G.O. S.p.A., Lavis, Italien
Umschlaggestaltung: SpieszDesign, Neu-Ulm
Titelfotografie: Kerri Frischknecht, Schachen/CH

ISBN 978-3-437-27160-1

Aktuelle Informationen finden Sie im Internet unter www.elsevier.com und www.elsevier.de

Vorwort

Die Idee zu diesem Buch entstand in einem Flur des Levey Konferenzzentrums der Georgetown Universität. Ich war Fachkrankenschwester an der Universität Rochester und nach Washington DC geflogen, um dort einen Vortrag zu halten. Nach dem Vortrag sagte Karen Rechnitzer, Krankenschwester und IBCLC (die später meine Kollegin an der Uniklinik Georgetown wurde) zu mir: „Ich mache dies nun seit Jahren und habe viel aus deinem Vortrag gelernt. All diese hilfreichen Informationen sollte es zusammengefasst geben. Du solltest ein Buch schreiben!" Ich fand die Vorstellung, ein Buch zu schreiben, amüsant, hatte aber keine schriftstellerischen Ambitionen. Auf dem Heimflug saß ich dann jedoch schon wieder über einem Script für einen Kurs, entwickelte einen Standard für unsere Abteilung und einige Zeit später hetzte ich in die Bibliothek, um einen Artikel herauszusuchen, der dabei helfen sollte, die jüngste Krise an unserer Klinik zu lösen. Es dauerte einige Jahre, bis mir klar wurde, dass ich Schubladen voller Artikel, Infoblättern und weiterem Material hatte, das zu einem Buch zusammengefasst werden könnte.

Dieses Buch wurde aus einer Notwendigkeit heraus geboren. Von Anbeginn meiner Tätigkeit als Pflegefachkraft, habe ich nach einem Buch gesucht, in dem ich nachlesen kann, wie ich eine stillende Frau betreue und versorge. Ein Buch in der Art, wie es bereits Dutzende zum Thema Pflege und Betreuung unter der Geburt gibt. In meinen ersten Jahren in der Klinik war ich oft sehr frustriert. Klinikvorschriften und Standards, die das Stillen einschränken, ergaben für mich nur wenig Sinn. Bald schon fing ich an, Artikel in medizinischen Fachzeitschriften zu lesen, die ich allerdings als schwer verständlich empfand. Ich wünschte mir ein Buch, das mir in meinem Alltag als Pflegefachkraft helfen würde. Im Laufe der Jahre veränderte sich meine Rolle und damit wuchs mein Bedürfnis nach Wissen immer weiter an. Als Stillkoordinatorin am Medical Center der Universität von Rochester hatte ich ein weites Aufgabengebiet: Direkten Patientenkontakt in der Pflege, die Entwicklung von Standards, Protokollen und Vorgehensweisen sowie die Koordination interdisziplinärer Zusammenarbeit zu einem Thema, von dem ich mehr wissen musste: dem Stillen. Ich wollte ein Buch für Pflegefachkräfte, das evidenzbasierte, klinische Strategien vermittelt.

Dieses Buch spiegelt meine eigene Philosophie über die Rolle und die Verantwortlichkeiten einer Pflegefachkraft wider. Ich glaube daran, dass eine Pflegefachkraft ihr gesamtes Wissen, all ihre Fähigkeiten und Ressourcen einsetzen muss, um den körperlichen, emotionalen und geistigen Bedürfnissen des Patienten so umfassend wie möglich gerecht zu werden. Pflegefachkräfte haben kein Recht, auf der Grundlage ihres derzeitigen Wissens oder gar ihrer eigenen Vorurteile auszuwählen, welche Bedürfnisse gestillt werden. Ich hoffe, dass dieses Buch als Ausgangspunkt für die in einer gehobenen Position arbeitende erfahrene Pflegefachkraft dienen kann. Wenn eine solche Pflegefachkraft die Pflege von Frauen und Säuglingen in schwierigen Stillsituationen übernimmt, muss sie sich das dazu notwendige Spezialwissen ebenso aneignen, wie für die Arbeit mit anderen Patienten mit speziellen Bedürfnissen, beispielsweise Dialysepatienten oder Diabetikern. Ich habe die Hoffnung, dass die erfahrene Pflegefachkraft so viel Wissen über das Stillen erwirbt, das sie sowohl zur klinischen Expertin für die einzelne Patientin als auch zu einer treibenden Kraft für Veränderungen im Gesundheitssystem und Anwältin für die nationale Gesundheitspolitik wird.

Dieses Buch wird einige Menschen aufklären und andere aufwühlen. Obwohl ich versucht habe, in einigen Fällen klare Richtlinien aufzustellen, so möchte ich doch den Eindruck vermeiden, es gäbe nur eine richtige Antwort oder Vorgehensweise. Ich rufe die Leser auf, kritisch zu lesen, und bin sicher, dass sie so sind wie ich und fortwährend Fragen aufwerfen und weitere Klarheit suchen. Daher fordere ich die Leser auf, mir ihre Fragen und Kommentare an bookcomments@wmc-worldwide.com zu senden.

Meine Bemühungen, eine Expertin für Theorie und Praxis zu werden, werden in diesen Seiten offensichtlich. Doch nach vielen Jahren als examinierte Krankenschwester, Fachkrankenschwester und Universitätslehrerin habe ich dieses Buch nicht geschrieben, um Pflegefachkräften zu helfen

Vorwort

mehr zu *wissen*, sondern um ihnen zu helfen, etwas zu *tun*, um bessere Ergebnisse bei den Patienten zu erreichen. Mir gefällt die Vorstellung, neben der Leserin zu stehen, ihr Techniken zu zeigen, Strategien vorzuschlagen und provozierende Fragen zu stellen, zu Fällen, die eine Entscheidung verlangen, aber keine einfachen Antworten bieten. Gleichzeitig möchte ich den Leser dazu anregen, in die Bibliothek zu eilen und dort Stunden mit der Lektüre von Stillliteratur zu verbringen. Auch wenn nur relativ wenige von uns in der Forschung arbeiten, müssen wir alle die vorhandenen Forschungsergebnisse in unserem Klinikalltag *anwenden*, um bessere Ergebnisse zu erzielen.

Ich habe mich durch die erste Ausgabe dieses Buches während der beiden schwierigsten und aufregendsten Jahre meines Lebens hindurchgearbeitet. Die ersten vier Kapitel wurden inmitten von Farbdämpfen und Hammerschlägen aufgrund der ausgedehnten Reparaturarbeiten unseres vom Sturm beschädigten Hauses geschrieben. Kurz nachdem ich das achte Kapitel fertiggestellt hatte, starb mein Vater und das Schreiben fiel mir sehr schwer. Mein Vater hatte nicht viel Verständnis für Menschen, die ihre Zeit vergeuden und so machte ich weiter. Der Text wurde in Flugzeugen und Zügen geschrieben, während ich das Land von Virginia bis Kalifornien kreuz und quer durchreiste. Ich schrieb in Hotelzimmern in Alaska und neben Swimmingpools in Florida. Mütter, Pflegefachkräfte und Kollegen inspirierten mich zu diesem Buch, das direkt ins Herz der klinischen Belange zielte. Ich dachte, die Überarbeitung dieses Buches, die in eine vergleichsweise ruhige Zeit meines Lebens fiel, wäre schnell und einfach. Ein paar Aktualisierungen hier und ein paar Korrekturen da. Natürlich war es nicht so einfach. Ich fügte vier neue Kapitel an und überarbeitete die Kapitel 5, 10 und 13 vollständig.

Dieses Buch wurde von zahlreichen Menschen mitgetragen. Zwei ehemalige Studenten der Krankenpflegeschule der Universität von Georgetown, Megan McGratty und Cathy Zilinskas, unterstützten mich bei der ersten Ausgabe. Der Anhang wurde von meiner Schwägerin Barbara Savins meisterhaft gestaltet. Sie überprüfte die Titel, Preise und Verfügbarkeit der Literatur und Infomaterialien für Patienten und die Kontaktadressen in den Anhängen beider Ausgaben – eine fürchterliche Aufgabe. Ohne Barbara wären die Angaben im Anhang immer noch eine ungeordnete Sammlung von Ordnern der letzten 20 Jahre, die in der untersten Schublade meines Schreibtisches lagern. Meine Freundin Mary Beauchamp, Apothekerin, half mir ungeheuer mit ihrem außerordentlichen Organisationstalent, ihrer Detailgenauigkeit und ihrer Fähigkeit, in meinem chaotischen und überfüllten Büro Ruhe zu bewahren.

Ich stehe in der Schuld von Debi Bocar, Pflegefachkraft, PhD, IBCLC, die mehr als die Hälfte aller Kapitel des Buches gegengelesen und zahlreiche konstruktive Vorschläge beigesteuert hat. Mehr noch: Debis Kreativität zeigt sich auf jeder Seite. Ihre Fotos und andere Materialien haben die Qualität dieses Buches in hohem Maße gesteigert. Debi ist eine von mir bewunderte Kollegin und geschätzte Freundin. Ohne ihre Inspiration, ihre Ermutigung und ihre aktive Unterstützung bei der Vorbereitung beider Auflagen würde dieses Buch vielleicht nicht existieren.

Ann Davis, Apothekerin, bin ich zutiefst dankbar für ihre durchdachte Durchsicht und ihre Bereitschaft, die vielen panikgetriebenen Telefonrufe wegen Kapitel 13 entgegenzunehmen. Karin Cadwell, RN, PhD, war mir über die Jahre eine großartige Quelle der Inspiration und Ermutigung und ich nutze auch weiterhin ihren Sachverstand für dieses Buch. Ich möchte Sarah Coulter-Danner danken. Ihr Wissen und ihre Veröffentlichungen zu den Themen Spaltfehlbildungen und neurologische Beeinträchtigungen haben meine klinische Vorgehensweise stark beeinflusst.

Zahlreiche Kollegen des Medical Centers der Universität von Rochester haben mir geholfen. Kathy Della Porta hat verschiedene Teile des Buches gegengelesen und auf viele Telefonanrufe und Hilferufe reagiert. Meine Freundin und frühere Kollegin Ruth Lawrence, Ärztin, hatte während meiner Jahre am Medical Center der Rochester University einen unermesslichen Einfluss auf mich und begleitet mich noch immer als meine Mentorin. Sie hat mir großzügig Artikel zur Verfügung gestellt und auf unzählige Anfragen per E-Mail, Fax und Telefon geantwortet, seit ich mit der Arbeit für das Buch begonnen habe. Ich stehe in ihrer Schuld, nicht nur weil sie mich an ihrem Wissen teilhaben ließ, sondern auch wegen ihrer anhaltenden Unterstützung für mein Bemühen, direkte Pflege für die Patienten und gleichzeitig Weiterbildung für Pflegefachkräfte zu bieten.

Michael Ledbetter, mein Lektor beim Verlag Mosby, setze meinen Traum in die Realität um. Er glaubte an meine Vision von diesem Buch und an mich. Nancy O'Brien, meine Lektorin der ersten Ausgabe, ermutigte mich mit ihrer durchgehend positiven Einstellung und ihrer Fähigkeit, meine zahlreichen „Macken" auszuhalten. Ihre unglaubliche Gabe zu erkennen, wo für mich die Grenze zwischen Drängen und Herausforderung lag, war ein wahrer Segen. Meine Lektorin für diese Ausgabe, Laurie Muench, war meine Stütze in den Tagen, in denen ich kein Licht mehr am Ende des Tunnels sah oder nicht mehr danach suchen wollte. Ja, ganz gleich wie oft ich Laurie bat, größte Probleme zu lösen oder sich den banalsten Fragen zu stellen, antwortete sie doch immer mit fröhlicher Stimme: „Selbstverständlich".

Meine Eltern waren eine enorme Inspirationsquelle. Meine Mutter schwamm gegen den Strom und stillte ihre Kinder in den 1940er und 1950er Jahren, als Flaschenfütterung der sozialen Norm entsprach. Sie war oftmals entsetzt über meine Erzählungen, wie wir das Stillen in der Klinik beschränkten und unterstützte mich aus vollem Herzen in meinen Bemühungen, die Stillhindernisse im Krankenhaus und auf nationaler Ebene abzubauen. Hätte sie nicht darauf bestanden, dass jede Frau stillen kann, hätte ich zweifellos geglaubt, dass dies nur für einige wenige, auserwählte möglich sei. Mein Vater beharrte immer darauf, dass Bildung billiger ist als Unwissen. Wenn dieses Buch nur eine Pflegefachkraft weiterbildet, werde ich niemals zählen, wie viel Zeit, Energie und Geld es mich gekostet hat, es zu schreiben.

Mein Mann, David W. Vaklyes, war mir eine unerschütterliche Quelle der Kraft. Abgesehen von seiner täglichen Aufmunterung „Du kannst, mein Schatz" hat er mein Projekt an vielen Abenden, Wochenenden und Urlaubstagen tatkräftig unterstützt. Es schaudert mich bei dem Gedanken, wie viele kleine Irrtümer unbemerkt geblieben wären, wenn er nicht die Berechnungen und Grafiken auf diesen Seiten nachgeprüft hätte. Viele Male hat er mich auf der 380 Meilen langen Fahrt zur Miner Library des Medical Centers der Universität von Rochester begleitet. Er hat pflichtbewusst in der Nationalbibliothek in Washington DC Artikel für mich gefunden, kopiert und sogar gelesen. Stunden hat er im Internet verbracht, um einschlägige Webseiten herauszusuchen, E-Mail-Adressen von Autoren verschiedener Artikel zu finden und Zitate aus Medline herauszusuchen. Er ackerte sich durch Zeitungen und fand alles, von Artikeln zu Gesetzesregelungen über das Stillen bis hin zu Cartoons über Autoren, Herausgeber und stillende Mütter. (Die Cartoons halfen mir meinen Sinn für Humor zu behalten.) Ohne seine Hilfe und Ermutigung würde ich noch heute darüber klagen, dass dieses Buch fehlt, statt es zu schreiben.

Inhaltsverzeichnis

1	**Stillen – ein gesundheitspolitisches Thema**	1
1.1	Stillen sollte ein gesundheitspolitisches Thema ersten Ranges sein	1
1.1.1	Gute Gesundheit: Ein kostbares Gut in einem wohlhabenden Land	1
1.1.2	Vorteile des Stillens	3
1.2	Bemühungen, um das Stillen zu einem gesundheitspolitischen Thema zu machen	4
1.2.1	Nationale Verlautbarungen und Initiativen	9
1.2.2	Bundesgesetzgebung	15
1.3	Zusammenfassung	16

2	**Soziokulturelle Trends und ihr Einfluss auf das Stillen**	21
2.1	Geschichtliche und soziale Trends	21
2.2	Kulturelle Einschätzung von Einzelpersonen und Familien	24
2.2.1	Kulturell einzigartiges Individuum	25
2.2.2	Kommunikation	25
2.2.3	Abstand – körperliche Distanz	27
2.2.4	Sozialstruktur und soziale Orientierung	27
2.2.5	Kontrolle durch die Umgebung	28
2.2.6	Biologische Unterschiede	33
2.3	Zusammenfassung	33

3	**Psychologische Faktoren**	35
3.1	Psychologische Aspekte der Laktation	35
3.1.1	Gruppengesteuerte Gefühle und Verhaltensweisen	35
3.1.2	Individuelle Gefühle, Einstellungen und Verhaltensweisen	39
3.1.3	Psychologische Mechanismen	45
3.2	Mutterschaft und Symbiose	45
3.3	Familien und symbolischer Interaktionismus	46
3.4	Übergang zur Elternschaft	47
3.4.1	Annahme der mütterlichen Rolle	47
3.4.2	Elternschaft und die Familie	48
3.5	Stillverschleiß	48
3.6	Zusammenfassung	49

4	**Anatomie und Physiologie des Stillens**	54
4.1	Steuerung der Laktation	54
4.2	Hormonelle Steuerung der Laktation	55
4.2.1	Oxytocin	55
4.2.2	Prolaktin	58
4.3	Struktur der Brustdrüse (Brust)	59
4.3.1	Haut	59
4.3.2	Unterhautgewebe	59
4.3.3	Brustkörper (Corpus Mammae)	59
4.3.4	Stadien der Brustentwicklung	61
4.4	Zusammensetzung der Muttermilch	66
4.4.1	Hauptnährstoffe in der Muttermilch	68
4.4.2	Bioaktive Faktoren in der Muttermilch	72
4.5	Zusammenfassung	74

5	**Aufklärung und Unterstützungsprogramme für Mütter/Eltern**	77
5.1	Kommunikationsansatz	77
5.1.1	Positive Anteilnahme	77
5.1.2	Interview-Techniken	77
5.1.3	Einzelunterricht	78
5.1.4	Gruppenunterricht: vor und nach der Geburt	78
5.1.5	Unterrichtsgestaltung für Gruppen- und Einzelunterricht	80
5.2	Unterstützungsangebote	80
5.2.1	Verbraucherinformationen	80
5.2.2	Gemeinschaftliche Unterstützung	81
5.3	Festlegung von Zielen und Inhalten	81
5.3.1	Vor der Geburt	82
5.3.2	Nach der Geburt	95
5.4	Anpassung von Zielsetzungen und Inhalt	98
5.4.1	Jugendliche	98
5.4.2	Kaiserschnittentbindung	106

5.4.3	Geringe Lese- und Schreibkenntnisse 109		7.5.3	Relaktation und induzierte Laktation 179
5.4.4	Mütter von frühgeborenen oder schwer kranken Säuglingen 110		7.6	Zusammenfassung 181
5.4.5	Frauen aus verschiedenen Kulturen . 111		8	**Strategien zur Förderung des erfolgreichen Stillens** 185
5.5	**Beurteilung von Aufklärungsprogrammen** 115		8.1	**Richtlinien** 185
			8.1.1	Welche Folgen haben schwache oder unvollständige Richtlinien? 186
5.6	**Zusammenfassung** 115		8.1.2	Wie wirken sich strenge Richtlinien aus? 187
6	**Körperliche Untersuchungen und Beratung der Mutter** 120		8.1.3	Die Erstellung von Stillrichtlinien ... 187
6.1	**Normale Parameter** 120		8.2	**Personalschulung** 189
6.1.1	Ein kurzer Überblick über die Struktur der Brust 120		8.2.1	Ausbildungsprogramme 190
			8.2.2	Wer braucht die Ausbildung? 191
6.1.2	Ein Abriss der fünf Entwicklungsstadien der Brust 120		8.2.3	Hindernisse für die Personalfortbildung und Strategien 192
6.1.3	Beurteilung der Brüste und der Mamillen 121		8.3	**Schwangere Frauen über die Vorteile des Stillens und das Stillmanagement unterrichten** 194
6.2	**Untersuchung und Beratung vor der Geburt** 129		8.3.1	Auswirkungen der Aufklärung schwangerer Frauen über die Vorteile des Stillens 194
6.2.1	Körperliche Untersuchung 130			
6.2.2	Krankengeschichte 130			
6.2.3	Alarmzeichen bei Stillproblemen ... 141		8.3.2	Hindernisse beim und Strategien für den Unterricht für schwangere Frauen 195
6.3	**Zusammenfassung** 141			
7	**Milchbildung und Milchtransfer** ... 143		8.4	**Die erste Stunde** 196
7.1	**Mechanismen der Milchbildung** ... 143		8.4.1	Wie wirkt sich der frühe Kontakt auf das Weiterstillen aus 197
7.1.1	Stillhäufigkeit 143			
7.1.2	Dauer der Stillmahlzeit 146		8.4.2	Andere Vorteile des frühen Kontaktes 198
7.1.3	Wirkungsvolles Saugen 147		8.4.3	Widerstände gegen und Strategien für die Förderung des frühen Kontaktes 198
7.2	**Der erfolgreiche Milchtransfer** 150			
7.2.1	Vorbereitung zum Anlegen 150			
7.2.2	Positionierung 152		8.5	**Die Mütter das Stillen lehren, auch wenn sie von ihrem Kind getrennt sind** 199
7.2.3	Grundhaltungen für die Mutter 152			
7.3	**Der kindliche Saugmechanismus** .. 158		8.5.1	Wie wirkt sich die Anleitung nach der Geburt aus 200
7.3.1	Der Saugzyklus 158			
7.3.2	Reflexe 160		8.5.2	Hindernisse beim und Strategien für das Unterrichten der Mütter 200
7.4	**Beurteilung des Stillvorgangs** 162		8.6	**Zufütterung** 200
7.4.1	Sammeln von Daten zur Beurteilung eines wirkungsvollen Milchtransfers 162		8.6.1	Prelaktale Fütterungen 200
			8.6.2	Gründe für das Zufüttern 201
7.4.2	Die Dokumentation der Beurteilung der Stillbemühungen 163		8.6.3	Welche Folgen hat das frühe Zufüttern 202
7.4.3	Parameter neben dem Stillverhalten . 166		8.6.4	Werbung 204
7.5	**Veränderungen bei der Milchbildung oder Milchausschüttung** .. 170		8.6.5	Widerstände gegen und Strategien für die Verringerung oder Abschaffung von Werbeprodukten 206
7.5.1	Veränderungen des optimalen Milchspendereflexes 170		8.7	**Rooming-in** 209
7.5.2	Probleme bei der Milchbildung 173		8.7.1	Auswirkungen des Rooming-ins 211

8.7.2	Widerstand gegen das 24-Stunden-Rooming-in 211		10.1.2	Vorausschauende Beratung 273
8.7.3	Strategien zur Umsetzung des Rooming-ins 212		**10.2**	**Grundlegende Ernährungs-entscheidungen** 274
8.8	**Stillen nach Bedarf** 214		10.2.1	Wahl der Milch: Die Bedürfnisse und Fähigkeiten des Säuglings verstehen . 274
8.8.1	Folgen des uneingeschränkten Stillens 215		10.2.2	Verabreichung der Nahrung 279
8.8.2	Hindernisse und Strategien für das Stillen nach Bedarf 216		10.2.3	Häufigkeit der Mahlzeiten 280
8.8.3	Beruhigungssauger und künstliche Sauger 216		**10.3**	**Ernährungsverhalten von Frühgeborenen** 283
8.8.4	Auswirkungen des Beruhigungs-saugers auf das Stillen 217		**10.4**	**Strategien zur Förderung des direkten Stillens** 286
8.8.5	Andere Folgen des Beruhigungs-saugers 222		10.4.1	Der Zustand des Säuglings und seine Bereitschaft zu saugen 286
8.8.6	Hindernisse und Strategien für die Verringerung des Einsatzes oder die Abschaffung des Beruhigungs-saugers 224		10.4.2	Wie werden ein optimaler Milchtransfer und Milchaufnahme erreicht? 286
			10.4.3	Wie kann das volle direkte Stillen erreicht werden? 288
8.9	**Unterstützung nach der Geburt** ... 225		10.4.4	Überprüfung des Milchtransfers und der ausreichenden Milchaufnahme .. 288
8.9.1	Auswirkungen von Unterstützungs-programmen 225		**10.5**	**Planung der Entlassung aus der Klinik** 290
8.9.2	Widerstände gegen und Strategien für die Förderung der Unterstützung auf Gemeindeebene 227		**10.6**	**Zusammenfassung** 291
8.10	**Zusammenfassung** 229		**11**	**Strategien zum Stillen von gesundheitlich beeinträchtigten Babys** 295
9	**Die Betreuung von Neugeborenen mit häufig auftretenden Still-problemen** 237		**11.1**	**Veränderungen beim Nährstoffbe-darf und der Nährstoffmenge** 295
9.1	**Grundlegende Bedürfnisse von gesunden Säuglingen** 237		11.1.1	Infektionen 295
9.1.1	Biologische Aufgaben 237		11.1.2	Veränderungen der Magen-Darm-Funktion 296
9.1.2	Verhaltensmuster 243		11.1.3	Herzfehler 309
9.2	**Risikobeurteilung bei gesunden Neugeborenen** 246		**11.2**	**Veränderungen der neurologischen Funktionen** 313
9.2.2	Zusammenhang Nahrung – Flüssigkeit – Wärme 247		11.2.1	Struktur und Funktion 313
9.2.3	Hyperbilirubinämie und Gelbsucht . 255		11.2.2	Untersuchungen 315
9.3	**Gesunde Säuglinge, die zusätzliche Unterstützung benötigen** 260		11.2.3	Klinische Vorgehensweise 317
9.3.1	Mehrlingsschwangerschaften 260		11.2.4	Downsyndrom 320
9.3.2	Tandemstillen 264		**11.3**	**Veränderungen in der anatomischen Struktur** 323
9.4	**Zusammenfassung** 265		11.3.1	Lippenspalten und Gaumenspalten . 323
			11.3.2	Kurzes oder angewachsenes Zungenbändchen 334
10	**Strategien zum Stillen von frühgeborenen Babys** 268		**11.4**	**Zusammenfassung** 334
10.1	**Laktation für das frühgeborene Kind** 272		**12**	**Strategien zum Umgang mit Brust- und Mamillenproblemen** 338
10.1.1	Einfluss des Gesundheitssystems 272		**12.1**	**Frühe Probleme** 338

12.1.1	Nach innen gerichtete Mamillen und Pseudohohlmamillen 338	14.3.2	Wie wird die Milch gesammelt? 434
12.1.2	„Wunde" Mamillen 342	**14.4**	**Aufbewahrung und Lagerung** 435
12.1.3	Brustdrüsenschwellung 349	14.4.1	Raumtemperatur 437
		14.4.2	Kühlen 437
12.2	**Später einsetzende Probleme** 354	14.4.3	Einfrieren 437
12.2.1	Verstopfte Milchgänge (Milchstau) .. 354		
12.2.2	Mastitis 355	**14.5**	**Transport** 438
12.2.3	Brustabszess 357	**14.6**	**Auftauen und Erwärmen** 438
12.2.4	Candidose/Soor 358		
12.2.5	Sonstiges 363	**14.7**	**Zusammenfassung** 440
12.3	**Zusammenfassung** 363	**15**	**Nahrung für Neugeborene** 444
		15.1	**Muttermilch** 444
13	**Einfluss von Erkrankungen und Risiko-Nutzen-Abschätzung von Medikamenten und Heilkräutern** .. 366	15.1.1	Frisch abgepumpte Milch der eigenen Mutter 444
		15.1.2	Bereits gelagerte Milch der eigenen Mutter 444
13.1	**Krankheiten und ihre Auswirkungen auf das Stillen** 366	15.1.3	Behandelte Milch der eigenen Mutter 445
13.1.1	Infektionskrankheiten 366	15.1.4	Spendermilch: Muttermilchbanken . 450
13.1.2	Klinische Vorgehensweise, wenn das Stillen kontraindiziert ist oder unterbrochen werden muss 370	**15.2**	**Künstliche Säuglingsnahrung und andere Nahrungsergänzungen** 452
13.2	**Medikamente in der Stillzeit** 371	15.2.1	Handelsübliche künstliche Säuglingsnahrung 452
13.2.1	Die Rolle der Pflegefachkraft bei der Medikamentenbehandlung in der Stillzeit 371	15.2.2	„Spezielle" künstliche Säuglings- nahrungen 455
13.2.2	Die Feststellung der Stillverträg- lichkeit von Medikamenten 379	15.2.3	Andere Nahrungsergänzungen 455
13.2.3	Arzneimittel in der Stillzeit 387	15.2.4	Vitamin- und Mineralstoffpräparate 455
13.2.4	Strategien zur Verringerung der Medikamentenexposition und Risiko- minimierung in der Stillzeit 391	**15.3**	**Zusammenfassung** 456
		16	**Fütterungsmethoden für Muttermilch und künstliche Säuglingsnahrung** 459
13.3	**Heilpflanzen** 392		
13.4	**Umwelt- und Ernährungsrisiken** .. 399	**16.1**	**Sondenernährung** 459
13.4.1	Herbizide und Pestizide 399	16.1.1	Richtlinien für die Verabreichung von Muttermilch über die Sonde ... 462
13.4.2	Schwermetalle 399		
13.4.3	Silikon 399	16.1.2	Nonnutritives Saugen während der Sondenernährung 462
13.5	**Zusammenfassung** 400	**16.2**	**Orale Ernährung** 463
		16.2.1	Flaschen 464
14	**Bereitstellung von Muttermilch bei Trennung von Mutter und Kind** 403	16.2.2	Sauger 466
		16.2.3	Alternativen zur Flasche 467
14.1	**Trennung** 403	**16.3**	**Der Übergang zum direkten und vollen Stillen an der Brust** 474
14.1.1	Geplante Trennungen 404		
14.1.2	Ungeplante Trennungen 414	**16.4**	**Zusammenfassung** 474
14.2	**Abpumpen von Muttermilch** 420		
14.2.1	Handausstreichen 420	**Anhang A: Hilfreiche Adressen** 482
14.2.2	Abpumpen 422		
14.3	**Sammeln von Muttermilch und Sammelgefäße** 430	**A-1**	**Selbsthilfegruppen für Eltern** 482
			Stillgruppen 482
14.3.1	Die Wahl des richtigen Behälters 431		Down-Syndrom 482

Frühgeborene 483
Lippenkiefergaumenspalte 483
Postnatale Depression 483
Verwaiste Eltern 483
Zwillinge 484
Selbsthilfegruppen allgemein 484

A-2 **Medizintechnikfirmen** 484
Ameda 484
Avent 484
Medela 484

A-3 **Milchbanken** 485

Anhang B: Informationsmaterial 487

B-1 **Infomaterial und Bücher für Eltern** 487
Schwangerschaft, Geburt, erstes Lebensjahr 487
Stillen 488

B-2 **Infomaterial und Bücher für Fachpersonal** 489
Deutsch 489
Englisch 491

B-3 **Zeitschriften** 492

B-4 **Videos** 493
Deutsch 493
Englisch 493

Anhang C: Professionelle Organisationen und Verbände und andere Adressen 494

C-1 **Deutschsprachige Organisationen** . 494
Nationale Stillkommission in Deutschland (NSK) 494
Nationale Stillkommission in Österreich 494
BfHI WHO/UNICEF-Initiative Stillfreundliches Krankenhaus (Baby Friendly Hospital Initiative) 494
VELB Verband Europäischer LaktationsberaterInnen 494
Landesverbände des VELB 494
IBLCE Europe 495
Aktionsgruppe Babynahrung e.V. (AGB) 495
Beratungsstelle für Embryonaltoxikologie 495
Hebammenverbände 495

C-2 **Internationale Organisationen** 496
Academy of Breastfeeding Medicine . 496
American Academy of Pediatrics ... 496
World Alliance for Breastfeeding Advocacy (WABA) 496
IBFAN Europa 496
UNICEF 496
World Health Organization (WHO) 496
BfHI WHO/UNICEF-Initiative Stillfreundliches Krankenhaus (Baby Friendly Hospital Initiative) 496
IBLCE 497
ILCA 497
Lactation Resource Center/ABA 497
Center for Breastfeeding Information (CBI) 497

Anhang D: Schutz und Förderung des Stillens 498

D-1 **Internationaler Kodex zur Vermarktung von Muttermilchersatzprodukten: Zusammenfassung der Bestimmungen** 498
Internationaler Kodex zur Vermarktung von Muttermilchersatzprodukten (1981) 498

D-2 **Initiative Stillfreundliches Krankenhaus®** 500
Der Begutachtungsprozess im Überblick 500
Die zehn Schritte zum erfolgreichen Stillen 506

D-3 **Innocenti-Deklaration** 506

D-4 **Anerkannte medizinische Gründe für das Zufüttern** 508

D-5 **Stillen und Arbeitsbedingungen** ... 508
Deutschland 508
Österreich 509
Schweiz 509

Anhang E: Websites 510

E-1 **Internetadressen für Fachpersonal** . 510
Deutschsprachige Seiten 510
Englischsprachige Seiten 510
Internetadressen für Eltern 511
Zeitschriften und Journale 511
Online-Wörterbücher 511

Rezensenten 512

Abbildungsnachweis 512

Register 514

1 Stillen – ein gesundheitspolitisches Thema

1.1 Stillen sollte ein gesundheitspolitisches Thema ersten Ranges sein

Die öffentliche Gesundheitsfürsorge in den Vereinigten Staaten von Amerika setzt ihre Prioritäten schwerpunktmäßig auf zwei Ziele: das Erreichen eines guten Gesundheitszustandes und die Ausnutzung oder Vermeidung bestimmter Praktiken, die Auswirkungen auf die Gesundheit haben. Dem Stillen sollte im öffentlichen Gesundheitswesen eine hohe Priorität eingeräumt werden, denn es trägt zur optimalen Gesundheit bei.

1.1.1 Gute Gesundheit: Ein kostbares Gut in einem wohlhabenden Land

Eine gute Gesundheit ist unser höchstes Gut. Wir können zwar immer mehr und immer bessere Produkte zur Gesundheitspflege kaufen, Dienstleistungen in diesem Bereich in Anspruch nehmen und uns an den Leistungen der Krankenkassen erfreuen, aber wir können keine Gesundheit kaufen. Dies wird selbst bei oberflächlicher Betrachtung deutlich: Hier in den Vereinigten Staaten begegnen wir einer großen Zahl von reichen, aber kränklichen Männern und Frauen. Noch deutlicher – sogar erschreckend – wird es, wenn die epidemiologischen Statistiken zeigen, dass die USA in Bezug auf die Säuglingssterblichkeit Rang 25 belegen. Die Sterblichkeitsraten in diesem reichen Land sind nur der Anfang der Erkenntnis, dass es kein gesundes Land ist. Obwohl gesunde Kinder in renommierten Kliniken geboren werden, ist die Morbidität bald ein Problem. Eine große, in neun Großstadtkliniken durchgeführte Studie zeigte, dass zwölf Prozent der dort geborenen Säuglinge innerhalb der ersten zwei Wochen wieder stationär aufgenommen werden mussten. Die drei Hauptgründe für die erneute stationäre Aufnahme waren Infektionen, Hyperbilirubinämie und Probleme mit dem Magen-Darm-Trakt bzw. der Ernährung.[1] Eine solch auffallende Mortalität und Morbidität macht deutlich, dass es in einer reichen Nation viel Armut gibt. Es stellt sich die Frage: Gibt es irgendetwas, das dazu beitragen könnte, die Mortalität und Morbidität von Neugeborenen, älteren Säuglingen und Erwachsenen zu senken?

In einer kapitalistischen Gesellschaft wie den USA gilt die Grundvorstellung, dass Geld gespart und sinnvoll verwendet werden sollte. Es sollte angenommen werden, dass dies auch für das Geld gilt, das im Gesundheitswesen verbraucht wird. Merkwürdigerweise ist dies aber nicht der Fall. Die Ausgaben im Gesundheitssystem haben sich von 5 % des Bruttoinlandproduktes der USA im Jahr 1960 auf mehr als 13 % im Jahr 1999 erhöht.[2] Noch interessanter ist die Betrachtung der Summen, die die Regierung für den Kauf von künstlicher Säuglingsnahrung aus Steuergeldern aufbringt. Etwa 40 % der in den USA verkauften künstlichen Säuglingsnahrung wird von der Regierung erworben.[3] Die Kosten dafür – meist handelt es sich um Kosten für ein besonderes Ernährungsprogramm für Frauen, Säuglinge und Kinder (WIC Special Supplemental Nutrition Program for Women, Infants, and Children) – gehen in die Millionen. Das WIC-Programm verbrauchte zum Beispiel im Jahr 1997 567 Millionen US $ (nach Abzug von Firmenrabatten) für den Kauf von künstlicher Säuglingsnahrung.[3] Auch im privaten Bereich entstehen erschreckende Kosten dadurch, dass nicht gestillt wird. Ball und Wright berichten erstaunliche Zahlen: „Im ersten Lebensjahr kommt es (unter Berücksichtigung verschiedener Hintergrundvariablen) zu 2033 zusätzlichen Arztbesuchen, 212 zusätzlichen Tagen mit stationärer Aufnahme und 609 zusätzlichen ärztlichen Verordnungen wegen dieser drei Erkrankungen (Anmerkung: Erkrankungen der unteren Atemwege, Otitis media und Magen-Darm-Erkrankungen) pro 1000 nicht gestillten Kindern verglichen mit 1000 mindestens drei Monate ausschließlich gestillten Kindern. Diese zusätzlichen Kosten für das Gesundheitswesen betragen zwischen 331 US $ und 475 US $ pro nicht gestilltes Kind innerhalb des ersten Lebensjahres."[4] Das wirft die Frage auf: Gibt es eine Möglichkeit, dass wir Milliardenbeträge im Gesundheitswesen und Millionen aus Steuergeldern sparen können?

In jüngster Zeit wird im medizinischen Bereich die Idee der evidenzbasierten Praxis propagiert und das medizinische Fachpersonal beginnt, zunächst die Literatur zu durchsuchen, ehe Behandlungspläne für Patienten zur Durchführung gelangen. Evidenzbasierte Praxis ist eindeutig der Weg, auf dem sich die moderne Medizin weiter fortbewegen wird. Unglücklicherweise genießen jedoch einige Praktiken eine so hohe Akzeptanz in unserer Kultur, dass davon ausgegangen wird, es gäbe einen Beweis dafür, dass durch diese Praktiken ein guter Gesundheitszustand erreicht oder erhalten werden könne. Beispielsweise wird angenommen, dass künstliche Säuglingsnahrung ungefährlich sei, vielleicht sogar gut. Diese Annahme ist jedoch nicht korrekt und „die explosionsartige Verbreitung von künstlicher Säuglingsnahrung ist ein außerordentliches Beispiel für ein großes In-vivo-Experiment, das ohne irgendwelche Studienprotokolle und ohne Kontrollgruppe durchgeführt wird."[5]

Es ist an der Zeit, unangenehme Fragen und Sachverhalte anzugehen. Ein kürzlich veröffentlichter Regierungsbericht schätzt, dass 3,6 Milliarden US $ gespart werden könnten, wenn Stillen die Norm in diesem Land wäre.[3] Es steht außer Frage, dass die Regierung, die Privatwirtschaft und einzelne im Gesundheitsdienst Tätige und Verbraucher erkannt haben, dass Gesundheit ein kostbares Gut ist. Dem Gesundheitswesen steht nur in begrenztem Maße Geld zur Verfügung und evidenzbasierte Praktiken müssen überall eingeführt werden, nicht nur für einige wenige ausgewählte Bereiche. Die gleichen Kreise müssen erkennen, mit welchen Mitteln wir eine optimale Gesundheit erreichen und erhalten können, Geld im Gesundheitswesen sparen und evidenzbasierte Praktiken einführen können, die nicht nur auf eine Behandlung, sondern auch auf Prävention hin zielen. Das ist ein wichtiger Grund, warum das Stillen ein gesundheitspolitisches Thema werden muss. Diejenigen, die sich für Strategien zur Verhütung von akuten und chronischen Erkrankungen einsetzen, müssen erkennen, dass sich durch Stillen genau dies und noch mehr erreichen lässt. Diejenigen, die die Kosten für Krankenhausaufenthalte, ambulante Behandlungen, Versicherungsbeiträge und Arbeitsausfälle verringern wollen, sollten die Förderung des Stillens als eine einfache aber höchst effiziente Sparmaßnahme in ihre Zielsetzungen einbeziehen. Diejenigen, die die evidenzbasierte Medizin in vorderster Front unterstützen, müssen erkennen, dass die Vorteile des Stillens Gesundheit und Wohlstand der Nation in höchstem Maße verbessern. Die Zeit, das Stillen zu einem gesundheitspolitischen Thema zu machen, ist in der Tat gekommen.

 Aus der Forschung

Ernährung mit künstlicher Säuglingsnahrung: Eine finanzielle Belastung für Eltern und das Gesundheitswesen

Quelle: Ball TM, Wright AL. Health care costs of formula feeding in the first year of life. *Pediatrics* 1999; 103:870–876.

Ball und Wright[4] wollten die Pflegekosten für nicht gestillte Säuglinge abschätzen, im Vergleich zu gestillten Kindern, die an Erkrankungen der unteren Atemwege (LRI), Otitis media (OM) und Magen-Darm-Erkrankungen litten. Ausgehend von zwei existierenden Studien analysierten sie Daten von Arztbesuchen im ersten Lebensjahr. Die Säuglinge wurden aufgrund der Zeitspanne des ausschließlichen Stillens in drei Kategorien eingeteilt: nie gestillt, teilweise gestillt und mindestens drei Monate ausschließlich gestillt.

1022 Kinder wurden im ersten Lebensjahr begleitet. Insgesamt hatten 33,2 % Erkrankungen der unteren Atemwege. Bei 251 Kindern kam es nur zu einem einmaligen Auftreten von LRI, bei 73 Kindern trat die Erkrankung zweimal und bei 15 Kindern mehr als dreimal auf. Bei der ersten Datenerhebung wurde 1679 Mal die Diagnose akute Otitis media gestellt. Bei der zweiten Datenerhebung beobachteten sie: „Verglichen mit 1000 gestillten Säuglingen, die mindestens drei Monate ausschließlich gestillt wurden, traten bei der Gruppe der nie gestillten Kinder unter Berücksichtigung des mütterlichen Bildungsstandes und dem Rauchen 60 Fälle mehr LRI und 580 Fälle mehr OM auf. Diese Kinder litten auch 1053-mal häufiger an Magen-Darm-Erkrankungen. 1000 nie gestillte Kinder benötigten verglichen mit 1000 drei Monate ausschließlich gestillten Kindern mehr als 609 zusätzliche ärztliche Verordnungen und wurden 80 Mal zusätzlich ins Krankenhaus eingewiesen". Diese „zusätzlichen" Arztbesuche waren teuer. Die Forscher schätzten die Ausgaben für die Gruppe der nie gestillten Kinder um 331.051 US $ höher als für die Kinder, die mindestens drei Monate ausschließlich gestillt wurden. Diese Einschätzung betrachteten sie als konservativ und sagten, dass die erforderlichen

Dienstleistungen im Zusammenhang mit der Ernährung pro nie gestilltem Säugling zwischen 331 US $ und 475 US $ kosteten. Nachdrücklich wiesen sie darauf hin, dass die in der Studie dargestellten Kosten nur die direkten, medizinischen Kosten widerspiegeln, nicht die indirekten Kosten wie entgangenes Arbeitsentgelt für die Eltern, Fahrtkosten und andere Kosten, die durch die häufigeren Erkrankungen entstanden sind. •

Historischer Überblick

Mit künstlicher Säuglingsnahrung ernährte Kinder sind körperlich und geistig unterlegen.

1929 führten Hoefer und Hardy[30] eine Studie an 383 Kindern durch. 38 der Kinder wurden mit künstlicher Säuglingsnahrung ernährt und 345 ausschließlich gestillt. Ziel der Studie war ein Vergleich der Testergebnisse und Messungen bei nicht gestillten und ausschließlich gestillten Kindern. Es wurden Wachstum, Meilensteine der Entwicklung, Ergebnisse von anthropometrischen Messungen und die Leistungen bei pädagogischen und psychologischen Untersuchungen untersucht.

Zum Zeitpunkt der Durchführung der Studie waren die Kinder zwischen 7 und 13 Jahren alt und wurden in vier Gruppen eingeteilt: (1) mit künstlicher Säuglingsnahrung ernährt, (2) drei Monate oder kürzer ausschließlich gestillt, (3) vier bis zehn Monate ausschließlich gestillt und (4) 10 bis 20 Monate ausschließlich gestillt. Die Daten wurden über einen Fragebogen, aus den Krankenakten, von den Eltern geführten Babytagebüchern und durch ein persönliches Interview mit den Eltern gewonnen.

In der Gruppe der nicht gestillten Kinder gab es keine großen Kinder und alle Kinder dieser Gruppe begannen später zu sprechen und zu laufen als jedes Kind aus den Gruppen der gestillten Kinder. Obwohl sich die Eltern in Hinblick auf ihre Intelligenz nicht signifikant unterschieden, gab es dramatische Unterschiede in der Intelligenz der Kinder. In der Gruppe der mit künstlicher Säuglingsnahrung gefütterten Kinder gab es den niedrigsten Prozentsatz von Kindern mit einen Intelligenzquotienten (IQ) ≥ 120. Verglichen mit den gestillten Kindern hatten nur halb so viele nicht gestillte Kinder einen IQ über 120. Keines der nicht gestillten Kinder hatte einen IQ über 130. (Die Forscher stellten fest, dass Kinder, die vier bis neun Monate ausschließlich gestillt wurden, bei den Ergebnissen von allen Gruppen am besten abschnitten.)
Aus: Hoefer, C., Hardy, M.C.: *J Am Med assov* 1929;92:615–629.

Studien haben die Einzigartigkeit von Frauenmilch als wertvoller Nahrungsquelle auf der ganzen Welt gezeigt. Buchstäblich Hunderte von Studien haben die Vorteile des Stillens für das Kind, die Mutter und die Gesellschaft belegt. Einige Vorteile sind nicht vollständig beschrieben und einige Studien haben sich widersprechende Ergebnisse hervorgebracht. Wenn ein eindeutiger, gesundheitlicher Vorteil nicht nachgewiesen werden konnte, lag dies jedoch oft an dem Fehlen einer klaren Definition des Begriffs „Stillen". Studien ohne klare Definition für das Stillen beschreiben meist „niemals oder jemals"-Situationen (beispielsweise werden Kinder, die niemals gestillt wurden, mit Kindern, die jemals etwas Muttermilch für einen nicht näher bezeichneten Zeitraum erhalten haben, verglichen). Deshalb kann es schwierig sein, die Vorteile des Stillens zu erkennen. Die Vorteile des Stillens dürften jedoch deutlich werden, wenn der Säugling ausschließlich Muttermilch erhalten hat, während manche Vorteile unentdeckt bleiben, wenn der Säugling mit künstlicher Säuglingsnahrung zugefüttert oder nur sehr kurze Zeit gestillt wurde. Glücklicherweise sind inzwischen Definitionen entwickelt worden, die genau unterscheiden zwischen teilweisem, vollem und gelegentlichem Stillen (z.B. Troststillen bei älteren Kindern), jüngere Untersuchungen haben daher aussagekräftigere Ergebnisse geliefert. Die meist verwendete Definition für Stillen wird in Abb. 1.1 dargestellt.[6]

Eine kürzlich durchgeführte Untersuchung hat eindeutig gezeigt, dass es eine dosisabhängige Beziehung gibt: Je mehr Muttermilch ein Säugling erhält, umso mehr Vorteile ergeben sich für ihn.[7] Selbst Studien ohne eindeutige Definition belegen vielfältige Vorteile für Kind und Mutter.

1.1.2 Vorteile des Stillens

Stillen birgt eindeutige gesundheitliche und sozioökonomische Vorteile. Die Vorteile für die Gesundheit des Kindes werden oft lauthals verkündet, doch auch Erwachsene profitieren in vielfältiger Weise vom Stillen. Stillt eine Frau, so

1 Stillen – ein gesundheitspolitisches Thema

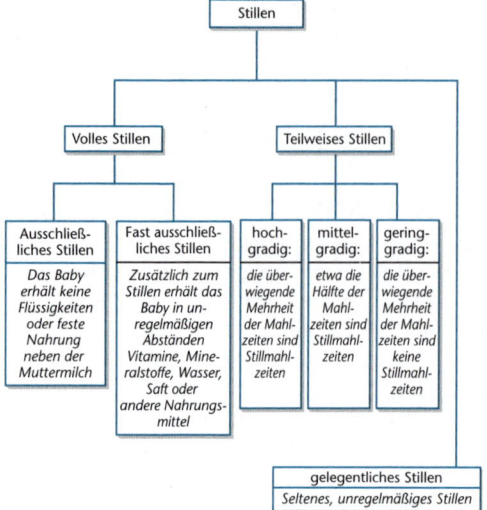

Abb. 1.1 Schematische Darstellung der Stilldefinitionen. [F149]

tut sie damit viel für ihre eigene Gesundheit und Erwachsene, die als Baby gestillt wurden, haben ein verringertes Risiko für bestimmte Erkrankungen, die später noch beschrieben werden. Viele Pflegefachkräfte oder andere im Gesundheitswesen tätige Menschen sind sich der vielen Vorteile des Stillens nicht bewusst. Der Test in Kasten 1.1 eignet sich gut für eine Überprüfung des eigenen Wissens.

Der Aktionsentwurf zum Stillen des Generalinspektors des Gesundheitswesens hat die Vorteile des Stillen zusammengefasst (Kasten 1.2). In Anbetracht der Vorzüge des Stillens und der Muttermilch haben Regierung und Privatwirtschaft begonnen, das Stillen zu fördern, zu schützen und zu unterstützen.

1.2 Bemühungen, um das Stillen zu einem gesundheitspolitischen Thema zu machen

Während der letzten Jahrzehnte haben Studien die gesundheitlichen und sozioökonomischen Vorteile des Stillens belegt. Deshalb werden nur wenige Menschen bezweifeln, dass das Stillen ein gesundheitspolitisches Thema sein *sollte*. Die drängendere Frage ist jedoch: Ist das Stillen in den Vereinigten Staaten von Amerika zu einem gesundheitspolitischen Thema geworden?

 1.1 Kennen Sie die Vorteile des Stillens?

Der folgende Test ist dazu gedacht, Ihnen einen Überblick zu verschaffen, ob Ihnen die Vorteile des Stillens bewusst sind. (Abgewandelt nach dem Curriculum der „Zehn Schritte zum erfolgreichen Stillen".[31])

1. Wie viele Todesfälle aufgrund von Durchfallerkrankungen werden in den USA jährlich der Ernährung mit künstlicher Säuglingsnahrung angelastet?
   a. 50–100
   b. 100–250
   c. 250–300
   d. 400–500
2. Welche der folgenden Magen-Darm-Erkrankungen steht nicht in Zusammenhang mit künstlicher Säuglingsnahrung?
   a. Morbus Crohn
   b. Entzündliche Darmerkrankungen
   c. Zöliakie
   d. Zwölffingerdarmgeschwüre
3. Um wie viel höher ist das Risiko für tödlich oder nicht tödlich verlaufende Atemwegserkrankungen bei nicht gestillten Kindern?
   a. gar nicht
   b. zwei- bis fünffach
   c. drei- bis achtfach
   d. mehr als zehnfach
4. Welche der folgenden Aussagen in Bezug auf Otitis media ist falsch?
   a. Mit künstlicher Säuglingsnahrung gefütterte Babys haben im Vergleich zu gestillten Babys doppelt so oft Ohrenentzündungen.
   b. Mit künstlicher Säuglingsnahrung ernährte Babys haben häufiger wiederholt auftretende Ohrenentzündungen als gestillte Babys.
   c. Die Art der Ernährung hat keinen Einfluss auf das Auftreten von Ohrenentzündungen.
   d. Die Behandlungskosten für Ohrenentzündungen bei nicht gestillten Kindern sind höher.
5. Im Vergleich zu gestillten Babys haben mit künstlicher Säuglingsnahrung gefütterte Babys ein um wie viel höheres Risiko an einer Bakteriämie oder Meningitis zu erkranken?
   a. 2fach erhöht
   b. 3fach erhöht

1.2 Bemühungen, um das Stillen zu einem gesundheitspolitischen Thema zu machen

c. 4fach erhöht
d. 5fach erhöht

6. Um wie viel erhöht sich das Risiko für einen juvenilen Diabetes (insulinabhängig), wenn nicht gestillt wird oder das Kind künstliche Säuglingsnahrung erhält?
   a. 10 %
   b. 15 %
   c. 20 %
   d. 25 %

7. Nicht gestillte Kinder haben ein um wie viel höheres Risiko in der Kindheit (bis zum 15. Lebensjahr) an malignen Lymphomen zu erkranken?
   a. 2 % bis 4 %
   b. 4 % bis 6 %
   c. 6 % bis 8 %
   d. 8 % bis 10 %

8. Laut einer umfassenden Studie haben Frauen über 40 Jahre, die als Kind gestillt wurden, ein um wie viel geringeres Risiko an Brustkrebs zu erkranken?
   a. 10 %
   b. 15 %
   c. 20 %
   d. 25 %

9. Welche Aussage zum Thema Allergien ist falsch im Zusammenhang mit Ernährungsformen?
   a. Ein gastroösophagealer Reflux steht in 42 Prozent der Fälle in Zusammenhang mit einer Kuhmilchallergie.
   b. Bei gestillten Kindern treten Allergien später auf.
   c. Stillen verhütet Allergien.
   d. Gestillte Kinder haben seltener Erkrankungen mit Atemwegsverengungen.

10. Alle der folgenden Zustände stehen in Zusammenhang mit der Ernährung mit künstlicher Säuglingsnahrung außer:
    a. Muskeldystrophie
    b. Chronische Atemwegserkrankungen
    c. Koronare Herzgefäßerkrankungen
    d. Erhöhte Cholesterinwerte im frühen Erwachsenenalter

11. Alle der folgenden Bestandteile der Muttermilch sind verantwortlich für eine verbesserte kognitive und neurologische Entwicklung außer:
    a. Laktose
    b. Langkettige, mehrfach ungesättigte Fettsäuren (PUFA)
    c. Eiweiß
    d. Laktoferrin

12. Bessere Testergebnisse im kognitiven und neuromotorischen Bereich bei Kindern aus Mittelklassefamilien stehen in Zusammenhang mit allem außer:
    a. Zeitspanne des vollen Stillens
    b. Alter bei der Einführung der Beikost
    c. Ob jemals gestillt wurde
    d. Länge der Stillzeit insgesamt

13. Frühgeborene Babys, die die Milch ihrer Mutter über die Sonde erhalten haben, hatten bei Tests im Alter von sieben bis acht Jahren verglichen mit frühgeborenen Babys, die künstliche Säuglingsnahrung erhalten haben
    a. den gleichen IQ
    b. einen fünf Punkte höheren IQ
    c. einen zehn Punkte höheren IQ
    d. einen 15 Punkte höheren IQ

14. Muttermilch beeinflusst alle der folgenden neuromotorischen Funktionen außer:
    a. Verbesserte Hörfähigkeit
    b. Abmilderung der durch erblichen Kretinismus bedingten Störungen
    c. Verbesserte Sehfähigkeit
    d. Bessere neuromotorische Fähigkeiten bei behinderten Kindern

15. Was muss eine stillende Frau in der postpartalen Zeit erwarten?
    a. Verstärkte postpartale Blutungen
    b. Langsame Gebärmutterrückbildung
    c. Probleme das Vorschwangerschaftsgewicht wieder zu erreichen
    d. Verzögertes Wiedereinsetzen der Menstruation und Fruchtbarkeit

16. Die Vorteile des Stillens für die Mutter halten auch über das gebärfähige Alter hinaus an. Was steht nicht in Zusammenhang mit dem Stillen?
    a. Verringertes Risiko für Hüftfrakturen
    b. Verringertes Risiko für Eierstockkrebs
    c. Verringertes Risiko für Brustkrebs in der Premenopause
    d. Früheres Eintreten der Menopause

17. Zu den ökonomischen Vorteilen des Stillens gehört alles außer:
    a. Erhöhte Kosten für spezielle Stillkleidung
    b. Geringere Kosten für die Gesundheitspflege
    c. Geringere Fehlzeiten am Arbeitsplatz wegen der Pflege von kranken Kindern
    d. Geringere Kosten für künstliche Säuglingsnahrung für das WIC-Programm

18. Die Zusammensetzung der Muttermilch trägt nicht bei zu

a. Wachstum und Entwicklung von Gewebe
b. Ausreifung von Gewebefunktionen
c. Schutz vor Infektionskrankheiten
d. Austrocknung
19. Welche der folgenden Aussagen über das Stillen ist korrekt?
    a. Nur durch ausschließliches Stillen können überhaupt Vorteile erzielt werden.
    b. Die Vorteile des Stillen für das Kind sind dosisabhängig.
    c. Durch gelegentliches Stillen erhält das Kind einen vollen Schutz.
    d. In Studien zu den Vorteilen des Stillens, macht das Stillverhalten keinen Unterschied.

Antworten (Die Antworten basieren auf dem Curriculum zu den „Zehn Schritten zum erfolgreichen Stillen"[31], anderen Quellen[32] und neuerer Literatur.)

1. **C** Etwa 250 bis 300 Todesfälle bei Kindern werden in den USA der Ernährung mit künstlicher Säuglingsnahrung angelastet.[33,34] In Entwicklungsländern und in Situationen oder an Orten mit schlechten sanitären Bedingungen sind die Todesfallzahlen in Zusammenhang mit künstlicher Säuglingsernährung noch höher.
2. **D** Das Auftreten von Zwölffingerdarmgeschwüren steht nicht in Zusammenhang mit künstlicher Säuglingsnahrung. Morbus Crohn, entzündliche Darmerkrankungen und Zöliakie werden bei gestillten Kindern im Erwachsenalter vermieden, treten in abgeschwächter Form oder erst später auf.[35–41]
3. **B** Die sorgfältige Analyse von Cunningham, Jelliffe und Jelliffe zeigt, dass das Risiko für tödliche oder nicht tödliche Atemwegserkrankungen bei nicht gestillten Kindern zwei- bis fünfmal so hoch ist.[42] Atemwegserkrankungen sind ein größeres Problem für die öffentliche Gesundheit in den USA. Schätzungsweise 500 bis 600 Säuglinge sterben hier jedes Jahr an akuten Atemproblemen, die mit dem Nicht-Stillen in Zusammenhang gebracht werden.[42]
4. **C** Nicht gestillte Säuglinge haben weit mehr Ohrenentzündungen als gestillte Säuglinge, vor allem im Vergleich zu Babys, die über einen längeren Zeitraum gestillt wurden.[43]
5. **C** Im Vergleich zu gestillten Säuglingen haben mit künstlicher Säuglingsnahrung gefütterte Säuglinge ein vierfach höheres Risiko für eine Bakteriämie oder eine Meningitis.[44]
6. **D** Etwa 25 % der Fälle von juvenilem Diabetes können darauf zurückgeführt werden, dass nicht gestillt wurde oder künstliche Säuglingsnahrung gegeben wurde.[45]
7. **C** Mit künstlicher Säuglingsnahrung ernährte Kinder haben ein sechs bis acht Prozent höheres Risiko für das Auftreten von Lymphomen in der Kindheit.[46,47] (Lymphome sind Tumoren, die sich aus Lymphgewebszellen entwickeln. Sie sind meist gutartig, können aber auch bösartig sein. Die beiden malignen Typen sind Hodgkin- und Non-Hodgkin-Lymphome. Bei beiden ist die Ätiologie nicht vollständig geklärt.)
8. **D** Wurde eine Frau als Kind gestillt, hat sie nach dem 40. Lebensjahr ein um 25 % geringeres Brustkrebsrisiko.[48]
9. **C** Stillen verhütet keine Allergien. Es scheint allerdings so, dass bei Säuglingen, deren Eltern beide unter Allergien leiden, das Stillen das Einsetzen der Symptome hinauszögern kann und Atemwegserkrankungen mit Atemwegsverengungen weniger schwer verlaufen.[49]
10. **A** Es gibt keine Studien, die eine Beziehung zwischen Stillen und Muskeldystrophie zeigen. Chronischen Atemwegserkrankungen bei Erwachsenen gehen oft Infektionen der unteren Atemwege und Atemwegserkrankungen mit Atemwegsverengungen im Säuglings- und Kindesalter voraus und diese stehen in Zusammenhang mit Nicht-Stillen.[50] Koronare Herzerkrankungen treten oft in Folge von anderen Erkrankungen wie ischämischen Herzerkrankungen auf[51], die häufiger bei nie gestillten Kindern vorkommen. Niedrigere Cholesterinwerte im frühen Erwachsenenalter scheinen einer der Vorteile des Stillens zu sein.[52]
11. **D** Laktoferrin steht nicht im Zusammenhang mit einer verbesserten kognitiven oder neurologischen Entwicklung.
12. **C** Die Einführung der Beikost hatte keinen Zusammenhang mit besseren Testergebnissen. Die Testergebnisse für die kognitive und motorische Entwicklung verbessern sich jedoch in Abhängigkeit von der Stilldauer im Säuglingsalter.[53]
13. **C** Lucas und seine Mitarbeiter in England zogen die internationale Aufmerksamkeit der Medien auf sich, als sie zeigten, dass

frühgeborene Kinder, die bei den frühen Fütterungen keine Muttermilch erhalten, um 10 Punkte niedrigere IQs als die gestillten Kinder aus der Vergleichsgruppe hatten.[54] In dieser gut kontrollierten Studie wurden 300 Kinder bis zum Alter von 7½ bis 8 Jahren untersucht. Die Unterschiede hinsichtlich des Intelligenzquotienten blieben auch dann noch bestehen, nachdem die Forscher Unterschiede in Bezug auf die Bildung der Mütter und deren soziale Schicht bereinigt hatten ($p < 0{,}0001$).

14. **A** Die vorliegenden Daten zeigen keinen Zusammenhang zwischen einer verbesserten Hörfähigkeit und dem Stillen. Doch andere sensorische Vorteile stehen in Verbindung mit dem Stillen. Kinder, die nicht oder nur sehr kurz gestillt wurden, haben eine geringere Sehschärfe als gestillte Kinder.[55] Die Auswirkungen eines angeborenen Kretinismus werden durch Stillen abgemildert.[56] Selbst bei Kindern mit neurologischen Beeinträchtigungen sind die neuromotorischen Fähigkeiten messbar schlechter, wenn sie keine oder nur kurzzeitig Muttermilch erhalten haben.[57]
15. **D** Bei stillenden Frauen setzen im Vergleich zu nicht stillenden Frauen Menstruation und Fruchtbarkeit später wieder ein.[58] Manche Frauen nutzen diese Laktationsamenorrhö (LAM) zur Empfängnisverhütung. Diese Verhütungsmethode ist besonders effektiv bei voll stillenden Frauen.
16. **D** Eine frühere Menopause steht nicht in Zusammenhang mit dem Stillen. Frauen, die gestillt haben, haben aber ein geringeres Frakturrisiko aufgrund von Osteoporose, wahrscheinlich wegen einer verbesserten Remineralisierung der Knochen.[59, 60] Einige Studien weisen auf einen Zusammenhang zwischen einem geringeren Risiko für Eierstockkrebs[61] und Brustkrebs in der Premenopause[62] und dem Stillen hin.
17. **A** Stillende Frauen müssen keine besondere Kleidung kaufen, allerdings tun dies manche Frauen.
18. **D** Muttermilch trägt nicht zur Dehydrierung bei. Im Gegenteil: Muttermilch besteht zu etwa 97 % aus Wasser und gesunde Säuglinge erhalten, von extremen Ausnahmesituationen abgesehen, genügend Flüssigkeit über das Stillen.
19. **B** Die Vorteile des Stillens sind dosisabhängig.[7]

 1.2 Vorteile des Stillens

Ausgiebige Forschung zur Biologie der Muttermilch und den gesundheitlichen Auswirkungen des Stillens haben bestätigt, dass Stillen gesünder ist als Flaschenfütterung mit künstlicher Säuglingsnahrung. Gestillte Säuglinge leiden seltener an infektiösen und nichtinfektiösen Erkrankungen, schweren Durchfallerkrankungen, Atemwegsinfektionen und Ohrenentzündungen.[4, 46, 63–74]

Stillende Mütter haben weniger postpartale Blutungen, erreichen ihr Vorschwangerschaftsgewicht schneller wieder und haben ein geringeres Risiko für Eierstockkrebs und Brustkrebs in der Premenopause.[62, 75–83]

Außerdem spart das Stillen den Familien Geld.[4] Aufgrund dieser Erkenntnisse hat die Amerikanische Akademie der Kinderärzte (AAP) folgende Verlautbarung veröffentlicht: „Der gestillte Säugling ist als Referenzmodell oder Norm anzusehen, an der alle anderen Ernährungsformen hinsichtlich Wachstum, Gesundheit, Entwicklung und allen anderen kurz- oder langfristigen Resultaten gemessen werden müssen."[18] Muttermilch ist einzigartig an die Bedürfnisse von Menschenbabys angepasst.

Widerstandsfähigkeit gegen Infektionskrankheiten

Muttermilch enthält eine Fülle von Faktoren, die aktiv gegen Infektionen wirken. Da das Immunsystem des Kindes bis zum Alter von zwei Jahren noch nicht vollständig ausgereift ist, bedeuten diese Eigenschaften der Muttermilch einen deutlichen Vorteil für gestillte Kinder, auf den nicht gestillte Kinder verzichten müssen. Insbesondere enthält Muttermilch Immunfaktoren und andere Komponenten, wie sekretorische Antikörper, Leukozyten und Kohlenhydrate. Diese Faktoren wirken gegen Viren, Bakterien und Parasiten.[84, 85] Studien zeigen, dass Stillen das Auftreten von akuten bakteriellen und virulenten Infektionen bei Säuglingen verringern kann (☞ Kasten 1.3).

Stärkung des Immunsystems

Im Vergleich zu nicht gestillten Kindern ist die Immunantwort auf Impfungen gegen Polio, Tetanus, Diphtherie und Haemophilus influenzae bei gestillten Kindern besser. Das Gleiche gilt für die im Kindesalter weit verbreitete Infektion mit RSV (Respiratory-syncytial-Virus).[84, 86, 87] Muttermilch enthält entzündungshemmende Faktoren und andere Komponenten, die die Antwort des Immunsystems auf Infektionen regulieren.[84] Es gibt Belege für eine schnellere Entwicklung des Immunsystems durch das Stillen.[88]

Der Infektionsschutz wirkt sich während der ersten Lebensmonate bei voll gestillten Kindern am stärksten aus.[7, 64, 66, 72, 89–91] Mehrere Studien weisen darauf hin, dass die Vorteile des Stillens auch nach dem Abstillen noch anhalten[64, 66, 92] und einige Untersuchungen haben zu dem Schluss geführt, dass Stillen im zweiten Lebenshalbjahr vor Infektionen schützt.[72, 73, 93] Eine längere Stillzeit dürfte sogar einen noch ausgeprägteren Schutzeffekt haben.[64, 66, 92, 94, 95] Abschließend lässt sich sagen, dass voll gestillte Kinder weniger oft krank sind als Kinder, die niemals gestillt wurden.[64, 89, 90]

Vorteile in Bezug auf die Ernährung und das Wachstum
In der Muttermilch befinden sich die Nährstoffe in einem Gleichgewicht, das den Ernährungs- und Wachstumsbedürfnissen des menschlichen Säuglings so gut angepasst ist wie in keiner anderen Milch.[96] So enthält Muttermilch beispielsweise weniger Eiweiß und Kasein als Kuhmilch und wird dadurch leichter verdaulich und weniger belastend für die noch unreifen Nieren des Säuglings. Die Lipide und Enzyme der Muttermilch fördern eine effiziente Verdauung und Verwertung der Nährstoffe.[96, 97]

Es gibt wissenschaftliche Hinweise dafür, dass gestillte Säuglinge langsamer zunehmen und im Alter von einem Jahr schlanker sind als nicht gestillte Kinder, sich dabei jedoch normal entwickeln und altersentsprechend aktiv sind.[98] Dieses frühe Wachstumsmuster könnte das spätere Wachstumsmuster beeinflussen und zu weniger Übergewicht und Adipositas bei gestillten Kindern führen.[98–104] Viele afroamerikanische Babys werden zu früh oder zu leicht geboren. Frühgeborene, die gestillt werden, entwickeln sich besser als mit Formula gefütterte Frühchen.[105]

Verringertes Risiko für chronische Krankheiten
Viele Studien zur Säuglingsernährung haben bestätigt, dass gestillte Kinder seltener an bestimmten chronischen Erkrankungen in der Kindheit leiden. Jüngere Forschungen weisen darauf hin, dass Stillen die Wahrscheinlichkeit für Diabetes Typ 1 und 2[106–110], Zöliakie[35–38], entzündliche Darmerkrankungen[39, 111, 112], Krebserkrankungen im Kindesalter[71, 113, 114] und allergische Erkrankungen sowie Asthma[74] verringert. Die uneinheitlichen Ergebnisse von einigen Studien zeigen, dass weitere Studien notwendig sind, um einige dieser Vorteile eindeutig zu belegen.[40, 49, 115–121]

Vorteile für die Entwicklung
Der Einfluss des Stillens auf die kognitive Entwicklung hat beträchtliches Interesse geweckt.[54, 122–128, 149] Die in der Muttermilch enthaltenen langkettigen mehrfach ungesättigten Fettsäuren spielen eine bedeutende Rolle für das Wachstum und die Entwicklung des Gehirns.[54, 125–128] Beobachtungen in einigen Untersuchungen zu der neurologischen und kognitiven Entwicklung bei gestillten Kindern führten zu der Hypothese, dass die frühkindliche Sehschärfe und kognitiven Funktionen bei diesen Kindern besser entwickelt sind als bei nicht gestillten Kindern.[54, 122, 126] Allerdings ist diese Hypothese noch nicht schlüssig bewiesen.[123, 127]

Bessere Gesundheit der Mutter
Stillen beeinflusst die hormonelle, physische und psychische Situation der Mutter in mehrfacher Hinsicht positiv. Stillen führt zu einem erhöhten Oxytocinspiegel. Das Hormon Oxytocin regt die Gebärmutter zu Kontraktionen an, unterstützt die Ausstoßung der Plazenta, trägt dazu bei den postpartalen Blutverlust zu minimieren und regt die Gebärmutter zu einer schnelleren Rückbildung an.[22, 129] Bei den meisten Frauen zögert das Stillen, vor allem das volle Stillen, das Wiedereinsetzen des normalen Ovarialzyklus und der Fruchtbarkeit hinaus.[130] Stillende Frauen haben auch psychologische Vorteile, zum Beispiel ein gesteigertes Selbstvertrauen und eine bessere Bindung an ihr Kind.[131–133]

Studien ergaben, dass eine längere Stillperiode (bis zu zwei Jahren) und Stillen in jüngeren Jahren (Anfang 20) das Risiko für Brustkrebs in der Premenopause und möglicherweise nach der Menopause verringern kann.[62, 77–81] Außerdem scheint das Risiko für Eierstockkrebs bei Frauen, die ihre Kinder gestillt haben, geringer zu sein.[82, 83, 134]

Sozioökonomische Vorteile
Stillen bringt ökonomische und soziale Vorteile für die Familie, das Gesundheitssystem, den Arbeitgeber und die Nation mit sich.[135] Selbst wenn die Kosten für eine Milchpumpe plus Zubehör und einen erhöhten Nahrungsbedarf der stillenden Frau eingerechnet werden, kann eine Familie durch den Verzicht auf Muttermilcher-

satzprodukte mehrere Hundert Euro sparen.¹³⁶ Gestillte Kinder müssen üblicherweise seltener zum Arzt und ins Krankenhaus und brauchen weniger Verordnungen für Medikamente, vor allem, wenn sie voll oder überwiegend voll gestillt werden.⁴ Daraus ergibt sich, dass die gesamten Ausgaben für die medizinische Versorgung von voll gestillten Kindern etwa 20 % niedriger sind als die von Kindern, die niemals gestillt wurden.¹³⁷ Besonders Familien mit niedrigem Einkommen würden eindeutig davon profitieren, wenn ihre Kinder gestillt würden.¹³⁸ Auch Arbeitgeber profitieren davon, wenn ihre Angestellten stillen. Gestillte Kinder sind seltener krank, so dass ihre Mütter seltener am Arbeitsplatz fehlen. Dieser Zusammenhang zeigt sich deutlich in Firmen, die das Stillen durch entsprechende Programme unterstützen.¹³⁹ Dem Arbeitgeber entstehen geringere Kosten und die Produktivität der Arbeitnehmer ist höher.

1.3 Infektionskrankheiten, die bei gestillten Säuglingen seltener auftreten als bei nicht gestillten Säuglingen

Durchfall⁶³, ⁶⁶, ⁷², ⁷³, ⁸⁹
Atemwegserkrankungen⁷, ⁶³, ⁶⁶, ⁸⁹, ⁹⁰, ¹⁴⁰
Otitis media⁶⁴, ⁷², ⁹⁴, ¹⁴¹
Lungenentzündung⁹³, ¹⁴²
Harnwegsinfektionen¹⁴³, ¹⁴⁴
Nekrotisierende Enterokolitis (NEC)¹⁴⁵, ¹⁴⁶
Schwer wiegende bakterielle Infektionen⁸⁴, ⁹¹, ⁹², ¹⁴⁷
Entnommen aus HHS Blueprint for Action on Breastfeeding
Washington, DC: Department of Health and Human Services, Office on Women's Health; 2000

1.2.1 Nationale Verlautbarungen und Initiativen

Während der letzten Jahrzehnte gab es verschiedene Veranstaltungen, Kampagnen und Initiativen, um das Stillen zu einem gesundheitspolitischen Thema zu machen. Dabei handelte es sich meist um Verlautbarungen des Gesundheitsministeriums, Initiativen oder Bemühungen auf Seiten der Rechtssprechung.

Internationale und nationale Ebene

Es gibt Initiativen sowohl auf nationaler als auch auf internationaler Ebene und in einigen Fällen entwickelten sie sich gleichzeitig auf beiden Ebenen. Es werden nun zuerst die Initiativen auf internationaler und dann auf nationaler Ebene besprochen.

Internationale Ebene

1974 wurde auf der 27. Weltgesundheitsversammlung (WHA) der allgemeine Rückgang der Stillraten in vielen Teilen der Welt festgehalten. Dieser Rückgang stand in Zusammenhang mit soziokulturellen Faktoren und anderen Faktoren, die auch die Werbestrategien der Säuglingsnahrungshersteller einschließen. Die Versammlung drang darauf, dass „die Mitgliedsstaaten die Werbestrategien für Babynahrung überprüfen und geeignete Gegenmaßnahmen einführen sollten. Dazu gehören bei Bedarf Werbekodexe und rechtliche Regelungen für die Werbung" (Resolution WHA27.43).

Einige Zeit später erkannte die Weltgesundheitsorganisation (WHO) im Jahr 1977, dass die edle Absicht, den „höchstmöglichen Gesundheitsstandard zu erreichen", wie es in der Verfassung von 1946 postuliert wurde, mehr der Theorie als der Realität entsprach. Um dieses Ziel zu erreichen, wurde 1978 auf der Konferenz in Alma Ata das Konzept „Gesundheit für alle" in Angriff genommen. Diese Konferenz wirkte für viele Länder als Katalysator, auch für die USA, um zu Hause die Prinzipien des Konzeptes von „Gesundheit für alle" umzusetzen.

Die 31. Weltgesundheitsversammlung erklärte die Vorbeugung von Mangelernährung bei Kindern im gleichen Jahr zur Priorität im öffentlichen Gesundheitswesen, in dem auch das Projekt „Gesundheit für alle" initiiert wurde. Stillen wurde als ein wichtiger Faktor erkannt, um diese Priorität zu erfüllen (Resolution WHA31.47).

1979 beriefen WHO und das Weltkinderhilfswerk (UNICEF) ein Treffen zum Thema „Ernährung von Säuglingen und Kindern" ein. Bei diesem Treffen kamen 150 Vertreter von Regierungen, den Vereinten Nationen und anderen zwischenstaatlichen Körperschaften, regierungsunabhängigen Organisationen (NGO), der Säuglingsnahrungsindustrie und Experten aus dazu relevanten Fachbereichen zusammen. Von den fünf diskutierten Themen erlangte die Vermarktung und Verteilung von Muttermilchersatzprodukten das größte Medieninteresse. Eine der bei diesem Treffen erarbeiteten Empfehlungen war das Statement „es sollte einen internationalen Kodex zur Vermarktung von künstlicher Säuglingsnahrung und anderen Muttermilchersatzprodukten geben".

Bei der 33. Weltgesundheitsversammlung wurden das Statement und die Empfehlungen des gemeinsamen Treffens von WHO und UNICEF bestätigt. Die Versammlung verlangte vom Generaldirektor der WHO „in enger Zusammenarbeit mit den Mitgliedsstaaten und allen anderen betroffenen Parteien" (Resolution WHA33.32) einen Kodex zur Vermarktung und Verteilung von Muttermilchersatzprodukten vorzubereiten. Mehrere verschiedene Entwürfe wurden zur Bearbeitung ausgesandt. Der Exekutivausschuss der WHO bestätigte 1981 den vierten Entwurf und empfahl der 34. Weltgesundheitsversammlung diesen als Empfehlung statt als Ausführungsbestimmung zu verabschieden.

Im Mai 1981 verabschiedete die Weltgesundheitsversammlung den Internationalen Kodex zur Vermarktung von Muttermilchersatzprodukten mit 118 Ja-Stimmen, einer Gegenstimme und drei Enthaltungen (die einzige Gegenstimme kam von den USA). Das Ziel des Kodex „ist es, zu einer sicheren und angemessenen Ernährung für Säuglinge und Kleinkinder beizutragen, und zwar durch Schutz und Förderung des Stillens und durch Sicherstellung einer sachgemäßen Verwendung von Muttermilchersatznahrung, wo solche gebraucht wird. Dies soll auf der Grundlage entsprechender Aufklärung und durch eine angemessene Vermarktung und Verteilung erfolgen".[9] Die wesentlichen Punkte des Kodex sind im Anhang D zusammengefasst.

1989 veröffentlichten WHO und UNICEF ihre vierte Erklärung „Schutz, Förderung und Unterstützung des Stillen: Die besondere Rolle des Gesundheitspersonals".[10] Diese Erklärung beschreibt allgemeingültige Grundsätze und Handlungsweisen und war als Zusammenfassung aller notwendigen Maßnahmen gedacht, die weltweit zu einer verbesserten Stillförderung und Stillbetreuung während der Zeit führen, die Frauen vor und nach der Geburt in der Klinik verbringen. (Die Begriffe „Schutz, Förderung und Unterstützung" waren zu diesem Zeitpunkt noch nicht näher definiert.) Die in diesem Dokument enthaltenen „Zehn Schritte zum erfolgreichen Stillen" sollten als Kurzfassung dienen und wurden später Eckpfeiler der Initiative „Stillfreundliches Krankenhaus" (BfHI), die 1991 gegründet wurde (☞ Kapitel 8). Diese wichtige Veröffentlichung enthielt auch eine Checkliste zur Überprüfung der stillfördernden Maßnahmen, die das Rückgrat und die Triebfeder der Stillförderung in den 1990er Jahren wurde.

In den frühen 1990ern erhielt das Stillen viel Auftrieb als gesundheitspolitisches Thema. Finanziert von der amerikanischen „Agency for International Development" (AID) und der schwedischen „International Development Authority" (SIDA) fand vom 30. Juli bis 1. August 1990 das Treffen „Stillen in den 90er Jahren: Eine weltweite Initiative" statt. Auf dieser wichtigen Regierungsvertreterkonferenz entstand die von WHO und UNICEF gemeinsam verfasste „Innocenti-Deklaration".[11] Diese Erklärung befasste sich mit Schutz, Förderung und Unterstützung des Stillens, wobei diese Begriffe allerdings noch nicht genau definiert wurden. (Die später entwickelten Definitionen sind in Kasten 1.4 aufgeführt.)[12] Die Innocenti-Deklaration beschreibt den damaligen Stand der Stillförderung und formulierte die Ziele, die bis 1995 erreicht werden sollten. Insbesondere wurde von den Regierungen verlangt, die in Kasten 1.5 aufgeführten Aufgaben bis zum Jahr 1995 erfüllt zu haben.

1991 gründeten WHO und UNICEF die Initiative „Stillfreundliches Krankenhaus" (BfHI), die dazu beitragen sollte, einige der Stillhindernisse, mit denen Frauen in Krankenhäusern konfrontiert wurden, abzubauen. Das Herz dieser Initiative bilden die „Zehn Schritte zum erfolgreichen Stillen", wie sie in der Erklärung von WHO und UNICEF aufgeführt werden. Weltweit wurden daraufhin 15000 Krankenhäuser als stillfreundlich zertifiziert. In den USA wurde die Initiative vom US-Komitee von UNICEF (das die Finanzierung übernahm) und Wellstart International (die sich um die inhaltliche Umsetzung kümmerten) angeführt. Die USA unterzeichneten zwar die Innocenti-Deklaration, doch die Umsetzung der Zehn Schritte wurde hinausgezögert (siehe die folgende Darstellung).

1.4 Definition der Begriffe Förderung, Schutz und Unterstützung

Die Innocenti-Deklaration betont zwar die Notwendigkeit von Förderung, Schutz und Unterstützung des Stillens, aber diese Begriffe wurden nicht definiert. Später wurden diese Begriffe von Cadwell[12] definiert, damit andere sie besser zuordnen können.

Bemühungen zur *Förderung des Stillens* haben ihren Schwerpunkt auf den Vorteilen des Stillens für das einzelne Baby und seine Mutter. Ebenfalls zur Förderung gerechnet wird die Verbreitung der weltweiten ökologischen Vorteile des Stillens: Weniger Müll durch Flaschen und Produktionsverfahren und die geringeren Belastungen der Umwelt durch die Haltung und Fütterung von Milchvieh.

Der *Schutz des Stillens* beinhaltet die gesetzlichen Rechte von Frauen und Kindern, die das Stillen ermöglichen. Dazu gehören ein adäquater Mutterschaftsurlaub und angemessene Einrichtungen zur Kinderbetreuung. Der Schutz des Stillens erstreckt sich auch auf das Verbot gewisser Vermarktungspraktiken von Herstellern von Muttermilchersatzprodukten.

Die *Unterstützung des Stillens* erfolgt durch evidenzbasierte Krankenhausrichtlinien, Praktiken des Gesundheitspersonals und öffentliche Programme, die den Stillbeginn und die Stilldauer fördern.

Aus: Cadwell, K.: *Clin Perinatol* 1999; 26:527–537.

1.5 Hauptaussagen der Innocenti-Deklaration

Alle Regierungen sollten bis zum Jahr 1995
- Eine anerkannte Persönlichkeit als nationale Stillkoordinatorin ernannt und ein nationales fachübergreifendes Stillkomitee eingerichtet haben, das sich aus VertreterInnen verschiedener Ministerien, regierungsunabhängiger Organisationen und Berufsverbänden aus dem Gesundheitsbereich zusammensetzt;
- Sichergestellt haben, dass jede Einrichtung, die Mütterberatung durchführt, sich vollständig an die „Zehn Schritte zum erfolgreichen Stillen" der WHO/UNICEF-Erklärung² hält;
- Maßnahmen ergriffen haben, die den Grundsätzen und den Zielen des Internationalen Kodex zur Vermarktung von Muttermilchersatzprodukten Wirkung verleihen und den einschlägigen Resolutionen der Weltgesundheitsversammlung in ihrer Gesamtheit folgen;
- Eine gut durchdachte Gesetzgebung geschaffen haben, die auch für berufstätige Frauen das Recht zu stillen schützt, und für die Umsetzung dieser Gesetze gesorgt haben.

Aus: WHO und UNICEF. Innocenti-Declaration: 30. Juli bis 1. August 1990, Florenz, Italien. Genf, Schweiz: Weltgesundheitsorganisation (WHO); 1990.

Nationale Ebene

Als 1978 das Konzept „Gesundheit für alle" von der WHO in Angriff genommen wurde, begann die Regierung der USA zu erkennen, welche zentrale Bedeutung das Stillen für die Gesundheit und Ernährung der Nation hatte. Die Regierung unter Präsident Carter benannte ein Komitee zur Entwicklung der ersten „Ziele der Nation". Eines dieser Ziele war die Steigerung der Stillraten und der Stilldauer. Das Komitee setzte sich zum Ziel, dass bis 1990 75 % aller Mütter mit dem Stillen beginnen und 35 % mindestens sechs Monate stillen würden.[13] Die ersten Ziele wurden von einer kleinen Verwaltungseinheit entwickelt, doch die darauf folgenden, alle zehn Jahre überarbeiteten Ziele, kamen aus allen Regierungsebenen und wurden zur öffentlichen Beurteilung ausgesandt, ehe sie herausgegeben wurden. Die Ziele zum Stillen, die zweimal überarbeitet wurden, sollten das Stillen als Möglichkeit zur Erlangung einer optimalen Gesundheit und Ernährung fördern (☞ Kasten 1.6).

In den 1980er Jahren passierte viel auf internationaler Ebene und es fanden einige bedeutende nationale Veranstaltungen statt, die das Ziel verfolgten, die Stillraten und Stilldauer in den USA zu erhöhen. Die Amerikanische Akademie der Kinderärzte (AAP) veröffentlichte 1982 eine Grundsatzerklärung mit dem Titel „Die Förderung des Stillens", die das Stillen in hohem Maße unterstützte.[14]

1.6 Nationale Ziele

1978 wurde zum Ziel gesetzt, dass bis zum Jahr 1990:
- 75 % der Frauen mit dem Stillen beginnen würden
- 35 % der Frauen mindestens sechs Monate lang stillen würden.

1980 wurde zum Ziel gesetzt, dass bis zum Jahr 2000:
- 75 % der Frauen mit dem Stillen beginnen würden
- 50 % der Frauen mindestens sechs Monate lang stillen würden.

Zurzeit wird zum Ziel gesetzt, dass bis zum Jahr 2010:
- 75 % der Frauen mit dem Stillen beginnen werden
- 50 % der Frauen mindestens sechs Monate stillen werden
- 25 % der Frauen mindestens 12 Monate stillen werden.

Aus: US Department of Health Education and Welfare. Healthy People: The Surgeon General's report on health promotion and disease prevention. Washington, DC: Department of Health Education and Welfare, Government Printing Office HHS #79–55071; 1979; US Department of Health and Human Services. Healthy people 2000: National health promotion and diseases prevention objectives. Washington, DC: Government Printing Office 1991; and US Department of Health and Human Services. Healthy people 2010: National health promotion and disease prevention objectives. Washington, DC: Government Printing Office; 2000. Auch erhältlich unter http://www.health.gov/healthy people/Document/.

Diese Grundsatzerklärung folgte einer früheren Erklärung „Das Stillen unterstützen",[15] die nicht so richtungsweisend war. Die frühere Erklärung bestand aus allgemeinen Schlussfolgerungen, während die Erklärung von 1992 vier klare Empfehlungen aussprach. Später bekräftigte die Amerikanische Akademie der Kinderärzte zusammen mit dem American College of Obstetricians (eine Vereinigung der amerikanischen Geburtshelfer) diese Erklärung.[16, 17] Durch die 1997 verabschiedete Erklärung „Stillen und die Verwendung von Muttermilch"[18] betonte die Amerikanische Akademie der Kinderärzte die Verwendung von Muttermilch auch in den Fällen, in denen das direkte Stillen nicht möglich ist. Diese Empfehlungen der Amerikanischen Akademie der Kinderärzte verfechten deutlich den Standpunkt, dass künstliche Säuglingsnahrung der Muttermilch in jedem Fall klar unterlegen ist.

1984 unternahm die Regierung der USA größere Anstrengungen, um die Stillzahlen zu verbessern. Das Büro für Mutter-und-Kind-Gesundheit (The Maternal and Child Health Bureau MCHB) des Amerikanischen Gesundheitsministeriums (Department of Health and Human Services) berief den Workshop des Generalinspektors des Gesundheitswesens ein. Dieser Workshop war der erste öffentliche Versuch, das Stillen auf nationaler Ebene über eine multidisziplinäre Gruppe zu fördern. Sinn dieses Workshops waren eine Standortbestimmung in den USA und die Entwicklung von Strategien, mit denen das nationale Stillziel des Jahres 1990 erreicht werden sollte. Der damals amtierende Generalinspektor des Gesundheitswesens, C. Everett Koop, sagte: „Wir müssen die Hindernisse, die Frauen davon abhalten mit dem Stillen zu beginnen oder weiter zu stillen, erkennen und abbauen."[19] Zu diesem Zweck wurden Arbeitsgruppen gebildet, die Stillprobleme identifizieren, als dringlich behandeln und Empfehlungen für den Abbau von Stillhindernissen entwickeln sollten. Auf diese Weise sollten die USA in die Lage versetzt werden, ihre Stillziele zu erreichen. Es wurde ein Bericht mit der Zusammenfassung der Themen und Empfehlungen in der Schlussrunde des Treffens erstellt und in den folgenden Jahren zwei weitere Berichte geschrieben.[20, 21]

Das Unterkomitee „Ernährung in der Stillzeit" des Instituts für Medizin verfasste mehrere Empfehlungen[22] und offizielle Verlautbarungen, die das Stillen unter normalen Bedingungen gut hieß. Etwa zur selben Zeit begannen verschiedene nationale Organisationen als Antwort auf die vom Generalinspektor des Gesundheitswesens 1984 herausgegebene Anweisung offizielle Stellungnahmen zum Stillen zu schreiben. Seither wurden zahlreiche Stellungnahmen von verschiedenen medizinischen Berufsverbänden herausgegeben. Zusätzlich wurden neue Organisationen in den USA gegründet, die sich ausschließlich mit dem Stillen beschäftigen. Dazu gehören die International Lactation Consultant Association (ILCA), die Human Milk Banking Association of North America (HMBANA), die beide 1985 gegründet wurden, und die 1988 gegründete International Society for Research in Human Milk and Lactation. Weitere nationale und internationale Stillorganisationen wurden ab 1990 gegründet.

Als Fortsetzung der 1978 von der Carter-Regierung begonnenen Bemühungen wurde 1988 von der ersten Bush-Regierung ein Komitee zur Entwicklung von nationalen Stillzielen für das Jahr 2000 ernannt. Es wurde zum Ziel gesetzt, dass die Zahl der Mütter, die bei der Krankenhausentlassung ihre Neugeborenen stillen, auf 75 % (wie bereits 1978 formuliert), und auf 50 % (eine Steigerung von 15 % seit 1978), die die ersten sechs Monate stillen, erhöht wird.[23]

1990 führte das National Center for Education in Maternal and Child Health in Zusammenarbeit mit dem MCHB eine Pilotstudie durch, mit der Daten zur Stillförderung zusammengetragen werden sollten.[21] Diese Studie entdeckte zwar einige Aktivitäten zur Stillförderung, doch sie enthüllte auch viele Stillhindernisse in den folgenden Bereichen: (1) professionelle Ausbildung, (2) öffentliche Bildung, (3) Unterstützung durch das Gesundheitswesen, (4) Unterstützungssysteme auf Gemeindeebene, (5) Unterstützung am Arbeitsplatz und (6) Forschung. Einige dieser Hindernisse sind zwar inzwischen abgebaut oder zumindest vermindert, doch viele bestehen heute, mehr als zehn Jahre später, noch immer.

1.2 Bemühungen, um das Stillen zu einem gesundheitspolitischen Thema zu machen

Das USDHHS hielt durch das MCHB 1990 einen Workshop mit dem Titel „Wir müssen handeln: Bessere Ernährung für Mütter, Kinder und Familien" ab.[24] Eine der aus diesem Workshop hervorgegangenen Empfehlungen lautete „Stillförderung für alle Frauen, um die für das Jahr 2000 angestrebten Stillziele der nationalen Gesundheitsförderung und Krankheitsvorbeugung zu erreichen und Etablierung des Stillens als gesellschaftliche Norm für die Säuglingsernährung".[24] Um diese Empfehlungen umzusetzen wurden während des Workshops spezielle Strategien entwickelt, die in Kasten 1.7 aufgelistet sind. Weitere Empfehlungen bezogen sich auf Themen wie die Vermarktung von künstlicher Säuglingsnahrung, den Bedarf an verlässlichen und standardisierten Daten zur Praxis der Säuglingsernährung und die dringende Forschung im Bereich der Säuglingsernährung.

1.7 Strategien zur Erreichung der Stillziele für das Jahr 2000

- Bei den Mitgliedern von allen Berufsverbänden aus dem Gesundheitsbereich das Stillen als bevorzugte Ernährungsform für Säuglinge propagieren
- Weitere Bemühungen zur Entwicklung von effektiveren Werbestrategien für das Stillen durch Krankenhäuser, Mutter-Kind-Programme, Hilfsprogramme für sozial Schwache, Industrie und andere Arbeitgeber (einschließlich staatlicher Behörden)
- Möglichkeiten der Förderung des Stillens durch öffentliche Programme untersuchen
- Staatliche Einrichtungen dazu ermutigen, als Modell für die Einrichtung von stillfreundlichen Arbeitsplätzen zu dienen
- Sicherstellen, dass das Gesundheitspersonal, einschließlich Krankenhauspersonal, das mit schwangeren Frauen arbeitet, das Stillen als Norm vermittelt
- Weiterhin Programme entwickeln und ermöglichen, die das Stillen unterstützen
- Spezielle Methoden zur Unterstützung des Stillens in die Praxisstandards des Gesundheitspersonals einschließen
- Dem gesamten Gesundheitspersonal, das mit schwangeren und stillenden Frauen arbeitet, spezielle Fortbildungen zum Stillmanagement ermöglichen, um ihre Fähigkeiten, das Stillen zu unterstützen, zu verbessern und Krankenhäuser in das Netzwerk zur Stillförderung einzubeziehen.

Aus: Sharbaugh, C.S. Call to action: Better nutrition for mothers, children, and families. Washington, DC: National Center for Education in Maternal and Child Health, 1990.

Um in den USA die von WHO und UNICEF gegründete Initiative „Stillfreundliches Krankenhaus" (BFHI) umzusetzen, wurde offiziell die Organisation BFHI-USA im Jahr 1997 ins Leben gerufen (☞ Anhang D). Kliniken, die ihre Protokolle so veränderten, dass sie den Empfehlungen von BFHI entsprechen, haben hervorragende Ergebnisse. Die Umsetzung der „Zehn Schritte zum erfolgreichen Stillen" führte zu besseren Stillraten, weniger Zufütterung von künstlicher Säuglingsnahrung und besserer Unterstützung der Mütter durch das Personal.[25, 26]

1998 formierte sich das US Breastfeeding Committee (USBC) aus Vertretern verschiedener Organisationen. Zwei Organisationen aus dem Krankenpflegebereich gehörten zu den Gründungsmitgliedern des USBC: die Association of Women's Health, Obstetric and Neonatal Nurses (AWHONN) – eine Vereinigung von Pflegefachkräften der Bereiche Frauengesundheit, Geburtshilfe und Neonatologie – und das American College of Nurse-Midwives (ACNM) – eine Hebammenvereinigung. Zweck des USBC ist die Verbesserung der nationalen Gesundheit durch eine Zusammenarbeit zum Schutz, zur Förderung und zur Unterstützung des Stillens. Um dieses Ziel zu erreichen hat das USBC einen Strategieplan für das Stillen in den USA entwickelt, der an den USDHHS „Call to Action for Breastfeeding" des Generalinspektors des Gesundheitswesens angehängt wurde.[8]

In den USA wurden langsame Fortschritte beim Erreichen der nationalen Ziele und der Umsetzung internationaler Direktiven gemacht. Am wenigsten Fortschritte wurden in Bezug auf das Erreichen der nationalen Ziele und der Umsetzung der Innocenti-Deklaration erzielt. Die nationalen Ziele für 1990 und 2000 wurden bis heute nicht erreicht. Die Bemühungen zum Schutz, zur Förderung und zur Unterstützung des Stillens wie sie bereits beschrieben wurden, haben aber immerhin die Stillraten und die Stilldauer in den USA in den letzten beiden Jahrzehnten verbessert, wie an den Statistiken in Kapitel 2 abgelesen werden kann.

Leider sind die Vereinigten Staaten weiterhin langsam bei der Umsetzung der aus der Innocenti-Deklaration hervorgegangenen Bestimmungen. Bislang wurde keine nationale Stillkoordinatorin ernannt und es ist nicht sehr wahrscheinlich, dass eine solche Ernennung in der Zukunft erfolgen wird. Der Gesundheitsminister oder jemand von ihm dafür ausersehenes könnte diese Rolle ausfüllen. Doch selbst wenn der Minister die Verantwortung dafür übernehmen würde, würde die Rolle nicht so ausgeübt wie in anderen Ländern. Glücklicherweise wurde zumindest ein Punkt der Innocenti-Deklaration schlussendlich mit der Schaffung des US Breastfeeding Committee erfüllt.

Ein anderes Ziel der Innocenti-Deklaration lautet: Alle Einrichtungen, in denen Entbindungen stattfinden und Neugeborene betreut werden, sollten alle der „Zehn Schritte zum erfolgreichen Stillen", wie sie in der gemeinsamen Erklärung „Schutz, Förderung und Unterstützung des Stillens: Die besondere Rolle des Gesundheitspersonals" ausgeführt sind, erfüllen. Zur Drucklegung dieses Buches waren gerade einmal 33 Krankenhäuser in den USA als stillfreundlich zertifiziert und einige andere arbeiten aktiv daran, stillfreundlich zu werden. Doch dies ist nur ein kleiner Teil von „allen Einrichtungen" in den Vereinigten Staaten.*

In der ersten Auflage dieses Buches, vielen anderen Veröffentlichungen und von buchstäblich Hunderten von Stillbefürwortern wurde behauptet, dass die USA den WHO-Kodex im Mai 1994 „unterschrieben" haben. Doch diese Interpretation ist kritisch zu hinterfragen. Die Wortwahl „unterschrieben" ist nicht exakt, denn der Kodex oder jede andere Empfehlung der WHO ist kein Dokument, das Mitgliedsstaaten ratifizieren können. (Anders als ein Vertrag, der unterzeichnet wird, entspricht eine Empfehlung der WHO eher der Empfehlung eines Fahrzeugherstellers, alle 5000 km einen Ölwechsel durchzuführen. Weil es keine Vorschrift ist, ist sie weder bindend noch droht Mitgliedsländern, die sich nicht daran halten, eine Strafe.) Hinzu kommt, dass die Art und Weise, wie Abgeordnete der Mitgliedsländer die Empfehlung 1994 „bestätigten", sich deutlich von dem unterschied, was ursprünglich angenommen wurde. 1990 wurde der Kodex nach einer namentlichen Abstimmung angenommen. Die „erneute Bestätigung" im Jahr 1994 erfolgte hingegen durch einen Konsens und nicht durch eine Abstimmung nachdem die US-Regierung und andere Mitgliedsstaaten ihre Ergänzungsvorschläge für nichtig erklärt hatten. Da es keine Abstimmung gab, kann bestenfalls gesagt werden, dass die USA und andere Mitgliedsstaaten sich einer Bestätigung des unveränderten Kodex nicht widersetzt haben. Diese passive Zustimmung statt einer aktiven „Bekräftigung" trägt dazu bei, zu erklären, warum die Regierung der USA keine „Maßnahmen ergriffen haben, die den Grundsätzen und dem Ziel aller Artikel des Internationalen Kodex zur Vermarktung von Muttermilchersatzprodukten Wirkung verleihen".[9] Viele Firmen verletzen den Kodex weiterhin, doch sie haben keinerlei Rüge durch die Regierung der USA erhalten und es sieht nicht so aus, als ob jemals eine solche Rüge ausgesprochen werden wird.

Der vierte Punkt der Innocenti-Deklaration bezüglich der Gesetzgebung zum Schutz, zur Förderung und zur Unterstützung des Stillens wurde in den USA umgesetzt.

Bundesstaatliche und lokale Ebene

Die Gesundheitsministerien waren traditionell schon immer mit Themen zur Gesundheit beschäftigt, doch sie sind nur in geringem Maße an der Stillförderung beteiligt gewesen. Jetzt, viele Jahre nach den Anweisungen der Konferenz des Generalinspektors des Gesundheitswesens, haben viele Staaten, wenngleich nicht alle, nur wenig dazu getan, um Stillhindernisse auf staatlicher Ebene zu beseitigen.

In New York wurden allerdings einige der schwierigsten Hürden für das Stillen in den Krankenhäusern überwunden. Dieser Erfolg kann den speziellen Anweisungen in Bezug auf das Stillen, die in dem staatlichen Gesundheitsgesetz verankert wurden, zugeschrieben werden. Da die Krankenhäuser sich allen Punkten des staatlichen Gesundheitsgesetzes unterwerfen müssen, werden diese Anweisungen vom Personal ernst genommen und es folgten viele Verbesserungen beim Stillmanagement. Das staatliche Gesundheitsgesetz von New York verlangt, dass in jedem Krankenhaus und in jeder WIC-Agentur eine Stillkoordinatorin benannt wird. Zusätzlich hat das Gesundheitsministerium des Staates New York Weiterbildungsprogramme für medizinisches Personal finanziert und Informationen über das Stillen in die Lehrpläne der Schulen aufgenommen. Diese vom Staat verbindlich erlassenen Anweisungen haben viel dazu beigetragen, eine gesellschaftliche Veränderung herbeizuführen. Einige andere Staaten haben Teile dieser gesetzlichen Regelungen ebenfalls umgesetzt.

Einige Staaten haben Gesetze zum Schutz des Stillens erlassen. In den USA gibt es gesetzliche

---

* Anmerkung der Übersetzerin: In Deutschland gibt es zurzeit 19 stillfreundliche Krankenhäuser, in Österreich 14 und in der Schweiz 52.

Regelungen zum Stillen in der Öffentlichkeit, der Befreiung von stillenden Müttern von der Schöffenpflicht und ihren Rechten am Arbeitsplatz.

1.2.2 Bundesgesetzgebung

Die Bundesgesetze der USA konzentrieren sich auf zwei Aspekte: Schutz der Rechte der stillenden Mutter und Förderung des Stillens durch staatlich subventionierte Programme.

Gesetze zum Schutz der stillenden Mütter

Weil das Stillen nicht mehr der gesellschaftlichen Norm entspricht, wurden Frauen, die in der Öffentlichkeit stillen, in den letzten Jahrzehnten vielfach mit Problemen konfrontiert. Andere Menschen, auch Polizisten und andere Beamte, haben Frauen daran gehindert „illegal" zu stillen. In der Öffentlichkeit stillende Frauen wurden häufig aufgefordert die Örtlichkeit zu verlassen, belästigt oder sogar wegen „unziemlicher Entblößung" verhaftet. Es ist jedoch definitiv nirgendwo in den USA verboten zu stillen und es gibt Gesetze, die das Recht der Frau zu stillen schützen.

Bundesgesetze, die ausdrücklich die Rechte der stillenden Frauen schützen, gibt es in den USA seit dem Ende des 20. Jahrhunderts. 1999 wurde das Gesetz über das Recht zu stillen rechtskräftig. Dieses Gesetz gibt Frauen das Recht überall dort zu stillen, wo sie sich rechtmäßig mit ihrem Kind aufhalten.

Weitere gesetzliche Regelungen sind in den USA zurzeit anhängig. Es gibt Anträge für gesetzliche Regelungen für eine Beendigung des Arbeitsverhältnisses von stillenden Müttern, das Recht, Muttermilch am Arbeitsplatz abzupumpen, Steuererleichterungen für Arbeitgeber, die optimale Bedingungen für stillende Mütter schaffen und für Mindestqualitätsstandards für Milchpumpen.*

Ernährungsprogramm für Frauen, Säuglinge und Kinder (WIC Special Supplemental Nutrition Program for Women, Infants, and Children)

Das WIC-Programm wurde vom Kongress 1972 als Pilotprogramm verabschiedet und 1975 in ein dauerhaftes Programm umgewandelt. Das Programm wurde für Schwangere, Stillende und Frauen in der postpartalen Zeit sowie ihre Kinder bis zum Alter von fünf Jahren initiiert. Das Ziel dieses staatlich geförderten Programms liegt darin, gesündere Schwangerschaften und eine bessere frühkindliche Entwicklung zu erreichen. Zu diesem Zweck werden nährstoffreiche Ergänzungsnahrung, Kurse über gesunde Ernährung und Überweisungen an medizinisches Fachpersonal angeboten. Frauen und ihre Kinder haben ein Anrecht auf eine Teilnahme am WIC-Programm, wenn ihr Bruttofamilieneinkommen 185 % der Armutsgrenze nicht übersteigt und eine ernährungsbedingte Krankheit vorliegt und/oder eine Unter- oder Mangelernährung droht. Das Programm hat im Laufe der Jahre von zahlreichen Gesetzen und staatlichen Regelungen profitiert. Informationen zur Geschichte und den Auswirkungen von WIC auf Frauen und ihre Kinder können Sie an anderem Ort nachlesen.[27]

Das WIC-Programm bietet ergänzende Nahrung mit hohem Gehalt an Eiweiß, Eisen, Vitamin A und C und Kalzium für Frauen, Säuglinge und Kinder. Da WIC mehr als 40 % aller in den USA geborenen Kinder versorgt, ist dieses Programm einer der größten Kunden für künstliche Säuglingsnahrung. In den Anfangsjahren zahlte WIC den regulären Verkaufspreis für künstliche Säuglingsnahrung. Später bemühte sich WIC um Verträge mit den Säuglingsnahrungsherstellern und erhielt Rabatte. Diese veränderten Einkaufsbedingungen machten es möglich, zusätzliche Teilnehmer in das Programm aufzunehmen. Tatsächlich kann durch diese kostensparende Maßnahme ein Viertel der 7,3 Millionen Teilnehmer an WIC-Programmen unterstützt werden. Zusätzlich haben die Ernährungskurse und Beratungsbemühungen von WIC, insbesondere die Aktionen zur Förderung und Unterstützung des Stillens, eine deutliche Verbesserung erreicht. Die Stillraten wachsen bei den Teilnehmerinnen an WIC-Programmen schneller als in der übrigen Bevölkerung.[28]

Im Gegensatz zu anderen Organisationen, die Stillhindernisse weiter aufrechterhalten, hat WIC das Stillen aktiv erleichtert. Im Jahr 1989 hat das Landwirtschaftsministerium der USA (USDA) acht Millionen US-Dollar bereitgestellt, die WIC-Agenturen zur Förderung und zum Schutz des Stillens verwendeten. Außerdem muss jede staatliche WIC-Agentur eine Stillkoordinatorin ernennen. Stillende Frauen werden bevorzugt in das WIC-Programm aufgenommen, sie haben

---

* Die gesetzlichen Vorgaben für stillende Mütter in Deutschland, Österreich und der Schweiz finden Sie in Anhang D.

vielfältigere Vorteile (mehr zusätzliche Nahrung) und können länger an dem Programm teilnehmen (zwölf statt sechs Monate) als nicht stillende Mütter. Des Weiteren erhalten stillende Mütter eine größere Nahrungszuteilung, wenn sie ausschließlich stillen und bekommen keinerlei künstliche Säuglingsnahrung von WIC.

In den späten 1990er Jahren erweiterte WIC seine Bemühungen, Informationen und Unterstützung für das Stillen zu bieten. 1994 wurden in dem Erlass „Gesunde Mahlzeiten für gesunde Amerikaner" (Public Law 103–448) die Bestimmungen geändert, die den Betrag regeln, den WIC zu Förderung und Unterstützung des Stillens verwenden kann. Dieser Erlass ersetzte die Summe von acht Millionen US-Dollar durch einen Betrag von höchstens 25,21 US $ pro Jahr für jede schwangere oder stillende Frau zur Förderung und Unterstützung des Stillens. Der Betrag wird jährlich entsprechend der Inflationsrate angeglichen.

Staatliche WIC-Agenturen verlangen Weiterbildungen für das Personal, um sicherzustellen, dass alle Angestellten in der Lage sind, Mütter durch alle Phasen der Stillzeit hindurch zu begleiten, angefangen bei der Entscheidungsfindung bis hin zum Abstillen. Im Übrigen bemüht sich WIC als Anlaufstelle für Beratungen und Überweisungen an Fachkräfte innerhalb der Gemeinde angesehen zu werden. Im August 1997 startete das Landwirtschaftsministerium der USA zusammen mit Best Start (eine gemeinnützige Werbeorganisation) die nationale WIC-Stillförderungskampagne. Diese Kampagne umfasst Fernseh- und Radiowerbung, Plakatwerbung und Infoblätter zum Thema Stillen. Das Motto der Kampagne lautet „liebevolle Unterstützung macht Stillen möglich" und soll als positive Botschaft nicht nur stillende Mütter, sondern auch deren Familien und Freunde erreichen und zur Unterstützung anregen.

1.3 Zusammenfassung

Gute Gesundheit ist das wichtigste Gut, das wir besitzen. Die gesundheitlichen und sozioökonomischen Vorteile des Stillens tragen wesentlich zur Gesundheit bei, nicht nur für Säuglinge, sondern auch für ihre Mütter und die Gesellschaft. Diese Vorteile, die sich in der Perinatalzeit am deutlichsten zeigen, sind langfristig und fördern lebenslang eine optimale Gesundheit von Mutter und gestilltem Kind. Doch die Vorteile des Stillens zu erkennen ist nur der erste Schritt. Ball und Bennett drücken es so aus: „Um wieder in den Genuss der gesundheitlichen und ökonomischen Vorteile des Stillens zu kommen, muss die Gesellschaft die Stillförderung unterstützen. Dazu dürfte ein koordiniertes Stillprogramm in den USA erforderlich sein" (Seite 260).[29]

Internationale, nationale, staatliche und lokale Bemühungen zur Stillförderung schließen die Formulierung von Grundsatzerklärungen und Zielen ein. Die USA haben die WHO-Empfehlungen nur langsam umgesetzt und diese Verzögerungen bedingen wohl die langsamen Fortschritte, die wir erlebt haben. Auch wenn es eine leichte Verbesserung bei den Stillraten und der Stilldauer hier gibt, so wurden die nationalen Ziele weder für 1990 noch für das Jahr 2000 erreicht. Ob die Ziele für das Jahr 2010 erreicht werden, wird davon abhängen, wie das Stillen in den nächsten Jahren geschützt, gefördert und unterstützt werden wird.

Literatur

1. Brown AK, Damus K, Kim MH et al. Factors relating to readmission of term and near-term neonates in the first two weeks of life. Early Discharge Survey Group of the Health Professional Advisory Board of the Greater New York Chapter of the March of Dimes. J Perinat Med 1999;27:263-275.
2. Health Care Financing Administration. National health expenditures aggregate and per capita amounts, percent distribution and average annual percent growth, by source of funds: selected calendar years 1960-98. Washington, DC: Health Care Financing Administration; 1999.
3. Weimer J. The economic benefits of breastfeeding: a review and analysis. Washington, DC: Economic Research Service, US Department of Agriculture, Report #13; 2001.
4. Ball TM, Wright AL. Health care costs of formula-feeding in the first year of life. Pediatrics 1999;103:870-876.
5. Hambraeus L. Proprietary milk versus human breast milk in infant feeding. A critical appraisal from the nutritional point of view. Pediatr Clin North Am 1977;24:17-36.
6. Labbok M, Krasovec K. Toward consistency in breastfeeding definitions. Stud Fam Plann 1990;21:226-230.
7. Raisler J, Alexander C, O'Campo P. Breast-feeding and infant illness: a dose-response relationship? Am J Public Health 1999;89:25-30.
8. US Department of Health and Human Services. HHS blueprint for action on breastfeeding. Washington, DC: Office on Women's Health, US Department of Health and Human Services; 2000.
9. World Health Organization. International code of marketing of breast-milk substitutes. Geneva: World Health Organization; 1981.
10. World Health Organization and United Nations Children's Fund. Protecting, promoting, and supporting

breast-feeding: the special role of maternity services. Geneva, Switzerland: World Health Organization; 1989.
11. World Health Organization and United Nations Children's Fund. Innocenti Declaration: 30 July to 1 August, 1990, Florence Italy. Geneva, Switzerland: World Health Organization; 1990.
12. Cadwell K. Reaching the goals of "Healthy People 2000" regarding breastfeeding. Clin Perinatol 1999;26: 527-537.
13. US Department of Health Education and Welfare. Healthy people: the Surgeon General's report on health promotion and disease prevention. Washington, DC: Department of Health Education and Welfare, Government Printing Office, DHHS #79-55071; 1979.
14. American Academy of Pediatrics. The promotion of breast-feeding. Policy statement based on task force report. Pediatrics 1982;69:654-661.
15. American Academy of Pediatrics Committee on Nutrition. Encouraging breast-feeding. Pediatrics 1980; 65:657-658.
16. American Academy of Pediatrics and The American College of Obstetricians and Gynecologists. Guidelines for perinatal care. 3rd ed. Elk Grove Village, IL: American Academy of Pediatrics; 1992.
17. American Academy of Pediatrics and the American College of Obstetricians and Gynecologists. Guidelines for perinatal care. 4th ed. Elk Grove Village, IL: American Academy of Pediatrics; 1997.
18. American Academy of Pediatrics Work Group on Breastfeeding. Breastfeeding and the use of human milk. Pediatrics 1997;100:1035-1039.
19. US Department of Health and Human Services. Report of the Surgeon General's workshop on breastfeeding and human lactation. Rockville, MD: Health Resources and Services Administration; 1984.
20. US Department of Health Education and Welfare. Followup report: the Surgeon General's workshop on breastfeeding and human lactation. Rockville, MD: Health Resources and Services Administration, DHHS Publication #HRS-D-85-2; 1985.
21. Spisak S, Gross SS. Second followup report: the Surgeon General's workshop on breastfeeding and human lactation. Washington, DC: National Center for Education in Maternal and Child Health; 1991.
22. Institute of Medicine. Nutrition during lactation. Washington, DC: National Academy Press; 1991.
23. US Department of Health and Human Services. Healthy people 2000: national health promotion and disease prevention objectives. Washington, DC: Government Printing Office; 1991.
24. Sharbaugh CS. Call to action: better nutrition for mothers, children, and families. Washington, DC: National Center for Education in Maternal and Child Health; 1990.
25. Philipp BL, Merewood A, Miller LW et al. Baby-Friendly Hospital Initiative improves breastfeeding initiation rates in a U.S. hospital setting. Pediatrics 2001;108: 677-681.
26. Kramer MS, Chalmers B, Hodnett ED et al. Promotion of breastfeeding intervention trial (PROBIT): a randomized trial in the Republic of Belarus. JAMA 2001;285: 413-420.
27. Owen AL, Owen GM. Twenty years of WIC: a review of some effects of the program. J Am Diet Assoc 1997; 97: 777-782.
28. Ryan A. The resurgence of breastfeeding in the United States. Pediatrics 1997;99:e1-5.
29. Ball TM, Bennett DM. The economic impact of breastfeeding. Pediatr Clin North Am 2001;48:253-262.
30. Hoefer C, Hardy MC. Later development of breast fed and artificially fed infants. J Am Med Assoc 1929;92: 615-620.
31. Cadwell K, Arnold LDW, Turner-Maffei C et al, editors. The curriculum in support of the ten steps to successful breastfeeding: interdisciplinary breastfeeding management course for the United States. Rockville, MD: US Department of Health and Human Services, Health Resources & Services Administration, Maternal & Child Health Bureau (Available from Baby-Friendly USA); 1999; Order #98-0264 (P).
32. Stuart-Macadam P, Dettwyler KA, editor. Breastfeeding: biocultural perspectives. Hawthorne, NY: Aldine de Gruyter; 1995.
33. Newburg DS, Peterson JA, Ruiz-Palacios GM et al. Role of human-milk lactadherin in protection against symptomatic rotavirus infection. Lancet 1998;351: 1160-1164.
34. Ho MS, Glass RI, Pinsky PF et al. Diarrheal deaths in American children. Are they preventable? JAMA 1988; 260:3281-3285.
35. Greco L, Auricchio S, Mayer M et al. Case control study on nutritional risk factors in celiac disease. J Pediatr Gastroenterol Nutr 1988;7:395-399.
36. Auricchio S, Follo D, de Ritis G et al. Does breast feeding protect against the development of clinical symptoms of celiac disease in children? J Pediatr Gastroenterol Nutr 1983;2:428-433.
37. Falth-Magnusson K, Franzen L, Jansson G et al. Infant feeding history shows distinct differences between Swedish celiac and reference children. Pediatr Allergy Immunol 1996;7:1-5.
38. Ivarsson A, Persson LA, Nystrom L et al. Epidemic of coeliac disease in Swedish children. Acta Paediatr 2000;89: 165-171.
39. Koletzko S, Sherman P, Corey M et al. Role of infant feeding practices in development of Crohn's disease in childhood. BMJ 1989;298:1617-1618.
40. Rigas A, Rigas B, Glassman M et al. Breast-feeding and maternal smoking in the etiology of Crohn's disease and ulcerative colitis in childhood. Ann Epidemiol 1993; 3:387-392.
41. Davis MK. Breastfeeding and chronic disease in childhood and adolescence. Pediatr Clin North Am 2001; 48:125-141.
42. Cunningham AS, Jelliffe DB, Jelliffe EF. Breast-feeding and health in the 1980s: a global epidemiologic review. J Pediatr 1991;118:659-666.
43. Duffy LC, Faden H, Wasielewski R et al. Exclusive breastfeeding protects against bacterial colonization and day care exposure to otitis media. Pediatrics 1997; 100:E7.
44. Fallot ME, Boyd JL III, Oski FA. Breast-feeding reduces incidence of hospital admissions for infection in infants. Pediatrics 1980;65:1121-1124.

45. Mayer EJ, Hamman RF, Gay EC et al. Reduced risk of IDDM among breast-fed children. The Colorado IDDM Registry. Diabetes 1988;37:1625-1632.
46. Davis MK, Savitz DA, Graubard BI. Infant feeding and childhood cancer. Lancet 1988;2:365-368.
47. Shu XO, Clemens J, Zheng W et al. Infant breastfeeding and the risk of childhood lymphoma and leukaemia. Int J Epidemiol 1995;24:27-32.
48. Freudenheim JL, Marshall JR, Graham S et al. Exposure to breastmilk in infancy and the risk of breast cancer. Epidemiology 1994;5:324-331.
49. Saarinen UM, Kajosaari M. Breastfeeding as prophylaxis against atopic disease: prospective follow-up study until 17 years old. Lancet 1995;346:1065-1069.
50. McConnochie KM, Roghmann KJ. Breast feeding and maternal smoking as predictors of wheezing in children age 6 to 10 years. Pediatr Pulmonol 1986;2:260-268.
51. Fall CH, Barker DJ, Osmond C et al. Relation of infant feeding to adult serum cholesterol concentration and death from ischaemic heart disease. BMJ 1992;304:801-805.
52. Marmot MG, Page CM, Atkins E et al. Effect of breastfeeding on plasma cholesterol and weight in young adults. J Epidemiol Community Health 1980;34:164-167.
53. Rogan WJ, Gladen BC. Breast-feeding and cognitive development. Early Hum Dev 1993;31:181-193.
54. Lucas A, Morley R, Cole TJ et al. Breast milk and subsequent intelligence quotient in children born preterm. Lancet 1992;339:261-264.
55. Birch E, Birch D, Hoffman D et al. Breast-feeding and optimal visual development. J Pediatr Ophthalmol Strabismus 1993;30:33-38.
56. Bode HH, Vanjonack WJ, Crawford JD. Mitigation of cretinism by breast-feeding. Pediatrics 1978;62:13-16.
57. Lanting CI, Fidler V, Huisman M et al. Neurological differences between 9-year-old children fed breast-milk or formula-milk as babies. Lancet 1994;344:1319-1322.
58. Labbok MH. Effects of breastfeeding on the mother. Pediatr Clin North Am 2001;48:143-158.
59. Krebs NF, Reidinger CJ, Robertson AD et al. Bone mineral density changes during lactation: maternal, dietary, and biochemical correlates. Am J Clin Nutr 1997;65:1738-1746.
60. Kalkwarf HJ, Specker BL. Bone mineral loss during lactation and recovery after weaning. Obstet Gynecol 1995;86:26-32.
61. Whittemore AS. Characteristics relating to ovarian cancer risk: implications for prevention and detection. Gynecol Oncol 1994;55:S15-S19.
62. Newcomb PA, Storer BE, Longnecker MP et al. Lactation and a reduced risk of premenopausal breast cancer. N Engl J Med 1994;330:81-87.
63. Beaudry M, Dufour R, Marcoux S. Relation between infant feeding and infections during the first six months of life. J Pediatr 1995;126:191-197.
64. Duncan B, Ey J, Holberg CJ et al. Exclusive breast-feeding for at least 4 months protects against otitis media. Pediatrics 1993;91:867-872.
65. Frank AL, Taber LH, Glezen WP et al. Breast-feeding and respiratory virus infection. Pediatrics 1982;70:239-245.
66. Howie PW, Forsyth JS, Ogston SA et al. Protective effect of breast feeding against infection. BMJ 1990;300:11-16.
67. Kovar MG, Serdula MK, Marks JS et al. Review of the epidemiologic evidence for an association between infant feeding and infant health. Pediatrics 1984;74:615-638.
68. Popkin BM, Adair L, Akin JS et al. Breast-feeding and diarrheal morbidity. Pediatrics 1990;86:874-882.
69. Saarinen UM. Prolonged breast feeding as prophylaxis for recurrent otitis media. Acta Paediatr Scand 1982;71:567-571.
70. Moreland J, Coombs J. Promoting and supporting breast-feeding. Am Fam Physician 2000;61:2093-2100, 2103-2104.
71. Davis MK. Review of the evidence for an association between infant feeding and childhood cancer. Int J Cancer Suppl 1998;11:29-33.
72. Dewey KG, Heinig MJ, Nommsen-Rivers LA. Differences in morbidity between breast-fed and formula-fed infants. J Pediatr 1995;126:696-702.
73. Duffy LC, Byers TE, Riepenhoff-Talty M et al. The effects of infant feeding on rotavirus-induced gastroenteritis: a prospective study. Am J Public Health 1986;76:259-263.
74. Wright AL, Holberg CJ, Taussig LM et al. Relationship of infant feeding to recurrent wheezing at age 6 years. Arch Pediatr Adolesc Med 1995;149:758-763.
75. Chua S, Arulkumaran S, Lim I et al. Influence of breastfeeding and nipple stimulation on postpartum uterine activity. Br J Obstet Gynaecol 1994;101:804-805.
76. Dewey KG, Heinig MJ, Nommsen LA. Maternal weight-loss patterns during prolonged lactation. Am J Clin Nutr 1993;58:162-166.
77. Enger SM, Ross RK, Paganini-Hill A et al. Breastfeeding experience and breast cancer risk among postmenopausal women. Cancer Epidemiol Biomarkers Prev 1998;7:365-369.
78. Marcus PM, Baird DD, Millikan RC et al. Adolescent reproductive events and subsequent breast cancer risk. Am J Public Health 1999;89:1244-1247.
79. Weiss HA, Potischman NA, Brinton LA et al. Prenatal and perinatal risk factors for breast cancer in young women. Epidemiology 1997;8:181-187.
80. Brinton LA, Potischman NA, Swanson CA et al. Breastfeeding and breast cancer risk. Cancer Causes Control 1995;6:199-208.
81. Newcomb PA, Egan KM, Titus-Ernstoff L et al. Lactation in relation to postmenopausal breast cancer. Am J Epidemiol 1999;150:174-182.
82. Gwinn ML, Lee NC, Rhodes PH et al. Pregnancy, breast feeding, and oral contraceptives and the risk of epithelial ovarian cancer. J Clin Epidemiol 1990;43:559-568.
83. Rosenblatt KA, Thomas DB. Lactation and the risk of epithelial ovarian cancer. The WHO collaborative study of neoplasia and steroid contraceptives. Int J Epidemiol 1993;22:192-197.
84. Goldman AS. The immune system of human milk: antimicrobial, antiinflammatory and immunomodulating properties. Pediatr Infect Dis J 1993;12:664-671.
85. Goldman AS, Goldblum RM, Hanson LA. Anti-inflammatory systems in human milk. Adv Exp Med Biol 1990;262:69-76.

86. Hahn-Zoric M, Fulconis F, Minoli I et al. Antibody responses to parenteral and oral vaccines are impaired by conventional and low protein formulas as compared to breast-feeding. Acta Paediatr Scand 1990;79: 1137-1142.
87. Pabst HF. Immunomodulation by breast-feeding. Pediatr Infect Dis J 1997;16:991-995.
88. Garofalo RP, Goldman AS. Expression of functional immunomodulatory and anti-inflammatory factors in human milk. Clin Perinatol 1999;26:361-377.
89. Scariati PD, Grummer-Strawn LM, Fein SB. A longitudinal analysis of infant morbidity and the extent of breastfeeding in the United States. Pediatrics 1997;99:E5.
90. Cushing AH, Samet JM, Lambert WE et al. Breastfeeding reduces risk of respiratory illness in infants. Am J Epidemiol 1998;147:863-870.
91. Istre GR, Conner JS, Broome CV et al. Risk factors for primary invasive Haemophilus influenzae disease: increased risk from day care attendance and school-aged household members. J Pediatr 1985;106:190-195.
92. Takala AK, Eskola J, Palmgren J et al. Risk factors of invasive Haemophilus influenzae type b disease among children in Finland. J Pediatr 1989;115:694-701.
93. Levine OS, Farley M, Harrison LH et al. Risk factors for invasive pneumococcal disease in children: a population-based case-control study in North America. Pediatrics 1999;103:E28.
94. Owen MJ, Baldwin CD, Swank PR et al. Relation of infant feeding practices, cigarette smoke exposure, and group child care to the onset and duration of otitis media with effusion in the first two years of life. J Pediatr 1993;123: 702-711.
95. Nafstad P, Jaakkola JJ, Hagen JA et al. Breastfeeding, maternal smoking and lower respiratory tract infections. Eur Respir J 1996;9:2623-2629.
96. Picciano MF. Human milk: nutritional aspects of a dynamic food. Biol Neonate 1998;74:84-93.
97. Hernell O, Blackberg L. Human milk bile salt-stimulated lipase: functional and molecular aspects. J Pediatr 1994;125:S56-S61.
98. Dewey KG. Growth characteristics of breast-fed compared to formula-fed infants. Biol Neonate 1998; 74:94-105.
99. von Kries R, Koletzko B, Sauerwald T et al. Breast feeding and obesity: cross-sectional study. BMJ 1999; 319: 147-150.
100. Ravelli AC, van der Meulen JH, Osmond C et al. Infant feeding and adult glucose tolerance, lipid profile, blood pressure, and obesity. Arch Dis Child 2000;82: 248-252.
101. Kramer MS. Do breast-feeding and delayed introduction of solid foods protect against subsequent obesity? J Pediatr 1981;98:883-887.
102. Strbak V, Skultetyova M, Hromadova M et al. Late effects of breast-feeding and early weaning: seven-year prospective study in children. Endocr Regul 1991;25:53-57.
103. Hamosh M. Does infant nutrition affect adiposity and cholesterol levels in the adult? J Pediatr Gastroenterol Nutr 1988;7:10-16.
104. Elliott KG, Kjolhede CL, Gournis E et al. Duration of breastfeeding associated with obesity during adolescence. Obes Res 1997;5:538-541.
105. Centers for Disease Control and Prevention. Pediatric nutrition surveillance, 1997 full report. Atlanta: US Department of Health and Human Services, Centers for Disease Control and Prevention; 1998.
106. Perez-Bravo F, Carrasco E, Gutierrez-Lopez MD et al. Genetic predisposition and environmental factors leading to the development of insulin-dependent diabetes mellitus in Chilean children. J Mol Med 1996; 74:105-109.
107. Gerstein HC. Cow's milk exposure and type I diabetes mellitus. A critical overview of the clinical literature. Diabetes Care 1994;17:13-19.
108. Hammond-McKibben D, Dosch HM. Cow's milk, bovine serum albumin, and IDDM: can we settle the controversies? Diabetes Care 1997;20:897-901.
109. Norris JM, Scott FW. A meta-analysis of infant diet and insulin-dependent diabetes mellitus: do biases play a role? Epidemiology 1996;7:87-92.
110. Pettitt DJ, Forman MR, Hanson RL et al. Breastfeeding and incidence of non-insulin-dependent diabetes mellitus in Pima Indians. Lancet 1997;350: 166-168.
111. Acheson ED, Truelove SC. Early weaning in the aetiology of ulcerative colitis: a study of feeding in infancy in cases and controls. BMJ 1961;2:929-933.
112. Whorwell PJ, Holdstock G, Whorwell GM et al. Bottle feeding, early gastroenteritis, and inflammatory bowel disease. BMJ 1979;1:382.
113. Shu XO, Linet MS, Steinbuch M et al. Breast-feeding and risk of childhood acute leukemia. J Natl Cancer Inst 1999;91:1765-1772.
114. Smulevich VB, Solionova LG, Belyakova SV. Parental occupation and other factors and cancer risk in children: I. Study methodology and non-occupational factors. Int J Cancer 1999;83:712-717.
115. Ascher H, Krantz I, Rydberg L et al. Influence of infant feeding and gluten intake on coeliac disease. Arch Dis Child 1997;76:113-117.
116. Gilat T, Hacohen D, Lilos P et al. Childhood factors in ulcerative colitis and Crohn's disease. An international cooperative study. Scand J Gastroenterol 1987; 22:1009-1024.
117. Gruber M, Marshall JR, Zielezny M et al. A case-control study to examine the influence of maternal perinatal behaviors on the incidence of Crohn's disease. Gastroenterol Nurs 1996;19:53-59.
118. Kramer MS. Does breast feeding help protect against atopic disease? Biology, methodology, and a golden jubilee of controversy. J Pediatr 1988;112:181-190.
119. Oddy WH, Holt PG, Sly PD et al. Association between breast feeding and asthma in 6 year old children: findings of a prospective birth cohort study. BMJ 1999;319:815-819.
120. Bjorksten B, Kjellman NI. Perinatal environmental factors influencing the development of allergy. Clin Exp Allergy 1990;20(Suppl 3):3-8.
121. Burr ML, Limb ES, Maguire MJ et al. Infant feeding, wheezing, and allergy: a prospective study. Arch Dis Child 1993;68:724-728.

122. Anderson JW, Johnstone BM, Remley DT. Breast-feeding and cognitive development: a meta-analysis. Am J Clin Nutr 1999;70:525-535.
123. Jacobson SW, Chiodo LM, Jacobson JL. Breastfeeding effects on intelligence quotient in 4- and 11-year-old children. Pediatrics 1999;103:e71.
124. Jensen CL, Prager TC, Zou Y et al. Effects of maternal docosahexaenoic acid supplementation on visual function and growth of breast-fed term infants. Lipids 1999;34(Suppl):S225.
125. Jensen RG. Lipids in human milk. Lipids 1999;34: 1243-1271.
126. Jorgensen MH, Hernell O, Lund P et al. Visual acuity and erythrocyte docosahexaenoic acid status in breast-fed and formula-fed term infants during the first four months of life. Lipids 1996;31:99-105.
127. Richards M, Wadsworth M, Rahimi-Foroushani A et al. Infant nutrition and cognitive development in the first offspring of a national UK birth cohort. Dev Med Child Neurol 1998;40:163-167.
128. Hamosh M, Salem N Jr. Long-chain polyunsaturated fatty acids. Biol Neonate 1998;74:106-120.
129. Heinig MJ. Health effects of breast feeding for mothers: a critical review. Nutrition Research Reviews 1997;10:35-56.
130. McNeilly AS. Lactational amenorrhea. Endocrinol Metab Clin North Am 1993;22:59-73.
131. Kuzela AL, Stifter CA, Worobey J. Breastfeeding and mother-infant interactions. J Reprod Infant Psychol 1990;8:185-194.
132. Widstrom AM, Wahlberg V, Matthiesen AS et al. Short-term effects of early suckling and touch of the nipple on maternal behavior. Early Hum Dev 1990; 21:153-163.
133. Virden SF. The relationship between infant feeding method and maternal role adjustment. J Nurse Midwifery 1988;33:31-35.
134. Whittemore AS, Harris R, Itnyre J. Characteristics relating to ovarian cancer risk: collaborative analysis of 12 US case-control studies. II. Invasive epithelial ovarian cancers in white women. Collaborative Ovarian Cancer Group. Am J Epidemiol 1992;136:1184-1203.
135. Riordan JM. The cost of not breastfeeding: a commentary. J Hum Lact 1997;13:93-97.
136. Montgomery DL, Splett PL. Economic benefit of breast-feeding infants enrolled in WIC. J Am Diet Assoc 1997;97:379-385.
137. Hoey C, Ware JL. Economic advantages of breast-feeding in an HMO: setting a pilot study. Am J Manag Care 1997;3:861-865.
138. US Department of Commerce. Poverty 1998. Washington, DC: US Department of Commerce, Census Bureau; 1999.
139. Cohen R, Mrtek MB, Mrtek RG. Comparison of maternal absenteeism and infant illness rates among breast-feeding and formula-feeding women in two corporations. Am J Health Promot 1995;10:148-153.
140. Wright AL, Holberg CJ, Martinez FD et al. Breast feeding and lower respiratory tract illness in the first year of life. Group Health Medical Associates. BMJ 1989;299:946-949.
141. Aniansson G, Alm B, Andersson B et al. A prospective cohort study on breast-feeding and otitis media in Swedish infants. Pediatr Infect Dis J 1994;13: 183-188.
142. Gessner BD, Ussery XT, Parkinson AJ et al. Risk factors for invasive disease caused by Streptococcus pneumoniae among Alaska native children younger than two years of age. Pediatr Infect Dis J 1995; 14:123-128.
143. Pisacane A, Graziano L, Mazzarella G et al. Breastfeeding and urinary tract infection. J Pediatr 1992; 120:87-89.
144. Marild S, Jodal U, Hanson LA. Breastfeeding and urinary-tract infection [letter; comment]. Lancet 1990;336:942.
145. Lucas A, Cole TJ. Breast milk and neonatal necrotising enterocolitis. Lancet 1990;336:1519-1523.
146. Kurscheid T, Holschneider AM. Necrotizing enterocolitis (NEC)—mortality and long-term results. Eur J Pediatr Surg 1993;3:139-143.
147. Cochi SL, Fleming DW, Hightower AW et al. Primary invasive Haemophilus influenzae type b disease: a population-based assessment of risk factors. J Pediatr 1986; 108:887-896.
148. US Department of Health and Human Services. Healthy people 2010: national health promotion and disease prevention objectives. Washington, DC: US Department of Health and Human Services; 2000. Available at http://www.health.gov/healthypeople/ Document/
149. Mortensen EL et al. The association between duration of breastfeeding and adult intelligence. JAMA 2002; 287:2365-2371.

2 Soziokulturelle Trends und ihr Einfluss auf das Stillen

2.1 Geschichtliche und soziale Trends

Babys und Kinder wurden seit Urzeiten gestillt. Zeichnungen zeigen das Stillen in primitiven Kulturen[1], und aus dem Altertum überlieferte Texte, vor allem aus der Bibel, beschreiben eindeutig das Stillen eigener und fremder Kinder. Das Stillen der eigenen Kinder, besonders des Erstgeborenen, war übliche, anerkannte Praxis und wurde sogar als unabdingbar angesehen: Von einer Frau in Sparta wurde verlangt, dass sie ihren ältesten Sohn stillte, das galt auch für die Gemahlin des Königs, während man vom gewöhnlichen Volk erwartete, dass alle Kinder gestillt wurden.[2] Obwohl in der griechischen Antike Gefäße zur Fütterung von Säuglingen verwendet und als Grabbeilagen bei Kindesbestattungen gefunden wurden, war das Ammenstillen, also das Kind einer anderen Mutter zu stillen (oft als Lohnarbeit), die allgemein gebräuchliche Alternative zum Stillen des eigenen Kindes. Der Hammurabi-Kodex aus der Zeit von 1800 v. Chr. enthält Richtlinien über das Ammenwesen, und in der Bibel ist festgehalten, dass die Tochter des Pharao sich umgehend um eine Amme für Moses kümmerte, als sie ihn fand.

Im weiteren Verlauf der Geschichte des Stillens dominierte das Ammenstillen, bis es im siebzehnten Jahrhundert in Misskredit fiel, als die Gräfin von Lincoln über die Pflicht, die eigenen Kinder zu stillen, schrieb[3]. Alle ihre 18 Kinder wurden von Ammen gestillt, aber nur eines überlebte. Als die Frau ihres Sohnes ihr eigenes Kind stillte, bedauerte die Gräfin, dass ihre Kinder von Ammen gefüttert wurden. Als sie 1662 über die „Pflicht der Mütter, ihre Kinder zu stillen" schrieb, wies sie darauf hin, dass in der Bibel beschrieben ist, dass Eva ihre Kinder gestillt habe. Sie fuhr fort, aus der Bibel den Vers Job 29:16 zu zitieren, „dem Kind eine volle Brust vorzuenthalten, ist grausamer als Drachen und Straußen mit ihrem Nachwuchs umgehen". Nichtsdestotrotz war weiterhin die Amme die erste Alternative für Frauen, die ihre eigenen Kinder nicht stillten.

Während des 18. Jahrhunderts bediente man sich weiter der Ammen, aber die Skepsis wuchs. Indem er Cogans „Essay über das Stillen und Management von Kindern" von 1748 zitiert, stellt Wickes[4] fest, „es gibt gewichtige Gründe die Ammen zu fürchten, die … oft mehr Schaden anrichten als Gutes tun, wenn sie sich einbilden, dass die Natur sie mit besonderen Fähigkeiten und Einrichtungen ausgestattet habe". Wickes beobachtet, dass später von Ärzten und Herstellern künstlicher Säuglingsnahrung das Gleiche gesagt wird.

Im selben Jahrhundert erkannte man die Einzigartigkeit der Muttermilch. Besondere Bedeutung kam dem englischen Arzt Hugh Smith zu, der die wesentlichen Bestandteile der Muttermilch beschrieb und feststellte, dass sie weder gerinnt noch einen Rahm enthält wie die Milch anderer Säugelebewesen. William Moss, ein Chirurg aus Liverpool, veröffentlichte 1794 sein „Essay on the Management Nursing and Disease of Children", in dem er die Muttermilch als vollkommen betrachtet.

Mitte des 19. Jahrhunderts begannen Ärzte damit, einen Muttermilch-Ersatz herzustellen, um die Ammen zu ersetzen[3], und später begannen auch Chemiker mit solchen Versuchen. In der Schweiz war es Henri Nestlé, der eine künstliche Säuglingsnahrung auf Kuhmilch-Basis entwickelte, für die Werbung gemacht wurde als „wissenschaftlich korrekte Milch, die keine Wünsche offen lässt".[5]

Im späten 19. Jahrhundert begann in den USA die Stillrate zurückzugehen, da es einfacher wurde, ein Baby anders zu ernähren. In den 70er Jahren des 19. Jahrhunderts stellte Nestlé seine Babymilchprodukte in den gesamten Vereinigten Staaten, Europa und anderen Erdteilen her und hatte ein umfassendes Vertriebsnetz dafür aufgebaut. Kurz nach der Jahrhundertwende waren auch amerikanische Forscher an der Herstellung künstlicher Säuglingsnahrung beteiligt.[6] Ab dann konnten amerikanische Kinder nun entweder gestillt oder mit der Flasche gefüttert werden. Künstliche Milch konnte jedoch nicht zu Hause hergestellt werden, da die „Herstellung so komplex war, dass man dafür kommerzielle Labors brauchte, die nur für diesen Zweck eingerichtet wurden" (S. 410f).[7] Schließlich erwuchs die Kinderheilkunde als Spezialgebiet im späten 19. Jahrhundert hauptsächlich aufgrund der komplexen Herstellung von künstlicher Säuglingsnahrung und aus dem Wissen über die Säuglingsernährung.[6]

Zur gleichen Zeit wurde der Kindersterblichkeitsrate nationale Aufmerksamkeit zuteil und zwar sowohl als gesundheitliches als auch als politisches Problem. Die Vereinigten Staaten von Amerika unternahmen große Anstrengungen im öffentlichen Gesundheitswesen, um die Kindersterblichkeit zu senken.[8] Obwohl Gesundheitsbeamte und Statistiker Probleme hatten, alle Gründe für die hohe Kindersterblichkeitsrate herauszufinden, „waren sich doch alle einig, dass das Stillen wichtig war, da die Sterblichkeitsrate bei Kindern, die mit künstlicher Säuglingsnahrung gefüttert wurden, erheblich höher lag als bei gestillten Kindern" (S. 480).[8]

Zu Beginn des 20. Jahrhunderts war Stillen allgemein üblich.[9] Es wurde nicht nur mit Stillen begonnen, sondern es wurde fast während des gesamten ersten Lebensjahres weiter gestillt, auch wenn manche Kinder zusätzlich künstliche Säuglingsnahrung bekamen.[7] Zwischen 1911 und 1915 begannen ca. 70 % der Frauen mit dem Stillen, während zwischen 1926 und 1930 nur noch 50 % der Frauen anfingen zu stillen.[10] Dieser Rückgang kann möglicherweise mit einigen sozialen, kulturellen und technischen Veränderungen erklärt werden, die damals begannen und sich weiterhin in der amerikanischen Gesellschaft vollzogen.[9]

Statistiken über Fütterungsmethoden im Zeitraum 1930–1950 sind unvollständig,[10] aber „zweifellos war der Trend beim Stillen rückläufig" (S. 411f).[7] Immer mehr Frauen entbanden in Krankenhäusern mit zentralen Kinderzimmern, und die Vereinfachung des Sterilisierens machte die Flaschenfütterung sowohl im Krankenhaus als auch zu Hause möglich. Außerdem schufen Ärzte und kommerzielle Säuglingsnahrungshersteller auf der ganzen Welt immer genauere Rezepturen, für „Formulanahrung". Formulanahrungen, unter diesem Begriff werden künstliche Säuglingsnahrung oder Muttermilchersatzprodukte verstanden, waren bald überall erhältlich. Das Wort Formula schloss die Wissenschaftlichkeit der Herstellungsmethode ein, und dieser Muttermilchersatz kam als wissenschaftliche Fütterungsmethode zu hohem Ansehen. Schließlich konnte auch die Mutter zu Hause die „Formulanahrung" zubereiten, denn die Beschreibung für das Zusammenmischen war auf den Verpackungen abgedruckt. Kinderärzte, die ihren Einfluss auf die Säuglingsnahrung durch die Industrie schwinden sahen, begannen mit den Säuglingsnahrungsherstellern Gespräche über Werbeanzeigen zur Vermarktung. Zwischen 1929 und 1932 übte die American Medical Association Druck auf die Hersteller aus, nur Werbung bei Ärzten zu machen.[12] Diese Vereinbarung zwischen Ärzten und Industrie wurde fast 50 Jahre lang eingehalten.

In den 40er Jahren explodierte die Molkereiindustrie und hinterließ Unmengen von Molke. Statt sie verderben zu lassen, benutzte die Industrie die Molke als Grundlage für den Aufbau einer riesigen Säuglingsnahrungsindustrie. Immer mehr Frauen entbanden im Krankenhaus, was den Einsatz von Betäubungsmitteln mit sich brachte und dazu führte, dass die Mütter deshalb von ihren Kindern getrennt waren, bis sie sich erholt hatten. Zusätzlich eingerichtete Säuglingsstationen taten ein Übriges, um Mütter und Kinder zu trennen. Es gab allerdings einen Versuch, diesen Trend umzukehren: Das Yale New Haven Rooming-in-Projekt wurde ins Leben gerufen. Dieses Projekt wurde von den Müttern begeistert aufgenommen und daraufhin verbesserten sich die Bemühungen um das Stillen.[13] Dieses Modell wurde jedoch nur von wenigen Krankenhäusern übernommen. Zentrale Säuglingszimmer und die Flaschenfütterung überwogen. Der Abwärtstrend hielt bis in die 50er Jahre an.

Statistiken über Stillraten vor den frühen 50er Jahren sind lückenhaft, doch weil selbst zubereiteter Muttermilchersatz so gut in der Öffentlichkeit ankam, erkannten die Säuglingsnahrungshersteller bald, wie wichtig es war, Informationen über die Ernährung von Säuglingen zu Werbezwecken zur Verfügung zu haben. Abbott Laboratories, die Muttergesellschaft von Ross Laboratories und Hersteller von künstlicher Säuglingsnahrung, begann in den 50er Jahren die Stillraten zu beobachten und aufzuzeichnen. Die Beobachtungen begannen 1951 und wurden jährlich fortgesetzt, wie aus Abb. 2.1 ersichtlich. (Kürzlich erhobene Daten sind noch unveröffentlicht).*

---

* Anmerkung der Übersetzerin: Inzwischen sind die Daten publiziert.

1955 zeigte der Ross Laboratories Mother Survey (RLMS), dass im Alter von einer Woche nur 29,2 % der Säuglinge gestillt wurden. Stillende Frauen waren eindeutig in der Minderheit. In genau diesem Jahr erkannte eine Gruppe von stillenden Müttern, die an einem Kirchenpicknick teilnahmen, wie notwendig gegenseitige Unterstützung war. Sie stellten auch fest, dass aufgrund der wenigen existierenden Vorbilder und fehlenden Unterstützungsangebote für stillende Frauen ein landesweites Mutter-zu-Mutter-Unterstützungsnetz gebraucht wurde. Diese Frauen gründeten die La Leche Liga (Leche ist spanisch und bedeutet „Milch"). Diese Selbsthilfegruppe wuchs rasch, und heute gibt es La Leche Liga-Gruppen auf der ganzen Welt. (Adressen ☞ Anhang A)

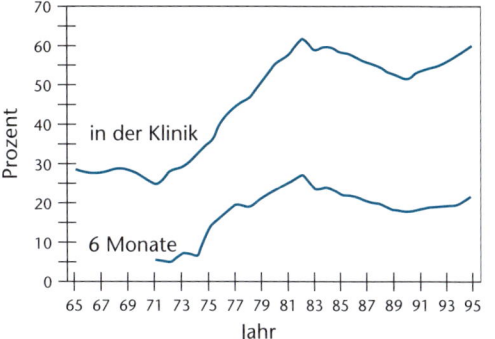

Abb. 2.1 Stillraten in den USA von 1965 bis 1995. [F152-001]

Die in den 50er, 60er und 70er Jahren vorherrschende künstliche Säuglingsnahrung wurde dem Stillen als mindestens gleichwertig, meist sogar als überlegen angesehen. Ein Arzt, der ein Befürworter des Stillens war, stellte fest, dass der Rückgang des Stillens darauf zurückzuführen war, dass die Menschen den Eindruck hatten: „Die Fütterung mit künstlicher Säuglingsnahrung ist so einfach, sicher und allgemein erfolgreich geworden, dass sich die Mühe des Stillens nicht mehr zu lohnen scheint."[14] Geschickte Marketingstrategien führten dazu, dass künstliche Säuglingsnahrung und Flaschen zu einem Statussymbol wurden für jeden, der es sich leisten konnte. Amerikaner priesen die wissenschaftlichen Vorteile der künstlichen Säuglingsnahrung, die sie für mindestens gleichwertig, wenn nicht sogar der Muttermilch überlegen erachteten. Da es kaum Studien über Muttermilch gab, andererseits aber die „wissenschaftliche Grundlage" der künstlichen Säuglingsnahrung betont wurde, basierte das Stillmanagement bald mehr auf Ammenmärchen als auf wissenschaftlichen Grundlagen. So führten falsche Informationen von Gesundheitspersonal und sich verändernde soziale Normen zum Rückgang des Stillens.

Die Stillraten erreichten 1971 ihren Tiefpunkt. In diesem Jahr begannen 24,7 % der Mütter mit dem Stillen, nach einer Woche waren es noch 22,8 % und nach 6 Monaten stillten noch 5,4 %.[15, 16] Danach begannen die Stillraten anzusteigen und 1982 hatten sie sich mehr als verdoppelt: 61,9 % der Mütter begannen zu stillen, 60,5 % stillten noch nach einer Woche und 27,1 % stillten noch nach 6 Monaten.[17,18] Eine exakte Erklärung für diesen unglaublichen Anstieg der Stillraten, wie er weder vorher noch nachher auftrat, ist schwierig auszumachen. Wahrscheinlich spielten sowohl Veränderungen in den Geburtsmethoden als auch die Einführung von Geburtsvorbereitungskursen eine Rolle.[19]

In den späten 70er Jahren veränderten sich die Einstellungen zur Geburt und den damit verbundenen Vorgehensweisen dramatisch. Hausgeburtsbewegung und der Trend zur Entbindung in einem Geburtshaus in der Gegend der San Francisco-Bucht entfachten das Feuer für die natürliche Geburt, die als wünschenswert und besser als die übertechnisierte und übermedizinierte Geburtspraxis erachtet wurde. Psychoprophylaktische Methoden der Schmerzbewältigung statt Schmerzmittel unter der Geburt wurden populär. Um psychoprophylaktische Techniken, z.B. die Lamaze- oder Bradley-Methode, zu erlernen, besuchten Schwangere Geburtsvorbereitungskurse, wobei das Thema „Stillen" oft als Teil einer natürlichen Geburtserfahrung in die Kurse aufgenommen wurde. Außerdem änderte sich die perinatale Betreuung. Hebammen wurden häufiger in die Nachsorge einbezogen, Kinderkrankenschwestern begannen Vorsorgeuntersuchungen bei den Babys durchzuführen, und die Zahl der weiblichen Geburtshelfer und Kinderärzte nahm zu. Diese generellen Veränderungen in der Einstellung und in der Geschlechterverteilung beim Gesundheitspersonal unterstützten die Bemühungen, sich mehr auf die Fähigkeiten und Wünsche der Frauen zu konzentrieren als darauf, natürliche Vorgänge medizinisch zu bewältigen.

Während der 80er Jahre erzielte das Stillen mehr Aufmerksamkeit als gesundheitspolitisches Thema, wie in Kapitel 1 beschrieben. Im Laufe des Jahrzehnts gab es viele Stellungnahmen und öffentliche Verlautbarungen. Von 1982 bis 1991 sanken die Stillraten jedoch wieder.[20] 1991 begannen 51,3 % der Frauen, die im Krankenhaus entbunden hatten, zu stillen und mit sechs Monaten betrug die Stillrate 18,2 %. Danach stiegen die Stillraten wieder an, diesmal aber viel langsamer als von den späten 70er bis in die frühen 80er Jahre.

1995 betrug die Rate der Frauen, die mit dem Stillen begannen, 59,7 %, nach 6 Monaten waren es 21,6 %.[21] Obwohl dieser Anstieg in beiden Fällen nicht bemerkenswert war, stieg die Stillrate doch um 14 % in Bezug auf den Stillbeginn, und der Anteil der Frauen, der nach 6 Monaten noch stillte, stieg von 1989 bis 1995 deutlich von 18,1 auf 21,6 % an.[21] Vermutlich sind diese Veränderungen zum Teil auf die Stillförderungsprogramme des letzten Jahrzehnts zurückzuführen. Andererseits ist in diesen zuletzt veröffentlichten Daten der Anstieg der Stillzahlen bei den Teilnehmerinnen an den WIC-Programmen (Women-Infant-Children Program) zu berücksichtigen. Von 1989 bis 1995 stieg die Zahl der Frauen in WIC-Programmen, die zu stillen begannen, um 36 % und die Anzahl derer, die nach 6 Monaten noch stillten, um 51 %.[21]

Wenn man die Daten des RLMS von fast einem halben Jahrhundert betrachtet, stellt man einige besonders bemerkenswerte Trends fest. Zum einen unterscheidet sich die Zahl der Frauen, die im Krankenhaus zu stillen begannen, nicht wesentlich von der, die noch nach einer Woche stillten. Zum zweiten ist die Anzahl der Frauen, die nach 2 Monaten abstillen, beträchtlich; das wird durch Statistiken unabhängiger Quellen bestätigt.[22] Drittens, und das ist vielleicht die wichtigste Erkenntnis, ist ein in der bislang veröffentlichten Literatur noch nicht beschriebener Trend: Die „Verbleibquote" für das längere Stillen ist über die Jahrzehnte im Wesentlichen gleich geblieben. Das heißt, dass sich der Anteil der Mütter, die mit dem Stillen anfingen und ihr Kind stillten, bis es sechs Monate alt war, in fast 50 Jahren nicht merklich verändert hat. Obwohl die Zahl der Frauen, die anfingen zu stillen, durch soziale Veränderungen beträchtlich variierte, haben diese Veränderungen kaum eine Auswirkung, wenn überhaupt, auf die Zahl der Frauen, die länger stillen. Aus dem Trend lässt sich ableiten, dass eher persönliche als gesellschaftliche Faktoren die Bereitschaft der Mutter, weiter zu stillen, beeinflussen.

In den USA stellen die RLMS-Daten eine verlässliche Quelle für die Stillraten dar. Fast 50 Jahre wurden jährlich Daten gesammelt; die Erhebungsmethoden sind klar strukturiert und gleichbleibend, und die Fragebögen wurden an 10 000 Teilnehmer in allen 50 Bundesstaaten verteilt.

(Der National Survey for Family Growth sammelt ebenfalls Stilldaten, aber nicht jährlich; die Trends sind jedoch ähnlich.[23]) Wenn man aber nur die Gesamtmenge betrachtet, die in diesem Kapitel beschrieben wird, hat das nur begrenzten Nutzen für die klinische Anwendung in einem einzelnen Krankenhaus. Die Umfrage ergibt Unterschiede fest in einzelnen Untergruppen. Beispielsweise stillen gut ausgebildete, wohlhabende und ältere Mütter mit größerer Wahrscheinlichkeit und eher voll.[24] Dagegen sinkt die Bereitschaft zu stillen bei jüngeren, weniger gebildeten Frauen aus sozial schwächeren Schichten und Frauen aus ethnischen Minderheiten stillen ebenfalls seltener. Frauen an der Westküste, besonders Kaliforniens, tendieren eher zum Stillen als Frauen im tiefsten Süden der USA. Man muss die Bevölkerungsstatistik verstehen, um zu erkennen, wer stillt und wer nicht. Meist kann aber das Gesundheitssystem nichts an den demographischen Daten ändern. Es ist wahrscheinlicher, dass sich durch Konzentration auf die kulturelle Einschätzung von Einzelpersonen und ihren Familien das Stillen und die Stilldauer verbessern lassen.

2.2 Kulturelle Einschätzung von Einzelpersonen und Familien

Vermutlich sind keine zwei Themen stärker in unserer Kultur verwurzelt als Essen und Sex. In den USA werden Brüste viel eher als Sexualobjekte betrachtet denn als Nahrungsspender für Babys. Zugegeben, jedermann stimmt zu, dass Stillen Nahrung liefert. Die stillende Frau ist jedoch in etwas eingebunden, das bedeutend mehr als nur die einfache Bereitstellung von Nahrung darstellt: Stillen hat einen deutlichen emotionalen Einfluss auf Mutter und Kind. Das Füttern ist die erste und vielleicht am längsten andauernde Funktion in der Mutterrolle.

Stillen geschieht in einem kulturellen Zusammenhang. Die Frau lebt in einem Gefüge familiärer Werte, Glauben, Normen und Praktiken, die ihren eigenen wahrscheinlich ähnlich oder gleich sind. Sie erhält Gesundheitsfürsorge von Pflegefachkräften und anderen Personen, die ihre eigenen Werte, Glauben, Normen und Praktiken haben, die sich aber von denen der Frau oder ihrer Familie drastisch unterscheiden können. Pflegepersonen müssen zuerst in der Lage sein, Kultur zu definieren und sich ihrer eigenen kulturellen

2.2 Kulturelle Einschätzung von Einzelpersonen und Familien

Vorurteile bewusst werden. Dann müssen sie sich systematisch einen Zugang zu den kulturellen Rahmenbedingungen schaffen, unter denen die Frauen stillen.

Giger und Davidhizar[25] definieren Kultur als „ein Muster von Verhaltensreaktionen, das sich im Laufe der Zeit als Ergebnis der Beeinflussung des Geistes durch soziale und religiöse Strukturen und intellektuelle und künstlerische Manifestationen entwickelt. Kultur ist auch das Ergebnis von erworbenen Mechanismen, die auch angeboren sein können, aber in erster Linie auf interne und externe Umweltbeeinflussung zurückzuführen sind. Kultur wird gestaltet durch Werte, Glauben, Normen und Praktiken, die Mitglieder derselben kulturellen Gruppierung teilen. Die Kultur steuert unser Denken, Handeln und Sein und wird zum musterhaften Ausdruck dessen, wer wir sind. Dieser musterhafte Ausdruck wird von einer Generation an die nächste weitergegeben. Kultur fördert implizit und explizit Verhaltenskodexe."

In den USA sind die Mitglieder der dominierenden Kultur meist weiß, gebildet, gehören der Mittelklasse an; das ist eindeutig die Gruppe, bei der das Stillen in den letzten Jahrzehnten am weitesten verbreitet war. Dagegen unterscheiden sich ethnische Gruppen von der vorherrschenden Kultur. Es gibt in den USA mehr als 100 ethnische Gruppierungen, und in all diesen Gruppen ist das Stillen typischerweise weniger verbreitet als in der vorherrschenden Kultur. Es ist in diesem Rahmen weder möglich, die Bedürfnisse der verschiedenen ethnischen Gruppen in der gesamten Welt anzusprechen, noch ist es möglich, auf Einzelheiten der verschiedenen Kulturen einzugehen. Um die Rolle der Kultur in Bezug auf stillende Mütter zu untersuchen, ist es hilfreich, anzuerkennen, dass sich Einflüsse aus Kultur, Volkszugehörigkeit und Religion überlappen, und das Modell von Giger und Davidhiza[25] von der kulturellen Einschätzung des Klienten zu verwenden. Teilaspekte dieses Modells sind (1) ein kulturell einzigartiges Individuum, (2) Kommunikation, (3) Abstand, (4) Sozialgefüge, (5) Zeit, (6) Kontrolle durch die Umwelt und (7) biologische Unterschiede. Diese Faktoren weisen verschiedene wichtige Konzepte aus, die auf die stillende Mutter angewandt werden.

2.2.1 Kulturell einzigartiges Individuum

Bestimmte kulturelle Normen führen zu bestimmten Verhaltensweisen in Bezug auf das Füttern allgemein und das Stillen im Besonderen. Vom klinischen Standpunkt aus ist es hilfreich, Normen zu erkennen, sich aber nicht auf Stereotypien zu stützen. Das Wissen darum, dass bestimmte ethnische Gruppen besondere Normen haben, hilft dabei die Bedürfnisse und Vorlieben von jemandem zu erahnen. Dieses Wissen muss sich jedoch mit der Erkenntnis vermischen, dass nicht alle Mitglieder einer ethnischen Gruppe die gleichen Normen oder Verhaltensweisen teilen.

Diejenigen, die sich dem „American way of life" angepasst haben, halten sich möglicherweise nicht mehr an Sitten ihres Heimatlandes. Eine Studie zeigte, dass 52,9 % der Frauen mit geringer Anpassung anfingen zu stillen, während es bei der Gruppe der am stärksten angepassten nur 36,1 % waren.[26] In einer anderen Studie zeigte sich, dass die kulturelle Anpassung ein vielschichtiger Prozess ist, bei dem sich keine eindeutigen Trends ausmachen lassen.[27] Die Kenntnis bestimmter Normen ist wichtig, sollte aber nicht den Respekt vor individuellen Abweichungen und Entscheidungen ersetzen. Einige kulturelle Anschauungen, Werte und Praktiken hinsichtlich Geburt und Stillen sind in Tabelle 2.1 dargestellt. Neueinwanderer können die Flaschenfütterung als kulturelle Norm empfinden und sind begierig, sich den Verhaltensweisen ihrer neuen Kultur in den USA anzupassen. Einwanderer glauben möglicherweise auch, dass künstliche Säuglingsnahrung besser als Muttermilch ist, da sie so oft verwendet wird. Auch mögen sie die Kosten für ein Produkt mit dessen Überlegenheit gleichsetzen. (Was teuer ist, muss wünschenswert sein.) Außerdem können sie Vorstellungen von amerikanischen Produkten haben, die in keinem Bezug zur Realität stehen. Ein Kollege berichtete zum Beispiel von einer asiatischen Mutter, die künstliche Säuglingsnahrung geben wollte, „damit das Baby so groß wie die Amerikaner wird".

2.2.2 Kommunikation

Kommunikation besteht aus verbalem Austausch, nonverbaler Kommunikation und dem Gebrauch von Stille. Sicher können das Stillen und die Stilldauer durch Sprachbarrieren beeinflusst werden, wie es sich kürzlich bei vietnamesischen Müttern gezeigt hat.[28] In einem viel weiter gefassten Sinn bedeutet Kommunikation jedoch die Offenbarung von inneren Werten und Überzeugungen. Beispielsweise gilt es in manchen Kulturen als unschicklich, Pflegefachkräften oder ande-

Ursprungsland	Wichtige kulturelle Bedeutung	Klinisches Vorgehen
Amerikanische Ureinwohner (170 Stämme von amerikanischen Ureinwohnern, Aleuten, Eskimos)	Extrem familienbezogen und bringen traditionellen Heilmethoden sehr wahrscheinlich große Wertschätzung entgegen	Nutzen Sie die Familie als Unterstützung für das Stillen
Asien (China, Hawaii, Philippinen, Korea, Japan) Südostasien (Laos, Kambodscha, Vietnam)	Frühere Generationen stillen eher, aber die Amerikaner asiatischen Ursprungs der zweiten Generation stillen möglicherweise nicht; der Beginn des Stillens kann hinausgezögert werden oder Stillen und Flaschenfütterung werden kombiniert; Vorstellung von Yin und Yang	Finden Sie heraus, ob der verzögerte Stillbeginn Teil einer festen Überzeugung ist oder ob die Frau sich offen für eine Aufklärung über die Vorteile des Stillens zeigt
Afrika	Afroamerikanische Frauen im heutigen Amerika haben Mütter, die ihre Kinder zu einer Zeit geboren haben, in der die Flaschenfütterung als Statussymbol betrachtet wurde; häufig übernehmen Freunde oder Großmütter die Hauptunterstützung; Afroamerikanerinnen in den Südstaaten stillen recht häufig, in den Nordstaaten kaum	Beziehen Sie enge Freunde und Familienmitglieder in die Diskussion um das Stillen ein; denken Sie an die Medien, in denen nur selten stillende afroamerikanische Frauen gezeigt werden
Lateinamerika (Spanien, Kuba, Mexiko, Zentral- und Südamerika)	Prinzipiell wird Stillen als gut angesehen; die Mutter der Mutter oder ihre Schwiegermutter ist in den meisten Fällen die wichtigste Unterstützungsperson, wenn die moderne Mutter an den Arbeitsplatz zurückkehren muss; es wird an die Theorie von heiß und kalt geglaubt	Beziehen Sie die Mutter oder Schwiegermutter oder andere weibliche Verwandte in die Diskussion um das Stillen ein; respektieren Sie den Glauben an die Theorie von heißen und kalten Nahrungsmitteln und ermöglichen Sie der Frau den Verzehr von entsprechenden Nahrungsmitteln während der Schwangerschaft und Stillzeit

Tab. 2.1   Kulturelle Verhaltensweisen im Zusammenhang mit Geburt und Stillen.

rem Pflegepersonal offen zu widersprechen. So stimmt der Patient zu oder schweigt, was als Zustimmung gewertet wird. Worte, die in einer Kultur eine bestimmte Bedeutung haben, können woanders eine vollkommen andere haben. Afroamerikaner beschreiben zum Beispiel das Essverhalten des Neugeborenen vielleicht als „gierig". Weil das Wort „gierig" für eine weiße Pflegefachkraft eine negative Bedeutung hat, versteht sie unter Umständen die Aussage der Mutter falsch. Tatsächlich wollte die Mutter mit dem Wort „gierig" ausdrücken, dass ihr Baby gut an der Brust trinkt.

Auch Blickkontakt gehört zur Kommunikation und einige bestimmte Verhaltensregeln beim Blickkontakt betreffen die Kinderkrankenpflege. So ist es in manchen Kulturen für eine Pflegefachkraft oder andere Pflegepersonen unangemessen, Blickkontakt zu einem Säugling zu haben, ohne ihn zu berühren. Einige Leute aus dem hispanischen Kulturkreis glauben z.B., dass ein solches Verhalten zu einem Fluch, dem „mal de ojo" führt. Wer daran glaubt, denkt, dass man von diesem Fluch befreit werden kann, indem die Person das Kind berührt.

Ein anderer Aspekt der Kommunikation ist Berührung und Schicklichkeit. In Amerika gilt z.B. das Stillen in der Öffentlichkeit als unanständig, sogar dann, wenn die Brust kaum oder gar nicht sichtbar ist. In anderen Kulturen tragen Frauen lange Ärmel und Schleier, um Arme und Gesicht zu verhüllen, gleichzeitig entblößen sie die Brüste teilweise, um das Baby zu stillen.

2.2.3 Abstand – körperliche Distanz

In verschiedenen Kulturen werden unterschiedliche Abstände zum Gegenüber als angemessen betrachtet. Ein ganz allgemeines Beispiel ist der Abstand während eines Gespräches. Für eine stillende Mutter kommen hier verschiedene Situationen ins Spiel. Einer Mutter, deren Baby in der Intensivstation eines Kinderkrankenhauses liegt, kann es schwer fallen ihr Baby zu stillen, wenn sie weiß, dass sich auf der anderen Seite des dünnen Vorhangs andere Leute befinden. Das kann mehr als eine Frage der Schicklichkeit sein; die Möglichkeit, gesehen zu werden, und die Geräusche der Umgebung können sie ebenfalls hemmen.

Aus der Forschung

Mit künstlicher Säuglingsnahrung gefütterte schwarze Babys haben eine fünfmal höhere Sterblichkeitsrate als gestillte Babys

Quelle: Forste, R. et al.: The decision to breastfeed in the United States: does race matter? *Pediatrics* 2001;108:291–296.

Forste und seine Mitarbeiter beabsichtigten „die Auswirkungen von Merkmalen der Mutter und des Geburtsverlaufs auf die Stillentscheidung abzuschätzen und die Beziehung von Stillgewohnheiten zu der Kindersterblichkeitsrate in Abhängigkeit zur Volkszugehörigkeit zu untersuchen". Grundlage dieser Untersuchung waren die Daten von 1088 Befragten des National Survey of Family Growth (NSFG) von 1995, Zyklus V.

Eine Auswertung der Daten ergab, dass der Anteil von stillenden Müttern bei schwarzen Frauen niedriger war (30 %) als bei weißen Frauen (65 %). Alle soziodemographischen Daten der Mütter und alle Daten zum Geburtsverlauf wurden in Korrelation zur Stillentscheidung gesetzt.

In einer Multivarianzanalyse kontrollierten die Forscher später die Hintergrunddaten, die im Zusammenhang mit schwarzen Müttern bekannt waren, und stellten fest, dass die Wahrscheinlichkeit, dass schwarze Mütter stillen – unabhängig von Ausbildung, Einkommen und anderen soziodemographischen Faktoren – 2,5 mal niedriger ist als bei weißen Müttern. Der Hauptgrund für ihre Entscheidung war einfach, dass sie die Flaschenfütterung bevorzugten." Nach der Untersuchung der Fütterungsmethode fanden die Forscher heraus, dass Stillen „im gleichen Maß wie niedriges Geburtsgewicht wesentlich für die unterschiedlichen Kindersterblichkeitsraten der verschiedenen Rassen verantwortlich ist". Die Botschaft ist klar und einfach: Schwarze Kinder sterben nicht häufiger, weil sie schwarz sind, sondern weil sie weniger gestillt werden und häufiger ein niedriges Geburtsgewicht haben.

Ein Schwachpunkt der Studie, nämlich dass alle Kinder, die irgendwann gestillt wurden, als „gestillt" eingestuft wurden, macht die Ergebnisse noch beeindruckender. Wahrscheinlich wären die Ergebnisse entschieden deutlicher ausgefallen, wenn man Stillen auf ausschließliches oder längeres Stillen beschränkt hätte.

Dies ist die erste Studie, die zeigt, dass das Stillen teilweise die Unterschiede in den Sterblichkeitsraten verschiedener Volksgruppen erklärt. Geringes Geburtsgewicht war ein bereits seit längerem bekannter Faktor. Die Ergebnisse zeigen zwingend, dass „durch eine Steigerung der Stillraten bei schwarzen Frauen sich der Unterschied in den Säuglingssterblichkeitsraten zwischen schwarzen und weißen Kindern verringern würde – ein Unterschied, der derzeit (1977) bedeutet, dass 1,3 mal so viele schwarze wie weiße Säuglinge sterben".

2.2.4 Sozialstruktur und soziale Orientierung

Eine grundlegende Struktur im sozialen Gefüge ist die Familie, und die soziale Unterstützung durch die Familie wird besonders wichtig, wenn Kinder geboren werden.

In den USA vollzog sich mit der Verstädterung ein allmählicher Wechsel weg von der Großfamilie hin zur Kernfamilie. Der Einfluss dieser Veränderung auf das Stillen kann nur vermutet werden, aber seit diesem Wechsel stillen weniger Frauen. Heutzutage ist es gut möglich, dass eine Frau noch nie eine stillende Mutter gesehen hat, weder in der Verwandtschaft noch sonst wo. Außerdem hat die Tatsache, ob eine Frau selbst gestillt wurde oder nicht, Einfluss auf ihre Entscheidung, wie sie ihr eigenes Baby ernährt[29–34] und wie erfolgreich sie stillen wird.[35]

Ich bitte an dieser Stelle um Entschuldigung für eine Anekdote aus meinem eigenen Leben, aber ich habe das Bedürfnis, meine Mutter zu erwähnen. Sie ist ein gutes Beispiel dafür, wie das Leben in einer Großfamilie den Stillerfolg beeinflusst, und wie sie wiederum meine Einstellung zum Stillen geprägt hat. Meine Mutter wurde 1918 in Italien geboren und kam 1928 in die USA. Im Gegensatz zu den meisten Frauen zu jener Zeit in den USA, hat sie ihre Kinder gestillt, weil das Füttern mit der Flasche für sie „keinen Sinn ergab". Da sie in einer Großfamilie aufwuchs, sah sie wie ihre ältere Schwester und andere Verwandte und Freundinnen ihre Kinder stillten. Sie ist immer wieder bass erstaunt darüber, dass Frauen das Stillen „lernen" sollen. Für sie ist das Stillen etwas, von dem „alle Frauen einfach wissen, wie es geht". Sie scheint vollkommen unbelastet von den Regeln und Vorschriften, die man amerikanischen Müttern mit auf den Weg gab, und es kam ihr nicht in den Sinn, dass sie nicht stillen könnte. Für sie waren das Baby an der Brust, ein Topf auf dem Herd, ein Brot im Backofen und ein Kuss auf die Wange wichtige Gaben einer Mutter an die Familie.

Die eigene Familie oder Freunde können soziale Unterstützung geben. Eine Studie von Baranowski[36] unterscheidet zwischen sozialer Unterstützung und sozialer Beeinflussung. Caplan und Kollegen zitierend, behauptet er: „Soziale Unterstützung wird definiert als alles, das jemand direkt von einer anderen Person oder einer Gruppe empfängt, um den Empfänger dem gewünschten Ziel näher zu bringen."[36]

Er impliziert, dass soziale Unterstützung in erster Linie ein Prozess ist, wogegen soziale Beeinflussung ein Ergebnis darstellt – sich für oder gegen das Stillen zu entscheiden. Obwohl soziale Beeinflussung dazu führen kann, sich für das Stillen zu entscheiden, ist die soziale Unterstützung durch Familie und Freunde wahrscheinlich der entscheidende Beistand für die späteren Stillbemühungen der Mutter.[37] Es ist hilfreich, herauszufinden, wer die wichtigste Bezugsperson der stillenden Mutter ist. Je nach Kulturkreis können das ganz unterschiedliche Personen sein. Bei Afroamerikanerinnen handelt es sich im Allgemeinen um eine enge Freundin, während bei Hispanoamerikanerinnen der wichtigste Ansprechpartner bei Stillfragen die eigene Mutter zu sein scheint. Angloamerikanerinnen wiederum suchen höchstwahrscheinlich Unterstützung bei ihren männlichen Partnern.[36]

Zeit

Der Zeitbegriff hat in jedem Kulturkreis großen Einfluss, und die Bedeutung der Uhr in der amerikanischen Kultur wird im Abschnitt über Werte diskutiert. Wo es aber in den verschiedenen Kulturen immer große Unterschiede gibt, ist der Zeitpunkt des Stillbeginns und der Zeitpunkt des Abstillens.

Stillbeginn

In manchen Kulturen wird mit dem Stillen nicht vor dem Milcheinschuss begonnen. Beispielsweise beginnen Mexikanerinnen nicht sofort nach der Entbindung zu stillen, weil sie das Kolostrum für schmutzig oder schlecht halten. Wenn man diese kulturelle Eigenart nicht versteht, kann es zwischen der frisch gebackenen Mutter und der Pflegefachkraft zu Missverständnissen kommen. Man sollte in dieser Situation nicht glauben, dass die Mutter sich für die Flaschenfütterung entschieden hat, wenn sie die Arme über der Brust verschränkt und behauptet: „keine Milch". Sie sagt nicht „ich will nicht stillen". Sie teilt nur mit, dass sie nicht die Absicht hat, zum jetzigen Zeitpunkt zu stillen. Meist geht sie nach Hause und fängt an zu stillen, sobald der Milcheinschuss erfolgt ist. In ähnlicher Weise verzögern auch asiatische Frauen häufig den Stillbeginn.

Abstillalter

In anderen Gegenden der Welt werden die Kinder meist im Alter von 3 bis 4 Jahren abgestillt, aber in den USA geschieht dies häufig, bevor die Kinder 6 Monate alt sind. Hervada und Newman[38] liefern eine ausführliche Beschreibung von Abstillpraktiken. In der heutigen Gesellschaft der USA ist das Abstillen von allen Stillthemen kulturell am stärksten belastet. Etwa die Hälfte aller Mütter berichten, dass es „keine negativen Aspekte" im Zusammenhang mit dem Abstillen mit sechs Monaten gibt, doch nur etwa ein Viertel sagt, dass es keine negativen Aspekte beim Stillen eines einjährigen Kindes gibt. Fast 25 % geben „soziale Stigmatisierung" (ablehnende Haltung anderer) als Negativ-Aspekt beim Stillen mit sechs Monaten an, und ca. 40 % bei einer Stilldauer von mehr als einem Jahr.[39]

2.2.5 Kontrolle durch die Umgebung

Zur Kontrolle durch die Umwelt gehören Überzeugungen und Wertvorstellung über Gesundheit und Krankheit und wie man widrige Situationen hinsichtlich Gesundheit oder Krankheit übersteht, mit denen man konfrontiert wird.

Überzeugungen

Die vermutlich grundlegendste Überzeugung ist der Glaube an Leben und Gesundheit. Die Menschen, die davon überzeugt sind, dass sie ihre eigene Gesundheit durch eine gesunde Lebensführung – wozu auch das Stillen gehört – beeinflussen können, sind gerne bereit, gesundheitsfördernde Maßnahmen zu ergreifen. Einige Kulturen haben besondere Vorstellungen über Stillen und Muttermilch. In Amerika glauben zum Beispiel viele Angehörige der überwiegenden gesellschaftlichen Mehrheit immer noch, dass künstliche Säuglingsnahrung tatsächlich gleichwertig mit Muttermilch ist. In ethnischen Gruppen sind die jüngeren Mitglieder – jene im gebärfähigen Alter – wahrscheinlich nicht so verwurzelt in solchen Anschauungen wie die älteren. Wenn in einer Kultur ein starker Glaube an die Vorteile des Stillens besteht, besteht eine hohe Wahrscheinlichkeit, dass die Frau anfängt zu stillen und auch länger stillt. Doch die Entscheidung der Frau für oder gegen das Stillen wird auch noch von subtileren Gefühlen beeinflusst.

Vorstellungen zu Kolostrum und reifer Milch

In einigen Kulturen wird das Kolostrum als „schlecht", reife Muttermilch aber als „gut" eingeschätzt. Andere, sogar ein großer Teil der amerikanischen Gesellschaft, glaubt fälschlicherweise, dass die Fähigkeit zur Milchbildung etwas mit dem Aussehen der Brüste zu tun hat; diese und andere Mythen werden in Kapitel 5 besprochen. Andere Vorstellungen werden vielleicht nie ausgesprochen, beeinflussen aber möglicherweise unterschwellig die Entscheidung der Eltern, wie ihr Kind ernährt wird. In der Denkweise von flaschegebenden Eltern kann die Vorstellung existieren, dass die Mahlzeit beendet ist, sobald die Flasche leer ist. Uninformierte Eltern glauben vielleicht, dass dies auch für das Stillen gilt, was aber nicht der Fall ist. Außerdem muss man wissen, dass Kleinkinder nicht nur den körperlichen Hunger an der Brust stillen, sondern dort auch ebenso oft Trost und Geborgenheit finden. Und stillende Mütter erfahren ein Hochgefühl, wie es bei der Flaschenfütterung niemals erlebt wird.

Vorstellungen zur Auswirkung der mütterlichen Ernährung

Es ist schwierig, die Bevorzugung von bestimmten Nahrungsmitteln von den Vorstellungen zu trennen, die über die Auswirkung bestimmter Nahrungsmittel auf die Gesundheit im Allgemeinen und die Milchbildung im Besonderen existieren. In manchen Kulturkreisen wird daran geglaubt, dass bestimmte Lebensmittel für die Milchbildung gut und andere schlecht sind. Das bemerkenswerteste Beispiel ist die Theorie über warme und kalte Lebensmittel, die die Auswahl von Speisen während der Schwangerschaft und Stillzeit beeinflusst, wie es in den folgenden Absätzen beschrieben wird. Andere Beispiele sind in weiten Teilen der amerikanischen Gesellschaft zu finden. Medizinisches Fachpersonal und die Frauen selber haben umfangreiche Listen zusammengestellt, welche Lebensmittel sich schädlich auf das Baby auswirken, aber nur wenige Lebensmittel haben tatsächlich die Auswirkung auf die Milch, die ihnen zugeschrieben wird (☞ Kapitel 5). In der amerikanischen Kultur hält man Schokolade während der Stillzeit für „schlecht" für die Milch, in anderen Ländern glaubt man, dass Schokolade die Milchmenge fördert.

Manche Volksgruppen glauben an den Einfluss von heißen und kalten Speisen zur Verbesserung der Gesundheit. Die Theorie von heiß und kalt basiert auf den vier Körpersäften (Blut, Schleim, gelbe und schwarze Galle), die sich als trocken, feucht, heiß und kalt darstellen. Die grundlegende Vorstellung besteht darin, dass die Elemente zueinander im Gleichgewicht stehen müssen, und das Essen, das aufgenommen wird, trägt dazu bei, dieses Gleichgewicht zu erreichen. Im Laufe der Zeit verloren die Faktoren „feucht" und „trocken" ihre Bedeutung, aber die Faktoren „heiß" und „kalt" blieben in manchen Kulturkreisen von Bedeutung. Dort wird geglaubt, dass ein „kalter" Zustand verlangt, dass ein Mensch nur „heiße" Speisen zu sich nimmt und umgekehrt. Die Einstufung als „heiß" oder „kalt" steht nicht in Zusammenhang mit der tatsächlichen Temperatur oder der Schärfe der Speise, sondern wird willkürlich festgelegt. Vor allem im asiatischen und hispanischen Kulturkreis ist die Heiß-und-kalt-Theorie sehr weit verbreitet. Lateinamerikaner ordnen Zustände oder Speisen als kalt und heiß ein. Beispiele dafür sind in Kasten 2.1 aufgeführt. Ähnlich verfahren Asiaten mit yin (kalt) und yang (warm), siehe die Beispiele in Kasten 2.2.

Der Glaube an die Heiß-kalt-Theorie beeinflusst den Speisezettel während der Schwangerschaft und Stillzeit. Die Schwangerschaft wird als „heißer" Zustand angesehen, der „kalte" Speisen erfordert. Nach der Entbindung werden Mutter und Neugeborenes für etwa 100 Tage in eine „kalte" Phase eingestuft, sie sollten daher mindestens 30 Tage lang „heiße" Speisen zu sich nehmen.[40]

2 Soziokulturelle Trends und ihr Einfluss auf das Stillen

Muttermilch hält man für neutral, da sich die Mutter im Idealfall in einem Gleichgewichtszustand befindet. Allerdings darf etwas Wichtiges nicht übersehen werden: Einige Frauen sind regelrecht erleichtert, in den USA zu sein, weit weg von Älteren, die diese Vorstellungen aufrechterhalten. Sie wollen möglicherweise nicht auf bestimmte Lebensmittel verzichten, daher ist es wichtig zu erkennen, ob die Heiß-kalt-Theorie zu ihren Lebensgewohnheiten gehört oder nicht.

2.1 Heiße und kalte Nahrungsmittel

Puertoricanische Zuordnung

Heiß	Kalt
Milch	Alkoholische Getränke
Avocado	Chilipfeffer
Kokosnuss	Schokolade
Limabohnen	Kaffee
Zuckerrohr	Maismehl
Weiße Bohnen	Trockenmilch
Gerstenschleim	Kidneybohnen
Huhn	Zwiebeln
Obst	Erbsen
Honig	Tabak
Stockfisch	
Brunnenkresse	

2.2 Heiße und kalte Nahrungsmittel

Chinesische Zuordnung

Heiß	Kalt
Brunnenkresse	Suppen
Wasserkastanien	Kräuter
Bambusschösslinge	Brokkoli
Grüner Senf	Leber
Bok Choy (chin. Blätterkohl)	Pilze
Goldblumentee	Erdnüsse
Obst	Paprika
Gemüse	Ingwer
Seetang	Huhn

Sojabohnen	Fleisch
Sprossen	Schweinsfüße
Colagetränke	Fleischbrühe
Reismilch	Nüsse
Säfte	Gebratenes
Milch	Kaffee
Bier	Gewürze
	Künstliche Säuglingsnahrung

Fallbeispiele

Umgang mit Müttern aus verschiedenen Kulturen

Beispiel A
Sie sind Pflegefachkraft auf der Wochenstation. Ihre Patientin, Frau S., ist eine stillende Mutter asiatischer Herkunft. Sie scheint wenig gegessen zu haben. Auf dem Tablett mit ihrem Mittagessen sehen Sie einen Apfel, ein Schinkensandwich, einen knackigen Salat und eine Tüte fettarme Milch. Die Pflegefachkraft der vorangegangenen Schicht erzählte Ihnen, dass sie vergeblich versuchte, Frau S. klarzumachen, wie wichtig es für eine stillende Mutter ist, zu essen und zu trinken. Was würden Sie tun?

Beispiel B
Sie sind Praxisanleiterin im Säuglingszimmer. Eine Ihrer Schülerinnen betreut Frau C., eine 39-jährige Weiße aus der Mittelschicht, die bereits mehrere Kinder hat. Die Schülerin berichtet Ihnen, dass sie Frau C. nichts über das Stillen beibringen könne, da Frau C. „ihr anderes Kind stillte". Sie warnen die Schülerin, dass Frauen oft nur einige Wochen stillen, aber behaupten, sie hätten in der Vergangenheit bereits gestillt. Sie empfehlen der Schülerin, mehr über die Stillerfahrung der Frau C. in Erfahrung zu bringen. Die Schülerin kommt erneut zu Ihnen und berichtet, sie habe den Eindruck, dass Frau C. „eine beträchtliche Zeit gestillt" hat. Sie erkundigen sich, wann Frau C. ihr erstes Baby abgestillt hätte, aber die Schülerin gibt Ihnen zur Antwort, „das habe ich nicht aus ihr herausgebracht". Wie gehen Sie weiter vor? Welchen nächsten Schritt würden Sie der Schülerin empfehlen?

Antworten

Diese Beispiele beschreiben Situationen aus dem Klinikalltag. Es gibt aber selten eine einzige „richtige" Antwort auf bestimmte Situationen. Die nachfolgend beschriebenen Antworten sollen dem Leser Hilfestellung geben, aber selbstverständlich können auch andere Antworten angemessen sein.

Beispiel A

Obst, Gemüse und Milch gelten als „kalte" Lebensmittel, die von traditionell erzogenen chinesischen Frauen nach der Entbindung vermieden werden, weil die Wochenbettzeit als „kalt" angesehen wird. Ein möglicher Weg wäre, einfach zu beobachten, was passiert ist, und darüber mit der Frau zu sprechen. Beispielsweise: „Frau S., ich sehe, dass Sie nicht viel von ihrem Mittagessen zu sich genommen haben. Ich würde Ihnen gerne ein anderes Menü bestellen. Was möchten Sie gern essen?" Wenn sie das ablehnt, ermutigen Sie die Frau, dass andere Familienmitglieder ihr Suppe oder andere Gerichte von zu Hause mitbringen können. Lässt sie sich nicht über ihre Vorlieben aus, bestellen Sie in der Küche eine Mahlzeit, die hauptsächlich aus „warmen" Lebensmitteln besteht.

Beispiel B

Die Frau wollte ungern antworten, denn sie stillte noch ein Kleinkind zu Hause. Sie hatte das Gefühl, dass die Schülerin denken könnte, das sei merkwürdig und wollte daher die wahre Situation nicht offen legen. In einem solchen Fall gibt es mehrere Möglichkeiten, mit der Situation umzugehen. Schülerinnen, denen man immer erlaubt, in der Rolle der Lernenden zu sein, haben eine wunderbare Gelegenheit, der Frau die Schüchternheit zu nehmen, indem sie einfach sagen: „Frau C., Sie haben mir nie genau gesagt, wann Sie das letzte Kind abgestillt haben. Ich frage mich, ob Sie es immer noch stillen. Falls ja, können Sie mir vielleicht verraten, wie Sie es geschafft haben, so lange erfolgreich zu stillen." Das ist ein guter Einstieg, denn man zeigt Verständnis für das Verhalten der Frau und hilft ihr, ihre Erfahrung zu teilen.

Ein weiterer wichtiger Punkt ist der Glaube an milchfördernde Mittel, so genannte Galaktogene, Nahrungsmittel oder Getränke von denen angenommen wird, dass sie die Milchbildung steigern. In Kasten 2.3 sind einige weit verbreitete Galaktogene für verschiedene ethnische Gruppen zusammengestellt. Etwas überraschend stellt man fest, dass Lebensmittel, die in manchem Kulturkreis als „schlecht" eingestuft werden, in anderen als milchfördernd betrachtet werden. Eine junge Mutter berichtete, dass ihre aus Nord-Mexiko stammende Schwiegermutter ihr einen Trank aus Schokolade, Maismehl, Zimt, Zucker und Kondensmilch gab, um die Milchproduktion zu steigern. Das steht im Gegensatz zu der in den USA häufig ausgesprochenen Empfehlung, Schokolade zu vermeiden.

2.3 Traditionelle milchfördernde Mittel

- Kraftbrühe aus Maismehl (Navajoindianer)
- Bierhefe oder Bier (Weiße)
- Anis und Sesamkörner (Hispanoamerikaner)
- Schokolade (Guatemalteken)
- Reis, Haferschleim, Fischsuppe, Lotosblume, Wurzeln (Japaner, Chinesen)
- Fischsuppe (Vietnamesen, Kambodschaner, Laoten)

Wertvorstellungen

Die allgemeinen Wertvorstellungen einer Gesellschaft spiegeln sich in ihren Wertvorstellungen zur Gesundheit und Gesundheitspflege und damit auch zum Stillen wider. Leininger[41] unterscheidet sieben kulturelle Werte, die die amerikanische Gesundheitsfürsorge beeinflussen (vermutlich sowohl bei Patienten als auch beim medizinischen Personal). Wenn man ihre Arbeit einen Schritt weiter denkt, wird deutlich, als auch das Stillen durch Wertvorstellungen beeinflusst werden kann.

1. Amerikaner betrachten das Recht auf optimale Gesundheit als ein Menschen- und Bürgerrecht. Ausgehend von dem Gedanken, dass das Stillen eine optimale Gesundheitsförderung darstellt, haben wir oft versucht, Frauen davon zu überzeugen, dass Stillen das Beste ist (breast is best). Erstaunlicherweise neigen Mütter, die die Flasche geben, jedoch dazu, ihre Entscheidung mit Argumenten zu begründen, die in keinem Zusammenhang zur Gesundheit stehen.[39] Stillen ist in den USA ein Bürgerrecht, doch es gab viel öffentliches Aufsehen und es erforderte einige Gerichtsurteile wegen der Frage, ob eine Frau in der Öffentlichkeit stillen darf oder nicht.

In jüngster Zeit haben immer mehr Amerikaner die Vorteile naturbelassener Nahrungsmittel, gesunder Ernährung und einer saubereren Umwelt schätzen gelernt. Die logische Konsequenz daraus sollte auch die Entscheidung für das Stillen sein. Frauen, die z.B. ihr eigenes Vollkornbrot backen und ihre Zeitungen zur Wiederverwertung bringen, haben ja bereits gezeigt, dass ihnen eine hochwertige Nahrung und ein schonender Umgang mit Rohstoffen wichtig sind. Es wäre wunderbar, wenn die Gesellschaft erkennen könnte, dass das Stillen der Inbegriff einer gesunden Nahrung ist und die Umwelt schont.

2. Wesentliche Grundzüge einer Demokratie sind Mehrheitsentscheidungen und der Grundsatz der Gleichbehandlung. Wenn Frauen sehen, wie die meisten Frauen ihre Kinder ernähren, kann die Einstellung, dass die Mehrheit Recht hat, sie in ihrer Entscheidung für oder gegen das Stillen beeinflussen. (Allerdings *sieht* man nur wenige Frauen stillen obwohl eine knappe Mehrheit es *tut*.) Den Grundsatz der Gleichbehandlung erlebt man oft in Gesprächen mit Gesundheitspersonal. Mit der Frage „Wollen Sie stillen oder Flasche füttern?" wird impliziert, dass beide „Methoden" gleichwertig sind.

3. Die amerikanische Kultur fördert den Individualismus. Das heißt, dass eine einzelne Person höheres Ansehen genießt als die Gruppe. Beim Thema Stillen wirkt sich das dahingehend aus, dass die Brüste einer Frau in erster Linie als Sexualobjekt betrachtet werden. Dass eine Frau ihre Brüste in Werbeanzeigen, am Strand oder auf einer Party zeigt, um die Aufmerksamkeit der Männer zu erregen, ist gesellschaftlich akzeptiert – zumindest solange Mamille und Areola bedeckt sind. Im Gegensatz dazu ist das Stillen in der Öffentlichkeit ein Tabu, selbst wenn Mamille und Areola durch das Baby verdeckt werden und wahrscheinlich weniger nackter Busen zu sehen ist als am Strand. Nackte Brüste zu Werbezwecken oder im privaten Kreis sind gesellschaftlich akzeptiert, aber die Brust als Nahrungsquelle für ein Kind zu verwenden wird heutzutage in der amerikanischen Gesellschaft nicht gerne gesehen.

In der Vergangenheit und in anderen Kulturen war die Bedeutung der Brust als Sexualobjekt von untergeordneter Rolle. In Mali wären Frauen verwirrt oder geschockt darüber, dass Männer durch Brüste erregt werden könnten oder Frauen einen Brust-Mund-Kontakt als angenehm empfinden könnten.[42] Man kann sich heutzutage kaum vorstellen, dass jemand einen Star bewundert und wie in Lukas 11:27 ausruft: „Gepriesen sei das Weib, das Euch geboren hat und die Brüste, die Euch genährt haben!" Als ein zeitgenössischer Wissenschaftler eine Schottin zum Thema Stillen interviewte, antwortete sie: „Igitt, Brüste sind doch für den Ehemann!"

In Kulturen, in denen die Gruppe über das Individuum gestellt wird und in denen Frauen öffentlich stillen, wird mit höherer Wahrscheinlichkeit gestillt. Dieser Gedanke vom Einfluss der Gruppe auf die Entscheidung der Einzelnen für oder gegen das Stillen ist ein Teilaspekt der sozialen Unterstützung. La Leche Liga bietet Frauen eine Möglichkeit zu erleben, dass das Stillen von einer Gruppe geschätzt und als wichtig angesehen wird.

4. Bei den Amerikanern stehen Tun und Leistung hoch im Kurs. Frauen sagen oft, sie würden „versuchen" zu stillen, das impliziert, dass sie ein Scheitern durchaus für möglich oder sogar für wahrscheinlich halten. Oft hat auch die Terminologie, die von medizinischem Personal während des gesamten Schwangerschafts- und Entbindungszeitraums benutzt wird, negative Bedeutungen. Redewendungen wie Gebärmutterhalsschwäche, Wehenversuche, vergebliche Einleitung, mangelnder Fortschritt und mangelnde Milchbildung haben diese Bestanden-durchgefallen-Mentalität verstärkt. Überall in der Fachliteratur zum Thema Stillen findet sich der Begriff „mangelnde Milchbildung", dabei wäre es häufig richtiger, auf die mangelnde Fähigkeit des Gesundheitspersonals hinzuweisen, die Frau korrekt zu informieren und gut zu unterstützen. (In diesem Buch wird der Begriff „mangelnde Milchbildung" nur für jene seltenen Fälle angewendet, in denen Frauen aufgrund von physiologischen Störungen nicht in der Lage sind (ausreichend) Milch für ihr Kind zu bilden, so wie der Begriff „Nierenversagen" für physiologische Störungen der Urinbildung verwendet wird.)

5. Unsere Wertschätzung der „Sauberkeit", die fast schon an Gottesfürchtigkeit grenzt, kann katastrophale Auswirkungen auf das Stillen gehabt haben. Amerikanern wurde eingeredet, zu glauben, dass künstliche Sauger sterilisiert werden müssen, dass künstliche Säuglingsnahrung ohne Kühlung verdirbt und jegliche einmalverwendbaren Gegenstände (Einwegflaschen, Milchbeutel) daher sauberer wären als wiederverwendbare. Diese Vorstellung lässt manche falsche Beratung plausibel erscheinen. Beispielsweise wurde Frauen beigebracht oder sie nahmen an, dass sie ihre Brustwarzen mit sterilem Wasser waschen sollten, dass sie bei bestimmten Krankheiten oder offenen Mamillen abstillen oder das Stillen unterbrechen sollten, und dass bestimmte Lebensmittel die Muttermilch ungenießbar machen. Vielleicht sollte man statt „Sauberkeit" als höch-

sten Wert anzusehen, der Umweltverschmutzung – verursacht durch die Verwendung von künstlicher Säuglingsnahrung, Flaschen und all dem, was dazugehört – mehr Beachtung schenken.

6. In der amerikanischen Kultur spielen Zeit und Zeiteinteilung eine wichtige Rolle, wogegen in anderen Kulturkreisen Zeit nur eine geringe Bedeutung hat; es gibt sogar Kulturen, die weder Uhr noch Kalender kennen. Mahlzeiten zu bestimmten Zeiten, zeitlich begrenzte Mahlzeiten, hinausgezögerte Mahlzeiten – ganz gleich wie schädlich sich diese auf das Stillen auswirken – wurden bis vor kurzem in unserer Gesellschaft locker akzeptiert. Bei der Durchsicht der Literatur zeigt sich, dass in Kinderheilkundebüchern die Uhr über 100 Jahre lang Bezugsrahmen für die klinische Arbeit war.[44] Es wird jedoch selten erwähnt, dass beim Stillen keine Zeit zur Vorbereitung oder Erwärmung der Milch oder die Aufbewahrung von Resten notwendig wird. Ebenfalls entfallen Kauf, Reinigung und Trocknen der Flaschen oder das Recyceln der Milchpulverdosen. In unserer Gesellschaft wird Fertignahrung sehr geschätzt und dabei wird übersehen, dass Muttermilch die ursprünglichste Form der Fertignahrung ist.

7. Amerikaner verehren Technologie und Automatisierung. Das ist vielleicht der wichtigste Faktor, der zur Bevorzugung der Flaschenfütterung beigetragen hat. Künstliche Säuglingsnahrung ist ein Produkt fortschrittlicher Technologie und Automatisierung, wird in großen Mengen produziert und ist überall erhältlich. Flaschen werden ebenfalls industriell hergestellt. Es ist daher ein leichtes, den Verbraucher zu überzeugen, dass diese Technologie wirklich gut sein muss.

2.2.6 Biologische Unterschiede

Manchmal hat man Schwierigkeiten, soziokulturelle Faktoren von psychologischen und biologischen zu trennen, denn sie stehen in Wechselbeziehung zueinander. Bei den amerikanischen Ureinwohnern, den Indianern, besteht beispielsweise ein besonders hohes Risiko, an Diabetes zu erkranken; eine Studie ergab, dass gestillte Kinder später weniger an nicht-insulinabhängigem Diabetes erkrankten als nicht gestillte.[45] Rachitis ist unter Ureinwohnern in Alaska weiter verbreitet als allgemein in der Bevölkerung.[46] Bei einigen ethnischen Gruppen, vor allem bei afrikanischer Abstammung, besteht ein erhöhtes Risiko, an Anämie zu erkranken. Voll gestillten Kindern afrikanischer Abstammung werden oft Eisenpräparate verschrieben, um diesen Mangel auszugleichen. Asiaten, Afrikaner und Hispanos leiden oft an einer Laktoseunverträglichkeit. All diese Kinder können gestillt werden, doch es kann sein, dass die übliche Klinikroutine für sie und ihre Mütter überdacht werden muss.

2.3 Zusammenfassung

Stillen war die gesellschaftliche Norm von der Antike bis ins späte 19. Jahrhundert. Viele Einflüsse führten Ende des 19. Jahrhunderts und Anfang des 20. Jahrhunderts zu einem Rückgang des Stillens in den USA. Stillen ist mehr als nur eine biologische Angelegenheit: Persönliche, familiäre und soziale Werte und Anschauungen beeinflussen auch die Praxis des Stillens. Gleich welcher Herkunft die Eltern sind, ist eine einfühlsame Pflege zwingend erforderlich. Der erste Schritt besteht darin, anzuerkennen, dass die Gewohnheiten, Überzeugungen, Wertvorstellungen und sozialen Normen der Patientin von denen des Pflegepersonals abweichen können. Werden die Überzeugungen, Wertvorstellungen und sozialen Normen der stillenden Mutter und ihrer Familie geschätzt und die Entscheidungen der Mutter respektiert und unterstützt, so trägt dies wesentlich dazu bei, den Stillbeginn und das Weiterstillen zu erleichtern und die Stillraten zu verbessern.

Literatur

1. Wickes IG. A history of infant feeding. Part I. Primitive peoples, ancient works, Renaissance writers. Arch Dis Child 1953;28:151-158.
2. Taylor J. The duty of nursing children. Child Fam 1949; 8:19.
3. Wickes IG. A history of infant feeding. Part II. Seventeenth and eighteenth centuries. Arch Dis Child 1953;28:232-240.
4. Wickes IG. A history of infant feeding. Part III. Eighteenth and nineteenth century writers. Arch Dis Child 1953;28:332-340.
5. Wickes IG. A history of infant feeding. Part IV. Nineteenth century continued. Arch Dis Child 1953;38:416-422.
6. Apple RD. Mothers and medicine: a social history of infant feeding. Madison WI: University of Wisconsin Press; 1987.
7. Fomon S. Infant feeding in the 20th century: formula and beikost. J Nutr 2001;131:409S-420S.
8. Brosco JP. The early history of the infant mortality rate in America: A reflection upon the past and a prophecy of the future. Pediatrics 1999;103:478-485.
9. Wright A, Schanler R. The resurgence of breastfeeding at the end of the second millennium. J Nutr 2001;131: 421S-425S.

10. Hirschman C, Butler M. Trends and differentials in breast feeding: an update. Demography 1981;18: 39-54.
11. Hirschman C, Hendershot GE. Trends in breast feeding among American mothers. Vital Health Stat 1979;23: 1-39.
12. Greer FR, Apple RD. Physicians, formula companies, and advertising. A historical perspective. Am J Dis Child 1991;145:282-286.
13. Jackson EB, Olmsted RW, Foord A et al. A hospital rooming-in unit for four newborn infants and their mothers: Descriptive account of background, development and procedures with a few preliminary observations. Pediatrics 1948;1:28-43.
14. Hill LF. A salute to La Leche League International. J Pediatr 1968;73:161-162.
15. Martinez GA, Nalezienski JP. 1980 update: The recent trend in breast-feeding. Pediatrics 1981;67:260-263.
16. Martinez GA, Nalezienski JP. The recent trend in breast-feeding. Pediatrics 1979;64:686-692.
17. Martinez GA, Dodd DA. 1981 milk-feeding patterns in the United States during first 12 months of life. Pediatrics 1983;71:166-170.
18. Martinez GA, Krieger FW. 1984 milk-feeding patterns in the United States. Pediatrics 1985;76:1004-1008.
19. Wright AL. The rise of breastfeeding in the United States. Pediatr Clin North Am 2001;48:1-12.
20. Ryan AS, Rush D, Krieger FW et al. Recent declines in breast-feeding in the United States, 1984 through 1989. Pediatrics 1991;88:719-727.
21. Ryan AS. The resurgence of breastfeeding in the United States. Pediatrics 1997;99:E12.
22. Ertem I. The timing and predictors of the early termination of breastfeeding. Pediatrics 2001;107:543-548.
23. Ryan AS, Pratt WF, Wysong JL et al. A comparison of breast-feeding data from the National Surveys of Family Growth and the Ross Laboratories Mothers Surveys. Am J Public Health 1991;81:1049-1052.
24. Ryan AS, Wysong JL, Martinez GA et al. Duration of breast-feeding patterns established in the hospital. Influencing factors. Results from a national survey. Clin Pediatr (Phila) 1990;29:99-107.
25. Giger JN, Davidhizar RE. Transcultural nursing. 3rd ed. St. Louis: Mosby; 1999.
26. Rassin DK, Markides KS, Baranowski T et al. Acculturation and the initiation of breastfeeding. J Clin Epidemiol 1994;47:739-746.
27. Byrd TL, Balcazar H, Hummer RA. Acculturation and breast-feeding intention and practice in Hispanic women on the US-Mexico border. Ethn Dis 2001;11: 72-79.
28. Rossiter JC, Yam BM. Breastfeeding: how could it be enhanced? The perceptions of Vietnamese women in Sydney, Australia. J Midwifery Womens Health 2000; 45: 271-276.
29. Bentley ME, Caulfield LE, Gross SM et al. Sources of influence on intention to breastfeed among African-American women at entry to WIC. J Hum Lact 1999; 15:27-34.
30. Gabriel A, Gabriel KR, Lawrence RA. Cultural values and biomedical knowledge: choices in infant feeding. Analysis of a survey. Soc Sci Med 1986;23:501-509.
31. James DC, Jackson RT, Probart CK. Factors associated with breast-feeding prevalence and duration among international students. J Am Diet Assoc 1994;94: 194-196.
32. Libbus MK, Kolostov LS. Perceptions of breastfeeding and infant feeding choice in a group of low-income mid-Missouri women. J Hum Lact 1994;10:17-23.
33. Perez-Escamilla R, Himmelgreen D, Segura-Millan S et al. Prenatal and perinatal factors associated with breast-feeding initiation among inner-city Puerto Rican women. J Am Diet Assoc 1998;98:657-663.
34. Sayers G, Thornton L, Corcoran R et al. Influences on breast feeding initiation and duration. Ir J Med Sci 1995;164:281-284.
35. Sloper K, McKean L, Baum JD. Factors influencing breast feeding. Arch Dis Child 1975;50:165-170.
36. Baranowski T, Bee DE, Rassin DK et al. Social support, social influence, ethnicity and the breastfeeding decision. Soc Sci Med 1983;17:1599-1611.
37. Bryant CA. The impact of kin, friend and neighbor networks on infant feeding practices. Cuban, Puerto Rican and Anglo families in Florida. Soc Sci Med 1982;16: 1757-1765.
38. Hervada AR, Newman DR. Weaning: Historical perspectives, practical recommendations, and current controversies. Curr Probl Pediatr 1992;22:223-240.
39. Reamer SB, Sugarman M. Breast feeding beyond six months: mothers' perceptions of the positive and negative consequences. J Trop Pediatr 1987;33:93-97.
40. Fishman C, Evans R, Jenks E. Warm bodies, cool milk: Conflicts in postpartum food choice for Indochinese women in California. Soc Sci Med 1988;26:1125-1132.
41. Leininger M. The significance of cultural concepts in nursing. J Transcultural Nurs 1990;2:52-59.
42. Dettwyler KA: Beauty and the breast: The cultural context of breastfeeding in the United States. In Stuart-Macadam P, Dettwyler KA, editors. Breastfeeding: Biocultural perspectives. New York: Aldine De Gruyter; 1995.
43. Morse JM. "Euch, those are for your husband:" examination of cultural values and assumptions associated with breast-feeding. Health Care for Women International 1989;11:223-232.
44. Millard AV. The place of the clock in pediatric advice: rationales, cultural themes, and impediments to breastfeeding. Soc Sci Med 1990;31:211-221.
45. Pettitt DJ, Forman MR, Hanson RL et al. Breastfeeding and incidence of non-insulin-dependent diabetes mellitus in Pima Indians. Lancet 1997;350:166-168.
46. Gessner BD, deSchweinitz E, Petersen KM et al. Nutritional rickets among breast-fed black and Alaska Native children. Alaska Med 1997;39:72-74, 87.

3 Psychologische Faktoren

Viel zu oft wählen Pflegefachkräfte oder andere, die im Gesundheitsbereich arbeiten, Stillmanagementstrategien so aus, als sei Stillen nichts weiter als die Produktion der Milch, die für die Ernährung des Babys gebraucht wird. Die Stillerfahrung spiegelt jedoch die Einstellungen, Überzeugungen und Wertvorstellungen der Frau und ihrer Familie und ihre gesamten Erfahrungen als Eltern wieder. Dieses Kapitel untersucht die psychologischen Aspekte der Entscheidung einer Frau für oder gegen eine bestimmte Fütterungsmethode, der Erfahrung, die sie durch das Stillen macht und den Zusammenhang zwischen Elternschaft und Stillen.

3.1 Psychologische Aspekte der Laktation

Die Psychologin Niles Newton und ihr Ehemann, der Arzt Michael Newton, unterscheiden in ihrem Standardwerk drei psychologische Aspekte des Stillens[1]: gruppengesteuerte Gefühle und Verhaltensweisen, individuelle Gefühle und Verhaltensweisen und psychophysiologische Mechanismen. Die Schriften und Beobachtungen der Newtons beruhten auf den Studien, die zum Zeitpunkt der Veröffentlichung ihres Artikels im Jahr 1967 verfügbar waren und auf ihrer enormen klinischen Erfahrung. Ihr Artikel bezieht sich darauf, wie die psychologischen Aspekte sich auf die *Milchbildung* auswirken, doch die Grundstruktur ihrer Arbeit ist nun, da Studien gezeigt haben, wie sich die Gefühle und Einstellungen der Frau auf ihre Wahl der Ernährungsform und damit auch auf ihre Stillerfahrung auswirken, weiterhin hilfreich.

3.1.1 Gruppengesteuerte Gefühle und Verhaltensweisen

Gefühle und Verhaltensweisen, die Frauen durch andere erfahren, werden gruppengesteuert genannt. Newton[1] wies Gefühle aus, die in einem Bezug zu der Stellung der Frau, der Gegend, der Bildung, der sozialen Schicht, der Arbeit und den Gefühlen anderer stehen.

Gefühle mit Zusammenhang zur Stellung der Frau

Niles Newton beobachtete, dass der Zerfall der Großfamilie als wichtigste wirtschaftliche Einheit der Gesellschaft einen tiefgreifenden Einfluss auf die Rolle der Frau und den Wert ihrer einzigartigen biologischen Fähigkeiten hat.[1] Weiter stellt sie die These auf, dass die Stellung der Frau als Gebärerin der Kinder gesunken ist, da es nicht mehr länger von Vorteil ist, große Familien zu haben. Ja, es ist im Gegenteil sogar so, dass eine Familie in Bezug auf ihren sozialen Status absinkt, wenn sie viele Kinder hat. Deshalb „könnten die Freude der Frau an ihrer Weiblichkeit und die Akzeptanz ihrer biologischen Rolle im Leben ein wesentlicher Faktor für ihr psychosexuelles Verhalten sein, das auch das Stillen einschließt"[1] (S. 1183). Sie weist auch darauf hin, dass in der Geschichte Königinnen oder Adelsfrauen ihre Kinder meist von Ammen stillen ließen. Dies lag meist daran, dass Frauen aus dieser gesellschaftlichen Schicht eher dem Vergnügen des Mannes dienten als etwas zur gesellschaftlichen Arbeit beizutragen.

Wäre Dr. Newton heute hier, würde sie wahrscheinlich diese Idee weiter ausführen und auf das vielschichtige Thema der Gefühle der Frauen zu sich selbst und ihren Brüsten eingehen. In den USA werden Frauen dazu aufgefordert, die Größe ihrer Familie durch empfängnisverhütende Maßnahmen zu begrenzen und ihre (angesehene) Stellung als Gebärerin von Kindern haben sie in der Tat verloren. Penny Van Esterik umschreibt die Beobachtungen von Dettwyler, dass Stillförderung „eine Veränderung der kulturellen Wertschätzung der Kindererziehung als eigenständige Tätigkeit bedeutet und einer Veränderung der Bewertung des wichtigen Beitrags, den nur Frauen zu der sozialen Reproduktion der Gesellschaft leisten können"[2] (S. 204). Brüste und Stillen stehen tatsächlich in Zusammenhang mit der gesellschaftlichen Rolle der Frau.

In der westlichen Kultur von heute werden Frauen und ihre Brüste oft als Unterhaltungsobjekt betrachtet, wie die riesige Pornoindustrie beweist. Die Werbung setzt Brüste überall ein: Von Motorrädern bis hin zu Zigaretten. Dettwyler erklärt, dass diese Fixierung auf die weibliche Brust in nicht-westlichen Kulturen, in denen Brüste als Organ zur Ernährung der Säuglinge statt als sexuelles Spielzeug betrachtet werden, nicht üblich ist.[2]

Historischer Rückblick

Brust oder Flasche: Psychologisch nicht gleichwertig
Quelle: Newton, N.; Newton, M.: Psychologic aspects of lactation. *N Engl J Med* 1967; 227: 1179–1188.

Nur wenige Menschen würden die psychologischen Vorteile des Stillens gegenüber der Flaschenfütterung in Frage stellen. Dennoch hat kaum jemand diese Vorteile so deutlich formuliert wie die verstorbene Professorin für Psychiatrie und Verhaltensforscherin Niles Newton. Newton sagte: „Es ist eine weit verbreitete Annahme in unserer heutigen Gesellschaft, dass ein Baby, das bei der Flaschenfütterung von der Mutter im Arm gehalten wird, etwas Gleichwertiges erlebt wie beim Stillen." (S. 993) Sie stellt weiterhin klar, dass die üblichen Einschränkungen, die dem Stillen oft auferlegt werden – Begrenzung der Zahl und Dauer der Stillmahlzeiten, vorgeschriebene Abstände zwischen den Stillzeiten und beschränkter Kontakt mit der Mutter – die psychologischen Vorteile des Stillen begrenzen und das Erleben der Flaschenfütterung nachahmen. Diese Praktiken sind immer noch üblich und Newtons Veröffentlichung, eine Übersicht über die vor beinahe drei Jahrzehnten existierende Literatur, hat immer noch Auswirkungen auf das Pflegepersonal in unserer heutigen Gesellschaft. Newton listet zahlreiche Punkte auf, die für Mutter und Kind einen psychologischen Unterschied bedeuten. Die psychologischen Vorteile für die Mutter sind nach ihrer Beschreibung, die Ursprungserfahrung, psychophysiologische Reaktionen, mütterliches Interesse und Verhalten, Sexualverhalten und Verhalten gegenüber Männern, Persönlichkeitsanpassung und soziale Veränderungen. Für den Säugling nennt sie Ursprungserfahrung, Linderung des Hungers, Interaktion zwischen Mutter und Baby, orale Befriedigung, anales Empfinden, Aktivität und Lernen und persönliche Anpassung. Sie erläutert jeden einzelnen dieser Vorteile. Der vielleicht überzeugendste Vorteil, den sie beschreibt, ist die Mutter-Baby-Interaktion. Sie betont, wie die Mutter die Bedürfnisse ihres Kindes interpretiert, stillt und dass sich in der befriedigenden Stillsituation die Zehen des Babys einrollen und die Füße rhythmisch bewegen. Sie sagt: „Trostsaugen und Füttern werden regelmäßig zusammen mit der Mutter als eine absolut untrennbare Erfahrung dargestellt (S. 998). Wird das Stillen eingeschränkt (kein Stillen nach Bedarf), so werden Nahrungssaugen und Trostsaugen voneinander getrennt." Brust und Flasche sind eindeutig nicht gleichwertig. Eine Mutter, die das Stillen beschränkt, versorgt ihr Baby mit Nahrung, spendet ihm aber weder Trost noch Genuss. Haben Sie jemals erlebt, dass ein Baby seine Zehen lustvoll einrollt oder seine Füße rhythmisch bewegt, während es mit der Flasche gefüttert wird?

Gefühle, die mit der Umgebung, der Bildung, der sozialen Schicht und der Arbeit zusammenhängen

Newton beobachtete, dass Umgebung, Bildungsstand, soziale Schicht und Arbeit Faktoren sind, die einen psychologischen Einfluss auf das Stillen haben. Interessanterweise haben die seit damals gesammelten Daten gezeigt, dass diese Faktoren nicht nur auf die Stillhäufigkeit, sondern auch auf die Dauer des Stillens Einfluss nehmen.[3, 4] Unglücklicherweise gibt es kein öffentliches Interesse an einer Untersuchung dieser Statistiken, so dass die Arbeit nur Stückwerk blieb oder die Daten von der Säuglingsnahrungsindustrie zusammengetragen wurden. In den meisten Fällen kann das Gesundheitspersonal aber ohnehin die Umgebung, den Bildungsstand, die soziale Schicht oder die berufliche Situation der Frau nicht verändern. Andere persönliche Eigenschaften, beispielsweise die Einstellung, können außerordentlich beeinflusst werden und die Einstellung der Frau, nicht die demographischen Merkmale, lässt eine bessere Vorhersage zu, ob eine Frau zu stillen beginnt oder weiter stillen wird.[5]

Auswirkungen der Gefühle anderer

Die Familie einer Frau beeinflusst oft ihre Haltung, ihre Überzeugungen und Verhaltensweisen. Den größten Einfluss auf weiße Frauen hat ihr Ehemann oder Partner. Bei mexikanischen Frauen sind die Mutter oder die Schwiegermutter am einflussreichsten und bei Afroamerikanerinnen geht die größte Beeinflussung von ihrer Schwester oder einer engen Freundin aus.

Verhalten und Einstellung des Partners

Es ist sinnvoll, die Einstellung des Vaters – gleich ob positiv oder negativ – kennen zu lernen. Väter mit positiver Einstellung zum Stillen legen das Schwergewicht möglicherweise auf die physiologischen und psychologischen Vorteile für Mutter und Kind (☞ Kasten 3.1).[7, 8] Eine neuere Literaturübersicht zeigt, dass Väter mit positiver Haltung die Entscheidung für das Stillen und die Stilldauer beeinflussen.[9] Kinder, deren Väter mehr über das Stillen wussten, wurden während des ersten Lebensmonats häufiger ausschließlich gestillt und auch häufiger mit drei Monaten noch weiterhin gestillt.[10]

Missverständnisse können vielfach die Ursache für eine negative Einstellung bei Vätern sein. Beispielsweise glauben manche Männer, dass das Stillen die Brüste einer Frau entstellt.[7] Diese Missverständnisse können oft leicht in einem Vorbereitungskurs oder einem Einzelgespräch mit der Mutter oder dem Vater ausgeräumt werden. Mit anderen negativen Einstellungen umzugehen ist schwieriger. Manche Männer äußern unumwunden Eifersucht, Konkurrenzdenken und „Eigentumsansprüche" auf die Brust.[11] (Eine klassische Studie zu diesem Thema trägt dazu bei, solche Kommentare ins rechte Licht zu rücken.[12]) Vätern scheint es nichts auszumachen, ob ihre Partnerinnen vor Familienangehörigen stillen, doch sie mögen es nicht, wenn sie in Anwesenheit von Nichtangehörigen oder in der Öffentlichkeit stillen.[13] Obwohl es oft schwierig ist, diese Gedanken anzusprechen, besteht hier eine zentrale Verantwortung: Indem dem Vater geholfen wird, seine negative Haltung zu überwinden, verbessern sich die Chancen, dass die Mutter zu stillen beginnt und weiter stillen wird.

Die Einstellung des Vaters kann die Ernährungsentscheidung der Mutter entscheidend beeinflussen. Wie bereits erwähnt, ist der männliche Partner bei weißen Frauen die Person mit dem größten Einfluss.[14, 15] In einer Studie zeigte sich, dass der einzige signifikante Einflussfaktor in Bezug auf die Stillabsichten der Mutter das Bildungsniveau des Vaters und sein Einverständnis für das Stillen war.[16] Eine andere Studie zeigte, dass der Wunsch des Vaters, in das Füttern des Babys miteinbezogen zu werden, mit der höchsten Wahrscheinlichkeit für die Ernährung mit der Flasche verbunden war.[17] Wahrscheinlich drückt der Wunsch des Vaters, sein Baby füttern zu können, das Verlangen, eine Beziehung zum Kind aufzubauen, aus und dabei wird übersehen, dass es dazu auch andere Möglichkeiten gibt. William Sears, ein bekannter Kinderarzt, erklärt, dass der Vater eine zweifache Rolle inne hat: (1) er muss Fähigkeiten entwickeln, sein Kind zu beruhigen und (2) er muss die junge Mutter unterstützen, indem er ihr viele Arbeiten im Haushalt abnimmt, die an ihrer Kraft zehren.[18] Sears gibt den Vätern praktische Tipps, um ihnen zu helfen, die Rolle besser auszufüllen und zwar so, dass Mutter und Baby davon profitieren. Es scheint auch so, dass Frauen, deren Ehemänner sie unterstützen, länger stillen.[19]

3.1 Einflussfaktoren auf die Entscheidung des Vaters, das Stillen zu unterstützen

Wissen[7, 8]
  Schutz vor Krankheiten
  Bessere Bindung
  Natürliche Ernährungsmethode

Positive Grundeinstellung[7, 8]
  Besser für das Baby
  Respekt gegenüber stillenden Frauen
  Gesünder für das Baby

Negative Grundeinstellung[7, 8, 11, 67]
  Weniger attraktiv
  Schlecht für die Brust
  Ein Grund für hässliche Brüste
  Keine Möglichkeit, eine Beziehung zum Kind aufzubauen
  Gefühl der Unzulänglichkeit
  Trennung von der Partnerin
  Gefühl der Ausgeschlossenheit
  Angst, dass das Sexualleben beeinträchtigt wird
  Neid auf die besondere Bindung zur Mutter
  Ablehnung des Stillens in der Öffentlichkeit
  Auffassung, dass Flaschenfütterung einfacher ist
  Besseres Gedeihen mit künstlicher Säuglingsnahrung

Abgewandelt nach Sharma, M.; Petosa, R. *J Am Dietetic Assoc* 1997; 97: 1311–1313.

Einstellungen und Verhaltensweisen von Müttern und Schwiegermüttern

Frauen, die selbst gestillt wurden, werden sich sehr wahrscheinlich auch selbst zum Stillen entschließen.[20–25] Es ist anzunehmen, dass die Mutter einer Frau, die gestillt wurde, für das Stillen ist und deshalb besteht eine höhere Wahrscheinlichkeit, dass diese Frau stillen wird.[8] Umgekehrt wird eine Frau, deren Mutter eine negative Einstellung gegenüber dem Stillen hat, eher die Flasche mit künstlicher Säuglingsnahrung geben. Generell sind Erstgebärende empfindlicher, wenn ihre Mütter sich negativ über das Stillen äußern und stillen deshalb seltener. Bei Mehrgebärenden ist dies nicht so.[26] Der Einfluss der Schwiegermutter ist nicht so gut untersucht, doch ist davon auszugehen, dass sie Einfluss auf ihren Sohn, den Vater des Babys, hat.

Einstellungen und Verhalten von Gesundheitspersonal

Die Einstellung von Pflegefachkräften, Ärzten oder anderen im Gesundheitsbereich tätigen Personen zum Stillen ist entweder positiv oder negativ und hängt auch mit der eigenen Stillerfahrung oder der fehlenden Stillerfahrung zusammen. Die Haltung des Gesundheitspersonals kann sich auf die Entscheidung der Mutter für oder gegen das Stillen bzw. Weiterstillen auswirken.

Eine positive eigene Stillerfahrung oder eine positive Grundeinstellung gegenüber dem Stillen führt meist dazu, dass das Stillen aktiv gefördert wird. In der Kinderkrankenpflege beschäftigte Frauen sind eher der Ansicht, dass zum Stillen ermutigt werden sollte; männliche Mitarbeiter sehen das Stillen eher als etwas „Instinktives" an.[27] Wer persönliche Stillerfahrung hat oder eine Partnerin, die gestillt hat, fördert durchwegs den Stillbeginn und das Weiterstillen.[28–31] Ärzte ermutigen Frauen häufiger zum Stillen, wenn sie an die immunologischen Eigenschaften der Muttermilch glauben und Vertrauen in ihre eigenen Stillberatungsfähigkeiten haben.[32] Eine positive Einstellung zum Stillen bei Gesundheitspersonal und die Ermutigung zum Stillen sind von Vorteil, reichen alleine aber nicht aus, um Frauen vom Stillen zu überzeugen. Die letztendliche Entscheidung der Frau wird sehr viel mehr von der Familie, vor allem dem Vater des Babys, beeinflusst als vom Gesundheitspersonal.[33]

Allerdings gibt es einen Zusammenhang zwischen der Unterstützung durch das Pflegepersonal und dem vollen Stillen, bei den Frauen, die stillen.[34]

Umgekehrt können eine negative Einstellung oder eine ungute Erfahrung in der Vergangenheit oder Ignoranz die Entscheidung der Mutter für das Stillen ungünstig beeinflussen. Einige Pflegefachkräfte empfinden es als zu zeitraubend, das Stillen zu unterstützen, vor allem weil die Mütter sehr früh nach der Geburt entlassen werden.[31] Die Einstellung ist jedoch nur ein Teilaspekt. Ärzte wissen oftmals nichts über die Überlegenheit der Muttermilch, über Kontraindikationen für das Stillen und andere Stillprobleme und fördern das Stillen deshalb nicht. Die Themen „Wissen" und „Bildung" und deren Einfluss auf klinische Empfehlungen werden in Kapitel 5 ausführlicher besprochen.

Medien

Die Medien dürften einer der stärksten, jedoch am wenigsten untersuchten, Einflussfaktoren auf die Entscheidung für oder gegen das Stillen sein. Erstmalig wurden die Medien in den frühen 80er Jahren als Hauptfaktor bei der Entscheidungsfindung erkannt.[35, 36] Doch bis jetzt haben nur wenige Studien die Inhalte der Massenmedien untersucht oder ihren möglichen Einfluss analysiert.

Es überrascht nicht, dass Hebammen in Australien herausgefunden haben, dass eine überwältigende Mehrheit der Frauenmagazine Informationen über Geburt und Stillen enthielten.[37] Doch der Inhalt dieser Zeitschriften war nicht immer hilfreich, in einigen Fällen wurden auch negative Botschaften vermittelt. In Hongkong waren flaschefütternde Frauen mehr durch das Fernsehen beeinflusst, während bei stillenden Frauen der Einfluss des sozialen Umfeldes stärker war.[38] Frauen in Bangladesch wurden deutlich mehr durch Botschaften aus dem Fernsehen als durch Informationen aus der Zeitung beeinflusst, unabhängig davon, ob sie stillten oder die Flasche gaben.[39] Außerdem stand der Fernsehkonsum in Zusammenhang mit einem Ansteigen der anfänglichen Stillraten.[40] Vor allem Jugendliche, die viel fernsehen, werden davon beeinflusst. Jugendliche in Alabama berichteten, dass sie ihre Informationen über die Ernährung zum größten Teil aus dem Fernsehen bezogen.[41] Ähnlich sah es bei kanadischen Teenagern aus: Werbung für das Stillen im Fernsehen hatte mehr Wirkung als Werbeanzeigen in der Zeitung.[42]

Henderson und ihre Kollegen führten in Großbritannien eine qualitative Studie durch und analysierten 235 Bezugnahmen auf das Stillen im Fernsehen und 38 Bezugnahmen in Zeitungen. In den Printmedien tauchte das Stillen signifikant seltener auf als Flaschenfütterung. In Fernsehsendungen wurde die Flaschenfütterung häufiger erwähnt oder gezeigt als das Stillen, doch was noch wichtiger war: Die Art, wie das Stillen gezeigt oder erwähnt wurde, war deutlich unterschiedlich. Sendungen zu Gesundheit und Elternthemen hatten 142 Bezüge zur Flaschenfütterung,

3.1 Psychologische Aspekte der Laktation

während es nur zwei Bezüge zum Stillen gab. In 179 Szenen wurde die Flaschenfütterung einschließlich der Zubereitung von Flaschen gezeigt und als einfach und problemlos dargestellt. Stillen wurde hingegen als problematisch beschrieben: Mastitis, Milchstau, schmerzende Mamillen, Gewichtszunahme und Hängebrüste wurden besonders hervorgehoben als möglicherweise auftretende Probleme. Darüber hinaus wurden der sexuelle Aspekt der Brust, die Peinlichkeit und die Vorstellung, dass eine stillende Frau keine Kontrolle über ihren Körper hatte als Stilmittel benutzt, um Humor in die Sendung zu bringen. Beispielsweise „fragte eine Bardame (mit auslaufenden Brüsten) einen erschrockenen männlichen Kunden, ob er sehen kann, dass ihr Büstenhalter mit Toilettenpapier ausgestopft war".[43]

Interessanterweise gab es 1990 einen eindeutigen Aufruf zu einer internationalen Verpflichtung, die Massenmedien zur Förderung des Stillens einzusetzen.[44] Heute fehlen Bemühungen in dieser Richtung jedoch und dies, obwohl amerikanische Frauen aussagen, dass sie viel eher stillen würden, wenn sie darüber etwas im Fernsehen sehen könnten.[45] In den USA werden nicht nur die Massenmedien grob vernachlässigt, sondern es wurde auch – abgesehen von der Studie von Ray aus 1984[36] – keine der veröffentlichten Studien, die sich mit dem Inhalt oder den Auswirkungen der Massenmedien beschäftigen, in den USA durchgeführt.

3.1.2 Individuelle Gefühle, Einstellungen und Verhaltensweisen

Newton[1] hat als erste beschrieben, dass individuelle Gefühle, Grundeinstellungen und Verhaltensweisen nicht nur Einfluss auf die Milchbildung haben, sondern auf die gesamte Stillerfahrung und auf die Entscheidung der Mutter, mit dem Stillen zu beginnen oder weiter zu stillen. Die Gefühle der Mutter und ihre Einstellung sind besonders wichtig, um Strategien zur Unterstützung und Förderung des Stillens zu entwickeln. Schließlich können auch noch die Lebenserfahrung der Frau, ihre Persönlichkeit sowie die Gefühle des Babys und sein Verhalten dazu beitragen, wie die Stillerfahrung verlaufen wird.

Einstellung der Mutter

Die Einstellung lässt regelmäßig eine klare Vorhersage über das nachfolgende Verhalten zu,[5] dies gilt auch für die Einscheidung für oder gegen das Stillen. Wer eine positive Einstellung zum Stillen hat, wird sich mit größerer Wahrscheinlichkeit für diese Ernährungsform für sein Kind entscheiden und umgekehrt wird jemand mit negativer Einstellung sich eher für die Ernährung mit künstlicher Säuglingsnahrung aussprechen.

Gründe, die von flaschenfütternden Müttern genannt werden

Newton hat erstmalig festgestellt, was durch nachfolgende Studien unterstützt wurde: Mütter, die sich für die Flaschenfütterung entscheiden, geben überwiegend Ich-bezogene Gründe statt Kind-bezogene Gründe für ihre Entscheidung an. Außerdem nannten flaschengebende Mütter auf Nachfrage, warum sie sich für die Flasche entschieden haben, seltener Vorteile der Flaschenfütterung, sondern häufiger Stillhindernisse. Die häufigsten Stillhindernisse sind Schmerzen oder Unannehmlichkeiten, die Vorstellung, dass das Stillen die Mutter „anbindet" oder die Vorlieben des Vaters.

Schmerzen und Unannehmlichkeiten
Frauen, die sich für die Flasche entschieden haben, gaben Schmerzen und Unannehmlichkeiten als Grund an, warum sie nicht stillen wollten.[46] (Auch stillende Frauen glauben das.[13]) Obwohl wunde Brustwarzen keine zwingende Folge des Stillens sein sollten, kommen sie häufig vor. Frauen, denen Freunde oder Familienangehörige davon erzählen, können von solchen Erzählungen abgestoßen werden.

Verlegenheitsgefühle
Nicht stillende Mütter geben häufig Verlegenheitsgefühle als Entscheidungsgrund für die Flasche an.[13, 42, 47–59] Wahrscheinlich rühren diese Gefühle der Verlegenheit oder Peinlichkeit von der Annahme, dass in der Öffentlichkeit gestillt werden muss, und der falschen Vorstellung, dass zum Stillen die Brust entblößt werden müsse. Außerdem ist das Stillen in der Öffentlichkeit weniger gut möglich.[60]

„Angebundensein"
Frauen, die sich gegen das Stillen entscheiden, sagen oft, dass Stillen „sie anbindet".[46, 52, 58, 61, 62] Diese Vorstellung drückt sich auf verschiedene Weise aus: Manche Frauen empfinden das Angebundensein als unbequem oder erklären, dass bei einem flaschengefütterten Kind auch jemand anderes die Verantwortung für die Ernährung übernehmen kann.

Bedürfnisse und Vorlieben des Vaters

Anders als bei Frauen, die sich für das Stillen entschieden haben, werden von nicht stillenden Frauen oftmals die Haltung oder die Vorlieben des Vaters als Entscheidungsgrund genannt. Dies wird oft mit den Worten „der Vater des Babys will, dass ich die Flasche gebe" oder „mein Freund will nicht, dass ich stille" oder „mein Mann will das Baby auch füttern" ausgedrückt. Obwohl alle Mütter durch die Väter beeinflusst werden, scheint eine negative Haltung des Vaters eine stärkere Auswirkung auf die Entscheidung der Mutter zu haben als eine positive Einstellung.

Gründe, die von stillenden Müttern genannt werden

Stillende Mütter begründen ihre Entscheidung mit *Kind-bezogenen* Argumenten. Der Hauptgrund ist meist, dass Stillen das Beste für das Baby ist.[35, 36] Diese Frauen können oft eine ganze Litanei von Vorteilen für das Kind herunterbeten und manche können auch Vorteile für sich selbst benennen.

Stillende Mütter sagen zwar, die Vorteile des Stillens seien ihr Hauptgrund, warum sie ihr Baby stillen, doch die bloße Fähigkeit, diese Vorteile aufzuzählen, führt nicht zu der Entscheidung für das Stillen. Frauen, die sich gegen das Stillen entscheiden, räumen oft ein, dass Stillen besser für das Baby ist.

Mütterliches Verhalten und Lebenserfahrungen

Die Lebenserfahrungen der Mutter wiegen wohl schwer bei der Entscheidung für oder gegen das Stillen. Zu den wichtigen Faktoren gehören der erste Kontakt mit dem Stillen, vorangegangene Stillerfahrungen, das Geburtserlebnis und die postpartale Depression.

Frühe Stillerfahrung

Es sieht so aus, als ob frühe Erfahrungen mit dem Stillen die Ernährungsentscheidung mit prägen. Auf ähnliche Weise scheint das erste Mal, dass eine Frau einer anderen Frau bei Stillen zuschaut, einen massiven Eindruck auf sie zu machen und ihre Stillentscheidung selbst dann zu beeinflussen, wenn diese Entscheidung erst Jahre später getroffen wird.[68] Frauen, die einen positiven ersten Eindruck vom Stillen hatten, werden mit größerer Wahrscheinlichkeit stillen als Frauen, bei denen das Stillen einer anderen Frau einen negativen Eindruck erweckt hat.

Vorangegangene Stillversuche

Frauen, die bereits ein Kind gestillt haben, werden wahrscheinlich das Kind, das sie jetzt erwarten, ebenfalls stillen.[24, 26, 69] Auch wenn eine Frau bereits gestillt hat, ist es wichtig, diese Stillerfahrungen – sowohl die positiven als auch die negativen – zu besprechen, um beide Eltern auf den Verlauf des zukünftigen Stillens vorzubereiten. Hat eine Frau ihr vorangegangenes Kind gestillt, bis es sich von selbst abgestillt hat, wird sie eher darauf bedacht sein, wieder eine positive Stillerfahrung zu erleben. Demgegenüber wird eine Frau, die nach zwei Wochen Kampf aufgegeben hat, dem Stillen ängstlich entgegensehen und braucht ausgiebige Unterstützung und Nachsorge. Es gibt eine positive Korrelation zwischen der Dauer der Stillzeit beim ersten Kind und der Stilldauer beim zweiten Kind.

Geburtserfahrung

Bentovim[71] identifizierte mehrere Einflussfaktoren für das Stillen, auch welche, die mit der Geburt zu tun haben. Zu diesen Faktoren gehören: Dauer der Geburt, Notwendigkeit von Anästhetika, Schläfrigkeit von Mutter und Kind, wie freudig wurde das Kind empfangen, verlängerte Erregungsphase, Verlauf des ersten Mutter-Kind-Kontaktes, emotionaler Kontakt und Rückzugserfahrungen, Frühgeburtlichkeit, Trennung und Fehlinformation. Die klinische Erfahrung zeigt, dass Frauen, die sich vor der Geburt für das Stillen entschieden haben, ihre Meinung tatsächlich aufgrund widriger Umstände unter der Geburt ändern können. Wehen in einem klinischen Umfeld zu erleben, kann das Selbstvertrauen der Frau in ihre Fähigkeit zu gebären und zu stillen untergraben.[72] In einer Metaanalyse wurde nachgewiesen, dass Frauen, die per Kaiserschnitt entbunden wurden, mit geringerer Wahrscheinlichkeit stillen.[73]

Postpartale Depression

Postpartale Depressionen betreffen mindestens eine von zehn Frauen und ihre genaue Ursache ist unbekannt. Es ist allerdings wahrscheinlich, dass schwere Depressionen mit einem niedrigen Prolylendopetidase-Spiegel (PEP) im Serum in Verbindung stehen.[74] Manchmal wird angenommen, dass das Stillen als Teil des Reproduktionszyklus eine Frau dem Risiko der postpartalen Depression aussetzt, weil „so gut wie kein Ereignis im Leben den mit Schwangerschaft und Geburt verbundenen neuroendokrinen und psychosozialen Veränderungen gleichkommt".[75] Es konnte jedoch keine ursächliche Beziehung zwischen der Laktation und dem Auftreten von postpartaler Depression hergestellt werden. Im Gegenteil: Die meisten Frauen, bei denen eine Depression diagnostiziert wurde, berichten, dass die Depression einsetzte, als sie abstillten. Nur relativ wenige Frauen berichten von einer bereits bestehenden Depression vor dem Abstillen.[76] Genauso gibt es einen Zusammenhang zwischen frühem Abstillen und nachfolgend einsetzender Depression.

Aus der Forschung

Positive Erfahrungen und Selbstvertrauen sagen Bereitschaft zum Stillen voraus

Quelle: Hoddinott, P.; Pill, R. Quantitative study of decisions about breastfeeding among women in east end of London. *BMJ* 2000; 318: 30–34.

Hoddinoot und Pill führten in London eine qualitative Studie durch, um festzustellen, inwieweit Wissen und vorangegangene Erfahrung mit Säuglingsernährung den Entscheidungsprozess von Erst-Müttern beeinflusst. Kurz nachdem ihre Schwangerschaft bestätigt wurde, wurden 21 Frauen befragt. Ihnen wurde gesagt, dass sich die Studie damit befasst, welche Entscheidungen Frauen für ihr erstes Kind treffen. Nach der Geburt wurden die Frauen zu Hause besucht.

Zwei Hauptpunkte erwuchsen aus den Interviews: Das Vertrauen der Frau in ihre Fähigkeit zu stillen und ihre Bereitschaft für eine bestimmte Methode. Die Forscher unterteilten Selbstvertrauen und Bereitschaft in fünf Kategorien: (1) vom Stillen überzeugte Frauen, (2) Frauen, die wahrscheinlich stillen werden, (3) Frauen, die möglicherweise stillen werden, (4) Frauen, die wahrscheinlich künstliche Säuglingsnahrung geben werden und (5) Frauen, die von künstlicher Säuglingsnahrung überzeugt sind.

Ob eine Frau vorher bereits andere stillende Frauen gesehen und mit ihnen Kontakt hatte, hatte einen deutlichen Bezug zu ihrer vor der Geburt geäußerten Bereitschaft und dem Selbstvertrauen ebenfalls zu stillen und tatsächlich nach der Geburt mit dem Stillen zu beginnen. Ob vorangegangene Beobachtungen oder Erfahrungen sie dazu brachten zu stillen, hing davon ab, ob diese Erfahrungen als positiv oder negativ empfunden wurden. Ein häufig genannter Hinderungsgrund für das Stillen waren Verlegenheitsgefühle. Allen an der Studie teilnehmenden Frauen waren die Vorteile des Stillens bewusst, dennoch entschieden sich einige für künstliche Säuglingsnahrung. Die Wissenschaftler bemerkten, dass die Frauen einen Besitzanspruch für die Vortrefflichkeit demonstrierten, indem sie das Personalpronomen „ich" einsetzten. Zum Beispiel: „Ich habe das Gefühl, es wäre besser für das Baby." Auf der anderen Seite verwendeten Frauen, die keine Bereitschaft zum Stillen zeigten, Personalpronomen in der zweiten oder dritten Form, zum Beispiel „Aber Du weißt nicht, wie viel sie trinken" oder „Sie sagen, es ist das Beste für ein Baby".

Eine klare Stärke dieser Studie sind die detaillierten Analysen der Interviewmitschriften, so dass die fünf Kategorien deutlich abgegrenzt werden konnten. Eine Schwäche ist die Tatsache, dass nur Frauen aus dem äußeren Osten von London befragt wurden, die mehrheitlich weiß und sozial unterprivilegiert waren. Deshalb ist es vielleicht nicht richtig, die Ergebnisse einfach auf die restliche Bevölkerung zu übertragen.

Die Ergebnisse dieser Studie führen zu zwei praktischen Konsequenzen: Erstens sind Informationen, die sich auf die theoretischen Vorteile des Stillens beziehen, nicht annähernd so wichtig wie den Frauen positive Vorbilder helfen. Zweitens, Kliniker sollten aufmerksam auf die Sprache der Mütter achten, die einen „Besitzanspruch" und die Bereitschaft zum Stillen signalisieren.

Aus: Biancuzzo, M. Helping mothers choose and initiate breastfeeding. Herndon, VA: WMC Worldwide 2001.

Umgekehrt ist eine „längere Stillzeit mit weniger Angststörungen und Depressionen und einem erhöhten Selbstwertgefühl, größerer Belastbarkeit und besserer sozialer Gesundheit" verbunden.[77]

Pflegefachkräfte sollten wachsam auf Anzeichen einer klinischen Depression achten, wenn eine Mutter abstillt. Frauen, die Zeichen für eine postpartale Depression erkennen lassen, sollten an professionelle Beratung und/oder Selbsthilfegruppen verwiesen werden (Adressen für Selbsthilfegruppen im Anhang A).

Häusliche Gewalt und Missbrauch

Pflegefachkräfte und andere im Gesundheitswesen Tätige machen sich in jüngerer Zeit immer mehr Sorgen um die Auswirkungen von physischer Gewalt und sexuellem Missbrauch gegenüber Frauen und vor allem gegenüber Patientinnen der geburtshilflichen Abteilung. Es ist typisch, dass die Gewalt eskaliert, wenn eine Frau schwanger ist. Die vorhandene Literatur gibt keinen Aufschluss über die Auswirkungen von Gewalt in der Schwangerschaft auf die vor der Geburt getroffene Ernährungsentscheidung oder die Fähigkeit nach der Geburt Milch zu bilden. In einer Studie konnte festgestellt werden, dass es in Familien, in denen gestillt wird, weniger häufig zu häuslicher Gewalt kam.[78] Anekdotenhaft wird berichtet, dass missbrauchte Frauen gerne einen weiblichen Säugling stillen, nicht jedoch einen männlichen Säugling. Es kann angenommen werden, dass die Eifersucht des Sexualpartners darauf, dass ein Säugling Zugang zur Brust der Frau hat, sich hinderlich auf die Entscheidung zum Stillen auswirkt.

Persönlichkeit der Mutter

Die Konzepte von Bereitschaft, Selbstvertrauen und Selbstwertgefühl sind eng miteinander verbunden. Doch allen wird in der Fachliteratur nur wenig Aufmerksamkeit zuteil, wenn es um das Thema Stillen geht. Zurzeit gibt es nur wenige Studien, die sich damit beschäftigen, wie diese Konzepte den Stillbeginn und die Fortsetzung des Stillens beeinflussen.

Selbstvertrauen

Vor vielen Jahren beobachtete Derrick Jelliffe, dass Stillen ein „Vertrauensspiel" ist.[79] Beide, die pränatale Entscheidungsfindung und die postnatale Stillerfahrung werden davon beeinflusst, wie viel Selbstvertrauen die Frau besitzt.

Ein geringes Selbstvertrauen ist ein wesentlicher Faktor bei Frauen, die sich gegen das Stillen entscheiden.[80, 81] Das lässt sich teilweise dadurch erklären, dass Frauen annehmen, dass das Stillen „schwer zu erlernen" sei[59] und weil es von Seiten des Gesundheitspersonals oft als kompliziert hingestellt wird.

Mangelndes Selbstwertgefühl und mangelndes Selbstvertrauen tragen zu Stillproblemen bei, auch zu dem Eindruck, zu wenig Milch zu haben.[82] Geringes Selbstvertrauen steht in Verbindung mit frühem Abstillen.[53, 83, 84] Umgekehrt stillen Frauen mit mehr Selbstvertrauen später ab.[77] Es weist einiges darauf hin, dass Frauen, die durch In-vitro-Fertilisation schwanger wurden, ein niedrigeres Selbstwertgefühl haben[85] und deshalb ein höheres Risiko für das Abstillen bestehen könnte. Obwohl es immer wieder befürchtet wird, scheint eine frühe Klinikentlassung das Vertrauen der Frau in ihre Stillfähigkeit nicht zu beeinträchtigen.[86] Dennis[87] hat sich mit der theoretischen Unterstützung des Selbstvertrauens beschäftigt und hat eine Methode entwickelt, mit der gemessen werden kann, wie viel Zutrauen eine Frau in ihre Stillfähigkeit hat, so dass Frauen, die Gefahr laufen abzustillen, erkannt werden können.[88]

Selbstvertrauen ist etwas Eigentümliches: Es ist nichts, was wir einer Frau verabreichen können wie ein Spritze oder eine Behandlung. Doch Selbstvertrauen kann genommen oder untergraben werden. Ein Umgang mit der Frau, der ihre Fähigkeit erfolgreich zu stillen bestärkt, dürfte hilfreich sein, wohingegen Kommentare oder Schlussfolgerungen, dass die Frau etwas „falsch" mache, als kontraproduktiv anzusehen sind.

Bereitschaft

Bereitschaft ist zwar eng verknüpft mit einer Absichtserklärung, aber nicht das Gleiche wie die bloße Absicht. Frauen, die etwas beabsichtigen, haben einen geistigen Plan. Frauen, die zu etwas bereit sind, haben sich bereits umfassender mit dem beschäftigt, was sie vorhaben, und bringen sich stärker ein. Auch zu diesem Thema gibt es nur wenige Untersuchungen, doch es ist wichtig, sorgfältig zuzuhören und auf die Sprache der Frau zu achten, wenn sie das Stillen erwähnt, um herauszufinden, wer nicht wirklich bereit ist. Schwangere Frauen, die mehr Bereitschaft zum Stillen mitbringen, sprechen davon in der ersten Person (z.B. „ich glaube…") statt in der zweiten Person (z.B. „Du kannst ein Baby mit weniger Ohrenschmerzen haben…") oder dritten Person (z.B. „Sie sagen, dass…"). Diese verbalen Nuancen eignen sich wohl am besten – auch wenn sie manchmal sehr subtil sind – um frühzeitig eine geringe Bereitschaft zum Stillen zu erkennen. Mütter mit hoher Bereitschaft zum Stillen werden auch eher weiterstillen, wenn es zu Problemen kommt.[89]

Gefühle und Emotionen des Säuglings

Wenn über den psychologischen Einfluss des Stillens nachgedacht wird, wird oftmals von der Perspektive eines Erwachsenen ausgegangen und angenommen, dass der Säugling von Geburt an frei von psychologischen Gefühlen und Mechanismen ist. Dies ist ein falscher Standpunkt. Wir müssen uns die Auswirkungen des Stillens auf das Verhalten und die Gefühle des Säuglings anschauen, insbesondere die psychologischen Erfahrungen durch Prägung, Pheromone, Weinen und der Reaktion der Mutter auf seine Bedürfnisse.

Prägung, Saugverwirrung, Beruhigungssauger

Prägung deutet an, dass ein junges Tier einen Gegenstand mit einer bestimmten Form findet. Bei den Säugelebewesen ist der Mund der am besten entwickelte Körperteil – sowohl vom motorischen als auch vom sensorischen Gesichtspunkt – und das Objekt, das als erstes wieder erkannt wird, ist die mütterliche Mamille. Deshalb kann es sein, dass Säuglinge, die ihre erste Saugerfahrung an einem künstlichen Sauger statt an der Mamille der Mutter machen, diesen möglicherweise früh „wieder erkennen" und bevorzugen werden. Diese Überlegung könnte der Idee der Saugerpräferenz oder der Saugverwirrung Auftrieb geben.

Saugverwirrung ist ein Begriff, der von medizinischer Seite weder vollständig verstanden noch akzeptiert wird. Zur so genannten Saugverwirrung kommt es vermutlich, wenn das Neugeborene einen künstlichen Sauger (und Flaschen) erhält und dann „vergisst", wie es korrekt an der Brust saugt oder eher eine kolbenähnliche Zungenbewegung ausführt und negativen Druck ausübt, bei dem Versuch Milch zu erhalten. Einige Selbsthilfebücher behaupten, dass eine einzige Flasche genügt, um eine so genannte Saugverwirrung auszulösen. Gut kontrollierte prospektive Studien zeigen jedoch, dass Mütter mit hoher Motivation zum Stillen einmal täglich eine Flasche geben können, ohne signifikante Auswirkung auf die Stilldauer.[90] Vielleicht haben beide Recht und es liegt an dem Geschick des Säuglings oder der Motivation der Mutter.

Renommierte Experten haben vorgeschlagen, den Begriff *Saugverwirrung* nur für Neugeborene zu verwenden, die nicht richtig saugen gelernt haben, nicht für ältere Säuglinge. Sie führen weiter aus, dass der Begriff nur für die Situationen angebracht sei, in denen ein Säugling möglicherweise erfolgreich oder auch nicht erfolgreich an der Brust getrunken hätte, ihm jedoch ein künstlicher Sauger angeboten wurde und er daraufhin Probleme hatte, die Brust gut zu erfassen und daran zu saugen. Für Säuglinge, die von vornherein nicht in der Lage sind an der Brust zu trinken, ohne vorher Kontakt mit einem künstlichen Sauger gehabt zu haben, sollte der Begriff nicht verwendet werden.[91] Diese Forscher haben die bisher einzige Hypothese zur Erklärung des Phänomens Saugverwirrung aufgestellt, die in Kasten 3.2 zusammengefasst ist. Den Lesern wird dringend empfohlen, die Originalarbeit zu lesen, denn es ist die zurzeit einzige Arbeit, die sich mit diesem Phänomen vom wissenschaftlichen Standpunkt aus beschäftigt, vollkommen unbeeinflusst durch persönliche Erfahrung und Ammenmärchen.

Das Verständnis für Prägung und Saugverwirrung wirft meist die Frage auf, ob Beruhigungssauger und künstliche Sauger verwendet werden sollen. Eltern und medizinisches Personal sollten sich jedoch darüber klar sein, dass die Saugverwirrung nur einer von vielen Faktoren ist, über die nachgedacht werden sollte, ehe die Entscheidung für den Gebrauch von Beruhigungssaugern oder Flaschensaugern getroffen wird. Wie in Kapitel 8 und 16 erläutert, haben künstliche Sauger viele negative Auswirkungen.

3.2 Hypothesen zur Erklärung der Saugverwirrung

1. Ein Neugeborenes ist möglicherweise nur in beschränktem Maß dazu in der Lage, sich an verschiedene orale Strukturen anzupassen. Wird dem gestillten Neugeborenen ein künstlicher Sauger (z.B. ein Flaschensauger oder ein Beruhigungssauger) oder der Finger eines Erwachsenen zum Saugen angeboten, kann dieser Stimulus den physiologischen Vorgang des normalen Saugens an der Brust behindern und der Säugling passt sich an ein Saugmuster an, das den künstlichen Sauger kontrolliert und zusammenpresst. Falls dann die Milch aus der Flasche schneller und in größerer Menge fließt als an der Brust, wird sich der Säugling möglicherweise an eine neue Technik anpassen, um den erhöhten Flüssigkeitsfluss zu kontrollieren.
2. In der Zeit unmittelbar nach der Geburt könnte es eine Art „Prägung" geben. Erfolgt die erste Nahrungsaufnahme nach der Geburt mit einer Flasche, so kann der künstliche Sauger sich dem Kind einprägen und nachfolgende Stillversuche erschweren.
3. Neugeborene sind möglicherweise anfällig für eine Saugverwirrung, weil in den ersten Lebenstagen beim Stillen nur geringe Mengen Kolostrum zur Verfügung stehen. Vor dem Einsetzen der vollen Laktogenese steht nur wenig Kolostrum zur Verfügung und auch

nachdem die reife Milch einschießt, muss der Säugling korrekt saugen, um beim Stillen größere Mengen zu erhalten. Messungen bei gestillten Neugeborenen haben ergeben, dass der Säugling in den ersten 24 Stunden nach der Geburt etwa 30 ml aufnimmt. Hat das Neugeborene die Möglichkeit am ersten Lebenstag, zu einer Zeit, wenn nur eine minimale Milchmenge bei einer Stillmahlzeit verfügbar wäre, aus einer 90–120 ml-Flasche zu trinken, reagiert er eventuell verärgert auf Stillversuche.

4. Säuglinge, die Schwierigkeiten bei ihren ersten Stillversuchen haben, könnten anfälliger für eine Saugverwirrung sein. Ein schlecht trinkender Säugling wird nicht nur mit größerer Wahrscheinlichkeit mit der Flasche zugefüttert werden, sondern ein Säugling, der nicht gelernt hat die mütterliche Brust korrekt zu erfassen und korrekt daran zu saugen, wird die Flaschenfütterung auch schneller als einfacher und lohnenswerter als das Trinken an der Brust wahrnehmen.

Aus: Neifert, M.; Lawrence, R.; Seacat, J. *Pediatr* 1995; 126: 126–127.

Pheromone

Newton[92] definiert Pheromone als „Substanzen, die von einem Tier abgesondert werden und die bei einem Individuum der gleichen Art eine bestimmte Reaktion hervorrufen, wenn es diese Substanz wahrnimmt". Newton zitiert die Arbeit von Russell[93] und verweist auf das Beispiel der läufigen Hündin, die einen Geruch verströmt, der die Rüden anzieht, und erklärte daraufhin, dass die stillende Mutter wahrscheinlich ebenfalls einen Geruch verströmt, der das Baby an die Brust lockt. Newton war wohl ihrer Zeit voraus, denn spätere Untersuchungen zeigen, dass dies korrekt ist.

Zahlreiche Studien[93–106] beschreiben, dass der Geruchssinn des Neugeborenen eine wesentliche Rolle beim Stillen spielt. Wahrscheinlich ist Muttermilch für den gerade geborenen Säugling einfach anziehend. Eine jüngere Untersuchung zeigt, dass selbst beim Fehlen von anderen mütterlichen Reizen der Geruch der Brust der Mutter ausreicht, um den Säugling anzulocken.[98] Ein drei bis vier Tage altes Neugeborenes wendet sich instinktiv zu einer getragenen statt zu einer unbenutzten Stilleinlage hin. Erstaunlicherweise gilt dies nicht nur für gestillte Neugeborene, sondern auch für flaschengefütterte Säuglinge.[97]

Schreien

Manche Mütter und Pflegepersonen glauben, dass mit künstlicher Säuglingsnahrung gefütterte Säuglinge weniger schreien und länger schlafen. Was noch zu beweisen wäre. Eine Studie zeigte, dass die Art der Ernährung keinen Unterschied in der Gesamtschreizeit ausmachte. Die Art der Ernährung hatte allerdings einen Zusammenhang mit dem Zeitpunkt, an dem die Säuglinge am meisten weinten: Der Schreihöhepunkt lag bei mit künstlicher Säuglingsnahrung gefütterten Kindern bei zwei Wochen und bei gestillten Kindern bei sechs Wochen.[107] Tatsächlich weinen gestillte Säuglinge weniger. Die Gesamtschreizeit hängt entscheidend vom Kontakt mit der Mutter ab.[109]

Von ihrer Mutter getrennte Säuglinge schreien zehn Mal so viel wie Säuglinge, die die ersten ein bis zwei Stunden nach der Geburt mit der Mutter in Hautkontakt verbringen.[110] Es sieht so aus, als ob von ihrer Mutter getrennte Säuglinge mehr schreien und dieses Schreien ähnelt den verzweifelten Trennungsrufen, die von ihrer Mutter getrennte Tiere von sich geben.[111]

Mütterliches Antwortverhalten

Die Reaktion der Mutter dürfte ein wichtiger Punkt für die Reaktion des Neugeborenen sein, sei sie erfreulich oder unerfreulich. Uvnas-Moberg führt aus, dass es Belege dafür gibt, dass „unschädliche Stimuli ein psychophysiologisches Reaktionsmuster hervorrufen, zu dem Beruhigung, Entspannung, verminderte sympathikoadrenale Aktivität und ein erhöhter Tonus des Vagusnervs gehören und somit ein Stoffwechselmuster, das sich günstig auf die Speicherung von Nährstoffen und das Wachstum auswirken.[112] Das mütterliche Oxytocin scheint zudem ein wichtiger Faktor für die Entspannung der Mutter zu sein.[113]

Obwohl es keine definitiven Antworten darauf gibt, wie das mütterliche Antwortverhalten die angenehme Erfahrung des Säuglings beeinflusst, lassen sich dazu Rückschlüsse aus anderen Daten ziehen. Das zuvor erwähnte Schreiverhalten zum Beispiel, weist darauf hin, dass der Säugling unglücklich ist, wenn er von der Mutter getrennt ist. Stillen ist eine Möglichkeit, ständig mit der Mutter zusammen zu sein. Auf ähnliche Weise hilft die Theorie der symbolischen Interaktion, die im nächsten Abschnitt dargestellt wird, aus der Sicht des Säuglings zu erklären, wie die Nahrungsaufnahme erlebt wird. Klinische Beobachtungen sind hier ebenfalls wichtig: Wenn Säugelebewesen eine Mahlzeit als besonders angenehm und erfreulich erleben, drücken sie mit ihrem Verhalten ihr Wohlbefinden aus. Kleine Katzen miauen, kleine Ferkel wackeln mit ihrem Schwanz und neugeborene Menschenbabys rollen ihre Zehen ein!

3.1.3 Psychologische Mechanismen

Newton und Newton[1] betonen, dass psychologische Mechanismen, die die Milchbildung und den Milchspendereflex kontrollieren, von psychologischen Faktoren beeinflusst werden können. Diese Effekte werden in Kapitel 4 beschrieben. Doch auch die umgekehrte Situation, die Auswirkungen des Stillens auf Stressgefühle oder Wohlbefinden, müssen in Betracht gezogen werden.

Stress und Angst

Einige Frauen berichten, dass Sie sich durch das Stillen angespannt und überfordert fühlen.[114] Mütter können vielen stressbeladenen inneren und äußeren Zwängen ausgesetzt sein, doch diese sind mehr dem Übergang zur Elternschaft, der Mehrfachbelastung, die sich Frauen leicht aufbürden lassen, oder schlicht dem Stress des städtischen Lebens anzulasten.

Innerer Druck kann alles umfassen vom Aufrechterhalten eines hohen Standards bis zur Verantwortung für ein vollkommen abhängiges Baby. Externer Stress kann durch zu bezahlende Rechnungen, Ehe- oder Beziehungsschwierigkeiten oder der Tatsache, dass das Nachbarhaus gesandstrahlt wird, entstehen. Es ist wichtig, Frauen dabei zu unterstützen mit diesen Stressfaktoren zurecht zu kommen und nicht dem Stillen die „Schuld" daran zu geben, dass die Frau Probleme hat, damit zurecht zu kommen. Dennoch kann es sein und kommt auch vor, dass Frauen in besonders schwierigen Situationen leben, die das Stillen zu einer Herausforderung werden lassen.

Gute Gesprächsführungstechniken, wie sie in Kapitel 5 beschrieben werden, und scharfsinnige Beobachtung lassen Schlüsse auf stressbeladene Situationen zu. Mütter spielen stressvolle Situationen auf Nachfrage gerne herunter, wie einige Anekdoten zeigen. Eine blinde Mutter, die mir erzählte, dass sie den Eindruck habe, dass ihre Milchmenge zu gering sei, verneinte, dass es in ihrem Leben irgendwelchen Stress gäbe. Doch diese Mutter fuhr täglich mit dem Stadtbus, um ihr in der 27. Woche geborenes Baby in einer Klinik am anderen Ende der Stadt zu besuchen. Eine andere Mutter sagte mir, dass sie nicht in der Lage sei, auch nur die geringste Menge Milch in den Sammelbehälter der elektrischen Milchpumpe zu bekommen. Ihre Brüste waren eindeutig prall gefüllt und es war offensichtlich, dass etwas ihren Milchspendereflex behinderte. Sie war in einem Privatzimmer, das an die Intensivstation angrenzte, so dass es nicht an einem Mangel an Privatsphäre liegen konnte. Doch im Gespräch stellte sich schnell heraus, dass sie Angst vor der Ungewissheit über das Wohlbefinden ihres Kindes hatte. Warme Umschläge und eine Massage halfen ihr ein wenig, aber sie konnte ihre Milch nicht frei fließen lassen. Schließlich schaffte sie es hinter einer verschlossenen Tür und nachdem ihr Mann ihre Brüste massiert hatte, einen enormen Milchspendereflex auszulösen und hatte genügend Milch für mehrere Neugeborene!

Stillen scheint eine positive psychologische Erfahrung zur Folge zu haben. Die meisten Frauen berichten über Gefühle des Wohlbefindens und die Ruhe als Folge des Stillens. Dieses Gefühl kann durch die in der Stillzeit erhöhten Prolaktinspiegel erklärt werden. Das Stillen wurde für das Überleben der Art entwickelt und ist im Normalfall für die Mutter ebenso angenehm wie für den Säugling.

3.2 Mutterschaft und Symbiose

In den vergangenen Jahren wurde der Vollkommenheit des Stillens und der Überlegenheit der Muttermilch gegenüber künstlicher Säuglingsnahrung viel Aufmerksamkeit gewidmet. Doch Stillen bietet mehr als Nahrung. Stillen ist kompliziert verwoben mit dem Erleben der Mutterschaft, dem Erlernen der Mutterrolle, der symbolischen Interaktion der Familien und dem Übergang zur Elternschaft.

In ihrem klassischen Artikel schreibt die Psychiaterin Dr. Therese Benedek: „Bemuttern, das Nähren, Füttern und Säugen des Nachwuchses, ist ein komplexes Verhaltensmuster. Seine Motivation ist „angeboren" und hormongesteuert. Das mütterliche Verhaltensmuster ist fest angelegt und im gesamten Tierreich artspezifisch."[115] Sie behauptet, dass das Wachstum, der neurophysiologische Reifungsprozess und die psychosexuelle

Entwicklung miteinander verwoben sind und dass kulturelle Muster die natürlichen Antriebe unterdrücken, die das Überleben der Art sichern. Weiter sagt sie: „Die psychodynamischen Veranlagungen, die das mütterliche Verhalten antreiben – der Wunsch, die Nachkommenschaft zu nähren und zu säugen – haben ihren Ursprung in der von der individuellen Mutter erlebten (symbiotischen) Ernährungsbeziehung zu ihrer eigenen Mutter. … Der Begriff Symbiose bezeichnet eine fortwährende wechselseitige Interaktion zwischen Mutter und Kind."[115] In der Tat handelt es sich beim Stillen um eine wechselseitige Beziehung, bei der Mutter und Kind die psychophysiologischen Vorteile genießen, wie sie im „Historischen Rückblick" einige Seiten zuvor beschrieben wurden. Einige Frauen allerdings erleben diese gegenseitige Freude nicht.[116]

Benedek hat eine biologische Basis für den psychologischen Reifungsprozess der Mutter als Individuum und die Reifung der Mutter-Kind-Beziehung artikuliert. Diese biologische Basis (die in der durch Schwangerschaft und Stillzeit hervorgerufenen hormonellen Situation verwurzelt ist) und die anhaltende, wechselseitige Interaktion zwischen Mutter und Kind sind wichtig. Die Tatsache, dass Benedek ihren Artikel vor mehr als vier Jahrzehnten schrieb, als die Mehrzahl der Frauen ihre Säuglinge mit der Flasche ernährten, macht ihre Botschaft noch eindringlicher. Sie definiert „bemuttern" als „das Nähren und Säugen des Jungen". Wie Stillexperten Informationen zur Zusammensetzung der Muttermilch, Prägung und anderen Daten bei den Säugelebewesen suchen, blickt Benedek über den *Homo sapiens* hinaus auf das gesamte Tierreich, um zu erklären, wie Stillverhalten und Bemuttern ein und dasselbe sind.

Ihre Vorstellungen der „anhaltenden, wechselseitigen Interaktion zwischen Mutter und Kind" werden beim Stillen so perfekt erfüllt, wie in keinem anderen Zusammenhang. Benedek erklärt im Wesentlichen, dass die Hormone die Basis für das Annehmen der Mutterrolle sind und dass diese Hormone der Grund dafür sind, dass die Frau die Rolle der Versorgerin übernimmt.

3.3 Familien und symbolischer Interaktionismus

Obwohl Bendek sich selbst nicht als eine Interaktionistin betrachtet hätte, betont sie, dass der Akt des Saugens wesentlich mit dem Muttersein als Rolle verbunden ist. Der Theorie des symbolischen Interaktionismus und seinem Zusammenhang zur Stillerfahrung wohnt ein Rollenverständnis inne.

Die Theorie des symbolischen Interaktionismus geht davon aus, dass alle Interaktionen eine Absicht und eine Bedeutung haben und dass jede Aktion oder Beziehung einer Person von der der anderen abhängt. Wenn Sie beispielsweise etwas aus den Worten (Symbolen) dieser Seite lernen, betrachten Sie mich als Lehrerin. Doch ich werde in Wirklichkeit nur deshalb zur Lehrerin, weil Sie etwas lernen. Würden Sie nicht lernen, würde ich nicht lehren. Zu den Symbolen können Worte, Taten, der Tonfall der Stimme und Berührung gehören. Burr und Mitarbeiter, die das Konzept des symbolischen Interaktionismus in Bezug auf die Familie erklärt haben, sagen: „Menschen treffen ihre Entscheidung, was sie tun oder nicht tun, in erster Linie aufgrund der Symbole, die sie in der Interaktion mit anderen erlernt haben, und über die Vorstellungen über die Wichtigkeit von deren Bedeutung."[117] Die Symbole, die wir wahrnehmen, bestimmen Aktionen und Reaktionen. Wären wir beispielsweise in einem Klassenzimmer, würde ich den finsteren Ausdruck auf Ihrem Gesicht als Symbol für Verwirrung halten oder das Kopfnicken als Symbol für Verstehen. Ausgehend von dieser Information würde ich entscheiden, was ich als nächstes tue. Ein mürrisches Gesicht würde mich zu einer eingehenderen Erklärung veranlassen. Möglicherweise würde ich mich sogar schlecht fühlen, weil ich schlecht erklärt habe. Falls ich sehe, wie Sie mit dem Kopf nicken, würde ich hingegen mit dem nächsten Punkt weitermachen und mich in meiner Rolle als Lehrerin als erfolgreich ansehen. Dieses beiderseitige Geben und Annehmen von Symbolen und die darauf folgenden Aktionen und Reaktionen machen eine Beziehung aus.

Vielleicht hängt keine Beziehung mehr von Symbolen ab als die Stillbeziehung, denn Verhaltensweisen (und später Worte) sind besonders symbolträchtig in dieser intimen, wechselseitigen Beziehung. Die Mutter, die die Hungerzeichen ihres Kindes richtig deutet, bietet die Brust an. Auf diese Weise haben die Verhaltensweisen der Mutter eine Bedeutung für das Kind. Bietet sie die Brust bereitwillig an, so verbindet der Säugling damit eine Bedeutung. Er lernt, dass es hier Wärme, Trost und Nahrung gibt. Von Anfang an ordnet die Mutter den Verhaltensweisen des Kindes Bedeutungen zu. Sie lernt zum Beispiel zu erkennen, wann das Kind satt ist. (Später, wenn das

Kind sprechen kann, wird es ein Wort für das Stillen finden, wie *ma* oder *mimi*, von dem Mutter und Kind wissen, was es bedeutet.) Die meisten von uns haben Mütter erlebt, die zu erkennen geben, dass sie sich zufrieden und erfolgreich fühlen, wenn der Säugling am Ende einer Stillmahlzeit friedlich einschläft. Umgekehrt kann eine Frau unbehaglich erscheinen und voller Selbstzweifel, wenn der Säugling zwei Stunden später aufwacht und Hungerzeichen zu erkennen gibt. Es ist wichtig zu erkennen, dass ihre Reaktion nicht dem Stillen als solches zuzuordnen ist, sondern eher ihrer Interpretation, dass sie dabei „versagt" hat, die Bedürfnisse ihres Säuglings angemessen zu befriedigen. Die Mutter, die über das Stillen Bescheid weiß, wird dieses Verhalten wohl als sachliche Botschaft betrachten: Das Baby ist hungrig. Eine Mutter, die ältere Säuglinge erlebt hat oder gesehen hat, dass mit künstlicher Säuglingsnahrung gefütterte Neugeborene längere Zeit schlafen, hat diesem Aufwachen bereits eine andere Bedeutung zugeordnet. Es besteht die Wahrscheinlichkeit, dass sie das Aufwachen als eine Reflektion ihrer Unfähigkeit sieht, adäquat für den Säugling zu sorgen.

Imogene King[118] diskutiert nicht nur Interaktion, sondern auch Interaktion in Bezug auf das Erreichen des Ziels. Ihre Hauptprämisse lautet, dass jegliche Interaktion bedeutungsvoll ist und es liegt in der Verantwortung der Pflegefachkraft, die Patienten beim Erreichen ihres Ziels zu unterstützen. Bei der stillenden Mutter bedeutet dies, dass der Pflegefachkraft die Rolle zufällt, Informationen und Unterstützung zu geben und so das Ziel zu setzen und zu erreichen, der Mutter zu helfen, die Signale ihres Säuglings bezüglich des Stillens zu verstehen und mit ihm zu kommunizieren.

3.4 Übergang zur Elternschaft

Alice Rossis klassischer Artikel weitet Benedeks noch etwas weiter aus. Sie behauptet, dass die echte Veränderung im Leben nicht der Sprung vom Single zum Paar, sondern der Übergang vom kinderlosen Leben zur Elternschaft ist.[119] Das ist beim Umgang mit einer Erstgebärenden ein wichtiger Punkt. Vieles, was manchmal als „Stillproblem" etikettiert wird, ist oftmals eher eine Reflektion des Übergangs zur Elternrolle. Rossi sagt: „Auf die Geburt eines Kindes folgt keine allmähliche Übernahme von Verantwortung, wie dies im Berufsleben der Fall ist. Es ist vielmehr so, als ob eine Frau direkt von der Studienabgängerin zur voll verantwortlichen Professorin wird, mit einer ganz geringen Lehrzeit mit langsam wachsender Verantwortlichkeit dazwischen. Die junge Mutter beginnt sofort mit einer rund um die Uhr-Verpflichtung für einen zerbrechlichen und rätselhaften Säugling, der vollkommen von ihrer Pflege abhängig ist."[119]

Rossi bestätigt den Gedanken von Benedek, dass das Abhängigkeitsbedürfnis des Säuglings absolut ist, wohingegen das Bedürfnis der Frau zu bemuttern relativ ist. Doch Rossi sagt weiter, dass das fehlende Bemuttern durch die Großfamilie aufgefangen werden kann, doch in unserer Gesellschaft sind Frauen genau zu dem Zeitpunkt, zu dem der Säugling von der Mutter am abhängigsten ist, in den meisten Fällen von der Großfamilie isoliert. Diese Beobachtung führt zu dem Schluss, dass das Neugeborene vollkommen von einer Person abhängig ist, die seine Bedürfnisse – Füttern, Wickeln und Schmusen – erfüllt. Stillt eine Frau, können alle diese Bedürfnisse außer dem Füttern, von der Großfamilie oder Pflegepersonen übernommen werden. In der amerikanischen Kultur kommt es nun jedoch zu einer paradoxen Situation: Das Füttern wird als zentrale Pflegetätigkeit betrachtet, an der jeder teilhaben will. Eine Frau, die sich gegen das Stillen entscheidet, gibt jedoch ihr alleiniges Anrecht auf diese zentrale Pflegetätigkeit auf.

Das Verständnis für die Vorstellung vom Übergang zur Elternschaft ist ein zentraler Punkt bei der Betreuung der stillenden Mutter, denn es versetzt uns in die Lage, Probleme zu erkennen, die nicht mit dem Stillen zusammenhängen. Als Fachkrankenschwester wurde ich schon oft gerufen, um ein „Stillproblem" zu lösen, nur um dann festzustellen, dass das wahre Problem darin lag, dass eine junge Mutter mit dem Übergang zur Elternschaft kämpfte. Die Mutter mag ihre Gefühle über das Stillen ausdrücken, doch das echte Problem ist wahrscheinlich mit dem Übergang zur Elternschaft und dem Annehmen der Mutterrolle verbunden.

3.4.1 Annahme der mütterlichen Rolle

Reva Rubin, Autorin von verschiedenen klassischen Artikeln, beschreibt die Annahme der Mutterrolle. Über Jahrzehnte hinweg wurde Rubins Arbeit von Pflegefachkräften, die ein besseres Verständnis für das Muttersein erlangen wollten, als aufschlussreich und praxisnah gelobt. Inzwischen wird ihre Arbeit etwas kritisiert.[120] Dies ist bedauerlich, denn Rubin hat die Phasen der Mutterschaft klar beschrieben, wie sie bei der heutigen stillenden Mutter leicht beobachtet werden können.

Rubin[121] verwendet die Begriffe *Übernahme* und *Bemächtigung*, um die Mutter in den allerersten Tagen nach der Geburt zu beschreiben. Diese Begriffe haben eine gewisse Ähnlichkeit mit der Definition von Bonding und Bindung, doch umfassen sie eine eindeutigere Beschreibung, wie diese wichtige Zeit im Leben einer Frau nicht nur Einfluss darauf nimmt, in welcher Beziehung sie zu dem Säugling steht, sondern auch welche Beziehung sie zu anderen aufbaut.

Rubin behauptet, dass die „Übernahme" zwei bis drei Tage in Anspruch nimmt. In dieser Zeit konzentriert sich die Frau auf Nahrung – ihren eigenen Hunger und die Nahrungsaufnahme des Säuglings. Sie durchlebt und erzählt häufig immer wieder die Einzelheiten der Geburt. Rubin sagt, dass die Mutter während der Übernahmeperiode passives und abhängiges Verhalten zeigt. (Benedek würde sagen, dass dies von den Hormonen ausgelöst wird.) „Zu diesem Zeitpunkt ist sie eine Empfängerin. Sie akzeptiert, was man ihr sagt, versucht das zu tun, was ihr gesagt wird, erwartet Handlungen von anderen und ergreift selbst nur wenig Initiative."[121] Die Übernahme ist eine Zeit, in der die Mutter selbst „bemuttert" werden muss. Das ist bezeichnend für die stillende Mutter, denn sie ist oft noch in dieser Übernahmephase, wenn sie von der Betreuung durch das Pflegepersonal der Klinik abgeschnitten wird und statt dessen erwartet wird, dass sie sich „bemächtigen", das bedeutet die volle Verantwortung für ihr Kind übernehmen, soll.

Die Übernahmephase ist das Gegenteil der Bemächtigungsphase, während der die Mutter die Initiative ergreift und zur Macherin wird. Die Bemächtigungsphase dauert etwa zehn Tage und ist von häufigen Stimmungsschwankungen geprägt. Rubin sagt, dass die Frau weiterkommt und ihre Passivität zu Gunsten einer aktiven Rolle aufgibt. In der Bemächtigungsphase macht sich die Frau vor allem Gedanken um ihre eigene Körperkontrolle. Zu diesem Zeitpunkt ist sie in der Lage, die Aufgaben der Mutterschaft zu übernehmen. Rubins Beobachtungen gehen parallel mit der Annahme von Benedek, dass die Mutter die Versorgerin sein muss. Es ist interessant, dass sich der Zeitrahmen, den sie für die Übernahme ansetzt, in etwa mit der Kolostralphase der Frau zusammenfällt. Die Bemächtigungsphase beginnt etwa mit der Bildung der Übergangsmilch.

3.4.2 Elternschaft und die Familie

Die Kommunikation zwischen einzelnen Menschen wird oft als *Inanspruchnahme*, *Bonding* oder *Bindung* bezeichnet. Inanspruchnahme bezieht sich auf die Beziehung zwischen dem Vater und seinem Neugeborenen.[122] Bonding wurde in der Vergangenheit verwendet, um den mütterlichen Aspekt der Beziehung zu bezeichnen.[123] In der älteren Literatur hat sich Bindung auf den kindlichen Aspekt der Beziehung zwischen Mutter und Neugeborenem bezogen, mit Verlust als Gegenpart zu Bindung. Bowlby[124] und Ainsworth[125] sind weithin anerkannt durch ihre frühen Beiträge zum Bindungskonzept. Doch diese Literatur ist teilweise aus Studien heraus entstanden, die an Kindern durchgeführt wurden, die von ihren Müttern ferngehalten wurden. Deshalb wurde Bindung als das Gegenteil von Verlust angesehen. (Interessanterweise erwähnt Ainsworth keine gestillten Babys.) Neuere Literatur verwendet den Begriff Bindung sowohl für den kindlichen als auch den mütterlichen Aspekt der Beziehung. Alle Quellen scheinen darin übereinzustimmen, dass Bonding einzigartig ist, als sensible Phase unmittelbar nach der Geburt, wenn diese Beziehung beeinflusst wird. (Man beachte, dass es sich um eine sensible Phase, nicht eine ausschlaggebende Phase handelt. Ausschlaggebende Phase impliziert, dass es zu irreparablen Schäden kommen kann, wenn während dieser Zeit keine Interaktion stattfindet.) Bindung wird hingegen mehr als linearer Prozess betrachtet. Sie beginnt bereits vor der Geburt und setzt sich über das ganze Leben fort. Zum Bindungsverhalten gehört Blickkontakt (von Angesicht zu Angesicht), körperlicher Kontakt durch halten, berühren, schmusen oder streicheln, mit dem Kind zu sprechen und die Pflege für den Säugling zu übernehmen. Alle diese Verhaltensweisen sind – abgesehen vom Sprechen mit dem Kind – in den Stillprozess eingebunden.

3.5 Stillverschleiß

In der Literatur gibt es unterschiedliche Worte zur Beschreibung des frühen Abstillens. Nur wenige dieser Worte oder Redewendungen verinnerlichen auf angemessene Art, welche wesentliche

Bedeutung der Beendigung der Stillbeziehung aufgrund der psychologischen und kulturellen Barrieren, die das Weiterstillen behindern, zukommt. Sehr viel früher wurde der Begriff *mangelnde Milchbildung* verwendet, um eine Frau zu beschreiben, die das Stillen nach kurzer Zeit aufgab. Dieser Begriff ist nicht nur negativ besetzt und schließt den Tadel oder die Unfähigkeit, Milch zu bilden, ein, sondern er ist falsch. (In diesem Buch wird der Begriff „mangelnde Milchbildung" nur für jene seltenen Fälle angewendet, in denen Frauen aufgrund von physiologischen Störungen nicht in der Lage sind (ausreichend) Milch für ihr Kind zu bilden, so wie der Begriff „Nierenversagen" oder Herzversagen verwendet würde.) Später tauchten Formulierungen wie frühe Beendigung des Stillens oder frühes Aufhören mit dem Stillen, vorzeitiges Abstillen, Abbrechen des Stillens oder erfolgloses Stillen in der Literatur auf.

Die Definition von *Erfolg* kann sehr subjektiv sein. Vom „Stillerfolg" wird oft gesprochen, als ob es dafür eine eindeutige Definition gäbe, der jedermann zugestimmt hat, was aber nicht der Fall ist. Manchmal wird Erfolg als ein subjektiver „Erfolgsbericht" definiert[126] oder etwas objektiver als Stillen im Alter von vier bis sechs Wochen.[127] Eine vielleicht pragmatischere Definition ist „Stillen mit weniger als 100 ml zusätzlicher künstlicher Säuglingsnahrung vier bis sechs Wochen nach der Geburt".[128] Diese Definition macht Sinn vor dem Hintergrund, dass sich die Stillbeziehung bis zu diesem Alter einigermaßen gut eingespielt hat und die Gabe von künstlicher Säuglingsnahrung die Ausnahme statt die Norm ist.

Vielleicht drückt der Begriff „Stillverschleiß", der von Janke verwendet wird und auf der Theorie des geplanten Verhaltens beruht, es noch am besten aus. Jankes Methode zur Vorhersage des Stillverschleiß[129] richtet sich mehr auf die Hindernisse für ein Weiterstillen (z.B. die Vorstellung der Frau, dass das Stillen schwierig sei oder der Mangel an sozialer Unterstützung) und räumt ein, dass die Absichten der Mutter und nicht eine willkürlich festgesetzte Zahl von Wochen oder Monaten bestimmen, was eine erfolgreiche Stillerfahrung ist. Jankes Betonung liegt auf dem Erreichen des von der Frau selbst gesteckten Ziels und den Hindernissen, die das Erreichen dieser Ziele stören, und hilft Pflegefachkräften bei der Entwicklung von Strategien, diese potenziellen Hindernisse zu überwinden.

Zu den Hindernissen auf Systemebene gehören mangelnde soziale Unterstützung und fehlende evidenzbasierte Krankenhausrichtlinien (☞ Kapitel 8). Darüber hinaus ist der Stillverschleiß aber auch mit individuellen Faktoren wie einer geringen Bereitschaft[130–134] verbunden. Wohingegen das Weiterstillen mit hoher Motivation zusammenhängt.[135, 136] Einige dieser individuellen Hindernisse können durch einen positiven Umgang (wie in Kapitel 5 beschrieben) abgebaut werden.

3.6 Zusammenfassung

Sowohl die individuelle Einstellung als auch die Einstellung von anderen hat einen deutlichen psychologischen Einfluss auf die Entscheidung der Frau zu stillen und auf ihre Stillerfahrung. Der psychologische Einfluss des Stillens ist nicht nur auf die Mutter und den Vater beschränkt, sondern wirkt auch auf die frühen Erfahrungen des Neugeborenen. Die Stillbeziehung ist eine beständige, wechselseitige Beziehung. Die Mutter lernt die Zeichen ihres Kindes zu deuten und seine Bedürfnisse zu stillen, und der Säugling lernt, dass die Brüste seiner Mutter Nahrung und Wärme spenden. Der Bindungsprozess wird durch das Stillen perfekt gefördert. Viele Faktoren können die Stillbeziehung in positiver wie negativer Richtung beeinflussen. Die Pflegefachkraft sollte im Umgang mit der Mutter die positiven Einflüsse unterstützen und den negativen entgegentreten.

Literatur

1. Newton N, Newton M. Psychologic aspects of lactation. N Engl J Med 1967;277:1179-1188.
2. Dettwyler KA. Beauty and the breast: The cultural context of breastfeeding in the United States. In Stuart-Macadam P, Dettwyler KA, editors. Breastfeeding: Biocultural perspectives. New York: Aldine De Gruyter; 1995.
3. Ryan AS. The resurgence of breastfeeding in the United States. Pediatrics 1997;99:E12.
4. Piper S, Parks PL. Predicting the duration of lactation: evidence from a national survey. Birth 1996;23:7-12.
5. Losch M, Dungy CI, Russell D et al. Impact of attitudes on maternal decisions regarding infant feeding. J Pediatr 1995;126:507-514.
6. Baranowski T, Bee DE, Rassin DK et al. Social support, social influence, ethnicity and the breastfeeding decision. Soc Sci Med 1983;17:1599-1611.
7. Freed GL, Fraley JK, Schanler RJ. Attitudes of expectant fathers regarding breast-feeding. Pediatrics 1992;90:224-227.
8. Kessler LA, Gielen AC, Diener-West M et al. The effect of a woman's significant other on her breastfeeding decision. J Hum Lact 1995;11:103-109.

9. Bar-Yam NB, Darby L. Fathers and breastfeeding: A review of the literature. J Hum Lact 1997;13:45-50.
10. Susin LR, Giugliani ER, Kummer SC et al. Does parental breastfeeding knowledge increase breastfeeding rates? Birth 1999;26:149-156.
11. Jordan PL, Wall VR. Breastfeeding and fathers: Illuminating the darker side. Birth 1990;17:210-213.
12. Waletzky LR. Husbands' problems with breast-feeding. Am J Orthopsychiatry 1979;49:349-352.
13. Shepherd CK, Power KG, Carter H. Examining the correspondence of breastfeeding and bottle-feeding couples' infant feeding attitudes. J Adv Nurs 2000;31:651-660.
14. McClurg Hitt D, Olsen J. Infant feeding decisions in the Missouri WIC Program. J Hum Lact 1994;10:253-256.
15. Scott JA, Binns CW, Aroni RA. The influence of reported paternal attitudes on the decision to breast-feed. J Paediatr Child Health 1997;33:305-307.
16. Littman H, Medendorp SV, Goldfarb J. The decision to breastfeed. The importance of father's approval. Clin Pediatr Phila 1994;33:214-219.
17. Dungy CI, Losch M, Russell D. Maternal attitudes as predictors of infant feeding decisions. J Assoc Acad Minor Phys 1994;5:159-164.
18. Sears W. The father's role in breastfeeding. NAACOGS Clin Issu Perinat Womens Health Nurs 1992;3:713-716.
19. Isabella PH, Isabella RA. Correlates of successful breastfeeding: A study of social and personal factors. J Hum Lact 1994;10:257-264.
20. Bentley ME, Caulfield LE, Gross SM et al. Sources of influence on intention to breastfeed among African-American women at entry to WIC. J Hum Lact 1999; 15:27-34.
21. Gabriel A, Gabriel KR, Lawrence RA. Cultural values and biomedical knowledge: choices in infant feeding. Analysis of a survey. Soc Sci Med 1986;23:501-509.
22. James DC, Jackson RT, Probart CK. Factors associated with breast-feeding prevalence and duration among international students. J Am Diet Assoc 1994;94: 194-196.
23. Libbus MK, Kolostov LS. Perceptions of breastfeeding and infant feeding choice in a group of low-income mid-Missouri women. J Hum Lact 1994;10:17-23.
24. Perez-Escamilla R, Himmelgreen D, Segura-Millan S et al. Prenatal and perinatal factors associated with breast-feeding initiation among inner-city Puerto Rican women. J Am Diet Assoc 1998;98:657-663.
25. Sayers G, Thornton L, Corcoran R et al. Influences on breast feeding initiation and duration. Ir J Med Sci 1995;164:281-284.
26. Kieffer EC, Novotny R, Welch KB et al. Health practitioners should consider parity when counseling mothers on decisions about infant feeding methods. J Am Diet Assoc 1997;97:1313-1316.
27. Williams EL, Hammer LD. Breastfeeding attitudes and knowledge of pediatricians-in-training. Am J Prev Med 1995;11:26-33.
28. Freed GL, Clark SJ, Sorenson J et al. National assessment of physicians' breast-feeding knowledge, attitudes, training, and experience. JAMA 1995;273: 472-476.
29. Freed GL, Clark SJ, Lohr JA et al. Pediatrician involvement in breast-feeding promotion: a national study of residents and practitioners. Pediatrics 1995;96: 490-494.
30. Freed GL, Clark SJ, Cefalo RC et al. Breast-feeding education of obstetrics-gynecology residents and practitioners. Am J Obstet Gynecol 1995;173:1607-1613.
31. Patton CB, Beaman M, Csar N et al. Nurses' attitudes and behaviors that promote breastfeeding. J Hum Lact 1996;12:111-115.
32. Burglehaus MJ, Smith LA, Sheps SB et al. Physicians and breastfeeding: beliefs, knowledge, self-efficacy and counseling practices. Can J Public Health 1997;88: 383-387.
33. Giugliani ER, Caiaffa WT, Vogelhut J et al. Effect of breastfeeding support from different sources on mothers' decisions to breastfeed. J Hum Lact 1994;10: 157-161.
34. Lu MC, Lange L, Slusser W et al. Provider encouragement of breast-feeding: evidence from a national survey. Obstet Gynecol 2001;97:290-295.
35. Ekwo EE, Dusdieker LB, Booth BM. Factors influencing initiation of breast-feeding. Am J Dis Child 1983; 137:375-377.
36. Ray DV, Estok PJ. Infant feeding choice and the adolescent mother. J Obstet Gynceol Neonatal Nurs 1984; 13:115-118.
37. Handfield B, Bell R. What are popular magazines telling young women about pregnancy, birth, breastfeeding and parenting? J Aust Coll Midwives 1996;9: 10-14.
38. Hung BK, Ling L, Ong SG. Sources of influence on infant feeding practices in Hong Kong. Soc Sci Med 1985;20:1143-1150.
39. Kabir M, Islam MA. The impact of mass media family planning programmes on current use of contraception in urban Bangladesh. J Biosoc Sci 2000;32:411-419.
40. McDivitt JA, Zimicki S, Hornik R et al. The impact of the Healthcom mass media campaign on timely initiation of breastfeeding in Jordan. Stud Fam Plann 1993; 24:295-309.
41. Forrester IT, Wheelock G, Warren AP. Assessment of students' attitudes toward breastfeeding. J Hum Lact 1997;13:33-37.
42. Friel JK, Hudson NI, Banoub S et al. The effect of a promotion campaign on attitudes of adolescent females towards breastfeeding. Can J Public Health 1989; 80:195-199.
43. Henderson L, Kitzinger J, Green J. Representing infant feeding: content analysis of British media portrayals of bottle feeding and breast feeding. BMJ 2000;321: 1196-1198.
44. Parlato MB. The use of mass media to promote breastfeeding. Int J Gynaecol Obstet 1990;31(Suppl 1):105-10; discussion 111-113.
45. Arora S, McJunkin C, Wehrer J et al. Major factors influencing breastfeeding rates: Mother's perception of father's attitude and milk supply. Pediatrics 2000;106: E67.
46. Bevan ML, Mosley D, Solimano GR. Factors influencing breast feeding in an urban WIC program. J Am Diet Assoc 1984;84:563-567.

47. Marchand L, Morrow MH. Infant feeding practices: understanding the decision-making process. Fam Med 1994;26:319-324.
48. Jones DA. Attitudes of breast-feeding mothers: a survey of 649 mothers. Soc Sci Med 1986;23:1151-1156.
49. Gregg JE. Attitudes of teenagers in Liverpool to breast feeding. BMJ 1989;299:147-148.
50. Jones DA. The choice to breast feed or bottle feed and influences upon that choice: a survey of 1525 mothers. Child Care Health Dev 1987;13:75-85.
51. Bacon CJ, Wylie JM. Mothers' attitudes in infant feeding at Newcastle General Hospital in summer 1975. BMJ 1976;1:308-309.
52. Matthews K, Webber K, McKim E et al. Maternal infant-feeding decisions: reasons and influences. Can J Nurs Res 1998;30:177-198.
53. Holmes W, Thorpe L, Phillips J. Influences on infant-feeding beliefs and practices in an urban aboriginal community. Aust NZ J Public Health 1997;21:504-510.
54. Sullivan P. Breast-feeding still faces many roadblocks, national survey finds. Can Med Assoc J 1996;154:1569-1570.
55. Connolly C, Kelleher CC, Becker G et al. Attitudes of young men and women to breastfeeding. Ir Med J 1998;91:88-89.
56. Fein SB, Roe B. The effect of work status on initiation and duration of breast-feeding. Am J Public Health 1998;88:1042-1046.
57. McIntyre E, Hiller JE, Turnbull D. Determinants of infant feeding practices in a low socio-economic area: identifying environmental barriers to breastfeeding. Aust NZ J Public Health 1999;23:207-209.
58. Guttman N, Zimmerman DR. Low-income mothers' views on breastfeeding. Soc Sci Med 2000;50:1457-1473.
59. Hannon PR, Willis SK, Bishop-Townsend V et al. African-American and Latina adolescent mothers' infant feeding decisions and breastfeeding practices: a qualitative study. J Adolesc Health 2000;26:399-407.
60. Sheeska J, Potter B. Womens experiences breastfeeding in public places. J Hum Lact 2001;17:31-38.
61. Mackey S, Fried PA. Infant breast and bottle feeding practices: some related factors and attitudes. Can J Public Health 1981;72:312-318.
62. Yoos L. Developmental issues and the choice of feeding method of adolescent mothers. J Obstet Gynecol Neonatal Nurs 1985;14:68-72.
63. Novotny R, Kieffer EC, Mor J et al. Health of infant is the main reason for breast-feeding in a WIC population in Hawaii. J Am Diet Assoc 1994;94:293-297.
64. Dix DN. Why women decide not to breastfeed. Birth 1991;18:222-225.
65. Graffy JP. Mothers' attitudes to and experience of breast feeding: a primary care study. Br J Gen Pract 1992;42:61-64.
66. Leeper JD, Milo T, Collins TR. Infant feeding and maternal attitudes among mothers of low-income. Psychol Rep 1983;53:259-265.
67. Voss S, Finnis L, Manners J. Fathers and breast feeding: a pilot observational study. J R Soc Health 1993;113:176-180.
68. Hoddinott P, Pill R. Qualitative study of decisions about infant feeding among women in east end of London. BMJ 1999;318:30-34.
69. Carmichael SL, Prince CB, Burr R et al. Breast-feeding practices among WIC participants in Hawaii. J Am Diet Assoc 2001;101:57-62.
70. Nagy E, Orvos H, Pal A et al. Breastfeeding duration and previous breastfeeding experience. Acta Paediatr 2001;90:51-56.
71. Bentovim A. Shame and other anxieties associated with breast-feeding: a systems theory and psychodynamic approach. Ciba Found Symp 1976;45:159-178.
72. Hofmeyr GJ, Nikodem VC, Wolman WL et al. Companionship to modify the clinical birth environment: effects on progress and perceptions of labour, and breastfeeding. Br J Obstet Gynaecol 1991;98:756-764.
73. DiMatteo MR, Morton SC, Lepper HS et al. Cesarean childbirth and psychosocial outcomes: a meta-analysis. Health Psychol 1996;15:303-314.
74. Maes M, Libbrecht I, Lin A et al. Effects of pregnancy and delivery on serum prolyl endopeptidase (PEP) activity: Alterations in serum PEP are related to increased anxiety in the early puerperium and to postpartum depression. J Affect Disord 2000;57:125-137.
75. Llewellyn AM, Stowe ZN, Nemeroff CB. Depression during pregnancy and the puerperium. J Clin Psychiatry 1997; 58(Suppl 15):26-32.
76. Misri S, Sinclair DA, Kuan AJ. Breast-feeding and postpartum depression: is there a relationship? Can J Psychiatry 1997;42:1061-1065.
77. Papinczak TA, Turner CT. An analysis of personal and social factors influencing initiation and duration of breastfeeding in a large Queensland maternity hospital. Breastfeed Rev 2000;8:25-33.
78. Acheson L. Family violence and breast-feeding. Arch Fam Med 1995;4:650-652.
79. Jelliffe DB, Jelliffe EFP. Breast feeding is best for infants everywhere. Nutrition Today 1978:12-16.
80. Buxton KE, Gielen AC, Faden RR et al. Women intending to breastfeed: predictors of early infant feeding experiences. Am J Prev Med 1991;7:101-106.
81. O'Campo P, Faden RR, Gielen AC et al. Prenatal factors associated with breastfeeding duration: recommendations for prenatal interventions. Birth 1992;19:195-201.
82. Hill PD, Aldag J. Potential indicators of insufficient milk supply syndrome. Res Nurs Health 1991;14:11-19.
83. Coreil J, Murphy J. Maternal commitment, lactation practices, and breastfeeding duration. J Obstet Gynecol Neonat Nurs 1988;17:273-278.
84. Loughlin HH, Clapp-Channing NE, Gehlbach SH et al. Early termination of breast-feeding: identifying those at risk. Pediatrics 1985;75:508-513.
85. McMahon CA, Ungerer JA, Tennant C et al. Psychosocial adjustment and the quality of the mother-child relationship at four months postpartum after conception by in vitro fertilization. Fertil Steril 1997;68:492-500.
86. Brown S, Lumley J, Small R. Early obstetric discharge: does it make a difference to health outcomes? Paediatr Perinat Epidemiol 1998;12:49-71.
87. Dennis CL. Theoretical underpinnings of breastfeeding confidence: a self-efficacy framework. J Hum Lact 1999;15:195-201.

88. Dennis CL, Faux S. Development and psychometric testing of the breastfeeding self-efficacy scale. Res Nurs Health 1999;22:399-409.
89. Hewat RJ, Ellis DJ. Breastfeeding as a maternal-child team effort: women's perceptions. Health Care Women Int 1984;5:437-452.
90. Cronenwett L, Stukel T, Kearney M et al. Single daily bottle use in the early weeks postpartum and breastfeeding outcomes. Pediatrics 1992;90:760-766.
91. Neifert M, Lawrence R, Seacat J. Nipple confusion: toward a formal definition. J Pediatr 1995;126:S125-129.
92. Newton N. Key psychological issues in human lactation. In Symposium on Human Lactation, Department of Health, Education & Welfare, Publication No (HSA) 79-5107; 1979:25-37.
93. Russell MJ. Human olfactory communication. Nature 1976;260:520-522.
94. Porter RH, Makin JW, Davis LB et al. An assessment of the salient olfactory environment of formula-fed infants. Physiol-Behav 1991;50:907-911.
95. Varendi H, Porter RH, Winberg J. Does the newborn baby find the nipple by smell? Lancet 1994;344:989-990.
96. Righard L. How do newborns find their mother's breast? Birth 1995;22:174-175.
97. Makin JW, Porter RH. Attractiveness of lactating females' breast odors to neonates. Child Dev 1989;60:803-810.
98. Varendi H, Porter RH. Breast odour as the only maternal stimulus elicits crawling towards the odour source. Acta Paediatr 2001;90:372-375.
99. Varendi H et al. Soothing effect of amniotic fluid smell in newborn infants. Early Hum Dev 1998;51:47-55.
100. Eidelman AI, Kaitz M. Olfactory recognition: a genetic or learned capacity? J Dev Behav Pediatr 1992;13:126-127.
101. Cernoch JM, Porter RH. Recognition of maternal axillary odors by infants. Child Dev 1985;56:1593-1598.
102. Varendi H, Porter RH, Winberg J. Attractiveness of amniotic fluid odor: evidence of prenatal olfactory learning? Acta Paediatr1996;85:1223-1227.
103. Varendi H, Porter RH, Winberg J. Natural odour preferences of newborn infants change over time. Acta Paediatr 1997;86:985-990.
104. Marlier L, Schaal B, Soussignan R. Neonatal responsiveness to the odor of amniotic and lacteal fluids: A test of perinatal chemosensory continuity. Child Dev 1998;69:611-623.
105. Marlier L, Schaal B, Soussignan R. Orientation responses to biological odours in the human newborn. Initial pattern and postnatal plasticity. C R Acad Sci III 1997;320:999-1005.
106. Winberg J, Porter RH. Olfaction and human neonatal behaviour: Clinical implications. Acta Paediatr 1998;87:6-10.
107. Lucas A, St. James-Roberts I. Crying, fussing and colic behaviour in breast- and bottle-fed infants. Early Hum Dev 1998;53:9-18.
108. Paul K, Dittrichova J, Papousek H. Infant feeding behavior: development in patterns and motivation. Dev Psychobiol 1996;29:563-576.
109. Lee K. Crying and behavior pattern in breast- and formula-fed infants. Early Hum Dev 2000;58:133-140.
110. Michelsson K, Christensson K, Rothganger H et al. Crying in separated and non-separated newborns: sound spectrographic analysis. Acta Paediatr 1996;85:471-475.
111. Christensson K, Cabrera T, Christensson E et al. Separation distress call in the human neonate in the absence of maternal body contact. Acta Paediatr 1995;84:468-473.
112. Uvnas-Moberg K. Physiological and endocrine effects of social contact. Ann N Y Acad Sci 1997:807:146-163.
113. Uvnas-Moberg K. Oxytocin linked antistress effects – the relaxation and growth response. Acta Physiol Scand Suppl 1997;640:38-42.
114. Graef P, McGhee K, Rozycki J et al. Postpartum concerns of breastfeeding mothers. J Nurse Midwifery 1988;33:62-66.
115. Benedek T. Psychobiological aspects of mothering. Am J Orthopsychiatry 1956;26:272-278.
116. Schmied V, Barclay L. Connection and pleasure, disruption and distress: women's experience of breastfeeding. J Hum Lact 1999;15:325-334.
117. Burr WR, Leigh GK, Day RD et al. Symbolic interaction and the family. In Burr WR, Hill R, Nye FI et al., editors. Contemporary theories about the family. Vol III. New York: The Free Press; 1979.
118. King I. A theory for nursing: Systems, concepts & process. New York: Wiley; 1981.
119. Rossi A. Transition to parenthood. Journal of Marriage and the Family 1968;30:26-40.
120. Gay JT, Edgil AE, Douglass AB. Reva Rubin revisited. J Obstet Gynceol Neonatal Nurs 1988;17:394-399.
121. Rubin R. Puerperal change. Nursing Outlook 1961;9:753-755.
122. Greenberg M, Morris N. Engrossment: The newborn's impact upon the father. Am J Orthopsychiatry 1974;44:520-531.
123. Klaus MH, Kennell JH. Parent-Infant bonding. 2nd ed. St. Louis: Mosby; 1982.
124. Bowlby J. Attachment. Vol 1. New York: Basic Books; 1969.
125. Ainsworth MDS. Object relations, dependency and attachment: A theoretical review of the infant-mother relationship. Child Development 1969;40:969-1026.
126. Wiles LS. The effect of prenatal breastfeeding education on breastfeeding success and maternal perception of the infant. J Obstet Gynceol Neonatal Nurs 1984;13:253-257.
127. Hall JM. Influencing breastfeeding success. J Obstet Gynceol Neonatal Nurs 1978;7:28-32.
128. Hellings P. A discriminant model to predict breastfeeding success. West J Nurs Res 1985;7:471-478.
129. Janke JR. Development of the breast-feeding attrition prediction tool. Nurs Res 1994;43:100-104.
130. Rousseau EH, Lescop JN, Fontaine S et al. Influence of cultural and environmental factors on breast-feeding. Can Med Assoc J 1982;127:701-704.
131. Arafat I, Allen DE, Fox JE. Maternal practice and attitudes toward breastfeeding. J Obstet Gynceol Neonatal Nurs 1981;10:91-95.

132. Janke JR. Breastfeeding duration following cesarean and vaginal births. J Nurse Midwifery 1988;33:159-164.
133. Ryan AS, Martinez GA. Breast-feeding and the working mother: a profile. Pediatrics 1989;83:524-531.
134. Wright HJ, Walker PC. Prediction of duration of breast feeding in primiparas. J Epidemiol Community Health 1983;37:89-94.
135. Rentschler DD. Correlates of successful breastfeeding. Image J Nurs Sch 1991;23:151-154.
136. Locklin MP, Naber SJ. Does breastfeeding empower women? Insights from a select group of educated, low-income, minority women. Birth 1993;20:30-35.

4 Anatomie und Physiologie des Stillens

Das Studium der Anatomie und Physiologie des Stillens und der Laktation schließt eine Diskussion über die Anatomie und Physiologie einer jeden Zelle im Körper auf der Zellebene, Organebene und Systemebene ein. Das liegt daran, dass das Stillen und die Laktation beide biologische Faktoren einschließen, zum Beispiel den mütterlichen neuroendokrinen Mechanismus und die Verdauungsfunktion des Säuglings und psychologische Übertragungsmechanismen. Doch dieses Kapitel beschränkt sich auf die Beschreibung der mehr grundlegenden Anatomie und Physiologie des Stillens und der Laktation, die den klinischen Managementstrategien zugrunde liegen, die in den folgenden Kapiteln beschrieben werden. Leser, die ein tieferes Verständnis der Anatomie und Physiologie wünschen, werden gebeten, ausführlichere Literatur zu Rate zu ziehen.[1–3]

Dieses Kapitel beschäftigt sich sowohl mit dem Stillen (dem Akt des Saugens an der Brust der Mutter) und der Laktation (dem Vorgang der Milchbildung). Es gibt einen kurzen Überblick zur Beschreibung der gesamten Steuerung der Laktation, den hauptsächlich dabei beteiligten Hormonen und eine kurze Definition verschiedener Begriffe, die im Zusammenhang mit der Laktation verwendet werden.

4.1 Steuerung der Laktation

Die Laktation wird sowohl von endokrinen als auch von autokrinen Faktoren gesteuert. Das heißt, es gibt systemisch wirkende Hormone zur Steuerung der Entwicklung von ausreichend Drüsengewebe, um Milch zu bilden und abzusondern, und lokal wirksame Faktoren, die anscheinend die Milchbildung stimulieren oder hemmen.

Studien über die „Milchmenge" können verwirrend oder irreführend sein, wenn kein grundlegendes Verständnis für die verwendete Terminologie und die Physiologie der Milchbildung und des Milchtransfers vorhanden ist. Daly und Hartmann unterscheiden zwischen der *Milchsynthese*, die sie als „die Ansammlung von Milch in der Brust" verstehen, und der *Milchproduktion*, die sich auf „die aus der Brust entleerte Milchmenge" bezieht.[4] Die *Milchsynthese* steht jedoch nicht notwendigerweise mit dem *Milchtransfer* (der Menge, die der Säugling aufnimmt) in Beziehung. Es mag sich in der Tat Milch in der Brust ansammeln (die Brust bildet Milch, es findet eine Synthese statt), doch da der Säugling seine Aufnahme selbst steuert, wird die Milch möglicherweise einfach gespeichert und größere Brüste können tatsächlich eine größere Speicherkapazität haben. Doch auch bei geringer Speicherkapazität kann eine hohe Produktion möglich sein.[5] Hier eine Analogie zur Verdeutlichung: In einem Brunnen sammelt sich eine gewisse Menge Wasser an. Die aus dem Brunnen entnommene Wassermenge („Produktion") kann sich von der im Brunnen vorhandenen Wassermenge unterscheiden und daher wird Wasser in dem Brunnen gespeichert oder „angesammelt". Diese Unterscheidung kann erklären, warum die Milchmenge in der Neugeborenenperiode in erster Linie durch die Häufigkeit der Entleerung und der Fähigkeit des Säuglings, die Milchaufnahme selbst zu regulieren, bestimmt wird. Allerdings ist die Unterscheidung zwischen Milchsynthese (Menge der in der Brust gebildeten und angesammelten Milch), Milchproduktion (Menge der aus der Brust entleerten Milch, durch den Säugling oder durch Abpumpen) und Menge des Milchtransfers (tatsächlich vom Säugling aufgenommene Milchmenge) eine einigermaßen akademische Überlegung. Abgesehen von einigen pathologischen oder extremen Situationen (z.B. eine Mastitis, bei der sich die Milch in der Brust staut) sind diese Begriffe für die Milchmenge ziemlich austauschbar. In diesem Text wird keine klare Unterscheidung gemacht, es sei denn, es wird ausdrücklich darauf hingewiesen.

Während der frühen Laktationsperiode hängt die Milchmenge (Angebot) von der Nachfrage (Entleeren von Milch aus der Brust) ab. Die Häufigkeit des Anlegens korreliert mit einer erhöhten Milchmenge der Mutter.[6] Für die spätere Stillzeit gilt dies nicht. Hat sich die Stillbeziehung gut eingespielt, führt eine Erhöhung der Stillfrequenz nicht zu einer Erhöhung der Menge.[7]

4.2 Hormonelle Steuerung der Laktation

Hormone regeln sowohl die Geburt, die Pubertät, Empfängnis, Schwangerschaft und Entbindung als auch die Laktation, die den Reproduktionszyklus vervollständigt. In Tabelle 4.1 werden die Hormone, die Einfluss auf die Schwangerschaft und das Stillen haben, aufgeführt. Die wichtigsten Hormone für Laktation sind Oxytocin und Prolaktin. In Tabelle 4.2 werden diese beiden Hormone verglichen.

4.2.1 Oxytocin

Oxytocin ist das Hormon, das in erster Linie für den Milchspendereflex oder „Let-down-Reflex" verantwortlich ist. Der Begriff „Let-down" stammt aus der Milchwirtschaft und sollte besser durch den Begriff „Milchspendereflex" ersetzt werden, aber anerkannte Experten verwenden auch weiterhin den Begriff Let-down.[1, 2] Oxytocin verursacht eine Kontraktion der Myoepithelialzellen – in der Gebärmutter während der Wehen, im Genitalbereich beim Orgasmus und im Milchgangsystem der laktierenden Brust. In den

Entwicklungs-stadium	Hormonelle Steuerung	Lokale Faktoren	Beschreibung
Embryogenese	???	Fettpolster zur Ausbildung der Gangstrukturen erforderlich	Beim 18 bis 19 Wochen alten Fötus entwickeln sich Endknospen aus dem Epithelium, die sich als blind endende, kanalisierende Gänge über eine kurze Strecke in das Brustfettpolster ausdehnen; in den ersten Lebenstagen kann etwas Milch abgesondert werden
Pubertäts-entwicklung	–	–	–
Vor dem Einsetzen der Menstruation	Östrogen, GH	IGF-1, HGF, TGF-β, ???	Sprossung der Milchgänge in das Brustfettpolster; Verästelung
Nach Beginn der Menstruation	Östrogen, Progesteron, PRL?		Lobuläre Entwicklung mit Ausbildung der Milchgangsendstruktur (TDLU)
Entwicklung in der Schwangerschaft	Progesteron, PRL, Plazentalaktogen	HER, ???	Ausbildung der Alveolen, Zelldifferenzierung
Übergang Laktogenese	Rückgang des Progesterons, PRL, Glukokortikoide	unbekannt	Einsetzen der Milchsekretion Stadium I, Mitte der Schwangerschaft, Stadium II, Geburt
Laktation	PRL, Oxytocin	FIL, Ausdehnung	Anhaltende Milchabsonderung, Milchfluss
Involution	Rückgang des Prolaktins	Milchstau, (FIL???)	Alveolarepithelium bildet sich zurück und die Brustdrüse kehrt zum Zustand wie vor der Schwangerschaft zurück

Tab. 4.1 Entwicklungsstadien der Brust und regulierende Faktoren. **Aus:** Neville, M.C., *Pediatr Clin North Am* 2001;48:13–34. ??? = zusätzliche Faktoren unbekannt; FIL = Feedback Inhibitor of Lactation; GH = Wachstumshormon; HCF = Hyperglycemic-Glycogenolytic Factor; HER = Heregulin; hPL = Human Placental Lactogen (Humanes Plazenta Laktogen); IGF = Insulin-like Growth Factor (insulinähnliche Wachstumsfaktoren); PRL = Prolaktin; TDLU = Terminal Duct Lobular Unit (Milchgangsendstruktur), TGF = Transforming Growth Factor (zu den Zytokinen zählender Wachstumsfaktor).

	Oxytocin	Prolaktin
Funktion	Wesentlich für die Milchausschüttung	Wesentlich für die Milchbildung
Abgesondert von	Hypophysenhinterlappen	Hypophysenvorderlappen
Freisetzung stimuliert von	Hypothalamus	Hypothalamus
Freisetzung ausgelöst durch	(1) Kann durch visuelle oder auditive Stimuli ausgelöst werden, aber am stärksten durch saugen; nachdem sich die Stillbeziehung eingespielt hat, erfolgt die Freigabe innerhalb von Minuten nach Saugbeginn; Freigabe setzt sich spurtartig fort (2) Visuelle oder auditive Stimuli lösen die Freigabe ebenfalls aus, aber nicht so stark wie das Saugen	(1) Ausstoßen der Plazenta, was den Prolactin Inhibiting Factor (PIF) wegfallen lässt; fördert niedrige Östrogen- und hohe Prolaktinspiegel (2) Nur taktile Stimuli (Saugen an der Brust) lösen die Freigabe aus; Saugen bewirkt eine anhaltende Stimulation für die Prolaktinfreigabe
Beziehung zur Milchmenge	Oxytocinspiegel hat keine Beziehung zu Milchmenge bei einer bestimmten Stillmahlzeit	Der Basiswert hat wahrscheinlich keinen Einfluss auf die Milchmenge; Stimulation beider Brüste erhöht den Prolaktinspiegel um etwa 30 %, dabei wird mehr Milch gebildet
Klinische Auswirkungen	Peak und Plateau etwa alle 6–10 Minuten während einer Stillmahlzeit; Durchschnittlich enthält die Hypophyse 1000 mU Oxytocin, nur etwa 0,5 mU sind erforderlich für den Milchspendereflex	Der Basiswert steigt während des Schlafs der Mutter an; das korreliert damit, dass der Säugling morgens am meisten trinkt

Tab. 4.2 Vergleich von Oxytocin und Prolaktin. Abgewandelt nach Biancuzzo, M. Breastfeeding the healthy newborn: a nursing perspective White Plains, NY: March of Dimes Foundation 1994.

Brüsten kommt es zu etwa vier bis zehn Kontraktionen über einen Zeitraum von zehn Minuten und jede Kontraktion dauert etwa eine Minute.[8] Mütter können mehr als einen „Let-down" während einer Stillmahlzeit haben. Die Konzentrationen verursachen bei der Mutter ein Gefühl, dass diese als „prickelnd" oder „sinnlich" beschreiben. Anscheinend variiert die Intensität dieses Gefühls von Frau zu Frau und von Tag zu Tag, so wie auch die Wehen oder ein Orgasmus unterschiedlich wahrgenommen werden.

Ähnlich wie an anderen Körperstellen gibt es eine äußere *Stimulation* für einen *Rezeptor*, der einen Reflex auslöst – eine vorhersagbare Reaktion auf einen Stimulus. In diesem Fall gibt es einen *Stimulus* (normalerweise das Saugen) an den empfindlichen Nervenenden in der Mamille und der Areola (*Rezeptoren*).

Afferente Neuronen, die Botschaften (Reize) zum Gehirn und zum Rückenmark leiten, bewegen sich entlang von Leitungsbahnen, die in erster Linie *neurologisch* kontrolliert werden. Nervenimpulse laufen zum Rückenmark, dann zum Mittelhirn und schließlich zum Hypothalamus im Gehirn der Mutter. Die im Gehirn ankommende Botschaft (Reiz) stimuliert die Freisetzung von Oxytocin aus dem Hypophysenhinterlappen. Efferente Neuronen, die Botschaften vom Gehirn weg leiten, bewegen sich auf überwiegend *hormonell* gesteuerten Wegen. Sobald der Reflexbogen vollständig ist, kommt es zu Wirkungen an dem Effektor (einem Muskel oder einer Drüse)

4.2 Hormonelle Steuerung der Laktation

(☞ Abb. 4.1). Das Oxytocin stimuliert die Myoepithelialzellen (Muskelzellen), die die Alveolen (milchbildende Zellen) umgeben. Ziehen sich die Myoepithelialzellen zusammen, wird die Milch in das Milchgangsystem gepresst, nach vorne in die Sinus (Milchseen) getrieben und kommt schließlich aus der Mamille heraus.

Der Oxytocinspiegel steigt, verglichen mit dem Wert von 15 Minuten vor der Geburt, während der ersten 45 Minuten nach der Geburt deutlich an.[9] Bei stillenden Frauen verläuft die Freisetzung des Oxytocins variabel und rhythmisch und kann bereits vor dem Anlegen einsetzen.[10] Sensorische Stimuli, zum Beispiel der Anblick des Säuglings und sein Weinen, können den Let-down-Reflex auslösen. Dennoch ist der stärkste Stimulus für das Auslösen des Milchspendereflexes das Saugen. Neuere, noch unveröffentlichte Forschungsarbeiten aus Schweden legen zudem den Schluss nahe, dass die Dehnung und Verlängerung der Mamille während des Anlegens den Reflex auslöst. Das impliziert, dass dem korrekten Anlegen und Ansaugen deshalb höchste Bedeutung zukommt.

Physiologische, psychologische und stoffliche Stimuli sowie pharmakologische Hemmer können die Freisetzung des Oxytocins beeinflussen. Obwohl das Saugen den Oxytocinspiegel der Mutter, die unter der Geburt keine Medikamente und kein Naloxon erhalten hat, deutlich erhöht, kommt es bei Frauen, denen vor dem Anlegen Morphine verabreicht wurden, nicht zu einem deutlichen Anstieg des Oxytocinspiegels.[11]

Der häufigste physiologische Reiz zur Hemmung der Milchbildung ist Eis. Eis wird oftmals empfohlen, um die Mamillen aufzurichten, so dass das Kind sie besser erfassen kann. Doch das Eis behindert den Milchspendereflex. Kalte Temperaturen verringern den Durchmesser der beteiligten Blutgefäße, was zu verringerter Durchblutung führt. Durch die schlechtere Durchblutung ist vor Ort weniger Oxytocin vorhanden und der Milchspendereflex setzt nicht ein. (Nach dem Stillen kann Eis zur Linderung eingesetzt werden, aber vor dem Stillen sollte niemals Eis auf die Mamillen verwendet werden.) Einige, ursprünglich von Newton 1948[12] identifizierte, psychologische Reize wie Stress oder Schmerz verringern die

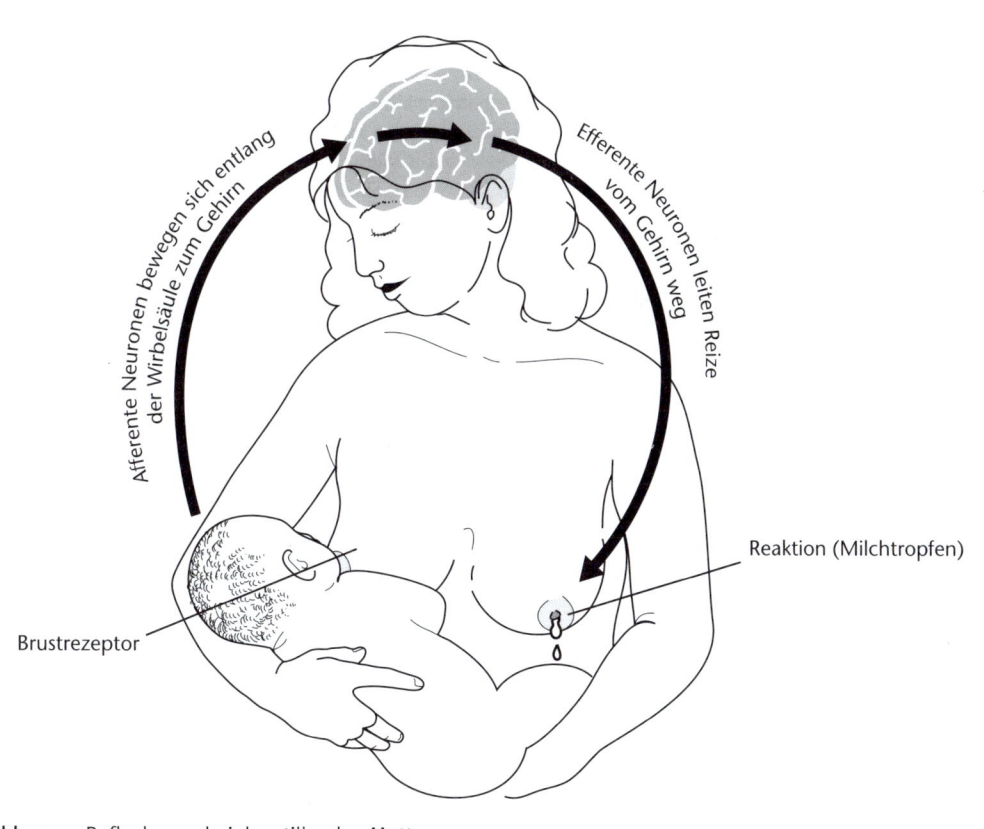

Abb. 4.1 Reflexbogen bei der stillenden Mutter.

freigesetzte Milch. Sie konnten zwar das Ergebnis sehen, waren aber nicht in der Lage, die physiologischen Grundlagen dazu zu erklären. Erst kürzlich erklärten Ueda und Kollegen das von Newton und Newton beobachtete Phänomen. Sie zeigten, dass die Frequenz der rhythmischen Freisetzung von Oxytocin bei Frauen, die irritierenden Reizen ausgesetzt waren, deutlich niedriger war als bei Frauen, die solchen Reizen nicht ausgesetzt waren.[13] Demgegenüber kann Entspannung der Mutter helfen, den Milchspendereflex auszulösen.

Müdigkeit wird häufig als Hemmschuh für die Milchbildung aufgeführt, doch es gibt keinen wissenschaftlichen Beweis für diese Vorstellung. Warum Müdigkeit sich hemmend auf den Milchspendereflex auswirkt oder auswirken könnte, ist nicht vollständig geklärt. Der Hypothalamus ist jedoch die Hauptschaltstation zwischen Gefühlen und veränderten Körperfunktionen, was bedeutet, dass der Hypothalamus psychosomatische Erscheinungen steuert. Außerdem spielt der Hypothalamus eine wichtige Rolle, wenn es um die Aufrechterhaltung des Wachzustandes geht. Geht man von diesen Fakten aus, so ist es nicht erstaunlich, dass die Freisetzung von Oxytocin im Gehirn irgendwie behindert wird, wenn die Frau müde ist.

4.2.2 Prolaktin

Vielleicht kann Prolaktin als das „Hormon der starken Empfindungen" beschrieben werden. Prolaktin (*pro* bedeutet „für" und *laktin* „Milch") kann der Frau helfen, sich entspannt oder sogar euphorisch zu fühlen. Der Prolaktinspiegel steigt während der Schwangerschaft an und fällt vor der Geburt für kurze Zeit ab. Wenige Stunden nach der Geburt oder sobald das Neugeborene angelegt wurde, steigt der Prolaktinwert wieder an.

Die Serumprolaktinspiegel werden durch das Saugen und die Dauer der Stillzeit beeinflusst. Unabhängig davon wie alt das Kind ist, verdoppeln sich die Basisprolaktinwerte, sobald das Kind an der Brust saugt.[14] Allerdings sinken die Basisprolaktinwerte im Verlauf der Stillzeit während der ersten sechs Monate und wahrscheinlich auch darüber hinaus ab, bis das Kind endgültig abgestillt ist.[14] Während der ersten zehn Lebenstage liegen die Basisprolaktinwerte etwa bei 200 ng/ml und steigen auf 400 ng/ml an, sobald das Kind angelegt ist. In der Zeit zwischen dem 10. und 90. Tag post partum beträgt der Basiswert etwa 60 bis 110 ng/ml und steigt auf 70 bis 220 ng/ml, zwischen 90 und 180 Tagen post partum bewegen sich die Basiswerte um 50 ng/ml und steigen auf 100 ng/ml, ab 180 Tagen bis einem Jahr nach der Geburt liegen die Basiswerte bei 30 bis 40 ng/ml und erhöhen sich beim Stillen auf 45 bis 80 ng/ml.[14]

Das Saugen, nicht die bloße Anwesenheit eines Kindes, verursacht die höheren Prolaktinwerte und während einer Stillmahlzeit verdoppeln sich die Prolaktinwerte im Allgemeinen so, wie es in Abb. 4.2 dargestellt ist. Die Prolaktinausschüttung kann durch den Prolactin-Inhibiting-Faktor (PIF) blockiert werden. Physiologische Reize und pharmakologische Prolaktinhemmer können die Ausschüttung von Prolaktin beeinflussen (☞ Kasten 4.1).[1]

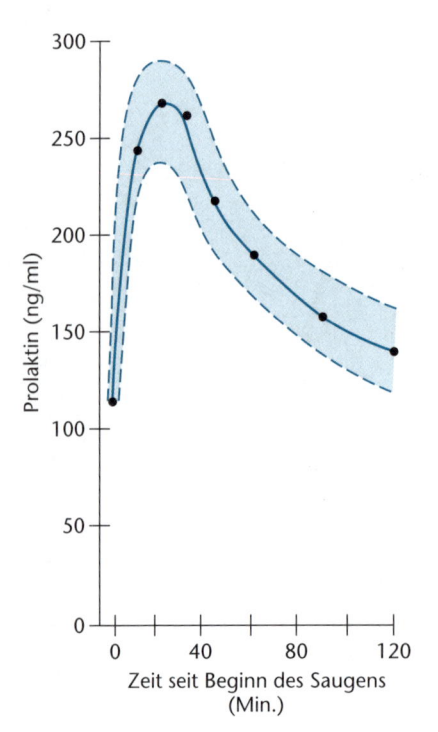

Abb. 4.2 Auswirkungen des Saugens (schraffierter Bereich) auf das Serumprolaktin. Durchschnittliche Werte von 20 stillenden Frauen während einer zehnminütigen Stillphase am 5. und 6. Tag post partum. [F153]

4.1 Faktoren, die die Prolaktinausschüttung beim Menschen beeinflussen

Physiologische Stimuli
Stillen bei Frauen nach der Geburt – Stimulation der Brust
Schlaf

Stress
Geschlechtsverkehr
Schwangerschaft
Pharmakologische Stimuli
Neuroleptika
TSH
Metoclopramid
Östrogene
Hypoglykämie
Phenothiazine, Butyrophenone
Norepinephrine (Noradrenalin)
Histamine
Acetylcholine
Pharmakologische Prolaktinhemmer
L-Dopa
Ergotamine
Clomiphencitrat
Große Mengen von Pyridoxin
Monoamine Oxidase-Hemmer
Prostaglandine E und F$_{2\alpha}$

Aus: Lawrence, R.A.; Lawrence, R.M.: Breastfeeding: a guide for the medical profession, 5th ed. St. Louis: Mosby; 1999.

4.3 Struktur der Brustdrüse (Brust)

Die Brüste – paarige Brustdrüsen – sind exokrine Drüsen mit einem System von Gängen, das eine Sekretion nach außen zur Oberfläche des Organs möglich macht.[1] Die Drüsen sind in der darüber liegenden Haut und durch die Cooper-Ligamente mit den Brustmuskeln verankert (☞ Abb. 4.3). Die drei Hauptstrukturen sind die Haut, das Unterhautfettgewebe und der Brustkörper.

4.3.1 Haut

Äußerlich sichtbar sind die Haut, die Mamille und die Areola. (In Kapitel 12 wird beschrieben, auf was bei der Untersuchung der äußerlichen Anatomie der Brust geachtet werden muss.) Die Areola oder der Mamillenhof ist ein pigmentierter Bereich, der die Mamille umgibt. In der Areola befinden sich die Montgomery-Drüsen, die als Erhebungen sichtbar sind. Dabei handelt es sich um Talgdrüsen, die Sekrete zum Schutz von Areola und Mamille absondern.

Die Mamille springt deutlich herausragend aus der Mitte der Areola hervor. Da es sich bei der Brust um eine exokrine Drüse handelt, ist die Mamille die Öffnung, durch die die Milch abgesondert wird. Die Mamille enthält glatte Muskelfasern und empfindsame Nervenenden, durch die sie sich bei Stimulation aufrichtet.

4.3.2 Unterhautgewebe

Die Drüse und auch das Fett- und Bindegewebe sind im Unterhautgewebe eingebettet. Die Größe der Brust ergibt sich aus der Menge an Fett- und Bindegewebe und nicht aus dem Drüsengewebe. Daher hat die Brustgröße keinen Einfluss auf die Funktionsfähigkeit dieses Organs.

4.3.3 Brustkörper (Corpus Mammae)

Der Corpus Mammae – abgeleitet von den lateinischen Worten *corpus* für Körper und *mamma* für Brust – ist das Drüsenorgan. Wie die meisten Organe besteht auch die Brust aus zwei Teilen: dem Drüsengewebe (Parenchym) und dem Stützgewebe (Stroma).

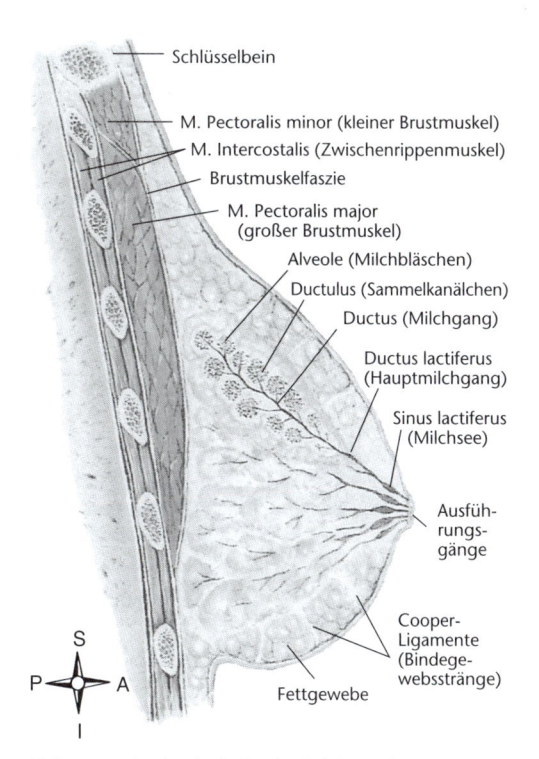

Abb. 4.3 Sagittalschnitt der laktierenden Brust. [E178]

Drüsengewebe (Parenchym)

Das Parenchym der Brust besteht aus den lobulären, duktalen und alveolaren Strukturen. Die Brust hat 15 bis 25 Loben (Einzahl: Lobus). Wie die Loben in anderen Körperteilen ist jeder Lobus von den benachbarten Loben getrennt. In der Brust sind die Loben durch Bindegewebe voneinander getrennt. Der Gang von einem Lobus führt zur Mamille. Die Loben sind unterteilt in Lobuli (in jeder Brust etwa 20 bis 40) und jeder Lobulus besteht wiederum aus 10 bis 100 Alveolen. In Abb. 4.4 ist das duktale System innerhalb der Brustdrüse dargestellt.

Die Alveole (Mehrzahl: Alveolen) ist die kleinste Funktionseinheit in der Brustdrüse. Abb. 4.5 zeigt die beiden Zelltypen in den Alveolen: die sekretorischen Epithelialzellen (1), die Fett und Eiweiß zu Milch umwandeln, und die Myoepithelialzellen (2), die die sekretorischen Epithelialzellen umgeben und für das Herauspressen der Milch verantwortlich sind. Die Myoepithelialzellen (*myo* bedeutet „Muskel") können sich entweder im Ruhezustand befinden oder kontrahiert sein. Ziehen sich diese Myoepithelialzellen zusammen, wird die Milch in das duktale System gepresst.

Die Milch fließt durch ein in das Binde- und Fettgewebe eingebettetes duktales System. Das duktale System ähnelt einem Baum mit größeren „Ästen" und kleineren „Zweigen". Die Duktuli (Sammelkanälchen) entleeren sich in Milchgänge (Duktus), die sich wiederum in die Milchseen (Sinus) ergießen, so dass die Milch schließlich durch die Mamille nach außen gelangt.

Stroma (Stützgewebe)

Das Stroma beinhaltet das Bindegewebe, Fettgewebe, Adern, Nerven und Lymphgefäße. Das duktale System der Brust ist innerhalb des Binde- und Fettgewebes angesiedelt.

Bindegewebe

Haltebänder (Cooper-Ligamente) helfen beim Abstützen des Brust- und Bindegewebes und verankern diese mit den hinter der Brust befindlichen Brustmuskeln.

Adern

Die laktierende Brust ist ein stark von Gefäßen durchzogenes Organ. Es erstaunt nicht, dass die innere Brustarterie und die seitliche Thoraxarterie den überwiegenden Teil der Blutversorgung der Brust übernehmen. Weitere Arterien und Venen sind ebenfalls am Kreislauf der Brust beteiligt.

Nerven

Die Nervenversorgung der Brust erfolgt in erster Linie durch Abzweigungen des vierten, fünften und sechsten intercostalen Nervs. Die Verzweigungen verlaufen von innen nach außen, so dass der Brustkörper weniger innerviert ist als die

Abb. 4.4 Lobus (Drüsenlappen) der Brust mit vergrößerter Ansicht der Alveolen.

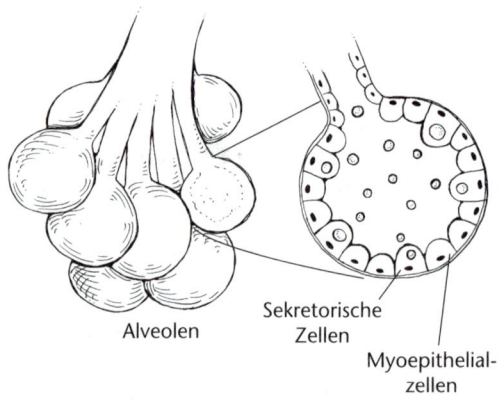

Abb. 4.5 Alveolen mit Myoepithelialzellen und sekretorischen Zellen.

4.3 Struktur der Brustdrüse (Brust)

Areola oder die Mamille. Der Bereich von Mamille und Areola wird durch den seitlichen Hauptast des vierten intercostalen Nervs versorgt. In der Mamille befinden sich glatte Muskelfasern, vielfache empfindliche Nervenenden und sie wird stark durchblutet. Die Nervenenden in der Mamille reagieren auf *Schmerz* und *Druck*. Bei Stimulation senden die Nervenenden über das Rückenmark eine Botschaft an das Gehirn. Daraufhin löst die Hypophyse die Ausschüttung von Oxytocin und Prolaktin aus und die Mamille richtet sich auf. Die Nervenenden in der Areola reagieren auf *Druck* und *Saugen*. Dies ist in Hinblick auf das Stillmanagement sinnvoll, denn der Säugling sollte in erster Linie die Areola erfassen und stimulieren und nicht an der Mamille saugen (☞ Kapitel 7).

Lymphgefäße

Die Lymphgefäße transportieren die Lymphe, eine Flüssigkeit, die aus Blut und Körperflüssigkeit besteht. Die Lymphe wird aus der Brustdrüse und dem umgebenden Gewebe durch zwei Lymphbahnsysteme abgeleitet. Das eine beginnt in der Haut über der Brust und entleert diesen Bereich mit Ausnahme von Areola und Mamille. Das andere ist für die Ableitung aus dem Brustkörper und der Haut der Areola und der Mamille zuständig. Das Lymphsystem in der Brust ist weitestgehend unabhängig von der Laktation, allerdings sammelt sich Lymphflüssigkeit beim initialen Milcheinschuss an, was zu einer sichtbaren Schwellung beiträgt.

> **4.2 Definitionen der Stadien der Laktation beim Menschen**
>
> Embryogenese: Entwicklung der Brustknospen beim Embryo
> Pubertäre Entwicklung: Wachstum der Milchgänge bei der Heranwachsenden
> Laktogenese: Entwicklungsprozess der Brustdrüse, der zur Fähigkeit zur Absonderung von Milch bei der Frau in der Schwangerschaft und nach der Geburt führt
> Laktation: Prozess der Milchbildung
> Involution: Rückbildungsprozess, wenn die regelmäßige Entleerung von Milch aus der Brustdrüse aufhört oder, beim Menschen, wenn das Prolaktin absinkt
> Quelle: Neville, M.C.: *Pediatr Clin North Am* 2001; 48: 13–34.

4.3.4 Stadien der Brustentwicklung

Es gibt fünf Stadien der Brustentwicklung: (1) die Embryogenese, (2) die Entwicklung in der Pubertät, (3) die Laktogenese, (4) die Laktation und schließlich (5) die Involution (☞ Kasten 4.2). Die Embryogenese und die pubertäre Entwicklung werden manchmal unter dem Begriff Mammogenese zusammengefasst. Mammogenese bedeutet schlicht Wachstum der Brustdrüse.

Embryogenese

Eine zwiebelförmige epitheliale Brustknospe ist etwa ab der 18. bis 19. Schwangerschaftswoche beim heranwachsenden Fötus vorhanden. Diese Knospe erstreckt sich etwas in das Fettpolster der Brust, aber die Gänge enden blind. (Die Erweiterung der Gänge erfolgt in der Pubertät.) Die für dieses Wachstum verantwortlichen Hormone konnten bisher noch nicht identifiziert werden. Nach der Geburt trinkt das Neugeborene die Milch der Mutter (die Hormone enthält) und

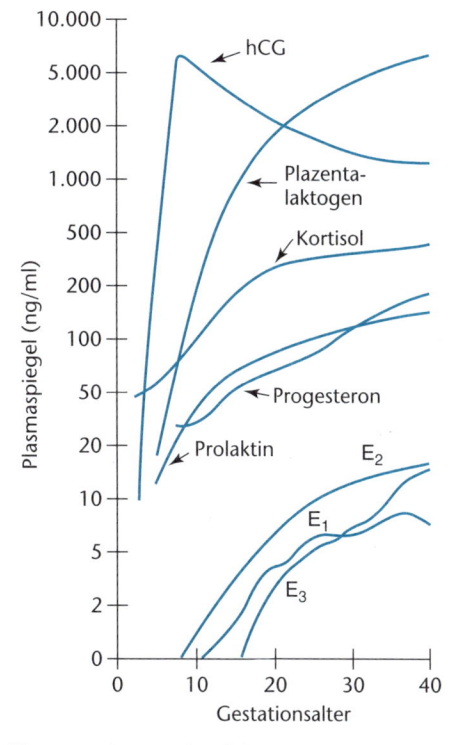

Abb. 4.6 Plasmaspiegel der Hormone während der Schwangerschaft. [F153-001]

kann sogar eine geringe Menge Milch aus seiner Brustwarze absondern. Nach der Geburt wachsen die kleinen verzweigten Gänge mit dem Kind mit.[3]

Pubertäre Entwicklung

Die pubertäre Entwicklung der Brust beginnt vor dem Einsetzen der Menstruation und geht danach noch weiter. In der frühen Pubertät, vor dem Einsetzen der Menstruation, erfolgt die hormonelle Regulation in erster Linie durch Östrogen und Wachstumshormone und die undifferenzierten Gänge wachsen durch das Fettgewebe.[3] Später, mit dem Einsetzen der Menstruation und den Ovulationszyklen, scheint das während der Lutealphase eines jeden Ovulationszyklus vorhandene Progesteron die Entwicklung der Alveolen und Lobuli voranzutreiben. Östrogen, Progesteron und möglicherweise Prolaktin sind die wichtigsten Hormone für das Wachstum der Milchgänge. Die im Innern der Brustdrüse ablaufende Entwicklung wird äußerlich durch die Vergrößerung der Brust sichtbar. Die Brust ist jedoch solange nicht voll entwickelt, bis sie zum ersten Mal Milch gebildet hat.

4.3 Beschreibung der Absonderungen aus der Brust während der Laktogenese und Laktationsperiode

Kolostrum, die erste „Milch", ist eine dicke Substanz, die aufgrund ihres Karotingehaltes gelblich erscheint. Im Spätstadium der Schwangerschaft befindet sich Kolostrum in den Milchgängen und wird in den allerersten Tagen nach der Geburt abgesondert. Kolostrum ist für das Neugeborene besonders wichtig. Es ist reich an Immunglobulinen und wirkt anregend auf die Darmtätigkeit, so dass es die Ausscheidung des Mekoniums erleichtert. Verglichen mit reifer Muttermilch enthält Kolostrum mehr Eiweiß und weniger Fett und Kohlenhydrate. Kolostrum hat einen niedrigeren Energiegehalt als reife Muttermilch und enthält etwa 67 kcal/100 ml, während reife Muttermilch etwa 75 kcal/100 ml enthält.[15]

Transitorische Milch (Übergangsmilch) wird in der frühen Nachgeburtsperiode gebildet, wenn das Kolostrum zurückgeht und sich die reife Muttermilch entwickelt.

Reife Muttermilch wird nach der Laktogenese II gebildet. Ihr Energiegehalt unterscheidet sich ebenso von dem des Kolostrums, wie auch das Verhältnis vieler Nährstoffe zueinander anders ist als beim Kolostrum.

Vordermilch ist die Milch, die zwischen den Stillmahlzeiten gebildet und in der Brust gespeichert wird. Sie wird zu Beginn des nächsten Stillens freigegeben und gleicht mit ihrem charakteristischen blauen Schimmer dem Aussehen von entrahmter Milch.

Hintermilch wird während und gegen Ende der Stillmahlzeit gebildet und gleicht eher fetter Sahne.

Quelle: Lawrence, R.A.; Lawrence, R.M.: Breastfeeding: a guide for the medical profession, 5th ed. St. Louis: Mosby; 1999.

Laktogenese

Unter der *Laktogenese* wird der „Prozess, durch den die Brustdrüse die Fähigkeit zur Milchbildung erlangt" verstanden.[3] Die Laktogenese wird in zwei Stadien unterteilt, die *Laktogenese I* und die *Laktogenese II*. Tiefgreifende hormonelle Veränderungen bereiten die Brust in der Schwangerschaft auf die Milchbildung vor (☞ Abb. 4.6). Luteale und plazentare Hormone sind verantwortlich für die deutlich stärkere Aussprossung der Gänge, die Verzweigung und die lobuläre Ausbildung.[1] Außerdem tragen zu diesem Wachstum das Plazentalaktogen, Prolaktin und chorionales Gonatropin bei.[1] Die abschließenden Stadien des Brustwachstums und der Ausdifferenzierung werden hauptsächlich durch das Progesteron erreicht, doch auch Prolaktin oder humanes Plazentalaktogen mögen dabei eine Rolle spielen. Der hohe mütterliche Progesteronspiegel verhindert, dass Milch abgesondert wird.

Die Laktogenese I beginnt etwa in der Mitte der Schwangerschaft.[3] Unter dem Einfluss der Hormone kommt es zu einer Proliferation der duktalen und lobulären Strukturen. In Hinblick auf ihre Funktion erlangt die Drüse die Fähigkeit zur Sekretion, sondert aber nur eine dem Kolostrum ähnliche Substanz ab. Die Drüse ist also prinzipiell dazu in der Lage, Milch zu bilden, tut dies aber nicht, da die Schwangerschaftshormone die Milchbildung unterdrücken.

Bei der Geburt und auch schon vor der Geburt bilden Mütter Kolostrum. Danach kommt es zur Absonderung der transitorischen Milch. Diese Absonderung wird üblicherweise als Grundlage für die Bestimmung des Zeitraumes der Laktogenese I herangezogen. Doch Neville und seine Kollegen weisen darauf hin, dass die Begriffe Kolos-

4.3 Struktur der Brustdrüse (Brust)

trum und *transitorische Milch* „keine klare zeitliche Veränderung der Milchzusammensetzung definieren und daher keine nützliche Unterscheidung darstellen" (☞ Kasten 4.3). „Die Veränderungen der Milchzusammensetzung in der Postpartum-Periode sollten eher als Teil eines Kontinuums betrachtet werden, mit raschen Veränderungen in den ersten vier Tagen nach der Geburt, denen während der gesamten Stillzeit langsamere Veränderungen der einzelnen Komponenten der Milch folgen."[15] Neville setzt einen Anfangszeitpunkt der Laktogenese I fest, definiert aber kein festes zeitliches Ende. Ebenso wenig bestimmt er Beginn und Ende der Laktogenese II.

Die Laktogenese II ist „das Einsetzen der reichlichen Milchbildung und tritt während der ersten vier Tag post partum auf".[3] Das Einsetzen der reichlichen Milchbildung kann den dramatischen Veränderungen nach der Ausstoßung der Plazenta zugerechnet werden. In den ersten vier Tagen nach der Geburt fällt der *Progesteronspiegel* steil ab, erreicht aber für einige Tage nicht den Wert von nicht schwangeren Frauen. Der *Prolaktinspiegel* bleibt hoch. Die Werte von Estradiol (dem am stärksten wirkenden natürlichen Östrogen), Progesteron und Prolaktin werden in Abb. 4.7[18] dargestellt. Dieser Zustand wird meist als *Milcheinschuss* bezeichnet. Die Mutter bemerkt den Milcheinschuss meist an der reichlichen Milchmenge. Bei der Laktogenese II kommt es zu einer deutlichen Veränderung der Milchmenge und der Zusammensetzung der Milch.

Technisch gesehen können sich die gemessene mütterliche Milchmenge (damit ist die gebildete und zur Verfügung stehende Milchmenge gemeint) und die vom Kind getrunkene Menge (also die Menge, die tatsächlich aufgenommen wird) voneinander unterscheiden. Doch in den Studien, in denen die Milchmenge gemessen wurde, wurde die vom Kind aufgenommene Milchmenge durch Testwiegen vor und nach dem Anlegen bestimmt.[19–21] Neville und Kollegen zeigten, dass die vom Neugeborenen aufgenommene Milchmenge etwa 36 Stunden nach der Geburt sehr deutlich ansteigt, und dieser Anstieg setzt sich etwa 48 Stunden lang so fort.[19] Die Steigerung der Milchmenge von Null auf etwa 200 ml 48 Stunden post partum wird in Abbildung 4.8 dargestellt.

Wie bereits erwähnt, verändert sich auch die Zusammensetzung der Milch während der Laktogenese. Neville und Kollegen beschreiben eine Abfolge von drei deutlichen Veränderungen in der Milchzusammensetzung während der Laktogenese.[17] Unmittelbar nach der Geburt nehmen die Gehalte an Natrium und Chlorid ab, während der Laktosegehalt ansteigt. Wie in Abbildung 4.9[22] gezeigt, ist diese Veränderung innerhalb von 72 Stunden abgeschlossen. Etwa 24 Stunden nach diesen Veränderungen wird die Milchmenge überreichlich.

Dann erhöhen sich die Gehalte von zwei wichtigen Eiweißen, dem sekretorischen Immunglobulin A und dem Laktoferrin[23] und bleiben für etwa 48 Stunden nach der Geburt erhöht. Nach

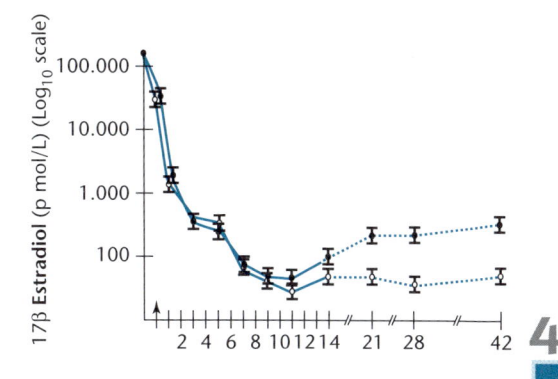

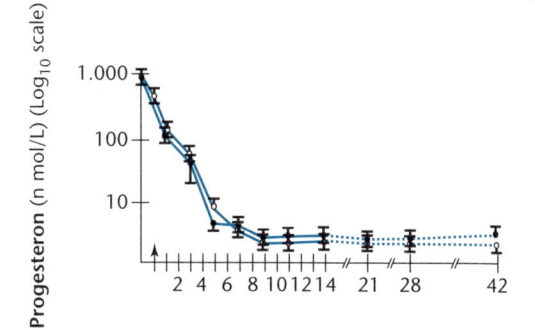

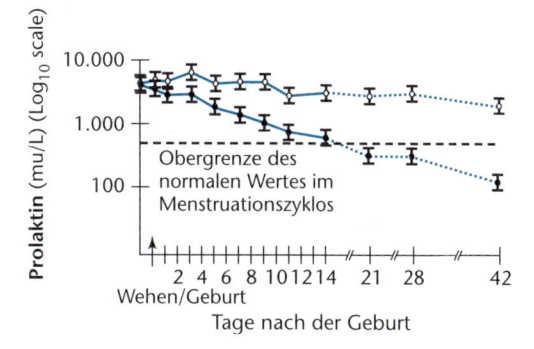

Abb. 4.7 Mütterliche Hormonspiegel nach der Geburt bei stillenden und nicht stillenden Frauen. Stillende Frauen (offene Kreise) und nicht stillende Frauen (ausgefüllte Kreise); $p < 0{,}01$. [F155]

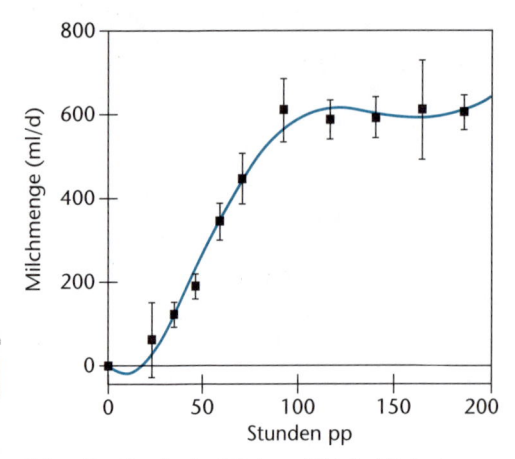

Abb. 4.8 Durchschnittliche gebildete Milchmenge von voll stillenden Amerikanerinnen während der ersten Woche post partum. [E172]

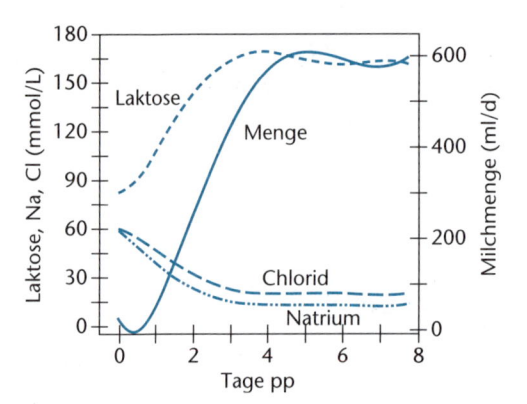

Abb. 4.9 Zeitlicher Ablauf der Veränderungen des Gehaltes an Laktose, Chlorid (Cl) und Natrium (Na) in der Muttermilch während der ersten Woche post partum. [F156]

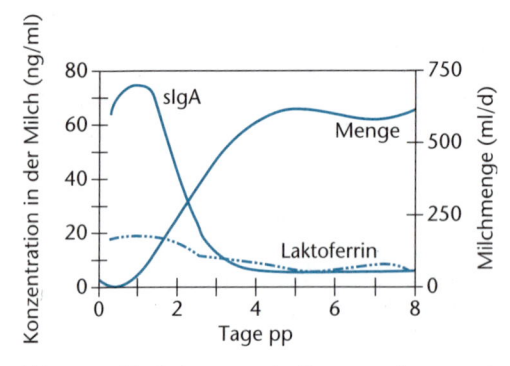

Abb. 4.10 Veränderungen der Konzentration von sekretorischem Immunglobulin A (sIgA) und Laktoferrin während des Einsetzens der Laktation bei Frauen. Bei beiden Substanzen erhöht sich die Ausschüttung während der ersten zwei Tage post partum. [F156]

dem zweiten Tag post partum fallen die Konzentrationen dieser Eiweiße drastisch ab, da sich die Milchmenge deutlich erhöht und sich die Eiweißgehalte durch die größere Milchmenge verdünnen (☞ Abb. 4.10). Schließlich verzehnfacht sich die Milchmenge bis etwa 36 Stunden nach der Geburt (☞ Abb. 4.9 und 4.10). In Zahlen ausgedrückt bedeutet dies, dass die Milchmenge einer Frau sich von etwa 50 ml/Tag in den ersten 36 Stunden auf etwa 500 bis 600 ml in den nächsten 36 Stunden erhöht (☞ Abb. 4.10). (Neville weist darauf hin, dass die wenigen Studien, die sich mit der Milchmenge und -zusammensetzung in dieser Zeit beschäftigen, alle an weißen Frauen der Mittelklasse durchgeführt wurden.)

Die Laktogenese kann sich manchmal verzögern. Gründe für eine solche Verzögerung können Plazentareste in der Gebärmutter,[24] ein Kaiserschnitt,[25] Diabetes[19, 20, 26] und eine verlängerte Austreibungsperiode sein. Außerdem können verschiedene demographische Faktoren und die Verabreichung von künstlicher Säuglingsnahrung Einfluss auf ein verspätetes Einsetzen der Laktogenese haben.[27]

Laktation

Unter der *Laktation* wird der „Prozess der Milchabsonderung verstanden, der so lange andauert, wie regelmäßig Milch aus der (Brust)Drüse entleert wird".[3] Hat sich die Laktation eingespielt, wird sie in erster Linie durch die beiden Hormone Prolaktin und Oxytocin geregelt, die als Reaktion auf das Saugen ausgeschüttet werden (☞ Abb. 4.11).

Zusätzlich zu dieser systemischen, hormonellen Steuerung der Milchbildung scheint es jedoch auch eine lokale Regulierung durch das Entleeren der Milch zu geben. Diese Regulation wird manchmal *autokrine Steuerung der Milchbildung* genannt.[28] In Kapitel 7 wird ausführlicher besprochen, wie das Saugen des Babys und die Entleerung der Milch die Laktation steuern.

Frauen bilden erstaunlich ähnliche Milchmengen, wobei diese Milchmenge allerdings im Verlauf der Stillzeit deutlich variiert. Amerikanische Mütter bilden in den ersten zwei Wochen nach der Geburt etwa 500 bis 600 ml Milch pro Tag und danach bis etwa zum Alter von sechs Monaten zwischen 700 und 800 ml täglich.[7, 29, 30] In den USA erhalten Säuglinge oft nach vier bis sechs Monaten feste Kost und die Milchmenge geht zurück. Die durchschnittlich gebildete Milchmenge beträgt 769 g/Tag mit sechs Monaten, 637 g/Tag

4.3 Struktur der Brustdrüse (Brust)

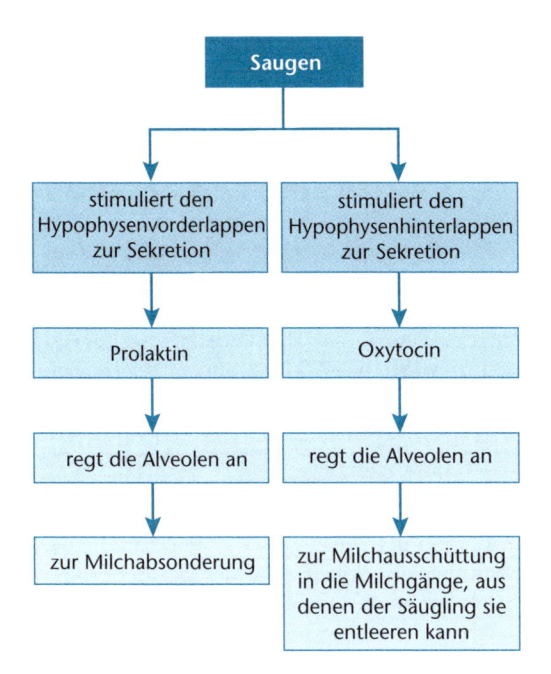

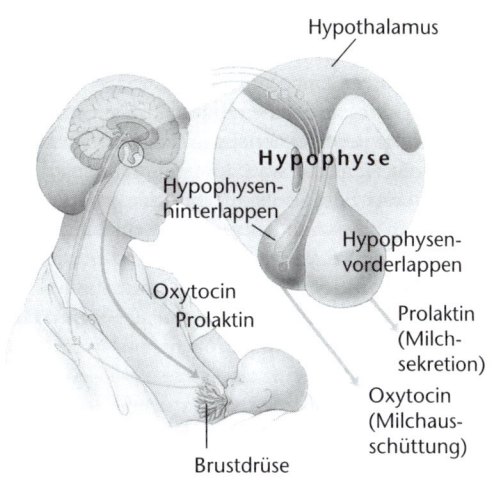

Abb. 4.11 Laktation. Die Illustration und das begleitende Flussdiagramm fassen die Mechanismen zusammen, die die Bildung und Ausschüttung der Milch kontrollieren. [E178]

mit neun Monaten und 445 g/Tag mit 12 Monaten.[31]

Das Alter der Mutter scheint wenig bis gar keine Auswirkung auf die Milchmenge zu haben. Trotz der früher geäußerten Bedenken wegen einer „Atrophie aufgrund mangelndem Gebrauch" nach dem 24. Lebensjahr, haben Studien keinen Zusammenhang zwischen der konsumierten Milchmenge und dem fortschreitenden Alter der Mutter gefunden.[32] Auf der anderen Seite scheinen auch jugendliche Mütter im Teenageralter ausreichend Milch für die Ernährung ihrer Säuglinge zu bilden.[33]

Bis vor kurzem wurde angenommen, dass die Parität keinen Einfluss auf die Milchmenge habe, dies scheint aber doch der Fall zu sein. Frühere Untersuchungen weisen darauf hin, dass Multipara am vierten Tag post partum eine größere Milchmenge bilden[34] und der wesentlichste Einflussfaktor eine Woche post partum war die Tatsache, ob es sich um eine Primapara oder Multipara handelte.[35] Sobald die Milchbildung jedoch gut etabliert war, konnte bei gut ernährten Frauen zwischen Primapara und Multipara kein Unterschied in der Milchmenge mehr festgestellt werden.[30, 36, 37]

Die Milchmenge ist tageszeitenabhängig. Morgens wird am meisten Milch gebildet und die Höchstmengen werden zwischen 8.00 und 12.00 Uhr mittags gebildet[38] und es kann erhebliche Mengenunterschiede zwischen beiden Brüsten geben.[39] Auch andere Faktoren wie der Gesundheitszustand der Mutter und ihre Lebensgewohnheiten – insbesondere das Rauchen – haben ebenfalls Einfluss auf die Milchbildung (☞ Kapitel 7).

Die meisten Menschen denken bei der Laktation an einen Vorgang, der sich nur in der Brust abspielt und ausschließlich die Milch betrifft, doch tatsächlich sind verschiedene Organe an dem Prozess der Milchbildung beteiligt, am meisten die Hirnanhangsdrüse, und die Laktation beeinflusst das gesamte Befinden der Frau, einschließlich ihrer Fruchtbarkeit und ihres Verhaltens.

Newton und Newton drücken es so aus: „Lange bevor es die Vorstellung von „Pflicht" und „Verpflichtung" gab, hing das Überleben der menschlichen Rasse davon ab, welche Befriedigung die beiden freiwilligen Akte der Fortpflanzung verschafften – Koitus und Stillen. Beide mussten so angenehm sein, dass sicher war, dass sie häufig ausgeübt wurden."[40] Viele der physischen und psychologischen Reaktionen beim Stillen treten auch beim Koitus auf.[40] Auch gibt es zahlreiche Gemeinsamkeiten zwischen den bei sexueller Aktivität erlebten physischen und psychologischen Reaktionen und denen, die beim Geburtsakt auftreten.[41] Diese Reaktionen lassen sich damit erklären, dass die gleichen Hormone – einschließlich Östrogen, Progesteron, Oxytocin und Prolaktin – eine Rolle spielen für den Menstruationszyklus, den Geschlechtsverkehr, Schwangerschaft, Geburt und Stillzeit.

Es gibt nur wenige gut kontrollierte Untersuchungen, die sich mit den Auswirkungen des Stillens auf das sexuelle Verlangen und Verhalten beschäftigen. Masters und Johnson fanden allerdings heraus, dass stillende Frauen generell ein größeres Interesse an einer frühen Wiederaufnahme der sexuellen Aktivität interessiert sind.[42] Eine neuere Studie deutet darauf hin, dass das Stillen die Sexualbeziehung insgesamt nicht beeinträchtigt, obwohl einige Frauen dachten, dass es sich ihrer Sexualität leicht abträglich erweisen könne.[43] Zu den negativen Auswirkungen können das Ausfließen von Milch während des Orgasmus oder eine ausgeprägte Trockenheit der Scheide gehören. (Einige einfache Methoden, wie die Verwendung eines Gleitgels oder das Stillen des Kindes unmittelbar vor dem Geschlechtsverkehr, können diese Auswirkungen deutlich verringern.) Stillende Mütter berichten häufiger über Schmerzen beim Geschlechtsverkehr (Dyspareunie) als nicht stillende Mütter.[44]

Das Stillen unterdrückt signifikant die Fruchtbarkeit der Frau und trägt so zu einer Beschränkung des Bevölkerungswachstums bei.[45] Es ist eine gut belegte Tatsache, dass stillende Frauen größere Abstände zwischen den Geburten haben.[46] Der in der Stillzeit erhöhte Prolaktinspiegel sorgt für eine Unterdrückung des Eisprungs und des Reproduktionszyklus. Wie lange es dauert, bis die Frau wieder zu menstruieren beginnt, hängt größtenteils davon ab, wie oft das Kind an der Brust saugt. Das heißt, diese Amenorrhö kann Wochen, Monate oder Jahre andauern. Dieser Unterschied hat bedeutende Auswirkungen auf die Aufklärung zur Empfängnisverhütung. Die Laktations-Amenorrhö-Methode (LAM) hängt von dem erhöhten Prolaktinspiegel in der Stillzeit ab, um das Eintreten einer Schwangerschaft zu vermeiden. Die LAM wird in Kapitel 5 eingehend besprochen.

Involution

Zur Involution kommt es, sobald „die regelmäßige Entleerung von Milch aus der Brustdrüse beendet wird oder, bei einigen, aber nicht allen Arten, das Prolaktin zurückgeht"[3] (S. 19). Die Milchbildung kann daher endlos weitergehen, solange an der Brust gesaugt wird. Demgegenüber involtiert die Brustdrüse, wenn der Säugling nicht gut saugt. Der Laktosegehalt und damit die Milchmenge geht zurück, während die Elektrolytkonzentrationen ansteigen.[47] Betrachtet man das Stillen weltweit, dürfte der durchschnittliche Zeitrahmen für das endgültige Ende der Stillzeit nicht vor dem 4. Geburtstag liegen.[48] In einigen Kulturen stillen Frauen noch lange nach der Menopause weiterhin Babys, oftmals sogar mehr als ein Baby oder Kind und bilden weiterhin Milch (kulturelle Aspekte des Abstillens werden in Kapitel 2 angesprochen). Im Idealfall beginnt das Abstillen entsprechend den Ernährungsbedürfnissen des Kindes und entsprechend den Meilensteinen seiner Entwicklung und setzt sich dann allmählich fort. Der Schwerpunkt dieses Buches ist jedoch das Neugeborene und deshalb werden die Leser für eine ausgiebigere Behandlung des Themas Abstillen an andere Quellen verwiesen.[1]

Wenn irgendwann abgestillt wird, beginnt eine Involution der Brust, genau so, wie sich die Gebärmutter zurückbildet, nachdem sie ihren Zweck erfüllt hat. In der Abstillphase verändert sich die Milch der Frau hinsichtlich der Menge, der Nährstoffzusammensetzung und der immunologischen Eigenschaften. Zu dieser Veränderung kommt es sowohl beim plötzlichen Abstillen[47] als auch beim allmählichen Abstillen[49]. Saugt das Kind seltener, sinkt der Prolaktinspiegel und wenn die Brust nicht entleert wird, kommt es zu Stauungen. Die Blutbahnen werden zusammengepresst, was zu einer Verringerung des Oxytocins im Myoepithelium führt. Allmählich fallen die Alveolen zusammen, doch auch nachdem die Drüse in den Ruhezustand zurückgekehrt ist, involutieren die Alveolen nicht vollständig.

4.4 Zusammensetzung der Muttermilch

Oberflächlich betrachtet ist die Muttermilch verschiedener Frauen ziemlich ähnlich. Das heißt, die Milch einer vergleichbaren Gruppe von Müttern (z.B. Frauen acht Wochen nach der Geburt) ist sich untereinander ähnlich und es sind die gleichen Bestandteile in angemessener Menge vorhanden, um die Bedürfnisse des Säuglings zu decken, unabhängig von anderen Faktoren. Schaut man sich die Milch jedoch näher an, dann lassen sich enorme Unterschiede entdecken, sowohl für den individuellen Fall als auch zeitabhängig.

Die Zusammensetzung der Muttermilch wird beeinflusst durch das Gestationsalter bei der Geburt, die gebildete Milchmenge, das Alter des

Säuglings, das Alter der Mutter, die Geburtenzahl der Mutter, den allgemeinen Gesundheitszustand der Mutter und ihre Lebensgewohnheiten. Allerdings hat die Art, wie sich eine Frau ernährt, nur geringen Einfluss auf ihre Milch. Die Vitaminaufnahme und Aufnahme bestimmter Fettsäuren durch die Mutter können die Milch verändern, doch im Allgemeinen sorgt die Natur dafür, dass das Kind mit den notwendigen Nährstoffen zu Lasten der Mutter versorgt wird. Aus diesem Grund bilden auch ernstlich unterernährte Frauen eine adäquate Milch für ihre Kinder. Sehr wichtig ist, dass sich die Zusammensetzung der Milch mit zunehmendem Alter des Kindes verändert, so dass sie seine Ernährungsbedürfnisse mehr als hervorragend abdeckt. (Die Zusammensetzung der Muttermilch in Zusammenhang mit Frühgeburten wird in den späteren Kapiteln angesprochen.)

Etwa zu 87 % besteht Muttermilch aus Wasser, in dem alle anderen Bestandteile verteilt sind (☞ Abb. 4.12). Dazu gehören Fette, Eiweiße, Kohlenhydrate und non-nitrogene Anteile, wasser- und fettlösliche Vitamine, Zellen, Mineralien und Spurenelemente, wie es in Kasten 4.4 aufgelistet ist.[51]

4.4 Inhaltsstoffe der Muttermilch

Eiweiße
 α-Laktalbumin
 β-Laktoglobulin
 Kaseine
 Enzyme
 Wachstumsfaktoren
 Hormone
 Laktoferrin
 Lysozym
 sIgA und andere Immunglobuline

Nonprotein-Nitrogene
 α-Amino-Nitrogen
 Kreatin
 Kreatinin
 Glukosamin
 Nukleinsäuren
 Nucleotide
 Polyamine
 Harnstoff
 Harnsäuren

Kohlenhydrate
 Laktose
 Oligosaccharide
 Glykopeptide
 Bifidusfaktoren

Fette
 Fettlösliche Vitamine (A, D, E und K)
 Karotinoide
 Fettsäuren
 Phospholipide
 Sterole und Hydrokarbone
 Triglyceride

Wasserlösliche Vitamine
 Biotin
 Cholin
 Folsäure
 Inositol
 Niacin
 Panthenolsäure
 Thiamin
 Vitamin B_{12}
 Vitamin B_6
 Vitamin C

Mineralstoffe und Ionen
 Bicarbonat
 Kalzium
 Chlorid
 Citrat
 Magnesium
 Phosphat
 Kalium
 Natrium
 Sulfat

Spurenelemente
 Chrom
 Kobalt
 Kupfer
 Fluoride
 Jod
 Eisen
 Mangan
 Molybdän
 Nickel
 Selen
 Zink

Zelluläre Bestandteile
 Epithelialzellen
 Leukozyten
 Lymphozyten
 Makrophagen
 Neutrophile

Aus: Picciano, M.E.: *Pediatr Clin North Am* 2001;48:56–57.

Die Inhaltsstoffe der Milch werden entweder in den sekretorischen Zellen der Alveolen gebildet oder stammen aus dem mütterlichen Plasma. Die sekretorischen Zellen produzieren die Makronährstoffe – Eiweiß, Fett und Kohlenhydrate

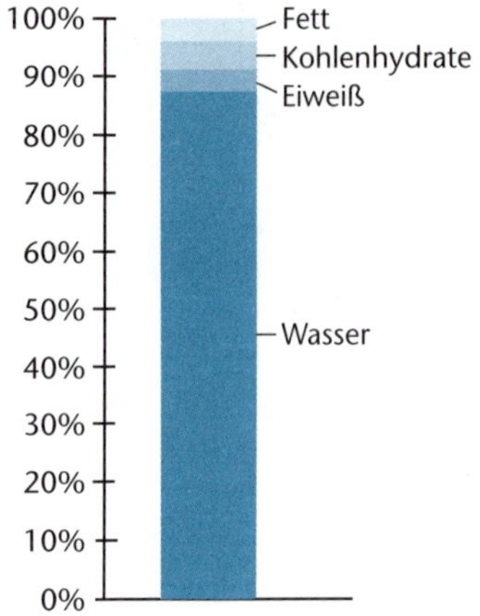

Abb. 4.12 Wasser und Nährstoffe in Muttermilch.

(Laktose). Das mütterliche Plasma überträgt sowohl die Makronährstoffe als auch Vitamine und Mineralien.[50] Die Substanzen können die Membranen der Alveolen leicht passieren, entweder durch Diffusion oder durch aktiven Transport, da die Muttermilch und das Plasma sich zueinander isotonisch verhalten. Kalzium, Aminosäuren, Glukose, Magnesium und Natrium passieren die Membran durch aktiven Transport, Wasser, Elektrolyte und wasserlösliche Bestandteile hingegen diffundieren durch die Zellwände.

Die Bestandteile der Muttermilch haben zwei Hauptaufgaben: Nahrung für jede Körperzelle des Säuglings bereitzustellen und für Schutz und/oder Entwicklung zu sorgen. Einige Inhaltsstoffe erfüllen beide Aufgaben. Daher wird oft über den Ernährungswert oder die bioaktiven Faktoren der Muttermilch gesprochen. Bernt und Kollegen betonen, dass „Hormone, Wachstumsfaktoren, Zytokine und sogar komplette Zellen in der Muttermilch vorhanden sind und dazu dienen eine biochemische und immunologische Kommunikation zwischen Mutter und Kind aufzubauen" (S. 27f).[52]

4.4.1 Hauptnährstoffe in der Muttermilch

Fette

In der Muttermilch werden Fette benötigt, weil sie (1) als Transportmedium für fettlösliche Vitamine dienen, (2) für die Entwicklung des Gehirns unerlässlich sind, (3) einen Vorläufer von Prostaglandin und anderen Hormonen bilden und (4) ein wichtiger Baustein von allen Zellmembranen sind.[53]

Etwa 40 bis 50 Prozent des Gesamtkaloriengehaltes der Muttermilch werden vom Fett geliefert.[54, 55] Der Gesamtfettgehalt der Muttermilch variiert von 30 bis 50 g/l. Fett wird durch vier Enzyme verdaut: Zungengrundlipase, gastrische Lipase, gallensalzinduzierte Lipase und Pankreaslipase.

Etwa 98 Prozent des Muttermilchfetts besteht aus Triglyceriden. Zusätzlich ist das klinisch wichtige Cholesterin vorhanden. Zwar ist bekannt, dass Cholesterin sich negativ auf die Herzkreislauffunktionen von Erwachsenen auswirkt, doch beim Säugling konnten keine dieser negativen Auswirkungen beobachtet werden und dies, obwohl die Serumwerte bei gestillten Säuglingen höher liegen als bei nicht gestillten. Die höheren Cholesterinwerte sind sogar wünschenswert, da das Cholesterin wichtig für das Hirnwachstum des Säuglings ist. Künstliche Säuglingsnahrung hat zwar den gleichen Fettgehalt, aber dabei handelt es sich ausschließlich um pflanzliche Fette, wohingegen Muttermilch Cholesterin enthält.

Muttermilch hat einen hohen Gehalt an Fettsäuren. Die häufigsten Vertreter der langkettigen, mehrfach ungesättigten Fettsäuren (LCPUFAs) sind die essentiellen Fettsäuren Linolensäure, α-Linolen-Säure und ihre langkettigen Derivate Arachidonsäure (AA) und Dokosahexaensäure (DHA). Bislang konnte allerdings noch nicht genau bestimmt werden, wie viel AA und DHA für das Wachstum und die Entwicklung des voll gestillten Säuglings benötigt wird.[56]

Die LCPUFAs wirken sich auf das Wachstum und die neurologische Entwicklung des Säuglings aus[57], und die Experten betonen, dass die in der Muttermilch gefundenen LCPUFAs denen in manchen künstlichen Säuglingsnahrungen enthaltenen überlegen sind.[58] LCPUFAs sind bei allen stillenden Frauen während der gesamten Stillzeit nachzuweisen und sind wesentlich für den Aufbau und die Entwicklung der Retina und des Nervengewebes.[60,61] Selbst Frauen, die nur geringe Mengen an Arachidonsäure aufnehmen, haben im Vergleich mit gut ernährten Frauen die gleiche Menge Arachidonsäure in ihrer Milch.[62]

Aus einer Vielzahl von Gründen handelt es sich beim Fett um den Inhaltsstoff der Muttermilch, der die größten Schwankungen aufweist. Der Fettgehalt der reifen Muttermilch ist höher als der des Kolostrums. Etwa 2 Prozent der Inhaltsstoffe des Kolostrums zählen zu den Fetten, bei der rei-

4.4 Zusammensetzung der Muttermilch

fen Muttermilch sind es etwa 3,6 %. Der Fettgehalt der Muttermilch ist in den Nachmittags- und Abendstunden (zwischen 16.00 und 18.00 Uhr) am höchsten und am niedrigsten in der Nacht zwischen 4.00 und 8.00 Uhr.[38, 63] In der Hintermilch ist vier- bis fünfmal so viel Fett wie in der Vordermilch.[64,65] In Abbildung 4.13 sind die Fettgehalte von Vorder- und Hintermilch im Vergleich dargestellt.

Die Ernährung der Mutter hat keine Auswirkungen auf die anderen Bestandteile der Muttermilch, aber sie kann das Muttermilchfett deutlich beeinflussen. Die Fettmenge ist allerdings ungefähr gleich und kann die Bedürfnisse des Säuglings angemessen decken. Unterschiede bestehen in der Zusammensetzung des Fettes, je nachdem, ob die Mutter extrem unterernährt ist oder überwiegend pflanzliche statt tierische Fette zu sich nimmt.

Isst die Mutter beispielsweise geringere Mengen mehrfach ungesättigter Fette, dann enthält ihre Milch weniger Fettsäuren. Zusätzlich scheinen Faktoren wie die Gestationsdauer und die Geburtenzahl die Fettmenge zu beeinflussen.

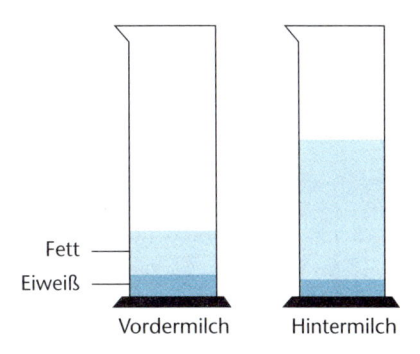

Abb. 4.13 Abweichungen in der Zusammensetzung der Muttermilch. Beachten Sie den höheren Fettanteil in der Hintermilch im Vergleich zur Vordermilch. [F151-001]

Eiweiße

Die Vorteile der Muttermilch und die Risiken der künstlichen Säuglingsnahrung lassen sich am besten durch eine Aufklärung über die verschiedenen Bestandteile erklären. Vor allem die Eiweiße der Muttermilch sind hier wichtig. Eiweiß wird entweder in den sekretorischen Zellen synthetisiert oder tritt aus dem mütterlichen Plasma über. Die „Bausteine" des Eiweiß sind die Aminosäuren. Die Begriffe essentielle Aminosäuren und nicht essentielle Aminosäuren sind weit verbreitet, doch laut Definition werden sie nur auf Erwachsene angewandt und nicht auf Neugeborene. Wie aus Kasten 4.5 ersichtlich, enthält Muttermilch alle für den Säugling notwendigen Aminosäuren.[50] Den höchsten Eiweißgehalt hat das Kolostrum in den ersten Tagen nach der Geburt.[21] Mit zunehmender Milchmenge bleibt die „Dosis" gleich, während die Konzentration abnimmt. Eiweiß macht etwa 2,3 % des Kolostrums, aber nur 0,9 % der reifen Muttermilch aus.

Mit künstlicher Säuglingsnahrung gefütterte Kinder nehmen mit drei, sechs und neun Monaten deutlich mehr Eiweiß auf als gestillte Säuglinge.[66] Muttermilch hat eine halb so hohe renale Molenlast wie künstliche Säuglingsnahrung, weil sie weniger Eiweiß, Kalzium, Natrium, Kalium und andere Ionen enthält. Durch die relativ niedrigen Gehalte dieser Ionen wird weniger Wasser für die Ausscheidung benötigt, so dass das Kind weniger Wasser verliert, wenn es Muttermilch erhält. Wasser spielt eine Rolle bei der Temperaturregulierung und die Wasserersparnis führt zu einer stabileren Körpertemperatur.

4.5 Aminosäuren in der Muttermilch

Alanin
Arginin
Asparaginsäure
Cystin
Glutaminsäure
Glycin
Histidin
Isoleucin
Leucin
Lysin
Methionin
Phenylalanin
Prolin
Serin
Taurin
Threonin
Tryptophan
Tyrosin
Valin

Verglichen mit Kuhmilch enthält Muttermilch mehr Cystin, das für die Entwicklung des zentralen Nervensystems benötigt wird.

Muttermilch enthält im Verhältnis zu Kuhmilch weniger Phenylalanin und Tyrosin. Größere Mengen Phenylalanin und Tyrosin können zu Schädigungen des zentralen Nervensystems führen, vor allem bei frühgeborenen Säuglingen.

Muttermilch enthält viel Taurin. Neugeborene können kein Taurin bilden und Kuhmilch enthält keinerlei Taurin. Taurin ist wesentlich für die neurologische Entwicklung.

Muttermilch enthält zwei Arten von Eiweiß: Kasein (Quark) und Molkeneiweiß (Laktalbumin). Beide Eiweiße sind auch in Kuhmilch enthalten, aber das Verhältnis von Kasein zu Molkenprotein kann deutlich anders sein. Muttermilch besteht aus 60 % Molkenprotein und 40 % Kasein, während Kuhmilch 20 % Molkenprotein und 80 % Kasein enthält. Muttermilch kann leichter und schneller verdaut werden und der größere Anteil an Molkenproteinen sorgt für weicheren Stuhl. Wenn künstliche Säuglingsnahrung einen höheren Anteil an Kasein hat, ist sie schwerer zu verdauen, gerinnt in einer mehr gummiähnlichen Konsistenz und führt damit auch zu gummiartigeren Stühlen.

Molkenproteine

Molkenproteine werden in der Brustdrüse gebildet. Das wichtigste Molkenprotein der Muttermilch ist ein α-Laktalbumin. Laktalbumin und die beiden anderen Schlüsselproteine Laktoferrin und sekretorisches Immunglobulin A machen bis zu 60 bis 80 % des Muttermilchproteins aus. Zusätzlich sind noch andere Eiweiße (Serumalbumin, β-Laktoglobuline, weitere Immunglobuline und verschiedene Glykoproteine) nachweisbar.

Sekretorisches Immunglobulin A (sIgA), ein Molkenprotein, ist das am reichlichsten in der Muttermilch vorhandene Immunglobulin. Ohne die sekretorische Komponente würde dieses Immunglobulin durch Proteolyse im Magen-Darm-Trakt verdaut. Weiter wird das sIgA durch Eiweiß-Komplemente gestärkt – eine Gruppe von in der Muttermilch gefundenen Eiweißen. Dem sIgA in der Muttermilch kommt in erster Linie die Funktion zu, den Säugling gegen Atemwegs- und Darmbakterien sowie Viren zu schützen. Es könnte sein, dass es auch vor Allergien schützt. Säuglinge haben eine geringere Wahrscheinlichkeit, auf Muttermilch allergisch zu reagieren, nicht wegen den Inhaltsstoffen der Muttermilch, sondern wegen den darin fehlenden Nahrungsantigenen.

Kaseinproteine

Kasein ist ein Quarkeiweiß. Muttermilchkaseine gehören überwiegend zu den β-Typen, während Kuhmilchkasein zu etwa 50 % α-Kasein ist. Der hohe α-Kaseinanteil der Kuhmilch verringert die Eisenabsorption. Da das Eisen so schlecht aufgenommen wird, müssen künstlicher Säuglingsnahrung relativ große Mengen an Eisen zugesetzt werden, damit der Säugling die benötigte Menge aufnehmen kann. Durch den hohen β-Kaseinanteil in der Muttermilch können etwa 80 % des Muttermilcheisens absorbiert werden. Dies ist wichtig, da Eisen an Laktoferrin gebunden wird, das das Wachstum von eisenabhängigen Bakterien im Magen-Darm-Trakt hemmt.

Andere Proteine

Zu den weiteren in der Muttermilch vorhandenen Eiweißen gehören Serumalbumin und β-Laktoglobuline. β-Laktoglobuline nutzen einige der Eiweiße und manche der Globuline. Kuhmilch, in der das β-Laktoglobulin gegenüber dem α-Laktoglobulin vorherrscht, kann die Bauchspeicheldrüse belasten und so zu einer Prädisposition für Diabetes führen. IgG und IgM, Immunglobuline, die der Fötus über die Plazenta erhält, sind zusammen mit verschiedenen Glykoproteinen und anderen Substanzen in kleinen Mengen in der Muttermilch enthalten. Die Komplement-Proteine sind eine Gruppe von Eiweißen, die in der Muttermilch nachgewiesen wurden. Die beiden wichtigsten sind C3 und C4. Der ebenfalls in der Muttermilch vorkommende Bifidusfaktor unterstützt das Wachstum des Laktobazillus.

Kohlenhydrate

Das Hauptkohlenhydrat in der Muttermilch ist die Laktose. Laktose (*lact* bedeutet „Milch" und *ose* „Zucker") ist ein Disaccharid, das sich aus den beiden Monosacchariden Galaktose und Glukose zusammensetzt. Sie wird in den sekretorischen Drüsen aus im mütterlichen Kreislauf zirkulierender Glukose und Galaktose synthetisiert. Muttermilch besteht etwa zu 4,8 % aus Laktose, die damit ungefähr 40 % der Gesamtkalorien der Muttermilch ausmacht.[1] Neben der Laktose, die den größten Anteil an den Kohlenhydraten in der Muttermilch stellt, sind auch Spuren von anderen Kohlenhydraten – Glukose, Galaktose, Glukosamine und andere nitrogenhaltige Oligosaccharide nachweisbar. Obwohl mengenmäßig in der Muttermilch mehr Kohlenhydrate als Fette enthalten sind, liefert das Fett mehr Kalorien, denn Kohlenhydrate liefern etwa 4 kcal pro Gramm, während Fett 9 kcal pro Gramm liefert.

Kolostrum hat einen geringeren Laktosegehalt (ca. 5,3 g/100 ml) als reife Muttermilch (ca. 6,8 g/100 ml). Anders als der Fettgehalt schwankt der Laktosegehalt im Tagesverlauf nur wenig. Die Laktose scheint auf einzigartige Weise die Milchmenge zu regulieren. Das heißt, wird weniger Laktose gebildet, dann hat die Mutter eine geringere Milchmenge, wird mehr Laktose gebildet, steigt auch die Milchmenge der Frau an. Daraus ergibt sich eine immer etwa gleich bleibende Laktosekonzentration in der Milch. Die Laktose steigt von Tag 4 bis zum Tag 120 drastisch an und so steigert sich auch die Milchmenge.

Der Laktosegehalt der Muttermilch unterscheidet sich deutlich von dem der Kuhmilch: Während Muttermilch um die 6,8 g Laktose pro 100 ml enthält, liegt der Laktosegehalt der Kuhmilch bei nur 0,3 g/100 ml. Das ist wichtig, da der höhere Laktosegehalt ein saureres Darmmilieu schafft, das dazu beiträgt, die Zahl der unliebsamen Bakterien zu verringern und die Aufnahme von Kalzium, Phosphor, Magnesium und einigen weiteren Elementen verbessert. Laktose unterstützt die Synthese von B-Vitaminen und fördert das Wachstum der Milchsäurebakterien. Die Milchsäurebakterien gehören zur gram-positiven, normalen Darmflora und bilden Milchsäure aus den Kohlenhydraten.

Vitamine

Der Vitamingehalt der Muttermilch wird vom mütterlichen Vitaminstatus beeinflusst. Allgemein lässt sich sagen, dass ein chronisch niedriger mütterlicher Vitaminstatus zu niedrigen Vitamingehalten der Muttermilch führt. Es folgt hier eine Zusammenfassung der ausführlichen Beschreibung der Rolle der Vitamine in der Muttermilch des Institutes of Medicine Subcommittee on Nutrition.[50]

Fettlösliche Vitamine

Die fettlöslichen Vitamine A, D, E und K kommen alle in der Muttermilch vor. Im Verlauf der Laktation verändern sich die Konzentrationen dieser Vitamine in der Muttermilch beträchtlich. Der Gehalt an Vitamin A, E und K nimmt im Verlauf der Stillzeit ab. (Die zusätzliche Gabe von Vitamin K, das im Kolostrum in höherer Menge vorkommt, wird für gestillte Säuglinge weiterhin empfohlen.[68]) Betacarotin, eine Vorstufe des Vitamin A, verleiht dem Kolostrum die typische gelbe Farbe. Kolostrum enthält etwa doppelt so viel Vitamin K wie reife Muttermilch.[69] Die Konzentrationen von Tocopherol, dem Hauptbestandteil von Vitamin E, sind am höchsten im Kolostrum und nehmen in der reifen Muttermilch ab.

Der Vitamin-D-Gehalt der Muttermilch ist zurzeit Gegenstand vieler Kontroversen. Es wird darüber diskutiert, ob gestillte Säuglinge ausreichend mit Vitamin D versorgt sind. Der Vitamin-D-Gehalt der Muttermilch ist dramatischen Schwankungen unterworfen und wird durch die mütterliche Aufnahme beeinflusst. Mütter, die ihre Vitamin-D-Aufnahme streng einschränken, insbesondere streng vegetarisch lebende Mütter, haben ein besonders großes Risiko, Milch mit niedrigem Vitamin-D-Gehalt zu bilden. Säuglinge können zwar unter Einfluss von Sonnenlicht Vitamin D bilden, dennoch können sie einen Vitamin-D-Mangel erleiden[68] und manchmal zögern die Eltern, ihren Säugling der Sonne auszusetzen. Gestillte Säuglinge können an Rachitis erkranken, vor allem wenn es sich um Kinder afrikanischer Herkunft handelt. Ein kürzlich veröffentlichter Bericht hat zu vielen Diskussionen unter Kinderärzten und anderem Gesundheitspersonal geführt.[70] Derzeit hat die Amerikanische Akademie der Kinderärzte (AAP) noch keine Stellungnahme zur Vitamin-D-Supplementierung von Säuglingen herausgegeben, doch eine solche Stellungnahme wird bald erwartet.*

Wasserlösliche Vitamine

Zu den wasserlöslichen Vitaminen gehören Vitamin C, Thiamin, Riboflavin, Niacin, Vitamin B_6, Folsäure, Vitamin B_{12}, Biotin und Pantothensäure. Die Konzentration der wasserlöslichen Vitamine in der Muttermilch nimmt im Verlauf der Stillzeit – mit Ausnahme der Folsäure – ab,[71] da sich aber die Milchmenge erhöht, bleibt die Gesamtaufnahme an diesen Vitaminen ausreichend. Müttern, die in den ersten 4 bis 14 Wochen nach der Geburt eine strenge Abmagerungsdiät machen oder sehr viel Sport treiben, wurde zusätzliches Vitamin B_6 gegeben. Nehmen die Mütter zusätzlich Vitamin B_6, scheint das Wachstum der Säuglinge nicht durch Diäten oder Sport beeinträchtigt zu werden.[72]

---

* Anmerkung der Übersetzerin: Inzwischen ist diese Erklärung veröffentlicht und kann unter http://www.aap.org/advocacy/archives/aprvitamin.htm nachgelesen werden.

Mineralien und Ionen

Mineralien regulieren die Körperfunktionen. Haben Mineralien eine positive oder negative Ladung, werden sie Ionen genannt. Mineralien werden häufig in Mengenelemente und Spurenelemente eingeteilt.

Mengenelemente

Die in der Muttermilch enthaltenen Mengenelemente sind in Kasten 4.4 aufgelistet. Die mütterliche Aufnahme von Kalzium, Phosphor und Magnesium hat keinen starken Einfluss auf die in der Muttermilch gefundenen Gehalte. Der Großteil des Kalziums, Phosphors und Magnesiums ist an das Kasein gebunden. Natrium, Kalium und Chlorid sind weitgehend unabhängig vom Ernährungszustand der Mutter.

Spurenelemente

Die Spurenelemente sind ebenfalls in Kasten 4.4 aufgeführt. Eisen, Kupfer und Zink erreichen die höchsten Werte unmittelbar nach der Geburt. Die Kupferkonzentration nimmt von der Geburt bis zum Alter von fünf Monaten ab und stabilisiert sich dann. Demgegenüber nimmt der Zinkgehalt im Verlauf der Stillzeit immer weiter ab.[73] Für die meisten Spurenelemente, einschließlich Zink,[75] scheinen die mütterlichen Werte nur geringen bis keinen Einfluss auf die Muttermilchkonzentrationen zu haben.

4.4.2 Bioaktive Faktoren in der Muttermilch

Hamosh erklärt, dass die bioaktiven Faktoren der Muttermilch für künstliche Säuglingsnahrung nicht kopiert werden können. Weiter führt sie aus, dass die bioaktiven Faktoren der Muttermilch vor Infektionen schützen, die kindliche Entwicklung beeinflussen, die Immunfunktion modulieren und entzündungshemmende Wirkung haben.[76] Hamosh gibt eine detaillierte Übersicht über die bioaktiven Faktoren in der Muttermilch, zu denen, Proteine, Glykokonjugate und Oligosaccharide, Lipide, immunmodulierende Wirkstoffe, entzündungshemmende Komponenten (einschließlich Vitaminen, Enzymen, Antienzymen, Nukleotiden, Prostaglandinen, Wachstumsfaktoren, Zytokinen und Zytokinrezeptoren), Zellen, Hormone und Wachstumsfaktoren (vor allem Prolaktin) und andere Faktoren gehören. Die wichtigsten Faktoren werden hier besprochen, weitere detaillierte Ausführungen können der Veröffentlichung von Hamosh entnommen werden.[76]

Eiweiße

Immunglobuline

Die immunologischen Vorteile der Muttermilch lassen sich am besten verstehen, wenn man den Zusammenhang zwischen dem, was Immunglobuline tatsächlich sind und wie das Immunsystem funktioniert, betrachtet. Zunächst einmal gibt es im Körper eine *unspezifische* Immunität oder eine *spezifische* Immunität. *Unspezifische Immunität* bedeutet, dass es eine Widerstandsfähigkeit gegen bedrohliche Pathogene gibt, aber die Zellen reagieren nach einer Art „Schrotschussprinzip", indem schlicht auf alles reagiert wird, was fremd ist. *Spezifische Immunität* bedeutet, dass die Antwort zielgerichtet und fokussiert ist. Ein bestimmtes Pathogen wird auf eine bestimmte Art und Weise angegriffen.

Es gibt drei Abwehrlinien für den menschlichen Körper. Die ersten beiden sind *unspezifisch*. Die erste Abwehrlinie besteht aus mechanischen oder chemischen Barrieren (z.B. Haut, Schleimhaut, Sekrete). Die zweite Abwehrlinie ist eine entzündliche Reaktion (das Abblocken von Pathogenen durch eine große Zahl von Immunzellen, die sich dem Eindringling entgegenstellen) oder Phagozytose (Aufnahme und Zerstörung der eindringenden Zellen). Die dritte Abwehrlinie kombiniert spezifische und unspezifische Immunität. Zur unspezifischen Immunität gehören natürliche Killerzellen (NK). NK-Zellen sind eine Gruppe von unspezifischen Lymphozyten, die nach dem Schrotschussprinzip Pathogene abtöten, indem sie die eindringenden Zellen direkt auflösen oder aufbrechen. Interferon ist ein unspezifisches Eiweiß. Komplement ist eine Gruppe von etwa 20 Enzymen, die spezifische und unspezifische Immunreaktionen zeigen können. Sowohl NK-Zellen als auch Interferon und Komplement sind in der Muttermilch vorhanden.

Spezifische Immunität ist ein Teil der dritten Abwehrlinie des Körpers. Die beiden Hauptzellgruppen, die hier eine wichtige Rolle spielen, sind die B-Lymphozyten und T-Lymphozyten (sie werden gelegentlich auch B-Zellen und T-Zellen genannt). B-Zellen greifen Pathogene nicht direkt an, sondern bilden stattdessen Antikörper als di-

4.4 Zusammensetzung der Muttermilch

rekte Angreifer (Antikörper-vermittelte Immunität). T-Zellen hingegen greifen die Pathogene direkt an (zellvermittelte Immunität). Antikörper sind Plasmaproteine aus der Klasse der so genannten Immunglobuline. Zu den bedeutendsten Immunglobulinen (abgekürzt Ig) gehören IgA, IgG, IgM, IgD und IgE. Das im Serum am häufigsten verbreitete Immunglobulin ist IgG, doch in der Muttermilch herrscht sIgA vor. Die Mutter bildet sIgA als Reaktion auf bestimmte Organismen und gibt es über ihre Milch weiter. Auf diese Weise bildet das Neugeborene allmählich Immunitäten gegenüber den meisten Pathogenen in seinem direkten Umfeld aus.

Das Kolostrum kann wirklich die erste „Impfung" genannt werden. Sekretorische IgA-Antikörper werden vor Ort in der Brust gebildet und diese Antikörper erreichen Mengen von 0,5 bis 1g/Tag während der gesamten Stillzeit. Sie richten sich gegen Nahrungseiweiße und Mikroorganismen, wie sie häufig im Darm zu finden sind.[77]

Laktoferrin

Laktoferrin ist ebenfalls ein Molkeeiweiß, das mehrere infektionsabwehrende Eigenschaften hat. Es kommt im Kolostrum in höherer Konzentration als in der reifen Muttermilch vor und hemmt das Wachstum von eisenabhängigen Bakterien im Magen-Darm-Trakt. Deshalb werden Organismen, die Eisen benötigen, zum Beispiel coliforme Bakterien oder Hefen, durch Laktoferrin gehemmt. Laktoferrin wirkt auch synergistisch mit sIgA, um die antibakterielle Wirkung gegenüber Escherichia coli zu verstärken. Seine Wirkung wird jedoch verringert, wenn das Kind mit auf Kuhmilchbasis hergestellter künstlicher Säuglingsnahrung zugefüttert wird. Laktoferrin wirkt auch gegen Mikroorganismen, indem es den Kohlenhydratstoffwechsel blockiert, die Zellwände angreift und Kalzium und Magnesium bindet.[78] Neuere Belege zeigen, dass Laktoferrin eine eher fungistatische (statt einer fungiziden) Wirkung hat.[79]

Lysozym

Lysozym ist ein Enzym, das Enterobakterien und gram-positive Bakterien zerstört. Es fördert zudem das Wachstum der Darmflora, insbesondere der Milchsäurebakterien und hat entzündungshemmende Eigenschaften. Es kommt in der Muttermilch in höheren Konzentrationen als in

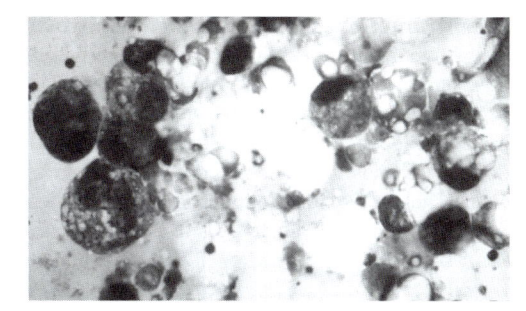

Abb. 4.14 Muttermilch unter dem Mikroskop. [O413]

Kuhmilch vor und seine Konzentration steigt im Verlauf der Stillzeit immer weiter an.

Zellen

Muttermilch ist dynamisch. Sie ist buchstäblich eine lebende und lebensspendende Substanz, die Tausende lebender Zellen pro Milliliter enthält (☞ Abb. 4.14). In der frühen Nachgeburtsperiode sind es in der Mehrzahl polymorphkernige Zellen, Makrophagen und Lymphozyten[80]; nach dem ersten Monat handelt es sich beim vorherrschenden Zelltyp nicht mehr um Leukozyten, sondern um abgelöste Epithelialzellen.[81] Im Gegensatz dazu enthält künstliche Säuglingsnahrung keine Zellen, wie das mikroskopische Bild in Abb. 14.5 zeigt. Die Zellen aus der unpasteurisierten Kuhmilch wurden durch Hitze und andere Prozesse zerstört.

Muttermilch enthält viele weiße Blutkörperchen (WBCs). Werden sie aufgrund ihrer Struktur eingeordnet, so gehören zu den Granulozyten (mit körnigem Zytoplasma) Neutrophile, Eosinophile und Basophile. Agranulozyten (zytoplasmakör-

Abb. 4.15 Künstliche Säuglingsnahrung unter dem Mikroskop. [O413]

nerfrei) schließen Lymphozyten und Monozyten ein. In der Muttermilch sind Neutrophile, Lymphozyten und monozytische Makrophagen (eine phagozytische Art von Monozyten) vorhanden. Neutrophile erreichen die höchsten Konzentrationen im Kolostrum und monozytische Makrophagen haben die höchsten Gehalte später in der Stillzeit.

4 Hormone und Wachstumsfaktoren

Auch Hormone und Wachstumsfaktoren kommen in der Muttermilch vor. Hamosh erklärt, dass die Hormone in der Muttermilch sich strukturell von denen im Plasma unterscheiden. Deshalb werden spezifische Wirkungen von Serumhormonen möglicherweise nicht ausgelöst, besonders des Prolaktins.[76]

Prolaktin ist das Haupthormon in der Muttermilch. Hamosh weist darauf hin, dass das Prolaktin in der Milch neuroendokrine Wirkungen hat, die Reaktionen im späteren Leben konditionieren könnten.[76] Zu den weiteren Hormonen in der Muttermilch gehören andere Hypophysenhormone (Wachstumshormone[82] und Schilddrüsenstimulierende Hormone) genauso wie Hormone des Hypothalamus, der Schilddrüse und Nebenschilddrüse und Steroidhormone.[76] Es ist zwar oftmals möglich, die Hormone in der Muttermilch zu identifizieren, aber ihre Aufgabe für das Neugeborene ist manchmal nicht eindeutig definiert. Hamosh sagt in ihrer Zusammenfassung verschiedener Autoren, dass viele der Hormone und Wachstumsfaktoren „das Wachstum, die Differenzierung und funktionale Reifung bestimmter Organe beeinflussen und sie können, wenn das Kind sie aufnimmt, verschiedene Aspekte der Entwicklung betreffen". Sie berichtet auch, dass Erythropoetin, Melatonin und Leptin ebenfalls in der Muttermilch vorhanden sind, doch ihre Funktion ist noch ungewisser. Melatonin scheint für das Bewusstsein des Säuglings von Bedeutung zu sein.[76]

4.5 Zusammenfassung

Die Brustdrüse, die bereits angelegt wird, während die Mutter selbst noch ein Embryo ist, durchläuft während der Schwangerschaft strukturelle Veränderungen, die sie in die Lage versetzen, nach der Geburt Milch zu bilden und zur Verfügung zu stellen. Die Zusammensetzung der Muttermilch verändert sich immer wieder, um den Bedürfnissen des Säuglings bestmöglich gerecht zu werden. Das Stillen (ein Baby an der Brust saugen zu lassen) und die Laktation (der Milchbildungsprozess) sind vorteilhaft für die Ernährung des Säuglings, die Gesundheit der Frau, die soziale und ökonomische Ersparnis und geben der Mutter ein Gefühl der Befriedigung. Es ist nicht erstaunlich, dass Muttermilch und Stillen wirklich den Goldstandard darstellen, an dem alle anderen Methoden gemessen werden.

Literatur

1. Lawrence RA, Lawrence RM. Breastfeeding: a guide for the medical profession. 5th ed. St. Louis: Mosby; 1999.
2. Neville MC. Physiology of lactation. Clin Perinatol 1999;26:251-279.
3. Neville MC. Anatomy and physiology of lactation. Pediatr Clin North Am 2001;48:13-34.
4. Daly SE, Hartmann PE. Infant demand and milk supply. Part 2: The short-term control of milk synthesis in lactating women. J Hum Lact 1995;11:27-37.
5. Newton M, Newton NR. The normal course and management of lactation. Clin Obstet Gynecol 1962;5: 44-46.
6. DeCarvalho M, Robertson S, Friedman A et al. Effect of frequent breast-feeding on early milk production and infant weight gain. Pediatrics 1983;72:307-311.
7. DeCarvalho M, Robertson S, Merkatz R et al. Milk intake and frequency of feeding in breast fed infants. Early Hum Dev 1982;7:155-163.
8. Cobo E, De Bernal MM, Gaitan E et al. Neurohypophyseal hormone release in the human. II. Experimental study during lactation. Am J Obstet Gynecol 1967; 97:519-529.
9. Nissen E, Lilja G, Widstrom AM et al. Elevation of oxytocin levels early postpartum in women. Acta Obstet Gynecol Scand 1995;74:530-533.
10. McNeilly AS, Robinson IC, Houston MJ et al. Release of oxytocin and prolactin in response to suckling. BMJ 1983;286:257-259.
11. Lindow SW, Hendricks MS, Nugent FA et al. Morphine suppresses the oxytocin response in breast-feeding women. Gynecol Obstet Invest 1999;48:33-37.
12. Newton M, Newton NR. The let-down reflex in human lactation. J Pediatr 1948;33:698-704.
13. Ueda T, Yokoyama Y, Irahara M et al. Influence of psychological stress on suckling-induced pulsatile oxytocin release. Obstet Gynecol 1994;84:259-262.
14. Battin DA, Marrs RP, Fleiss PM et al. Effect of suckling on serum prolactin, luteinizing hormone, follicle-stimulating hormone, and estradiol during prolonged lactation. Obstet Gynecol 1985;65:785-788.
15. Neville MC, Neifert MR, editors. Lactation: physiology, nutrition and breast-feeding. New York: Plenum Press; 1983.
16. Hartmann PE, Trevethan P, Shelton JN. Progesterone and oestrogen and the initiation of lactation in ewes. J Endocrinol 1973;59:249-259.

17. Neville MC, Morton J, Umemura S. Lactogenesis. The transition from pregnancy to lactation. Pediatr Clin North Am 2001;48:35-52.
18. Martin RH, Glass MR, Chapman C et al. Human alpha-lactalbumin and hormonal factors in pregnancy and lactation. Clin Endocrinol Oxf 1980;13: 223-230.
19. Neville MC, Keller R, Seacat J et al. Studies in human lactation: milk volumes in lactating women during the onset of lactation and full lactation. Am J Clin Nutr 1988;48:1375-1386.
20. Arthur PG, Smith M, Hartmann PE. Milk lactose, citrate, and glucose as markers of lactogenesis in normal and diabetic women. J Pediatr Gastroenterol Nutr 1989;9: 488-496.
21. Saint L, Smith M, Hartmann PE. The yield and nutrient content of colostrum and milk of women from giving birth to 1 month post-partum. Br J Nutr 1984;52:87-95.
22. Neville MC, Allen JC, Archer PC et al. Studies in human lactation: milk volume and nutrient composition during weaning and lactogenesis. Am J Clin Nutr 1991; 54:81-92.
23. Lewis Jones DI, Lewis Jones MS, Connolly RC et al. Sequential changes in the antimicrobial protein concentrations in human milk during lactation and its relevance to banked human milk. Pediatr Res 1985; 19:561-565.
24. Neifert MR, McDonough SL, Neville MC. Failure of lactogenesis associated with placental retention. Am J Obstet Gynecol 1981;140:477-478.
25. Sozmen M. Effects of early suckling of cesarean-born babies on lactation. Biol Neonate 1992;62:67-68.
26. Neubauer SH, Ferris AM, Chase CG et al. Delayed lactogenesis in women with insulin-dependent diabetes mellitus. Am J Clin Nutr 1993;58:54-60.
27. Chapman DJ, Perez-Escamilla R. Identification of risk factors for delayed onset of lactation. J Am Diet Assoc 1999;99:450-454.
28. Wilde CJ, Prentice A, Peaker M. Breast-feeding: matching supply with demand in human lactation. Proc Nutr Soc 1995;54:401-406.
29. Lonnerdal B, Forsum E, Hambraeus L. A longitudinal study of the protein, nitrogen, and lactose contents of human milk from Swedish well-nourished mothers. Am J Clin Nutr 1976;29:1127-1133.
30. Butte NF, Garza C, Stuff JE et al. Effect of maternal diet and body composition on lactational performance. Am J Clin Nutr 1984;39:296-306.
31. Dewey KG, Heinig MJ, Nommsen LA et al. Maternal versus infant factors related to breast milk intake and residual milk volume: the DARLING study. Pediatrics 1991;87:829-837.
32. Butte NF, Garza C, Smith EO et al. Human milk intake and growth in exclusively breast-fed infants. J-Pediatr 1984;104:187-195.
33. Lipsman S, Dewey KG, Lonnerdal B. Breast-feeding among teenage mothers: milk composition, infant growth, and maternal dietary intake. J Pediatr Gastroenterol Nutr 1985;4:426-434.
34. Zuppa AA, Tornesello A, Papacci P et al. Relationship between maternal parity, basal prolactin levels and neonatal breast milk intake. Biol Neonate 1988;53: 144-147.
35. Ingram JC, Woolridge MW, Greenwood RJ et al. Maternal predictors of early breast milk output. Acta Paediatr 1999;88:493-499.
36. Dewey KG, Lonnerdal B. Infant self-regulation of breast milk intake. Acta Paediatr Scand 1986;75: 893-898.
37. Rattigan S, Ghisalberti AV, Hartmann PE. Breast-milk production in Australian women. Br J Nutr 1981; 45: 243-249.
38. Stafford J, Villalpando S, Urquieta et al. Circadian variation and changes after a meal in volume and lipid production of human milk from rural Mexican women. Ann Nutr Metab 1994;38:232-237.
39. Daly SE, Owens RA, Hartmann PE. The short-term synthesis and infant-regulated removal of milk in lactating women. Exp Physiol 1993;78:209-220.
40. Newton N, Newton M. Psychologic aspects of lactation. N Engl J Med 1967;277:1179-1188.
41. Newton N. Trebly sensuous woman. Psychol Today 1971;98(July):68-71.
42. Masters WH, Johnson VE. Human sexual response. Boston: Little, Brown; 1966.
43. Avery MD, Duckett L, Frantzich CR. The experience of sexuality during breastfeeding among primiparous women. J Midwifery Womens Health 2000;45:227-237.
44. Signorello LB, Harlow BL, Chekos AK et al. Postpartum sexual functioning and its relationship to perineal trauma: a retrospective cohort study of primiparous women. Am J Obstet Gynecol 2001;184:881-888.
45. McNeilly AS. Lactational amenorrhea. Endocrinol Metab Clin North Am 1993;22:59-73.
46. Perez A, Labbok MH, Queenan JT. Clinical study of the lactational amenorrhoea method for family planning. Lancet 1992;339:968-970.
47. Hartmann PE, Kulski JK. Changes in the composition of the mammary secretion of women after abrupt termination of breast feeding. J Physiol Lond 1978; 275: 1-11.
48. Dettwyler KA. Beauty and the breast: the cultural context of breastfeeding in the United States. In Stuart-Macadam P, Dettwyler KA, editors. Breastfeeding: biocultural perspectives. New York: Aldine De Gruyter; 1995.
49. Garza C, Johnson CA, Smith EO et al. Changes in the nutrient composition of human milk during gradual weaning. Am J Clin Nutr 1983;37:61-65.
50. Institute of Medicine. Nutrition during lactation. Washington, DC: National Academy Press; 1991.
51. Picciano MF. Nutrient composition of human milk. Pediatr Clin North Am 2001;48:53-67.
52. Bernt KM, Walker WA. Human milk as a carrier of biochemical messages. Acta Paediatr Suppl 1999;88: 27-41.
53. Hamosh M, Bitman J. Human milk in disease: lipid composition. Lipids 1992;27:848-857.
54. Jensen RG, Jensen GL. Specialty lipids for infant nutrition. I: Milks and formulas. J Pediatr Gastroenterol Nutr 1992;15:232-245.
55. Hamosh M. Lipid metabolism in premature infants. Biol Neonate 1987;52(Suppl 1):50-64.

56. Xiang M, Alfven G, Blennow M et al. Long-chain polyunsaturated fatty acids in human milk and brain growth during early infancy. Acta Paediatr 2000;89: 142-147.
57. Carlson SE. Long-chain polyunsaturated fatty acids and development of human infants. Acta Paediatr Suppl 1999;88:72-77.
58. Koletzko B, Agostoni C, Carlson SE et al. Long chain polyunsaturated fatty acids (LC-PUFA) and perinatal development. Acta Paediatr 2001;90:460-464.
59. Jensen CL, Prager TC, Zou Y et al. Effects of maternal docosahexaenoic acid supplementation on visual function and growth of breast-fed term infants. Lipids 1999; 34(Suppl):S225.
60. Uauy R, Mena P, Valenzuela A. Essential fatty acids as determinants of lipid requirements in infants, children and adults. Eur J Clin Nutr 1999;53(Suppl 1): S66-S77.
61. Uauy R, Peirano P. Breast is best: human milk is the optimal food for brain development. Am J Clin Nutr 1999; 70:433-434 (editorial).
62. Del Prado M, Villalpando S, Elizondo A et al. Contribution of dietary and newly formed arachidonic acid to human milk lipids in women eating a low-fat diet. Am J Clin Nutr 2001;74:242-247.
63. Jackson DA, Imong SM, Silprasert A et al. Circadian variation in fat concentration of breast-milk in a rural northern Thai population. Br J Nutr 1988;59:349-363.
64. Hall B. Uniformity of human milk. Am J Clin Nutr 1979;32:304-312.
65. Dorea JG, Horner MR, Bezerra VL et al. Variation in major constituents of fore- and hindmilk of Brazilian women. J Trop Pediatr 1982;28:303-305.
66. Heinig MJ, Nommsen LA, Peerson JM et al. Energy and protein intakes of breast-fed and formula-fed infants during the first year of life and their association with growth velocity: the DARLING study. Am J Clin Nutr 1993; 58:152-161.
67. Coppa GV, Gabrielli O, Pierani P et al. Changes in carbohydrate composition in human milk over 4 months of lactation. Pediatrics 1993;91:637-641.
68. Greer FR. Do breastfed infants need supplemental vitamins? Pediatr Clin North Am 2001;48:415-423.
69. von Kries R, Shearer M, McCarthy PT et al. Vitamin K1 content of maternal milk: influence of the stage of lactation, lipid composition, and vitamin K1 supplements given to the mother. Pediatr Res 1987;22:513-517.
70. Kreiter SR, Schwartz RP, Kirkman HN et al. Nutritional rickets in African American breast-fed infants. J Pediatr 2000;137:153-157.
71. Cooperman JM, Dweck HS, Newman LJ et al. The folate in human milk. Am J Clin Nutr 1982;36:576-580.
72. Lovelady CA, Williams JP, Garner KE et al. Effect of energy restriction and exercise on vitamin B–6 status of women during lactation. Med Sci Sports Exerc 2001;33:512-518.
73. Casey CE, Neville MC, Hambidge KM. Studies in human lactation: secretion of zinc, copper, and manganese in human milk. Am J Clin Nutr 1989;49:773-785.
74. Lonnerdal B. Regulation of mineral and trace elements in human milk: exogenous and endogenous factors. Nutr Rev 2000;58:223-229.
75. Feeley RM, Eitenmiller RR, Jones JB Jr et al. Copper, iron, and zinc contents of human milk at early stages of lactation. Am J Clin Nutr 1983;37:443-448.
76. Hamosh M. Bioactive factors in human milk. Pediatr Clin North Am 2001;48:69-86.
77. Hanson LA, Ahlstedt S, Andersson B et al. The immune response of the mammary gland and its significance for the neonate. Ann Allergy 1984;53(6 Pt 2):576-582.
78. Sanchez L, Calvo M, Brock JH. Biological role of lactoferrin. Arch Dis Child 1992;67:657-661.
79. Andersson Y, Lindquist S, Lagerqvist C et al. Lactoferrin is responsible for the fungistatic effect of human milk. Early Hum Dev 2000;59:95-105.
80. Ho FC, Wong RL, Lawton JW. Human colostral and breast milk cells. A light and electron microscopic study. Acta Paediatr Scand 1979;68:389-396.
81. Brooker BE. The epithelial cells and cell fragments in human milk. Cell Tissue Res 1980;210:321-332.
82. Hull KL, Harvey S. Growth hormone: roles in female reproduction. J Endocrinol 2001;168:1-23.

5 Aufklärung und Unterstützungsprogramme für Mütter/Eltern

Im Bericht des Generalinspektors für das Gesundheitswesen von 1984 wurde festgestellt, dass mangelnde Aufklärung der Verbraucher ein wesentliches Hindernis für den Stillbeginn und das Weiterstillen darstellt. Pflegefachkräfte, die mit der Weiterbildung von Eltern beauftragt sind, fühlen sich oft allein gelassen mit der Frage, welche Informationen sie wie und wann vermitteln sollen. Effiziente, von interdisziplinären Teams entwickelte Programme, sind umfassend und dafür gedacht, die Mutter und ihre Familie von der Empfängnis (oder bereits davor) bis zum Abstillen zu beraten. Für die Erstellung von Ausbildungsprogrammen ist es am besten, wenn professionelles Pflegepersonal über ausgeprägte Lehrfähigkeiten verfügt und Inhalte über das Stillen in einem größeren Kontext der Elternschulung vermittelt werden. Dieses Kapitel soll die Pflegefachkräfte in der Weiterentwicklung ihrer Kommunikationsfähigkeiten unterstützen und dazu beitragen, ein Lernprogramm für Eltern zu entwickeln.

5.1 Kommunikationsansatz

Wirksame Kommunikationstechniken sind davon abhängig, wie drei Dinge gehandhabt werden: Tonfall und Technik, wie Botschaften vermittelt und empfangen werden, Art und Weise der Unterrichtung von Einzelpersonen oder Gruppen und der Wahl eines geeigneten Lehr-/Lernformates.

5.1.1 Positive Anteilnahme

Einige allgemeine Prinzipien der Kommunikation sind von grundlegender Bedeutung, wenn es um Unterricht zum Thema Stillen geht. Kurze, positive und zielgerichtete Aussagen sind am besten geeignet.[2, 3] Dagegen sind langatmige und negative Aussagen nicht effektiv.

Lernansätze, die auf die Mitarbeit der Lernenden ausgerichtet sind, entsprechen den Prinzipien der Erwachsenenbildung. Monologe sind nicht besonders wirksam und können als überheblich empfunden werden. Wichtiger noch ist, dass Erwachsene mehr Information behalten, wenn sie aktiv in den Lernprozess einbezogen sind. Das heißt, sie erinnern sich an etwa 10–20 % von dem, was sie gehört haben; an 20–30 % von dem, was sie gesehen haben und an 30–50 % von allem, was sie gehört, gesehen, geschrieben und wiederholt haben. Aber sie behalten 70–90 % der Informationen, die sie anwenden. Mütter, die einem Lehrer zuhören, der Anlegetechniken beschreibt, behalten nur ungefähr 10–20 % dieser Information, während Mütter, die selber aktiv mit einer Puppe oder einem Säugling üben, 70–90 % der Informationen behalten.

5.1.2 Interview-Techniken

Geschickte Fragestellungen sind wahrscheinlich immer noch der beste Weg, wichtige Informationen von jungen und werdenden Müttern oder Familien zu erhalten. Um ein erfolgreiches Gespräch zu führen, müssen eine Beziehung hergestellt werden, die Privatsphäre und Vertraulichkeit gewahrt bleiben, die Vorgehensweise beim Interview erläutert werden, dem zu Interviewenden die Führung überlassen und das Gespräch auf den Punkt gebracht werden. Andere Quellen haben diese Themen ausführlicher behandelt.[4] Zwei wichtige Gesprächskomponenten – überlegte Fragen zu stellen und mit aktivem Zuhören reagieren – werden dem Fragenden helfen, die Wahl der Frau zu verstehen und ihr die nötige Hilfestellung bei der Entscheidungsfindung zu geben.

Fragen stellen

Es gibt zwei Arten von Fragen: offene Fragen und geschlossene Fragen. Geschlossene Fragen verlangen ein Ja, ein Nein oder eine kurze Antwort. Solche Fragen sind nützlich, um einschlägige

Antworten oder spezielle Informationen zu erhalten (z.B. „Nehmen Sie irgendwelche Medikamente?" oder „Wie viele Kinder haben Sie?"). Werden bei einer Befragung nicht zu früh geschlossene Fragen verwendet, können sie eine effektive Kommunikation erleichtern. In einem Gespräch über das Stillen sind geschlossene Fragen jedoch weniger geeignet. Mit der Frage „Wollen Sie stillen oder die Flasche geben?" wird impliziert, dass beides gleichwertig ist. Außerdem gibt die Mutter wahrscheinlich oft eine Ein-Wort-Antwort auf eine solche geschlossene Frage und entgegnet: „Flasche". So kommt der Fragesteller in eine Sackgasse. Diese einsilbige Antwort macht es schwierig bis unmöglich, die Ursachen für ihre Wahl zu ergründen.

Offene Fragen erfordern eine andere Antwort als nur ein Wort oder eine kurze Aussage. Sie sind daher geeignet, um umfangreichere Informationen zu sammeln (z.B. „Erzählen Sie mir von Ihrer letzten Stillerfahrung"). Solche Fragen geben der Mutter einen Anstoß, sich näher zu äußern, und der Fragesteller muss bereit sein, einer Antwort zuzuhören, die weitschweifig ist oder vom Thema abweicht. Dennoch, die Informationen der Mutter sind oft wichtig für die weitere Einschätzung und die klinische Vorgehensweise. Offene Fragen erlauben der Frau, eine ausgiebige Antwort zu geben, dem Fragesteller aber geben sie Gelegenheit zum Zuhören. Idealerweise sollte die Frage mit einer Untersuchung oder allgemeinen Informationen über das Stillen für die Schwangere verbunden sein. Fragen wie *„Was wissen Sie über das Stillen?"* oder *„Was haben Sie bisher über das Stillen gehört?"* bieten einen guten Einstieg. Ein solcher Ansatz ermöglicht es, gezielte Botschaften zu vermitteln und spezielle Fragen oder Ammenmärchen anzusprechen, die es der Frau oft schwer machen, eine informierte Entscheidung zu treffen.

Aktives Zuhören

Aktives Zuhören bietet die Möglichkeit, das Gespräch weiterzuführen, ohne es an sich zu reißen. Eine Möglichkeit dabei besteht in verbalen und nonverbalen Reaktionen, die die Frau ermutigen weiterzusprechen. Nicken, still bleiben, das Gespräch wieder auf den Punkt bringen oder Nachhaken sind hilfreiche Techniken in dieser Situation. Selbst wenn man oft zu früh nachhakt, kann vorsichtiges Nachfragen zum richtigen Zeitpunkt dazu beitragen, der Frau weitere Informationen zu entlocken. „Erzählen Sie mir mehr darüber" ist eine Möglichkeit nachzuhaken, die sich oftmals bewährt, um weitere Informationen zu erhalten.

Das Spiegeln der Aussagen des Gegenübers ist eine spezielle Art des Aktiven Zuhörens, die das Gesagte bestätigt und Gefühle anerkennt. Bevor man Aussagen spiegelt, muss jedoch festgestellt werden, ob die Frau sich primär inhaltlich äußert (in allen Einzelheiten) oder Gefühle mitteilt (tiefgreifende Gefühle, ausgelöst durch eine Handlung oder ein Ereignis, die sie beeinflusst haben). Das Spiegeln verlangt eine sehr differenzierte Interpretation dessen, was gesagt wurde, und muss von einer Antwort, die genau und prägnant Inhalt, Gefühle oder beides wiedergibt, gefolgt werden. Spiegeln ist kein Nachplappern. Häufige Fehler beim Spiegeln werden in Tabelle 5.1 aufgeführt.

5.1.3 Einzelunterricht

Einzelunterricht kann sowohl für die Eltern als auch die Beraterin besonders effektiv und lohnenswert sein. In Einzelgesprächen ist es ein Leichtes, die Bedürfnisse des anderen zu erkennen und darauf zu reagieren. Einzelgespräche sind oft der beste Weg, bestimmte Themen anzugehen, um eine Frau beispielsweise dabei zu unterstützen, bei ihrer Entscheidung für das Stillen bestimmte Hindernisse zu überwinden. Auch für die Mutter sind Einzelgespräche befriedigend, da sie die Unterstützung der Beraterin hat, um psychomotorische Fähigkeiten zu vervollkommnen, z.B. das korrekte Anlegen zu erlernen. Allerdings ist Einzelunterricht zeitaufwendig und teuer, vor allem, wenn die Ressourcen begrenzt sind.

5.1.4 Gruppenunterricht: vor und nach der Geburt

Gruppenunterricht kann jederzeit vor der Geburt erteilt werden. Die Kurse sollten in angenehmer Atmosphäre und zu Zeiten, die für die Eltern günstig sind, angeboten werden. Gruppenunterricht hat einige wesentliche Vorteile. Die Gruppe ermutigt zum Austausch von Informationen und dazu, Fragen zu stellen. Die affektiven Aspekte des Lernens – die Diskussion von Gefühlen und Sorgen über das Stillen – kommen häufig am besten in einer Umgebung zur Sprache, in der andere Mütter dieselben Gedanken und Gefühle haben und sich gegenseitig Mut zusprechen und Unterstützung für Probleme, die sie schon erfolgreich bewältigt haben, geben können.

5.1 Kommunikationsansatz

Beispiel: „Ich habe es satt, jede Nacht zweimal aufzustehen, um das Baby zu stillen."		
Falle	Beschreibung	Beispiel
Übertreibung	Überzogene Rückmeldung der ausgedrückten Gefühle	Es klingt, als seien Sie wütend!
Hinzufügen	Etwas ergänzen oder das Gesagte weiter ausführen	Es scheint, dass alles schief läuft.
Vorwegnehmen	Die Gesprächsführung übernehmen, indem vorweggenommen wird, was die Mutter als nächstes sagen wird	Sie sind kurz davor abzustillen.
Psychoanalyse betreiben	Über unausgesprochene, zugrundeliegende Motive in Bezug auf die Probleme spekulieren	Sie haben Angst, dass sich Ihr Partner im Bett vernachlässigt fühlt.
Abwerten	Die Intensität der ausgedrückten Gefühle schmälern	Das nächtliche Stillen scheint Sie etwas zu stören.
Reduzieren	Die Kernaussage nicht erkennen oder darüber hinweggehen	Sie scheinen sich nicht wohl zu fühlen.
Zurückverfolgen	Eine Rückmeldung zu etwas geben, was einige Zeit zuvor gesagt wurde oder nicht bei der Sache bleiben	Sie sagten, dass Sie seit der Geburt des Babys keine Nacht mehr gut geschlafen haben.
Nachplappern	Wörtliche Wiederholung dessen, was die Mutter gesagt hat	Sie haben vom nächtlichen Stillen gesprochen.
Nur auf den Inhalt beziehen	Das Gesagte inhaltlich wiederholen, wenn tatsächlich Gefühle ausgedrückt wurden	Ihr Baby wacht regelmäßig jede Nacht zweimal zum Stillen auf.
Anweisen	Einen Rat geben, wenn die Mutter ihren Gefühlen Luft macht	Offensichtlich isst es tagsüber zu selten. Lassen Sie uns über ... sprechen.
Rückversicherung geben	Der Mutter versichern, dass etwas in Ordnung sei, ohne ihre Gefühle ernst zu nehmen	Babys machen das am Anfang oft. In ein paar Wochen wird es besser sein.
Abschweifen	Den Fokus von der Mutter nehmen und auf jemand anderen oder etwas anderes lenken	Oh ja, mein Kind hat das genau so gemacht. Er hat mich in den ersten Wochen in den Wahnsinn getrieben und ich habe ...
Überzeugen	Annehmen, dass die Mutter etwas tun würde, was Ihnen nicht recht wäre	Ja, aber Sie wissen, dass nicht gestillte Kinder das auch tun können.
Bessere Antworten: Wenn das jede Nacht passiert, fangen Sie an sich zu fragen, ob das jemals besser werden wird. Jede Nacht aufwachen kann einen fertig machen, nicht wahr? Mein Baby hat das in den ersten Wochen auch gemacht. Da ist man ganz schön erschöpft, nicht wahr?		

Tab. 5.1 Häufige Fallen beim Aktiven Zuhören.

Kurse können Müttern helfen, untereinander und mit ihren Partnern Erfahrungen auszutauschen. Dieser Erfahrungsaustausch legt den Grundstein für ein Selbsthilfenetzwerk und dient als Katalysator für den Meinungsaustausch zwischen der Frau und ihrem Partner in Hinblick auf das Stillen. Im Übrigen haben die Mütter den Eindruck, dass ihre Partner das Stillen bereitwilliger unterstützen, wenn sie einen solchen Kurs besucht haben.[5]

Kurse sind Zeit sparende Möglichkeiten, um mehrere Personen mit Informationen zu versorgen, statt nur jeweils eine Person. Sie sind gut geeignet, wenn es sich um häufig gestellte Fragen mit einigermaßen eindeutigen Antworten handelt, die für (fast) jede Mutter zutreffen. Ein Beispiel: Fast alle Mütter machen sich Gedanken über die Milchbildung oder die Steigerung der Milchmenge und haben Fragen zu diesem Thema, und die grundlegenden Informationen dazu können in der Gruppe besprochen werden. Spezielle Fragen, warum eine einzelne Mutter in einer bestimmten Situation nicht genügend Milch hat, müssen jedoch im Einzelgespräch behandelt werden.

Die Inhalte eines Kurses lassen sich danach festlegen, welche Bedürfnisse, Fragen und Sorgen die Teilnehmer haben. Es hat sich bewährt, den Unterricht mit der Frage „Warum nehmen Sie an diesem Kurs teil und was erhoffen Sie sich davon?" zu beginnen. Wer sich in der Gruppe wohlfühlt, wird seine Gründe offen legen, andere werden vielleicht still bleiben. Ein solcher Anfang kann die Gesprächsbereitschaft fördern, wenn sich die einzelnen Teilnehmer untereinander und mit dem Lehrer gut verstehen. Falls sich einzelne Teilnehmer bloßgestellt fühlen oder wenn noch keine ausreichende Beziehung hergestellt wurde, kann dieser Ansatz allerdings problematisch sein.

5.1.5 Unterrichtsgestaltung für Gruppen- und Einzelunterricht

Es hat sich bewährt, den Unterricht für Eltern so zu gestalten, dass die Kursteilnehmer mit einbezogen werden. Diskussionen mit der Gruppe sind eine hervorragende Möglichkeit für den Unterricht. Sie fördern den Zusammenhalt innerhalb der Gruppe und tragen dazu bei, dass jeder einzelne erkennt, dass andere Eltern von den gleichen oder ähnlichen Fragen und Problemen bewegt werden. Spiele eignen sich gut, um die Eltern zum Mitmachen anzuregen. (Ein Buch mit Spielen, die sich zum Thema Stillen eignen, kann gerade in der Gruppensituation gut dazu eingesetzt werden, um verschiedene Stillthemen zu behandeln.)[6] Wenn es darum geht, dass sich die Teilnehmer mit ihren Fragen, Gefühlen und Antworten auf Fragen der Lehrkraft auseinander setzen sollen, können auf den Einzelnen abgestimmte schriftliche Übungen hilfreich sein. Die Übungen können so angelegt werden, dass jeder die aufgeschriebenen Antworten für sich behält, nur seinem Partner mitteilt oder mit der Gruppe oder der Lehrkraft bespricht.

5.2 Unterstützungsangebote

Einen wesentlichen Anteil an einem Stillförderungsprogramm haben Hilfsangebote für die stillenden Mütter. Neben der Zusammenarbeit mit dem Gesundheitspersonal gehören auch Verbraucherinformationen und Hilfsangebote in der Gemeinde zu den Maßnahmen, die die Mutter und ihre Familie unterstützen.

5.2.1 Verbraucherinformationen

Informationsmaterial kann die wichtigsten Punkte, die in einer Einzelberatung oder in einem Kurs besprochen wurden, nochmals erläutern (nicht jedoch erstmalig erklären). Im Folgenden sehen Sie die wichtigsten Punkte, die zur Einschätzung von Stillinformationsmaterial wichtig sind:
- Eignet sich das Infomaterial für diese Zuhörerschaft?
- Werden die wichtigsten Fragen angesprochen?
- Was kostet dieses Infomaterial?
- Ist das Infomaterial vorurteilsfrei?
- Wer hat das Infomaterial produziert? (Säuglingsnahrungshersteller?)
- Sind die Informationen inhaltlich korrekt und aktuell?
- Werden eindeutig positive Botschaften über das Stillen vermittelt?
- Sind die Abbildungen korrekt?

Bücher, Broschüren und Videos[7] können hilfreiche Lehr- und Lernmittel sein. Im Anhang B sind eine Reihe verschiedener Informationsquellen aufgelistet.

Bei der Auswahl von Unterrichtsmedien ist etwas Urteilsfähigkeit erforderlich. Denken Sie immer daran, dass schon die bloße Menge der Bücher, Broschüren und anderer Infomaterialien, die die

Eltern erhalten, überwältigend sein kann. Erhalten die Eltern weniger Material, sind die Chancen größer, dass sie es tatsächlich lesen. Stellen Sie auch fest, ob die Eltern, denen Sie das Infomaterial geben, in der Lage sind, den Inhalt zu verstehen (☞ Eltern mit geringen Lesefertigkeiten in diesem Kapitel). Und schließlich achten Sie auch darauf, zu vermeiden, Infomaterial zu verteilen oder zu empfehlen, das von Firmen hergestellt wird, die ein Produkt anpreisen oder verkaufen wollen. In einigen dieser Materialien sind sorgfältig gezielte und oftmals subtile Botschaften enthalten, die der Firma nutzen, aber nicht unbedingt der Mutter oder dem Neugeborenen.

5.2.2 Gemeinschaftliche Unterstützung

Im weitesten Sinn gehören zur gemeinschaftlichen Unterstützung die Familie und die Freunde der Mutter. Da diese Unterstützungsform in anderen Abschnitten besprochen wird, liegt der Schwerpunkt hier darauf, Selbsthilfegruppen, Produkte und Dienstleistungen zu finden und auszuwählen.

Gemeinschaftsmittel: Produkte und Dienstleistungen

Für stillende Mütter gibt es inzwischen eine Reihe von Gemeinschaftsmitteln, sowohl in personeller als auch materieller Hinsicht. Organisationen, die ambulante Dienste anbieten, private Arztpraxen, Krankenhäuser, Gesundheitsämter, WIC-Agenturen (Women, Infant and Children) und häusliche Pflegedienste sind in den meisten Gemeinden verfügbar. In einigen Gemeinden gibt es weitere Möglichkeiten, wie mit Pflegefachkräften oder Laktationsberaterinnen besetzte Stillambulanzen und Telefonhotlines. Hinzu kommen Apotheken, Sanitätshäuser und Spezialgeschäfte oder Depots, die Brustpumpen und andere Hilfsmittel für die stillende Mutter führen. Einige dieser Angebote finden Sie in Anhang A.

Unterstützungsprogramme

Im Idealfall beginnt die Mutter mit dem Aufbau eines Unterstützungsnetzes in der frühen Schwangerschaft und führt dies während der gesamten Stillzeit weiter. Die Frau muss vielleicht feststellen, wer von der Familie oder aus dem Freundeskreis gerne gestillt hat, welche Ärzte sich mit dem Stillen auskennen und wo es Mutter-zu-Mutter Selbsthilfegruppen gibt.

Unterstützungsprogramme sind sehr unterschiedlich. Einige haben ein Eins-zu-eins-Konzept, bei dem eine Laienberaterin mit wenigen Müttern arbeitet. Andere Programme arbeiten in erster Linie mit Gruppen, einer Leiterin und anderen Müttern. Das La Leche Liga-Modell verkörpert dieses Konzept vermutlich am besten. Es ist in erster Linie eine Mutter-zu-Mutter-Selbsthilfegruppe. Mütter, die nach einer La Leche Liga-Gruppe suchen, können sich an die Kontaktadressen in Anhang A wenden.

Mutter-zu-Mutter- oder Laienselbsthilfegruppen können sehr viel leisten und einen positiven Einfluss ausüben.[8] In einer Studie begannen 53 % der Frauen, die an einer Selbsthilfegruppe teilnahmen, mit dem Stillen und stillten noch sechs Wochen weiter. Im Vergleich dazu war dies nur bei 33 % der Frauen der Fall, die nicht durch eine Selbsthilfegruppe unterstützt wurden.[9] In einer anderen Studie wurden die Teilnehmer einer Untersuchungsgruppe wöchentlich von einer ausgebildeten, ehrenamtlichen Kraft besucht, die zumindest eine positive Stillerfahrung hatte. Gleichzeitig gab es einen informellen Kontakt zu anderen Zeiten. In der Untersuchungsgruppe begannen 82 % der Mütter mit dem Stillen, während nur 31 % der Kontrollgruppe anfingen zu stillen. Auch die weitere Stilldauer unterschied sich deutlich zwischen den beiden Gruppen. Die Frauen, die ehrenamtlich unterstützt wurden, stillten durchschnittlich 5,7 Wochen, während die Durchschnittsstilldauer in der Kontrollgruppe nur 2,5 Wochen betrug.[10] Weil diese Studien und andere Untersuchungen[9–17] deutlich auf die Wirksamkeit von Mutter-zu-Mutter-Selbsthilfegruppen hinweisen, sollten die Mütter auf die in ihrer Gemeinde verfügbaren Selbsthilfegruppen aufmerksam gemacht werden. Falls es keine solchen Gruppen gibt, sollten sie eingeführt werden.

5.3 Festlegung von Zielen und Inhalten

Aufklärungsprogramme zur Unterstützung des Stillbeginns und des Weiterstillens müssen breite, allumfassende Ziele und spezielle Lernziele beinhalten. Allgemein sollte das Programm so aufgebaut sein, dass es die Unterstützung von gesunden Müttern und Neugeborenen zum Ziel hat.

(Überlegungen zu Frauen mit Neugeborenen in speziellen Situationen werden im nächsten Abschnitt beschrieben.) In Kasten 5.1 werden spezielle Lernziele aufgeführt.

5.3.1 Vor der Geburt

Das Hauptziel vor der Geburt ist es, die Frau eine Entscheidung über die Ernährungsform treffen zu lassen.[18] Ungefähr 50 bis 75 % der Frauen entscheiden sich im ersten Schwangerschaftsdrittel für eine Ernährungsform[19–24] oder sogar schon vor der Zeugung.[24, 25] Zum Zeitpunkt der Geburt haben die meisten Mütter ihre Wahl getroffen.[26] Gelegentlich kommt es vor, dass eine Frau sich erst nach der Geburt entscheidet. In jeder dieser Situationen ist es wichtig, weiterhin kurze, gezielte und positive Bemerkungen über das Stillen zu machen, die Frau aber nicht zu zwingen, ihre Entscheidung in Worte zu fassen. Fühlt eine Frau sich gezwungen, ihre Wahl zu formulieren, wird sie sich wohlmöglich nicht für das Stillen entscheiden und nachdem erst einmal eine Absicht geäußert wurde, kann es schwer sein, später einen anderen Plan zu verkünden.[27] Es ist besser, eine vorurteilsfreie Umgebung zu schaffen, in der die Frau und ihre Familie sich so lange weiter mit dem Thema beschäftigen können, wie sie es brauchen.

Gefühle, Erwartungen, Kontakte

In der Schwangerschaft sind emotionale Zielsetzungen wichtig, die sich auf die Gefühle, Erwartungen und Kontakte mit positivem Einfluss auf das Stillen konzentrieren. Sobald die Mutter die in Kasten 5.1 aufgelisteten Ziele erfolgreich erreicht, ist sie besser dazu in der Lage, eine informierte Entscheidung zu treffen und auf vorausschauende Anleitung einzugehen.

Gefühle

Wie bereits in Kapitel 3 erklärt, hegen Frauen tiefe positive und negative Gefühle für ihre Ernährungsentscheidung und ihre Brüste. Deshalb ist es wichtig, der Frau zu helfen, ihre eigenen Gefühle und die der anderen, die ihr wichtig sind, zu erkennen. Es gibt viele Möglichkeiten, die Frau dabei zu unterstützen. Ein Weg ist das Aktive Zuhören und Spiegeln, das Eingehen auf die „Gefühlsbotschaften", die sie im Gespräch über das Stillen oder ihre Brüste offenbart.

5.1 Lernziele für Mütter

Vor der Geburt

Hauptziel
Während der Schwangerschaft ist es das Hauptziel, die Mutter eine informierte Entscheidung treffen zu lassen, wie sie ihr Kind ernähren will.[18] Vor der Geburt wird die schwangere Frau:

Emotionaler Bereich
- Ihre eigenen Gefühle und die Gefühle von anderen für sie wichtigen Personen über die Form der Ernährung des Säuglings erforschen
- Bestimmte Einstellungen, Vorstellungen oder Werte in Worte fassen, die ihre Entscheidung beeinflussen
- Nach korrekten Informationen suchen, um eine informierte Entscheidung zu treffen
- Begeisterung und Unterstützung vom medizinischen Personal erfahren
- Frauen kennen lernen, die gerne gestillt haben und Teil eines Unterstützungsnetzwerks werden können
- Einen Plan entwerfen, um Stillen und Berufstätigkeit miteinander verbinden zu können (falls notwendig)

Kognitiver Bereich
- Die Vorteile des Stillens für sich selbst und ihren Säugling beschreiben
- Erkennen, dass es Faktoren gibt, die das Stillen kontraindizieren und nach möglichen Alternativen suchen (falls notwendig)
- Erkennen, dass weit verbreitete Fragen und Vorbehalte gegenüber dem Stillen – in Bezug auf Mutter und Kind – durch Information und Unterstützung ausgeräumt werden können
- Die Möglichkeiten auflisten, in der Gemeinde Unterstützung beim Stillen zu erhalten

Psychomotorischer Bereich
- (Mit einer Puppe) optimale Positionen für einen angenehmen Milchtransfer demonstrieren.

Unmittelbar nach der Geburt
Hauptschwerpunkte unmittelbar nach der Geburt (d.h. während des Krankenhausaufenthaltes) sind das optimale Anlegen, Ansaugen und der Milchtransfer.[18] Vor der Entlassung wird die stillende Mutter in der Lage sein:

Emotionaler Bereich
- Festzulegen, wie sie ihren Säugling ernährt (falls das noch nicht entschieden wurde)
- Zuversichtlich zu sein, dass sie in der Lage ist, ausreichend Milch für ihr Neugeborenes zu bilden

- Alle früher getroffenen Entscheidungen über den Stillbeginn und das Weiterstillen zu überdenken
- Mit ihrem Partner die Gefühle, die mit dem Übergang zur Elternschaft verbunden sind, zu besprechen

Kognitiver Bereich
- Die beruhigenden Anzeichen, dass ihr Säugling genügend Milch erhält, zu erkennen
- Anzeichen und Symptome für bestehende oder drohende Probleme (z.B. Milchstau) zu erkennen und zu wissen wann und wo sie Hilfe erhält
- Die Verhaltenszeichen des Säuglings (Bewusstseinszustand, hungrig/satt, gestresst) zu interpretieren und angemessen darauf zu reagieren
- Strategien zu entwickeln, um ihre Kraft zu bewahren und effektive Stressbewältigungstechniken zu kennen

Psychomotorischer Bereich
- Optimale Anlegetechniken zu demonstrieren
- Effektives Handausstreichen zu demonstrieren

Im weiteren Verlauf nach der Geburt

Hauptziel
Das Hauptziel nach der Klinikentlassung ist das volle Stillen und dass mindestens sechs Monate lang problemlos gestillt wird. Vor dem Abstillen wird die stillende Mutter in der Lage sein:

Emotionaler Bereich
- Gemeinsam mit dem Arzt den optimalen Zeitpunkt für den Beginn der Beikost zu bestimmen
- Möglichkeiten zu kennen, die ihr bei der Gewöhnung an die neue Rolle nach der Geburt zur Seite stehen

Kognitiver Bereich
- Anzeichen und Symptome für drohende Probleme (z.B. Candidose, Mastitis) aufzuzählen
- Mediziner zu kennen, die ihr helfen, eine informierte Entscheidung zu treffen und eine angemessene Alternative zu wählen, wenn es zu Situationen kommt, die eine zeitweise Unterbrechung des Stillens erfordern
- Eine Empfängnisverhütungsmethode zu wählen, die die Milchproduktion nur minimal beeinflusst und mit den Vorstellungen und kulturellen Vorlieben der Familie zu vereinbaren ist
- Zu wissen, wie sie die Milchbildung aufrecht erhalten kann, wenn sie von ihrem Kind getrennt ist oder eine Trennung zu erwarten ist
- Optimale Abstilltechniken zu beschreiben, sobald sie ihr Stillziel erreicht hat

Psychomotorischer Bereich
- Über die Fähigkeit zum effektiven Abpumpen von Milch zu berichten.

Eine andere Möglichkeit sind schriftliche Übungen in der Gruppe, bei der sie ihre Gefühle zu bestimmten Themen aufschreiben kann.

Erwartungen

Frauen haben oft unrealistische Vorstellungen über das Stillen. Es ist gut möglich, dass sie noch nie eine stillende Frau gesehen haben und denken, dass Stillen bedeutet, sich vollständig ausziehen zu müssen. Genauso haben sie oft unrealistische Ideen, wie oft ein gestilltes Neugeborenes essen muss, die auf ihren Beobachtungen an älteren Säuglingen oder mit künstlicher Säuglingsnahrung gefütterten Babys beruhen. Ein Gespräch mit den Frauen über das, was sie denken, wie es sein wird, ist der Schlüssel ihnen zu helfen, realistischere Vorstellungen zu entwickeln.

Kontakte und Unterstützungsmöglichkeiten

Frauen müssen in der Schwangerschaft damit beginnen, sich ihr Unterstützungsnetzwerk aufzubauen. Die Frage „Kennen Sie jemanden, die gerne gestillt hat?" kann ein guter Einstieg sein, um der Frau zu helfen, ein solches Netzwerk zu finden. Familienangehörige und Freunde können eine wesentliche Quelle der Unterstützung für die stillende Mutter sein.[28] Umgekehrt können sie sich für die Bemühungen der Mutter als kontraproduktiv erweisen und ihre Zuversicht untergraben, wenn sie falsch informiert sind oder eine negative Haltung gegenüber dem Stillen einnehmen. Daher ist es wichtig, dass die Mutter jemanden in ihrer Familie oder ihrem Freundeskreis ausmacht, die gerne gestillt und erfreuliche Stillerfahrung erlebt hat, denn diese Person wird wahrscheinlich eine Stütze für die Mutter sein.

Eine informierte Entscheidung treffen

Manchmal gehen Frauen davon aus, dass ihre alltäglichen Gewohnheiten vollkommen verändert werden müssen oder dass weniger gesunde Verhaltensweisen das Stillen ausschließen. Falsche Vorstellungen oder Ammenmärchen, wie sie zum Beispiel in Kasten 5.2 aufgeführt sind, können die Frau abschrecken, mit dem Stillen zu beginnen oder weiter zu stillen. Solche Vorstellungen sollten durch wissenschaftlich fundierte Informationen ersetzt werden, damit die werdende Mutter eine informierte Entscheidung treffen kann.

5.2 Stillen: Eine informierte Entscheidung treffen

Ammenmärchen über das Stillen

Mythos: Stillen ist schmerzhaft.
Wissenschaftliche Erklärung: Wunde Mamillen sind keine zu erwartende Folge des Stillens. Die Mamillen sollten bei korrekter Stillhaltung nicht wund werden. Stillen sollte eine angenehme Erfahrung sein. Wäre dem nicht so, hätte die Menschheit niemals überlebt!
Mythos: Stillen führt zu Hängebrüsten.
Wissenschaftliche Erklärung: Es gibt keinen Beleg für die Aussage, dass das Stillen die Brüste einer Frau hängen lässt. Es kann allerdings hilfreich sein, während der Schwangerschaft und Stillzeit einen die Brustligamente stützenden Büstenhalter zu tragen.

Ammenmärchen über „spezielle" Voraussetzungen für das Stillen

Mythos: Ich kann nicht stillen, weil ich meine Mamillen nicht vorbereitet habe.
Wissenschaftliche Erklärung: Es ist keine besondere Vorbereitung erforderlich.
Mythos: Ich kann nicht stillen, weil ich keine Milch trinken mag.
Wissenschaftliche Erklärung: Man muss keine Milch trinken, um Milch zu bilden.
Mythos: Ich kann nicht stillen, weil ich nicht auf [beliebiges Nahrungsmittel einsetzen] verzichten will.
Wissenschaftliche Erklärung: Die Ernährung kann von der Frau frei gewählt werden.

Essen und Trinken: Mythen und Realität

Ammenmärchen, falsche Erwartungen und Vorstellungen über das Stillen sind weit verbreitet. Die Pflegefachkraft muss sich Missverständnissen entgegenstellen, die über den mütterlichen Flüssigkeitsbedarf, den Nahrungs- und Energiebedarf, den Auswirkungen von Nahrungsmitteln auf den Säugling und den Lebensstil und andere Themen, wie sie im Folgenden beschrieben werden, im Umlauf sind.

Flüssigkeitsbedarf. Im Gegensatz zu dem weit verbreiteten Mythos gibt es keine willkürliche festgelegte Flüssigkeitsmenge, um die Milchbildung aufrechtzuerhalten oder zu fördern. Für stillende Mütter ist es am besten, wenn sie entsprechend ihrem Durstgefühl trinken. Für manche bedeutet das vielleicht wirklich acht Gläser Flüssigkeit, doch andere brauchen mehr oder weniger. In den ersten Tagen nach der Geburt können die Frauen sehr durstig sein. Nach langer Wehentätigkeit, mehrfachem Erbrechen unter den Wehen oder einer Kaiserschnittentbindung besteht die Wahrscheinlichkeit, dass die Frau zu einem gewissen Grad dehydriert ist und somit großen Durst hat.

Im Verlauf des Wochenbetts wird die stillende Frau mehr Durst haben als die nicht stillende. Das lässt sich ganz einfach mit dem Prinzip von Input und Output erklären. Die Milch gehört zum Output aus ihrem System, so wie Schweißabsonderung und Blutverlust zum Output gehören. Oft stellt die Mutter jedoch die Bedürfnisse des Kindes vor ihre eigenen und vergisst zu trinken, wenn sie durstig ist. Deshalb ist es eine gute Idee, ein Glas mit Flüssigkeit bereit zu haben, wenn der Säugling gestillt wird. Nicht weil das zu dem Akt des Stillens gehört, sondern weil das eine entspannte Zeit für die Mutter ist, um an einem Getränk zu nippen.

Frauen glauben oft fälschlicherweise, dass eine Erhöhung der Trinkmenge die Milchmenge verbessern würde. Medizinisches Personal, das einer Frau diesen Ratschlag gibt, der von der Wissenschaft nicht gestützt wird, erweist der Frau einen schlechten Dienst, da die tatsächliche Ursache des Problems vielleicht niemals angesprochen und es somit nicht behoben wird. (Strategien zur Steigerung der Milchmenge ☞ Kapitel 7.) Erhöhen Frauen ihre Flüssigkeitsaufnahme um mindestens 25 %, kommt es zu keiner Veränderung der Milchmenge. Flüssigkeitsaufnahme und Milchmenge korrelieren nicht miteinander (☞ Abb. 5.1).[29, 30] Erhöht die Frau ihre Flüssigkeitsmenge um 50 %, steigert sich die Milchmenge etwas, aber nicht signifikant.[31]

Nährstoffbedarf. Der Nährstoffbedarf für stillende Frauen entspricht fast dem nicht stillender Frauen. Das Institute of Medicine erklärt: „Stillende Frauen, die den RDA für Energie (recommended daily allowance – Referenzwert für die täglich empfohlene Zufuhr) erfüllen, erfüllen wahrscheinlich auch die Referenzwerte für die tägliche Zufuhr für alle Nährstoffe außer Kalzium und Zink, wenn die Nährstoffdichte ihrer Nahrung in etwa der durchschnittlicher junger Frauen in den USA entspricht. Bei einer Zufuhr von weniger als 2700 kcal/Tag gehören Kalzium, Magnesium, Zink, Vitamin B_6 und Folsäure zu den Nährstoffen, deren Aufnahme wahrscheinlich zu gering im Verhältnis zum Bedarf ist."[32] Deshalb sollten stillende Frauen in den meisten Fällen ihre Ernährung selbst frei wählen und sich an der Ernährungspyramide in Abb. 5.2 orientieren.

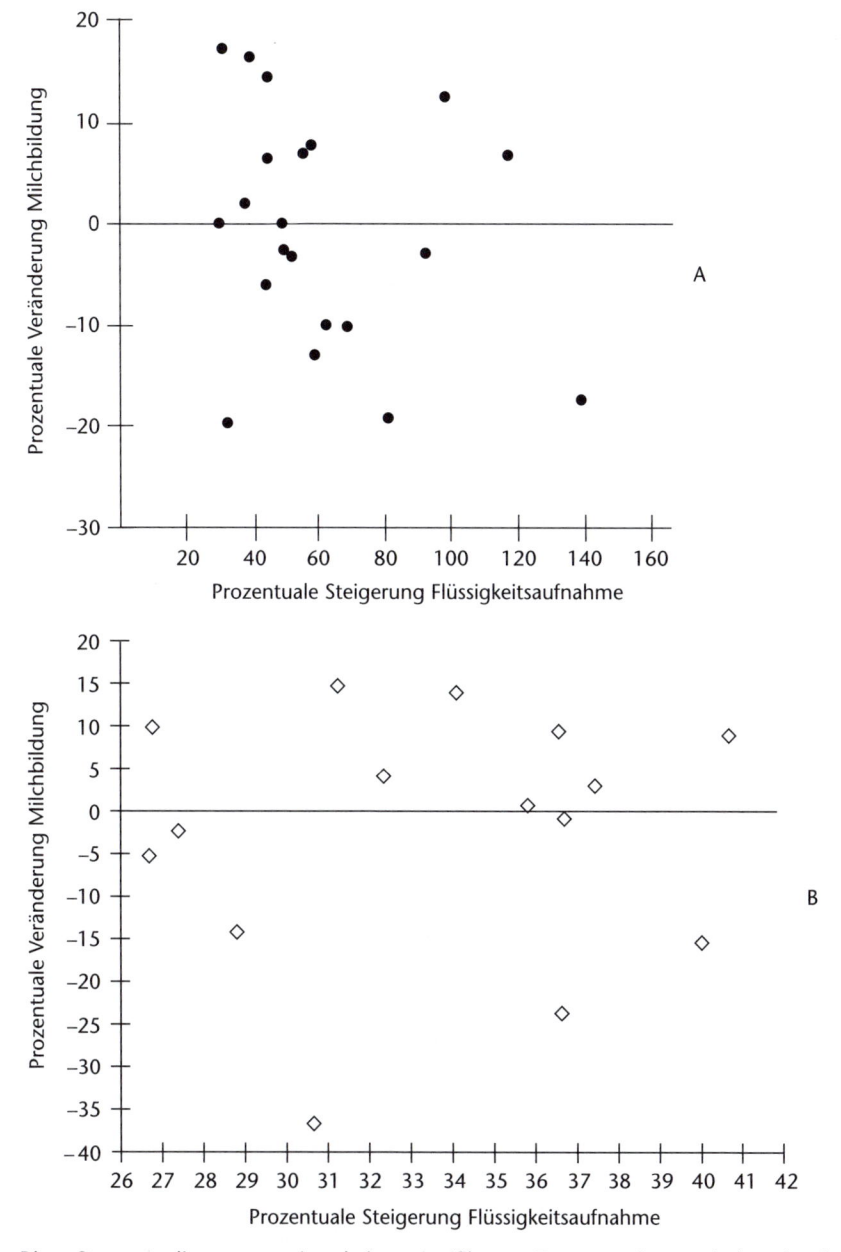

Abb. 5.1 Diese Streuungsdiagramme zeigen keinen signifikanten Zusammenhang zwischen der Flüssigkeitsaufnahme und der Veränderung der Milchproduktion über der Basislinie. Diese Studien waren fast identisch, außer dass A die Prozentzahlen für einen Zeitraum von drei Tagen mit erhöhter Flüssigkeitszufuhr zeigt, während bei B der Zeitraum sieben Tage betrug. [F152-002; F152-003]

Frauen, bei denen ein Risiko für eine zu geringe Aufnahme von Kalzium, Magnesium, Zink, Vitamin B_6 und Folsäure besteht, sollte empfohlen werden, von den Nahrungsmitteln zu essen, die in Tabelle 5.2 aufgeführt sind. Bevölkerungsgruppen mit einem besonderen Risiko für Ernährungsmängel, vor allem die mit eingeschränktem Essverhalten (z.B. Vegetarier, Frauen, die an Gewicht verloren haben, diejenigen, die Milchprodukte meiden), Jugendliche und Frauen mit geringem Einkommen[32] benötigen unter Umständen eine besondere Beratung.

5 Aufklärung und Unterstützungsprogramme für Mütter/Eltern

Benötigter Nährstoff	Vor allem enthalten in
Kalzium	Milch, Käse, Joghurt, Fisch mit essbaren Gräten, mit Kalzium angereicherter Tofu, Bok Choy (chin. Blätterkohl), Brokkoli, Winterkohl, Kohl, Ackersenf, Steckrübenblätter, Milchbrot
Zink	Fleisch, Geflügel, Seefisch, Eier, Samen, Hülsenfrüchte, Yoghurt, Vollkorngetreide (die Bioverfügbarkeit aus dieser Quelle ist unterschiedlich)
Magnesium	Nüsse, Samen, Hülsenfrüchte, Vollkorngetreide, grünes Gemüse, Kammmuscheln, Austern; (generell ist dieses Mineral in der Nahrung weit verbreitet und nicht nur in einer kleinen Menge von Nahrungsmitteln in hoher Konzentration enthalten)
Vitamin B_6	Bananen, Geflügel, Fleisch, Fisch, Kartoffeln, Süßkartoffeln, Spinat, Pflaumen, Wassermelonen, einige Hülsenfrüchte, angereicherte Cerealien, Nüsse
Thiamin	Schweinefleisch, Fisch, Vollkorngetreide, Innereien, Hülsenfrüchte, Mais, Erbsen, Samen, Nüsse, angereicherte Cerealien; (weit verbreitet in Nahrungsmitteln)
Folsäure	Blattgemüse, Obst, Leber, grüne Bohnen, angereicherte Cerealien, Hülsenfrüchte und Vollkorncerealien

Tab. 5.2 Nahrungsmittel, die für die Stillzeit besonders wichtige Nährstoffe enthalten. Quelle: Institute of Medicine. *Nutrition during lactation*. Washington, DC: *National Academy Press*; 1991.

Diese Frauen brauchen Vorschläge, wie sie ihre Nährstoffaufnahme verbessern können und Tabelle 5.3 gibt gezielte Hinweise. Eine Frau mit ganz speziellem Beratungsbedarf sollte an eine Ernährungsberaterin verwiesen werden. Empfehlungen zu Kalorienaufnahme, Gewichtsverlust,

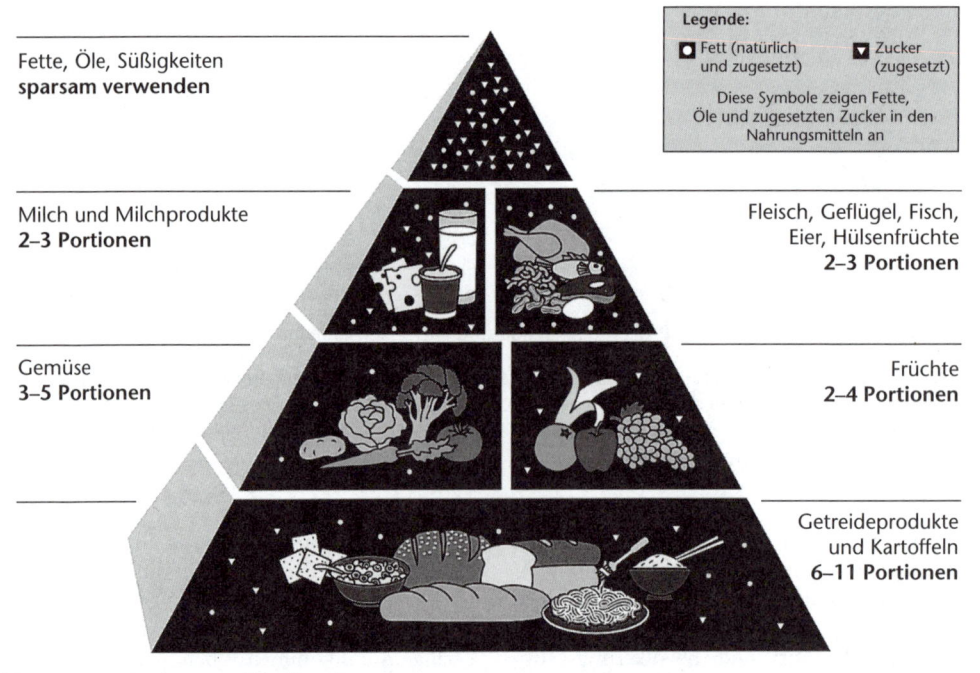

Abb. 5.2 Ernährungspyramide. [T001]

Art der Einschränkung	Korrigierende Maßnahmen
Übermäßige Beschränkung der Nahrungsaufnahme (d.h. die Aufnahme von weniger als 1800 kcal pro Tag), die in der Regel zu einer ungenügenden Nährstoffaufnahme führt, verglichen mit dem, was stillende Frauen benötigen	Schlagen Sie eine erhöhte Aufnahme von nährstoffreichen Nahrungsmitteln vor, um zumindest eine Energieaufnahme von 1800 kcal/Tag zu erreichen. Besteht die Mutter auf einer starken Einschränkung der Nahrungsaufnahme, fördern Sie den Ersatz von Nahrungsmitteln mit niedrigem Nährstoffgehalt durch Nahrungsmittel mit hohen Gehalten an Vitaminen, Mineralien und Eiweiß. In Einzelfällen kann es ratsam sein, ein ausgewogenes Multivitamin-Mineralstoff-Präparat zu empfehlen. Raten Sie von Flüssigdiät-Präparaten und Appetithemmern ab.
Vollständiger Vegetarismus (Veganismus, Ablehnung von allen tierischen Nahrungsmitteln wie Fleisch, Fisch, Milchprodukten und Eiern)	Empfehlen Sie die regelmäßige Aufnahme von Vitamin B_{12}, wie spezielle, Vitamin B_{12} enthaltende pflanzliche Produkte oder eine tägliche Vitamin B_{12}-Supplementierung mit 2,6 µg pro Tag.
Ablehnung von Milch, Käse und anderen kalziumreichen Milchprodukten	Schlagen Sie eine erhöhte Aufnahme von Kalzium aus anderen kulturell akzeptierten Quellen vor, z.B. Kohlblätter. Liefern Sie Informationen über die richtige Verwendung von Milchprodukten mit geringem Laktosegehalt, wenn aufgrund einer Laktoseunverträglichkeit auf Milch verzichtet wird. Wenn keine Verbesserung der Ernährung erreicht werden kann, kann es ratsam sein, täglich 600 mg elementares Kalzium zu den Mahlzeiten zu empfehlen.
Ablehnung von mit Vitamin D angereicherten Lebensmitteln, wie angereicherte Milch oder Cerealien, kombiniert mit geringer Bestrahlung mit ultraviolettem Licht	Empfehlen Sie die Gabe von zusätzlich 10 µg Vitamin D pro Tag.

Tab. 5.3 Vorschläge für eine verbesserte Nahrungsaufnahme bei Frauen mit eingeschränktem Essverhalten. Aus: *Nutrition during lactation*. Copyright 1991 by National Academy of Sciences. Mit freundlicher Genehmigung der *National Academy Press*, Washington, DC.

Sport und dem Umgang mit Koffein, Alkohol und Zigaretten sind in Kasten 5.3 aufgeführt.

Energiebedarf. Der Energiebedarf von stillenden Frauen unterscheidet sich wenig von dem nicht stillender Frauen. Nicht schwangere Erwachsene benötigen etwa 2200 kcal pro Tag, um eine optimale Ernährung zu gewährleisten. Die schwangere Frau braucht etwa 2500 kcal pro Tag und die stillende Frau etwa 2700 kcal pro Tag. Dieser Bedarf von 2700 kcal pro Tag bedeutet einen Mehrbedarf von 500 kcal pro Tag gegenüber dem Bedarf der Frau vor der Schwangerschaft. Im Gegensatz zu den Mythen, von denen die Frau gehört haben mag, muss sie keine besonderen Nahrungsmittel essen, um diesen Bedarf zu decken. Sie kann jegliche nahrhaften Lebensmittel essen, die sie gerne mag, um die zusätzlichen 500 kcal aufzunehmen. (Eine ausführliche Abhandlung der Ernährungsbedürfnisse während der Schwangerschaft finden Sie bei Worthington-Roberts und Williams[33] und dem Institute of Medicine.[32])

Auswirkungen der Ernährung der Mutter auf das Verhalten des Säuglings. Mütter untereinander sprechen oft über Lebensmittel, von denen sie glauben, dass sie problematisch für ihre Säuglinge sind. Ein Beispiel ist Knoblauch. Doch obwohl Säuglinge anscheinend empfindlich auf den Geruch von Knoblauch reagieren, trinken sie tatsächlich mehr Milch, wenn es nach Knoblauch riecht.[34]

Eine Studie gibt Hinweise, dass Kreuzblütler, einschließlich derer, die in Kasten 5.4 aufgeführt sind, und andere „weit verbreitete Übeltäter" mit quengeligem Verhalten oder Unruhe verbunden sein könnten.[35] Diese Aufzählung ist nicht als Liste von „verbotenen Nahrungsmitteln" gedacht, sondern als eine Liste, die einer Mutter helfen kann, wenn sie Tagebuch darüber führt, was sie gegessen hat.

Andere Nahrungsmittel, die als „problematisch" angesehen werden, sind Erdnüsse, Milch und Milchprodukte. Säuglinge, deren Mütter in der Schwangerschaft oder Stillzeit häufig Erdnüsse essen, haben ein erhöhtes Risiko, eine Allergie auf Erdnüsse zu entwickeln.[36] Es hilft oftmals dem Baby, wenn die Mutter ihren Erdnusskonsum verringert oder ganz darauf verzichtet. Milch- und Milchprodukte wurden in Zusammenhang gebracht mit unruhigem Verhalten von Säuglingen, die auf diese Produkte besonders empfindlich reagieren. Wenn ein Säugling quengelig und unruhig ist, sollte die Mutter wissen, dass die Milchprodukte, die sie zu sich nimmt, Schuld sein können. Die Probleme verschwinden oft, wenn sie auf die Milchprodukte verzichtet oder den Konsum wesentlich einschränkt. Sie sollte auch wissen, dass der Säugling auf ein Nahrungsmittel reagiert, das die Mutter zu sich nimmt, und nicht auf die Muttermilch an sich.

Mütter stellen oft Fragen über problematische Lebensmittel und wünschen sich einige praktische Empfehlungen. Falls eine junge Mutter Sie fragt, wie dieses oder jenes Nahrungsmittel sich auf ihren Säugling auswirken kann, dann sagen Sie ihr, dass einige Nahrungsmittel tatsächlich bei manchen Säuglingen zu Problemen führen können, doch ob das bei ihrem Kind der Fall sein wird, lässt sich nicht vorhersagen. Schlagen Sie der Mutter vor, in der ersten Woche, wenn sie und das Baby sich kennen lernen, auf Nahrungsmittel zu verzichten, von denen oftmals berichtet wird, dass sie Probleme verursachen können. Dieser Ansatz erkennt an, dass es zu Symptomen kommen kann, doch er schränkt den Konsum von nährstoffreichen Nahrungsmitteln, die die Mutter gerne isst, nicht ein. Es kommt in der Regel etwa acht bis zwölf Stunden, nachdem die Mutter das problematische Nahrungsmittel gegessen hat, zu unruhigem Verhalten beim Kind, und die Symptome verschwinden nach 24 Stunden. Ein Tagebuch kann helfen, herauszufinden, welche speziellen Nahrungsmittel Probleme verursachen.

Körperwahrnehmung und Körperbild

Fragen zur eigenen Körperwahrnehmung und zum Körperbild spielen häufig eine Rolle, wenn die Frau ihre Entscheidung für oder gegen das Stillen trifft. Wie in Kapitel 3 besprochen, ist Verlegenheit einer der Hauptgründe, der angegeben wird, wenn eine Frau nicht stillt. Es gibt viele verschiedene weitere Punkte, doch am meisten Gewicht scheint den Punkten Sport und Gewichtsverlust sowie dem Einfluss des Stillens auf die Figur der Mutter zuzukommen.

5.3 Empfehlungen für die Nährstoffaufnahme in der Stillzeit

Anmerkung: Der Ernährungsstatus von stillenden Frauen in den USA ist nicht gründlich oder ausgiebig untersucht worden, deshalb fehlen Daten für den gesamten Themenkomplex.

Normaler Gewichtsverlust: Erklären Sie der Frau, dass der durchschnittliche Gewichtsverlust nach der Geburt mit dem Aufrechterhalten einer ausreichenden Milchmenge vereinbar zu sein scheint. Im Mittel verlieren stillende Frauen, die entsprechend ihrem Appetit essen, in den ersten vier bis sechs Monaten 0,6 bis 0,8 Kilogramm pro Monat. Doch es gibt eine große Schwankungsbreite beim Gewichtsverlust von stillenden Frauen (manche Frauen nehmen in der Stillzeit zu). Wird länger als vier bis sechs Monate gestillt, setzt sich in der Regel auch die Gewichtsabnahme fort, allerdings langsamer als in den ersten vier bis sechs Monaten.

Abmagerungsdiäten: Hat eine stillende Frau Übergewicht, ist es unwahrscheinlich, dass ein Gewichtsverlust von bis zu 2 Kilogramm pro Monat sich negativ auf die Milchmenge auswirkt. Doch diese Frauen sollten auf Anzeichen achten, die darauf hinweisen, dass ihr Säugling nicht mehr satt wird. Eine schnelle Gewichtsabnahme (> 2 kg nach dem ersten Monat post partum) ist für stillende Mütter nicht ratsam. Da nicht bekannt ist, wie sich eine Einschränkung der Energieaufnahme der Mutter in den ersten zwei bis drei Wochen post partum auswirkt, werden in diesem Zeitraum keine Diäten empfohlen.

Gewichtsverlust und Milchmenge: Erklären Sie der Frau, dass der durchschnittliche Gewichtsverlust nach der Geburt (0,5 bis 1,0 kg pro Monat nach dem ersten Monat) mit dem Aufrechterhalten einer ausreichenden Milchmenge vereinbar zu sein scheint.

Beurteilung des Ernährungszustands: Erkennen Sie Faktoren, die vorhersagen, ob ein Risiko für ein ungünstiges Ergebnis (wie ein niedriger sozioökonomischer Status) oder einen vorteilhaften Effekt (wie ein niedriges Gewicht für die Größe) besteht. Messungen der Hautfaltendicke oder Labortests als Bestandteil einer routinemäßigen Beurteilung des Ernährungszustandes werden nicht empfohlen. Es ist schwierig ein exaktes Ergebnis zu erhalten und diese Tests sind teuer.

Energieaufnahme und körperliche Aktivität: Informieren Sie die Frauen über die Energieaufnahme (Kalorienaufnahme) auf der Basis eines umfassenden Verständnis dafür, wie aktiv sie körperlich sind. Eine Aufnahme von weniger als 1500 kcal pro Tag wird zu keinem Zeitpunkt der Stillzeit empfohlen. Allerdings ist es unwahrscheinlich, dass kurzes Fasten (weniger als ein Tag) die Milchmenge verringert. Flüssigdiäten und gewichtsreduzierende Medikamente sind nicht empfehlenswert.

Alkohol: Wenn Alkohol getrunken wird, sollte die Frau die Aufnahme auf nicht mehr als 0,5 g Alkohol pro Kilogramm des mütterlichen Körpergewichts pro Tag beschränken. Eine höhere Aufnahme kann den Milchspendereflex behindern. Bei einer Frau mit einem Gewicht von 60 kg entsprechen 0,5 g Alkohol pro Kilogramm Körpergewicht etwa 60 bis 75 ml Likör, 240 ml Wein oder zwei Gläsern mit 350 ml Bier.

Zigaretten: Raten Sie stillenden Frauen unbedingt auf das Rauchen zu verzichten. Nicht nur, weil es die Milchmenge verringern kann, sondern auch wegen der gefährlichen Auswirkungen auf Mutter und Kind.

Koffein: Raten Sie davon ab, große Mengen an Kaffee oder anderen koffeinhaltigen Getränken zu konsumieren. Dazu gehören auch entkoffeinierter Kaffee und Nahrungsmittel, die Koffein enthalten, zum Beispiel Schokolade.

Zusammengefasst und abgewandelt vom Institut of Medicine. *Nutrition during lactation.* Washington, DC: *National Academy Press;* 1991.

Sport und Gewichtsverlust. Frauen fragen oft, wie das Stillen sich auf ihr Gewicht nach der Schwangerschaft auswirken wird und welchen Einfluss Sport auf ihre Milchbildung und die Zusammensetzung der Muttermilch haben wird. Diese Fragen sind schwer zu beantworten. Fachleute versprechen stillenden Müttern immer wieder, dass sie ihr Schwangerschaftsgewicht schneller wieder los sind als nicht stillende Frauen. Dieser Behauptung liegt der Gedanke zugrunde, dass das Stillen etwa 500 kcal pro Tag verbrennt. Einige Studien berichten, dass stillende Frauen schneller an Gewicht verlieren oder mit geringerer Wahrscheinlichkeit ihr Schwangerschaftsgewicht halten als Frauen, die nicht stillen. Andere Studien zeigen keinen Unterschied. Die widersprüchlichen Ergebnisse lassen sich möglicherweise durch vier Hauptfaktoren erklären: (1) es gab keine genaue Definition für „Stillen" (voll, teilweise, gelegentlich); (2) manche Untersuchungsergebnisse basieren auf einer einzigen Messung, während andere den Gewichtsverlust sequenziell messen; (3) es wurde nicht immer angegeben, wie viele Monate die Frau gestillt hat und (4) es wurde nicht immer in Betracht gezogen, welchen Lebensstil die Frau pflegt und ob sie Sport treibt. Es hat sich gezeigt, dass der letzte Punkt das Ausmaß des Gewichtsverlusts von stillenden Frauen beeinflusst.[37] Die Unterschiede in der Methode können dazu beitragen, die unterschiedlichen Untersuchungsergebnisse zu erläutern.

5.4 Nahrungsmittel, die sich über die Muttermilch auf den Säugling auswirken

- Brokkoli
- Kohl
- Blumenkohl
- Schokolade
- Kuhmilch
- Zwiebeln

Es wurde festgestellt, dass diese Nahrungsmittel sich signifikant auf das unruhige Verhalten bei Säuglingen unter vier Monaten auswirken. Es wurde nicht näher ausgeführt, wie viele der Säuglinge aus der Studie Neugeborene waren, so dass ungewiss ist, ob die Ergebnisse für Neugeborene verallgemeinert werden können oder nicht. Die Autoren der Studie mahnen zur Vorsicht, dass diese Studie einen „anfänglichen Beleg" dafür liefert, dass diese Nahrungsmittel mit quengeligem Verhalten in Verbindung stehen.

Es wurden im Rahmen dieser Studie noch weitere Nahrungsmittel untersucht, von denen vielfach angenommen wird, dass sie einen Zusammenhang mit Unruhe beim Säugling haben. Dazu gehörten auch grüner Paprika, Orangensaft, Rosenkohl und getrocknete Bohnen. Doch es konnte kein signifikanter Zusammenhang erkannt werden.

Quelle: Lust, K.; Brown, J.; Thomas, W. *J Am Dietetic Assoc* 1996;96:47–48.

1991 ergab eine ausführliche Literaturanalyse keinen Beleg dafür, dass stillende Frauen mehr Gewicht verlieren.[38] Nachfolgende Untersuchungen zeigten keine Korrelation zwischen dem mütterlichen Gewichtsverlust und der Ernährungsform des Säuglings.[39, 40] Eine beeindruckende Studie von Dewey und ihren Kollegen weist darauf hin, dass stillende Frauen nicht früher an Gewicht verlieren, insgesamt aber mehr als die nicht stillenden Frauen aus der Kontrollgruppe.[41] Die Gewichtsabnahme war mit einem Monat bei beiden

Gruppen ähnlich und fing mit zwei Monaten an, unterschiedlich zu verlaufen. Danach wurde ein signifikanter Unterschied in der Höhe des Gewichtsverlustes beobachtet, wenn stillende und nicht stillende Frauen verglichen wurden. Mit sechs Monaten war die durchschnittliche Gewichtsabnahme bei stillenden Frauen 2,8 kg höher und mit 12 Monaten betrug die Differenz der durchschnittlichen Gewichtsabnahme 3,2 kg, die die stillenden Frauen mehr verloren hatten als die nicht stillenden. Obwohl dieses Ergebnis in absoluten Zahlen ausgedrückt wurde, wurden ähnliche Ergebnisse erzielt, wenn der Gewichtsverlust als Prozentsatz des Vorschwangerschaftsgewichts angegeben wurde.

Andere Studien hingegen zeigen, dass stillende Frauen früher an Gewicht verlieren. Kramer und Kollegen untersuchten 24 stillende Frauen über einen Zeitraum von sechs Monaten.[42] Die Frauen führten ein Tagebuch über die Stillmahlzeiten und wurden in verschiedene Gruppen eingeteilt: voll stillen, ausschließlich künstliche Säuglingsnahrung und Zwiemilchernährung. Um die Ergebnisse zu erhalten, wurden die Hautfaltendicke, der Hüftumfang, das Gewicht und die körperliche Aktivität gemessen. Die Frauen, die voll stillten oder Stillen und künstliche Säuglingsnahrung kombinierten, verloren im ersten Monat mehr Gewicht als die nicht stillenden Frauen. Mit sechs Monaten hatten die stillenden Frauen das in der Schwangerschaft zugenommene Gewicht verloren, während die Frauen aus der Gruppe, die ausschließlich künstliche Säuglingsnahrung fütterten, einen deutlichen Teil ihres Schwangerschaftsgewichtes behalten hatten. Janney und Kollegen folgerten, dass stillende Frauen mit größerer Wahrscheinlichkeit das gesamte in der Schwangerschaft zugenommene Gewicht wieder verlieren und es schneller abnehmen als die nicht stillenden Frauen.[43] Das scheint sogar der Fall zu sein, wenn die Frau nur vier Monate oder kürzer stillt. Kurz gesagt: Es sieht so aus, als ob stillende Frauen mehr an Gewicht verlieren als nicht stillende Frauen, falls sie mehrere Monate lang stillen.

Bis es endgültige Studienergebnisse gibt, müssen wir den Frauen, die nach dem Einfluss des Stillens auf den Gewichtsverlust fragen, vernünftige Antworten geben. Die meisten Frauen wollen unbedingt das gesamte in der Schwangerschaft zugenommene Gewicht wieder verlieren. Erklären Sie ihnen, dass die Gesamtzunahme in der Schwangerschaft – nicht die Frage, ob sie stillen oder nicht – eine bessere Vorhersage erlauben dürfte, ob sie in der Lage sein werden, die Schwangerschaftspfunde wieder los zu werden.[40,44] Außerdem tragen kurze Abstände zwischen den Schwangerschaften scheinbar dazu bei, dass Gewicht zurückbehalten bleibt.[45] Helfen Sie Frauen nach der Geburt, regelmäßige Frühstücks- und Mittagessengewohnheiten zu entwickeln, denn dies scheint Einfluss auf die Gewichtsabnahme zu haben. Raten Sie von Crashdiäten ab. Diese tragen zu Reizbarkeit und der Unfähigkeit, mit den Belastungen der Elternschaft zurechtzukommen, bei. (In allen zuvor genannten Untersuchungen beschränkten die Probandinnen die Nahrungsaufnahme nicht absichtlich.)

Bei stillenden Frauen hat Sport anscheinend weder Einfluss darauf, wie schnell die Gewichtsabnahme erfolgt, noch auf die Zusammensetzung der Muttermilch.[46] Rückbildungsübungen waren im Vergleich mit Aerobicübungen bei voll stillenden Frauen sechs bis acht Wochen nach der Geburt nicht mit einer verbesserten Gewichtsabnahme verbunden.[47] Milchzusammensetzung und Milchmenge blieben weitgehend unbeeinflusst von sportlicher Betätigung. Bei Frauen mit ausschließlich gestillten Säuglingen im Alter zwischen neun und 24 Wochen unterschieden sich der Plasma-Hormonspiegel, der Energiegehalt der Milch sowie der Gehalt an Fett, Eiweiß oder Laktose nicht zwischen Müttern, die Aerobicübungen machten, und Müttern mit sitzender Lebensweise. Sport treibende Probandinnen neigten zu größeren Milchmengen (839 vs. 776 g/Tag) und einem höheren Energieeintrag in die Milch (538 vs. 494 kcal/Tag).[48] Eine andere Studie konnte keine deutliche Differenz hinsichtlich Milchmenge, Milchzusammensetzung oder der Gewichtszunahme bei Säuglingen[46] sechs bis acht Wochen nach der Geburt feststellen. Es gibt keine Nebenwirkungen auf die Zusammensetzung der Milch oder die Menge, wenn die Mütter vier bis fünf Mal wöchentlich maßvoll trainieren.[49] Maß halten scheint der Schlüssel zu sein, denn anstrengendes Training wirkt sich negativ aus. Es kann sein, dass die Säuglinge nach dem Training der Mutter etwas zögernd an der Brust trinken. Es wird angenommen, dass dies an der hohen Milchsäurekonzentration (und dem daraus resultierenden sauren Geschmack) in der Milch nach anstrengendem Training liegen könnte.[50,51]

Lebensstil und gesundheitliche Gewohnheiten

Verständlicherweise wollen Frauen ihren Lebensstil und ihre gesundheitlichen Gewohnheiten

5.3 Festlegung von Zielen und Inhalten

nicht verändern, um zu stillen. Es kommt vor, dass eine Frau, die glaubt, dass sie ihren Lebensstil dramatisch verändern muss, damit sie stillen kann, sich stattdessen für die Ernährung mit künstlicher Säuglingsnahrung entscheidet.[2] Frauen brauchen Informationen, wie sie Stillen und Berufstätigkeit miteinander verbinden können, über die Verwendung von Genussmitteln und zu anderen Fragen zum Lebensstil, um eine informierte Entscheidung über das Stillen treffen zu können.

Pläne für die Rückkehr zum Arbeitsplatz. In der Schwangerschaft fragen Frauen häufig, wie sie Stillen und Berufstätigkeit miteinander verbinden können. Diese Frauen müssen einen Plan entwickeln, der für ihre besonderen Umstände geeignet ist. Ein Modellplan wird in Kapitel 14 beschrieben.

Genussmittel. Schwangere und stillende Frauen müssen wissen, wie sich Genussmittel auf sie selbst, das Ungeborene oder das Neugeborene auswirken. Frauen sollten auch verstehen, welche Wirkung Zigaretten, Alkohol und verbotene Drogen auf die Milchbildung und das gestillte Kind haben.

Zigaretten. Rauchende Mütter haben eine signifikant geringere Milchmenge.[52] Rauchen scheint den Prolaktin- und Oxytocinspiegel zu senken. Rauchen regt die Ausschüttung von Epinephrin an, das die Oxytocinausschüttung behindert. Der Basisprolaktinwert von Raucherinnen ist an den Tagen 1 und 21 um 30 bis 50 % niedriger. Trinkt der Säugling jedoch an der Brust, gibt es keinen signifikanten Unterschied im Prolaktinanstieg zwischen Raucherinnen und Nichtraucherinnen. Raucherinnen stillen allerdings früher ab als Nichtraucherinnen.[53, 54] Rauchen korreliert auch positiv mit dem Auftreten von Koliken.[55]

Obwohl das Rauchen keine Kontraindikation für das Stillen ist,[56] sollten rauchende Frauen dazu angehalten werden, das Rauchen aufzugeben. Wenn eine Frau nicht aufhören kann, sollte ihr geraten werden, zumindest das Rauchen einzuschränken, denn die Nebenwirkungen stehen in direktem Zusammenhang mit der Zigarettenzahl. Abgesehen vom Stillen sollte den Müttern gesagt werden, dass Zigarettenrauch für alle im Haushalt gefährlich ist, vor allem für Kleinkinder und Säuglinge.

Alkohol. Es gibt eine Vielzahl von Missverständnissen über den Konsum von Alkohol in der Stillzeit. Viele Frauen glauben, dass das Trinken von Alkohol hilft, den Milchspendereflex auszulösen. Auch wenn das vom Gefühl her logisch klingt, gibt es keine Untersuchung, die diesen Gedankengang unterstützt. Am anderen Ende des Spektrums glauben einige Frauen, dass jeglicher Alkoholkonsum in der Stillzeit verboten ist und das Gesundheitspersonal hat diese Vorstellung oft bekräftigt. Frauen in Kulturen außerhalb der USA haben seit Jahrhunderten kleine Alkoholmengen getrunken. Außerdem hat das Institute of Medicine eindeutig erklärt, dass stillende Frauen gefahrlos bis zu 240 ml Wein oder zwei Gläser Bier pro Tag trinken können.[32] Säuglinge im Alter zwischen 25 und 216 Tagen reagieren allerdings scheinbar empfindlich auf den Geruch in der Milch, nachdem die Mütter Ethanol zu sich genommen haben. Sie trinken weniger Milch trotz häufigerem Saugen.[57]

Fallbeispiel

Jugendliche Mutter

Judith ist 17 Jahre alt. Sie ist nicht verheiratet und hat vor 36 Stunden einen gesunden Jungen durch Kaiserschnitt geboren. Ihr Arzt ruft Sie auf die Wochenstation und sagt Ihnen, dass Judith „wirklich stillen will, aber denkt, sie kann nicht, weil ihre Brüste asymmetrisch sind". Sie sind eine Befürworterin des Stillens, aber Sie haben gemischte Gefühle. Diese junge Frau hat dem Pflegepersonal klipp und klar gesagt, dass sie die Flasche geben will und der Säugling hat seit seiner Geburt künstliche Säuglingsnahrung erhalten. Was können Sie dem Arzt antworten, der darauf besteht, dass er sie betreut hat, seit sie schwanger wurde und „weiß", dass sie stillen will? Wie können Sie mit sich selbst zurechtkommen, in dem Versuch, die Entscheidung der Patientin zu respektieren (statt ihre eigene Meinung zu vertreten)? Und was, wenn überhaupt, sagen Sie zu Judith?

Mögliche Vorgehensweisen

Vertrauen Sie der Aussage des Arztes, dass die Mutter „wirklich stillen will". Sagen Sie ihm, dass Sie mit Judith sprechen werden und etwas über ihre Gefühle herausfinden werden, wie sie ihr Kind ernähren will und über ihre Gefühle für sich selbst und ihren eigenen Körper.

Überlegen Sie, ehe Sie handeln. Es ist immer schwierig, die dünne Grenze zu wahren zwischen Respekt vor der Entscheidung der Patientin und mehr Information für eine wirklich informierte Entscheidung. In Judiths Fall ist es wahrscheinlich, dass eine 17-Jährige, die mit ihrer eigenen Identität und Rolle kämpft, ein Problem damit hat, diese Konzepte mit ihrer Sexualität, der Mutterschaft im Allgemeinen und der von ihr gewählten Ernährungsweise im Besonderen in Einklang zu bringen.

Bauen Sie ein Vertrauensverhältnis auf und sprechen Sie mit Judith darüber, wie sie mit dem Füttern der *künstlichen Säuglingsnahrung* zurecht kommt. Wahrscheinlich wird sie dann Fragen und Bedenken haben. Stellen Sie zunächst offene Fragen und gehen Sie dann über zu geschlossenen Fragen zu jeglichen negativen Aspekten der Ernährung, die ihr aufgefallen sind. Zum Beispiel: „Judith, ich habe bemerkt, dass Daniel seit Beginn meiner Schicht etwas gespuckt hat. Macht er das oft?" Das gibt Ihnen die Chance zu einem Gespräch über die vielen Unbequemlichkeiten der Flaschenfütterung für die *Mutter* überzugehen. Konzentrieren Sie sich auf die Dinge, die ihr wichtig sind. Dann fragen Sie in wertungsfreier Weise, warum sie sich nicht für das Stillen entschieden hat. Sie wird Ihnen wahrscheinlich von den asymmetrischen Brüsten erzählen. Damit eröffnet sich die Möglichkeit, ihr bei der Erforschung ihrer Gefühle zu helfen und sie mag sich einverstanden erklären, das Stillen „zu versuchen".

Ergebnis
Nach Ihrem Gespräch legte Judith Daniel an ihre Brust. Glücklicherweise nahm er die Brust problemlos an und trank gut. Fünf Monate später erhielt ich eine Karte von Judith. Sie schrieb, dass sie alles falsch gemacht habe – sie bekam ein Baby, ohne verheiratet zu sein, und sie hatte einen Kaiserschnitt, was sie als Versagen betrachtete. Dann schrieb sie weiter, dass das Einzige, was sie richtig gemacht habe, das Stillen sei. Daniel wurde noch immer fast voll gestillt und sie würde bald zurück in die Schule gehen.

Die Jahre vergingen und ich arbeitete weiterhin in der Wochenpflege, allerdings in anderen Kliniken und auf anderen Stationen. Während einer besonders hektischen Schicht bot ich mich als Lehrerin für eine neue Pflegefachkraft an, weil die eigentliche Lehrerin krank war. Die Dienst habende Schwester stellte mich der neuen Schwester kurz vor und teilte uns frühgeborene Zwillinge zu. Ich konzentrierte mich sehr darauf, meine Aufgabe zu erledigen. Gerade als ich mitten in der Erklärung über die Platzierung der Elektroden für das EKG war, stoppte ich mitten im Satz. Meine Gedanken rasten fast zehn Jahre zurück und ich sagte zu der Schwester: „Haben Sie ein Baby, das kein Baby mehr ist?" Die junge Frau grinste und sagte: „Ich habe mich gefragt, wie lange es dauern würde, bis Sie mich erkennen, denn ich habe Sie sofort erkannt." Die Teenagermutter mit den asymmetrischen Brüsten hatte geheiratet, hatte ein zweites Kind und am Ende eine Ausbildung zur Pflegefachkraft gemacht.

Illegale Drogen. Die Bestätigung des derzeitigen Drogenkonsums der Frau steht im Mittelpunkt der Frage, ob das Stillen kontraindiziert ist oder nicht. Im Gegensatz zu früheren Richtlinien, die das Stillen als streng kontraindiziert ansahen, wenn illegale Drogen konsumiert wurden,[58] raten die neueren Richtlinien stark davon ab, legen aber den Gebrauch illegaler Drogen nicht mehr als Kontraindikation zum Stillen fest. Besteht bei einer Frau nur der Verdacht, dass sie verbotene Drogen verwendet oder hat sie in der Vergangenheit welche verwendet, aber konsumiert zurzeit keine, kann sie stillen.

Vorteile des Stillens und Kontraindikationen

Die Vorteile des Stillens (☞ Kapitel 1) können im Geburtsvorbereitungskurs besprochen werden und in einigen Fällen sind sie ein notwendiger Bestandteil des Unterrichts. Doch einfach die Vorteile des Stillens zu predigen, reicht niemals aus. Frauen, die sich für die Flasche mit künstlicher Säuglingsnahrung entscheiden, erkennen oft an, dass Stillen besser für den Säugling ist und wählen dennoch die Flasche.[59] Dieses Verhalten lässt sich durch die Vorstellung erklären, dass Einstellungen, die vom Affekt statt vom kognitiven Wissen gesteuert werden, die beste Vorhersage für die Wahl der Ernährungsform zulassen.[60] (☞ Kapitel 3) Es gibt nur selten eine Kontraindikation für das Stillen,[61] in einigen Fällen kann jedoch eine zeitweilige Stillpause erforderlich werden. Die Entscheidung zum Abstillen oder für eine vorübergehende Unterbrechung des Stillens muss immer vor dem Hintergrund getroffen werden, dass die Mutter und alle beteiligten Fachleute über ein klares Verständnis für das Risiko-Nutzen-Verhältnis dieser Entscheidung verfügen (☞ Kapitel 13).

Vorausschauende Anleitung: Häufige Bedenken und Probleme

Individuelle Ängste und Fragen der Mutter und ihrer Familie sollten ans Licht gebracht und mit einer positiven, kurzen und gezielten Botschaft beantwortet werden. Doch ein gutes Aufklärungsprogramm sollte auch Ängste ansprechen, die in Studien der letzten 20 Jahre wiederholt erkannt wurden. Die Ängste der stillenden Mütter lassen sich in zwei Gruppen einteilen: solche wegen der Mutter selbst (mütterliche Ängste) und Ängste um das Kind.

Ängste um sich selbst

In der gesamten Literatur ist die am häufigsten ausgedrückte Angst die Sorge, nicht genügend Milch zu haben.[26, 63–70] Diese Sorge ist so groß, dass Frauen sie als Hauptgrund für das Abstillen angeben.[62, 63, 69, 71] Mütter brauchen vor und nach der Geburt die Versicherung, dass sie leicht eine ausreichende Milchmenge aufbauen und aufrecht erhalten können und dass es effektive Methoden zur Überwindung einer zu geringen Milchbildung gibt, sollte die Milchmenge vorübergehend nicht ausreichen.

Die am zweithäufigsten geäußerte Sorge um sich selbst betrifft *schmerzende Brüste* und/oder *wunde Mamillen*.[63, 69, 70, 72, 73] Unglücklicherweise schreckt der Eindruck, dass Schmerzen eine zu erwartende Folge des Stillen sind, oftmals davon ab, dass sich eine Frau für das Stillen oder Weiterstillen entscheidet. Frauen müssen wissen, dass das Stillen nicht schmerzhaft sein sollte. Falls es Schmerzen verursacht, lassen sich die Schmerzen oft durch korrektes Anlegen beseitigen.

Andere häufig geäußerte Sorgen sind Müdigkeit und Gefühle von Angespanntheit und Überforderung. Wenn die Mutter vor der Geburt Befürchtungen ausdrückt, dass sie „zu nervös" zum Stillen sei, dann sollte ihr versichert werden, dass die Stillhormone die Entspannung fördern, wie es in Kapitel 4 beschrieben wird. In vielen Fällen sagen Frauen nach der Geburt, dass sie sich erschöpft und überfordert fühlen und gleichzeitig entschließen sie sich zum Abstillen. In einem solchen Fall sind Techniken des Aktiven Zuhörens und Spiegelns wirkungsvoll, gefolgt von einer sanften aber eindeutigen Botschaft, dass diese Gefühle mit dem Übergang zur Elternschaft und/oder den vielen Verpflichtungen, die sich aus der Versorgung eines neuen Babys ergeben, zusammenhängen (☞ Kapitel 3). Kurz zusammengefasst: Nicht das Stillen, sondern die Elternschaft führen zu den Gefühlen der Erschöpfung und Überforderung und künstliche Säuglingsnahrung wird dieses Problem nicht unbedingt lösen.

Ängste um den Säugling

Mütter haben viele Fragen zur Versorgung des Neugeborenen. Am häufigsten beschäftigen sich diese Fragen mit Sorgen um das körperliche Wohlergehen, die Ernährung und das Verhalten.

Gesundheitliche Ängste. Zu den gesundheitlichen Ängsten gehören Sorgen über das allgemeine Wohlergehen, das Wachstum und die Entwicklung. Einige dieser Ängste – Gelbsucht, Stuhlgang[74] und ähnliche Themen – hängen mit dem Stillen zusammen. Mütter ahnen vielleicht nichts von Wachstumsschüben oder sind nicht in der Lage, sie zu erkennen, wenn sie auftreten. Diesen Ängsten wird am besten mit vorausschauender Anleitung und anhaltender Unterstützung begegnet.

Stillängste. „Stillen" wird bei den Ängsten am häufigsten erwähnt, meist in der ersten und zweiten Lebenswoche.[62] Stillsorgen haben meist mit der Häufigkeit des Stillens, der Notwendigkeit zuzufüttern und den Stilltechniken zu tun.

Die *Stillhäufigkeit* gibt den Müttern oft Anlass zur Sorge.[69] Die Mütter fühlen sich unwohl hinsichtlich der Stillhäufigkeit, weil sie nicht wissen, wie sie die Hungerzeichen oder die Anzeichen für das Sattsein bei ihrem Neugeborenen deuten sollen. Oder weil sie erwarten, dass das Neugeborene längere Abstände zwischen den Stillmahlzeiten einhält, wie es für einen älteren Säugling typisch ist.

Mütter fragen oftmals, ob sie zusätzlich zum Stillen künstliche Säuglingsnahrung oder Wasser geben sollen.[63] Es gibt absolut keinen Grund, einem gesunden Neugeborenen zusätzliche Mahlzeiten zu verabreichen, denn dies stört nur die natürliche Symbiose von Angebot und Nachfrage. Es gibt einige wenige medizinische Indikationen für das Zufüttern (☞ Kapitel 8).

Auch Fragen zur *Stilltechnik* sind weit verbreitet, meist über Stillpositionen und Anlegetechnik. Sowohl Stillpositionen als auch das Anlegen verlange eine visuelle Beurteilung und einen Eins-zu-eins-Unterricht. Bei anderen Themen oder Fragen können Broschüren oder Kurse nützlich sein, doch bei diesen Fragen kann nichts die persönliche Betreuung ersetzen. Konzentrieren Sie sich bei Ihrer Anleitung auf das, was die Mutter tut und nicht auf das, was sie weiß. Dieser Unterschied zwischen Tun und Wissen ist wichtig! Gehen Sie nicht davon aus, dass eine Mutter, die *weiß*, wie es geht, automatisch die Technik ohne Hilfe anwenden *kann*.

Verhaltensängste. Äußert eine Mutter Sorgen über eine unzureichende Milchmenge, dann fragt sie in vielen Fällen nach der *Sättigung* des Säuglings. Mütter können sehr unrealistische Erwartungen haben darüber, wie lange Neugeborene bis zur nächsten Mahlzeit warten können, und es kann ihnen schwer fallen festzustellen, ob der Säugling Milch erhalten hat oder nur an der Brust gesaugt hat. Lehren Sie die Mutter das Erkennen der Hungerzeichen ebenso, wie die Zeichen dafür, dass das Baby satt ist (☞ Kasten 7.1).

Eine immer wieder auftauchende Sorge gilt dem *Schlaf* und *Wachverhalten* des Säuglings.[72, 75] Schlafsorgen sind nicht selten verwoben mit Fragen und Sorgen zum Sattsein. Auch hier haben Eltern möglicherweise unrealistische Erwartungen. Es ist zum Beispiel nicht realistisch zu denken, dass ein Neugeborenes die ganze Nacht durchschlafen kann. Nach etwa einem Monat sollte die Mutter es als längste, zu erhoffende Schlafphase ansehen, wenn das Baby etwa um 23.00 Uhr zum letzten Mal gestillt wird und zum nächsten Stillen um 5.00 Uhr aufwacht.

Eltern müssen von Anfang an wissen, dass Säuglinge nicht einfach schlafen oder wach sind. Stattdessen gibt es mehrere verschiedene Schlaf- und Wachstadien. Die Bewusstseinsstadien von Säuglingen werden in Abb. 9.2 ausgiebiger besprochen.

Unmittelbar nach der Geburt ist die Aufklärung von Mutter und Vater unerlässlich. Eine Untersuchung zeigt, dass die Chance für das ausschließliche Stillen mit drei Monaten 6,5 Mal höher war, wenn die Mutter nach der Geburt eine geplante und wirkungsvolle Anleitung erhielt.[7] Wissen Väter über das Stillen Bescheid, verdoppelt sich die Zeitdauer des vollen Stillens beinahe.[7] Die Aufklärung unmittelbar nach der Geburt sollte sich darauf konzentrieren, dass Eltern lernen, die Verhaltensäußerungen des Babys zu deuten, eine vorausschauende Anleitung für möglicherweise auftretende Situationen bieten und gute Anlegetechniken und Techniken für das Handausstreichen vermitteln.

Verhaltenssignale

Angehende Familien sollten in der Lage sein, auf einfache Weise die Verhaltensäußerungen von Säuglingen wie Hungerzeichen, Anzeichen für das Sattsein und für die verschiedenen Stadien des Schlafs und Wachzustandes, *aufzuzählen* oder zu *beschreiben*. Nach der Geburt ist es jedoch das Ziel, dass die Eltern die Signale ihres Kindes *deuten* und darauf *reagieren* lernen. Dies betrifft vor allem die Hungerzeichen. Damit dies möglich ist, muss die Pflegefachkraft darauf hinweisen, was passiert (z.B. wenn das Neugeborene signalisiert, dass es satt ist), bis die Eltern schließlich diese und andere Zeichen selbst erkennen können.

Korrektes Anlegen: Anzeichen für Milchtransfer

Die oberste Priorität für die Mutter während des Klinikaufenthaltes ist das Erlernen des korrekten Anlegens und das Erkennen der Anzeichen für den erfolgreichen Milchtransfer.

Vorausschauende Anleitung

Vorausschauende Anleitung bedeutet, dass möglicherweise auftretende Probleme angesprochen werden, ohne davon auszugehen, dass sie tatsächlich auftreten werden. Mütter müssen in etwa wissen, was falsch laufen könnte und wo sie in diesen Fällen dann Hilfe finden. Es ist eine Gratwanderung, zu entscheiden, wie viele Informationen über möglicherweise auftretende Stillprobleme an die Mütter weitergegeben werden sollten. Auf der einen Seite könnte eine Beschreibung aller möglichen Stillprobleme die Angst der Mutter schüren, so dass sie denkt, all diese Probleme sind recht verbreitet und dass das Stillen mehr Probleme verursacht, als es wert ist.

Auf der anderen Seite müssen Mütter wissen, dass es Probleme geben kann, dass sie jedoch meist vorübergehend und lösbar sind. Zum Beispiel kann der Mutter zum Thema ausreichende Milchmenge eine Liste mit den „beruhigenden Anzeichen" und den „besorgniserregenden Anzeichen" an die Hand gegeben werden. Gleichzeitig sagen Sie ihr deutlich, dass sie sich an ihren Arzt wenden soll, sobald sie die besorgniserregenden Anzeichen feststellt (☞ Kapitel 7). Für die Mütter kann ein Infoblatt zusammengestellt werden, auf dem „Warnsignale" aufgeführt werden (z.B. frühe Anzeichen für einen Milchstau).

Ein weiteres Thema, das angesprochen werden sollte, ist die Frage, ob Erkrankungen oder Medikamenteneinnahme durch die stillende Mutter dem Stillen entgegenstehen oder eine vorübergehende Stillpause verlangen. Dieses Thema wird in Kapitel 13 behandelt.

Es ist oftmals schwierig, die Aufklärung der Mutter in der Klinik so zu gestalten, dass alle wichtigen Punkte angesprochen werden, die Mutter aber nicht überfordert wird. Der Schlüssel liegt darin klare Prioritäten zu setzen. Eine Möglichkeit, dies zu erreichen, ist ein Pflegeplan, wie er in Tabelle 5.4 exemplarisch dargestellt ist.

5.3.2 Nach der Geburt

Ein Lehrplan sollte langfristige Zielsetzungen einschließen. Pflegefachkräfte und andere Fachleute werden es ohne Zweifel schwierig finden, sich darauf zu einigen, was in einen solchen Lehrplan hineingehört, und wer die Hauptverantwortung für welches Thema trägt. Es gibt keine Studien, die sich damit beschäftigt haben, welche inhaltlichen Prioritäten es gibt, geschweige denn, welcher Zeitrahmen für einen langfristig ausgelegten Lehrplan festgelegt wird. Aufgrund der klinischen Erfahrung ist es sinnvoll, Anzeichen für drohende Probleme, Fragen zur Familienplanung und zum Zeitpunkt der Einführung der Beikost in jedem Fall in diesen Lehrplan aufzunehmen.

Anzeichen für drohende Probleme

Eine Frau im gebärfähigen Alter kann mit den unterschiedlichsten Problemen konfrontiert werden. Wie schon gesagt, ist es wahrscheinlich nicht sinnvoll, alle Einzelheiten von jedem Problem, das möglicherweise jemals auftreten kann, aufzulisten, denn dies könnte nur zu der Vorstellung beitragen, dass das Stillen schwierig, kompliziert oder unangenehm ist. Der Schwerpunkt sollte darauf gelegt werden, die Frauen zu unterstützen, drohende Probleme zu erkennen, so dass ihnen sofort geholfen werden kann. Einige spezielle Stillprobleme, wie Candidosen oder Mastitis, können in der späteren Postpartumperiode auftreten und die Frau sollte darauf vorbereitet sein, solche Situationen zu erkennen (☞ Kapitel 12).

	Bis 24 Stunden	24 bis 48 Stunden	48 bis 72 Stunden
Aufmerksamkeit	Wacht manchmal auf	Wacht meistens auf	Wacht für alle Mahlzeiten auf
Anlegen	Mutter legt den Säugling in ein oder zwei Positionen mit Unterstützung korrekt an	Mutter legt den Säugling in einer Position alleine korrekt an, in zwei bis drei Positionen mit Hilfe	Mutter legt den Säugling in drei Positionen ohne Hilfe korrekt an
Erfassen der Areola	Mutter versteht die Wichtigkeit des weiten Öffnens des Mundes	Mutter durch weites Öffnen des Mundes bestätigt	Baby öffnet den Mund immer weit
Kompression der Areola	Mutter erkennt die Unterschiede im Saugverhalten (nonnutritives vs. nutritives Saugen	Säugling zeigt lange, langsame, rhythmische Saugbewegungen bei fast allen Stillmahlzeiten	Säugling zeigt lange, langsame, rhythmische Saugbewegungen bei allen Stillmahlzeiten
Hörbares Schlucken	Mutter versteht, wie wichtig das hörbare Schlucken ist; hörbares Schlucken vorhanden	Säugling schluckt hörbar	Säugling schluckt hörbar
Häufigkeit/ Milchmenge	Stillt/stimuliert alle zwei bis drei Stunden	Stillt/stimuliert alle zwei bis drei Stunden; Mutter beginnt, die Hungerzeichen zu erkennen	Stillt/stimuliert alle zwei bis drei Stunden oder reagiert auf die Hungerzeichen

Tab. 5.4 Pflegeplan für das Stillen.

Fallbeispiel

Kurzfristige Taktik unterstützt ein langfristiges Ziel

Frau P., Gravida 1, Para 1, hat um 21.31 Uhr einen gesunden Sohn, Stefan, per Kaiserschnitt entbunden. Es gab keine besonderen Vorkommnisse im Aufwachraum und sie wurde etwa um 23.00 Uhr auf die Wochenstation verlegt. Um 0.30 Uhr überprüfen Sie nochmals die Vitalzeichen, Op-Wunde und Wundsekretion bei Frau P. Ihr Blutdruck ist etwas erhöht, aber ansonsten ist ihr klinischer Befund im normalen Bereich. Sie sagt Ihnen nachdrücklich, dass sie nicht stillen will und dass sie will, dass Sie das Baby im Kinderzimmer füttern. Sie sind erstaunt, wie unnachgiebig sie ist und Sie fühlen sich wegen der Vorteile des frühen Stillens hin- und hergerissen.

Wie würden Sie auf ihre Bitte reagieren? Was wäre für Sie vorrangig, falls und wenn Sie das Neugeborene aus dem Kinderzimmer zu seiner Mutter bringen, um beiden zu helfen, eine positive Erfahrung zu machen?

Eine mögliche Vorgehensweise

Frau P.s erhöhter Blutdruck ist der erste Hinweis für Sie, dass sie Schmerzen hat. Stellen Sie ihr offene Fragen, wie sie sich fühlt. Sie wird dann offenbaren, dass sie starke Schmerzen empfindet und sehr entmutigt und ermüdet nach einer einen ganzen Tag dauernden Einleitung ist. Geben Sie der Mutter ihre Medikamente und füttern Sie Stefan im Kinderzimmer. Wenn Sie ihn zu seiner Mutter bringen, schlagen Sie eine Position vor, die für die Mutter am bequemsten ist. Das wird wahrscheinlich eine seitlich liegende Haltung sein. Legen Sie den Säugling so hin, dass die Mutter die Hand verwenden kann, an der keine Infusion angelegt ist. Verwenden Sie jede Menge Kissen, um ihren Körper in eine gute Stellung zu bringen und nehmen Sie eine zusammengerollte Babydecke, um Stefan so zu halten, dass er seine Mutter direkt anschaut und nicht teilweise auf seinen Rücken rollt. Geben Sie nur einfache Erklärungen. Konzentrieren Sie sich auf das Kuscheln und das weite Öffnen des Mundes. Wenn das Baby an der zweiten Brust interessiert zu sein scheint, „stopfen" Sie die Brust unter die Mutter und helfen Sie ihm, an der oberen Brust zu trinken, so dass die Mutter ihn stillen kann, ohne ihre Position verändern zu müssen.

Ergebnis

Um diese Frau zum Stillen zu bringen, war Flexibilität notwendig. Fast ein Jahr nach ihrem Krankenhausaufenthalt hörte ich, dass sie Stefan immer noch glücklich stillte.

Fragen zur Familienplanung

Manche Krankenhäuser haben es sich zur Regel gemacht, mit den Müttern vor der Entlassung über ihre zukünftige Form der Empfängnisverhütung zu sprechen. Doch eine solche Hast scheint für die Frau ungerechtfertigt zu sein, ob sie nun stillt oder nicht. Das American College of Obstetricians and Gynecologists (ACOG) erklärt: „Bei **nicht** stillenden Frauen beträgt die durchschnittliche Zeit bis zum ersten Eisprung 45 Tage (Bereich 25–77 Tage)."[76] Wird eine Frau zwei Tage nach der Geburt dazu gedrängt, sich für eine Empfängnisverhütungsmethode zu entscheiden, dann sieht das so aus, als nähme man an, dass sie nicht voll stillen wird (was den Eisprung noch weiter hinauszögert), und dass eine schnelle Entscheidung (oftmals ohne die Möglichkeit, sich mit dem Partner zu besprechen) wichtiger ist, als eine informierte Entscheidung. Außerdem spiegelt sich darin die kulturell geprägte Vorstellung des medizinischen Personals wider, dass eine Folgeschwangerschaft nicht wünschenswert sei. Statt sich auf Vermutungen und Vorurteile einzulassen, sollte die Frau auf der Grundlage eines evidenzbasierten Programms informiert werden, dass *ausschließliches* Stillen die nächste Schwangerschaft signifikant verzögert und dass alles andere als ausschließliches Stillen die Chancen für eine erneute Konzeption erhöht. Irgendwann wird die stillende Frau eine informierte Entscheidung über eine verlässliche Empfängnisverhütungsmethode treffen müssen, die minimale Auswirkungen auf das Stillen hat und an die Bedürfnisse und kulturellen Wertvorstellungen ihrer Familie angepasst ist. Die Laktations-Amenorrhö-Methode (LAM) zur Empfängnisverhütung ist eine Möglichkeit ohne negative Auswirkungen auf das Stillen, doch sie wird oftmals nicht erwähnt, wenn die Frau über die Empfängnisverhütungsmöglichkeiten informiert wird.

Bei stillenden Frauen setzt der Eisprung deutlich verzögert ein.[77,78] 1998 wurden beim Bellagio Consensus[79] alle existierenden Daten analysiert und daraus geschlussfolgert, dass das Risiko, dass eine Frau einen für eine Empfängnis ausreichen-

5.3 Festlegung von Zielen und Inhalten

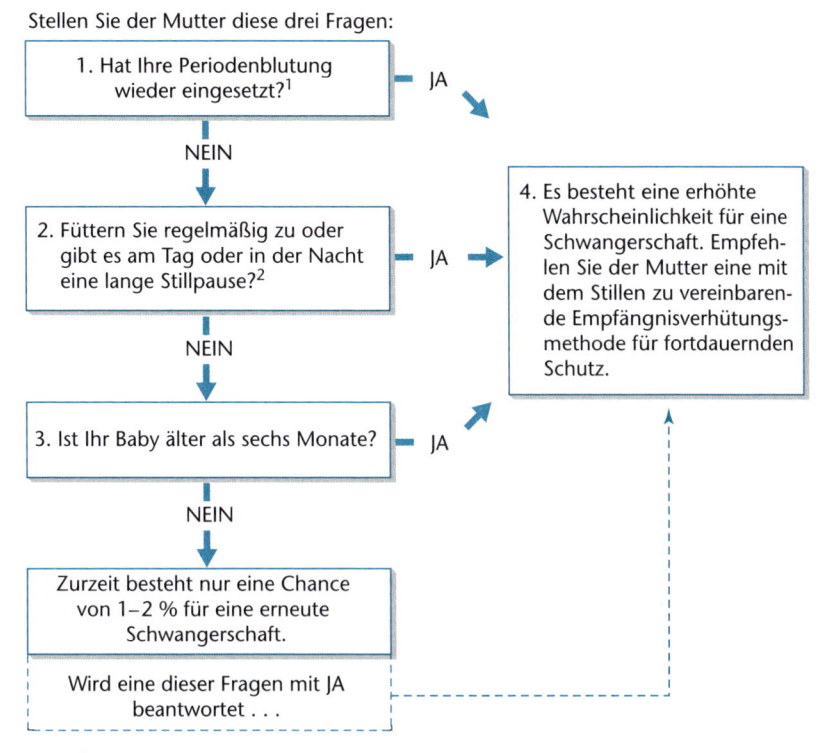

Stellen Sie der Mutter diese drei Fragen:

1. Hat Ihre Periodenblutung wieder eingesetzt?[1] — JA →
   NEIN ↓
2. Füttern Sie regelmäßig zu oder gibt es am Tag oder in der Nacht eine lange Stillpause?[2] — JA →
   NEIN ↓
3. Ist Ihr Baby älter als sechs Monate? — JA →
   NEIN ↓
   Zurzeit besteht nur eine Chance von 1–2 % für eine erneute Schwangerschaft.

4. Es besteht eine erhöhte Wahrscheinlichkeit für eine Schwangerschaft. Empfehlen Sie der Mutter eine mit dem Stillen zu vereinbarende Empfängnisverhütungsmethode für fortdauernden Schutz.

Wird eine dieser Fragen mit JA beantwortet ...

[1] Schmierblutungen oder Blutungen in den ersten 56 Tagen postpartum werden nicht als Periodenblutung angesehen.

[2] Die Abstände zwischen den Stillmahlzeiten sollten tagsüber vier Stunden nicht überschreiten oder nachts nicht länger als sechs Stunden betragen. Zusätzliche Nahrung oder Flüssigkeit sollte keine Stillmahlzeit ersetzen.

Abb. 5.3 Die Laktations-Amenorrhö-Methode (LAM). [T002-001]

den Eisprung vor 42 Tagen post partum hat, bei voll stillenden Frauen *praktisch gleich Null* ist. (Beachten Sie, dass das Zeitminimum für nicht stillende Frauen bei 25 Tagen liegt, wohingegen es bei stillenden Frauen 42 Tage beträgt.) Der Consensus führte weiter aus, dass in den ersten sechs Monaten nach der Geburt das Risiko für eine erneute Schwangerschaft für eine amenorrhöische Frau, die voll oder fast voll stillt, bei weniger als 2 % liegt.

Aufgrund der Schlussfolgerungen des Bellagio Consensus wurden spezielle Untersuchungen durchgeführt, um mehr Daten zu diesem Thema zu sammeln. Nach Durchsicht dieser Studien wurde der Bellagio Consensus 1995 bestätigt. Nachfolgende Studien haben zu der wissenschaftlichen Evidenz beigetragen, die belegt, dass die LAM wirkungsvoll Folgeschwangerschaften hinauszögert[80–82] und eine für die Eltern zufriedenstellende Methode ist.[83, 84] Das Flussdiagramm in Abb. 5.3 beschreibt, wie Mütter bei der Anwendung der LAM unterstützt werden können.

Einführung der Beikost

Mütter fragen häufig nach dem Zufüttern. Diese Frage verlangt nach einer differenzierten Betrachtung. In der Neugeborenenperiode ist eine Zufütterung mit künstlicher Säuglingsnahrung außer in medizinisch indizierten Fällen nicht notwendig.[85] In den Ausnahmefällen, in denen das Zufüttern erforderlich wird, sollte die Entscheidung im Einverständnis mit dem Arzt getroffen werden. Ältere Säuglinge werden irgendwann zusätzliche feste Nahrung brauchen und auch hier sollte die Mutter mit dem Arzt sprechen, ehe sie dem Kind feste Kost anbietet.

Abstillen

Dem Ablauf des Abstillens sollte kein großer Raum bei der Aufklärung in der Neugeborenenperiode eingeräumt werden, denn die Stillbeziehung hat sich ja noch nicht einmal eingespielt. Stattdessen sollte die Frau wissen, wo sie sich hinwenden kann, um Hilfe beim Abstillen zu erhalten, wenn die Zeit gekommen ist.

> **5.5 Pflegeplan: Unterstützung einer jugendlichen Mutter bei der Entscheidung für das Stillen**
>
> - Erkennen Sie, dass eine jugendliche Mutter ihre Entscheidungen auf der Basis von Eriksons Stadium der Identität versus Rollenverwirrung trifft. Setzen Sie Methoden ein, die ihr helfen, ihre Identität zu finden und die Rollenverwirrung zu verringern, z.B.:
>   – Betonen Sie, dass sie die Einzige ist, die „Mutter sein" kann, wenn sie stillt.
>   – Kreieren Sie ein neues Paradigma: Falls sie denkt, dass das Stillen sie anbindet, konzentrieren Sie sich stattdessen darauf, dass sie die „Einzige ist, die es tun kann" und „Ihre Mutter nicht übernehmen kann".
> - Hören Sie mehr zu als Sie reden und erklären Sie mehr statt zu predigen.
> - Machen Sie praktische Vorschläge, um peinliche Gefühle und Zurschaustellung zu verringern.
> - Setzen Sie kurzfristige und realistische Ziele. Teilweises Stillen ist besser als gar kein Stillen und stillen, bis sie wieder in die Schule geht, ist besser als überhaupt nicht zu stillen. Erinnern Sie sie, dass Stillen keine Alles-oder-Nichts-Entscheidung ist.
> - Helfen Sie ihr, auf „WBEM" zu schalten: „Was bringt es mir?"
> - Stellen Sie das Stillen als „cool" dar.
> - Finden Sie irgendein Thema heraus, für dass sich die jugendliche Mutter engagiert (z.B. Umweltschutz oder Frauenpower) und zeigen Sie, wie das Stillen ihre Ansicht zu diesem Thema unterstreicht.
> - Sorgen Sie für Unterstützung und Anerkennung durch Gleichaltrige. Verweisen Sie sie an eine Selbsthilfegruppe für stillende, jugendliche Mütter.
> - Konzentrieren Sie sich auf positive Weise auf das Körperbild. Sagen Sie ihr zum Beispiel, dass sie wahrscheinlich schneller wieder in ihre Jeans passen wird, wenn sie stillt.

- Empfehlen Sie Nahrungsmittel mit hohem Nährwert, die gleichzeitig „gesellige" Nahrung ist.

5.4 Anpassung von Zielsetzungen und Inhalt

Aufklärungsprogramme für schwangere Frauen, wie das vorher beschriebene, sind auf die Bedürfnisse der meisten westlichen Frauen ausgerichtet. Einige Frauen haben jedoch deutlich andere Aufklärungsbedürfnisse als die Mehrheit der Frauen, die uns begegnen dürften. Aufklärungsprogramme müssen angepasst werden, nicht nur inhaltlich, sondern auch vom Ansatz her.

5.4.1 Jugendliche

Ob in der Gruppe oder im Einzelkontakt, das Unterrichten von jugendlichen Müttern bringt einige besondere Herausforderungen mit sich. Junge Frauen sind in diesem Alter sich ihres Körperbildes sehr bewusst. Sie sind selbst noch kaum der Kindheit entwachsen, wenn sie selbst ein Kind großziehen müssen. Mit Teenagern haben sich persönliche Gespräche besonders bewährt, denn sie brauchen einen individuellen Plan, der ihnen weiterhilft. Andererseits kann die Gruppensituation hilfreich sein, da sie den Jugendlichen die Möglichkeit gibt, sich über ihre Entscheidungen und Lebensumstände mit Gleichaltrigen auszutauschen. Teenager zögern oft, gemischte Kurse zu besuchen (z.B. mit Frauen aller Altersgruppen, statt ausschließlich Teenagern). In Kasten 5.5 ist aufgelistet, woran man bei der Beratung von jugendlichen Mütter vor allem denken muss.

In den USA beginnen nur 42,8 % der Mütter unter 20 Jahren mit den Stillen.[86] Diese Statistik erstaunt niemanden von uns, die erlebt haben, dass es nicht gelungen ist, Teenager davon zu überzeugen, dass es nicht nur möglich ist zu stillen, sondern optimal. Wir haben bessere Chancen sie zum Stillen zu motivieren, wenn wir unsere übliche Vorgehensweise für reifere Mütter abwandeln. Als erstes müssen wir die Inhalte der Informationen so strukturieren, dass Rücksicht auf die entwicklungsbedingten Bedürfnisse der Teenagermutter genommen wird. Zweitens müssen wir eine Lehrmethode wählen, die interaktiv wirkt, ohne einzuschüchtern. Theorien zur psychologischen Entwicklung geben uns einige Hinweise sowohl zum Inhalt wie auch zu Methoden, die für Jugendliche geeignet sind.

Der Psychologe Erik Erikson erkannte 1950 acht Entwicklungsstufen, die Menschen durchlaufen.[87] Eriksons grundlegende Prämisse lautet, dass zunächst eine Entwicklungsstufe gemeistert werden muss, ehe zur nächsten weitergegangen werden kann, und dass ein Ergebnis optimal ist (z.B. Vertrauen) und das andere unerwünscht (Misstrauen). Jugendliche befinden sich im Konflikt zwischen Ich-Identität und Rollenkonfusion. Als Lehrer müssen wir Ihnen helfen, sich in Bereichen zu engagieren oder Entscheidungen zu treffen, die die Möglichkeit der Rollenkonfusion gering halten und die Identität fördern.

Stillen umfasst komplexe Themen, die als Katalysator für die junge Frau dienen können, sich mit ihrer eigenen Identität auseinander zu setzen: Körperbild, Sexualität, Unabhängigkeit und gesellschaftliche Akzeptanz. Diese Fragen können auf positive Art und Weise angesprochen werden, wenn versucht wird, einen Teenager für das Stillen zu motivieren.

Fragen zum Körperbild

Teenager sind besonders stark mit ihrem Körperbild beschäftigt. Sie machen sich Sorgen über das Gewicht, das sie in der Schwangerschaft zugenommen haben, und dass sie nach der Geburt dick aussehen werden. Außerdem glauben sie häufig, dass das Stillen dazu führt, dass die Brüste hängen. Diese jungen Frauen brauchen Unterstützung, um zu erkennen, dass das Stillen eine Möglichkeit sein kann, ihre Figur zu verbessern. Stillen trägt definitiv dazu bei, dass sich die Gebärmutter schnell wieder auf den Stand vor der Schwangerschaft zurückbildet, so dass die stillende Mutter mit größerer Wahrscheinlichkeit ihre Jeans wieder zumachen kann, ehe sie das Krankenhaus verlässt. Hängebrüste sollten kein Problem sein. Zwar können die Ligamente in der Schwangerschaft oder Stillzeit überdehnt werden, doch diesem Problem lässt sich mit einem stützenden Büstenhalter vorbeugen.

Einige junge Frauen – und einige ältere Frauen ebenfalls – wollen nicht stillen, weil sie Angst vor Peinlichkeiten haben[88] oder ihre Brüste nicht zeigen wollen. In den ersten Tagen der Stillzeit wird es wahrscheinlich vorkommen, dass die Brüste etwas sichtbar sein werden, aber bald schon können Mütter sehr diskret stillen. Teenager davon zu überzeugen, kann ohne Anschauungsmaterial schwierig bis unmöglich sein. Zeigen Sie Bilder oder Videos von diskret stillenden Frauen und fragen sie, welche Frau ihr Kind stillt und mit ihm schmust und welche nur mit dem Kind schmust. Fühlen sich die jungen Frauen in der Gruppe wohl und von der Gruppenleiterin und den anderen gut angenommen, können sie um Handzeichen bitten, was was ist. In jedem Fall wird die Schwierigkeit festzustellen, welche Frau stillt und welche nicht, zu lebhaften Diskussionen führen, wenn sie die Antwort geben. Dann geben Sie einige praktische Tipps zur Auswahl der Kleidung, die diskretes Stillen ermöglicht.

Fragen zur Sexualität

Hier in der westlichen Welt werden Brüste oft als Sexualobjekt angesehen und nicht als Organe zur Ernährung. Es wird Jahrzehnte dauern, ehe sich diese soziale Norm verändern wird. Doch in der Zwischenzeit stehen wir vor der Aufgabe, einzelnen Müttern zu helfen, dass sie erkennen, welchen Zusammenhang es zwischen dem Stillen und ihrer Sexualität gibt.

Die Brustdrüsen gehören zu den Organen, deren Entwicklung an der Vollendung des Reproduktionszyklus beteiligt ist. In diesem Zusammenhang sollte dann auch das Stillen angesprochen werden. Wenn Sie den Unterricht beginnen, sprechen Sie nicht vom Stillen als zusätzlichem Kurs. Beginnen Sie damit, dass der Reproduktionszyklus, einschließlich Empfängnis, Schwangerschaft, Wehen, Geburt und Stillzeit, im Verlauf des Unterrichts besprochen wird.

Erklären Sie den jungen Frauen und ihren Partnern, wie sich das Stillen auf ihr sexuelles Zusammensein auswirken wird. Betonen Sie zunächst, dass eine erneute Schwangerschaft in der Stillzeit möglich ist und weisen Sie dann darauf hin, dass manche (aber nicht alle) Frauen in der Stillzeit weniger Interesse an Sex haben können. Das ist nicht unnormal, aber es verlangt etwas Ich-Bewusstsein und ein offenes Gespräch zwischen den Sexualpartnern. Erklären Sie, dass das Oxytocin, das gleiche Hormon, das den Orgasmus beim Geschlechtsverkehr und die Wehen unter der Geburt steuert, auch den Milchspendereflex reguliert. Deshalb kann es sein, dass während des Orgasmus der Milchspendereflex einsetzt. Das Herausspritzen der Milch lässt sich verringern, wenn die Mutter ihr Baby kurz vor dem Geschlechtsverkehr stillt. Falls die Milch fließt, verringert eine undurchlässige Betteinlage unter dem Laken, dass mehr Wäsche gewaschen werden muss.

Solche kurzen Hinweise lassen sich recht einfach weitergeben und entfachen bei reiferen Paaren oft einige Diskussionen. Doch solche Diskussionen ergeben sich nur selten, wenn die Gruppe aus Jugendlichen besteht. Nichtsdestotrotz ist es wichtig, diesen jungen Frauen zu einigen Innenansichten zu verhelfen. Einzelübungen können dazu beitragen, dass eine junge Frau über Fragen und Gefühle nachdenkt, die sie nicht mit der Gruppe teilen möchte. Überlegen Sie sich, ein Arbeitsblatt zu entwerfen, das die Auswirkungen des Stillens auf das eigene Körperbild und die Sexualität auflistet und daneben vier Spalten hat: Pro, Contra, nicht wichtig für mich, brauche mehr Information (☞ Kasten 5.6). Bitten Sie die junge Frau, ein Kreuz in die „Pro-Spalte" zu machen, wenn sie denkt, dass das Stillen für sie in diesem Bereich Vorteile bringt oder ein Kreuz unter „Contra", wenn sie das Stillen für hinderlich hält.

Sie sollte auch wählen zwischen „nicht wichtig" oder „brauche mehr Informationen". Dann kann sie ihre Fragen auf eine Karteikarte schreiben. Sammeln Sie die anonymen Karten ein und beantworten Sie jede Frage vor der Gruppe. Vermitteln Sie den Frauen, dass Sie gerne bereit sind die Bedenken und Gefühle später im Einzelgespräch zu diskutieren, dass dies aber ein freiwilliges Angebot ist und keine Verpflichtung für die Jugendlichen.

Fragen zur Unabhängigkeit

Für Teenager ist die Frage der Unabhängigkeit besonders wichtig. Die Entscheidung für die Flasche fällt daher oft, weil sie glauben, dass die Flaschenfütterung „bequemer" sei.[89] Sie haben Angst, das Stillen könne sie „anbinden". Helfen Sie ihnen zu erkennen, dass es die Elternschaft ist, nicht das Stillen, die sie anbindet. Dann zeigen Sie ihnen die Kehrseite der Situation. Eine junge Mutter, die sich zur Flaschenfütterung entscheidet, wird schnell entdecken, dass jemand anderes ihr Baby häufig füttert. Mütter geben gerne zu, dass das Stillen die Tätigkeit ist, die am engsten mit der Mutterrolle verbunden ist, aber nur wenige erkennen, dass die Flaschenfütterung einer anderen Person ermöglicht, diese Rolle zu übernehmen. Für Teenager zwischen Identitätsfindung und

---

5.6 Arbeitsblatt zur Entscheidungsfindung: Wie könnte das Stillen beeinflussen, was ich tun will?

Thema	Pro	Contra	Nicht wichtig für mich	Brauche mehr Informationen
Auf Partys/zum Tanzen gehen				
Mein Baby im Bus füttern				
Am Schulsport teilnehmen				
Kleidung wie meine Freundinnen tragen				
Essen was ich mag				
Sex haben				
Die Antibabypille nehmen				
(Punkte in dieser Spalte können unterschiedlich sein)				

Rollenkonfusion kann die Flaschenfütterung eine echte Falle sein, denn andere können leicht die Rolle der Betreuungsperson zu den Fütterungszeiten an sich reißen. Beim Stillen erkennen andere die Mutter sofort als Betreuungsperson, die das Kind ernährt, an. Das ist eine echte Verantwortungsübertragung an die junge Mutter. Ich habe mit einer jungen Frau gearbeitet, die nach der Geburt viele Schwierigkeiten hatte, aber sie blieb unerschütterlich in ihrer Absicht, zu stillen. Sie bestand darauf, dass das Stillen das Einzige in ihrem Leben war, was ihre Mutter nicht übernehmen konnte!

Stillen wird für eine Jugendliche attraktiver, wenn sie weiß, dass ausschließliches Stillen nach der Rückkehr an den Arbeitsplatz oder in die Schule nur eine von mehreren Möglichkeiten ist. Sie kann sich zum Abstillen entschließen, wenn sie wieder zur Arbeit oder in die Schule geht. Alternativ dazu kann sie nur stillen, wenn sie bei dem Baby zu Hause ist (und die Betreuungsperson kann in der restlichen Zeit künstliche Säuglingsnahrung füttern) oder sie kann in der Schule oder am Arbeitsplatz abpumpen. (Einige wenige Schulen bieten einen Raum zum Abpumpen an.) Ihre Aufgabe besteht darin, die junge Frau darauf aufmerksam zu machen, welche Einrichtungen das Stillen außer Haus fördern und das Stillen als eine Wahlmöglichkeit im Rahmen eines Gesamtbildes zu betrachten und nicht als eine Alles-oder-Nichts-Entscheidung. Je nachdem, wie die Gruppe zusammengesetzt ist, kann dies eine gute Gelegenheit für eine kleine Gruppenübung sein. Sie können jede Möglichkeit vorstellen und die Teilnehmer bitten, sich in kleine Gruppen aufzuteilen, für jede Möglichkeit eine. Innerhalb der Gruppe können die Jugendlichen diskutieren, was sie als Vor- oder Nachteile der jeweiligen Lösung empfinden. Anschließend kann jede Gruppe diese Vor- und Nachteile vor der gesamten Gruppe vorstellen. Sie können sich an der Diskussion mit klärenden Kommentaren oder weitergehenden Erläuterungen zu dem, was gesagt wird, beteiligen, sollten aber keine wertenden Ratschläge erteilen.

Gesellschaftliche Akzeptanz/ Gruppenzwang

Teenager neigen dazu, das zu tun, was andere Teenager tun – oder das nicht zu tun, was andere Teenager nicht tun –, weil sie nach gesellschaftlicher Anerkennung suchen. Unglücklicherweise haben nur wenige Mütter gesehen, wie andere stillen und nehmen daher die Flaschenfütterung als soziale Norm an. Dies gilt insbesondere für jugendliche Mütter.

Gruppenzwang und die Unterstützung durch die Gruppe sind daher von zentraler Bedeutung. Ein sehr wirkungsvoller Ansatz besteht deshalb darin, Beispiele von anderen Jugendlichen, die eine glückliche Stillbeziehung erlebt haben, einzubauen, wenn es vor der Geburt darum geht, die Mutter für das Stillen einzunehmen. Das geht am besten, wenn andere Teenager in der Gruppensituation von ihren Erfahrungen erzählen. Wenn diese Möglichkeit nicht besteht, kann ein gutes Video weiterhelfen. Nach der Geburt, wenn es das Ziel ist, die Stillbeziehung fortzusetzen, ist der Rückhalt durch Gleichaltrige entscheidend für einen anhaltenden Erfolg.

Genauso wollen Teenager nicht „anders" sein als ihre Freunde, wenn es um alltägliche Angelegenheiten geht. Sie wollen essen, was ihre Freunde essen und sie haben vielleicht Angst, dass sie beim Stillen eine spezielle Diät einhalten müssen. Versichern Sie ihnen, dass die Ernährung frei gewählt werden kann, aber gleichzeitig lenken Sie die jungen Frauen etwas, so dass sie gesellschaftlich akzeptierte Nahrungsmittel mit höherem Nährwert (z.B. eine Gemüsepizza) statt leerer Kalorien (Kartoffelchips) wählen. Heben Sie sich Ihre Liste der „Verbote" für die Themen Alkohol und Zigaretten auf. Ob sie stillen wollen oder nicht: Rauchende Teenager sollten noch vor der Geburt beim Aufhören unterstützt werden. Die Frage nach dem Alkohol stellt sich schwieriger dar. Sie sollten nicht den Eindruck erwecken, dass die Entscheidung für das Stillen bedeutet, dass sie niemals ein Glas Alkohol trinken dürfen. (Die Forschungen haben ergeben, dass eine kleine Menge Alkohol in der Stillzeit in Ordnung ist.) Das wird die jungen Frauen nur vom Stillen abhalten. In einigen Ländern ist der Erwerb von alkoholischen Getränken durch Jugendliche illegal, so dass sie ohnehin nicht behauptet werden, dass das Trinken gut ist. Wie Sie dieses Thema behandeln, hängt von Ihrem Verhältnis zu der Gruppe und den rechtlichen Vorgaben in Ihrem Land ab.

Wenn Sie sich Gedanken über den Unterrichtsinhalt und die Vermittlung des Inhaltes machen, ist es wichtig, dass Sie sich immer wieder daran erinnern, dass predigen unwirksam ist. Konzentrieren Sie sich auf die Fakten und bleiben Sie wertungsfrei. Geben Sie den jungen Müttern nicht das Gefühl, dass Sie sie zu einer Entscheidung getrieben haben, die sie lieber nicht treffen wollten oder dass sie „schlecht" sind, wenn sie nicht die „richtige" Entscheidung treffen. Zeigen Sie ihnen, dass Sie sie respektieren. Vermitteln Sie ihnen Ihre Zuversicht, dass sie eine informierte Entscheidung treffen werden und dass Sie hier sind, um Informationen zu liefern. Zeigen Sie ihnen ebenso, dass Sie bereit sind, sie nach der Geburt zu unterstützen und ihnen helfen, viele andere Unterstützungsmöglichkeiten zu finden.

Es ist eine echte Herausforderung, die Stillraten bei jugendlichen Müttern zu erhöhen. Obwohl es eine Reihe hilfreicher Untersuchungen dazu gibt, was die Einstellungen und Entscheidungen zur Säuglingsernährung bei Jugendlichen beeinflusst, sind weitere Untersuchungen notwendig, um herauszufinden, was den Unterschied ausmacht.[90] In Tabelle 5.5 sind einige wichtige Studien zusammengefasst.[90]

Studie	Methode, Setting und Ziel	Merkmale der Stichprobe und Datenerfassung	Die Entscheidung beeinflussende Faktoren
Ray, Estok[120]	Beschreibend; private Geburtshelferpraxis in städtischem Umfeld des mittleren Westens der USA; Identifizierung von Informationsquellen und Zeitpunkt der Entscheidung	n = 25, Alter 15–19 J., schwangere Erstgebärende (mindestens 28 Wochen)	Acht hatten vor zu stillen (2 voll, 6 Zwiemilch); 14 planten F. Mütter der Teenager gaben mehr Informationen als alle anderen Quellen. Zeitschriften waren das Medium, das als häufigste Informationsquelle genutzt wurde. Geburtsvorbereitungskurse boten mehr Informationen als Angebote von anderem medizinischen Personal. Fünf Teenager trafen ihre Entscheidung vor der Schwangerschaft, 6 kürzlich und 3 waren unentschieden.
Yoos[121]	Beschreibend; Universität von Rochester, NY; Identifizierung der Faktoren für die Entscheidung zur Ernährung des Säuglings	n = 50, Alter 15–19 J. (17 S und 33 F); strukturierte Interviews während des Klinikaufenthaltes nach der Geburt	Einstellungsfaktoren herrschten vor. Teenager, die sich für das S entschieden, benannten Vorteile für den Säugling (Gesundheit, Bindung), während diejenigen, die sich für die F entschieden, selbstbezogenere Gründe nannten (Bequemlichkeit, nicht angebunden sein, Verlegenheit; kann nicht rauchen/die „Pille" nehmen, Schule/Arbeit, Brust als Sexualobjekt). Mehr Ältere als Jüngere entschieden sich für das S.
Joffe, Radius[122]	Prospektiv, beschreibend; Baltimore, MD; Identifizierung der Faktoren, die die Entscheidung zur Ernährung des Säuglings beeinflussen	n = 254; Alter 12–19 J. (69 % Erstgebärende); schwangere Teenager aus innerstädtischem Umfeld füllten schriftliche Fragebögen in einer Klinik für Schwangere aus	51 % der Abweichungen in der Absicht zu S wurden erklärt durch anerkannte Vorteile des Stillens, den Wunsch nach mehr Informationen darüber, waren selbst gestillt worden und nahmen weniger Hindernisse wahr.
Radius, Joffe[123]	Gleich wie Studie von 1987 (s.o.)	Gleich wie oben	Einstellungsfaktoren unterschieden zwischen beabsichtigtem S und F. Zu den wahrgenommenen Hindernissen gehörte S zehrt aus, macht die Brust hässlich und will nicht abnehmen. Anerkannte Vorteile umfassten: lässt das Mädchen sich als wichtig emp-

(Fortsetzung nächste Seite)

5.4 Anpassung von Zielsetzungen und Inhalt

Studie	Methode, Setting und Ziel	Merkmale der Stichprobe und Datenerfassung	Die Entscheidung beeinflussende Faktoren
Radius, Joffe[123]			finden, besser als künstliche Säuglingsnahrung, ist natürlich, Säuglinge lieben die Mutter mehr, bequemer, einfacher anzufangen, verschafft mehr Schlaf, modern und flaschengefütterte Säuglinge machen mehr Schmutz.
Neifert et al.[124]	Beschreibend, Teil einer randomisierten, klinischen Studie; Denver, CO; Untersuchung des Einflusses verschiedener Faktoren auf die Stillzahlen und Stilldauer	Teil einer größeren Untersuchung (n = 244); Schwerpunkt dieses Berichts liegt auf 60 erstgebärenden Teenagern aus Niedrigeinkommensschichten (< 18 J.); Interviews nach der Geburt im Krankenhaus	Von der größeren Stichprobe mit 244 Probanden stillten 53 %. Mit zunehmendem Alter wurde mehr gestillt. Weiße stillten mit höherer Wahrscheinlichkeit als Minderheiten (67 % vs. 31 %). Von den 60 Teilnehmerinnen der Schwerpunktstudie sagten 65 % der Teenager, dass sie sich eher für das S entschieden hatten, weil es gut für den Säugling ist als aus Gründen der Bequemlichkeit oder der Kosten.
Baisch, Fox, Goldberg[125]	1. Beurteilung des Stillverhaltens und dessen Beziehung zu demographischen Faktoren und vorangegangenem Kontakt mit dem Stillen; 2. Bestimmung der derzeitigen Methode und Beziehung zwischen Verhalten und Methode	n = 128; Alter 13–20 J.; überwiegend Erstgebärende; verschiedene ethnische Gruppenzugehörigkeiten; Teilnehmerinnen an einem Programm für schwangere Teenager; Befragung vor der Geburt und weiter verfolgt nach der Geburt durch WIC	Teenager, die selbst gestillt wurden, hatten eine positivere Haltung als nicht gestillte. Diejenigen, die beabsichtigten zu S, hatten im Vergleich mit denen, die sich nicht sicher waren oder nicht stillen wollten, ebenfalls eine positive Einstellung. Die vorgeburtlichen Pläne hatten einen signifikanten Zusammenhang mit dem Verhalten nach der Geburt.
Baisch, Fox, Whitten, Pajewski[126]	Beschreibend; innerstädtisch, Vergleich der Einstellung zum Stillen und des Stillverhaltens von Teenagern und jugendlichen Frauen aus Schichten mit niedrigem Einkommen	n = 274; Teenager Stichprobe 1 = 127, Teenager Stichprobe 2 = 60; Erwachsenenstichprobe = 87; unterschiedliche Geburtenzahl; erste Datenerfassung während der Schwangerschaft, Ernährungsform wurde bei der Nachuntersuchung oder sechs Wochen nach der Geburt in der Klinik bestimmt	Stillraten für die Teenager-Stichproben betrugen 7 % und 32 %, für die Erwachsenen-Stichprobe 35 %. Die Ernährungsform stand in signifikantem Zusammenhang mit den Absichten vor der Geburt. Die Einstellung zum S konnte eindeutig mit der Umgebung, ethnischer Zugehörigkeit und Alter in Verbindung gebracht werden. Teenager aus Gruppe 1 waren dem Stillen abgeneigter, weiße Teilnehmerinnen waren eher geneigt zu S als schwarze, unterschieden sich aber nicht von denen hispanischer Herkunft. Weiße Erwachsene hatten eine bessere Einstellung zum S als schwarze Erwachsene, keine Unterschiede zwischen weißen und schwarzen Teenagern. Einstellung unterschied sich deutlich zwischen

(Fortsetzung nächste Seite)

Studie	Methode, Setting und Ziel	Merkmale der Stichprobe und Datenerfassung	Die Entscheidung beeinflussende Faktoren
Baisch, Fox, Whitten, Pajewski[126]			denen, die beabsichtigten zu S, beabsichtigten zu F und denen, die unentschieden waren. Die Einstellung zum S war bei denen positiver, die stillten. Vorangegangener Kontakt mit dem Stillen beeinflusste die Einstellung ebenso positiv wie selbst gestillt worden zu sein, ein gestillter Partner und Informationen aus der Familie im Gegensatz zu anderen Quellen.
Lizarraga et al.[127]	Beschreibend; Universität von Kalifornien, San Diego; Beurteilung von psychosozialen und ökonomischen Faktoren in Bezug auf die Stillentscheidung	n = 64, Alter 14–18 J.; Erstgebärende; innerhalb von 48 Stunden nach der Geburt in der Klinik interviewt	72 % beabsichtigen zu S, 22 % beabsichtigten zu F; 48 Std. nach der Geburt stillten tatsächlich 58 %. Stillende Teenager waren deutlich älter als nicht stillende. Stillende waren häufiger verheiratet als unverheiratet, wurden als Säugling gestillt, kannten mehr stillende Frauen und hatten mehr stillende Rollenvorbilder. Spanisch sprechende Hispanierinnen, gefolgt von Englisch sprechenden Hispanierinnen stillten häufiger als andere Englisch sprechende Gruppierungen. Flaschefütternde Teenager gingen in der Schwangerschaft häufiger in die Schule und planten häufiger, die Arbeit wieder aufzunehmen.
Robinson et al.[128]	Beschreibend; Nord-Louisiana; Bewertung von Einstellung und anderen Entscheidungsfaktoren	n = 84, Alter 14–19 J.; nach der Geburt in WIC-Klinik interviewt	10,5 % der Stichprobe stillten, S waren älter als F. Bei 30 Probandinnen hatte die eigene Mutter oder der Vater des Säuglings den größten Einfluss auf die Ernährungsentscheidung. Signifikanter Zusammenhang zwischen dem S und der Akzeptanz des S durch den Partner. Mit zunehmendem Alter positivere Einstellung zum S. Die Mehrheit stimmte zu, dass S gesünder sei und widersprach, dass S altmodisch sei oder den Säugling zu eng binde. Etwa ein Drittel dachte, dass S peinlich sei, die Brust verunstalte und wusste nicht genügend über das Stillen.
Maehr et al.[129]	Beschreibend-vergleichend; Universität von Kalifornien, San Diego; Vergleich von Gründen für das Stillen, Zeitpunkt der	n = 48 Teenager (14–18 J.) und 38 Erwachsene (23–33 J.), Erstgebärende, nach Tag der Geburt und ethnischer Zugehörig-	Gesundheitliche Vorteile für den Säugling und Bindung waren die Hauptgründe für das S, sowohl bei den befragten Teenagern als auch Erwachsenen. Der Hauptunterschied lag darin, dass Teenager Natürlich-

(Fortsetzung nächste Seite)

5.4 Anpassung von Zielsetzungen und Inhalt

Studie	Methode, Setting und Ziel	Merkmale der Stichprobe und Datenerfassung	Die Entscheidung beeinflussende Faktoren
Maehr et al.[129]	Entscheidung und beabsichtigter Stilldauer	keit paarig zusammengefasst; überwiegend hispanischer Abstammung; 48 Std. nach der Geburt interviewt	keit und Bequemlichkeit seltener nannten als Erwachsene. Teenager trafen die Entscheidung seltener bereits vor der Schwangerschaft. Kein Unterschied in Bezug auf die beabsichtigte Stilldauer.
Ineichen et al.[130]	Beschreibend; London, England; Untersuchung von Einstellungen, Zeitpunkt der Entscheidung und Säuglingsernährung bei Teenagern	n = 55 Teenager aus Teenager-Eltern-Zentren, 36 bereits entbunden, 19 schwanger	58 % S. Stillende waren älter als nicht stillende. 50 % entschieden sich in der späten Schwangerschaft für das S. Gründe für das S bezogen sich auf die Gesundheit des Säuglings, Bindung, Bequemlichkeit und ökonomische Erwägungen. Zu den Gründen für die F gehören Ablehnung des S, Angst vor Schmerzen, Verlegenheit und allein erziehend sein. Die Hälfte hatte bis zum Ende der ersten Woche wegen wunder Mamillen oder der Rückkehr zur Schule abgestillt. Die gesellschaftlichen Einflüsse waren bei S größer als bei F. Bei den schwangeren Teenagern hatte ein Drittel vor zu S, ein Drittel plante F und ein Drittel war unsicher. Vor- und Nachteile waren bei bereits entbundenen Teenagern ähnlich. Die meisten waren gesellschaftlich beeinflusst, einige waren ablehnend gegenüber S.
Wiemann et al.[131]	Beschreibend; Universität von Texas, Galveston; Bestimmung von ethnischen Unterschieden und verbreiteten Einflussfaktoren bei der Stillentscheidung	n = 696 Teenager unter 18 J. (274 Amerikanischer mexikanischer Abstammung, 212 Afroamerikaner, 210 Weiße); Interviews auf der Wochenstation innerhalb von 48 Stunden nach der Geburt	55 % der Amerikanerinnen mexikanischer Herkunft (MA), 45 % Weiße (W) und 15 % Afroamerikanerinnen (AA) S. Häufigste Quelle der Ermutigung war in allen Gruppen das medizinische Personal. Deutlich weniger Rollenvorbilder bei AA. In allen Gruppen stand das S in Zusammenhang mit den wahrgenommenen Vorteilen und dem Grad der Aufklärung. Viele mit dem S verbundene Faktoren waren zwischen den ethnischen Gruppen unterschiedlich. MA: S-Faktoren waren Ernährungsempfehlung und Bevorzugung von Partner oder Mutter sowie die Entscheidung in der frühen Schwangerschaft. AA: S-Faktoren waren Zusammenleben mit den Partner, Mutter, die gestillt hatte, bevorzugte Ernährungsform des Partners oder Arztes und geringe Unterstützung durch die Familie. W: S-Faktoren waren Bevorzugung

(Fortsetzung nächste Seite)

Studie	Methode, Setting und Ziel	Merkmale der Stichprobe und Datenerfassung	Die Entscheidung beeinflussende Faktoren
Wiemann et al.[131]			des Arztes, mehr als zwei stillende Rollenvorbilder, nicht in WIC aufgenommen, erhaltene Empfehlung und vorgeburtlicher Alkoholkonsum.
Wiemann et al.[132]	Gleich wie Wiemann et al.[131] Erkennen von Merkmalen jugendlicher Mütter, die F, die das Stillen in Erwägung gezogen haben	Wie oben	Überprüfung der Zugehörigkeit zu ethnischer Gruppe im Vergleich mit denen, die das S nicht in Betracht gezogen haben, waren F Mütter, die das S in Erwägung gezogen haben, häufiger verarmt, schoben die Entscheidung heraus bis in die Spätschwangerschaft, wurden zum S aufgefordert, hatten F Freundinnen und wenig Unterstützung. Sie gaben mehr Hindernisse für eine Rückkehr an den Arbeitsplatz/Schule an und erklärten seltener, dass F gesünder sei, als Begründung für das F. Verglichen mit denen, die S, entschieden sie eher allein und später in der Schwangerschaft, hatten weniger stillende Rollenvorbilder, weniger, die sie zum Stillen ermutigten, mindesten zwei, die das F empfahlen und hatten seltener ein vorangegangenes Kind gestillt.

Tab. 5.5 Überblick über Studien zu Faktoren, die die Entscheidung zur Säuglingsernährung beeinflussen. S – Stillen oder gestillt, F – Flaschenfütterung oder flaschengefüttert, WIC – Sozialprogramm für Frauen, Säuglinge und Kinder in den USA. Aus: Wambach, K.A.; Cole, C. *J Obstet Gynedol Neonatal Nurs* 2000;29:282–294.

5.4.2 Kaiserschnittentbindung

In den USA werden etwa 21 % der Kinder per Kaiserschnitt geboren. Diese Statistik überschreitet die Ziele von Healthy People 2000 von 15 % bei weitem.[90] Noch schlimmer ist, dass 1999 die Zahl der Kaiserschnitte sich im dritten Jahr in Folge erhöht hat. Außerdem können bestimmte Situationen – verlängerte Geburt, Verabreichung von Schmerzmitteln, mangelnde Kompression des Brustkorbs des Neugeborenen durch die Scheidenwand – zu Stillschwierigkeiten im Zusammenhang mit einer Kaiserschnittentbindung führen. Wir sind gut darin, Müttern zu erzählen, dass sie auch nach einem Kaiserschnitt stillen können, doch wir müssen ihnen auch helfen, mögliche Stillhindernisse nach einem Kaiserschnitt zu überwinden. Doch zunächst müssen wird diese potenziellen Hindernisse kennen lernen.

Verzögerter oder schwieriger Stillbeginn

Das erste Anlegen wird oft verzögert, weil die Klinikrichtlinien oder das Personal schlicht das frühe Anlegen nicht fördern, vor allem bei Kaiserschnittbabys. Mütter sollten wissen, dass auch wenn das frühe Anlegen oftmals nicht gefördert wird, es nicht verboten ist. Mit etwas Unterstützung sollen und können Mütter nach einer Vollnarkose stillen, sobald sie wach und aufmerksam sind und Frauen, die nur eine regionale Anästhesie hatten, können sogar noch früher anlegen, um die Nebenwirkungen eines verzögerten Stillbeginns zu vermeiden.

Es ist lange bekannt, dass ein Hinauszögern des Stillbeginns sich negativ auswirkt. Zu den Nebenwirkungen gehören Schwierigkeiten des Neugeborenen, die Mamille zu fassen und frühes Abstillen.

Wie bei Müttern, die vaginal entbunden haben, ist auch bei Müttern, die innerhalb von zwölf Stunden nach dem Kaiserschnitt anlegen, die Wahrscheinlichkeit höher, dass sie während des Klinikaufenthaltes voll stillen werden.[92]

Der Stillbeginn kann aufgrund der möglichen Auswirkungen der mütterlichen Anästhesie auf die Reflexe des Neugeborenen (Saugen, Schlucken, Atmen) erschwert sein. Bislang sind die Untersuchungsergebnisse widersprüchlich, es ist nicht sicher, ob es einen Zusammenhang oder gar eine Ursache-Wirkung-Relation gibt. So sehr wir uns eine einfache Antwort auf die Frage wünschen, ob Anästhetika Nebenwirkungen auf die Reflexe des Neugeborenen haben oder nicht, es gibt diese einfache Antwort nicht. Außerdem brauchen Mütter eine Narkose für eine operative Entbindung und daran lässt sich nichts ändern. Doch wir können einiges tun. Wir können Müttern helfen, nach Wegen zu suchen, die das Risiko einer Kaiserschnittentbindung verringern. Und wir können Strategien finden, um den möglichen Nebenwirkungen auf das Stillen vorzubeugen oder sie zumindest abzumildern, falls es zu einer operativen Entbindung kommt. Hautkontakt ist eine großartige Möglichkeit, dem Neugeborenen den Stillbeginn zu erleichtern. Unter anderem, weil sein Geruchssinn dem Neugeborenen hilft, die Mamille zu finden und daran zu saugen. Rooming-in, wenn die Mutter dazu in der Lage ist, trägt dazu bei, dass sie und ihr Partner die frühen Hungerzeichen erkennen lernen, die nach einer Narkose der Mutter oftmals subtil sind. Das verbessert die Wahrscheinlichkeit einer guten Stillbeziehung.

Erhöhte Wahrscheinlichkeit für frühes Abstillen

Einige frühe Studien weisen darauf hin, dass Mütter nach einem Kaiserschnitt ein Risiko für ein früheres Abstillen haben als Mütter nach einer vaginalen Entbindung. Doch andere Studien ergaben keinen solchen Zusammenhang. Diese scheinbare Diskrepanz lässt sich besser verstehen, wenn man neuere Studien betrachtet, die genauere Definitionen und Methoden verwendeten. Frühes Abstillen kommt häufiger nach Notkaiserschnitten vor. Nach geplanten Kaiserschnitten neigen die Mütter dazu, ebenso lange zu stillen wie Frauen, die vaginal entbunden haben.[93] Bei Kaiserschnittmüttern kommt es häufiger zu einem Abstillen im ersten Monat, doch nach dem ersten Monat gibt es keinen Unterschied zwischen Müttern, die vaginal entbunden haben, und Müttern nach Kaiserschnitt.[94]

Interessanterweise haben mehrere Studien ergeben, dass die fachliche Unterstützung und die Zuversicht der Mutter mehr Vorhersagekraft über die Stilldauer haben als die Art der Entbindung.[95, 96] Die Schlussfolgerung ist ziemlich einfach: Die äußeren Umstände können wichtiger sein als die Operation selbst und ein Kaiserschnitt mag kurzfristig abschreckend sein, hat aber wahrscheinlich wenig Einfluss, wenn überhaupt, auf das Stillen auf lange Sicht. Sobald es zu einem Kaiserschnitt gekommen ist, sollte die klinische Vorgehensweise sich daran orientieren, veränderlichen Faktoren, zum Beispiel der Erhöhung des Wohlbefindens der Frau, mit Aufmerksamkeit zu begegnen.

Schwierigkeiten, sich wohl zu fühlen

Für Mütter nach einer größeren Operation kann es ein echtes Problem sein, sich wohl zu fühlen. Manchmal haben sie solche Schmerzen, dass sie sich nicht in der Lage fühlen, irgendetwas zu tun, geschweige denn ein Neugeborenes zu stillen. Oftmals zögern Frauen das erste Anlegen hinaus oder verringern die Häufigkeit des Anlegens einfach weil sie Schmerzen haben.[97] Verzögertes oder eingeschränktes Stillen reduziert die Milchmenge der Mutter und die Gewichtszunahme des Säuglings.

Spezielle Positionen können die Schmerzen der Operationswunde verringern.[98] Am ersten Tag, wenn die Mutter meist im Bett liegt, hat sich die seitlich-liegende Position bewährt. Eine modifizierte Version der seitlich-liegenden Stellung funktioniert sogar noch besser. Statt auf einer Seite zu liegen und sich dann auf die andere zu rollen, kann die Frau stattdessen eine „erhöhte" Seitenlage wählen (☞ Kapitel 7). Ist die Frau voll wieder da, kann sie zuerst die obere Brust anbieten. Dabei liegt das Neugeborene auf einem Kissen, um es auf die Höhe der Brust zu bringen. Wenn das Neugeborene an dieser Seite fertig ist, kann sie das Kissen wegnehmen und dem Baby die untere Brust (d.h. die, die sich näher zur Matratze befindet) anbieten.

Nach einem oder zwei Tagen wird die Mutter sich entweder im Bett aufsetzen oder in einem

Sessel sitzen, so dass sie den Rückengriff einsetzen kann, um zu vermeiden, dass das Neugeborene die Naht berührt. (Der Rückengriff ist in einem Sessel einfacher als im Bett.) Der Druck auf die Naht lässt sich verringern, wenn die Frau ihre Knie anwinkelt. Im Bett lässt sich das erreichen, indem eine Bettpfanne umgedreht unter ihre Füße geschoben wird. Sitzt sie zu Hause in einem Sessel, ist ein Fußbänkchen gut geeignet. Wenn das nicht zur Verfügung steht, kann auch ein umgedrehter Wäschekorb verwendet werden.

Mütter sollten eine angemessene Schmerzlinderung verlangen und erhalten. Entgegen der weitläufigen Meinung können und sollen Mütter narkotische Schmerzmittel erhalten, vor allem in den ersten 48 Stunden nach ihrer Operation. Seit einigen Jahrzehnten ist bekannt, dass Kodein, durch das sich eine deutliche Schmerzlinderung nach Operationen erreichen lässt, für stillende Mütter verträglich ist. In jüngerer Zeit wurden andere Narkotika oder synthetische Narkotika zur Schmerzlinderung verordnet, auch Oxycodon oder Ketorolac. Auch wenn es weniger Untersuchungen zu den Auswirkungen dieser Medikamente gibt, so scheinen sie in der Stillzeit verträglich zu sein. Der Punkt ist, dass unerträgliche Schmerzen eine größere Gefahr für das Stillen sein können als Medikamente, die die Mutter einnimmt. Mütter müssen eine informierte Entscheidung treffen und Ärzte müssen maßgebliche medizinische Quellen zu Rate ziehen und ein gutes klinisches Urteilsvermögen einsetzen.

Die operative Entbindung als solche beeinträchtigt die Milchbildung nicht, aber der Schmerzlevel steht in Zusammenhang mit der Milchmenge. Frauen nach Operationen, die auf einer Schmerzskala höhere Schmerzwerte angeben, haben auch eine verringerte Milchmenge.[99] In einer Studie hatten Mütter, die eine bessere Schmerzbehandlung hatten, auch eine größere Milchmenge in den ersten elf Tagen.[100] Es überrascht nicht, dass ihre Neugeborenen besser zunahmen als die Babys der Mütter, die keine adäquate Schmerzlinderung erfuhren.

Nicht ausreichende Gewichtszunahme beim Neugeborenen

Kürzlich veröffentlichte, sehr interessante Studien haben einen Zusammenhang zwischen Kaiserschnittgeburt und dem „Milcheinschuss" sowie der darauf folgenden Milchmenge, beides hormonreguliert, aufgezeigt.

Wie sich die Hormone in der Zeit nach der Geburt verhalten, scheint mit dem Geburtsverlauf zusammenzuhängen. Oxytocin (das den Milchspendereflex reguliert) und Prolaktin (das die Milchbildung steuert) werden durch Stress gehemmt. Kaiserschnittgeburten geht in vielen Fällen eine lange Wehenphase voraus, deren erstes Stadium besonders lange oder schmerzvoll ist. Das könnte erklären, warum Mütter, die einen ungeplanten Kaiserschnitt hatten, einen verzögerten „Milcheinschuss" haben, während dieses Problem bei Müttern nach einem geplanten Kaiserschnitt nicht aufzutreten scheint.[101]

Unabhängig davon, was im ersten Stadium der Geburt passiert, werden diese Hormone unterschiedlich ausgeschüttet, wenn Mütter eine operative Entbindung statt einer spontanen Geburt mit zweiter und dritter Geburtsphase haben. Oxytocin wird nach einer vaginalen Entbindung häufiger und in größeren Mengen ausgeschüttet als nach einem Kaiserschnitt.[102] Die Prolaktinspiegel steigen etwa 20 bis 30 Minuten nach dem Beginn des Saugens steil an, wenn die Mütter spontan geboren haben, der Prolaktinanstieg nach einem Kaiserschnitt ist hingegen recht gering (☞ Abb. 5.4).

Wichtige Punkte im Unterricht

Einige Punkte helfen der Mutter, mögliche Stillprobleme nach einer Kaiserschnittgeburt zu überwinden. Sagen Sie den schwangeren Müttern, dass ein Kaiserschnitt eine erfolgreiche Stillbeziehung nicht ausschließt. Betonen Sie, dass die auftretenden Schwierigkeiten häufig mehr mit dem Zeitpunkt des Stillbeginns und der Stillhäufigkeit zu tun haben. Diese Probleme können die Mütter vermeiden, wenn sie darauf bestehen, so früh und so oft wie möglich anzulegen.

Versichern Sie den Müttern, dass auch wenn sie einen verzögerten „Milcheinschuss" erleben oder die Milchmenge in den ersten Tagen verringert ist, dies nicht zwingend besorgniserregend sein muss. Geben Sie den Eltern gezielte Tipps, wie sie feststellen können, ob ihr Baby genügend Milch erhält. Betonen Sie zusätzlich, dass alle Mütter ihre Milchmenge verbessern können, wenn sie das Neugeborene frühzeitig und oft im Hautkontakt halten.

Auch wenn nicht alle Mütter sich für das Rooming-in mit ihren Neugeborenen entscheiden – vor allem wenn sie einen Kaiserschnitt hatten –, erinnern Sie daran, dass es eine eindeutige Verbindung zwischen besseren Stillergebnissen und

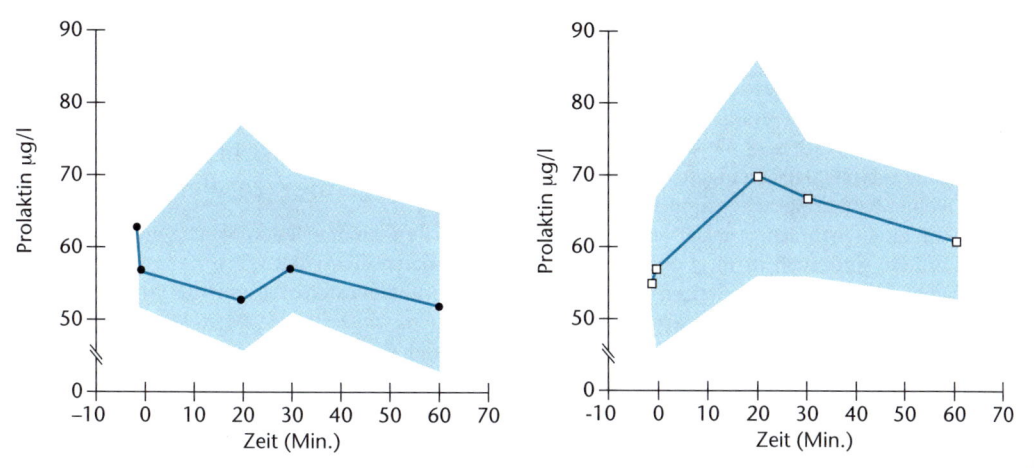

Abb. 5.4 Höhe des Prolaktinanstiegs etwa 20 und 30 Minuten nach dem Beginn des Saugens bei Müttern nach Spontangeburt. Nach einem Notkaiserschnitt gibt es keinen Anstieg. Der schattierte Bereich zeigt den interquartilen Abstand an (Q25 – Q75). [F157]

Rooming-in gibt. Fordern Sie sie auf, es zumindest mit dem Rooming-in zu versuchen, wenigstens am Tag. Unterstreichen Sie, dass die Mütter besser zum Rooming-in in der Lage sein werden und der Milchtransfer zum Neugeborenen sich erhöhen wird, wenn sie sich wohler fühlen. Zeigen Sie ihnen bestimmte Positionen und ermutigen Sie sie, nach Medikamenten für eine angemessene Schmerzlinderung zu verlangen.

Es ist besonders wichtig, dass die Zuversicht und das Engagement der Mutter in direktem Zusammenhang mit besseren Stillergebnissen steht, auch bei Müttern nach einem Kaiserschnitt. Im Vergleich ist die Art der Entbindung relativ unwichtig, um ein optimales Stillergebnis zu erzielen.

5.4.3 Geringe Lese- und Schreibkenntnisse

1992 verabschiedete der National Adult Literacy Survey (NALS) folgende Definition der Lesefähigkeit: „Gedruckte und geschriebene Informationen zu verwenden, um in der Gesellschaft wirken zu können, seine Ziele zu erreichen und sein Wissen und Potenzial zu entwickeln." Die Lesefähigkeit kann getestet werden hinsichtlich dem Vermögen der Person zum Lesen von Prosa (z.B. verbundene Sätze), der Dokumentenfertigkeit (z.B. Tabellen mit Inhalten, Indexe, eventuell zweidimensionale Grafiken, einfache Kurven) und der quantitativen Fertigkeit (z.B. visuelle Darstellung von quantitativen Informationen, einschließlich Grafiken, Kurven, ganzen Zahlen, Fraktionen oder Prozentanteilen).

Der NALS klassifiziert die Lesefertigkeit in fünf Stufen und jede Stufe wird in drei Kategorien unterteilt. Zum Beispiel erfordern Aufgaben zur Lesefähigkeit von Prosa in der ersten Stufe, „dass der Leser eine Information, die mit der Information aus der Frage übereinstimmt oder gleichbedeutend ist, aus einem kurzen Text herausfinden kann; oder er erkennt, wenn glaubhafte aber falsche Information entweder nicht vorhanden ist oder zwar vorhanden, aber von der korrekten Information getrennt aufgeführt ist". Alarmierende 31 % oder 40 Millionen der 191 Millionen Erwachsenen in den USA konnten keine Lesefähigkeit, die über diese Kategorie hinausgeht, nachweisen. In dem NALS-Bericht heißt es weiter: „Eine Untergruppe in dieser Kategorie, die rund 4 % der gesamten erwachsenen Bevölkerung ausmacht, oder etwa 8 Millionen Menschen, war nicht in der Lage, auch nur die einfachsten Lesefertigkeitsaufgaben zu erfüllen." Mehr als 20 % der Amerikaner können gerade so gut oder noch weniger als ein Fünftklässler lesen. Zu der Zielgruppe des Adult Literacy Service gehören in erster Linie Erwachsene, die sich auf der 1. Stufe oder darunter befinden – diejenigen, die manchmal als *funktionelle Analphabeten* bezeichnet werden.

Ungefähr 19,8 Millionen Immigranten kommen jedes Jahr in die USA und 1,7 Millionen davon, im Alter von 25 Jahren und älter, haben weniger als fünf Jahre die Schule besucht. Laut dem Zensus von 1990 sprechen mehr als 14 Millionen Menschen in den USA, die fünf Jahre und älter sind, wenig oder gar kein Englisch. Die 1982 durchgeführte Überprüfung der englischen Sprachfertigkeit ergab, dass 37 % der Erwachsenen, die als analphabetisch eingestuft wurden, zu Hause kein Englisch sprachen und bis zu 86 % der Nicht-Englischsprachigen, die kein Englisch lesen können, sind auch in ihrer Muttersprache Analphabeten. Diese Zahlen weisen darauf hin, dass ein beträchtlicher Prozentsatz der Eltern nicht in der Lage sein dürfte, schriftliche Informationsmaterialien zu lesen. Schriftliches Informationsmaterial in ihrer Muttersprache wird das Problem ebenfalls nicht lösen.

Daten des US Census Bureau[103] zeigen, dass im Jahr 2000 17,6 % (44 945 452 Personen) in der amerikanischen Bevölkerung zu Hause eine andere Sprache als Englisch sprechen und 7,7 % (19 526 233 Personen) „weniger als sehr gut" Englisch sprechen.[103] Diese Informationen sind keine Überraschung für diejenigen unter uns, die Eltern Informationsmaterial gegeben haben, um die Interaktion im Unterricht zu erhöhen (oder sogar zu ersetzen). Außerdem zeigen diese Statistiken, dass wir uns niemals nur auf schriftliche Anleitungen verlassen können. Das Hauptziel für diejenigen, die Stillvorbereitungskurse geben, besteht darin, schriftliches Material auszuwählen oder zu schaffen, das von denen, die es benutzen sollen, verstanden wird und die Kommunikationsbemühungen zu fördern, statt sie zu vereiteln.

Nicht-Muttersprachler*

Wir müssen davon ausgehen, dass Einwanderer unter Umständen erst dann Lesefertigkeiten erwerben, wenn sie bereits festgefügte kulturelle Wertvorstellungen, Normen und Praktiken verinnerlicht haben. Deshalb kann es sein, dass sie, selbst wenn sie die Anleitungen, die sie erhalten, verstehen, diese nicht umsetzen, weil sie nicht mit ihrer Kultur zu vereinbaren sind.

Vor allem, wenn es um Nicht-Muttersprachler handelt, müssen die Lehrenden vorsichtig sein mit den Aussagen, die sie aussenden und empfangen. Auch wenn ein formales Sprachverständnis vorhanden ist, kann es sein, dass bestimmte umgangssprachliche Redewendungen oder Jargon nicht verstanden werden. Ebenso muss bei Klienten mit starkem Akzent darauf geachtet werden, dass sich keine Missverständnisse einschleichen, die zu einer fehlerhaften Kommunikation führen.

Auswahl von Unterrichtsmaterialien für Eltern mit geringer Lesefertigkeit*

Es dürfte eine der besten Strategien sein, Unterrichtsmaterialien auszuwählen, die mehr auf Bildern und Geräuschen als auf geschriebenen Text aufbauen. Poster mit positiven Bildern von stillenden Müttern und Säuglingen oder älteren Kindern können sehr hilfreich sein. Videos können ebenfalls gut eingesetzt werden, da sie dem Zuschauer erlauben, auf das Hörverständnis zurückzugreifen. Das funktioniert allerdings nur, wenn die Person über ein gutes Sprachverständnis für gesprochene Wörter in der für sie fremden Sprache verfügt. Osborne bietet einige spezielle Vorschläge für Kommunikationsstrategien im Unterricht mit Erwachsenen mit geringer Lesefertigkeit.[105]

Überprüfen Sie fortwährend, ob die Eltern das schriftliche Material, das sie erhalten haben, auch verstanden haben. Wenn Sie die Eltern allerdings fragen, ob sie das Infomaterial lesen können, empfinden sie ihre Frage unter Umständen als respektlos oder antworten nicht wahrheitsgemäß, weil sie verlegen sind. Beobachten Sie stattdessen das nonverbale Verhalten beim Lesen. Wer das Geschriebene nicht versteht, hat beim „Lesen" einen leeren Gesichtsausdruck und kann selbst auf einfache Fragen zu dem Gelesenen nicht antworten oder flüchtet sich in allgemein formulierte Antworten.

5.4.4 Mütter von frühgeborenen oder schwer kranken Säuglingen

Etwa 11 % der in den USA geborenen Säuglinge werden geboren, bevor die Schwangerschaft vollendet ist.[106] Die Absicht der Frau gehört zu den Faktoren mit der größten Vorhersagekraft darüber, ob sie ihr voll ausgetragenes, gesundes Neugeborenes stillen wird,[60] doch in vielen Fällen ändert die Frau ihre Absicht, wenn das Kind zu früh geboren wird. Mütter von Frühgeborenen – oder schwer kranken Neugeborenen – brauchen Informationen zu anderen Themen und die Pflegefachkraft braucht eventuell einen anderen Unterrichtsansatz. Zu den Hauptproblemen die-

---

* Der folgende Absatz bezieht sich in der Originalausgabe auf die Verhältnisse in den USA.

ser Mütter gehören Schwierigkeiten früher getroffene Entscheidungen umzusetzen oder neue Entscheidungen zu treffen, der Aufbau der Milchproduktion mit mechanischen Hilfsmitteln und das Nachhausegehen mit einem Neugeborenen, mit ganz speziellen Bedürfnissen.

Schwierigkeiten bei der Entscheidungsfindung und -umsetzung

Mütter von frühgeborenen oder schwer kranken Säuglingen drücken oft Gefühle der Angst, der Überforderung oder der Enttäuschung darüber, dass sie kein „perfektes Baby" haben, aus. Manchmal müssen Mütter die Freude über die Geburt des Kindes mit den Gefühlen von Kummer und Verlust in Einklang bringen. Manchmal scheint der Tod des Säuglings unmittelbar bevorzustehen. Als Folge davon überdenken die Mütter oft ihre Entscheidung zu stillen (oder andere Entscheidungen), und es fällt ihnen schwer, selbst einfache Entscheidungen in Bezug auf die Pflegesituation ihres Kindes zu treffen.

Hören Sie diesen Müttern aktiv zu und spiegeln Sie ihre Gefühle und drücken Sie Ihr Mitgefühl aus. Seien Sie da, aber bleiben Sie zurückhaltend. Versichern Sie der Mutter, dass Sie ihre Entscheidung unterstützen werden und dass sie die Verantwortung trägt. Geben Sie der Mutter so viel Gelegenheit wie möglich, mit ihrem Kind Kontakt zu haben und halten Sie sie über den Zustand des Kindes auf dem Laufenden, wenn sie nicht bei ihm sein kann. Helfen Sie der Mutter zu verstehen, dass die Fähigkeit des frühgeborenen Säuglings, an der Brust zu trinken, insgesamt voranschreiten wird, doch dass der Säugling manchmal auch Rückschritte erleben wird, auch in seiner Stillfähigkeit. Diese Phasen sind normal und zu erwarten.[107] Betonen Sie gegenüber der Mutter (und dem medizinischen Personal), dass die Brust die beste Ernährungsform ist, selbst für Babys mit sehr geringem Geburtsgewicht (VLBW)[108] und dass es möglich ist, lange zu stillen.[109]

Mechanische Stimulation zur Anregung und Aufrechterhaltung der Milchbildung

Der Aufbau der Milchbildung ist für Frauen, deren Säuglinge nicht direkt an der Brust trinken, oftmals eine Herausforderung. Am Anfang stellen sie fest, dass sie nur einige wenige Milliliter Kolostrum oder Milch abpumpen können. Etwa zehn Tage nach der Geburt können sie viel mehr Milch abpumpen, als das Neugeborene möglicherweise an einem Tag trinken könnte. Zu diesem Zeitpunkt kann es passieren, dass die Mütter annehmen, sie sollten nicht so oft abpumpen.

Während der Hauptzweck der mechanischen Stimulation die Versorgung des Neugeborenen mit Muttermilch ist, gibt es noch einen zusätzlichen Vorteil. In einer Untersuchung neigten Säuglinge, deren erste orale Nahrungsaufnahme aus Muttermilch bestand, zu mehr Mahlzeiten. Die Mütter führten einen Kalender, in dem sie die Stillaktivität eintrugen, und es wird angenommen, dass dies zu der hohen Stillrate bei diesen Müttern mit beitrug.[110] Mechanische Stimulation wird auch dann notwendig, wenn die Milchbildung aufrechterhalten werden muss, und der Säugling nicht in der Lage ist, die Brust der Mutter zu stimulieren. Die Pflegefachkraft muss möglicherweise als Fürsprecherin für die Mutter auftreten und sie anfeuern, um ihr zu helfen, in ihren Bemühungen nicht nachzulassen, und pharmakologische und nicht pharmakologische Möglichkeiten erforschen, um eine ausreichende Milchmenge zu erreichen und aufrechtzuerhalten.[111]

Pläne für die Krankenhausentlassung

Pflegefachkräfte sind schon oft dafür eingetreten, dass die Planung für die Entlassung aus dem Krankenhaus bereits bei der Aufnahme begonnen werden sollte, aber irgendwie wird daran nicht mehr gedacht, wenn es um das Stillen geht. Es ist überhaupt nicht ungewöhnlich, dass Säuglinge die Milch ihrer Mutter über Tage und Wochen indirekt durch Hilfsmittel erhalten haben und plötzlich verkündet jemand, dass der Säugling am nächsten Tag entlassen werden soll, obwohl er noch nie an der Brust getrunken hat. In dieser Situation erhält die Mutter weniger Hilfe beim Anlegen und beim Erlernen der Stillpositionen, wo sie doch tatsächlich mehr Hilfe braucht als eine Mutter mit einem gesunden Säugling. Einen Plan für den Übergang[112] zum direkten Stillen finden Sie in Kapitel 16 und einen Entlassungsplan für den frühgeborenen Säugling in Kapitel 10.

5.4.5 Frauen aus verschiedenen Kulturen

Unterrichtsprogramme, die entweder auf Einzelpersonen oder auf Gruppen ausgerichtet sind, müssen die kulturelle Vielfalt der Mütter und Familien berücksichtigen. (☞ Kapitel 2 und 3, die sich damit beschäftigen, wie die Bedürfnisse der Mutter oder der Familie erkannt werden können.) Dies ist besonders wichtig, weil die Stillraten in Minderheitsgruppen (in Amerika) deutlich niedriger sind als in der Mehrheit der Durchschnittsbevölkerung.[86] Das zeigt, dass Aufklärungsprogramme so angepasst werden müssen, dass Frauen aus verschiedenen ethnischen Gruppen respektiert werden. Jeder Mensch ist einzigartig, deshalb sollten Unterrichtsprogramme sensibel gegenüber den Wertvorstellungen, Ansichten, Normen und Praktiken sein, die in anderen Kulturen als unserer eigenen existieren.

Pflege unter Berücksichtigung unterschiedlicher Kulturvorstellungen und Eigenarten kann eine Herausforderung für die Pflegefachkraft sein. Als Produkt unserer eigenen Kultur neigen wir dazu, unsere eigenen Wertvorstellungen, Ansichten, Normen und Praktiken auf andere zu übertragen, die sich unsere Kultur jedoch vielleicht nicht zu eigen machen. Der erste Schritt zu einer Pflege, die gegenüber anderen Kulturen sensibel ist, ist sich der eigenen kulturellen Vorurteile bewusst zu werden. Wir müssen unsere eigenen Ansichten, Normen und Praktiken nicht verdammen, aber wir können sie auch nicht unseren Klientinnen überstülpen. Stattdessen müssen wir auf positive Art und Weise reagieren.

Bevor wir auf Eltern reagieren, ist es oftmals hilfreich sich zu fragen, ob das Ergebnis einer kulturell üblichen Vorgehensweise etwas bewirkt, neutral, störend oder ungewiss ist.[113] Wenn zum Beispiel eine Mutter asiatischer Herkunft glaubt, dass ein scharfes Fischgulasch die Milchbildung verbessern wird, dann fördern Sie diese Praktik. Damit zeigen Sie Respekt vor ihrer Kultur und das Ergebnis wird vom Ernährungsstandpunkt aus wirkungsvoll sein (sie braucht Flüssigkeit, viel Eiweiß und Mineralstoffe, was in dem Gulasch enthalten ist). Einige Situationen sind neutral. Wenn eine afroamerikanische Mutter ihrem Baby eine Papierscheibe auf die Stirn legt, um seinen Schluckauf zu stoppen, gibt es keinen Grund einzugreifen. Auch wenn die Pflegefachkraft nicht an die Wirksamkeit dieser Vorgehensweise glaubt, zeigt es Respekt, wenn sie diese Meinung nicht äußert.

Schwieriger wird es bei Praktiken, die störend oder schädlich sind. Die Reaktion sollte dann respektvoll bleiben, aber von der Durchführung der Praktik abgeraten werden.

Manchmal ist es schwierig mit Menschen umzugehen, deren Vorstellung von unseren eigenen abweicht oder diesen widerspricht, was durch wissenschaftliche Untersuchungen belegt ist. So glauben zum Beispiel viele asiatische oder mexikanische Frauen, dass Kolostrum schmutzig oder schlecht ist und beginnen deshalb nicht direkt nach der Geburt zu stillen. Es kann dann eher kontraproduktiv sein, die Vorteile des Kolostrums zu predigen, denn Frauen, die nicht daran glauben, werden uns in dieser Situation eher als Feind denn als Helfer ansehen. Wir müssen auch verstehen, dass die Botschaft, die sie uns übermitteln wollen, sich von den Worten, die sie sagen, unterscheiden kann (☞ Kapitel 2). In vielen Fällen sind die Unterschiede zwischen einzelnen Mitgliedern einer Gruppe größer als die Unterschiede zwischen einzelnen Gruppen. Im Umgang mit einer einzelnen Mutter ist es deshalb am besten, dem von Best Start entwickelten dreistufigen Ablauf zu folgen. Dieser Ablauf (☞ Kasten 5.7) hat sich seit zwei Jahrzehnten im Umgang mit Frauen aus verschiedenen Kulturen und solchen, die sozial benachteiligt sind, erfolgreich bewährt.

Es ist schwierig soziokulturelle Themen von psychologischen oder biologischen Themen zu trennen. Einige ethnische Gruppen sind besonders anfällig für bestimmte gesundheitliche Probleme, was sich auch auf die Aufklärung auswirkt. Diabetes, Rachitis, Anämie und Laktoseintoleranz sind weit verbreitete Themen, die angesprochen werden müssen, damit Eltern eine informierte Entscheidung treffen können.

Der Zusammenhang zwischen dem Auftreten von Diabetes mellitus und Rassenzugehörigkeit wird besser verstanden als der Zusammenhang zwischen Diabetes und der Art der Säuglingsernährung. Die indianische Bevölkerung von Nordamerika hat ein besonders hohes Diabetesrisiko und die schützende Wirkung des Stillens vor Diabetes kann ein wichtiger Punkt im Gespräch mit einer indianischen Mutter über Säuglingsernährung sein.

5.7 Dreistufiger Ablauf der Interaktion mit einer einzelnen Mutter

1. *Schritt:* Stellen Sie offene Fragen. Nutzen Sie das Gespräch um Gedanken, Bedenken, Fragen und soziale Normen aufzudecken.
2. *Schritt:* Bestätigen Sie die Gefühle. Das ist der schwierigste Schritt. Vor allem, wenn die Frau aus einem anderen Kulturkreis stammt als die Fragestellerin.
3. *Schritt:* Klären Sie auf. Die Aufklärung sollte sich auf die Themen beziehen, die im ersten

Schritt offen gelegt wurden, eine positive Rückmeldung geben und immer nur etwas Information auf einmal geben.
Entwickelt von Best Start Social Marketing, Tampa, Florida.

In Brasilien entwickelten Kinder, die längere Zeit ausschließlich gestillt wurden, mit geringerer Wahrscheinlichkeit einen Diabetes als Kinder, bei denen relativ früh Kuhmilch eingeführt wurde.[114] Diese Eltern müssen wissen, dass Stillen für alle Kinder vorteilhaft ist, bei ihren Kindern aber ein wesentlicher Faktor zur Vorbeugung gegen diese chronische und potenziell entkräftende Krankheit ist.

Ein kürzlich veröffentlichter Bericht über Vitamin D-Mangel bei afroamerikanischen Säuglingen in North Carolina umfasste insgesamt 30 gestillte Säuglinge, die ernährungsbedingte Rachitis entwickelten.[115] (In dem Bericht wird nicht angegeben, ob diese Kinder voll oder teilweise gestillt wurden.) Die Autoren folgerten, dass dunkelhäutige Säuglinge Vitamin D erhalten und häufiger dem Sonnenlicht ausgesetzt werden sollten. Diese Empfehlung basiert auf der Annahme, dass dunkelhäutige Kinder aufgrund des vielen Melanins (das als neutraler Filter fungiert und Sonnenstrahlung absorbiert) in ihrer Haut ein Risiko für einen Vitamin D-Mangel haben. In dem begleitenden Editorial findet Welch[116] es schwierig zu verstehen, warum es überhaupt Einwände dagegen gibt, allen Kindern Vitamin D zu verabreichen, merkt aber an, dass es derzeit nur in Tropfenform, die zusätzlich Vitamin A und C enthält, erhältlich ist. Laut diesem Fallbericht und dem Editorial ist es wahrscheinlich, dass die Amerikanische Akademie der Kinderärzte (AAP) bald eine Empfehlung über die Vitamin D-Supplementierung von gestillten Säuglingen herausbringen wird.* In der Zwischenzeit muss berücksichtigt werden, dass der Fallbericht sich ausschließlich auf schwarze Kinder konzentrierte und nicht festgestellt wurde, ob solche Empfehlungen für andere Bevölkerungsgruppen überhaupt angemessen sind.

Laktoseintoleranz ist eine gesundheitliche Abweichung, die Asiaten, Afrikaner und Lateinamerikaner betreffen kann.[117] Für die Milchbildung ist es nicht notwendig, Milch zu trinken oder Milchprodukte zu essen, aber diejenigen, die auf Milchprodukte verzichten, müssen Kalzium aus anderen Quellen erhalten.

Unterschiede in der Familienstruktur

Bei Aufklärungsprogrammen ist es wichtig, daran zu denken, dass die Familienstrukturen sehr unterschiedlich sein können. Eine heutige Familie besteht nicht unbedingt aus einer Frau, ihrem Mann und ihren biologischen Kindern. Viele Frauen haben zeitweise oder auf Dauer eine Beziehung zu einem Mann, der der Vater ihrer Kinder sein kann oder auch nicht. Stieffamilien und zusammengewürfelte Familien sind weit verbreitet, und in einigen Fällen ist der Säugling, der gestillt wird, adoptiert oder er wird von einer Ersatzmutter gestillt.

5.8 Zusammenfassung von möglichen Hindernissen die zur Beendigung des Stillens führen

(Evidenzbasierte Hindernisse werden in mehreren Kapiteln dieses Buches beschrieben; es folgt eine stark zusammengefasste Zusammenfassung von Situationen.)

Individuelle Hindernisse
- Eigene, frühe negative Eindrücke von Brüsten und Stillen
- Entscheidungsfindung für die Ernährungsform nach dem ersten Schwangerschaftsdrittel
- Ungelöste oder ambivalente Gefühle/Fragen hinsichtlich der Entscheidung
- Fehlendes Zutrauen, Engagement oder Motivation
- Entwicklungsbedingte oder gesellschaftliche Faktoren, die leicht durch kulturelle Normen beeinflusst werden können, einschließlich jugendlichem Alter

Zwischenmenschliche Hindernisse
- Nicht verheiratet und/oder mangelnde Unterstützung durch die Familie
- Ehepartner oder Lebenspartner, der dem Stillen negativ gegenübersteht
- Verwandte, die nicht gestillt haben oder negative Stillerfahrungen hatten

Systembedingte Hindernisse
- Wenig oder gar keine Möglichkeit zur Stillberatung, weder Selbsthilfegruppe noch professionelle Unterstützung
- Abhängigkeit von Gleichaltrigen, Fachpersonal oder Veröffentlichungen, die keine korrekten Informationen geben

---

* Anmerkung der Übersetzerin: Veröffentlicht unter: Prevention of Rickets and Vitamin D Deficiency; New Guidelines for Vitamin D Intake (http://www.aap.org/policy/s010116.html).

- Geburt in einem Krankenhaus mit restriktiven Stillpraktiken (z.B. Hinauszögern des ersten Anlegens)
- Umfeld (Wohnung, Arbeitsplatz) unterstützt das Stillen nicht.

Aus der Forschung

Nachsorge zu Hause oder in der Klinik führt zu keinem Unterschied bei der Fortsetzung der Stillbeziehung

Quelle: Escobar, G.J.; Braveman, P.A.; Ackerson, L. et al. A randomised comparison of home visits and hopsital-based group follw-up visits after early postpartum discharge. *Pediatrics* 2001;108: 719–727.

Fokus
In einer randomisierten, kontrollierten Untersuchung verglichen Escobar und Kollegen individuelle Nachsorgeuntersuchungen zu Hause mit Nachsorgeuntersuchungen in der Gruppe in der Klinik hinsichtlich des klinischen Ergebnisses zwei Wochen nach der Geburt. Die Probanden waren Mütter von gesunden, termingeborenen, für das Gestationsalter angemessenen Neugeborenen, hatten vaginal entbunden und wurden 48 Stunden nach der Geburt aus der Klinik entlassen. Insgesamt 1014 Mutter-Neugeborenes-Paare wurden nach dem Zufallsprinzip der Kontrollgruppe (Klinikbesuche n = 506) und der Untersuchungsgruppe (Hausbesuche n = 508) zugeteilt. In den zwei der Studie vorangegangenen Jahren hatte die Klinik den Gruppenservice angeboten, bei dem Neugeborene und ihre Mütter in das Krankenhaus kamen, und eine ausgebildete Pflegefachkraft führte bei jedem Neugeborenen eine verkürzte körperliche Untersuchung durch, der eine Anleitung über das Stillen und die Babypflege folgte.

Ergebnisse
Ausgehend von den Daten, die die Frauen bei einem telefonischen Kontakt zwei Wochen nach der Geburt angaben, fanden die Wissenschaftler keine signifikanten Unterschiede in Bezug auf Wiederaufnahme ins Krankenhaus, mütterliche Depressionen oder Fortdauer des Stillens heraus. Die Zufriedenheit der Mütter und die ökonomischen Auswirkungen unterschieden sich jedoch beachtlich. Deutlich mehr Mütter bevorzugten den Eins-zu-eins-Kontakt und die Annehmlichkeiten des Hausbesuchs im Vergleich mit den Nachsorgeuntersuchungen in der Gruppe in der Klinik. Die Kosten für die Besuche durch eine Pflegefachkraft in der häuslichen Umgebung wurden auf etwa 265 $ geschätzt, während die Besuche bei der Pflegefachkraft in der Klinik 52 $ und ein Klinikbesuch beim Kinderarzt 92 $ kosteten.

Insgesamt hatten 16,8 % der Hausbesuchsgruppe das Stillen aufgegeben und 16,2 % der Klinikgruppe. Bei erstmalig stillenden Frauen waren es 22 % in der Hausbesuchsgruppe und 18 % in der Klinikgruppe. Die Prozentzahlen ähneln denen vorangegangener Studien.[133] Allerdings hatten Frauen mit Stillproblemen nach der Beendigung der Gruppensitzung Gelegenheit, zusätzliche Fragen zum Stillen zu stellen.

Stärken und Schwächen der Studie
Es gab keine Definition für das Stillen. Es ist sehr gut möglich, dass Frauen berichteten, dass sie stillen, selbst wenn sie vorwiegend künstliche Säuglingsnahrung gaben. Die Studie umfasste überwiegend weiße, gut ausgebildete Frauen der Mittelklasse, die gesunde Säuglinge vaginal geboren hatten. Deshalb lassen sich die Ergebnisse nicht auf andere Bevölkerungsgruppen übertragen. Frauen, die deutlich früher als 48 Stunden nach der Geburt nach Hause gingen, wurden nicht in die Studie aufgenommen. Deshalb können die Ergebnisse auch nicht auf Frauen übertragen werden, die sehr früh entlassen wurden.

Zudem sind zwei Wochen eine sehr kurze Zeitspanne und es ist möglich, dass bei einer längeren Nachsorgeperiode die Ergebnisse anders ausgefallen wären.

Klinische Anwendung
Die Rate der abgebrochenen Stillbeziehungen sowohl bei den Frauen aus der Kontrollgruppe als auch aus der Untersuchungsgruppe zeigen, dass unbedingt weiter geforscht werden muss. In der Zwischenzeit sollten Pflegefachkräfte in der klinischen Praxis Programme entwickeln, die den Müttern ermöglichen, sich Hilfe zur Überwindung ihrer speziellen Stillprobleme in den ersten zwei Wochen zu suchen und zu erhalten. •

Auch wenn die meisten Amerikaner und Europäer in ihrer Kernfamilie leben, gibt es auch andere, die in Großfamilien leben. In einigen Familien ziehen zwei lesbische Frauen ein Kind groß. All diese Faktoren können direkt oder indirekt Einfluss auf das Stillen nehmen und sollten während des Unterrichts in Betracht gezogen werden. Es gibt keine für alle gültige Richtlinie, wie mit unterschiedlichen Familiensituationen umgegangen werden kann, doch der wichtigste Grundsatz ist der Respekt für die Zusammensetzung der Familie.

5.5 Beurteilung von Aufklärungsprogrammen

Idealerweise sollten Programme danach beurteilt werden, ob sie ihre erklärten Ziele erreicht haben. Das setzt voraus, dass das Programm ein erklärtes Ziel hat, z.B. „eine Kaiserschnittrate von nur 15 %" oder „85 % der Frauen beginnen zu stillen". Doch es ist schwierig ein Aufklärungsprogramm nur in Hinsicht auf die Ziele des Programms zu beurteilen, denn so viele nicht erzieherische Faktoren (z.B. Selbstvertrauen oder unterstützende Familie) beeinflussen das Erreichen der Ziele. Anders als bei Programmen, die darauf ausgelegt sind ein spezielles Ziel zu erreichen, bei dem die Mutter immer der letztendlichen Entscheidung des Arztes zustimmt (z.B. eine vaginale Geburt oder ein Kaiserschnitt), liegt beim Stillen die Verantwortung für die letztendliche Entscheidung immer bei der Mutter. Deshalb ist es möglich, dass eine Frau eine hervorragende Anleitung und Unterstützung erhalten hat und dennoch beschließt, nicht mit dem Stillen zu beginnen oder früh abzustillen. Im Gegensatz dazu ist es möglich, dass eine Frau unzureichend aufgeklärt wurde und keine Unterstützung hatte und dennoch ihr Kind drei Jahre stillt. Die Feststellung, ob die Mutter *ihr* erklärtes Stillziel erreicht hat, lässt vermutlich eine bessere Beurteilung des Programms zu.

Die meisten Frauen, die mit dem Stillen im Krankenhaus beginnen, hören auf, ehe der Säugling zwei Wochen alt ist.[118] Dabei gibt es viele verschiedene Gründe. Viele Faktoren, die in dieser Zeit zum Tragen kommen, können die Frau anfällig für eine Niederlage machen. Evidenzbasierte Hindernisse werden in mehreren Kapiteln dieses Buches beschrieben, doch eine stark zusammengefasste Zusammenfassung von Situationen, die die Aufmerksamkeit der Pflegefachkraft wecken könnten, ist in Kasten 5.8 aufgeführt.

Die Liste der hier aufgeführten Stillhindernisse ist nicht unbedingt vollständig. Die Liste ist dazu gedacht, der Pflegefachkraft zu helfen, Unterrichtsstrategien zu entwickeln, die kurze, positive und zielgerichtete Botschaften beinhalten und einige dieser potenziellen Hindernisse ansprechen. Aufklärung von Mutter und Familie, auch wenn sie absolut wichtig ist, kann nicht alles erklären, was zu der letztendlichen Entscheidung, mit dem Stillen zu beginnen oder weiterzustillen, führt. Es mag hilfreich sein, die Stillraten zu analysieren, doch dies ist nur ein Ergebnis, das gemessen werden sollte, und die Ergebnisse können in Form von „Leistungsvergleichen" (bessere Stillraten in diesem Jahr als im letzten) statt nach dem Prinzip von Ursache und Wirkung interpretiert werden.

Die Beurteilung von Programmen sollte weitere Ergebnisse einschließen.[119] Ein wesentlicher Aspekt des Programms, der beurteilt werden muss, ist die Zufriedenheit der Teilnehmer. Die Teilnehmer können gefragt werden, ob der Zeitplan der Kurse angenehm für sie war, ob die ausgeteilten Unterlagen hilfreich waren oder ob der Inhalt des Kurses sich mit ihren Bedürfnissen deckte. Es ist wichtig, ob das Programm die erklärten Lernziele erreicht hat.

5.6 Zusammenfassung

Aufklärung über das Stillen muss in einer positiven, Anteil nehmenden Atmosphäre erfolgen. Viele, kurze, positive und gezielte Botschaften über die gesamte Perinatalzeit hinweg tragen wirkungsvoller dazu bei, dass die Frau mit dem Stillen beginnt und weiter stillt. Ob Einzelgespräche oder Gruppensituationen, optimale Aufklärungsprogramme umfassen eine Vielzahl von Unterrichtsformaten. Formelle Aufklärungsprogramme, erweitert durch die Unterstützung durch die Gemeinschaft, werden am besten umgesetzt, wenn für die Mutter und die Familie spezifische Ziele und Lernziele festgelegt werden. Um diese Ziele während der Zeit vor, während und nach der Geburt zu erreichen, muss der Inhalt allgemeine Themen, Fragen und Überlegungen umfassen, aber auch Raum für individuelle Fragen lassen. Für spezielle Zielgruppen wie jugendliche Mütter, Mütter nach Kaiserschnittgeburt, Mütter von frühgeborenen oder schwer kranken Säuglingen, Mütter mit geringen Lesefähigkeiten und Mütter aus unterschiedlichen Kulturkreisen sollten umfassende Aufklärungsprogramme erarbeitet werden. Die Beurteilung der Aufklärungsprogramme ist wichtig, auch wenn sie oft schwer durchführbar ist.

Literatur

1. United States Department of Health and Human Services. Report of the Surgeon General's workshop on breastfeeding and human lactation. Rockville, MD: Health Resources and Services Administration; 1984.

2. Gabriel A, Gabriel KR, Lawrence RA. Cultural values and biomedical knowledge: choices in infant feeding. Analysis of a survey. Soc Sci Med 1986;23:501-509.
3. Bryant CA, Coreil J, D'Angelo SL et al. A strategy for promoting breastfeeding among economically disadvantaged women and adolescents. NAACOGS Clin Iss Perinat Womens Health Nurs 1992;3:723-730.
4. Moore ML, Givens SR. Window of opportunity. White Plains, NY: March of Dimes Foundation; 1994.
5. Sciacca JP, Dube DA, Phipps BL et al. A breast feeding education and promotion program: effects on knowledge, attitudes, and support for breast feeding. J Community Health 1995;20:473-490.
6. Smith LJ. Coach's notebook: Games and strategies for lactation education. Boston, MA: Jones & Bartlett; 2002.
7. Susin LR, Giugliani ER, Kummer SC et al. Does parental breastfeeding knowledge increase breastfeeding rates? Birth 1999;26:149-156.
8. Ryan K, Beresford RA. The power of support groups: influence on infant feeding trends in New Zealand. J Hum Lact 1997;13:183-190.
9. Shaw E, Kaczorowski J. The effect of a peer counseling program on breastfeeding initiation and longevity in a low-income rural population. J Hum Lact 1999;15:19-25.
10. Schafer E, Vogel MK, Viegas S et al. Volunteer peer counselors increase breastfeeding duration among rural low-income women. Birth 1998;25:101-106.
11. Raisler J. Against the odds: breastfeeding experiences of low income mothers. J Midwifery Womens Health 2000;45:253-263.
12. Kistin N, Abramson R, Dublin P. Effect of peer counselors on breastfeeding initiation, exclusivity, and duration among low-income urban women. J Hum Lact 1994;10:11-15.
13. Ahluwalia IB, Tessaro I, Grummer-Strawn LM et al. Georgia's breastfeeding promotion program for low-income women. Pediatrics 2000;105:E85.
14. Humphreys AS, Thompson NJ, Miner KR. Intention to breastfeed in low-income pregnant women: the role of social support and previous experience. Birth 1998;25:169-174.
15. Arlotti JP, Cottrell BH, Lee SH et al. Breastfeeding among low-income women with and without peer support. J Community Health Nurs 1998;15:163-178.
16. Caulfield LE, Gross SM, Bentley ME et al. WIC-based interventions to promote breastfeeding among African-American Women in Baltimore: effects on breastfeeding initiation and continuation. J Hum Lact 1998;14:15-22.
17. Morrow AL, Guerrero ML, Shults J et al. Efficacy of home-based peer counselling to promote exclusive breastfeeding: a randomised controlled trial. Lancet 1999;353:1226-1231.
18. Biancuzzo M. Breastfeeding education for early discharge: a three-tiered approach. J Perinat Neonatal Nurs 1997;11:10-22.
19. Ekwo EE, Dusdieker LB, Booth BM. Factors influencing initiation of breast-feeding. Am J Dis Child 1983;137:375-377.
20. Hoyer S, Pokorn D. The influence of various factors on breast-feeding in Slovenia. J Adv Nurs 1998;27:1250-1256.
21. Mackey S, Fried PA. Infant breast and bottle feeding practices: some related factors and attitudes. Can J Public Health 1981;72:312-318.
22. Rousseau EH, Lescop JN, Fontaine S et al. Influence of cultural and environmental factors on breast-feeding. Can Med Assoc J 1982;127:701-704.
23. Hally MR, Bond J, Crawley J et al. Factors influencing the feeding of first-born infants. Acta Paediatr Scand 1984;73:33-39.
24. Shepherd CK, Power KG, Carter H. Examining the correspondence of breastfeeding and bottle-feeding couples' infant feeding attitudes. J Adv Nurs 2000;31:651-660.
25. Hally MR, Bond J, Crawley J et al. What influences a mother's choice of infant feeding method? Nurs Times 1984;80:65-68.
26. Holt GM, Wolkind SN. Early abandonment of breast feeding: causes and effects. Child Care Health Dev 1983;9:349-355.
27. Hartley BM, O'Connor ME. Evaluation of the ‚Best Start' breast-feeding education program. Arch Pediatr Adolesc Med 1996;150:868-871.
28. Bryant CA. The impact of kin, friend and neighbor networks on infant feeding practices. Cuban, Puerto Rican and Anglo families in Florida. Soc Sci Med 1982;16:1757-1765.
29. Dusdieker LB, Booth BM, Stumbo PJ et al. Effect of supplemental fluids on human milk production. J Pediatr 1985;106:207-211.
30. Dusdieker LB, Stumbo PJ, Booth BM et al. Prolonged maternal fluid supplementation in breast-feeding. Pediatrics 1990;86:737-740.
31. Morse JM, Ewing G, Gamble D et al. The effect of maternal fluid intake on breast milk supply: a pilot study. Can J Public Health 1992;83:213-216.
32. Institute of Medicine. Nutrition during lactation. Washington, DC: National Academy Press; 1991.
33. Worthington-Roberts B, Williams SR. Nutrition in pregnancy and lactation. 6th ed. Madison, WI: Brown Benchmark; 1997.
34. Mennella JA, Beauchamp GK. Maternal diet alters the sensory qualities of human milk and the nursling's behavior. Pediatrics 1991;88:737-744.
35. Lust KD, Brown JE, Thomas W. Maternal intake of cruciferous vegetables and other foods and colic symptoms in exclusively breast-fed infants. J Am Diet Assoc 1996;96:46-48.
36. Frank L, Marian A, Visser M et al. Exposure to peanuts in utero and in infancy and the development of sensitization to peanut allergens in young children. Pediatr Allergy Immunol 1999;10:27-32.
37. Ohlin A, Rossner S. Factors related to body weight changes during and after pregnancy: the Stockholm pregnancy and weight development study. Obes Res 1996;4:271-276.
38. Johnston EM. Weight changes during pregnancy and the postpartum period. Prog Food Nutr Sci 1991;15:117-157.
39. Potter S, Hannum S, McFarlin B et al. Does infant feeding method influence maternal postpartum weight loss? J Am Diet Assoc 1991;91:441-446.

40. Schauberger CW, Rooney BL, Brimer LM. Factors that influence weight loss in the puerperium. Obstet Gynecol 1992;79:424-429.
41. Dewey KG, Heinig MJ, Nommsen LA. Maternal weight-loss patterns during prolonged lactation. Am J Clin Nutr 1993;58:162-166.
42. Kramer FM, Stunkard AJ, Marshall KA et al. Breastfeeding reduces maternal lower-body fat. J Am Diet Assoc 1993;93:429-433.
43. Janney CA, Zhang D, Sowers M. Lactation and weight retention. Am J Clin Nutr 1997;66:1116-1124.
44. Ohlin A, Rossner S. Maternal body weight development after pregnancy. Int J Obes 1990;14:159-173.
45. Sowers M, Zhang D, Janney CA. Interpregnancy weight retention patterning in women who breastfed. J Matern Fetal Med 1998;7:89-94.
46. Prentice A. Should lactating women exercise? Nutr Rev 1994;52:358-360.
47. Lovelady CA, Nommsen-Rivers LA, McCrory MA et al. Effects of exercise on plasma lipids and metabolism of lactating women. Med Sci Sports Exerc 1995;27:22-28.
48. Lovelady CA, Lonnerdal B, Dewey KG. Lactation performance of exercising women. Am J Clin Nutr 1990;52: 103-109.
49. Dewey KG, Lovelady CA, Nommsen-Rivers LA et al. A randomized study of the effects of aerobic exercise by lactating women on breast-milk volume and composition. N Engl J Med 1994;330:449-453.
50. Wallace JP, Inbar G, Ernsthausen K. Infant acceptance of postexercise breast milk. Pediatrics 1992;89:1245-1247.
51. Dewey KG, Lovelady C. Exercise and breast-feeding: a different experience. Pediatrics 1993;91:514-515 (letter).
52. Vio F, Salazar G, Infante C. Smoking during pregnancy and lactation and its effects on breast-milk volume. Am J Clin Nutr 1991;54:1011-1016.
53. Andersen AN, Lund-Andersen C, Larsen JF et al. Suppressed prolactin but normal neurophysin levels in cigarette smoking breast-feeding women. Clin Endocrinol Oxf 1982;17:363-368.
54. Hill PD, Aldag JC. Smoking and breastfeeding status. Res Nurs Health 1996;19:125-132.
55. Matheson I, Rivrud GN. The effect of smoking on lactation and infantile colic. JAMA 1989;261:42-43.
56. American Academy of Pediatrics Committee on Drugs. Transfer of drugs and other chemicals into human milk. Pediatrics 2001;108:776-789.
57. Mennella JA, Beauchamp GK. The transfer of alcohol to human milk. Effects on flavor and the infant's behavior. N Engl J Med 1991;325:981-985.
58. American Academy of Pediatrics Committee on Drugs. The transfer of drugs and other chemicals into human milk. Pediatrics 1994;93:137-150.
59. Dix DN. Why women decide not to breastfeed. Birth 1991;18:222-225.
60. Losch M, Dungy CI, Russell D et al. Impact of attitudes on maternal decisions regarding infant feeding. J Pediatr 1995;126:507-514.
61. Lawrence RA. A review of the medical benefits and contraindications to breastfeeding in the United States (maternal and child health technical information bulletin). Arlington, VA: National Center for Education in Maternal and Child Health; 1997.
62. Graef P, McGhee K, Rozycki J et al. Postpartum concerns of breastfeeding mothers. J Nurse Midwifery 1988;33:62-66.
63. Mogan J. A study of mothers' breastfeeding concerns. Birth 1986;13:104-108.
64. Bevan ML, Mosley D, Solimano GR. Factors influencing breast feeding in an urban WIC program. J Am Diet Assoc 1984;84:563-567.
65. Gunn TR. The incidence of breast feeding and reasons for weaning. N Z Med J 1984;97:360-363.
66. Hill PD. Effects of education on breastfeeding success. Matern Child Nurs J 1987;16:145-156.
67. Hill PD, Humenick SS. Insufficient milk supply. Image J Nurs Sch 1989;21:145-148.
68. Quickfall J. Can the duration of breast feeding be extended. Health Visit 1979;52:223-225.
69. Chapman JJ, Macey MJ, Keegan M et al. Concerns of breast-feeding mothers from birth to 4 months. Nurs Res 1985;34:374-377.
70. Bergman V, Larsson S, Lomberg H et al. A survey of Swedish mothers' view on breastfeeding and experiences of social and professional support. Scand J Caring Sci 1993;7:47-52.
71. Quinn AO, Koepsell D, Haller S. Breastfeeding incidence after early discharge and factors influencing breastfeeding cessation. J Obstet Gynecol Neonatal Nurs 1997;26:289-294.
72. Beske EJ, Garvis MS. Important factors in breast-feeding success. MCN Am J Matern Child Nurs 1982; 7:174-179.
73. Graffy JP. Mothers' attitudes to and experience of breast feeding: a primary care study. Br J Gen Pract 1992;42:61-64.
74. Morley R, Abbott RA, Lucas A. Infant feeding and maternal concerns about stool hardness. Child Care Health Dev 1997;23:475-478.
75. Knopp RH, Walden CE, Wahl PW et al. Effect of postpartum lactation on lipoprotein lipids and apoproteins. J Clin Endocrinol Metab 1985;60:542-547.
76. American College of Obstetricians and Gynecologists. ACOG educational bulletin #258 breastfeeding: maternal and infant aspects. Washington, DC: American College of Obstetricians and Gynecologists; 2000.
77. Labbok MH, Stallings RY, Shah F et al. Ovulation method use during breastfeeding: is there increased risk of unplanned pregnancy? Am J Obstet Gynecol 1991; 165: 2031-2036.
78. Perez A, Labbok MH, Queenan JT. Clinical study of the lactational amenorrhoea method for family planning. Lancet 1992;339:968-970.
79. Anonymous. Breastfeeding as a family planning method. Lancet 1988;2:1204-1205.
80. Labbok MH, Hight-Laukaran V, Peterson AE et al. Multicenter study of the lactational amenorrhea method (LAM): I. Efficacy, duration, and implications for clinical application. Contraception 1997;55:327-336.
81. The World Health Organization Multinational Study of Breast-feeding and Lactational Amenorrhea. II. Factors associated with the length of amenorrhea. World Health Organization Task Force on Methods for the Natural Regulation of Fertility. Fertil Steril 1998;70: 461-471.

82. The World Health Organization multinational study of breast-feeding and lactational amenorrhea. III. Pregnancy during breast-feeding. World Health Organization Task Force on Methods for the Natural Regulation of Fertility. Fertil Steril 1999;72:431-440.
83. Hight-Laukaran V, Labbok MH, Peterson AE et al. Multicenter study of the lactational amenorrhea method (LAM): II. Acceptability, utility, and policy implications. Contraception 1997;55:337-346.
84. Peterson AE, Perez-Escamilla R, Labbok MH et al. Multicenter study of the lactational amenorrhea method (LAM): III. effectiveness, duration, and satisfaction with reduced client-provider contact. Contraception 2000; 62:221-230.
85. World Health Organization: Acceptable medical reasons for supplementation. Baby-Friendly Hospital Initiative: Part II: Hospital-level implementation. Promoting breast-feeding in health facilities a short course for administrators and policy-makers, Geneva: World Health Organization; 1996.
86. Ryan AS. The resurgence of breastfeeding in the United States. Pediatrics 1997;99:E12.
87. Erikson EH. Eight ages of man. Childhood and society. New York: Norton; 1969.
88. Hannon PR, Willis SK, Bishop-Townsend V et al. African-American and Latina adolescent mothers' infant feeding decisions and breastfeeding practices: a qualitative study. J Adolesc Health 2000;26:399-407.
89. Wiemann CM, DuBois JC, Berenson AB. Strategies to promote breast-feeding among adolescent mothers. Arch Pediatr Adolesc Med 1998;152:862-869.
90. Wambach KA, Cole C. Breastfeeding and adolescents. J Obstet Gynecol Neonatal Nurs 2000;29:282-294.
91. United States Department of Health and Human Services. Healthy people 2000: national health promotion and disease prevention objectives. Washington, DC: Government Printing Office; 1991.
92. Mathur GP, Pandey PK, Mathur S et al. Breastfeeding in babies delivered by cesarean section. Indian Pediatr 1993;30:1285-1290.
93. Victora CG, Huttly SR, Barros FC et al. Caesarean section and duration of breast feeding among Brazilians. Arch Dis Child 1990;65:632-634.
94. Perez-Escamilla R, Maulen Radovan I, Dewey KG. The association between cesarean delivery and breast-feeding outcomes among Mexican women. Am J Public Health 1996;86:832-836.
95. Kearney MH, Cronenwett LR, Reinhardt R. Cesarean delivery and breastfeeding outcomes. Birth 1990;17:97-103.
96. Tamminen T, Verronen P, Saarikoski S et al. The influence of perinatal factors on breast feeding. Acta Paediatr Scand 1983;72:9-12.
97. Kapil U, Kaul S, Vohra G et al. Breast feeding practices amongst mothers having undergone cesarean section. Indian Pediatr 1992;29:222-224.
98. Frantz KB, Kalmen BA. Breastfeeding works for cesareans, too. RN 1979;42:39-47.
99. Hirose M, Hara Y, Hosokawa T et al. The effect of postoperative analgesia with continuous epidural bupivacaine after cesarean section on the amount of breast feeding and infant weight gain. Anesth-Analg 1996;82:1166-1169.
100. Hirose M, Hosokawa T, Tanaka Y. Extradural buprenorphine suppresses breast feeding after caesarean section. Br J Anaesth 1997;79:120-121.
101. Chapman DJ, Perez-Escamilla R. Identification of risk factors for delayed onset of lactation. J Am Diet Assoc 1999;99:450-454.
102. Nissen E, Uvnas Moberg K, Svensson K et al. Different patterns of oxytocin, prolactin but not cortisol release during breastfeeding in women delivered by caesarean section or by the vaginal route. Early Hum Dev 1996;45:103-118.
103. United States Census Bureau. 2001. Available at http://factfinder.census.gov.
104. National Institute for Literacy. The state of literacy in America. Estimates at the local, state and national levels. Washington, DC: National Institute for Literacy; 1998. Available at http://www.nifl.gov.
105. Osborne H. Overcoming communication barriers in patient education. Gaithersburg MD: Aspen; 2001.
106. March of Dimes, 2000. Available at http://www.modimes.org/HealthLibrary2/InfantHealthStatistics/stats.htm#Prematurity and Low Birthweight.
107. Wheeler JL, Johnson M, Collie L et al. Promoting breastfeeding in the neonatal intensive care unit. Breastfeed Rev 1999;7:15-18.
108. Lawrence RA. Breastfeeding support benefits very low-birth-weight infants. Arch Pediatr Adolesc Med 2001;155:543-544.
109. Pinelli J, Atkinson SA, Saigal S. Randomized trial of breastfeeding support in very low-birth-weight infants. Arch Pediatr Adolesc Med 2001;155:548-553.
110. Wheeler J, Chapman C, Johnson M et al. Feeding outcomes and influences within the neonatal unit. Int J Nurs Pract 2000;6:196-206.
111. Meier PP. Breastfeeding in the special care nursery. Prematures and infants with medical problems. Pediatr Clin North Am 2001;48:425-442.
112. Bell EH, Geyer J, Jones L. A structured intervention improves breastfeeding success for ill or preterm infants. MCN Am J Matern Child Nurs 1995;20:309-314.
113. Giger JN, Davidhizar RE. Transcultural nursing. 3rd ed. St. Louis: Mosby; 1999.
114. Gimeno SG, de Souza JM. IDDM and milk consumption. A case-control study in Sao Paulo, Brazil. Diabetes Care 1997;20:1256-1260.
115. Kreiter SR, Schwartz RP, Kirkman HN et al. Nutritional rickets in African American breast-fed infants. J Pediatr 2000;137:153-157.
116. Welch TR, Bergstrom WH, Tsang RC. Vitamin D-deficient rickets: the reemergence of a once-conquered disease. J Pediatr 2000;137:143-145.
117. Scrimshaw NS, Murray EB. The acceptability of milk and milk products in populations with a high prevalence of lactose intolerance. Am J Clin Nutr 1988;48:1079-1159.
118. Ertem IO, Votto N, Leventhal JM. The timing and predictors of the early termination of breastfeeding. Pediatrics 2001;107:543-548.
119. Biancuzzo M. Developing a poster about a clinical innovation. Part I: Ideas and abstract. Clin Nurse Spec 1994;8:153-155, 172.

120. Ray DV, Estok PJ. Infant feeding choice and the adolescent mother. JOGN Nurs 1984;13:115-118.
121. Yoos L. Developmental issues and the choice of feeding method of adolescent mothers. J Obstet Gynecol Neonatal Nurs 1985;14:68-72.
122. Joffe A, Radius SM. Breast versus bottle: correlates of adolescent mothers' infant-feeding practices. Pediatrics 1987;79:689-695.
123. Radius SM, Joffe A. Understanding adolescent mothers' feelings about breast-feeding. A study of perceived benefits and barriers. J Adolesc Health Care 1988;9:156-160.
124. Neifert M, Gray J, Gary N et al. Effect of two types of hospital feeding gift packs on duration of breast-feeding among adolescent mothers. J Adolesc Health Care 1988;9:411-413.
125. Baisch MJ, Fox RA, Goldberg BD. Breast-feeding attitudes and practices among adolescents. J Adolesc Health Care 1989;10:41-45.
126. Baisch MJ, Fox RA, Whitten E et al. Comparison of breastfeeding attitudes and practices: low-income adolescents and adult women. Matern Child Nurs J 1989;18:61-71.
127. Lizarraga JL, Maehr JC, Wingard DL et al. Psychosocial and economic factors associated with infant feeding intentions of adolescent mothers. J Adolesc Health 1992;13:676-681.
128. Robinson JB, Hunt AE, Pope J et al. Attitudes toward infant feeding among adolescent mothers from a WIC population in northern Louisiana. J Am Diet Assoc 1993;93:1311-1313.
129. Maehr JC, Lizarraga JL, Wingard DL et al. A comparative study of adolescent and adult mothers who intend to breastfeed. J Adolesc Health 1993;14:453-457.
130. Ineichen B, Pierce M, Lawrenson R. Teenage mothers as breastfeeders: attitudes and behaviour. J Adolesc 1997;20:505-509.
131. Wiemann CM, DuBois JC, Berenson AB. Racial/ethnic differences in the decision to breastfeed among adolescent mothers. Pediatrics 1998a;101:E11.
132. Wiemann CM, DuBois JC, Berenson AB. Strategies to promote breast-feeding among adolescent mothers. Arch Pediatr Adolesc Med 1998b;152:862-869.
133. Lieu TA, Wikler C, Capra AM et al. Clinical outcomes and maternal perceptions of an updated model of perinatal care. Pediatrics 1998;102:1437-1444.

6 Körperliche Untersuchungen und Beratung der Mutter

Körperliche Untersuchungen und Beratung sind während der gesamten Schwangerschaft notwendig und sollten bereits vor der Geburt begonnen werden. Die Techniken beim Abtasten und Kontrollieren der Brust sind für alle Frauen gleich, doch die mit Schwangerschaft und Laktation einhergehenden hormonellen Veränderungen erfordern, dass die Pflegefachkraft genauer zwischen normalen und abnormalen Befunden unterscheidet. Genauso müssen, auch wenn die in Kapitel 5 beschriebenen grundlegenden Gesprächstechniken bei allen Frauen eingesetzt werden können, sorgfältig überlegte Fragen, speziell zum Thema Stillen und Laktation gestellt werden, um sowohl pränatal als auch unter der Geburt und postnatal aussagekräftige Ergebnisse zu erhalten.

Dieses Kapitel soll dazu beitragen, dass Pflegefachkräfte zwischen normalen und abnormalen Befunden unterscheiden können (entweder aufgrund einer Untersuchung oder der Krankengeschichte) und diese Befunde als Grundlage für die Ausarbeitung von klinischen Vorgehensweisen zur Optimierung des Stillbeginns und des weiteren Stillens nutzen können.

6.1 Normale Parameter

6.1.1 Ein kurzer Überblick über die Struktur der Brust

Die Brust besteht aus Drüsen-, Muskel-, Binde- und Fettgewebe. Das Drüsengewebe umfasst 15 bis 20 Loben, 20 bis 24 Lobuli und das gesamte duktale System. Die Brust liegt über den Brustmuskeln (großer Brustmuskel und kleiner Brustmuskel) und einigen weiteren Muskeln (Sägezahnmuskel, großer Rückenmuskel, Subskapulamuskel, äußerer schräger Bauchmuskel und gerade Bauchmuskeln). Die Brustarterie und die hintere Thoraxarterie übernehmen den größten Teil der Gefäßversorgung. Die oberflächliche Nervenversorgung erfolgt sowohl über die Haut (von den supraklavikulären Verzweigungen des Halsgeflechts und den seitlichen perforierenden Zweigen des zweiten, dritten, vierten und fünften Interkostalnervs) als auch in der Tiefe (durch Verzweigungen des vierten, fünften und sechsten Interkostalnervs). Die Brust wird üblicherweise in Quadranten unterteilt (oberer äußerer, oberer innerer, unterer äußerer und unterer innerer Quadrant). Der axilläre Ausläufer (Tail of spence) wird als eine Erweiterung des oberen, äußeren Quadranten verstanden, wie in Abb. 6.1 dargestellt.

6.1.2 Ein Abriss der fünf Entwicklungsstadien der Brust

Die Brust durchläuft fünf Entwicklungs- und Funktionsstadien: die Embryogenese, die pubertäre Entwicklung, die Laktogenese, die Laktation und die Involution.[1] Dieser kurze Überblick soll das für eine körperliche Untersuchung der Brust während der Laktation notwendige Hintergrundwissen liefern. (Eine ausführlichere Darstellung der Anatomie ☞ Kapitel 4.)

Beim sich entwickelnden Embryo lässt sich sechs Wochen nach der Befruchtung die Brustdrüse erkennen. Dann lässt sich eine Linie, die so genannte Milchleiste, aus Ektodermzellen erken-

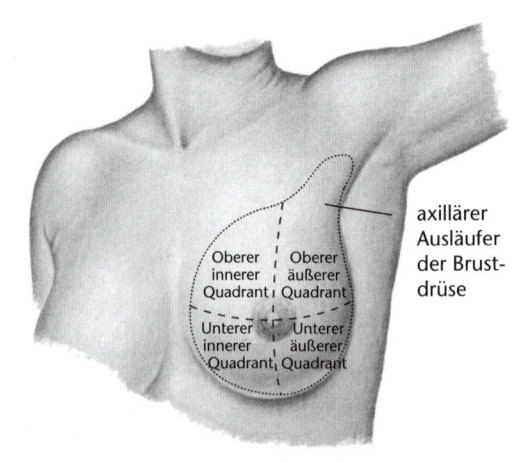

Abb. 6.1 Quadranten der linken Brust und axillärer Ausläufer der Brust (Tail of Spence). [E245]

nen, die von den oberen Gliedmaßen (Achsel) des Embryos bis zu den unteren Gliedmaßen (Leiste) verläuft. Aus dieser in Abb. 6.2 dargestellten Milchleiste entwickeln sich schließlich die Mamille und Areola.

Bereits kurz nach der Empfängnis und im Verlauf des gesamten Lebens einer Frau verändern sich Funktion und Struktur der Brust. Es können Veränderungen im Drüsengewebe, dem Muskel-, Binde- und Fettgewebe beobachtet werden, insbesondere in der Pubertät, während der Schwangerschaft und nach der Entbindung.

Während einer Untersuchung oder eines Anamnesegesprächs wird die Frau diese Veränderungen wahrscheinlich in Zusammenhang mit den dabei empfundenen Unannehmlichkeiten beschreiben. Ein Gespräch bietet eine Gelegenheit, der Frau zu erklären, wie diese normalen Veränderungen es ermöglichen, dass sie ihr Baby ernähren kann.

6.1.3 Beurteilung der Brüste und der Mamillen

Dieses Kapitel beschränkt sich auf die Aspekte, die für die Beurteilung der Brust während Schwangerschaft und Stillzeit am wichtigsten sind. Doch es ist wichtig daran zu denken, dass alles, was bei einer nicht schwangeren und nicht stillenden Frau auftreten kann, auch in der Schwangerschaft und Stillzeit möglich ist. Deshalb sollten pathologische Befunde nicht als harmlose Veränderungen in Zusammenhang mit der Stillzeit abgetan werden. Die Frau sollte lernen, wie sich ihre Brüste vor der Stillzeit – besser noch vor der Schwangerschaft – anfühlen, so dass sie pathologische Hinweise später leichter erkennen kann. Eine Unterweisung zur Selbstuntersuchung der Brust bzw. eine Auffrischung der Kenntnisse der Frau in diesem Punkt ist ratsam, da durch die hormonelle Situation in der Schwangerschaft eine erhöhte Wahrscheinlichkeit für die Weiterentwicklung von bösartigen Zellen besteht. Bei jedem verdächtigen Befund muss die Frau an ihre/n Ärztin/Arzt verwiesen werden.

Der Brustkörper

Bereits zu Beginn des ersten Trimenons sorgen die Hormone für ein Wachstum der duktalen und lobulären Strukturen und die Schwangere berichtet möglicherweise von einem Anschwellen und

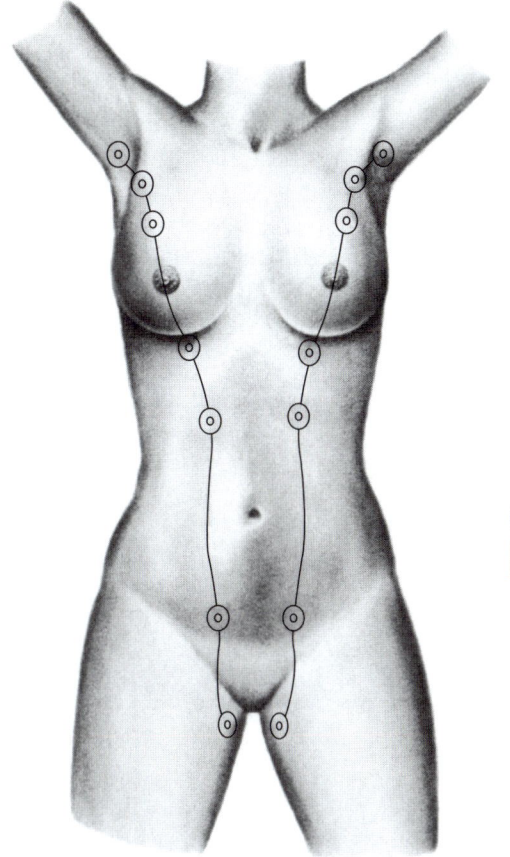

Abb. 6.2 Milchleisten. [E246]

einer verstärkten Empfindlichkeit der Brust. Je weiter die Laktogenese innerlich fortschreitet, umso deutlicher werden die zu Beginn der Schwangerschaft kaum wahrzunehmenden äußerlichen Veränderungen der Brust sichtbar. Da der obere, äußere Quadrant der Brust am meisten Drüsengewebe enthält, zeichnet sich die Vergrößerung besonders deutlich in diesem Bereich ab. Nach der Geburt verändern sich die Größe und die Form der Brust. Es kommt normalerweise zu einem Anschwellen der Brust (d.h. das Brustgewebe dehnt sich aus). Das physiologische Anschwellen der Brust, wie es in Kapitel 4 beschrieben wird, ist normal und ein beruhigendes Zeichen. Das Fehlen des physiologischen Anschwellens während der Laktogenese ist ein Alarmzeichen. In Abb. 6.3 werden die Veränderungen der Brust während der Laktogenese dargestellt. Die Veränderungen in Bezug auf Größe, Form und Symmetrie sind normal und positiv.

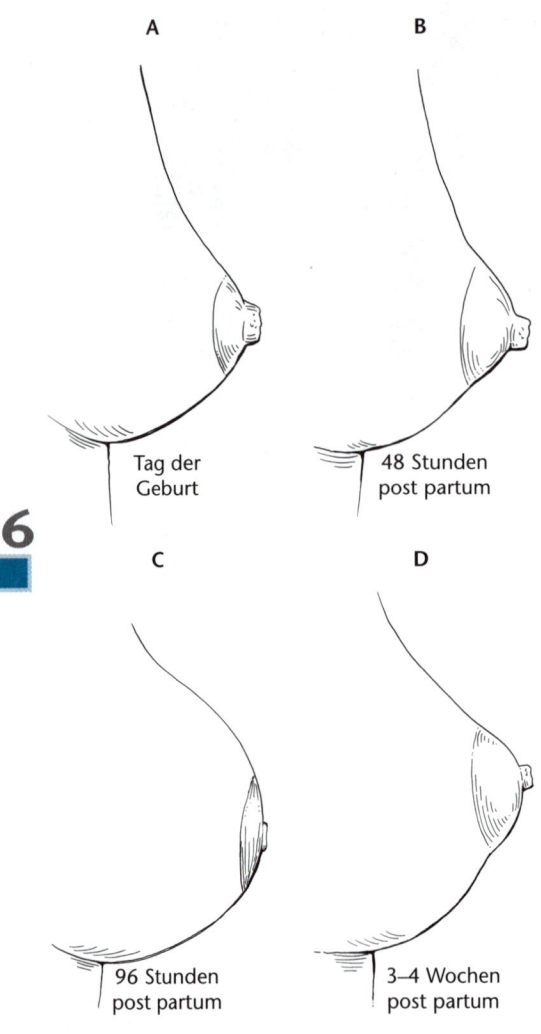

Abb. 6.3 Veränderungen von Brust und Mamille, während sich die Laktation einspielt. **A** Tag der Geburt, **B** 48 Stunden nach der Geburt, **C** 96 Stunden nach der Geburt. Beachten Sie die Abflachung der Mamille durch den initialen Milcheinschuss. **D** 3 bis 4 Wochen nach der Geburt.

Größe

Das Drüsengewebe steht während der Schwangerschaft unter dem Einfluss von Gelbkörper- und Plazentahormonen. Diese Hormone regen die Weiterentwicklung der Milchgänge und Alveolen an, so dass die Brust deutlich über ihre normale Größe hinaus anwachsen kann. Meist verdrängt das Drüsengewebe das Bindegewebe, das weicher und lockerer wird, vor allem bei Frauen mit großen Brüsten. Die Cooper-Ligamente, an denen die Brust aufgehängt ist, werden daher überdehnt, so dass große Brüste hängen. Ein stützender BH kann dazu beitragen, dieses Problem zu mildern.

Die Größe der Brust hat nichts mit der Fähigkeit zur Milchbildung zu tun. Allerdings kann die Brust einer Frau ihr Selbstbild und ihre Entscheidung für das Stillen beeinflussen. Hat eine Frau besonders kleine oder besonders große Brüste, ermuntern Sie sie zu einem Gespräch über ihre Gefühle oder Ängste. Versichern Sie der kleinbrüstigen Frau, dass das Stillen möglich ist und dass sie sich darüber freuen wird, endlich mehr Busen zu haben! In ähnlicher Weise wird die gut ausgestattete Frau dazu aufgefordert, über ihre Einstellung zu ihrer Brust zu sprechen. Empfehlen Sie ihr einen stützenden BH und planen Sie mit ihr, ihr nach der Geburt des Babys spezielle Stillpositionen zu zeigen.

Form

Für die Form der Brust gibt es vier verschiedene Beschreibungen: konische Brust, konvexe Brust, Hängebrust und große Hängebrust. Diese Formen bleiben weitestgehend unbeeinflusst von der Schwangerschaft und Stillzeit und die Form der Brust hat normalerweise keinen Einfluss auf die Stillfähigkeit. Die verschiedenen Formen sind in Abb. 6.4 dargestellt. Die „tubuläre" (rüsselförmige) Brust ist eine extreme Variante der konischen Brust. Frauen mit tubulären Brüsten sind möglicherweise nicht in der Lage, ihre Babys voll zu stillen.[2]

Symmetrie

Die Brüste sollten einigermaßen symmetrisch sein. Allerdings ist die linke Brust oftmals geringfügig größer als die rechte. In der Schwangerschaft sollte immer dokumentiert werden, wenn eine asymmetrische Entwicklung der Brüste auffällt, da dies auf eine mangelhafte Brustentwicklung hinweisen kann. Verweisen Sie die Frau an ihre/n Ärztin/Arzt und versichern Sie ihr, dass selbst wenn eine Brust nicht zur vollen Milchbildung fähig ist, einseitiges Stillen möglich sein kann. Brüste, die in der Stillzeit asymmetrisch werden, sich aber in der Schwangerschaft gleichmäßig entwickelt haben, sind ein Hinweis darauf, dass das Kind an einer Seite häufiger oder effektiver saugt. Solange das Kind ausreichend Muttermilch erhält, ist dies gewöhnlich harmlos.

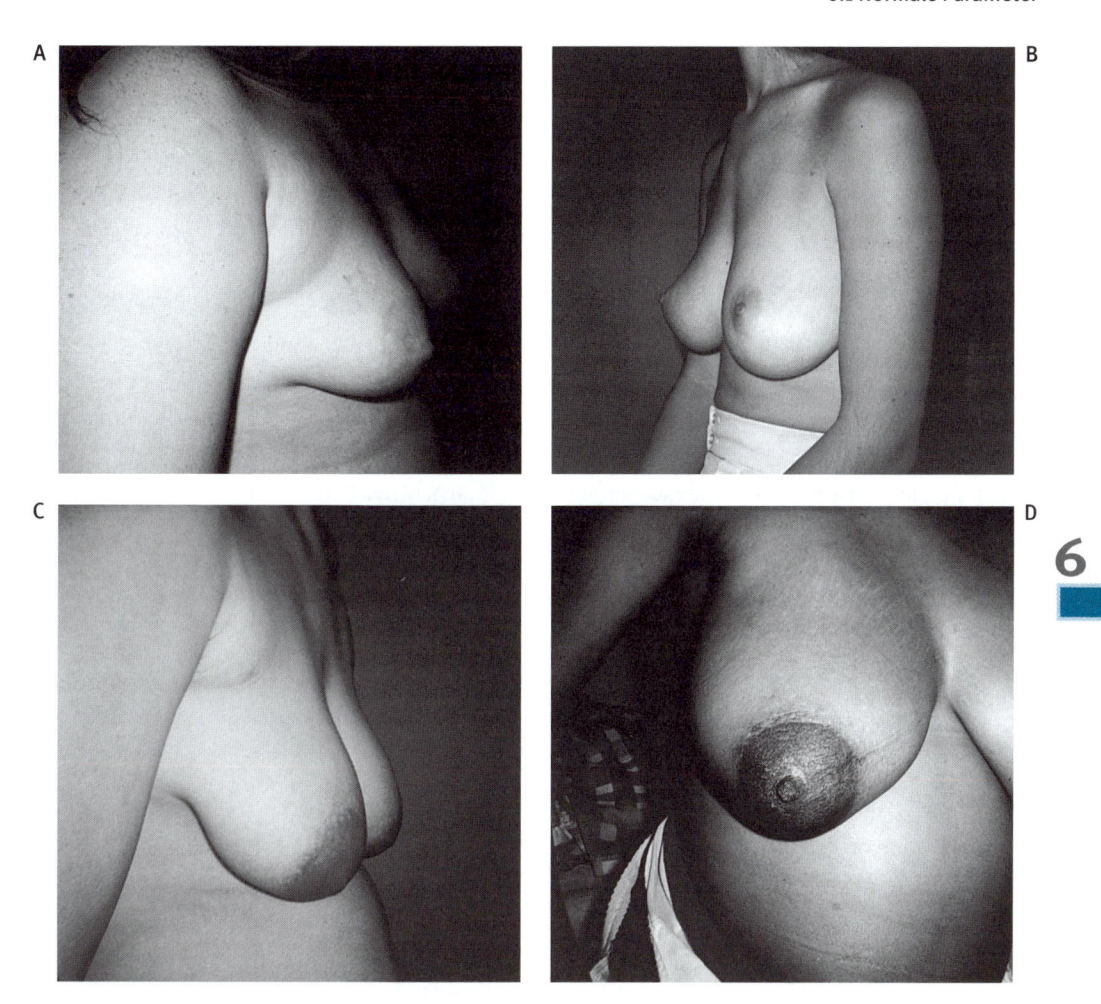

Abb. 6.4 Unterschiedliche Brustgrößen und -formen. **A** konische Brust, **B** konvexe Brust, **C** Hängebrust, **D** große Hängebrust. [E245]

Beurteilung der Haut

Bei der Beurteilung der Haut wird auf das Erscheinungsbild, die Farbe und Pigmentierung, die Textur und Spannung und das eventuelle Vorhandensein von irgendwelchen Läsionen der Brust geachtet.

Erscheinungsbild, Farbe und Pigmentierung

Die Haut sollte glatt, weich und unverletzt sein. Während der Schwangerschaft kann es an unterschiedlichen Körperstellen zur Striaebildung (Schwangerschaftsstreifen durch Hautdehnung) kommen, insbesondere auch im äußeren Teil der Brust. Diese Streifen entstehen durch die Dehnung des Gewebes und können unansehnlich aussehen, haben aber keine Auswirkung auf das Stillen. Hautunebenheiten oder irgendwelche außergewöhnlichen Strukturen, wie beispielsweise überzählige Mamillen (☞ Abb. 6.5), sollten dokumentiert werden. Überzählige Mamillen zeigen sich als Erhebungen entlang der Milchleiste. Sie können während der Laktation Milch absondern, haben jedoch keine störenden Auswirkungen auf das Stillen. Die Haut der laktierenden Brust sollte beim Abtasten warm, aber nicht heiß und einigermaßen fest, aber nicht hart erscheinen.

Die Haut der Brust sollte die gleiche Farbe wie der restliche Oberkörper haben und die beiden Brüste sollten gleichfarbig sein. In der Postpartumperiode ist jegliche rote Streifenbildung ein Anzeichen für eine Infektion und verlangt eine weitergehende Beobachtung. Verfärbungen – meist ekchymotische Bezirke (kleinflächige Hautblutungen) – sind das Ergebnis von Abschürfungen.

Notieren Sie vor der Geburt alle Narben um die Areola und stellen Sie fest, wie weit diese Narben reichen und woher sie stammen.

> **Historischer Rückblick**
>
> **Postpartale Schwellung der Brust**
> Quelle: Newton, M.; Newton, N.R.: Postpartale Brustdrüsenschwellung. *Am J Obstet Gynecol* 1951;61:664.
>
> An der Klinik von Pennsylvania wurde eine Studie mit 47 Frauen durchgeführt. Die Frauen wurden das erste Mal innerhalb von 24 Stunden nach der Geburt angesehen und dann wurde das Ausmaß der Brustdrüsenschwellung nach durchschnittlich 67 Stunden (Bereich zwischen 38 und 100 Stunden) post partum bestimmt. Für die Beurteilung der Schwellung wurde eine Skala von 0, +1, +2, +3 oder +4 erstellt. 0 bedeutete keinerlei Schwellung und mit +4 wurde sehr hartes, knotiges und empfindliches Brustgewebe bewertet.
>
> Die Milchmengen der Frauen wurden durch Wiegen des Säuglings vor und nach dem Stillen und durch die Messung der beim Abpumpen gewonnenen Milch bestimmt. Heute wissen wir, dass diese Messungen ziemlich ungenau gewesen sein dürften, da die Pumpen nicht so effizient waren wie die heutigen Modelle und Testwiegen auf einer Balkenwaage – wie sie zu dieser Zeit verwendet wurden – eine ungenaue Messung der an der Brust getrunkenen Milchmenge ergeben.
>
> Doch die Wissenschaftler zogen einige wichtige Schlussfolgerungen, die sich auf die heutige Pflegepraxis auswirken. Sie sagen: „Wir stellen uns vor, dass die Brustdrüsenschwellung mit einer Retention der Milch in den Alveolen beginnt. Die Alveolen dehnen sich aus und pressen die umgebenden Milchgänge zusammen. Dies führt zu einer Behinderung des Milchflusses, einer weiteren Ausdehnung der Alveolen und vermehrter Blockierung des Milchflusses. Hält dieser Zustand unvermindert an, kann er zu einem vaskulären, sekundären Lymphstau führen. Zunehmender Druck in den gestauten Abschnitten der Brust bedingt eine allmähliche Beendigung der Sekretion (von Milch) und schließlich wird diese Milch vermutlich resorbiert." (S. 666) Bis heute hat keine Untersuchung diese Aussage widerlegen können.
>
> Die Autoren betonen, dass die Milch aus drei Hauptgründen in den Alveolen zurückgehalten wird: (1) Ausbleiben des Milchspendereflexes, (2) die Mütter lassen die Kinder nicht ausreichend saugen und (3) Klinikprotokolle, die dem Säugling nicht erlauben, ausreichend an der Brust zu saugen, sowohl was die Häufigkeit als auch die Dauer der Stillmahlzeiten betrifft.

Es kommt bei Frauen im gebärfähigen Alter relativ oft vor, dass sie eine kosmetische Brustoperation (Vergrößerung oder Verkleinerung) hatten. Doch eine vorangegangene Brustoperation schließt das Stillen nicht unbedingt aus. Fragen Sie die Schwangere nach ihrer Krankengeschichte und fordern sie die frühere Krankenakte bei Bedarf an. Narben an der Brust und/oder der Mamille sind Hinweise auf vorangegangene Verletzungen und verlangen eine eingehendere Befragung. Operationen und Verletzungen werden in diesem Kapitel noch eingehender besprochen.

Textur und Spannung

Achten Sie auf die Textur und Spannung der Haut der Brust in der Zeit vor der Geburt. Unelastische Haut, wie sie mehr bei Erstgebärenden beobachtet wird, ist straff und kann bei der Untersuchung nicht leicht angehoben werden. Elastisches Brustgewebe ist lockerer und bei Mehrgebärenden weiter verbreitet, da die früheren Schwangerschaften bereits eine Dehnung verursacht haben. Unelastisches Gewebe vor der Geburt bedeutet, dass die Frau ein größeres Risiko für eine pathologische Brustdrüsenschwellung nach der Geburt hat.[3]

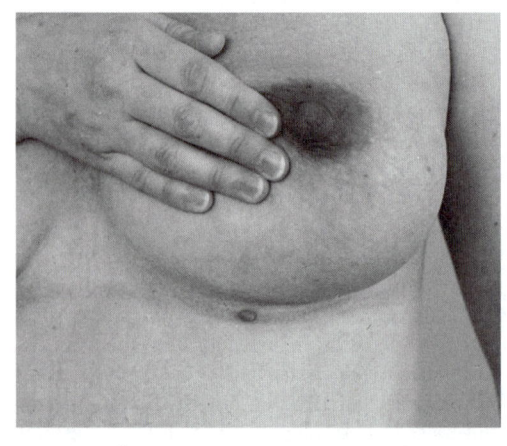

Abb. 6.5 Überzählige Mamille. [E245]

Beim Abtasten in der Zeit post partum sollte auf Spannung geachtet werden.

Sehr gespannte und glänzende Haut weist auf eine pathologische Schwellung oder eine Infektion hin. Weitere Anzeichen und Symptome für einen Milchstau und Infektion werden in Kapitel 12 beschrieben.

Gefäßdichte

In der Schwangerschaft treten deutliche Gefäßveränderungen auf. Während einer Einlingsschwangerschaft erhöht sich das Gesamtblutvolumen um etwa 45 % und die stärkere Versorgung der Brüste erweitert die Venen unter der Haut. Venöse Stauungen können bei Erstgebärenden deutlicher erkennbar sein. Mit fortschreitender Schwangerschaft erscheint die Haut sehr dünn und die Venen werden unmittelbar unter der Haut gut sichtbar.

Läsionen

Prinzipiell sollte es keine Wunden an der Brust geben. Die wohl wichtigsten Informationen sind der Zeitpunkt, an dem die Läsionen aufgetreten sind, und ob es ähnliche Wunden an anderen Körperstellen gibt (☞ Kapitel 12). Psoriasis auf der Brust lässt sich beispielsweise meist auch an anderen Stellen finden, häufig auf der Haut über dem Ellbogen.

Beurteilung der Mamillen und der Haut der Mamillen

Zur Beurteilung der Mamillen und der Haut der Mamillen gehört die Betrachtung der Farbe und Pigmentierung sowie des allgemeinen Erscheinungsbilds. Auch Größe und Form der Mamille, die Symmetrie, Ausfluss oder Sekretionen und die Dehnbarkeit werden untersucht. Der folgende Abschnitt beschäftigt sich mit dem Sammeln dieser allgemeinen Befunde, spezielle Abweichungen und der Umgang mit eventuellen Abweichungen werden in Kapitel 12 behandelt.

Erscheinungsbild, Farbe und Pigmentierung

Während der Schwangerschaft und Stillzeit richten sich die Brustwarzen aufgrund der hormonellen Situation weiter auf. Talgdrüsen halten die Mamille geschmeidig und die schützenden Öle sollten deshalb nicht entfernt werden. Seife, Alkohol und andere Mittel trocknen die Areola und das Mamillengewebe aus. Es genügt für die tägliche Hygiene, die Mamille beim Duschen abzuspülen.

Die Mamille sollte etwas dunkler als die Areola und gleichmäßig in der Farbe sein. Ein weißer Streifen, der entweder vertikal oder horizontal über die Brustwarze verläuft, weist bei einer stillenden Frau auf eine ungünstige Anlegetechnik hin.

Läsionen an der Mamille

Wie bei allen Läsionen an der Brust sollte auch bei Läsionen an der Mamille dokumentiert werden, wann sie aufgetreten sind und ob an anderen Körperstellen ebenfalls solche Läsionen auftreten. In der Stillzeit sind die meisten Läsionen der Mamillen – Bläschen, Fissuren, Geschwüre und andere Verletzungen – das Ergebnis von falschem Anlegen. Doch es können auch pathologische Befunde auftreten.

Symmetrie

Die Mamille sollte sich in der Mitte der Areola befinden. Gelegentlich ist dies nicht der Fall, was die Frau jedoch nicht vom Stillen abhalten sollte. Es kann sein, dass die Frau etwas mehr Betreuung und Hilfe beim Anlegen braucht, da der optische Eindruck dazu führen mag, dass die Mutter versucht, die Areola statt der Mamille im Mund des Kindes zu zentrieren. Beim Stillen sollte die Mamille immer im Mund des Kindes zentriert sein.

Dehnbarkeit und Hervortreten

Es genügt nicht, die Mamille nur anzusehen, um festzustellen, ob sie zum Stillen geeignet ist, eine Tastuntersuchung ist unerlässlich. Bei einer korrekt durchgeführten Palpation werden Mamille und Areola zwischen Daumen und Zeigefinger zusammengedrückt. Dies sollte mindestens zweimal gemacht werden, einmal im ersten Schwangerschaftstrimenon und einmal im dritten Trimenon.

Normalerweise sollte die Mamille gut aufgerichtet sein. Das heißt, dass die Mamille, wenn sie an der Basis zwischen Daumen und Zeigefinger zusammengedrückt wird, so hervortritt, wie es in Abb. 6.6a zu sehen ist. Beim bloßen Anschauen kann eine Mamille aufgerichtet erscheinen, doch das Zusammendrücken kann aufdecken, dass die Mamille sich zurückzieht. Eine solche Mamille, wie sie in Abb. 6.6b abgebildet ist, wird Schlupfmamille genannt. Schlupfmamillen (die bei sanftem Druck nicht hervortreten) werden manchmal in der Schwangerschaft festgestellt, verschwinden jedoch im Verlauf der Schwangerschaft. In der Frühschwangerschaft ist noch keine Behandlung erforderlich. Bleiben die Schlupf- oder Hohlmamillen jedoch im weiteren Verlauf der Schwangerschaft bestehen, kann eine weitere Behandlung angezeigt sein.

Größe und Form

Mamillen können im Aussehen variieren. Es gibt besonders kleine Mamillen, große oder verlängerte Mamillen, flache Mamillen und noch weitere Variationen. Erkennen und dokumentieren Sie diese Beobachtungen im Krankenblatt, aber bleiben Sie zuversichtlich, dass diese Variationen nur wenig oder gar keine besondere Betreuung für das Stillmanagement nach der Geburt verlangen werden.

Kleine oder flache Mamillen. Flache Mamillen treten weder gut hervor noch sind sie eingezogen. Vor der Geburt ist keine Behandlung erforderlich. Nach der Geburt wird der Säugling wahrscheinlich in der Lage sein, ausreichend negativen Druck auf die Mamille auszuüben, dass sie in seinem Mund aufgerichtet und so in die Länge gezogen wird, dass die Mamille beim Saugen gut geformt wird. Gelegentlich kann es hilfreich sein, den Scherengriff (Zigarettengriff) zu empfehlen, da dieser Griff dazu beiträgt, die Mamille etwas hervortreten zu lassen.

Das manuelle Ausstreichen von ein paar Tropfen Milch kann helfen, die Mamille dazu zu bringen, dass sie mehr herausragt. (Reichen diese einfachen Maßnahmen nicht aus, um das Problem zu lösen, sollte überlegt werden, ob die in Kapitel 12 beschriebenen Hilfsmittel eingesetzt werden.) Bei kleinen Mamillen können die gleichen Techniken zur Anwendung kommen wie bei flachen Mamillen und die Frau kann ohne wirkliche Probleme stillen.

Große oder lang gezogene Mamillen. Große oder lange Mamillen stellen ebenso wie kleine oder flache Mamillen kein oder nur ein kleines Problem beim Stillen dar. Manchmal kommt es vor, dass eine Mutter mit sehr großen oder langen Mamillen einen Säugling mit einem sehr kleinen Mund stillen will. Das Baby kann dann durch die Masse des Gewebes überfordert sein. In diesem Fall ist es am besten, das Baby dazu zu bringen, dass es den Mund vor dem Anlegen weit öffnet. Öffnet das Kind seinen Mund nicht weit genug, kann es sein, dass es versucht, nur die Mamille zu erfassen.

Ausfluss und Sekretionen

Es gibt einen eindeutigen Unterschied zwischen Ausfluss aus der Mamille und Sekretion aus der Mamille. Laut Lawrence wird „Ausfluss aus der Mamille als spontan austretende Flüssigkeit bezeichnet. Eine Sekretion hingegen ist Flüssigkeit, die sich in den Gängen ansammelt und durch Absaugen oder den Einsatz einer Milchpumpe oder sanfte Massage und Ausstreichen der Milchgänge gewonnen werden muss".[3] (S. 540)

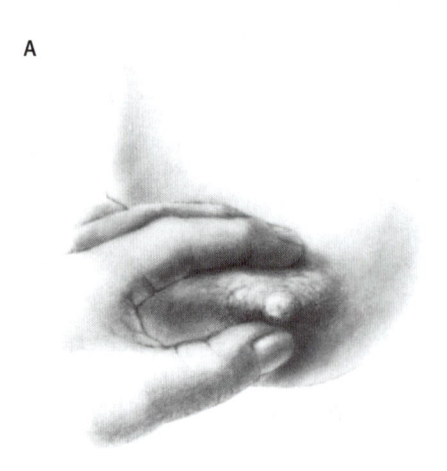

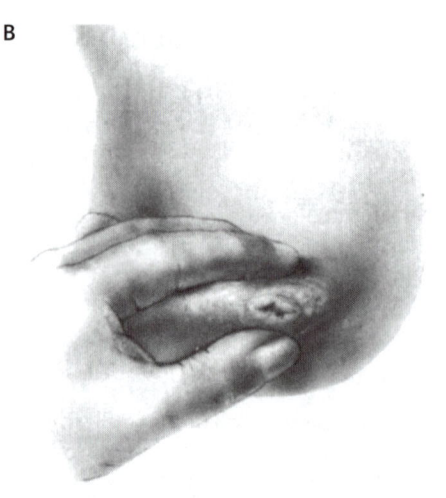

Abb. 6.6 A und B **A** Normale Mamille richtet sich bei sanftem Druck auf. **B** Eingezogene Mamille oder Hohlwarze zieht sich bei sanftem Druck zurück. [E247]

Die Absonderungen können milchig (z.B. bei Galaktorrhö), verschiedenfarbig und klebrig, eitrig, wässrig, serös oder blutig-serös sein.[3] Bei der Galaktorrhö handelt es sich um einen Zustand, bei dem Milch aus den Mamillen einer nicht stillenden Frau ausfließt. Absonderungen aus der Mamille können harmlos sein, es gibt jedoch auch Absonderungen, die besorgniserregend sind und eine genaue Abklärung erfordern. So kann es zum Beispiel in der Schwangerschaft und Stillzeit zu einem blutigen Ausfluss aus der Mamille kommen, der üblicherweise harmlos ist. In einigen Fällen ist jedoch eine sofortige ärztliche Abklärung angezeigt. Tabelle 6.1 listet wichtige Punkte auf, um zu unterscheiden, wann die Patientin weiter beobachtet und beruhigt werden kann und wann eine sofortige medizinische Abklärung erforderlich ist. Blutige Absonderungen post partum können durch offene Mamillen verursacht werden.

Während der Schwangerschaft kann das *Prekolostrum*, eine dünne, klare, viskose Flüssigkeit, bereits im ersten Trimenon vorhanden sein, ohne dass dies jedoch bei einer Untersuchung schon offensichtlich sein muss. Mit fortschreitender Schwangerschaft dickt die Flüssigkeit ein und wird gelblich-weiß. Im zweiten und dritten Trimenon kann *Kolostrum* ausgestrichen werden oder – bei Mehrgebärenden – spontan austreten. Das Kolostrum wird weiter gebildet, bis es in der ersten Woche post partum allmählich durch die transitorische Milch ersetzt wird.

Gelegentlich sondern Mütter Milch mit verschiedenen Färbungen ab. Die Milch kann manchmal einen rot-orangen Farbton annehmen. Die Ursache für diese so genannte „rusty-pipe-Milch" (rostige Milch) ist unklar. Es scheint einen Zusammenhang mit dem vermehrten Gefäßwachstum zu geben und handelt sich um einen harmlosen Befund. Die Muttermilch kann einen grünlichen Schimmer haben, wenn die Frau große Mengen grüner Gemüse gegessen hat. In einem Fall wurde von schwarzer Milch berichtet. Es wird angenommen, dass diese Färbung durch eine Therapie mit Minocyclin* verursacht wurde.

Die verschiedenen, beobachteten Farbschattierungen der Milch sind harmlos. Säuglinge trinken vermutlich sehr viel häufiger bunte Milch, ohne dass es bemerkt wird. Am offensichtlichsten

---

* Anmerkung der Übersetzerin: Minocyclin ist ein Antibiotikum.

Befund	Mögliche Erklärung/Veränderung während Schwangerschaft und/oder Stillzeit	Klinische Bedeutung
Blutige Absonderung aus der Mamille	Kann in der Schwangerschaft durch die verstärkte Gefäßdichte und das epitheliale Wachstum bedingt sein; typischerweise beidseitig und nicht auf einen einzelnen Milchgang beschränkt	Verdächtig bei nicht schwangeren und nicht stillenden Frauen; kann während Schwangerschaft und Stillzeit physiologisch sein; versichern Sie der Mutter, dass blutige Absonderungen für den Säugling nicht bedenklich sind
	Kann in der Stillzeit durch falsches Anlegen verursacht werden; typischerweise Anzeichen für Verletzungen der Mamille sichtbar; vergeht meist innerhalb einer Woche	Anhaltende blutige Absonderungen aus der Mamille, vor allem aus einem einzelnen Milchgang, müssen ärztlich abgeklärt werden
Blutige Absonderung aus der Mamille und Verhärtung in der Brust	Gleichzeitiges Auftreten bedenklich	Bereiten Sie die Frau auf eine Mammographie vor; während Schwangerschaft und Stillzeit wurde keine Galaktographie zur Lokalisierung der Anomalie durchgeführt

Tab. 6.1 Blutige Absonderungen in Schwangerschaft und Stillzeit. Quelle: Berens P.; Newton E. R. *ABM News and Views* 1977;3:4–6.

	Beobachtungen	Abweichungen und klinische Auswirkungen
Größe	Brüste können klein, mittelgroß oder groß sein. Sie sollten sich jedoch während der Schwangerschaft und Stillzeit vergrößern.	Die Brustgröße vor der Schwangerschaft hat keinen Einfluss auf die Stillfähigkeit und die Fähigkeit zur Milchbildung. Wichtig ist, dass sich beide Brüste im Verhältnis zum Zustand vor der Schwangerschaft vergrößern.
Symmetrie	Brüste und Mamillen sollten symmetrisch sein.	Asymmetrische Brüste können folgende Ursachen haben: • Ungenügendes Drüsengewebe und mangelnde Vergrößerung während der Schwangerschaft. Stellen Sie fest, ob die Frau in der Lage ist, in der betroffenen Brust vollständig zu laktieren. • Ungleichmäßige Stimulation der Brüste. Der Säugling bevorzugt eine Seite oder die Mutter stillt mehrere Kinder mit unterschiedlichen Bedürfnissen. • Pathologische Gründe.
Form	Wird wie folgt beschrieben: • Konisch • Konvex • Hängebrust • Große Hängebrust.	Frauen mit unterschiedlichen Brustformen können erfolgreich stillen.
Einziehungen und Grübchenbildung	Einziehungen und Grübchenbildungen sind abnormal.	Einziehungen und Grübchen sind pathologische Anzeichen; verweisen Sie an eine Ärztin/Arzt.
Farbe, Textur und allgemeines Erscheinungsbild der Haut	Die Haut sollte nicht glänzend erscheinen. Während der Schwangerschaft und Stillzeit können Striae erkennbar sein.	• Die Haut kann bei einer Brustdrüsenschwellung oder einem Milchstau gedehnt sein, sollte aber nicht glänzen. • Rote Streifen sind pathologisch und müssen ärztlich abgeklärt werden. • Orangenhaut ist pathologisch und verlangt sofortige ärztliche Abklärung. Diese sind harmlos.
Venenzeichnung	Subcutan sind während der Schwangerschaft und Stillzeit erweiterte Venen deutlich sichtbar	
Läsionen	Auf der Brust können unterschiedlich viele Läsionen vorhanden sein. Diese können unbedeutend oder pathologisch sein.	Zu den häufigsten Läsionen gehören Ekzeme, Herpes und verschiedene andere. Im Gegensatz zum Ekzem, das kein Stillhindernis darstellen muss und beidseitig auftritt, stellt sich die Paget-Krankheit als einseitig auftretende, verkrustete Läsion an der Brust dar. Außer bei Herpes kann das Stillen ohne Unterbrechung fortgesetzt werden, wenn die Läsionen abgedeckt sind.
Überzählige Brustwarzen	Können überall entlang der Milchleiste auftreten, vor oder während der Stillzeit.	Sind kein Stillhindernis, können aber während des Stillens „tropfen".

Tab. 6.2 a Beurteilung der Brust und der Achselhöhlen. Betrachten Sie beide Brüste während die Arme der Patientin locker an den Seiten herabhängen und achten Sie auf Folgendes (☞ Tab. 6.2 b).

wird die Färbung, wenn die Frau abpumpt und ihre Milch aufbewahrt.

Beurteilung der Areola und der Haut der Areola

Erscheinungsbild, Farbe und Pigmentierung

Die Areola sollte sich mittig auf der Brust befinden. Haarwuchs auf der Areola ist normal und harmlos. Fehlende Haare lassen darauf schließen, dass die Mutter die Haare ausgerissen hat, was ein potentielles Infektionsrisiko darstellt.

Die Farbe der Areola variiert entsprechend der Hautfarbe der Frau. Im Normalfall ist die Areola etwas heller als die Mamille und die Pigmentierung verstärkt sich während der Schwangerschaft und Stillzeit. In der Zeit post partum sollte die Areola nur wenig heller als die Mamille sein. Ein deutlich bemerkbarer Unterschied kann ein Hinweis auf eine Pilzinfektion sein.

Größe, Form und Symmetrie. Die Areola umgibt die Mamille und sollte auf beiden Seiten gleich groß und symmetrisch erscheinen. In der Schwangerschaft vergrößert sich der Durchmesser der Areola von etwa 34 auf 50 mm. Die Montgomery-Drüsen treten während der Schwangerschaft deutlicher hervor. In Tabelle 6.2 sind die wesentlichen Punkte für eine Untersuchung der Brüste zusammengestellt.

6.2 Untersuchung und Beratung vor der Geburt

Pränatale Untersuchungen sollen dazu dienen, den optimalen Verlauf der Schwangerschaft zu gewährleisten und alles zu entdecken, was den Fötus oder das Neugeborene beeinträchtigen könnte. Die Brüste sind dafür geschaffen, das Neugeborene zu ernähren, und deshalb ist jede Untersuchung, die die Brust nicht einschließt, nachlässig. Die vorgeburtliche Untersuchung der Brust hat einen zusätzlichen Vorteil: Sie gibt der Mutter das Vertrauen in ihre Stillfähigkeit, wenn die untersuchende Person ihr mitteilt,

	Beobachtungen	Abweichungen und klinische Auswirkungen
Größe, Form und Symmetrie	Mamille und Areola sollten auf beiden Seiten gleich aussehen	Einseitige Abweichungen sind meist ein Hinweis auf einen pathologischen Zustand
Position	Die Mamille sollte sich in der Mitte der Areola befinden	Leicht exzentrische Mamillen sind unproblematisch, doch die Mutter muss den Säugling sorgfältig an der Areola zentrieren
Farbe	Die Areola wird während der Schwangerschaft und Stillzeit dunkler. Die Farbe sollte gleichmäßig erscheinen	Zunahme der Pigmentierung ist normal Horizontale weiße Streifen Vertikale weiße Streifen
Unversehrtheit	Die Haut von Mamille und Areola sollte unverletzt sein	Risse Bluten Fissuren
Größe	Variiert	Variiert
Form	Die meisten Mamillen treten hervor	Eingezogene Mamille Flache Mamille Grübchenmamille
Absonderungen	Unterscheiden Sie Sekretion von Ausfluss (siehe Text) Beschreiben Sie das Aussehen der Absonderungen	Die meisten Absonderungen aus der Mamille sind gutartig. Sie sollten aber immer ärztlich abgeklärt werden, da sie bösartig sein könnten.

Tab. 6.2 b Beurteilung der Brust und der Achselhöhlen. Betrachten Sie sowohl die Mamillen, als auch die Areola, während die Arme der Patientin locker an den Seiten herabhängen und achten Sie auf Folgendes

dass sie stillen kann.[4] Vor allem soll die pränatale Begutachtung der Brust sich darauf konzentrieren, die Eignung der Brust für das Stillen zu untersuchen. Die körperliche Untersuchung der Brust – Betrachtung und Palpation – sollte mindestens zweimal durchgeführt werden: Einmal bei der ersten Schwangerschaftsvorsorgeuntersuchung und dann nochmals im dritten Trimenon.

Stillen ist kein Thema, das getrennt von anderen Schwangerschaftsthemen behandelt werden sollte. Das Stillen sollte als Abschluss des Reproduktionszyklus betrachtet werden.

Beim Abhören der Herztöne kann zum Beispiel auf die Plazenta hingewiesen werden und ihre Funktion zur Ernährung des Fötus erklärt werden. Das bietet eine hervorragende Überleitung zur Untersuchung der Brust. Es ist für die Pflegefachkraft einfach, Bemerkungen zu machen wie „Oh, Ihre Brüste vergrößern sich. Das ist ein gutes Zeichen! Ihre Brüste bereiten sich darauf vor, nach der Geburt die Ernährung Ihres Babys zu übernehmen". Auf diese Weise wird das Stillen als normaler, physiologischer Vorgang dargestellt und das hilft der Frau, darauf zu vertrauen, dass ihr Körper in der Lage sein wird, die Aufgaben zu erfüllen, die auf ihn zukommen. (Kapitel 3 und 5 beschäftigen sich eingehender mit den Hintergründen der Entscheidung für oder gegen das Stillen und den Vorgehensweisen, wie die Entscheidung der Frau positiv beeinflusst werden kann.) Es ist das Ziel, der Frau vor der Geburt dabei zu helfen, eine informierte Entscheidung zu treffen. Zu der Beratung gehört auch ein Gespräch über Situationen, in denen das Stillen kontraindiziert ist (wie in Kapitel 13 beschrieben), falls solche Kontraindikationen festgestellt werden.

Hat sich die Frau bereits für das Stillen entschieden, kommt der Pflegefachkraft eine wichtige Rolle zu: Die Mutter sollte von ihr eine umsichtige Anleitung erhalten. Neben der Informationsvermittlung, so dass die Frau eine informierte Entscheidung treffen kann, muss die Pflegefachkraft die Frau dabei unterstützen, alle Faktoren kennen zu lernen, die das Stillen und die Milchbildung beeinflussen können – sowohl in positiver als auch in negativer Weise. Es ist die Aufgabe der Pflegefachkraft, gemeinsam mit der Frau Strategien zu entwickeln, um eine optimale Stillerfahrung zu ermöglichen. Eine sorgfältige Anamneseerstellung und eine ausführliche Untersuchung erfüllen bereits einen großen Teil dieser Aufgabe.

6.2.1 Körperliche Untersuchung

Durch die Untersuchung der Brüste im ersten und letzten Trimenon soll festgestellt werden, ob sie zum Stillen geeignet sind. Veränderungen des Brustgewebes (oder das Ausbleiben einer solchen Veränderung) und die Aufrichtung der Mamillen sind der springende Punkt bei der Untersuchung und können weitergehende Untersuchungen verlangen. Die Brüste sollten auch unmittelbar nach der Geburt untersucht werden, da durch die häufig unter der Geburt intravenös verabreichten Flüssigkeiten das Gewebe der Areola und/oder Mamille ödematös anschwellen kann. In der Zeit post partum liegt der Hauptschwerpunkt auf der Beobachtung, so dass sicher gestellt ist, dass die Laktogenese normal verläuft und die Frau keine Brustprobleme hat. Die Interpretation der Untersuchungsbefunde verlangt ein eingehendes Verständnis der normalen Parameter bei der schwangeren oder stillenden Frau.

6.2.2 Krankengeschichte

Die Aufzeichnung der Krankengeschichte wurde bereits vor der Geburt begonnen und wird nach der Geburt weitergeführt. Der soziale, geburtshilfliche, medizinische und chirurgische Hintergrund kann Einfluss auf die Stillerfahrung der Frau nehmen. Eventuell auftretende Probleme sollten möglichst vorhergesehen und Strategien für eine optimale Stillerfahrung entwickelt werden.

Soziale Vorgeschichte

Für die Pflege einer schwangeren Frau ist ihr sozialer Hintergrund wichtig. Die üblichen Formulare helfen, soziale Probleme und besondere Lebensweisen zu erkennen und aufzuzeichnen, doch die Pflegefachkraft muss zu einer guten Gesprächsführung in der Lage sein, um verwertbare Informationen zur familiären Situation der Frau, ihrer Entscheidung, wie das Baby ernährt werden soll, und weitere relevante Themen zu erlangen. Fragen zum Rauchverhalten sind in Hinblick auf das Stillen besonders wichtig, da sich das Rauchen – wie bereits in anderen Kapiteln beschrieben – negativ auf die Milchmenge auswirken kann.

Gynäkologische Vorgeschichte

Die meisten Krankenblätter, die für Patientinnen in der Geburtshilfe verwendet werden, sind gut geeignet, um die grundlegenden Informationen wie Gravidität, Parität und andere wichtige Fakten zu erfragen. Für die Aufzeichnung der bisherigen Stillerfahrung der Frau bieten sie aber häufig nur wenig Anhalt. Einige offene Fragen (oft so einfache Fragen wie „Wie ging es mit dem Stillen?") zusammen mit einigen gezielten geschlossenen Fragen (z.B. „Wie lange haben Sie gestillt?") können hilfreich sein. Am Ende der Schwangerschaft kann ein Formblatt, wie es in Kasten 6.1 dargestellt ist, dazu beitragen, die Informationen für andere Pflegekräfte oder medizinisches Personal zusammenzufassen.

Zur gynäkologischen Krankengeschichte gehören sowohl vorangegangene Reproduktionserfahrungen als auch die derzeitige Schwangerschaft und Geburt. Deshalb verlangt die geburtshilfliche Anamnese fortlaufende Kontinuität von der ersten Vorsorgeuntersuchung bis hin zum Abstillen des Kindes.

Es wird gemeinhin angenommen, dass Fruchtbarkeitsprobleme ein Risikofaktor für eine zu geringe Milchmenge sind, doch es gibt keine Daten, die diese Annahme unterstützen. Es ist auch nicht anzunehmen, dass solche Daten irgendwann verfügbar sein werden, denn eine Frau, deren Hormonspiegel ausreichen, um eine Schwangerschaft zu erhalten, sollte auch in der Lage sein, ausreichende Hormonwerte für eine erfolgreiche Laktation zu erreichen.

6.1 Formblatt zur Untersuchung vor der Geburt

Name: ....   Alter: ....
Datum der ersten Untersuchung: ....
Wieder vorgestellt: ....

Voll aus-getragene SS:	Frühge-burt/en:	Fehl-geburt/en:	Lebend geborene:
......	....	....	....

Schwangere
- Drückt ihre Gefühle zum Stillen aus, spricht über frühere Stillerfahrungen, Ammenmärchen von denen sie gehört hat usw. ....
- Kennt Vorteile des Stillens für
  sich selbst ....   das Kind ....
- Hat sich noch nicht entschieden, wie das Kind ernährt werden soll (Datum: ....)
- Hat sich entschlossen
  zu stillen ....
  künstliche Säuglingsnahrung zu geben ......
- Weiß, wo sie Unterstützung für die von ihr gewählte Ernährungsform erhält ....

Subjektive und objektive Daten
- Gut hervortretende Mamillen
- Flache oder eingezogene Mamillen (bitte ankreuzen)
- Angemessene Ernährung
- Brust ist empfindlich und vergrößert sich
- Symmetrische Brüste
- Kulturelle Besonderheiten

Empfehlungen
- Stillvorbereitungskurs empfohlen
- Schriftliches Infomaterial ausgehändigt
- Brustwarzenformer empfohlen
- Sonstiges

Medizinische und Chirurgische Vorgeschichte

Die medizinische und chirurgische Anamnese und Untersuchung sollte Daten über mütterliche Infektionen, endokrine Dysfunktionen, pathologische Befunde der Brust und Brustoperationen erheben. In den meisten Fällen überwiegen die Vorteile des Stillens gegenüber möglichen Risiken. Besondere Überlegungen für stillende Frauen mit spezieller medizinischer oder chirurgischer Vorgeschichte sind in Kasten 6.2 aufgeführt.

Mütterliche Infektionen

Infektionen können jederzeit auftreten, auch vor der Schwangerschaft. Es ist wichtig, über pränatal aufgetretene Infektionen Bescheid zu wissen, damit diese entweder bekämpft werden können oder – falls dies nicht möglich ist – eine optimale Ernährungsform gewählt werden kann. Infektionskrankheiten stellen häufig kein Stillhindernis dar. Im Interesse einer informierten Entscheidung sollte die Frau über Infektionskrankheiten informiert werden, die ein Risiko für den gestillten Säugling bedeuten können. Eine ausführliche Besprechung von Infektionen und ihren Auswirkungen auf das Stillen findet sich in Kapitel 13. Eine allgemeine Empfehlung lautet, dass fieberhafte Erkrankungen in der Regel eine erhöhte Flüssigkeitszufuhr verlangen und dies ist für die stillende Mutter noch wichtiger. Gründliches Händewaschen sollte eine selbstverständliche Vorsichtsmaßnahme sein.

Veränderungen der endokrinen Funktion und des Stoffwechsels

In der Schwangerschaft und Stillzeit spielen die Hormone eine bedeutende Rolle. Gravierende

Hormonschwankungen beeinflussen im Allgemeinen auch die Brustdrüse, aber unerwünschte Veränderungen des endokrinen Systems und der Stoffwechselfunktionen können während Schwangerschaft und Stillzeit offensichtlicher zu Tage treten.

Diabetes Mellitus. Diabetes Mellitus ist kein Stillhindernis. Normalerweise beginnt eine Frau mit dem Stillen, weil es für das Kind von Vorteil ist. Diabetes mellitus ist ein hervorragendes Beispiel, dass auch die Mutter vom Stillen profitiert. Das Prolaktin unterstützt die Insulinrezeptoren der Brustdrüse, um den Aufbaustoffwechsel sicher zu stellen – die Stoffwechselvorgänge, bei denen einfache Substanzen in komplexere Verbindungen überführt werden. Scheinbar fördern diese Hormone den anabolischen Prozess, was zu einer besseren Kontrolle des Zuckerstoffwechsels in der Stillzeit führt.

6.2 Überlegungen für stillende Frauen mit besonderer medizinischer oder chirurgischer Vorgeschichte

- Ist das Stillen kontraindiziert oder muss es möglicherweise zeitweise unterbrochen werden?
- Lässt sich der festgestellte pathologische Befund unter Umständen vor der Geburt des Kindes beseitigen?
- Welche Vorsichtsmaßnahmen (z.B. Impfungen, Isolierung) sind notwendig (und sind überhaupt Vorsichtsmaßnahmen erforderlich)?
- Welche allgemeinen Vorsichtsmaßnahmen können hilfreich sein? (Händewaschen ist immer eine sinnvolle Maßnahme.)
- Sind die Medikamente, die zur Behandlung der Mutter eingesetzt werden, sicher für das Neugeborene und welche Nebenwirkungen können auftreten? Sollte der Mutter vor dem Anlegen des Säuglings eine Blutprobe abgenommen werden, um festzustellen, ob das Medikament therapeutische Werte erreicht?
- Welches Risiko, falls überhaupt, besteht für eine verringerte Milchmenge?
- Wird sich die medikamentöse Einstellung in der Stillzeit verändern (z.B. der Insulinbedarf der diabetischen Mutter)?
- Hat der Befund der Mutter Einfluss auf ihre Ernährung und ihren Flüssigkeitsbedarf während der Stillzeit?
- Schränkt die Erkrankung der Frau ihre Möglichkeiten bei der Wahl der Methode zur Empfängnisverhütung ein?
- Sind besondere Vorsichtsmaßnahmen notwendig, falls die Frau ihre Milch während einer Infektion abpumpt und aufbewahrt?

Copyright 2001 Marie Biacuzzo.

Untersuchungen haben gezeigt, dass Stillen sowohl für insulinpflichtige diabetische Mütter (Typ 1) als auch für Mütter mit Gestationsdiabetes von Vorteil ist. (Gestationsdiabetes tritt nur in der Schwangerschaft auf und wird weder Typ 1 noch Typ 2 zugeordnet.) Insulinpflichtige diabetische Mütter haben sechs Wochen post partum niedrigere Nüchternblutzuckerwerte (82 ± 40 mg/dl) als Frauen, die zwar anfingen zu stillen, aber dann abstillten (145 ± 37 mg/dl) oder Mütter mit Typ 1 Diabetes, die sich von Anfang an für die Flaschenfütterung mit künstlicher Säuglingsnahrung entschieden haben (120 ± 30 mg/dl).[5] Frauen mit Gestationsdiabetes haben während der Stillzeit (in der Zeit zwischen vier und zwölf Wochen post partum) einen verbesserten Glukosestoffwechsel und die Werte beim Nüchternblutzucker sind deutlich erniedrigt (93 ± 13 vs. 98 ± 17 m/dl; $p = 0,0001$).[6] Es scheint auch, dass die Insulinproduktion (β-Zellen-Funktion) in der Stillzeit auf der zellulären Ebene unabhängig vom Übergewicht besser ausgenutzt wird.[7] Zusätzlich trägt das Stillen dazu bei, das Auftreten von Diabetes in nachfolgenden Schwangerschaften hinauszuzögern oder zu reduzieren.[6]

Wie bei anderen Müttern auch, wird die Milchbildung und die Zusammensetzung der Muttermilch bei Müttern mit Diabetes Typ 1 von vielen Faktoren beeinflusst. Dazu gehören der Geburtsmodus, die Stillhäufigkeit, der Zustand des Kindes, das Gestationsalter des Kindes, das Auftreten von Mastitis, die Stoffwechselkontrolle und die mütterliche Ernährung.[8] Es gibt kleinere Unterschiede in der Zusammensetzung der Muttermilch bei Typ 1 Diabetikerinnen, doch das ist kein Grund, nicht zu stillen. Eine gute Kontrolle des Blutzuckerwertes der Frau ist nicht nur für ihr Wohlbefinden wichtig, sondern auch für die Milchbildung. Es sieht so aus, als ob eine schlechte Stoffwechselkontrolle zu einer Verzögerung der Laktogenese führt.[9] Allgemein gilt, dass orale Antidiabetika als sicher für die stillende Mutter gelten, doch dies sollte immer für den Einzelfall abgeklärt werden.

Stillende Mütter, die kürzlich unter einem Gestationsdiabetes litten, sollten über die möglicherweise negativen Auswirkungen einer ausschließlich Progestin enthaltenden Antibabypille informiert werden. Reine Progestin-Präparate zur oralen Empfängnisverhütung werden bei stillenden Latinoamerikanerinnen mit Gestationsdiabetes in Zusammenhang mit einem erhöhten Diabetesrisiko gebracht. Es ist daher unwahrscheinlich, dass einer Frau nach einem kürzlich aufgetretenen Gestationsdiabetes ein solches Präparat verordnet wird. Diese Frau braucht möglicherweise Unterstützung bei der Auswahl einer für sie geeigneten Empfängisverhütungsmethode.[10] Allerdings „erhöht der langfristige Gebrauch von niedrig dosierten Kombinationspräparaten das Risiko für einen Typ 2 Diabetes (nicht insulinpflichtig) im Vergleich mit hormonfreien Empfängnisverhütungsmethoden nicht".[10]

Schilddrüsenerkrankungen. Frauen mit Schilddrüsenproblemen können stillen. Wird bei der Frau Schilddrüsenhormon substituiert, sollte sie ohne Probleme genügend Milch bilden können. Eine zu geringe Milchmenge kann manchmal ein früher Hinweis auf eine Schilddrüsenfehlfunktion sein. Sind andere Ursachen für eine zu geringe Milchbildung ausgeschlossen worden, sollte diese Möglichkeit in Betracht gezogen und untersucht werden.

Frauen mit Hyperthyreose können stillen, wenn die Blutwerte des Kindes unter der Einnahme der Schilddrüsenhemmer überwacht werden. Propylthiouracil ist das Mittel der Wahl für Frauen mit Schilddrüsenüberfunktion. Ein geringer Teil des Propylthiouracil gelangt in die Muttermilch, da es ionisiert und eiweißgebunden ist.[11] Das Stillen sollte gefördert werden, aber die kindlichen Schilddrüsenparameter (T4) und das schilddrüsenstimulierende Hormon (TSH) sollten überwacht werden.

Hypophysenprobleme. Nach schweren postpartalen Blutungen kann es zum Sheehan-Syndrom kommen. Die Blutung kann zu einer Nekrose der Hirnanhangsdrüse und dadurch einer Hypophyseninsuffizienz (Hypopituituarismus) führen. Die Hypophyse ist für die Bildung von Hormonen in Zusammenhang mit der Laktation zuständig, wozu auch das Prolaktin gehört. Sie reagiert besonders empfindlich auf eine verminderte Durchblutung, die eine Involution der Brustdrüse und eine Stillunfähigkeit zur Folge haben kann. Das Sheehan-Syndrom tritt bei etwa 0,01 bis 0,02 % aller Frauen nach der Geburt auf und führt dazu, dass die Frau ihre Stillfähigkeit verliert.[3] Plazentareste in der Gebärmutter können zu einer unzureichenden Milchmenge führen, noch ehe es zu nachgeburtlichen Blutungen kommt (☞ Kapitel 7). Zu einer guten, gemeinschaftlichen Betreuung gehören eine Beurteilung der Milchmenge, die kontinuierliche Überprüfung der Gewichtsentwicklung des Neugeborenen und – falls medizinisch notwendig – dass der Mutter erklärt wird, warum eine Zufütterung mit künstlicher Säuglingsnahrung erforderlich ist.

Wie bereits erwähnt, wird unter Galaktorrhö die Milchbildung außerhalb von Schwangerschaft und Stillzeit verstanden. Eine Galaktorrhö kann ein Symptom für eine Störung der Hypophysenfunktion sein, kann allerdings auch nach einer Brustverkleinerung auftreten.[12]

Sonstige Erkrankungen. Eine Eklampsie schließt das Stillen nicht aus. Allerdings wird meist nicht mit dem Stillen begonnen, wenn bereits vorbeugende Maßnahmen gegen Krampfanfälle durchgeführt werden (steht die Frau unter ständiger Überwachung, kann von dieser Beschränkung im Einzelfall Abstand genommen werden). Erhält die Frau eine Dosis von mehr als 360 mg Phenobarbital pro Tag, wird nicht mit dem Stillen begonnen oder der Stillbeginn zumindest so lange hinausgezögert, bis der Fall ärztlich abgeklärt ist. Die Mutter kann ihre Milch solange abpumpen. Ob die abgepumpte Milch aufbewahrt und dem Kind gegeben oder verworfen wird, hängt von der Medikamentendosis der Mutter und dem Ermessen des Arztes ab.

Durchfall bei der Mutter erfordert kein Abstillen. Es kann ohne Unterbrechung weitergestillt werden, aber die Mutter wird sehr durstig sein und viel Flüssigkeit brauchen.

Pathologische Befunde der Brust

Erkrankungen der Brust müssen das Stillen nicht ausschließen. Frauen mit fibrös-zystischer Mastopathie oder verdächtigen Knoten oder einer vorangegangenen Strahlentherapie können stillen, müssen aber fortlaufend betreut werden.

Fibrös-zystische Mastopathie. Bei der fibrös-zystischen Mastopathie handelt es sich um eine gutartige Erkrankung, bei der es zur Zystenbildung in erweiterten Gängen kommt. Im klassischen Fall beklagt sich die Frau über eine erhöhte Empfindlichkeit der Brust, die sich vor dem Einsetzen der Menstruation noch weiter verstärkt. Bei der Untersuchung lassen sich beidseitig multiple, runde und bewegliche Knötchen ertasten. Die Knötchen sind klar abgegrenzt und fühlen sich weich bis fest an.[13] Diese Knoten können in der Stillzeit empfindlicher und deutlicher wahrnehmbar werden, aber sie sind kein Stillhindernis. Sie können die Selbstuntersuchung der Frau erschweren. Deshalb muss die Frau wissen, dass der

Schlüssel zur erfolgreichen Interpretation im Erkennen von Veränderungen liegt.

Verdächtige Knoten. Keine Frau sollte bis zu einer routinemäßigen Vorsorgeuntersuchung warten, um einen Knoten zu entdecken. Knoten sind meist offensichtlich für die Frauen oder ihren Partner. Die Amerikanische Krebsgesellschaft und alle Mediziner betonen immer wieder, wie wichtig die Selbstuntersuchung der Brust ist, um Knoten frühzeitig zu entdecken. Hat eine Frau ihre Brust jedoch noch nie selbst untersucht, kann es für sie in der Stillzeit schwierig sein, dies nun zu erlernen, da sich die Brust in der Stillzeit vielfach knotiger anfühlt. Die Frau kann dann unter Umständen so lange nicht zwischen besorgniserregenden und normalen Tastbefunden unterscheiden, bis sie gelernt hat, wie sich ihre Brust außerhalb der Stillzeit anfühlt.

Gleich in welchem Alter sollte eine Frau nie zögern, einen verdächtigen Knoten zu entdecken und sofort untersuchen zu lassen. Doch insbesondere während der Schwangerschaft und Stillzeit neigen viele Frauen dazu, solche Untersuchungen hinauszuzögern.[14] Wird versucht, das Problem mit dem Stillen zu erklären, können ernsthafte Probleme übersehen werden.

Plötzliches Verweigern einer Brust, die bisher angenommen wurde, ist ein Anlass zur Besorgnis. Bekannt als *Goldsmith-Zeichen*, kann dies ein frühes Anzeichen für Brustkrebs sein.[15]

Vorangegangene Strahlentherapie. Wird in der Stillzeit eine Strahlentherapie notwendig, sollte abgestillt werden. Gelegentlich musste sich eine Frau jedoch vor der Geburt eines Kindes einer Bestrahlung unterziehen. Die Strahlentherapie verursacht eine Fibrose und eine massive Zerstörung der Loben.[2] Die Auswirkungen der Bestrahlung auf die Milchbildung sind nirgends gut dokumentiert, so dass es schwierig ist, für diese Frauen eine realistische Aussage zu treffen, was sie in Bezug auf eine zukünftige Stillzeit zu erwarten haben.

Es gibt einige wenige Fälle in denen Frauen nach einer Bestrahlung erfolgreich stillen konnten, doch das ist nicht der typische Verlauf nach einer solchen Behandlung. Unglücklicherweise fehlt bei fast allen Veröffentlichungen eine Definition für den Begriff „erfolgreiches Stillen" und es handelt sich mehr um anekdotenhafte Berichte, so dass es schwierig ist, exakte Schlussfolgerungen zu ziehen.

Rodger und Mitarbeiter berichten von zwei Fällen. Im ersten Fall bildete die Frau sowohl in der bestrahlten als auch in der unbehandelten Brust Milch, im zweiten Fall stillte die Frau nur mit der nicht betroffenen Brust.[16] Higgins führte eine retrospektive Analyse von Krankenakten durch und befragte die Patientinnen. Er stellte fest, dass die meisten Patientinnen in der betroffenen Brust keine Milch bildeten und nur eine Frau „stillte" ihr Baby vier Monate lang erfolgreich an der behandelten Brust. Allerdings stillten andere Mütter nur einseitig an der nicht betroffenen Brust.[17] Tralins berichtete, dass es nach konservativer Behandlung der Frauen nur in etwa 25 % der Fälle zu einer Laktation in der betroffenen Brust kam.[18] Varos schreibt von einer Frau, bei der die zuvor bestrahlte Brust zwei Monate lang nur geringe Mengen Kolostrum und Muttermilch bildete, während die andere Brust normal laktierte.[19] Guix berichtet von einer Erstgebärenden mit periareolarer Schnittführung aufgrund einer Lumpektomie, bei der die Milchbildung in der behandelten Brust verzögert einsetzte. Die betroffene Brust zeigte keine charakteristischen Veränderungen in Bezug auf die Größe, wie dies bei der nicht betroffenen Brust der Fall war, so dass eine deutliche Asymmetrie erkennbar war. Dennoch war die Frau in der Lage, in beiden Brüsten Milch zu bilden und stillte ihr Kind an beiden Brüsten sechs Wochen lang „erfolgreich".[20] In einer Fallbeschreibung von Ulmer gab es keine charakteristische Größenveränderung der behandelten Brust und keine Milchbildung.[21] Es gibt bisher nur wenig Informationen über die Auswirkungen der Bestrahlung. Ein Experte geht davon aus, dass das Gelingen oder Misslingen der Laktation dosisabhängig sei.[22]

Brustverletzungen

Brustverletzungen sind vor der Schwangerschaft oder auch in der Stillzeit möglich. Die Entscheidung der Frau für das Stillen und vielleicht auch ihre Fähigkeit zu stillen wird von vielen Faktoren beeinflusst. Dazu gehören auch körperlicher Missbrauch oder Unfälle.

Narben an der Brust, die von Verbrennungen herrühren, sind sowohl vom psychologischen Standpunkt aus als auch was die Milchbildung betrifft bedenklich. Selbst wenn die Frau mit ihrem Körperbild zurecht kommt, kann ihr Selbstvertrauen in Bezug auf ihre Stillfähigkeit vermindert sein. Versichern Sie ihr, dass es selbst nach Verbrennungen dritten Grades möglich ist, zu stillen, da in den meisten Fällen nur die Haut geschädigt ist und nicht das darunter liegende Drüsengewebe (☞ Fallbeispiel).

Es gibt ungewöhnliche Unfälle. In einem Fall wurde eine Frau einige Jahre zuvor von einem Pferd in die Brust gebissen. Diese und andere Situationen bedeuten nicht automatisch, dass es unmöglich sein wird, zu stillen. Eine sorgfältige Untersuchung und Betreuung sind wichtig. Meist hängt die Milchbildung vom Ausmaß der Verletzung ab und davon, inwieweit die Strukturen der Brust – vor allem der vierte interkostale Nerv und die Milchgänge – intakt geblieben sind. Deshalb ist es möglich, dass das Stillen einigermaßen gut funktionieren mag.[23, 24]

Brustoperationen

Die Pflege einer Frau, die sich einer Brustoperation unterziehen muss, ähnelt in vielerlei Hinsicht der Pflege einer jeden anderen Person, die operiert wurde. Vor der Operation sollte der Schwerpunkt darauf gelegt werden, dass eine informierte Entscheidung ermöglicht wird, indem verschiedene Möglichkeiten erklärt werden und die Patientin fürsorglich begleitet wird. Es sollten Maßnahmen ergriffen werden, um das Gleichgewicht der physiologischen Körperfunktionen in der unmittelbaren Aufwachperiode zu erhalten, und ein Plan erstellt werden, um eine optimale physische und psychische Erholung zu gewährleisten. In gewissem Sinn gibt es viele Parallelen zwischen einer Schilddrüsenoperation und einer Brustoperation. Allerdings sind einige besondere Aspekte in der Pflege zu berücksichtigen, wenn sich eine Frau einer Brustoperation unterziehen muss. In der westlichen Kultur ist die Brust mehr als nur eine Brustdrüse. In gewisser Weise trägt die Brust dazu bei, wie sich eine Frau als Frau und Mutter definiert. Der Pflegefachkraft fällt die große Verantwortung zu, die Frau bei der Mobilisierung ihrer emotionalen Kräfte zu unterstützen, um mit einem Vorgang zurechtzukommen, der nicht nur ihren Körper betrifft, sondern auch ihre Intimsphäre und ihr Selbstbild antastet.

Fallbeispiel

Eine Mutter mit Verbrennungen dritten Grades
Frau X, 28 J, gravida 1, para 1, entband spontan einen voll ausgetragenen, altersgemäß entwickelten Jungen. Etwa 36 Stunden post partum traf ich sie das erste Mal. Es war Nacht, aber sie war hellwach und schien sich unwohl zu fühlen. Ich baute eine Beziehung zu ihr auf und fragte, was sie nicht schlafen ließ. Sie erzählte, dass sie sich danach sehnte, ihr Baby zu stillen, dies aber für nicht realisierbar hielt. Im Alter von sieben Jahren erlitt sie Verbrennungen dritten Grades vom Hals bis zu den Knien. Im Lauf der Jahre hatte sie mehrfach Hauttransplantationen. Trotz der ausgedehnten Verletzungen schien sie ein positives Selbstbild zu haben und erschien selbstbewusst.

Sie hatte das Baby mehrmals angelegt, aber es schien nichts zu passieren. Sie fühlte sich entmutigt und hatte sich mehr oder weniger damit abgefunden, dass dies ein weiterer Verlust war, mit dem sie leben musste. Wir sprachen einige Zeit über ihre Gefühle gegenüber dem Stillen, ihren Gefühlen gegenüber ihren Brüsten, ihrer Beziehung zu ihrem Mann und über das natürliche Saugbedürfnis ihres Neugeborenen. Ich versprach nichts, fragte sie aber, ob ich mir ihre Brüste anschauen dürfte.

Die Haut erschien uneben und ungleichmäßig, wie dies nach schweren Verbrennungen typisch ist. Die Mamillen waren klein, aber vorhanden und leicht aufgerichtet. Beim Abtasten entstand der Eindruck, dass die Brüste anfingen, sich mit Milch zu füllen. Wir warteten bis das Baby hungrig war und legten es an die Brust an. Glücklicherweise bestand das größte Stillhindernis darin, dass ihr niemand gezeigt hatte, wie ein Baby korrekt angelegt wird. Dieses Problem ließ sich leicht überwinden und das Neugeborene saugte, bis es zufrieden war. Wir konnten hören, wie es schluckte. Die Mutter war von diesem Fortschritt begeistert.

Ich hatte das große Vergnügen, diese Frau einige Jahre später zu betreuen, als sie ihr zweites Kind zur Welt brachte. Sie berichtete mir, dass sie ihr erstes Kind länger als sechs Monate gestillt hatte und zuversichtlich war, dass sie auch das neue Baby stillen werde.

Es ist jedoch nicht die Absicht dieses Buches, die umfassenden Anweisungen für Brustoperationen zu wiederholen, wie sie in den entsprechenden Lehrbüchern zu finden sind.

Heutzutage ist es nicht ungewöhnlich, dass Frauen im gebärfähigen Alter kosmetische oder medizinisch notwendige Brustoperationen hatten. Häufig erhalten die Frauen von ihrem Chirurgen jedoch nur wenig praktische Informationen über die Auswirkungen der Operation auf das Stillen und die Milchbildung. Es gibt zwei Situationen: Entweder die Frau will lange Zeit nach einer aus therapeutischen oder kosmetischen

Gründen durchgeführten Brustoperation stillen oder die Frau muss während der Stillzeit an der Brust operiert werden. Die zweite Möglichkeit ist seltener, doch aus therapeutischen Gründen kann eine solche Operation gelegentlich erforderlich werden. Beide Situationen haben eindeutige Folgen für das Pflegepersonal und weniger eindeutige Auswirkungen auf den weiteren Verlauf der Laktation.

Operationen vor dem Beginn der Laktation. Brustoperationen vor der Stillzeit können sich entscheidend auf die Laktation auswirken oder auch nicht. Die Stillfähigkeit einer Frau nach einer Brustoperation wird von vielen Faktoren beeinflusst, doch generell lässt sich sagen, dass der Erfolg oder Misserfolg beim Stillen davon abhängt, inwieweit die folgenden Strukturen betroffen sind: (1) Gewebe – die Menge des entfernten Gewebes und die Ausdehnung und Art des Narbengewebes oder der Narbenkontrakturen und die Abtrennung von Mamille und Areola; (2) duktale Strukturen – sind die Milchgänge nach der Operation intakt oder nicht; (3) Blutversorgung – ist sie unterbrochen und (4) Nerven – sind sie intakt. Vereinfacht ausgedrückt: Je intakter die Strukturen sind, umso besser stehen die Chancen für eine erfolgreiche Laktation. Die Schädigung hängt zum großen Teil von der Art der Operation und der verwendeten Schnittführung ab.

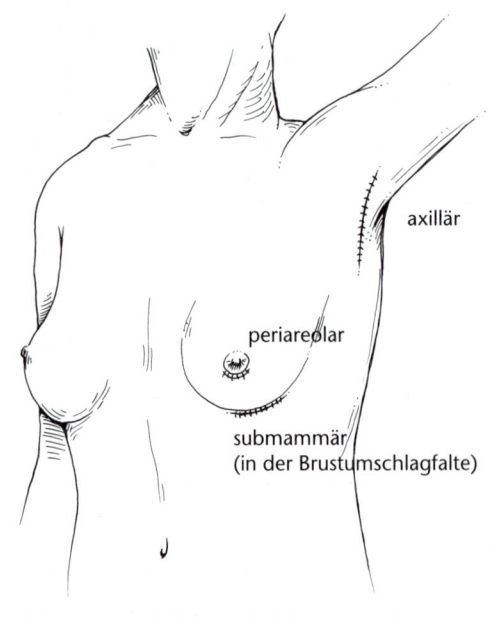

Prinzipiell gibt es fünf verschiedene Möglichkeiten der Schnittführung bei Brustoperationen: periareolar, infrasubmammär (in der Brustumschlagfalte), axillär, Stieltechnik (Transposition ohne Ablösung der Mamille) und Ablösung der Mamille (Autotransplantation, free-nipple-Technik). Bei einer Untersuchung ist es relativ einfach zu erkennen, welche Schnittführung gewählt wurde. Abb. 6.7 zeigt, wo sich die Einschnitte befinden.

Schnittführungen. Bei der *periareolaren* Schnittführung handelt es sich um einen Halbkreis um die untere Grenze der Areola.

Der Vorteil dieser Schnittführung besteht darin, dass sie weniger sichtbar ist. Doch sie bringt mehrere Nachteile mit sich, einschließlich eines möglichen Gefühlsverlustes. Im Vergleich mit anderen Techniken kann diese Schnittführung bei der Frau mit höherer Wahrscheinlichkeit eine Stillunfähigkeit hervorrufen.[25,26] Die periareolaren Einschnitte verletzen wahrscheinlich die Milchgänge und obwohl die initiale Brustdrüsenschwellung gleichmäßig einsetzt, wird die Milch nur in den Bereichen gebildet und entleert, in denen die Gänge intakt sind.[2] Die periareolare Technik kommt üblicherweise bei Biopsien und Brustvergrößerungen zum Einsatz.

Bei der *infrasubmammären* Schnittführung liegen die Einschnitte überwiegend unter der Brustdrüse. Ein Vorteil dieser Technik ist, dass das Stillen möglich ist. Nachteilig ist, dass der Einschnitt nahe am Rand des Büstenhalters verläuft, was zunächst die Wundheilung stören und später zu Irritationen führen kann. Ein weiterer Nachteil ist, dass das Narbengewebe sichtbar ist. Diese Technik wird bei Brustvergrößerungen verwendet.

Der *axilläre* Schnitt liegt in der Achsel. Ein klarer Vorteil liegt darin, dass er praktisch unsichtbar ist, es sei denn, die Frau hebt ihren Arm hoch. Es gibt nur wenig Literatur zu dieser Art der Schnittführung, doch es sieht so aus, als ob ein erfolgreiches Stillen wahrscheinlich ist, wenn die Schnitte so gesetzt wurden. Zu den Nachteilen gehören Narbenkontrakturen der Haut und spätere Schwierigkeiten bei der Brustkrebserkennung. Diese Technik wird bei Brustvergrößerungen und gelegentlich bei Biopsien eingesetzt.

Bei der *Stieltechnik* (Transposition) bleiben Areola und Mamille mit dem darunter liegenden Parenchym verbunden. Dieser „Gewebe-Stiel" bleibt intakt, während die Enden des überschüssigen Gewebes seitlich und unterhalb des Stiels abgelöst werden. Dies ist eine weit verbreitete Tech-

Abb. 6.7 Schnittführung bei Brustoperationen.

nik, die es dem Chirurgen ermöglicht, die Haut von Mamille und Areola, die Milchgänge, die Blutversorgung und einige Nerven intakt zu lassen.

Die *vollständige Ablösung* der Mamille (free-nipple-Technik) wird heute kaum mehr durchgeführt. Sie ist in der Regel bei Frauen mit extrem großen Brüsten angezeigt. Da diese Technik Mamille und Areola voneinander trennt und die Milchgänge durchtrennt, ist es unwahrscheinlich, dass anschließend noch eine Laktation möglich ist. Frauen neigen nach einer solchen Schnittführung zu einer verringerten Empfindsamkeit der Mamille.[27]

Chirurgische Verfahren

Außer der verwendeten Schnittführung wirken sich noch weitere Faktoren auf das Stillen und die Milchbildung aus. Die Wahrscheinlichkeit, dass die Frau erfolgreich stillen wird, erhöht sich – wie bei allen Müttern, wenn ihnen korrekte Informationen gegeben und sie in ihrer Entscheidung anhaltend unterstützt werden. Die Informationen, die sie vor der Operation erhält, entscheiden darüber, ob die Frau realistische oder unrealistische Erwartungen über den Verlauf des Stillens entwickeln wird. Wird die Frau vor und während der Stillzeit mit Informationen versorgt, kann sie zwischen einigen Alternativen wählen, zu denen auch das einseitige Stillen gehören kann. Das Selbstbild der Frau und ihre durch die Operation ausgelösten Gefühle von Schuld oder Erleichterung müssen Beachtung finden. Wie die Operation durchgeführt wurde und vor allem warum sie durchgeführt wurde und die Verwendung von Prothesen sind Faktoren mit Einfluss auf die Stillerfahrung.

Vier zentrale Fragen sollten im Zusammenhang mit einer früheren Brustoperation der Frau diskutiert werden: (1) Gibt es ermutigende Anzeichen für eine Milchbildung? (2) Gibt es Belege für einen Milchfluss und die Entleerung von Milch aus der Brust? (3) Was sind die Bedenken, Ängste und Ziele der Mutter? und (4) Was sind die Auswirkungen auf das Kind (z.B. nimmt der Säugling angemessen zu)?

Die Antworten auf diese Fragen sind unterschiedlich und hängen von der einzelnen Frau und der Art der Operation ab. Allgemein gilt, dass Frauen nach vorangegangener Brustoperation eine höhere Wahrscheinlichkeit für eine verminderte Milchmenge haben als Frauen, die nicht operiert wurden.[26]

Brustverkleinerung. Eine Frau kann sich aus verschiedenen körperlichen und psychologischen Gründen für eine Verkleinerung ihrer Brüste entscheiden. Besonders große Brüste, die so genannte Makromastie, können verschiedene körperliche Probleme verursachen: Haltungsfehler, Rückenschmerzen und andere Schwierigkeiten. Solche großen Brüste, die gerne gehäuft in der Familie vorkommen, stören auch das Selbstbild der Frau. Ihre Brüste sind oft unproportional zum Rest ihres Körpers und sie fühlt sich möglicherweise sehr gehemmt. Frauen, die eine Brustverkleinerung anstreben, sind oft sehr jung – häufig noch keine 20 Jahre alt. Sie denken nicht daran, dass sie später vielleicht einmal stillen wollen oder wissen nicht, dass die Operation ihre Wahl der Fütterungsmethode einschränken kann. Zu den möglichen Komplikationen gehören Infektionen und Galaktorrhö[28, 29] zusätzlich zu den Auswirkungen auf die Milchmenge, die bereits beschrieben wurden.

Üblicherweise kommt für eine Brustreduktion die in Abb. 6.8 gezeigte Stieltechnik zur Anwendung. Da die meisten Milchgänge, Blutgefäße und Nerven dabei intakt bleiben, ist das Stillen nach einer solchen Operation gewöhnlich möglich. Leider werden Frauen, die auf diese Weise operiert wurden, oft davon abgehalten zu stillen[24] und viele Frauen haben es bereut, dass sie vor der

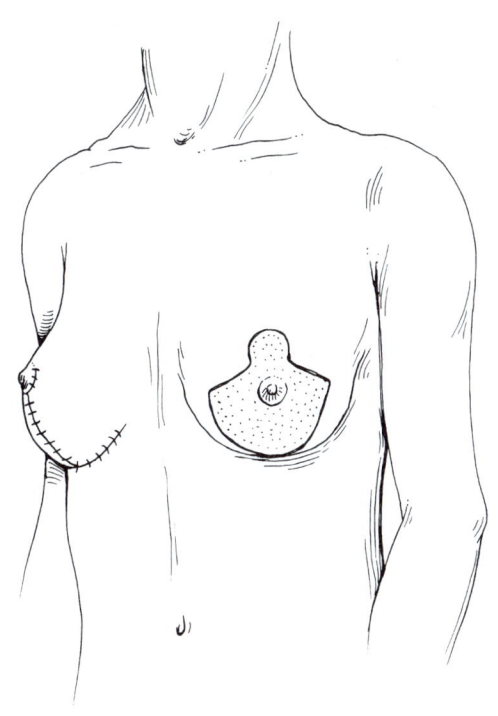

Abb. 6.8 Brustverkleinerung (Stieltechnik).

Operation in Bezug auf das Stillen nicht ausreichend beraten wurden.[30] Tatsächlich können 72 % der Patientinnen, die mit dieser Technik operiert wurden, Milch bilden.[31]

Von den meisten Frauen, deren Brustverkleinerung mit dieser Operationstechnik durchgeführt wurde, wird berichtet, dass die Milchbildung und das Stillen „normal" verlaufen seien, doch die Autoren hatten keine objektiven Kriterien, mit denen bestimmt wurde, was „normal" ist.[32] In einer Studie wurde „erfolgreiches Stillen" als „Fähigkeit, zwei Wochen oder länger zu stillen"[24] beschrieben. Autoren, die zu dem Schluss kamen, dass die Mütter „genügend Milch" bildeten, erwähnen häufig nirgends etwas von Messungen der Milchmenge oder Testwiegen bei den Säuglingen.[33] In einer Untersuchung begannen nur 35 % der Frauen, die nach der Stieltechnik operiert wurden, mit dem Stillen und stillten weiter, und auch in dieser Studie gab es nur wenig Belege dafür, wie „erfolgreich" das Stillen verlief.[34]

Wie bei allen Müttern muss die Pflegefachkraft auf die beruhigenden Anzeichen einer physiologischen Brustdrüsenschwellung und darauf folgender Milchbildung achten. In einem Fallbericht wird eine Mutter beschrieben, die eine einseitige Brustverkleinerung mit Stieltechnik hatte. Bei beiden Brüsten kam es 84 Stunden post partum zu einer initialen Brustdrüsenschwellung, doch aus der verkleinerten Brust konnte deutlich weniger Milch gewonnen werden als aus der anderen Seite.[35] Andere Patientinnen berichten von einer leichten Verzögerung des initialen Milcheinschusses.[36] Neifert schreibt, dass sie Frauen getroffen hat, die nach einer Brustverkleinerung unter Verwendung der Stieltechnik in der Lage waren, eine volle Milchbildung zu erreichen. Doch sie warnt, dass in den meisten Fällen das Zufüttern von künstlicher Säuglingsnahrung notwendig ist, damit der Säugling angemessen zunimmt.[26]

Gelegentlich wird bei einer Brustreduktion die Mamille noch vollständig abgelöst (free-nipple-Technik oder Autotransplantation). Kann die Frau dann nach dieser Operation nicht mehr stillen, dann kommt es vor, dass sie sich selbst Vorwürfe macht, weil sie ihre Brust verkleinern ließ. Doch es ist müßig darüber zu diskutieren, ob die Operation ihre Chancen für eine erfolgreiche Stillzeit zunichte gemacht haben oder nicht. Die Operation hat stattgefunden und kann nicht wieder ungeschehen gemacht werden. Vielleicht tröstet es die Frau, wenn sie hört, dass manche Frauen mit extrem großen Brüsten niemals voll stillen können, weil die außergewöhnlich große Menge an Fettgewebe die Milchgänge zusammenpresst und so ihre Funktion einschränkt.

Brustvergrößerung. Bei der Brustvergrößerung kommt üblicherweise die periareolare Schnittführung zum Einsatz. Bei dieser Technik besteht ein eindeutiges Risiko für die Stillfähigkeit. Dennoch gibt es Berichte über eine Laktation nach Brustvergrößerungen.[37] Allerdings gibt es keine Bestätigung für die Milchmenge oder das Gedeihen des Säuglings als Maßstab für den Erfolg. In kontrollierten Studien zeigt sich, dass eine unzureichende Milchbildung bei Frauen nach Brustvergrößerung häufiger vorkommt als bei Frauen ohne Brustvergrößerung. Bei genauerer Betrachtung wurde es offensichtlich, dass die periareolare Schnittführung am deutlichsten mit mangelnder Milchbildung in Verbindung zu bringen war.[25, 26]

Die für die Brustvergrößerung verwendeten Implantate werfen weitere Fragen auf. Selbst wenn das Stillen möglich ist, muss man sich fragen: „Ist das Stillen sicher?" Es gibt zwei Arten von Implantaten auf dem Markt: Kochsalz und Silikon. Viele Frauen haben Bedenken, wie sicher Silikon ist und fürchten, es könnte in ihre Milch „hineinfließen". Das Silikon selbst ist inert und zersetzt sich nicht. Es ist auch in frei verkäuflichen Präparaten wie Sab-simplex® oder Lefax® (Inhaltsstoff: Simethicon) enthalten. Doch andere Substanzen aus den Implantaten werden aufgespalten und es ist nicht klar, ob diese Substanzen ein Gesundheitsrisiko darstellen oder nicht. Es handelt sich dabei um Toluylendiisocyanat (TDI) und Diaminotoluol (Toluylendiamin, TDA), von denen in der Industrie angenommen wird, dass sie krebserregend sind (z.B. in Sitzbezügen). In der Stillliteratur gibt es keine Aussagen, ob sie als sicher oder unsicher zu betrachten sind. Es ist jedoch möglich, den Urin der schwangeren Frau auf die Abbauprodukte von TDA und TDI zu untersuchen. Sind die Abbauprodukte im Urin nachweisbar, so sind sie wahrscheinlich nach der Geburt auch in der Milch vorhanden. Weiteres zu diesem Thema ☞ Kapitel 13.

Biopsie. Eine einfache Biopsie scheint keine Auswirkungen auf das spätere Stillen zu haben. Bei periareolarer Schnittführung kann das Stillen jedoch massiv beeinträchtigt sein. Eine Frau, die vor der Biopsie ihr erstes Kind problemlos gestillt hatte, war beim zweiten Kind nicht in der Lage, an der betroffenen Brust erfolgreich zu stillen. Bei der Frau kam es zu einem beidseitigen initialen Milcheinschuss, an der betroffenen Brust war jedoch kein normaler Milchfluss möglich. Die Mutter versuchte mit den üblichen Methoden, die Brust stärker anzuregen und den Milchspendereflex zu fördern – warme Kompressen, Oxytocinnasenspray, jede Stillmahlzeit an der betroffenen Seite beginnen –, musste aber nach sechs Wochen feststellen, dass ihre Bemühungen keine nennenswerte Verbesserung erbrachten. Ihre andere Brust bildete ausreichend Milch und der Säugling hörte bald auf, an der operierten Seite zu trinken, so dass es bald zu einer Involution der Brust kam.[38]

Mastopexy. Eine Mastopexy ist eine Bruststraffung. Die Haut im submammären Bereich ist davon betroffen und die dabei entstandenen Narben sehen ähnlich wie nach einer Brustverkleinerung aus. Die Laktation bleibt wahrscheinlich unbeeinflusst, da lediglich die Haut beteiligt ist, aber es gibt keine Studien zu diesem Thema.

Lumpektomie. Bei einer Lumpektomie wird ein Knoten aus der Brust entfernt. Eine Lumpektomie kann in der Stillzeit durchgeführt werden, doch die Frau kann auch zum Abstillen vor dem Eingriff aufgefordert werden, da eine laktierende Brust sehr gefäßreich ist. Die Auswirkungen auf das Stillen sind nicht gut beschrieben. Eine Frau bildete nach einer Lumpektomie zur Entfernung eines axillären Knotens und darauf folgender Bestrahlung der gesamten Brust nur noch tropfenweise Milch in der betroffenen Brust, stillte aber erfolgreich an der unbehandelten Brust.[39]

Mastektomie. Die Mastektomie ist die operative Entfernung der Brust. Wurde nur eine Brust entfernt, ist volles Stillen mit der anderen Brust möglich.

Brustoperationen in der Stillzeit

Wenn es möglich ist, sollten Brustoperationen in der Stillzeit so lange es geht hinausgezögert werden. Selbst ein kurzes Hinausschieben bietet der Mutter mehr Möglichkeiten und sie kann zum Beispiel Milch sammeln und aufbewahren, wenn sie dies möchte. In dringenden Fällen kann es jedoch sein, dass die Notwendigkeit für die Operation schwerer wiegt, als das Bedürfnis des Säuglings gestillt zu werden. Bei der Organisation der Pflege der Frau helfen einige grundlegende Prinzipien.

Versorgung der stillenden Frau vor der Operation. Fragen Sie oder lassen Sie die Mutter nachfragen, wann sie das Stillen wieder aufnehmen kann. Mit dieser Frage wird sich die Frau ohne jeden Zweifel beschäftigen und es ist besser, wenn das Thema bereits vor der Operation angesprochen wird statt danach. Ist anzunehmen, dass das Stillen für sehr lange Zeit unterbrochen werden muss, sollte die Frau darüber informiert werden. Möglicherweise entschließt sie sich dann zum Abstillen. Doch die Frau sollte entscheiden, was „zu lange" ist. Das medizinische Personal sollte sie nicht davon abhalten, die Milchbildung so lange aufrechtzuerhalten, bis das Baby wieder angelegt werden kann, es sei denn dies wäre kontraindiziert.

Ob die Frau weiterstillen kann oder nicht, hängt auch davon ab, wo die Einschnitte verlaufen. Der Mund des Säuglings, der ja nicht keimfrei ist, sollte nicht mit einem frischen Schnitt in Berührung kommen. Logistische Probleme können sich durch die Art der Station ergeben, auf der die Frau aufgenommen wurde. Liegt sie auf einer allgemeinen Station, kann es Einschränkungen in Bezug auf die Anwesenheit des Babys geben. Einige Kliniken sehen das etwas gelassener und erlauben die Mitaufnahme des Säuglings im Zimmer der Mutter, wenn sie die volle Verantwortung und Versorgung übernimmt. Je nach dem welche Operation durchgeführt wird, kann sie dazu in der Lage sein oder auch nicht. Sie braucht Hilfe, um objektive Informationen zusammenzutragen, so dass sie eine Lösung finden kann, die ihren eigenen Bedürfnissen und denen des Kindes am besten gerecht wird.

Stellen Sie fest, was die Mutter für die Zeit, in der sie von dem Säugling getrennt ist, an Hilfsmitteln und Unterstützung braucht. Bedenken Sie, wie lange die Trennung wahrscheinlich andauern wird und ziehen Sie in Ihre Überlegungen, wie die Mutter mit einem längeren Abpumpen der Milch zurecht kommen wird, auch die finanzielle und emotionale Situation der Mutter ein. Schlagen Sie der Frau vor, sich zu überlegen, ihre Milch abzupumpen und aufzubewahren, es sei denn es spricht von ärztlicher Seite etwas gegen die Verwendung der Milch. Ist die Milch nur vorübergehend nicht für das Kind geeignet, erklären Sie der Mutter, dass sie die Milch abpumpen und verwerfen muss, bis sich die Situation wieder geändert hat.

Versorgung der stillenden Frau nach der Operation. Die postoperative Pflege einer stillenden Frau ähnelt in vielem der Pflege einer nicht stillenden Frau. Es gibt jedoch einige spezielle Aspekte zu bedenken.

Stillmanagement und Begutachtung der Brust. Überprüfen Sie die Brüste der Mutter. Wahrscheinlich wird eine Trennung, auch wenn es sich nur um eine kurzzeitige Trennung handelt, zu einem Milchstau führen. Das ist zumindest unangenehm, im schlimmsten Fall kann es jedoch zu einem Auslöser für eine ganze Reihe von weiteren Problemen führen, die mit einer mangelnden Entleerung der Brust in Verbindung stehen. Dazu gehört eine extreme Brustschwellung, die die Wundheilung behindert. Im Idealfall wird das Kind zum Stillen gebracht. Sollte dies nicht möglich sein, sollte die Mutter ihre Brüste ausstreichen oder abpumpen. Bieten Sie der Frau zur Erleichterung Eispackungen für die Brust und ein ärztlich verordnetes, mildes Schmerzmittel an.

Führen Sie die für eine Patientin üblichen postoperativen Untersuchungen durch, die durch einige zusätzliche Abläufe ergänzt werden. Dokumentieren Sie Lage und Ausmaß des Einschnitts und stellen sie fest, ob das Kind angelegt werden kann oder nicht, wenn sein Mund mit der Wunde in Kontakt kommt oder in die Nähe der Einschnitte kommt. Das Kind könnte in seinem Mund Keime haben, die die Wundheilung beeinträchtigen. Überprüfen Sie die Wunde auf Flüssigkeitsabsonderungen und dokumentieren Sie die Farbe der Absonderungen. Notieren Sie, was die Frau aufnimmt und was sie ausscheidet, und achten Sie darauf, die abgepumpte Milch und die Milch, die das Kind an der Brust trinkt, bei den Ausscheidungen einzuberechnen.

Sichere Verabreichung von Medikamenten. Bei der Verabreichung von Medikamenten muss daran gedacht werden, dass sie für Mutter und Kind sicher sein müssen. Zögern Sie jedoch nicht, der Mutter Schmerzmittel in der verordneten Dosis anzubieten. Aufgrund von Schmerzen zögern die Frauen die Wiederaufnahme des Stillens häufig hinaus oder bieten die Brust seltener an,[40] was eine ganze Reihe von unangenehmen Folgen haben kann.

Optimierung des Stillens und der Milchbildung. Um das Stillen optimal verlaufen zu lassen, sind kreative Lösungen gefragt. Ist das Stillen an der operierten Brust nicht erlaubt, kann die Frau so lange an der anderen Seite anlegen, bis an der betroffenen Brust wieder gestillt werden kann. Selbst wenn die Frau an beiden Seiten anlegen darf, können Stress und Trennung vom Kind zu einem Rückgang ihrer Milchmenge führen. Erklären Sie der Frau, dass die Milchmenge relativ schnell wieder gesteigert werden kann, vorausgesetzt, dass die Trennung nur kurz andauert und sich die Mutter ohne Probleme von der Operation erholt.

Helfen Sie der Mutter, ihre Verlust- und Trennungsängste zu bewältigen. Die Mutter mag den Eindruck haben, dass sie ihrem Kind die Milch vorenthält oder sie fühlt sich schuldig, weil es ihr nicht gut genug geht, um ihr Kind zu stillen. Betonen Sie ihr gegenüber, dass sie zuerst für sich sorgen muss, ehe sie sich um ihr Kind kümmern kann. Falls keine abgepumpte Muttermilch zur Verfügung steht, bedeutet die Gabe von künstlicher Milch keine Katastrophe, vor allem nicht, wenn die Stillbeziehung sich bereits gut eingespielt hatte.

Länger von ihrer Mutter getrennte Säuglinge sind anfällig für Austrocknung und mangelndes Gedeihen. Die Zusammenarbeit mit dem Kinderarzt und eine sorgfältige Nachsorge sind unerlässlich, um sicherzustellen, dass diese Säuglinge angemessen Nahrung und Flüssigkeit aufnehmen.

6.3 Alarmzeichen bei Stillproblemen

- *Fehlen der eindeutigen Bereitschaft zum Stillen seitens der Mutter:* Eine Mutter, die sagt, sie will „versuchen" zu stillen oder sie werde „für ein paar Wochen" stillen oder die in Bezug auf das Stillen statt „ich" „sie", „die" oder „man" verwendet, braucht vielfache, positive und zielgerichtete Botschaften und eine starke Unterstützung während der Perinatalzeit.
- *Neutrale oder negative Bemerkungen über das Stillen:* Solche Botschaften von Familienmitgliedern, Gesundheitspersonal oder aus der Umgebung, in der die Mutter lebt und arbeitet, bieten nicht die positive Unterstützung, die zum erfolgreichen Stillen notwendig ist.
- *Gesellschaftlicher Hintergrund:* Ein sozialer Hintergrund mit Verhaltensweisen und Ereignissen, die bekanntermaßen die Milchmenge verringern (z.B. Rauchen), vorangegangene Stillschwierigkeiten oder eine Verwandte oder enge Freundin, die keine positive Stillerfahrung hatte, sind alles Hinweise dafür, dass die Mutter viel Unterstützung für ihre Entscheidung zum Stillen benötigt.
- *Körperliche Untersuchung:* Bei einer körperlichen Untersuchung sollte auf Veränderungen der Anatomie der Brust geachtet werden. Dazu können angeborene Zustände oder durch Operationen, Behandlungen oder Unfälle hervorgerufene Veränderungen gehören. Veränderungen, die das Körpergefühl der Frau, ihre Fähigkeit, eine ausreichende Milchbildung zu erreichen und die Fähigkeit, einen Säugling an ihre Brust anzulegen beeinträchtigen, bedürfen einer weitergehenden Beurteilung und Evaluierung sowie einer verstärkten Zusammenarbeit des medizinischen Personals.

- *Brustveränderungen:* Es sollte dokumentiert werden, wenn es während der Schwangerschaft zu keinen (oder asymmetrischen) Veränderungen der Brust kommt.
- *Geburtshilfliche Faktoren:* Dazu gehören Herausforderungen wie Mehrlingsschwangerschaften und ernsthaftere Komplikationen wie das Sheehan's Syndrom.
- *Krankengeschichte:* Infektionen und chronische Erkrankungen können problematisch sein.
- *Verspäteter Stillbeginn oder Unterbrechung des Stillens:* Ein verspäteter Stillbeginn oder jegliche Unterbrechung der Stillbeziehung kann zu Problemen führen.

Copyright 2001 Marie Biancuzzo.

6.2.3 Alarmzeichen bei Stillproblemen

In vielen Fällen lässt sich die pathologische oder weniger optimale Situation bereits in der Perinatalzeit erkennen. Damit die Frau eine positive Stillerfahrung erleben kann, ist eine eingehende und anhaltende Betreuung notwendig. Die meisten Probleme verschwinden nicht einfach, sondern bleiben bis in die Zeit post partum erhalten, es sei denn, sie werden angemessen behandelt. Mit einfühlsamer Pflege und Beratung und ausreichender Nachbetreuung können die meisten Probleme jedoch überwunden werden. In Kasten 6.3 werden einige der Untersuchungsdaten, die in diesem Kapitel besprochen wurden und noch weitere zu einer Liste von Alarmzeichen zusammengestellt, die eine besonders intensive Betreuung bereits in der Zeit vor der Geburt erfordern, um größere Probleme in der Zeit nach der Geburt zu vermeiden.

6.3 Zusammenfassung

Eine Beurteilung des körperlichen Wohlbefindens der Mutter ist wichtig für ein gutes Stillmanagement. Bereits bestehende Probleme mit der Brust oder der Gesamtgesundheit der Mutter können die Stillerfahrung beeinflussen. Auch in der Stillzeit kann es zu Problemen kommen. In jedem Fall können besondere Strategien zum Zug kommen, um der Frau zu helfen, so lange zu stillen, wie sie es möchte. Nur in sehr wenigen Situationen ist das Stillen kontraindiziert. In den meisten Fällen kann die Pflegefachkraft die Frau einfühlsam beraten und ihr beim Erreichen der Ziele, die sie sich hinsichtlich des Stillens gesteckt hat, helfen.

Literatur

1. Neville MC. Anatomy and physiology of lactation. Pediatr Clin North Am 2001;48:13-34.
2. Neifert M. Breastfeeding after breast surgical procedure or breast cancer. NAACOGS Clin Iss Perinat Womens Health Nurs 1992;3:673-682.
3. Lawrence RA, Lawrence RM. Breastfeeding: a guide for the medical profession. 5th ed. St. Louis: Mosby; 1999.
4. Barnes GR, Lethin AN, Jackson EB et al. Management of breastfeeding. JAMA 1953;151:192-199.
5. Ferris AM, Dalidowitz CK, Ingardia CM et al. Lactation outcome in insulin-dependent diabetic women. J Am Diet Assoc 1988;88:317-322.
6. Kjos SL, Henry O, Lee RM et al. The effect of lactation on glucose and lipid metabolism in women with recent gestational diabetes. Obstet Gynecol 1993;82:451-455.
7. McManus RM, Cunningham I, Watson A et al. Beta-cell function and visceral fat in lactating women with a history of gestational diabetes. Metabolism 2001;50:715-719.
8. Neubauer SH. Lactation in insulin-dependent diabetes. Prog Food Nutr Sci 1990;14:333-370.
9. Neubauer SH, Ferris AM, Chase CG et al. Delayed lactogenesis in women with insulin-dependent diabetes mellitus. Am J Clin Nutr 1993;58:54-60.
10. Kjos SL, Peters RK, Xiang A et al. Contraception and the risk of type 2 diabetes mellitus in Latina women with prior gestational diabetes mellitus. JAMA 1998;280:533-538.
11. Kampmann JP, Johansen K, Hansen JM et al. Propylthiouracil in human milk. Revision of a dogma. Lancet 1980;1:736-737.
12. Bruck JC. Galactorrhea: a rare complication following reduction mammaplasty. Ann Plast Surg 1987;19:384-385.
13. Seidel HM, Ball JW, Dains JE et al. Mosby's guide to physical examination. 4th ed. St. Louis: Mosby; 1999.
14. Canter JW, Oliver GC, Zaloudek CJ. Surgical diseases of the breast during pregnancy. Clin Obstet Gynecol 1983;26:853-864.
15. Goldsmith HS. Milk-rejection sign of breast cancer. Am J Surg 1974;127:280-281.
16. Rodger A, Corbett PJ, Chetty U. Lactation after breast conserving therapy, including radiation therapy, for early breast cancer. Radiother Oncol 1989;15:243-244.
17. Higgins S, Haffty BG. Pregnancy and lactation after breast-conserving therapy for early stage breast cancer. Cancer 1994;73:2175-2180.
18. Tralins AH. Lactation after conservative breast surgery combined with radiation therapy. Am J Clin Oncol 1995;18:40-43.
19. Varsos G, Yahalom J. Lactation following conservation surgery and radiotherapy for breast cancer. J Surg Oncol 1991;46:141-144.
20. Guix B, Tello JI, Finestres F et al. Lactation after conservative treatment for breast cancer. Int J Radiat Oncol Biol Phys 2000;46:515-516.

21. Ulmer HU. Lactation after conserving therapy of breast cancer? Int J Radiat Oncol Biol Phys 1988;15:512-513.
22. Rostom AY. Failure of lactation following radiotherapy for breast cancer. Int J Radiat Oncol Biol Phys 1988; 15:511.
23. Akpuaka FC, Jiburum BC. Reduction mammaplasty by the inferior pedicle technique: experience with moderate to severe breast enlargement. West Afr J Med 1998;17:199-201.
24. Brzozowski D, Niessen M, Evans HB et al. Breast-feeding after inferior pedicle reduction mammaplasty. Plast Reconstr Surg 2000;105:530-534.
25. Hurst NM. Lactation after augmentation mammoplasty. Obstet Gynecol 1996;87:30-34.
26. Neifert M, DeMarzo S, Seacat J et al. The influence of breast surgery, breast appearance, and pregnancy-induced breast changes on lactation sufficiency as measured by infant weight gain. Birth 1990;17:31-38.
27. Townsend PL. Nipple sensation following breast reduction and free nipple transplantation. Br J Plast Surg 1974;27:308-310.
28. DeCholnoky T. Augmentation mammaplasty. Survey of complications in 10,941 patients by 265 surgeons. Plast Reconstr Surg 1970;45:573-577.
29. Song IC, Hunter JG. Galactorrhea after reduction mammaplasty [letter; comment]. Plast Reconstr Surg 1989;84:857.
30. Engstrom BL, Fridlund B. Women's views of counselling received in connection with breast-feeding after reduction mammoplasty. J Adv Nurs 2000;32: 1143-1151.
31. Mandrekas AD, Zambacos GJ, Anastasopoulos A et al. Reduction mammaplasty with the inferior pedicle technique: early and late complications in 371 patients. Br J Plast Surg 1996;49:442-446.
32. Aboudib JH, de Castro CC, Coelho RS et al. Analysis of late results in postpregnancy mammoplasty. Ann Plast Surg 1991;26:111-116.
33. Hatton M, Keleher KC. Breastfeeding after breast reduction mammaplasty. J Nurse Midwifery 1983;28:19-22.
34. Harris L, Morris SF, Freiberg A. Is breast feeding possible after reduction mammaplasty? Plast Reconstr Surg 1992;89:836-839.
35. Schoch RM. Breast feeding after reduction mammoplasty. J Nurse Midwifery 1985;30:240.
36. Hughes V, Owen J. Is breast-feeding possible after breast surgery? MCN Am J Matern Child Nurs 1993; 18:213-217.
37. Hugill JV. Lactation following breast augmentation: a third case. Plast Reconstr Surg 1991;87:806-807.
38. Day TW. Unilateral failure of lactation after breast biopsy. J Fam Pract 1986;23:161-162.
39. Findlay PA, Gorrell CR, d'Angelo T et al. Lactation after breast radiation. Int J Radiat Oncol Biol Phys 1988; 15:511-512.
40. Kapil U, Kaul S, Vohra G et al. Breast feeding practices amongst mothers having undergone cesarean section. Indian Pediatr 1992;29:222-224.

7 Milchbildung und Milchtransfer

Das Stillen kann nicht isoliert betrachtet werden. Es ist ein fortlaufender, wechselseitiger Prozess, bei dem Mutter und Kind harmonisch miteinander verbunden sind. Obwohl es ein instinktiver Vorgang zu sein scheint, ist das nicht unbedingt so für Mütter in Kulturen wie unserer, in denen das Stillen nicht der kulturellen Norm entspricht. Es kommt nicht selten vor, dass Mütter unsicher sind, wie sie genügend Milch bilden können, ob der Milchspendereflex ausgelöst wurde oder ob das Baby genügend Milch bekommt. Alle Pflegefachkräfte stehen in der Pflicht, Müttern bei diesen und weiteren Fragen beizustehen. Ziel dieses Kapitels ist es, die Pflegefachkraft dabei zu unterstützen, die Milchproduktion, den Milchspendereflex und den Milchtransfer optimal zu fördern und zu beurteilen und bei Bedarf korrigierend einzugreifen.

7.1 Mechanismen der Milchbildung

Muttermilch wird durch zwei Hauptmechanismen gebildet: Die endokrine Funktion und die autokrine Funktion. Wie in Kapitel 4 beschrieben, kontrollieren neurohormonelle Mechanismen, zu denen auch die Ausschüttung von Oxytocin, Prolaktin und anderen Hormonen gehört, den Beginn der Milchbildung, sobald die Plazenta geboren wurde. Die Milchbildung wird allerdings nicht weiter fortgesetzt, es sei denn, es wird mit dem Stillen begonnen und weitergestillt. Die Fortsetzung der Milchproduktion wird durch autokrine Mechanismen gesteuert. Das bedeutet, damit weiterhin Milch gebildet wird, muss die Milch beständig und effektiv *entleert* werden.[1] Die wirkungsvolle Entleerung der Milch hängt davon ab, wie oft, wie lange und wie wirkungsvoll der Säugling an der Brust trinkt (oder die Mutter Milch abpumpt).

7.1.1 Stillhäufigkeit

Klaus hat darauf hingewiesen, dass „eine Erhöhung der Stillfrequenz Mamillenschmerzen und Empfindlichkeit der Brust verringert, die Milchmenge und die kindliche Gewichtszunahme signifikant erhöht, die Spitzenwerte des Serumbilirubins senkt …, den Eisprung verringert und damit deutlich die empfängnisverhütende Wirkung des Stillens verbessert".[2] Die meisten dieser Vorteile werden in Kapitel 8 besprochen. Der Schwerpunkt in diesem Kapitel liegt auf der Milchbildung und der daraus folgenden Gewichtszunahme des Säuglings.

Auswirkungen der Stillhäufigkeit auf die Milchmenge

Der Häufigkeit des Saugens kommt eine große Bedeutung zu, da es die mütterlichen Brüste anregt und Nahrung für den Säugling liefert. Im Idealfall sollte der Säugling unmittelbar nach der Geburt angelegt werden und anschließend sehr häufig.

Im *ersten Lebensmonat* erhöht sich die Milchproduktion parallel zur Häufigkeit der Stimulation.[3,4] Danach, wenn die Milchmenge der Mutter sich gut eingespielt hat, korreliert die Milchbildung *nicht* mit der Häufigkeit des Stillens.[5–7] Die Milchmenge wird auch durch das Alter des Kindes beeinflusst. Die Stillbeziehung wird erst nach etwa drei bis vier Wochen als „gut eingespielt" angesehen. Wenn die Stillhäufigkeit einen großen Einfluss auf die Milchbildung in den allerersten Wochen hat, aber nur mehr wenig Einfluss danach, kann die Erhöhung der Milchmenge durch die Fähigkeit des Säuglings erklärt werden, seine Milchaufnahme selbst zu regulieren. In der Tat könnte es sein, dass die Brust in den ersten Wochen und während der „Wachstumsschübe" vollständiger entleert wird. Dieses Konzept bildet die Basis für die Empfehlungen zu frühem Kontakt, einer zurückgehenden Milchmenge und den so genannten Wachstumsschüben.

Die Häufigkeit des Saugens allein reicht aber nicht aus. Die Milch muss tatsächlich *entleert* werden. Wirkungsvolle Entleerung der Milch – durch das Kind oder eine Pumpe – erhöht die Milchmenge. Pumpt die Mutter zwei Wochen lang zusätzlich Milch ab, steigt die Milchmenge um mehr als 73 g pro Tag über den Basiswert an.[8]

Die Zahl der Stillzeiten innerhalb von 24 Stunden oder die Abstände, wann das Baby Hungerzeichen zu erkennen gibt, sind sehr unterschiedlich. In den ersten 60 Lebensstunden beträgt die Zeit zwischen den Stillmahlzeiten 3,36 ± 0,17 Stunden, bei durchschnittlich sieben bis acht Stillzeiten innerhalb von 24 Stunden.[9] Dennoch sind zehn bis 15 Stillmahlzeiten innerhalb von 24 Stunden in den ersten Tagen nicht ungewöhnlich.[10] Es sieht auch so aus, als ob Säuglinge am zweiten Lebenstag und danach häufiger Hungerzeichen zu erkennen geben, als am ersten Lebenstag.[11] Es scheint außerdem Einfluss auf die Trinkmenge zu haben, wie viel Zeit von einer Stillzeit bis zur nächsten vergeht. Wenn bis zum nächsten Stillen eine längere Zeit verstrichen ist, neigen die Säuglinge (im Alter von 2, 4, 6 und 8 Wochen) dazu, größere Milchmengen zu trinken.[12]

Was bestimmt die Stillabstände

Mehrere Faktoren bestimmen, wie oft Neugeborene gestillt werden. Im Idealfall wird dem Kind die Brust so oft angeboten, wie es physiologisch erforderlich ist. Doch das Verhalten der Eltern oder die Gepflogenheiten der Klinik führen manchmal dazu, dass die Abstände zwischen den Stillzeiten verlängert und die Zahl der Stillmahlzeiten innerhalb von 24 Stunden verringert werden.

Bewusstseinsstadien

Ein Säugling kann jederzeit gestillt werden, wenn er wach ist. Doch Säuglinge sind nicht einfach wach oder schlafen. Abb. 7.1 zeigt den Schlafwach-Zyklus. Voll ausgetragenen Säuglingen sollte die Brust möglichst im Stadium der ruhigen Aufmerksamkeit angeboten werden. Es steht ein einfaches Konzept hinter dem Stillmanagement: Es ist schwierig, ein hungriges Baby zum Schlafen zu bringen, und es ist schwierig, ein schlafendes Kind zum Essen zu bringen. Manchmal hilft es, den Säugling auszuwickeln, um ihn wach zu halten. Im Hautkontakt mit seiner Mutter kann er außerdem seine Körpertemperatur aufrechterhalten.

Stillen nach Bedarf

Im Gegensatz zum Stillen nach Zeitplan erfolgt das Stillen nach Bedarf spontan. Die Mutter reagiert auf die Hungerzeichen ihres Säuglings.

Es ist ideal, wenn dem Säugling die Brust bei den frühen Hungerzeichen angeboten wird (☞ Kasten 7.1). Eltern sollten lernen, die frühen Hungerzeichen zu erkennen, und wissen, dass Schreien ein *spätes* Hungerzeichen ist. Frühe Hungerzeichen, z.B. das Hände-zum-Mund-Führen, führen dazu, dass der Säugling seinen Mund öffnet,[13] was die Mütter dazu ausnutzen können, die Brust anzubieten, sobald sie dieses und andere frühe Hungerzeichen wahrnehmen. Eltern sollten auch wissen, dass diese Zeichen vorübergehend auftreten (d.h. sie halten nicht lange an) oder subtil sein können. In der Regel zeigen jedoch gesunde, reif geborene Säuglinge nach einer medikamentenfreien Geburt etwa alle drei Stunden oder sogar häufiger Hungerzeichen.[14]

7.1 Hungerzeichen und Sättigungszeichen

Hungerzeichen
- Suchen
- Saugbewegungen
- Motorische Aktivität: Hände zum Mund, Beugen der Arme, Beinbewegungen wie beim Fahrrad fahren
- Körperhaltung/Gemütszustand: angespannt, Fäuste geballt
- Schreien: Beachten Sie, dass dies das *letzte* Hungerzeichen ist

Sättigungszeichen
- Hörbares Schlucken beim Stillen
- Beendigung des hörbaren Schluckens; verstärktes nonnutritives Saugen und längere Pausen zwischen den Saugepisoden
- Der Säugling lässt die Brust selbst los, statt abgenommen zu werden
- Verschwinden der Hungerzeichen
- Körperhaltung/Gemütsverfassung: Arme und Beine entspannt, schläfrig
- Schlafen

Neugeborene, die nach Bedarf gestillt werden, trinken häufiger als nach Plan gestillte Säuglinge[3], doch die Kinder scheinen ihre Nahrungsaufnahme selbst zu regulieren.[8, 15] Deshalb überessen sie sich nicht. Weitere Vorteile des Stillens nach Bedarf, einschließlich der erhöhten Wahrscheinlichkeit für das Weiterstillen, werden in Kapitel 8 beschrieben.

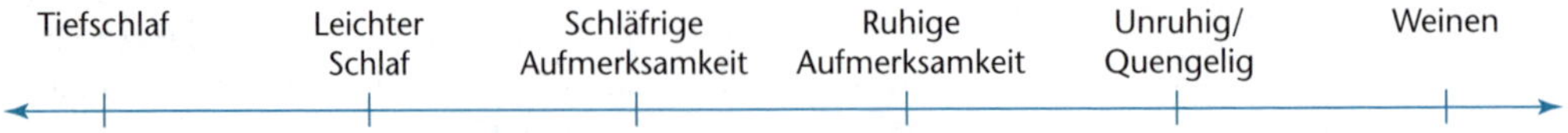

| Tiefschlaf | Leichter Schlaf | Schläfrige Aufmerksamkeit | Ruhige Aufmerksamkeit | Unruhig/Quengelig | Weinen |

Abb. 7.1 Schlaf-wach-Zyklus. Das Stadium der ruhigen Aufmerksamkeit ist optimal zum Stillen.

Kapazitäten und Einschränkungen des Magen-Darm-Traktes des Neugeborenen

Während der Zeit im Mutterleib wurde der Säugling kontinuierlich mit Nahrung versorgt. Es ist daher verständlich, dass die Anatomie und die Physiologie des Neugeborenen unmittelbar nach der Geburt auf eine, der ununterbrochenen Nahrungsversorgung nahe kommende, Ernährung eingestellt ist (d.h. sehr häufige Mahlzeiten). Da der Säugling nur eine begrenzte Magenkapazität hat, sind häufige Mahlzeiten notwendig. Der Magen eines Neugeborenen ist etwa so groß wie ein Golfball und hat sowohl eine anatomische wie auch eine physiologische Kapazität.[17] Unter der *anatomischen* Kapazität wird verstanden, was der Magen tatsächlich aufnehmen kann, wenn er „vollgestopft" wird. (Säuglinge, die mit künstlicher Säuglingsnahrung gefüttert werden, neigen dazu, sich aufgrund der in der Flasche verfügbaren Menge selbst zu „stopfen".) Die *physiologische* Kapazität des Magens ist erreicht, wenn der Säugling sich satt fühlt. Die physiologische Kapazität eines Neugeborenen von 2 bis 4 Kilogramm Körpergewicht beträgt am ersten Tag etwa 7 ml pro Mahlzeit (etwa die Menge, die die Mutter an Kolostrum bildet), wohingegen die anatomische Kapazität am ersten Tag 30 bis 35 ml beträgt, was der Menge entspricht, die häufig von Neugeborenen, die die Flasche mit künstlicher Säuglingsnahrung erhalten, getrunken wird. Aufgrund des niedrigen Verhältnisses von Kasein zu Molke wird Muttermilch leichter verdaut als künstliche Säuglingsnahrung, und die Zeit bis zur Leerung des Magens beträgt etwa 90 Minuten.

Nächtliches Stillen

Das Krankenhauspersonal mag das nächtliche Stillen als nicht zwingend ansehen, als eine Aufgabe für die Mütter, nachdem sie nach Hause entlassen wurden. Diese negative Ansicht basiert mehr auf kulturellen Empfindungen als auf den bekannten biologischen Vorteilen des nächtlichen Stillens und der normalen Physiologie der Mutter und des Neugeborenen.

Das Auslassen der nächtlichen Stillmahlzeiten im Krankenhaus wirkt sich störend auf den Aufbau einer guten Milchmenge aus. Die Bemühungen, die „Mütter schlafen zu lassen" solange sie in der Klinik sind, verschieben das Problem nur, bis sie nach Hause gehen. Die sich daraus ergebenden Schwierigkeiten, einschließlich initialer Brustdrüsenschwellung und später unzureichender Milchmenge, sind eine direkte Folge der ausgelassenen oder zu seltenen Stillmahlzeiten. Die Bemühungen, die Mütter schlafen zu lassen, sollten das Ziel haben, den Müttern zu helfen, am Tag ungestört schlafen zu können. Frauen, die im Krankenhaus entbinden, werden am ersten Tag nach der Geburt häufiger von Pflegefachkräften und Besuchern aufgeweckt als von ihrem Neugeborenen.[18] Es wäre für die Frauen von unermesslich größerem Vorteil, wenn die Protokolle, die dazu führen, dass die Mütter für „routinemäßige" Überprüfungen der Vitalzeichen geweckt werden, neu überdacht würden, die Pflegehandlungen zusammengefasst würden und die Zahl der Besucher beschränkt würde, statt dass das nächtliche Stillen beschränkt oder davon abgeraten wird.

Erst einmal zu Hause, wollen Eltern die nächtlichen Stillmahlzeiten häufig weglassen, um eine gute Nachtruhe zu erreichen. Das ist verständlich, aber unrealistisch in der Neugeborenenperiode und einige Monate danach. Das nächtliche Stillen kann von den Eltern vielleicht besser ertragen werden, wenn sie über den normalen Schlafzyklus eines Neugeborenen Bescheid wissen und mit der Natur arbeiten statt dagegen.

Der Schlafzyklus eines Neugeborenen ist sehr individuell, doch mindestens einmal innerhalb von 24 Stunden, haben sie eine lange Zeitspanne (4 bis 6 Stunden), während der sie schlafen.[19] Bietet die Mutter während ihrer Wachzeiten häufig die Brust an, erhöht sich die Wahrscheinlichkeit, dass diese lange Schlafphase in die Nacht fallen wird. Säuglinge, die mehr Milch am Morgen trinken, können an eine längere Schlafperiode in der Nacht gewöhnt werden, wenn sie etwa acht Wochen alt sind, aber nicht während der Zeit im Krankenhaus.[20]

Trinken Säuglinge am Abend Milch mit höherem Fettgehalt, schlafen sie eventuell mehr in der Nacht. Der Fettgehalt der Muttermilch erreicht am Abend einen Höhepunkt,[21, 22] was dazu beitragen kann, dass der Säugling mehr Kalorien zu sich nimmt und sich deshalb gesättigter fühlt. Es sieht so aus, als ob das Anbieten einer „Schwerpunktmahlzeit" am Abend hilft, dass ein Säugling mit etwa acht Wochen die Nacht durchschläft.[23]

Das Auslassen von Nachtmahlzeiten verringert sowohl die Häufigkeit als auch die Gesamtzahl der Stillzeiten innerhalb von 24 Stunden. Dadurch kann die Milchmenge zurückgehen und die vom Kind aufgenommene Menge sich verringern. Bei älteren Kindern kann sich so auch die Gesamtmenge reduzieren. Säuglinge können unterschiedliche Mengen von 77 bis 344 g Milch während der Nacht trinken.[24] Eine solche Milchmenge kann bei manchen Kindern vernachlässigbar, bei anderen aber wesentlich sein.

7.1.2 Dauer der Stillmahlzeit

Mütter fragen oft, wie lange sie ihrem Neugeborenen erlauben dürfen, an der Brust zu trinken. Die beste Antwort lautet: „Schauen Sie auf Ihr Baby und nicht auf die Uhr." Wie sich der Säugling an der Brust verhält, liefert gute Hinweise für den Milchtransfer, wohingegen die Zeit, die er an der Brust verbringt, nur wenig darüber aussagt, wie viel er tatsächlich getrunken hat. Im Idealfall endet die Stillmahlzeit dann, wenn der Säugling spontan von selbst loslässt und die Stillmahlzeit beendet. Wie Uvnas-Moberg sagt, haben alle nicht aggressiven Verhaltensweisen eine Anlaufphase, eine interaktive Phase und eine Beendigungsphase,[25] und solange die Beendigung nicht vom Säugling ausgeht, ist er wahrscheinlich noch nicht satt. Es könnte sein, dass das Cholezystokinin (ein Hormon, das die Gallenblase zu Kontraktionen anregt und zur Absonderung von Pankreasenzymen) ein Sättigungsfaktor ist, der den Säuglingen hilft, ihre Nahrungsaufnahme zu regulieren (und die Mahlzeiten zu beenden),[26] vor allem während der ersten vier Tage.[27]

Es ist selten hilfreich, den Milchtransfer durch einen Blick auf die Uhr bestimmen zu wollen. Unterschiedliche Kinder zeigen verschiedene Verhaltensmuster, wenn sie an der Brust trinken. Einige brauchen mehr Zeit als andere. In früheren Untersuchungen wurden fünf grundlegende Formen des Trinkverhaltens bestimmt. Sie werden aufgrund ihrer Merkmale mit den Begriffen Barrakuda, erfolgloser Hektiker, Zauderer, Gourmet und Träumer bezeichnet (☞ Kasten 7.2).[28] Es ist hilfreich, wenn die Mutter erkennt, welches Trinkverhalten ihr Säugling zeigt – nicht welcher Begriff diesem Verhalten zugeordnet wird. Auf diese Weise lernt sie besser zu verstehen, wie die unterschiedlichen Verhaltensweisen den Blick auf die Uhr bedeutungslos werden lassen.

7.2 Trinkverhalten von Neugeborenen

Barrakudas
Barrakudas schnappen sofort nach der Mamille und saugen etwa zehn bis 20 Minuten energisch und gierig. Es kann vorkommen, dass der Barrakuda anhaltend negativen Druck auf die Mamille ausübt, was für einige Tage zu wunden Mamillen bei der Mutter führen kann.

Erfolglose Hektiker
Erfolglose Hektiker fassen die Mamille, um sie gleich wieder zu verlieren, bis sie anfangen zu weinen. Dieses Verhalten macht die Mutter oft nervös und kann sich störend auf den Milchspendereflex auswirken. Manchmal hilft es, den Säugling von der Brust zu nehmen, zu beruhigen und es dann erneut zu versuchen.

Zauderer
Zauderer verschieben auf morgen, was sie heute hätten tun können. Bei früher Klinikentlassung machen sich Pflegefachkräfte und Mütter Sorgen um diese Kinder. Es hilft wenig, sie zu drängen. Sie trinken, wenn sie soweit sind. In der Zwischenzeit achten Sie auf Anzeichen für Hypoglykämie und Hypothermie. Ein voll ausgetragenes Neugeborenes ohne besondere Risikofaktoren entwickelt sich vermutlich gut. Säuglinge mit gesundheitlichen Problemen benötigen eine Überweisung an den Kinderarzt und müssen eventuell zugefüttert werden.

Feinschmecker und Genießer
Es ist typisch für den Genießer, dass er einen Schluck probiert und vielleicht sogar schmatzt, ehe er zu saugen beginnt. Wird der Genießer zur Eile angetrieben oder gedrängt, beginnt er häufig zu weinen. Erlauben Sie dem Kind, einen Schluck zu nehmen und nach ein paar Minuten beruhigt er sich gewöhnlich.

Träumer und Nipper
Träumer trinken ein paar Minuten und ruhen dann ein paar Minuten aus. Mütter sind oft versucht, diese Säuglinge zu schütteln, doch das ist nicht sinnvoll. Erklären Sie der Mutter, dass das Stillen etwas länger dauert, doch diese Kinder trinken meist gut, wenn sie nicht gedrängt werden. Der Träumer ist das genaue Gegenteil des Barrakudas. Deshalb hat die Zeit, die dieses Kind an der Brust verbracht hat, nur wenig Aussagekraft darüber, wie es getrunken hat. Der Träumer kann ebenso gut trinken, wie der Barrakuda aber er braucht deutlich länger.

Das Verhalten des Träumers und Nippers lässt sich besser verstehen, wenn man sich bewusst macht, dass der Fötus kontinuierlich über die Nabelschnur ernährt wurde. In manchen Kulturen ist der Säugling ununterbrochen bei der Mutter an der Brust. Es wird ihm erlaubt, immer wieder einen Schluck zu nehmen, was die kontinuierliche Ernährung nachahmt, wie sie vor der Geburt über die Nabelschnur erfolgte.

Sonstige
Es gibt eine Vielzahl anderer Trinkgewohnheiten, doch in der Regel sind es lediglich Kombinationen der hier beschriebenen Stilltemperamente.

Das Erkennen des Trinkverhaltens ihres Neugeborenen kann für die Mutter die erste Möglichkeit bedeuten, zu lernen, dass die Art ihres Kindes von der ihrer anderen Kinder verschieden ist oder sich davon unterscheidet, was sie sich wünscht.

Die Dauer einer Stillmahlzeit ist sehr unterschiedlich. In einer Studie betrug die durchschnittliche Dauer 17,3 Minuten ± 3,1 Minuten mit einem Intervall von 7 bis 30 Minuten bei fünf bis sieben Tagen alten Neugeborenen.[29] Die echte Frage lautet: Wie lange braucht der Säugling, um die Brust zu „leeren"? Einige Säuglinge können die meiste Milch innerhalb der ersten 10 Minuten trinken,[30, 31] andere brauchen länger. Es hängt vom Trinkstil des Kindes ab, wie lange es braucht, um die Brust zu leeren.

Die Dauer einer Stillmahlzeit kann mit der Menge, die der Säugling trinkt, zusammenhängen, nicht aber mit der mütterlichen Milchproduktion. Die Dauer der einzelnen Stillmahlzeiten hat weniger Einfluss auf die gebildete Milchmenge als die Zeit, die innerhalb von 24 Stunden insgesamt an der Brust verbracht wird.[4] Die Geburtenzahl hat ebenfalls deutlich mehr Vorhersagekraft über die Milchmenge.[32] Es ist möglich, dass die Dauer der Stillmahlzeit und auch die Stillabstände die Gewichtszunahme beeinflussen. Wird der Säugling unterbrochen, ehe er die Brust spontan loslässt, kann es sein, dass er nichts von der reichhaltigen Hintermilch erhält und deshalb schlecht zunimmt.[33]

In der Vergangenheit wurde vielfach geglaubt, dass das Begrenzen der Stillzeit wunden Mamillen vorbeugt. Diese Vorstellung wird jedoch nicht von Studien unterstützt.[34] Es scheint eher das Gegenteil wahr zu sein. Eingeschränktes Stillen wird mit einer Zunahme von wunden Mamillen in Zusammenhang gebracht.[35] Wunde Mamillen sind fast immer das Ergebnis von falschem Anlegen[36] (wunde Mamillen werden in Kapitel 12 abgehandelt). In einer Quelle wird Chloe Fisher mit den Worten zitiert: „Uneingeschränkte Stillzeit + keine Verletzung der Mamille = keine Schmerzen, keine Verletzung. Eingeschränkte Zeit an der Brust + Verletzung der Mamille = schmerzende Mamillen, verletzte Mamillen."[37]

7.1.3 Wirkungsvolles Saugen

Wirkungsvolles Saugen führt zu einer Entleerung von Milch aus der Brust.[38] Die Entleerung von Milch, nicht einfach der Kontakt von Mamille und Mund, lässt eine exakte Vorhersage über die aufgenommene Menge zu.[4] Säuglinge saugen wirkungsvoll, wenn sie einen Milchtransfer erzielen, wie es im nächsten Abschnitt beschrieben wird. Gesunde Neugeborene saugen häufig und wirkungsvoll, dennoch kann es unter bestimmten Umständen zu ineffektivem Saugen kommen. Diese Umstände können pathologisch sein oder auch nicht.

Nicht pathologische Ursachen des ineffektiven Saugens

In den meisten Fällen ist ineffektives Saugen an der Brust das Ergebnis von schlechtem Anlegen in Zusammenhang mit der Unerfahrenheit des Säuglings, der Mutter oder beiden. Der vielleicht aufschlussreichste, sichtbare Hinweis ist die kolbenartige Bewegung (Kiefer bewegen sich mit abgehackten Bewegungen auf und ab, statt mit einer sanften, wellenförmigen Bewegung), die die Mamille oder Areola abrubbelt. In all diesen Fällen befindet sich die Zunge eher hinter der Zahnleiste, statt über dem unteren Alveolarkamm. Manchmal ist auch ein klickendes oder schmatzendes Geräusch hörbar.[39] Der aufschlussreichste hörbare Hinweis ist das Fehlen des Schluckens: Wird hörbar geschluckt, findet ein Milchtransfer statt.

Bei einem gesunden, voll ausgetragenen Neugeborenen lassen sich die meisten dieser Probleme mit einigen einfachen Maßnahmen schnell beseitigen. Anzeichen für ein wirkungsloses Saugen sind in Tabelle 7.1 aufgeführt. Am häufigsten ist die Wurzel des Übels die Tatsache, dass der Säugling seinen Mund nicht weit genug geöffnet hat. Das kann überwunden werden, indem der Säugling dazu gebracht wird, den Mund weit zu öffnen, ehe er an der Brust ansaugt. Befindet sich die Zunge beim Ansaugen über dem unteren Alveolarkamm, stellt die Position der Zunge kein Problem dar. Es kann helfen, etwas Glukoselösung oder Milch mit einer Spritze in den Mundwinkel einzuführen, während sich der Säugling an der Brust befindet. Diese Flüssigkeitsmenge trägt dazu bei, den Saug-Schluck-Reflex auszulösen und fordert den Säugling auf, seine Zunge in einer wellenförmigen Bewegung zu gebrauchen. Eine Stimulation der Handflächen des Neugebo-

7 Milchbildung und Milchtransfer

Korrekte Ausrichtung		
• Hilft, die Mamille und die Areola im Mund des Säuglings zu halten • Verringert Zug auf die Mamille der Mutter • Erleichtert das Schlucken		
Korrekte Ausrichtung	**Falsche Ausrichtung**	**Maßnahmen**
Säugling gebeugt und entspannt	Muskelsteifheit	Trösten und beruhigen Sie den Säugling
Kopf und Körper auf Brusthöhe	Kopf und Körper abgesackt; Baby streckt sich nach der Brust	Versuchen Sie den Rückengriff, um den Säugling zu beugen („rund machen")
Kopf direkt vor der Brust	Kopf gedreht • Seitlich • Überstreckt	Verwenden Sie Kissen, um Kopf und Körper des Babys auf Brusthöhe zu bringen Helfen Sie der Mutter, ihre Haltung zu korrigieren
Körper des Säuglings bildet eine Linie von der Schulter bis zum Beckenkamm	• Eingerollt • Rumpf ist gegen die Decke gerichtet, statt Bauch an Bauch mit der Mutter • Das führt zu einer schlechten Kompression der Milchseen und erschwerten Schlucken	Zwingen Sie den Kopf des Babys nicht gegen die Mamille; helfen Sie stattdessen der Mutter, ihren Arm so zu bewegen, dass der Säugling korrekt liegt Halten Sie das Baby „Bauch an Bauch"

Erfassen der Areola		
Wellenförmige Zungenbewegungen führen zu einer wirkungsvollen Kompression der Areola (d.h. einer Kompression der Milchseen)		
Korrektes Erfassen der Areola	**Falsches Erfassen der Areola**	**Maßnahmen**
Der Säugling öffnet seinen Mund weit, um die Milchseen zu bedecken	Gespitzte Lippen weisen darauf hin, dass der Mund nicht weit genug geöffnet wurde	Kitzeln Sie die Lippen mit der Mamille oder dem Finger; Bewegen Sie den Arm der Mutter schnell gegen die Brust, sobald das Baby schließlich den Mund weit öffnet (☞ Text)
Die Lippen sind aufgeschürzt	Gespitzte Lippen; eingerollte Lippe(n)	Wie oben
Vollständiger Mundschluss um die Areola, starkes Vakuum	Unvollständiger Mundschluss; das Baby kann leicht von der Mamille weggezogen werden	Stecken Sie Ihren Finger unter das Kinn des Säuglings (oder lassen Sie die Mutter ihren Finger unter das Kinn stecken)
Etwa 3,5 bis 4 cm des Areola-Gewebes ist im Mund des Säuglings zentriert	Nur die Mamille befindet sich im Mund oder die Mamille ist nicht zentriert	Lösen Sie den Saugschluss und legen Sie erneut an
Zunge bildet eine Mulde und erstreckt sich über den unteren Alveolarkamm	Zunge teilweise im Mund; Pflegefachkraft hat ein Gefühl, als ob das Baby beißt, wenn sie ihren Finger in den Mund des Babys einführt	Lösen Sie den Saugschluss und legen Sie erneut an

(Fortsetzung nächste Seite)

7.1 Mechanismen der Milchbildung

Korrektes Erfassen der Areola	Falsches Erfassen der Areola	Maßnahmen
	Führt zu wunden Mamillen und zurückgehender Milchmenge; Passiert leicht, wenn der Säugling den Mund nicht weit öffnet	

Kompression der Areola		
Entleert Milch aus der Brust		

Korrekte Kompression der Areola	Falsche Kompression der Areola	Maßnahmen
Der Unterkiefer bewegt sich rhythmisch	Der Unterkiefer bewegt sich mit kleinen Bewegungen auf und ab; es sieht eher nach Kauen aus als nach „Gleiten"	Lösen Sie den Saugschluss und legen Sie erneut an
Wenn angezeigt, ergibt eine Sauguntersuchung mit dem Finger eine wellenförmige Bewegung der Zunge von vorne im Mund zum Mund-Rachen-Raum; die Zunge ist gemuldet	Falsche Zungenbewegungen: • Bewegung von einer Seite zur anderen • Abweichung der Zunge nach einer Seite • Wellenförmige Zungenbewegung von hinten nach vorne • Zungenstoßen (der Finger wird von der Zunge aktiv aus dem Mund gestoßen) • Verringerter negativer Druck • Kein Lippenschluss • Zunge nicht gemuldet	Keine routinemäßige Sauguntersuchung mit dem Finger; Lösen Sie den Saugschluss und legen Sie erneut an; Saugtraining wurde empfohlen[40], hat sich aber in gut kontrollierten, wissenschaftlichen Untersuchungen nicht als wirksam erwiesen; Saugen ist ein Reflex und Abweichungen bei Reflexen sollten durch eine komplette neurologische Untersuchung abgeklärt werden
Die Wangen sind beim Saugen voll und rund	Wangen ziehen sich beim Saugen ein	Lösen Sie den Saugschluss und legen Sie erneut an

Hörbares Schlucken		
(verlässlichstes Anzeichen für Milchtransfer)		

Richtig	Falsch	Maßnahmen
Hörbares Schlucken	Hörbares Schlucken fehlt	Überprüfen Sie die Ausrichtung, das Erfassen der Areola und die Kompression der Areola
Leises Schluckgeräusch hörbar	Kein Schlucken hörbar	Lösen Sie den Saugschluss, nehmen Sie das Baby von der Brust und versuchen Sie es nochmals; achten Sie darauf, dass das Baby den Mund weit öffnet. Das löst das Problem in vielen Fällen
Es können einige Saugbewegungen vorausgehen, vor allem in den allerersten Tagen	Selbst nach vielen schnellen Saugbewegungen zeigt der Säugling keine rhythmische Saugbewegung und es ist kein Schlucken hörbar	Überprüfen Sie das Ansaugen; Überprüfen Sie die Milchmenge; Überprüfen Sie den Milchspendereflex

(Fortsetzung nächste Seite)

Richtig	Falsch	Maßnahmen
Kann nach dem Einsetzen des Milchspendereflexes an Häufigkeit und Beständigkeit zunehmen	Nach dem Einsetzen des Milchspendereflexes keine Veränderung im sichtbaren Muster; flatterndes Saugen kommt häufiger vor	Überprüfen Sie das Ansaugen; Überprüfen Sie die Milchmenge; Überprüfen Sie den Milchspendereflex

Tab. 7.1 Beurteilung des korrekten Erfassens der Brust und des Saugverhaltens. Anmerkung: Daten in der linken Spalte entnommen aus: Shrago, L.; Bocar, D. *J Obstet Gynecol Neonatal Nurs* 1990;19:209–215. Tabelle von Biancuzzo, M. *Breastfeeding the healthy newborn,* 1994; 31–32. Copyright 1994 by March of Dimes Birth Defects Foundation. Abdruck mit Genehmigung.

renen kann auch helfen, dass es den Mund weit öffnet.

In den letzten zehn Jahren haben Fallberichte ein „Saugtraining" beschrieben, eine willkürliche Manipulation in der Mundhöhle des Neugeborenen, die Saugprobleme in den ersten Tagen lösen sollte.[40] Es gibt jedoch keine kontrollierten Studien, die die Wirksamkeit eines solchen Trainings belegt hätten. Mit ein paar einfachen Maßnahmen, wie sie gerade beschrieben wurden, und etwas Zeit und Erfahrung lässt sich das ineffektive Saugen oftmals korrigieren.

Pathologische Ursachen des ineffektiven Saugens

Ineffektives Saugen ist manchmal das Ergebnis von generalisierten Problemen.

Die Angaben, die die Pflegefachkraft sammelt, können dazu beitragen, festzustellen, ob es sich um ein Stillproblem handelt oder um ein Symptom eines pathologischen Zustandes. Bei einem Neugeborenen mit einem neurologischen Problem sind der Suchreflex und andere Reflexe schwach ausgeprägt und es ist möglicherweise nicht in der Lage ausreichend negativen Druck auszuüben, um die Mamille/Areola an Ort und Stelle zu halten. Säuglinge mit derartigen Problemen werden in Kapitel 10 besprochen.

7.2 Der erfolgreiche Milchtransfer

Der Milchtransfer – häufig auch als „Entleeren" der Brust bezeichnet – spielt eine wesentliche Rolle für die Milchbildung und die Milchmenge im ersten Monat. (Die laktierende Brust ist niemals vollständig leer. Der Begriff soll die Vorstellung vermitteln, dass die Milch erfolgreich aus der Brust entnommen wurde.)

Häufig wird Müttern, die sich Sorgen über ihre Milchmenge machen, gesagt, sie sollen ihre Säuglinge häufiger anlegen. Häufiges Stillen stimuliert die Brust, was gut ist, aber häufig löst es nicht das Problem. Die Milchmenge wird nicht durch die Stillhäufigkeit bestimmt, es sei denn, die Milch wird tatsächlich aus der Brust entleert und gelangt zu dem Neugeborenen.[41] Es ist ganz wichtig, sich daran zu erinnern, dass *die Stillhäufigkeit die Milchmenge nur dann steigert, wenn ein erfolgreicher Milchtransfer stattfindet.* Die beste Bestätigung für den Milchtransfer von Seiten des Säuglings ist das hörbare Schlucken. Wie bereits erklärt, ist der Milchtransfer von der Brust zum Neugeborenen ein Hauptfaktor für die Bildung einer für die Bedürfnisse des Säuglings ausreichenden Milchmenge. Eine gute Stillposition und korrektes Anlegen sind die Voraussetzungen für einen Milchtransfer. Ist der Säugling korrekt angelegt, wie es in Abb. 7.2 gezeigt wird, erhält das gesunde Neugeborene eine angemessene Milchmenge, um seinen Bedarf zu decken, und die Mutter hat wenig bis gar keine Probleme.

7.2.1 Vorbereitung zum Anlegen

Die Mutter, die sich auf das Anlegen ihres Säuglings vorbereitet, braucht einige hilfreiche Tipps. Sagen Sie ihr als erstes, dass die Mamille im Mund ihres Neugeborenen zentriert werden sollte. Helfen Sie ihr, sich das als eine Nase-zu-Mamille-Linie vorzustellen. Befindet sich die Nase des Babys in einer direkten Verlängerung zur Mamille der Mutter, ist diese zentriert. Leiten Sie die Mutter an, ihre Finger einzusetzen, um die Mamille etwas nach oben zu neigen. Der Säugling sollte bereit sein, mit dem Kinn voraus an die Brust zu gehen. Sobald er die Mamille korrekt erfasst hat, sollte

7.2 Der erfolgreiche Milchtransfer

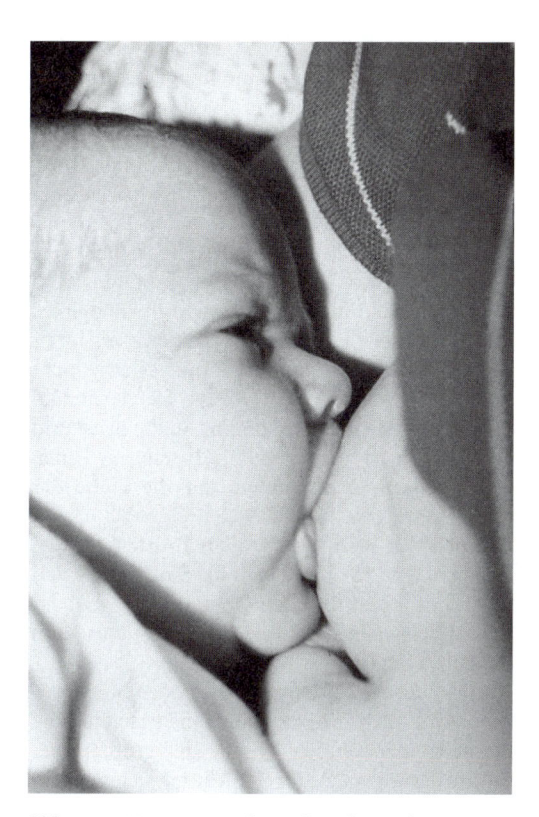

Abb. 7.2 Hervorragend angelegt. [W238]

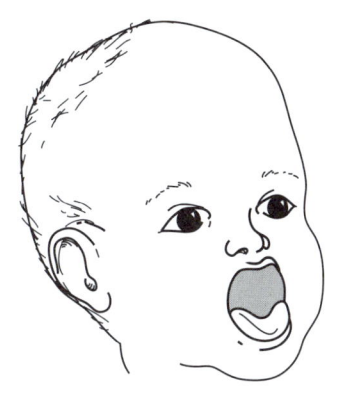

A. korrekt

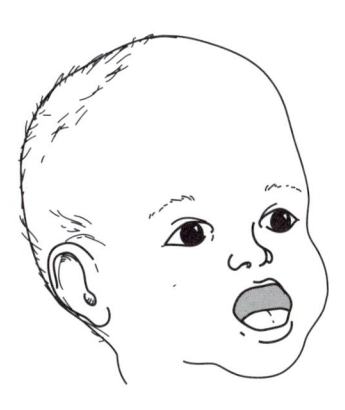

B. falsch

Abb. 7.3 Warten Sie bis der Mund des Babys weit geöffnet ist, ehe es die Brust erfasst. A: Der Mund sollte weit offen sein, die Zunge gemuldet und über den unteren Alveolarkamm und die Unterlippe ausgestreckt sein. B: Der Mund ist nicht vollständig offen, die Zunge ist abgeflacht, was zu einem schlechten Erfassen der Brust führt.

die Mutter aufhören, die Mamille nach oben zu neigen.

Zeigen Sie der Mutter, wie sie ihr Neugeborenes mit ihrer Mamille reizen kann, so dass der Suchreflex ausgelöst wird und das Kind zunehmend mehr aktive Bewegungen macht, um die Mamille zu erfassen. Erklären Sie ihr, dass sie die Mamille abwechselnd anbieten und wieder zurückziehen muss, ehe der Säugling den Mund weit öffnet.

Es muss unbedingt so lange gewartet werden, bis der Kiefer vollständig aufgeklappt ist, so wie es in Abb. 7.3 zu sehen ist. Das Konzept des weit geöffneten Mundes ist der zentrale Punkt, um ein effektives Ansaugen zu erreichen. Die Zunge sollte gemuldet oder löffelförmig sein. Saugt das Baby an, ehe sein Mund sperrangelweit offen ist, zeigen Sie der Mutter, wie sie ihren Finger zwischen den Mund und ihre Mamille einführen kann, um den Saugschluss zu lösen (um wunde Mamillen zu vermeiden).

Wenn der Säugling bereit ist – die Mamille ist zentriert, der Mund weit offen, die Zunge gemuldet –, bewegen Sie schnell den Arm der Mutter, um den Säugling an die Mamille und Areola zu bringen. Merken Sie sich, dass die Anleitung lautet, den Arm der Mutter zu bewegen und nicht den Kopf des Neugeborenen gegen die Brust zu drücken. Das Drücken des Kopfes löst den in diesem Fall unerwünschten Reflex zur Überstreckung des Halses aus. Außerdem gibt das schnelle Bewegen des Arms der Mutter das kinästhetische Gefühl dafür, wie das Anlegen verlaufen soll und in der Abwesenheit der Pflegefachkraft wird sie nicht das Gefühl haben, eine zusätzliche Hand zu benötigen.

Zeigen Sie der Mutter, wie sie den Säugling mit dem Kinn voraus an die Brust bringt. Es wird immer wieder gepredigt, dass der Säugling „so viel von der Areola wie möglich in den Mund nehmen soll", doch dies ist nicht unbedingt die beste Beschreibung. Ein erfahrener Experte weist darauf hin, dass dieser Rat dazu führen kann, dass die Frauen den Mund des Kindes *höher* an die Brust bringen, statt dass sich sein Kinn *unter* der Mamille in die Brust eindrückt.[42]

Bei korrekter Positionierung sollte sich das Kinn leicht in die Brust eindrücken, wie es in frühen Röntgenaufnahmen zu sehen ist.[43] Denken Sie daran, dass die Mutter sich zunächst eine Vorstellung verschaffen muss, denn sie kann nicht auf die Unterseite ihrer Brust schauen. Es erhöht die Wahrscheinlichkeit, dass die Zahnleisten des Säuglings die Milchseen korrekt zusammendrücken, wenn der Säugling mit dem Kinn voraus an die Brust gebracht wird (☞ Abb. 7.4).

7.2.2 Positionierung

Eine gute Positionierung ist ausschlaggebend, um ein gutes Ansaugen und ein wirkungsvolles Saugen zu erreichen. Außerdem fördert eine gute Stillposition das Wohlbefinden von Mutter und Kind.

7.2.3 Grundhaltungen für die Mutter

Körperhaltung

Eine gute Stillhaltung beginnt mit einer guten Haltung der Mutter. Es ist am besten, wenn die Mutter in einem Sessel sitzt, statt im Bett, denn ein Sessel erleichtert eine gute Körperhaltung. Einige einfache Dinge fördern eine gute Ausrichtung. Reichen die Füße der Mutter nicht bis auf den Boden, kann ein Fußschemel unter ihren Füßen dazu beitragen, eine gute Körperhaltung beizubehalten. Vor allem in den ersten Tagen sollten die Arme der Mutter mit Kissen gestützt werden, damit ihre Hals-, Arm-, Schulter- und Rückenmuskeln nicht das Gewicht des Säuglings tragen müssen. Es kann auch ein Kissen unter dem Kind platziert werden, damit es sich nicht nach der Brust „strecken" muss. Der Grundgedanke lautet: Bring den Säugling an die Brust und nicht die Brust zum Säugling. In einigen Fällen helfen Kissen, den Säugling auf die Höhe der Brust zu bringen.

Frauen mit besonders großen Brüsten müssen vielleicht eine zusammengerollte Stoffwindel zwischen ihre Brust und den Oberkörper legen, damit das Gewicht der Brust nicht auf dem Kinn des Babys lastet.

Unglücklicherweise finden die ersten Stillversuche gewöhnlich im Bett statt. Eine gute Haltung im Bett einzunehmen ist eine der größten Herausforderungen. Wenn die Mutter sich zurücklehnt – wie in einer halbsitzenden Fowler-Lagerung im Bett –, zeigen ihre Mamillen nach oben. Das mag unter bestimmten Umständen akzeptabel sein, doch es erschwert dem Säugling, so viel von der Mamille und Areola zu erfassen, wie er es anderenfalls tun würde. Sich nach vorne zu beugen – die Brust zum Säugling bringen, statt den Säugling zur Brust – führt dazu, dass die Mamillen nach unten zeigen. Wenn der Rücken der Frau gerade ist, befinden sich die Mamillen in einer Stellung, die dem Neugeborenen das beste Ansaugen ermöglichen.

Einige einfache Vorgehensweisen und gutes Beobachten tragen zu einem guten Stillbeginn bei. Erinnern Sie die Mutter daran, ihre Schultern zu entspannen – anderenfalls wird es ihr bald unbequem werden. Erkennen Sie, wenn eine Mutter sich beim Stillen nach vorne beugt und leiten Sie sie dazu an, sich aufrecht hinzusetzen und das Kind zur Brust und nicht die Brust zum Kind zu bringen. Es ist wichtig, dass die Haut des Säuglings die Haut der Mutter beim Anlegen berührt. Das Auswickeln des Neugeborenen fördert den Hautkontakt. Der Hautkontakt unterstützt oder verbessert die Temperaturregulation und betont den Gedanken, dass sich Mutter und Kind Bauch an Bauch zueinander befinden sollten. Wird der Säugling ausgewickelt, kann er mit seinen Hän-

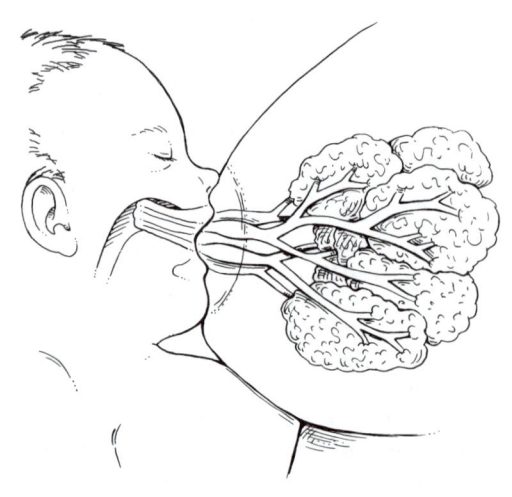

Abb. 7.4 Seitenansicht der Brust (mit anatomischer Zeichnung) und Lage des Mundes des Säuglings.

den die Brust der Mutter streicheln. Es hat sich gezeigt, dass sich dadurch der Oxytocinspiegel der Mutter erhöht.[44]

Hat die Mutter mit Kaiserschnitt entbunden, sind Bequemlichkeit und eine gute Stillposition unerlässlich. Verabreichen Sie der Mutter die verordneten Schmerzmittel, sobald sie diese benötigt. Einer Frau, der es schlecht geht, die Medikamente vorzuenthalten, wirkt sich nicht förderlich auf das Stillen aus. Stellen Sie fest, wie sich die Frau fühlt und wie sie sich bewegen kann, ehe Sie eine Stillposition vorschlagen. Nach einem Kaiserschnitt mag die Mutter das Gefühl haben, dass das Sitzen ihr schwer fällt und dabei Druck auf die Naht ausgeübt wird. Um den Druck auf die Naht zu verringern, kann die Frau eine Haltung einnehmen, bei der die Knie gebeugt sind und die Füße flach aufstehen. Eine umgestülpte Bettpfanne kann zu diesem Zweck als „Fußschemel" im Bett verwendet werden. Auch die seitlich liegende Position kann nach einem Kaiserschnitt geeignet sein (☞ Abb. 7.10). Ein älterer Artikel eines erfahrenen Spezialisten bietet noch immer viele praktische Hinweise zur Lagerung der Mutter und des Säuglings beim Stillen nach einer Kaiserschnittentbindung.[45]

Handstellung

Es gibt wenige Regeln zur Körperhaltung und Handstellung der Mutter. Einige Techniken eignen sich für manche Mütter besser und es ist nicht immer leicht, sofort zu erkennen, welche die beste ist. Die Richtschnur für die Handstellung ist die *Passform*. Es sollte keine Handstellung verwendet werden, die dazu führt, dass die Finger die Milchseen blockieren. Eine Frau mit einer kleinen Hand und großen Brüsten wird in der Regel eine andere Positionierung der Hand wählen müssen als eine Frau mit einer großen Hand und einer kleinen Brust. Ermutigen Sie die Frau auszuprobieren, welche Haltung für sie am besten geeignet ist. Schließlich wird zumindest eine davon der Mutter zur zweiten Natur werden.

Jede der beiden folgenden Handstellungen kann zum Abstützen der Brust beim Stillen verwendet werden: (1) mit der hohlen Hand, dem so genannten *C-Griff* (Abb. 7.5 A zeigt, dass sich der Daumen der Mutter oben auf der Brust und die restlichen Finger unten an der Brust befinden) und (2) der *Scherengriff*, der auch *V-Griff* oder *Zigarettengriff* genannt wird (Abb. 7.5 B zeigt, dass die Mutter die Brust stützt, indem sie den Zeigefinger oben an der Brust anlegt, während der Mittelfinger unten liegt). Beide Haltungen sind möglich, auch wenn der Scherengriff vor einigen Jahren in Misskredit geraten ist. Einige Stillexperten haben behauptet, dass diese Haltung falsch wäre, doch bis jetzt gibt es keine Untersuchung, die belegt, dass dieser Griff weniger effektiv ist, als der C-Griff. Der entscheidende Punkt ist der, dass die Finger der Mutter in keinem Fall die Milchseen blockieren dürfen. Im Allgemeinen ist der C-Griff für Frauen mit größeren Brüsten besser geeignet, wahrscheinlich weil ihre Finger nicht lang genug sind, um die Brust so zu halten, dass die Milchseen nicht blockiert werden. Entgegen der verbreiteten Empfehlung sollte die Mutter das Brustgewebe nicht mit dem Finger eindrücken, um die Nase des Säuglings freizuhalten. Diese Technik

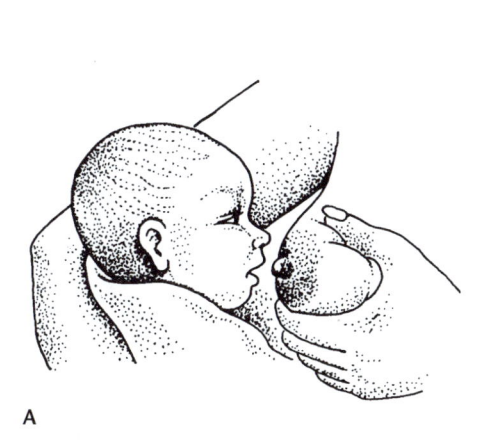

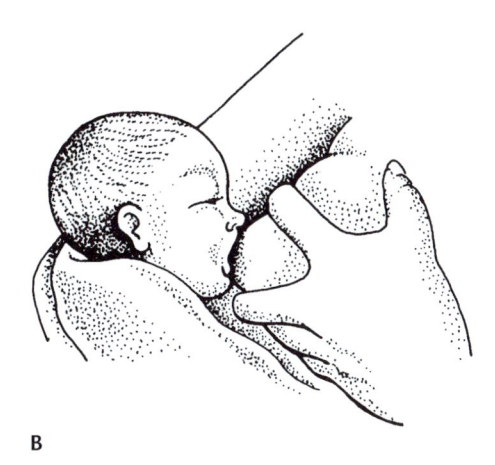

Abb. 7.5 Abstützen der Brust mit der Hand. **A** C-Griff. **B** Scherengriff oder Zigarettengriff. Daumen und restliche Finger liegen hinter der Areola (Brustwarzenhof). [E248]

wird manchmal empfohlen, damit das „Baby atmen kann". Statt das Brustgewebe mit dem Finger einzudrücken, was das korrekte Ansaugen behindern kann, sollte die Mutter den Säugling mit der anderen Hand näher an sich heranbringen.

Das sollte das Problem lösen und der Säugling sollte in der Lage sein, frei zu atmen.

In der ersten Woche oder etwas länger wird die Mutter ihre Brust beim Stillen in der richtigen Position halten müssen. Nach dieser Zeit sollte sie in der Lage sein, das Baby anzulegen und die Brust dann loszulassen; es sei denn, ihre Brüste sind außergewöhnlich groß. Die große Brust sollte niemals auf dem Kinn des Säuglings lasten. Falls es vonseiten des Säuglings aus nach einer Woche immer noch notwendig ist, die Brust ununterbrochen zu stützen, kann eine weitergehende Untersuchung erforderlich sein.

Grundpositionen für das Neugeborene

Es gibt drei Grundpositionen für das Stillen: (1) *Wiegenhaltung* (wird manchmal auch *Madonna-Haltung* genannt), (2) *seitlich liegende* Haltung (*Parallelhaltung*) und (3) *Rückengriff* (*Fußballhaltung, Unter-dem-Arm-Haltung*). Die Bauchseite des Säuglings sollte sich immer im Hautkontakt mit dem Bauch der Mutter befinden, ganz gleich welche Position gewählt wird. Auf diese Weise sind Kopf und Hals des Säuglings gut ausgerichtet. Liegt der Säugling nicht Bauch an Bauch, muss er seinen Kopf drehen, so dass das Schlucken erschwert wird. Erklären Sie der Mutter den Unterschied zwischen Bauch an Bauch (Abb. 7.6) und Bauch zur Decke (Abb. 7.7). Weisen Sie die Mutter darauf hin, wenn der Säugling nicht Bauch an Bauch liegt. Die Mutter kann sich vorstellen, dass eine Kamera an der Decke hängt. Wenn die Kamera die Haut des Säuglings zwischen seinen Mamillen und dem Bauchnabel „sehen" kann, liegt das Kind nicht Bauch an Bauch.

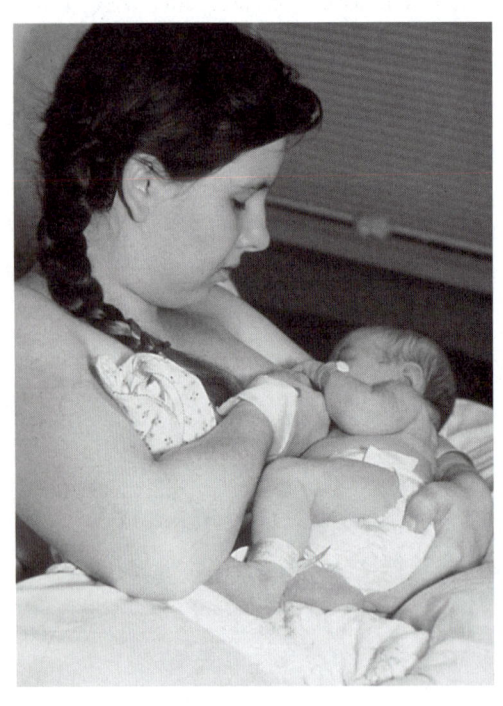

Abb. 7.6 Wiegenhaltung mit korrekter Bauch-an-Bauch-Positionierung. Zwischen dem Körper der Mutter und dem Körper des Babys klafft keine Lücke. Diese jugendliche Mutter unterstützt das Gesäß ihres Neugeborenen nahe an ihrem Körper und hält es im Hautkontakt. [W238]

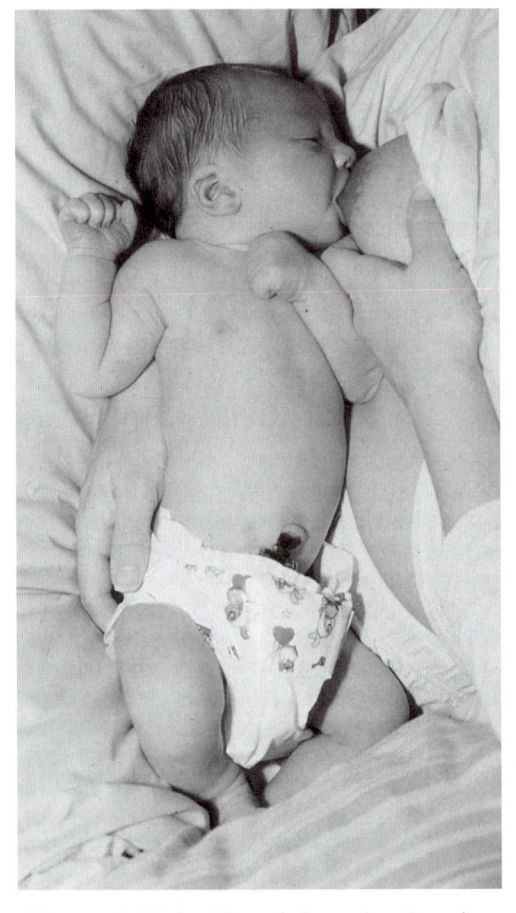

Abb. 7.7 Schlechte Wiegenhaltung. Das Neugeborene liegt überwiegend auf seinem Rücken, so dass es den Kopf zur Brust hindrehen muss. [W238]

Wiegenhaltung

Die in Abb. 7.8 gezeigte Wiegenhaltung ist die am häufigsten verwendete Stillposition und hat sich bei den meisten Müttern gut bewährt. Im Allgemeinen ist dies die erste Stillhaltung, die die Frauen einnehmen, denn sie ist der Haltung ähnlich, die Frauen beim Flaschegeben einnehmen. Doch die Wiegenhaltung ist nur eine Möglichkeit, einen Säugling zu stillen und unter bestimmten Umständen auch nicht die am besten geeignete Stillposition. Es gibt einige wichtige Punkte, die bei der Wiegenhaltung nicht übersehen werden sollten:

- Stellen Sie sicher, dass die Mutter und das Neugeborene sich Bauch an Bauch befinden.
- Halten Sie die Mutter davon ab, das Neugeborene höher als die Mamille zu halten. Die Milch müsste dann gegen die Schwerkraft zum Kind gelangen.
- Warnen Sie die Mutter davor, das Neugeborene tiefer als die Mamille zu halten. Dadurch entsteht Zug auf die Mamille und sie kann verletzt werden.
- Weisen Sie darauf hin, dass der Kopf des Säuglings nicht direkt in der Ellenbogengrube liegen sollte, wie es beim Füttern mit der Flasche der Fall ist. Stattdessen sollte der Säugling etwas tiefer auf dem Unterarm der Mutter ruhen, um eine bessere Ausrichtung zu haben.
- Fordern Sie die Mutter auf, das Neugeborene am Halsansatz zu halten und nicht am Oberkopf. Das passiert häufig, wenn die Finger der Mutter in Richtung der Ohren weisen, statt zum Oberkopf (☞ Abb. 7.9).
- Erklären Sie der Mutter, dass sie es vermeiden muss, den Kopf des Neugeborenen in die Brust zu drücken oder ihn dort zu halten. Das Neugeborene muss sich bei Bedarf selbst in die richtige Position bringen können.
- Der Säugling sollte Knie und Hüfte beugen. Die Beugung erlaubt ihm, die Kontrolle über seine Körperhaltung zu bewahren.

Seitlich liegende Haltung

Die seitlich liegende Haltung (☞ Abb. 7.10) ist für das nächtliche Stillen geeignet, wenn die Mutter nicht aufstehen und sich in einen Stuhl setzen will, oder nach einer vaginalen Geburt, wenn die Mutter es vermeidet, auf ihrem „wunden Po" zu sitzen. Sie hat sich auch gut bewährt für Mütter nach einem Kaiserschnitt. Eine Mutter, die durch Kaiserschnitt entbunden hat, kann in dieser Posi-

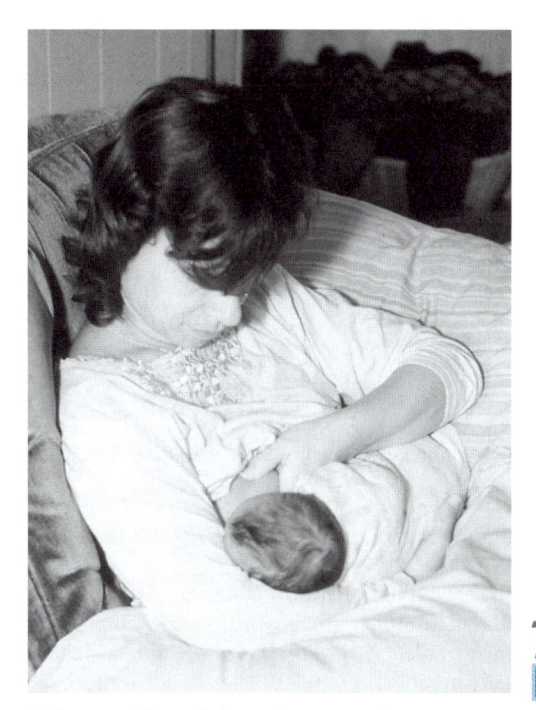

Abb. 7.8 Wiegenhaltung. Das Neugeborene schmiegt sich um den Bauch seiner Mutter und wird durch Kissen abgestützt. Die Mutter stützt ihre Brust mit der Hand. [W238]

tion auch an beiden Brüsten anlegen, ohne sich umdrehen zu müssen. Leiten Sie die Frau an, zunächst an der unteren Brust anzulegen (die der Matratze zugewandte Brust). Sobald sie mit dieser Seite fertig ist, kann sie die erste Brust unter

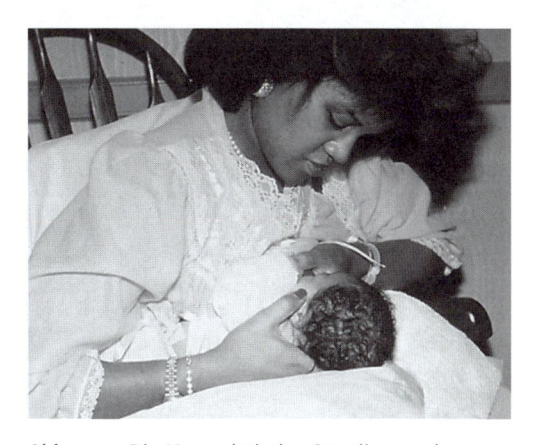

Abb. 7.9 Die Mutter hält den Säugling so, dass er seinen Kopf bei Bedarf in eine bessere Haltung bringen kann. (Die Finger zeigen in Richtung der Ohren des Kindes.) [W238]

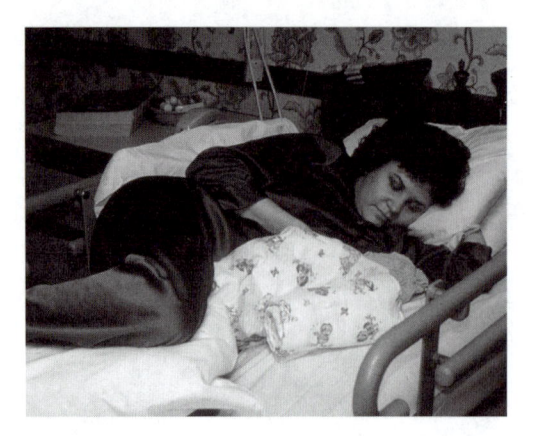

Abb. 7.10 Seitlich liegende Stillposition. [W238]

ihren Körper „stecken" und die obere Brust anbieten.

Diese erhöhte Position kann von Müttern mit durchschnittlich großen Brüsten gut eingenommen werden. (Bei Müttern mit besonders kleinen oder besonders großen Brüsten ist sie weniger geeignet.) Legen Sie eine zusammengerollte Babydecke hinter das Neugeborene, um es in seiner Position zu halten, und stecken Sie der Mutter ein Kissen hinter den Rücken, damit sie bequem und sicher liegt.

Rückengriff

Der Rückengriff (☞ Abb. 7.11) hat sich für Mütter nach einem Kaiserschnitt bewährt, denn er verringert die Sorge, dass der Säugling gegen die Operationsnarbe der Mutter tritt. Er ist auch gut geeignet, wenn die Mutter den Anlegevorgang besser beobachten muss. Will die Mutter den Säugling an der zweiten Brust anlegen, ohne ihre eigene Stellung zu verändern, bietet sich der Rückengriff ebenfalls an. Der Säugling kann von der Wiegenhaltung an der linken Brust zum Rückengriff an der rechten Brust wechseln.

Diese weit verbreitete Stillposition ist in den meisten Fällen gut einsetzbar. Besondere Umstände, zum Beispiel ein hypotoner Säugling oder kraniofaziale Abweichungen, verlangen allerdings besondere Vorgehensweisen, wie sie in Kapitel 11 besprochen werden.

Jede dieser Basishaltungen kann eingesetzt werden (unabhängig davon, ob die Frau vaginal oder durch Kaiserschnitt entbunden hat), doch die Mutter sollte dazu ermutigt werden, die Position zu finden, die für sie und ihre Situation am bequemsten ist. In Tabelle 7.2 sind die Vor- und Nachteile der verschiedenen Stillpositionen und einige wichtige Tipps dazu aufgelistet.

Fragen rund ums Stillen

Mütter haben viele Fragen, auf die die Pflegefachkraft antworten muss. Der wichtigste Grundsatz zur Beantwortung von Fragen lautet: Halte die Antwort einfach! Werden zu viele „Stillregeln" aufgestellt, so werden die Frauen nur davon abgehalten, weiterzustillen. Es folgen nun einige häufig auftauchende Fragen:

Eine Seite oder zwei?

Wenn das Kind noch wach ist und nicht signalisiert, dass es satt ist, sollte die Mutter die zweite Brust anbieten. Vor allem im ersten Monat ist es ideal, wenn der Säugling beide Brüste anregt, aber es ist nicht unerlässlich. Wird der Säugling von der ersten Brust abgenommen, nur damit auch die zweite Brust angeregt wird, kann dies dazu führen, dass dem Neugeborenen die Hintermilch vorenthalten wird, die es sonst erhalten hätte,

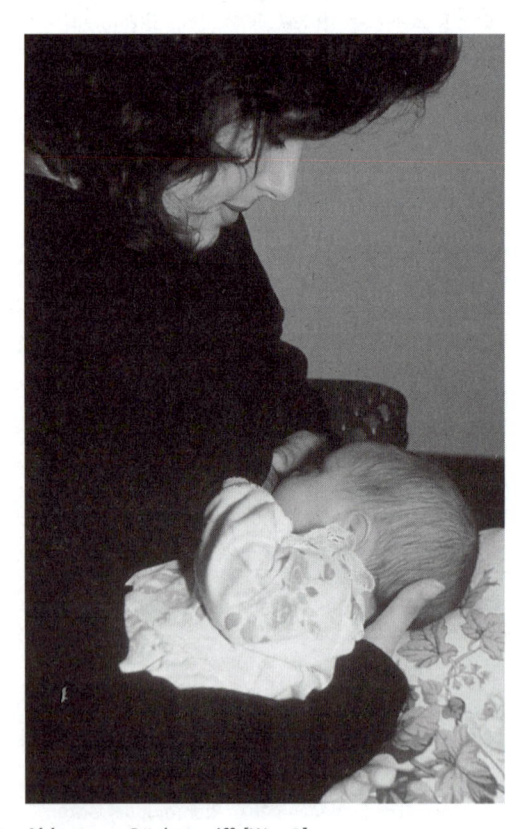

Abb. 7.11 Rückengriff. [W238]

Stillposition	Vorteile	Einschränkungen	Was muss beachtet werden
Wiegenhaltung	• Wahrscheinlich haben Frauen diese Haltung schon gesehen • Hat sich in fast allen Situationen bewährt	• Es ist schwierig eine gute Sitzposition in einem Krankenhausbett zu erreichen; wenn möglich auf einen Sessel setzen • Die Frau muss sitzen; eine Kaiserschnittwunde oder Hämorrhoiden können das Sitzen unangenehm machen	• Stellen Sie sicher, dass der Säugling Bauch an Bauch mit seiner Mutter ist, statt Bauch zur Decke • Der Säugling sollte sich auf Höhe der Mamille befinden
Seitlich liegende Position	• Besonders geeignet nach Kaiserschnitt • Hervorragend beim nächtlichen Stillen	• Das Anlegen kann nur schwer beobachtet werden	• Stellen Sie sicher, dass der Säugling Bauch an Bauch mit seiner Mutter ist, statt Bauch zur Decke • Verwenden Sie eine gefaltete Decke, um das Kind von hinten abzustützen, damit es in der Bauch-an-Bauch-Lage bleibt • Der Körper der Mutter sollte einen leichten Winkel mit der Matratze bilden. Sie lehnt sich etwas zurück gegen ein Kissen
Rückengriff	• Geeignet nach Kaiserschnitt • Geeignet für Frauen mit besonders großen Brüsten • Ermöglicht einen besseren Überblick beim Anlegen	• Oft schwierig, wenn die Frau sich in einem Krankenhausbett aufsetzt	• Stellen Sie sicher, dass der Säugling Bauch an Bauch mit seiner Mutter ist, statt Bauch zur Decke

Tab. 7.2 Vorteile und Einschränkungen der Grundpositionen.

wenn es ungestört hätte weitertrinken dürfen. Frühgeborene, die unterbrochen werden ehe sie selbst fertig sind, können an der zweiten Brust „vergessen", was sie tun sollten.

Das Stillen an nur einer Seite pro Mahlzeit scheint wenig bis gar keine Auswirkungen – positiv oder negativ – auf das Wohlbefinden des Säuglings zu haben. Es zeigen sich keine Unterschiede hinsichtlich Unruhe, Schreien, Stillhäufigkeit, nassen Windeln oder weichem Stuhl, wenn statt beiden Brüste nur eine angeboten wird.[46] Ob eine oder beide Brüste angeboten werden, kann nach dem ersten Monat Einfluss auf den Fettgehalt bei einer bestimmten Mahlzeit haben. Die Gesamtaufnahme innerhalb von 24 Stunden weist darauf hin, dass vom Baby gesteuertes Stillen vorzuziehen ist.[47]

Das Abwechseln zwischen den beiden Seiten erfolgt, um eine mehr oder weniger gleichmäßige Stimulation der Brüste der Mutter zu erzielen. Ob der Säugling nun an einer oder beiden Brüsten angelegt wird, Ziel sollte es immer sein, bei der nächsten Mahlzeit mit der Brust zu beginnen, die bei der letzten Mahlzeit weniger (oder gar nicht) angeregt wurde. Der Säugling saugt an der ersten Brust energischer. Deshalb sollte jeweils mit der Seite begonnen werden, an der die letzte Stillmahlzeit beendet wurde bzw. wenn nur an einer Brust angelegt wurde, sollte die nächste Stillmahlzeit mit der Seite begonnen werden, an der das letzte Mal nicht angelegt worden war. Es fällt der Mutter leichter, sich daran zu erinnern, an welcher Brust beim nächsten Stillen begonnen werden sollte, wenn sie sich eine Sicherheitsnadel o.ä. an die jeweilige BH-Seite anheftet.

Es ist jedoch nicht immer durchführbar, beim nächsten Stillen mit der Brust zu beginnen, an der die letzte Stillmahlzeit beendet wurde. Wurde der Mutter zum Beispiel eine Infusion so angelegt, dass sie beim Stillen stört, schadet es nicht, wenn sie mit der Seite beginnt, die ihr angenehmer ist, bis die Infusion abgenommen wird. Dieses Vorgehen erhöht ihre Chancen, dass sie sich erfolgreich fühlt, und vergrößert damit die Wahrscheinlichkeit eines erfolgreichen Milchtransfers zum Säugling. Hat die Mutter eine schmerzende Brust, korrigieren Sie zuerst die Ursache des Problems, doch in der Zwischenzeit beginnt die Mutter an der weniger schmerzhaften Seite, denn der Säugling saugt an der ersten Seite stärker.

Mütter berichten oft, dass ihr Säugling eine bevorzugte Seite habe. In Wirklichkeit ist es meist so, dass es für die Mutter bequemer ist, das Baby auf einer Seite zu halten – meist ist es die linke Seite, unabhängig von der Händigkeit der Frau.

Die Mütter fragen möglicherweise was passiert, wenn sie den Säugling häufiger an einer Seite anlegen oder wenn das Baby an der gleichen Seite über einen längeren Zeitraum hinweg mehr trinkt. Versichern Sie der Mutter, dass nichts „Schlimmes" passiert. Die ungleichmäßige Stimulation kann dazu führen, dass eine Brust etwas größer wird als die andere, aber das hat keine negativen Auswirkungen auf den Säugling.

Abwechseln der Stillpositionen

Den Müttern wird immer wieder gesagt, dass sie die Stillpositionen immer wieder abwechseln sollen. Das eine Mal in der Wiegenhaltung anlegen, beim nächsten Mal in seitlich liegender Position und danach dann im Rückengriff. Dieser Ratschlag beruht auf der Vorstellung, dass der Druck, den der Säugling mit seinem Mund ausübt, die Mamillen der Mutter wund werden lässt. Diese Empfehlung ist nicht unbedingt schlecht, aber sie ist in der Regel überflüssig. Zunächst einmal verlangt sie, dass die Mutter lernt, in verschiedenen Positionen anzulegen, wo sie möglicherweise gerade damit kämpft, erst einmal eine Stillposition zu meistern. Zweitens liegt die Ursache für wunde Mamillen in jeder Stillposition meist in einer schlechten Anlegetechnik begründet. Legt die Frau nicht richtig an, wird das Abwechseln der Stillposition nicht dazu beitragen, wunden Mamillen vorzubeugen. Allerdings kann das Abwechseln der Stillpositionen hilfreich sein, wenn das Saugverhalten des Säuglings in die Kategorie „Barrakuda" fällt.

Aufstoßen und Schlafpositionen

Viele Mütter denken, dass sie den Säugling über ihre Schulter legen und heftig auf seinen Rücken klopfen sollen, um ihn aufstoßen zu lassen. Das ist in der Regel nicht notwendig. Säuglinge können zum Aufstoßen gebracht werden, indem einfach ihr Oberkörper gerade und aufrecht gehalten wird. Erklären Sie der Mutter, dass die „Nahrungsleitung" gerade sein muss. Wenn der Säugling allerdings weint, dann leiten Sie die Mutter dazu an, den Säugling über ihre Schulter zu legen. Ein Säugling kann auch zum Aufstoßen gebracht werden, indem die Pflegeperson ihn auf ihren Schoß nimmt, ihn mit einer Hand an der Brust stützt und ihn etwas nach vorne beugt. Empfehlen Sie den Müttern, dass sie dem Neugeborenen die Möglichkeit geben, nach dem Trinken an der ersten Brust aufzustoßen. Versichern Sie der Mutter, dass sie sich keine Sorgen machen muss, wenn der Säugling nicht aufstößt. Einige Säuglinge schlucken nicht viel Luft und müssen auch nicht aufstoßen. Wenn der Säugling seinen Rücken überstreckt, seine Beine ausstreckt und sich von der Brust abstößt, dann können das Anzeichen dafür sein, dass er aufstoßen muss.

7.3 Der kindliche Saugmechanismus

7.3.1 Der Saugzyklus

Die Bewegungen beim Stillen wurden in mehreren Studien dargestellt. Adran und Kollegen führten zwei Studien durch, die erste an Säuglingen, die mit der Flasche gefüttert wurden[48] und die zweite an gestillten Säuglingen.[43] Die Bewegungen von Mamille, Kiefer und Zunge waren deutlich erkennbar. Später verdeutlichte Woolridge die Bewegungen beim Saugen an der Brust durch Ultraschalluntersuchungen und ließ von einem Künstler Zeichnungen anfertigen, um die Ultraschallbilder des Saugzyklus nachzubilden.[49] In Abb. 7.12 ist der Saugzyklus dargestellt und beschrieben. Einige Punkte sind besonders erwähnenswert.

7.3 Der kindliche Saugmechanismus

Abb. 7.12 Darstellung eines kompletten Saugzyklus. Das Baby ist im Sagittalschnitt abgebildet. Es zeigt eine gute Trinktechnik, die Mamille ist gut in den Mund eingesaugt und dehnt sich bis zur Verbindung von hartem und weichem Gaumen aus. (Obwohl die Milchseen nicht durch bildgebende Verfahren dargestellt werden können, sind sie hier abgebildet). **A:** Die Mamille und ein großer Teil der Areola (mit den hinter der Mamille liegenden Milchseen) werden tief in den Mund des Babys gesogen. Der weiche Gaumen ist entspannt und der Nasen-Rachen-Raum ist frei zum Atmen. Die hinten liegende Zunge befindet sich im Ruhezustand und umfasst die Spitze der Mamille. **B:** Der Saugzyklus beginnt mit einer wellenförmigen Bewegung der Zungenspitze. Zur gleichen Zeit wird der in diesem Moment entspannte Unterkiefer (nicht abgebildet) angehoben, um die Basis der Mamille einzuengen und dabei die Milch in die Milchgänge der Mamille zu pressen (die Bewegungen werden angenommen, da sie sich außerhalb des mit Ultraschall beobachteten Bereichs abspielen). **C:** Die Druckwelle der Zunge bewegt sich entlang der Unterseite der Mamille nach hinten und drückt gegen den harten Gaumen. Diese rollende Bewegung presst die Milch aus der Mamille. **D und E:** Die Druckwelle schiebt die Spitze der Mamille zurück und drückt gegen den weichen Gaumen. Sobald die Zunge gegen den weichen Gaumen stößt, hebt sich das Gaumensegel, legt sich an die Rachenhinterwand und verschließt so den Atemweg. Die Milch fließt in den hinteren Mundraum und bei genügender Menge wird das Schlucken ausgelöst. **F:** Der Kompressionszyklus beginnt und endet an der hinteren Zungenbasis. Die Entspannung des hinteren Teils der Zunge erzeugt einen negativen Druck, durch den die Mamille und die darin enthaltene Milch nochmals in den Mund hineingesogen werden. Dies wird von einer Lockerung der Kiefer begleitet, so dass sich die Milchseen wieder füllen können. Ultraschallaufnahmen legen den Schluss nahe, dass die Kompression durch die Zunge und den Sog im Mundraum die Zunge fest an die Mamille und den Gaumen anpasst. Der Vorgang ist aus Gründen der Übersichtlichkeit hier eher vereinfacht dargestellt. [E249]

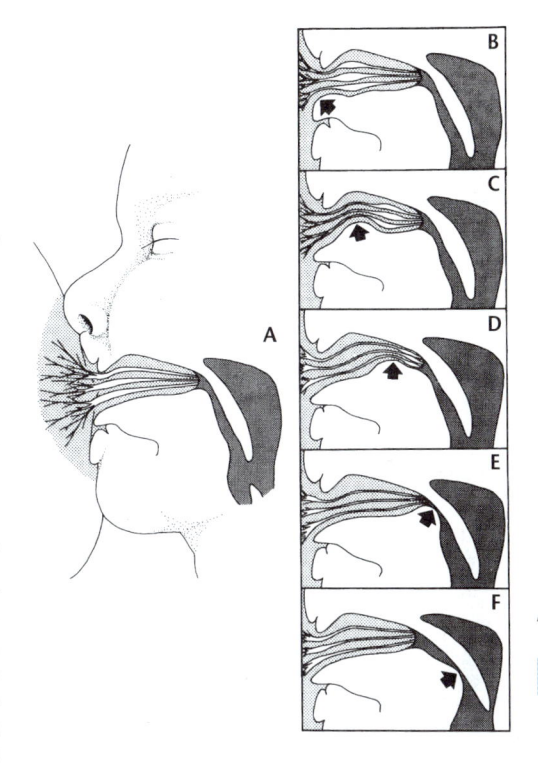

Mamille

Die Mamille und die Areola werden in den Mund gezogen und es bildet sich ein „Sauger", der etwa dreimal so lang ist, wie die Mamille im Ruhezustand. Trotz aller Anstrengungen ist es den Herstellern bislang nicht gelungen, einen Sauger zu produzieren, der die Mamille nachahmen kann. Kein künstlicher Sauger ist in der Lage, sich so in die Länge zu ziehen wie eine menschliche Mamille.[50]

Kiefer

Beim Milchtransfer sollte sich der Kiefer in einer rhythmischen Bewegung auf und ab bewegen. Der Beobachter kann sehen, wie sich die Ohren des Säuglings bewegen. Die Wangen sollten voll und rund und nicht eingezogen sein.

Lippen

Sowohl die Oberlippe als auch die Unterlippe sollten ausgestülpt sein, allerdings nicht zu sehr. Gelegentlich, vor allem bei frühgeborenen oder hypotonen Säuglingen, rollt sich die Unterlippe nach innen. Das führt zu einem Saugbläschen beim Kind und zu wunden Mamillen bei der Mutter.

Zunge

Die Zunge sollte gemuldet sein – becher- oder löffelförmig –, und die Zungenbewegung sollte am Mundgrund beginnen und sich über den unteren Alveolarkamm erstrecken. Wenn die Seitenteile der Zunge auf diese Weise eine Mulde bilden, kann die Zunge die Mamille korrekt einsaugen, sie gegen den harten Gaumen pressen und einen Sauger formen. Die Zungenspitze reibt nicht an dem Sauger (wie Finger, die entlang einer fast leeren Zahnpastatube streichen). Die Zunge wölbt sich beim Milchtransfer eher von hinten nach vorne in einer wellenförmigen Bewegung auf.

7.3.2 Reflexe

Reflexe spielen eine wichtige Rolle beim Milchtransfer. Suchen, Saugen und Schlucken tragen dazu bei, den Milchtransfer einzuleiten und aufrechtzuerhalten.

Suchen

Der Suchreflex wird meist als ein einschichtiger Vorgang definiert. Woolridge beschreibt ihn jedoch genauer mit zwei Phasen: „(1) taktile Stimulation der Haut um den Mund veranlasst den Säugling dazu seinen Mut in Richtung auf die Stimulationsquelle zu drehen und (2) sein Mund öffnet sich weit als Vorbereitung für die Aufnahme der Mamille."[49] Diese zweite Phase wird von Righard und Alade als *oraler Suchreflex* bezeichnet.[50] Es ist jedoch unwichtig, wie dieser Vorgang genannt wird. Wichtig ist, dass das Neugeborene dieses Verhalten zeigt, seinen Mund weit zu öffnen, ehe es an der Brust ansaugt.

Saugen

Der Saugreflex wird durch taktile oder chemische Stimulation des *Gaumens*, nicht der Zunge, ausgelöst.[49] Wir sind versucht, anzunehmen, dass der süße Geschmack der Milch zum Saugen anregt, aber Woolridge betont, dass der Unterkiefer und die Zunge die Antriebskraft für die Entleerung der Milch sind. Deshalb ist der Gaumen über dem Kiefer und der Zunge das Ziel für die Stimulation durch die Mamille.

Der Saugreflex wird oft missverstanden. Das Wort *saugen* beschwört die Vorstellung von negativem Druck herauf, so wie das Saugen durch einen Strohhalm einen Sog hervorruft (d.h., negativem Druck). Wenn der Säugling an der Brust saugt, trägt der dabei entstehende negative Druck nur zu einem geringen Teil zum Milchtransfer bei. Der Milchtransfer wird überwiegend durch positiven Druck des Kiefers und der Zunge, die den Sauger (die Mamille) in einer wellenförmigen Bewegung gegen den harten Gaumen pressen, vollbracht.

In einer Studie wurde nachgewiesen, dass Säuglinge nicht in der Lage sind, Gummisauger vollständig zusammenzupressen.[48] Selbst wenn die heutigen Gummisauger zugegebenermaßen formbarer sind als die, die in der Studie verwendet wurden, so erhalten Säuglinge, die mit einem künstlichen Sauger gefüttert werden, die Milch immer noch in erster Line durch negativen Druck.

Hier ein Beispiel, das dazu beitragen kann, dieses Konzept des negativen und mechanischen Drucks zu erläutern. Angenommen, es wird eine Flasche mit eingelegtem Beutel verwendet, dann wird der Säugling wahrscheinlich Milch aus dem Behälter erhalten, wenn er genügend negativen Druck ausübt. Falls nicht, kann ein Erwachsener mit seiner Hand den Beutel abwechselnd zusammenpressen und wieder loslassen – mechanischen Druck ausüben –, und die Milch würde herausschießen. In beiden Fällen würde ein Milchtransfer von einem Ort zum anderen stattfinden.

Beim Stillen ist der mechanische Druck die Hauptmethode, um Milch zu erhalten. Kiefer und Zunge des Säuglings befinden sich unterhalb der Milchseen und pressen sie zusammen (so wie die Hand des Erwachsenen in dem vorangegangenen Beispiel den Plastikbeutel zusammenpresst). Der negative Druck, den der Säugling ausübt, dient in erster Linie dazu, die Mamille und die Areola am richtigen Ort zu halten, so dass ein guter Saugschluss entsteht, doch er trägt nur minimal zum Milchtransfer bei.

Lawrence und Lawrence[52] unterscheiden zwischen *stillen* und *saugen*. Stillen bedeutet „Nahrung an der Brust aufnehmen und bezieht sich gezielt auf alle Säugelebewesen. Saugen hingegen bedeutet, dass etwas durch ein teilweises Vakuum in den Mund eingezogen wird, was dem Vorgang beim Trinken aus der Flasche entspricht. Saugen bedeutet also, Nahrungsaufnahme durch lecken".[52] In diesem Buch und auch in den meisten anderen Veröffentlichungen werden beide Begriffe einigermaßen austauschbar verwendet. Es muss jedoch klar sein, dass der Milchtransfer beim Stillen vom mechanischen Druck und nicht vom negativen Druck abhängt. Die Terminologie hilft, zwischen den beiden Erscheinungsformen des Saugens beim Stillen zu unterscheiden, dem nutritiven und dem nonnutritiven Saugen.

Wolff[53] erkannte als erster zwei verschiedene Arten zu saugen: nutritiv und nonnutritiv. Obwohl seine Untersuchung mit flaschengefütterten Säuglingen durchgeführt wurde, definierte er das *nonnutritive Saugen* als Saugen, ohne dass Flüssigkeit vorhanden ist. Zu Beginn der Stillmahlzeit zeigt der Säugling ein nonnutritives Saugen, das durch ein Muster von kurzen, schnellen Saugepisoden (etwa zwei Saugbewegungen pro Minute) gekennzeichnet ist. Wolff beschäftigte sich mit zwei grundsätzlichen Vorgaben: dem Vorhandensein oder Nicht-Vorhandensein von wohlschmeckender Flüssigkeit und der Sauggeschwindigkeit in Abhängigkeit zum Vorhandensein oder Nicht-Vorhandensein von Flüssigkeit.

Beim mit der Flasche gefütterten Säugling beginnt das nutritive Saugen in dem Moment, in dem eine wohlschmeckende Flüssigkeit in den Mund gelangt. Wolffs Untersuchung zeigte, dass das nutritive Saugen beim Vorhandensein von Flüssigkeit mit einer langsameren, gleichmäßigeren Geschwindigkeit von etwa einer Saugbewegung pro Sekunde erfolgte. Spätere Studien bestätigten, dass auch bei gestillten Säuglingen diese anfänglich schnellere Sauggeschwindigkeit und das anfängliche nutritive Saugen auftreten.

Gestillte Säuglinge beginnen zunächst mit einem schnelleren Saugen, mit etwa zwei Saugbewegungen pro Sekunde. Das trägt dazu bei, den Milchspendereflex (MSR) bei der Mutter auszulösen. Zu diesem Zeitpunkt übt der Säugling ausschließlich negativen Druck aus, und so lange keine Flüssigkeit in der Mundhöhle vorhanden ist, ist der negative Druck am stärksten (und deshalb die Belastung der Mamille der Mutter am höchsten). Sobald der MSR bei der Mutter einsetzt, beginnt das nutritive Saugen. Das ist ein langsames, rhythmisches Saugen mit etwa einer Saugbewegung pro Sekunde, bei dem zunächst keine Pausen auftreten. Nach dem Einsetzen des Milchspendereflexes wird weniger negativer Druck benötigt, da sich Flüssigkeit in der Mundhöhle befindet, und so verschwindet das mütterliche Unbehagen.

Im weiteren Verlauf der Mahlzeit lassen sich jedoch einige Unterschiede zwischen dem gestillten und dem flaschengefütterten Säugling feststellen. Flaschengefütterte Säuglinge zeigen einen deutlichen Unterschied zwischen nonnutritivem und nutritivem Saugen und kehren schließlich zu dem schnellen Saugverhalten vom Anfang der Mahlzeit zurück. Im Gegensatz dazu gibt es bei gestillten Säuglingen im Verlauf der Stillmahlzeit nach einiger Zeit keine so klare Unterscheidung mehr zwischen nutritivem und nonnutritivem Saugen. Die Sauggeschwindigkeit verhält sich umgekehrt zum Milchfluss. Je mehr Milch fließt, umso langsamer saugt der Säugling.[54] Wenn der Milchfluss gegen Ende der Stillmahlzeit an jeder Brust nachlässt, erhöht sich die Sauggeschwindigkeit innerhalb der Saugepisoden, doch zwischen den Saugepisoden gibt es mehr und längere Pausen.[55] Aus diesem Grund kann der Beobachter oder die Mutter sehen, wann die Milch zu fließen beginnt, da sich die Sauggeschwindigkeit des Säuglings beim Einsetzen des MSR verlangsamt. Auf ähnliche Weise saugt der Säugling wieder schnell, wenn die Milch weniger wird und der Milchfluss abnimmt. Das Stillen endet im Schlaf (bei Säuglingen, die jünger als 12 Wochen sind). Beide Punkte, das Verhalten (Sättigung, die zum Schlaf führt) und Alter (jünger als 12 Wochen) sind wichtig, um zu beurteilen, ob das Stillen erfolgreich war. Säuglinge, die jünger als 12 Wochen sind, weiter an der Brust saugen und beim Stillen nicht einschlafen, sollten sorgfältig beobachtet werden. Diese Kinder sind möglicherweise nicht gut angelegt und es kommt nicht zum Milchtransfer.

Schlucken

Das Schlucken ist die Fortsetzung des Saugreflexes. Das bedeutet, dass es möglich ist zu saugen, ohne zu schlucken, aber es kann nicht geschluckt werden, ohne zu saugen. Die Auf- und Abbewegungen des Kehlkopfs stehen in Zusammenhang mit dem Schlucken und wurden als Identifikationsmerkmal für das Schlucken in Studien verwendet.

Während der ersten fünf bis neun Tage trinken gestillte Neugeborene relativ kleine Mengen, selbst wenn die Milchmenge der Mutter reichlich ist. Durchschnittlich betragen die Mengen 34,2 g an der ersten Brust und 26,2 g an der zweiten Brust bei jeder Mahlzeit. Mit jeder Saugbewegung nimmt der Säugling 0,14 ml zu Beginn der Stillmahlzeit auf und 0,01 ml am Ende.[56] Aus diesen Angaben erwachsen wichtige klinische Folgerungen: (1) Neugeborene trinken an der ersten Brust mehr als an der zweiten Brust und (2) Neugeborene erhalten zu Beginn der Stillmahlzeit mehr Milch pro Saugbewegung, saugen aber weiter, wenn die aufgenommene Menge bereits vernachlässigbar ist.

Koordination von Saugen, Schlucken und Atmen

Der Such-, Saug- und Schluckreflex ist etwas einfacher zu beschreiben als die Koordination der Reflexe in Zusammenhang mit dem Atmen. Eine Studie beschäftigte sich vorrangig mit dieser Koordination.[57]

Koordination von Saugen und Schlucken

In den ersten zwei bis drei Tagen nach der Geburt müssen gestillte Neugeborene möglicherweise mehrmals saugen, ehe sie schlucken. Aus diesem Grund ist es manchmal schwierig, das Schlucken zu hören, da die Mutter oder die Pflegefachkraft mehrere Saugbewegungen beobachten müssen – unter Umständen[20] –, ehe der Säugling genügend Flüssigkeit erhalten hat, um den Schluckreflex auszulösen. Außerdem ist das Schlucken von kleinen Flüssigkeitsmengen meist recht leise. Es ist wichtig, dass das Schlucken hörbar ist, lange ehe der Milcheinschuss der Mutter erfolgt, auch wenn es einfacher ist, das Schlucken zu hören, nachdem die Milchmenge zugenommen hat. Ab dem vierten Tag schluckt das Neugeborene in der Regel bei jeder nutritiven Saugbewegung zu Beginn der Stillmahlzeit und saugt etwa zweimal für jedes Schlucken gegen Ende der Stillmahlzeit.

Koordination von Schlucken und Atmen

Neugeborene müssen eine Pause einlegen, um zu schlucken. Doch diese Pause ist bei zwei Tage alten Neugeborenen anders als bei vier Tage alten Säuglingen. Weber und Kollegen[57] zeigten, dass zwei Tage alte Neugeborene innehielten, den Atem anhielten und schluckten. Die vier Tage alten Säuglinge machten eine Pause und schluckten am Ende der Ausatemphase (die Pause zwischen Ausatmen und Einatmen).

Koordination von Saugen und Atmen

In der gleichen Studie atmeten zwei und drei Tage alte Neugeborene in einem einigermaßen unregelmäßigen Rhythmus, wohingegen vier oder fünf Tage alte Säuglinge ein ruhigeres Atem- und Saugmuster hatten.[57] Das Neugeborene atmete schneller, wenn es nur saugte (ohne zu schlucken), und langsamer wenn der Saug-Schluck-Reflex einsetzte. Die Kenntnis dieser Verhaltensweisen hilft dem Beobachter bei der Feststellung, ob ein Milchtransfer stattfindet.

7.4 Beurteilung des Stillvorgangs

Es liegt in der Verantwortung der Pflegefachkraft, das Stillen zu beurteilen, und diese Verantwortung auf jemanden anderen abzuschieben ist nachlässig. Genau wie bei einem erwachsenen Patienten, bei dem die Pflegefachkraft dafür verantwortlich ist, Aufnahme und Ausscheidung zu beobachten, zu dokumentieren und einzugreifen, wenn die Aufnahme oder die Ausscheidung nicht angemessen sind, so muss die Pflegefachkraft auch die Aufnahme (das Stillen) des Neugeborenen beurteilen. So wie die Pflegefachkraft auch dafür verantwortlich ist, andere Parameter für das Wohlergehen des Neugeborenen zu überwachen.

Ein wirkungsvolles Anlegen kann mit nur ein wenig Übung leicht erreicht werden. Ist der Säugling falsch angelegt, kommt es zu einer Vielzahl von Problemen. Bleiben diese Probleme ungelöst, besteht eine erhöhte Wahrscheinlichkeit, dass die Frauen, deren Säuglinge nicht wirkungsvoll trinken, früher abstillen als die Frauen, denen geholfen wird.[51] Korrektes Anlegen beugt den meisten Problemen mit wunden Mamillen vor. Frauen mit Stillproblemen, die versuchen, diese Probleme durch Kompensieren zu überwinden (auch durch Zufüttern), stillen schneller ab.[58, 59]

7.4.1 Sammeln von Daten zur Beurteilung eines wirkungsvollen Milchtransfers

Die direkte Beobachtung einer Stillmahlzeit lässt sich durch nichts ersetzen. Bei jeder Mutter – Erst- oder Mehrgebärende – sollte von einer ausgebildeten Pflegefachkraft beurteilt werden, ob ein effektiver Milchtransfer stattfindet. Hinweise woran sich erkennen lässt, ob der Milchtransfer erfolgreich verläuft, sind in Tabelle 7.1 aufgelistet. Dennoch reicht eine reine Beobachtung des Stillens häufig nicht aus. Das heißt, es sieht so aus, als ob der Säugling gut angelegt ist, er ist es aber manchmal doch nicht. Deshalb können hörbare und kinästhetische Hinweise eine Bestätigung erbringen.

Die Mütter sollten berichten, dass das Stillen angenehm und schmerzfrei ist. Allenfalls darf vielleicht beim ersten Ansaugen des Säuglings über eine gewisse Empfindlichkeit berichtet werden. Mit etwas Nachhilfe können Mütter über das Gefühl von „ziehen und zerren" berichten.[60]

Hörbare Anzeichen sind oftmals verlässlicher als sichtbare Anzeichen. Dass der Säugling seinen Mund um die Brust der Mutter schließt, garantiert noch keinen Milchtransfer. Hörbares Schlucken hingegen signalisiert einen Milchtransfer. Beim allerersten Anlegen nach der Geburt kann es sein, dass der Säugling schluckt, doch es kann schwer zu hören sein. Zunächst einmal passiert es nur selten, denn der Säugling muss viele, viele Male saugen, um eine ausreichende Flüssigkeitsmenge zu erhalten, um den Schluckreflex auszulösen. Und wenn es dann geschieht, ist es nicht sehr laut, so dass es sinnvoll ist, ein Ohr sehr nahe am Neugeborenen zu haben. Bei einem korrekt angelegten Neugeborenen sind die meisten Eltern in der Lage, das Schlucken während der ersten Stunden zu hören, wenn sie darauf hingewiesen werden. In den ersten 24 Stunden kann das Neugeborene sehr schläfrig sein und es kommt nur zu wenigen Gelegenheiten mit hörbarem Schlucken, so dass es schwierig sein kann, das Schlucken zu hören, selbst wenn es dazu kommt. *Das hörbare Schlucken ist eines der wichtigsten Beurteilungskriterien.* Es ist keine Garantie, dass alles in Ordnung ist, wenn das Neugeborene schluckt, aber das Fehlen des Schluckens ist ein sicheres Anzeichen dafür, dass etwas nicht stimmt. Hörbares Schlucken ist der Beleg dafür, dass Milch aus der Brust entleert wird. Ohne diese Entleerung wird nicht mehr Milch gebildet.

7.4.2 Die Dokumentation der Beurteilung der Stillbemühungen

Die Dokumentation der Nahrungsaufnahme des gestillten Säuglings war schon immer überaus ungenau. Die meisten Kliniken verwenden eine subjektive Beurteilung nach dem Schema gut – ausreichend – schlecht oder verlassen sich darauf, wie viele Minuten der Säugling angelegt war. Wenn der Beobachter eine gute Kenntnis des Stillmanagements besitzt und tatsächlich beim Stillen anwesend ist, kann eine Beurteilung nach dem Schema gut – ausreichend – schlecht sinnvoll sein. Die Mutter jedoch zuerst zu fragen, wie viele Minuten der Säugling an der Brust verbracht hat, und anschließend zu sagen, dass sie „das Baby und nicht die Uhr anschauen soll", widerspricht sich selbst und verwirrt die Mutter. Das Niederschreiben der reinen Minutenzahl ist zudem schlichtweg nutzlos, denn ein Träumer braucht länger als zum Beispiel ein Barrakuda. Was aber noch wichtiger ist: Wenn kein Milchtransfer stattfindet, trägt die an der Brust verbrachte Zeit nichts zur Feststellung bei, ob eine angemessene Milchmenge aufgenommen wurde oder nicht.

Es muss also eine bessere Methode gefunden werden, um festzustellen, wie viel der Säugling getrunken hat. Besteht bei dem Neugeborenen ein Anlass für eine genauere und engmaschige Überwachung, kann das im nächsten Abschnitt beschriebene Testwiegen eine Möglichkeit darstellen, die Nahrungsaufnahme zu quantifizieren. In den meisten Fällen ist allerdings eine schlichte Dokumentation der Beobachtung einer Stillmahlzeit am besten geeignet. Es wurden zahlreiche Bewertungsschemata entwickelt, mit deren Hilfe das Stillverhalten des voll ausgetragenen Säuglings beurteilt und dokumentiert werden kann, und die eine Abkehr von dem subjektiven gut – ausreichend – schlecht-Schema und der bedeutungslosen Aufzeichnung der Minuten an der Brust bedeuten. Jedes der im Folgenden aufgeführten Dokumentationsschemata ist darauf ausgelegt, objektive Daten zu erbringen und die meisten erfordern eine direkte Beobachtung, statt sich auf die Angaben der Mutter zu verlassen. In Tabelle 7.3 werden vier solcher Schemata verglichen.

Damit ein solches Bewertungsschema einen klinischen Nutzen hat, muss es valide (inwieweit wird tatsächlich das gemessen, was laut Aussage gemessen werden soll) und klinisch verlässlich (beständige Messung des Vorgangs oder des Verhaltens, das beurteilt werden soll) sein. Bis jetzt haben das Infant Breastfeeding Assessment Tool (IBFAT) und das Mother-Baby-Assessment (MBA), die im folgenden Abschnitt beschrieben werden, sich laut einer Studie weder als valide noch als verlässlich erwiesen.[61]

Der Bewertungsmaßstab LATCH wurde unterschiedlich bewertet in Bezug auf seine Verlässlichkeit,[62, 63] scheint aber verlässlich zu sein.[63] Hinzu kommt, dass auch wenn berichtet wurde, dass die mütterliche Zufriedenheit mit dem LATCH-Ergebnis korreliert,[62, 63, 64] beim sorgfältigen Lesen der Studien auffällt, dass sich diese Korrelation nicht mit dem ursprünglichen LATCH zeigte und auch keine statistische Signifikanz aufweist.[64] Der Bewertungsmaßstab Systematic Assessment of the Infant at Breast (SAIB) wurde noch nicht hinsichtlich Verlässlichkeit und Validität untersucht. Es sind noch weitere Studien erforderlich.

Systematic Assessment of the Infant at Breast (SAIB)

Der SAIB wurde von Shrago und Bocar entwickelt.[65] Sie haben Bewertungskriterien für das Stillverhalten des Säuglings festgelegt: Ausrichtung, Erfassen der Areola, Kompression der Areola und hörbares Schlucken. Dieser Bewertungs-

7 Milchbildung und Milchtransfer

Parameter	IBFAT	MBA	LATCH	SAIB
Schwerpunkt auf	Säugling	Säugling und Mutter	Säugling und Mutter	Säugling und Mutter
Bewertung durch	Mutter oder Pflegefachkraft	Pflegefachkraft	Mutter oder Pflegefachkraft	Pflegefachkraft
Zeitrahmen	Fortlaufend: von Anfang bis Ende	Fortlaufend: von Anfang bis Ende	statisch	Zu jedem Zeitpunkt der Stillmahlzeit
Analyse der aufeinander folgenden Bewertungen	Verwendet Durchschnittswert	Verwendet besten Wert	Steigerung der Werte wird erwartet	Keine Ja-Nein-Fragen
Beobachtungspunkte	• Signale • Suchen • Saugen	• Bereitschaft • Position • Anlegetechnik • Milchtransfer • Ergebnis	• Anlegetechnik • Hörbares Schlucken • Mamillenform • Wohlbefinden • Wird beim Anlegen Hilfe benötigt	• Ausrichtung • Erfassen der Areola • Kompression der Areola • Hörbares Schlucken

Tab. 7.3   Vergleich verschiedener Bewertungsschemata. Abgewandelt nach Riordan, J.M.; Koehn, M. J *Obstet Gynecol Neonatal Nurs* 1997;26:183. IBFAT – Infant Breastfeeding Assessment Tool; MBA – Mother-Baby-Assessment, SAIB – Systematic Assessment of the Infant at Breast.

	3	2	1	0
Bereitschaft zum Stillen	Baby beginnt sofort und mühelos an der Brust zu trinken (aufmerksam)	Braucht sanfte Anregung, um mit dem Trinken zu beginnen	Braucht mehr Anregung um aufzuwachen und mit dem Trinken zu beginnen	Kann nicht aufgeweckt werden
Suchen	Beginnt sofort wirkungsvoll zu suchen	Muss etwas überredet, gedrängt oder ermutigt werden, um zu suchen	Sucht nur wenig, selbst nach Anregung	Hat kein Suchverhalten gezeigt
Ansaugen	Beginnt sofort zu trinken	Braucht 3 bis 10 Minuten, bis es zu trinken beginnt	Braucht mehr als 10 Minuten, um mit dem Trinken zu beginnen	Trinkt nicht
Saugverhalten	Trinkt gut an einer oder beiden Brüsten	Trinkt immer wieder, braucht aber Aufforderung	Schwaches Saugen, saugt für kurze Zeit an und hört wieder auf	Saugt nicht

Tab. 7.4   Infant Breastfeeding Assessment Tool*. Angaben entnommen aus: Matthews, M.K. Midwifery 1988;4:154–165. Tabelle angepasst nachgedruckt aus: Biancuzzo, M. *Breastfeeding the healthy Newborn: a nursing prospective.* White Plains, N.Y.: March of Dimes Birth Defect Foundation; 1994.

*Höchstmöglicher Wert beträgt 12.

maßstab beruht auf dem Prinzip, dass das Stillen in der Regel gut verläuft, wenn der Säugling korrekt ausgerichtet ist, die Areola korrekt erfasst und zusammenpresst und das Schlucken hörbar ist. Die Stärke dieses Bewertungsmaßstabs liegt darin, dass er einfach und problemlos anwendbar ist und die wichtigsten Punkte umfasst, die eine Pflegefachkraft bei dem Stillpaar beobachten sollte. Die ursprünglichen Kriterien sind in der ersten Spalte von Tabelle 7.1 aufgeführt. In den weiteren Spalten werden Anzeichen und Symptome einer falschen Technik beschrieben. Es wurden Empfehlungen zur Korrektur der auftretenden Probleme hinzugefügt, um dem Leser bei der korrigierenden Umsetzung zu helfen. Einschränkend muss gesagt werden, dass dieser Bewertungsmaßstab im Gegensatz zu anderen nicht hinsichtlich Validität und Verlässlichkeit untersucht wurde.

Infant Breastfeeding Assessment Tool (IBFAT)

IBFAT wurde von Matthews entwickelt.[66] Dieses System ordnet verschiedenen Verhaltensweisen, zum Beispiel der Bereitschaft zum Saugen, dem Suchen, dem Erfassen der Brust und dem Saugen, Punktwerte von 0 bis 3 zu. So wie dieser Bewertungsmaßstab ursprünglich konzipiert wurde, mag er in der Anwendung umständlich erscheinen. In Tabelle 7.4 wird die Beschreibung des Bewertungsmaßstabs zusammengefasst. Die größte Stärke dieses Tests liegt darin, dass eines der Kriterien die Bereitschaft zum Stillen ist – die Demonstration von Aufmerksamkeit und Suchverhalten, ehe der Säugling an die Brust geht. Der Test berücksichtigt allerdings nicht das Schlucken, was als deutliche Schwäche zu bewerten ist. Wenn

	0	1	2
Ansaugen	• Zu schläfrig oder zögerlich • Saugt nicht an	• Wiederholte Versuche • Hält Mamille im Mund • Wird zum Saugen angeregt	• Erfasst die Brust • Zunge unten • Lippen ausgestülpt • Rhythmisches Saugen
Hörbares Schlucken	• Nicht vorhanden	• Etwas bei Stimulation	• Spontan und mit Pausen, wenn 24 Stunden alt • Spontan und häufig, wenn > 24 Stunden alt
Mamillenform	• Nach innen gerichtet	• Flach	• Aufgerichtet (nach Stimulation)
Zustand von Brust und Mamille	• Geschwollen • Offen, blutig, große Blasen oder Quetschungen	• Prall • Gerötete/kleine Bläschen oder Quetschungen • Mildes/mäßiges Unwohlsein	• Weich • Empfindlich
Stillposition	• Voll unterstützt (Personal hält den Säugling an der Brust)	• Minimale Hilfestellung (z.B. Kopfende des Bettes höher stellen, Kissen zur Unterstützung hinlegen) • Eine Seite wird erklärt, die Mutter legt an der zweiten Seite selbstständig an • Personal hält und dann übernimmt die Mutter	• Keine Hilfestellung durch das Personal • Mutter ist in der Lage das Kind zu positionieren und zu halten

Tab. 7.5 Der LATCH-Test*. Aus: Jensen, D.; Wallace, S.; Kelsay, P. *J Obstet Gynecol Neonatal Nurs* 1994;23:29.
*Höchstmöglicher Wert beträgt 10.

mit dem IBFAT gearbeitet wird, sollte er abgewandelt werden, damit auch die Informationen über das Schlucken berücksichtigt werden.

LATCH

LATCH wurde von Jensen und Kollegen entwickelt.[67] Bei diesem System werden Bewertungspunkte von 0 bis 2 für verschiedene grundlegende Kriterien vergeben. Dazu gehören das Erfassen der Brust, das hörbare Schlucken, die Form der Mamille, das Wohlbefinden der Mutter und inwieweit die Mutter Hilfe benötigt. In Tabelle 7.5 wird dieser Bewertungsmaßstab beschrieben. Diese Dokumentation hat einige Vorzüge, zu der die Festlegung von Schlüsselkriterien und seine Einfachheit gehören. Allerdings kann beim LATCH die Betonung zu sehr auf dem Unterstützungsbedarf der Mutter gesehen werden, und es wird unter Umständen zu wenig darauf geachtet, ob der Säugling tatsächlich korrekt angelegt ist.

Mother-Baby-Assessment (MBA)

Mulford hat den in Tabelle 7.6 beschriebenen MBA erdacht,[68] um das Stillverhalten des Säuglings einzuschätzen und zu dokumentieren. Sie hat dabei einen Bewertungsmaßstab analog zum APGAR-Test entwickelt. Eine Stärke dieses Tests liegt darin, dass er das Wissen der Mutter um die Hungerzeichen bewertet und auch ihre Reaktion darauf. Außerdem wird das Ende der Stillmahlzeit erfasst. Einschränkend muss gesagt werden, dass sich der Test bislang noch nicht als verlässlich oder valide bewiesen hat.

7.4.3 Parameter neben dem Stillverhalten

Es gibt keinen Ersatz für die direkte Beobachtung eines Stillvorgangs. Um jedoch ein vollständigeres Bild des Milchtransfers zu erhalten und ungestillte Bedürfnisse aufzudecken, sollten auch noch weitere Parameter wie das Gewicht und Wachstumsschübe überwacht werden.

Ausscheidung

Die Pflegefachkraft ist verantwortlich dafür, sowohl die Nahrungsaufnahme als auch die Ausscheidungen zu beobachten und zu dokumentieren. Das Verhältnis Aufnahme zu Ausscheidung ist ein wesentlicher Punkt, denn es ermöglicht eine Beurteilung, ob die Nahrungsaufnahme des Säuglings ausreicht, damit er seine Körperfunktionen aufrecht erhalten und wachsen kann. Scheidet der Säugling nicht angemessen aus, muss die Pflegefachkraft anfangen über Maßnahmen nachzudenken, um Probleme im Zusammenhang mit der Aufnahme zu überwinden. In Kasten 7.3 wird beschrieben, nach welchen Kriterien die Ausscheidung in der ersten Lebenswoche beurteilt werden kann.

Urinausscheidung

In den ersten Tagen dürften zwei bis drei nasse Windeln pro Tag wahrscheinlich ausreichend sein, denn die Mutter bildet noch nicht viel Milch und so nimmt der Säugling auch nur kleine Mengen auf.

7.3 Ausscheidungen bei gestillten Babys

Innerhalb von 24 Stunden
- Das Mekonium besteht aus Fruchtwasser und Fruchtwasserbestandteilen. Es ist schwarz oder dunkelgrün und sehr klebrig.
- Kolostrum wirkt abführend auf den Darm und das Mekonium (zusammen mit Bilirubin) sollte innerhalb der ersten 24 Stunden ausgeschieden werden. Anderenfalls muss eine genauere Untersuchung erfolgen.
- Der Stuhl sollte nicht länger als drei bis vier Tage dunkel sein.
- Innerhalb der ersten 24 Stunden sollte mindestens einmal Urin ausgeschieden werden. Scheidet der Säugling innerhalb dieser Zeit keinen Urin aus, muss eine vernünftige Erklärung für die Verzögerung gefunden werden und/oder eine genauere Untersuchung erfolgen.
- Leicht zu merken: Am ersten Lebenstag sollte das Baby mindestens einmal Stuhlgang haben und einmal Urin ausscheiden.

Ab zwei bis drei Tagen nach dem Stillbeginn
- Übergangsstühle bestehen aus Mekonium und geronnener Milchmasse, sind grünlich braun bis gelblich braun, pastös und weniger klebrig als Mekonium.
- Der Stuhl sollte nicht länger als drei Tage braun bleiben (vorausgesetzt, bei der Mutter fand der initiale Milcheinschuss statt).
- Es sollte mindestens zwei bis drei Mal Urin ausgeschieden werden, der Urin soll strohfarben gelb sein und nicht streng riechen.

7.4 Beurteilung des Stillenvorgangs

Schritt	Punkte	Auf was wird geachtet/Kriterien
1. Signalisieren	1	Die Mutter beobachtet und hört auf die Signale ihres Babys. Sie hält, streichelt, schaukelt und spricht mit dem Baby. Sie regt das Baby an, wenn es schläfrig ist, und beruhigt es, wenn es quengelt.
	1	Das Baby zeigt seine Bereitschaft: Es bewegt sich, ist aufmerksam, sucht, macht Saugbewegungen, bringt die Hände an den Mund, gibt Laute von sich, schreit.
2. Stillposition	1	Die Mutter hält das Baby in guter Ausrichtung, so dass es die Mamille fassen kann. Der Körper des Babys ist leicht gebeugt, seine gesamte Bauchseite ist gegen den Körper der Mutter gerichtet. Kopf und Schultern des Babys sind abgestützt.
	1	Das Baby sucht an der Brust, öffnet seinen Mund weit, die Zunge ist gemuldet und bedeckt die untere Zahnleiste.
3. Ansaugen	1	Die Mutter hält die Brust, um dem Baby nach Bedarf zu helfen und zieht das Baby eng an sich, wenn es den Mund weit geöffnet hat. Sie drückt eventuell ein paar Tropfen Milch aus.
	1	Das Baby saugt gut an, nimmt die gesamte Mamille und etwa 2 cm der Areola in den Mund, saugt dann und zeigt ein sich wiederholendes Muster von Saugphasen und Pausen.
4. Milchtransfer	1	Die Mutter berichtet über: Durst, Gebärmutterkontraktionen, verstärkten Wochenfluss, Schmerzen oder Prickeln in der Brust, Entspannung, Schläfrigkeit. Aus der anderen Brust läuft Milch aus.
	1	Das Baby schluckt hörbar, man kann Milch in seinem Mund sehen, beim Aufstoßen kommt etwas Milch mit. Schnelle Anschub-Saugbewegungen (zwei Saugbewegungen pro Sekunde) wechseln zum Ernährungssaugen mit etwa einer Saugbewegung pro Sekunde.
5. Beendigung	1	Brüste der Mutter fühlen sich angenehm an. Sie lässt das Baby saugen, bis es fertig ist. Nach dem Stillen ist die Brust weicher, ohne Knoten oder Schwellung. Keine wunden oder schmerzenden Mamillen.
	1	Das Baby lässt die Brust spontan los und scheint satt zu sein. Es sucht nicht mehr, wenn es gereizt wird. Gesicht, Arme und Hände sind entspannt. Es schläft möglicherweise ein.

Tab. 7.6 Verwendung des MBA-Tests*. Diese Methode ist dazu geeignet, den Fortschritt zu beurteilen, den eine Mutter und ihr Baby beim Erlernen des Stillens machen. Bei jedem Schritt sollten beide Personen – sowohl Mutter als auch Kind – ein „+" erhalten, ehe bei einem von beiden der nächste Schritt bewertet werden kann. Kann der Beobachter keinen der aufgeführten Hinweise erkennen, wird für diesen Schritt für die jeweilige Person eine „0" eingetragen. Wenn Mutter oder Kind bei einem Schritt Unterstützung benötigen, tragen Sie „mit Hilfe" ein. Diese Bemerkung führt nicht zu einer Veränderung der Gesamtbewertung von Mutter und Baby. Aus: Mulford, C. *J Hum Lact* 1992;8:82.
*Höchstmöglicher Wert beträgt 10.

- Leicht zu merken: Mit drei Tagen sollte das Neugeborene innerhalb von 24 Stunden mindestens drei Mal Stuhlgang haben und mindestens drei Mal Urin ausscheiden.

Vom vierten bis siebten Tag nach dem Stillbeginn
- Muttermilchstuhl besteht aus geronnener Milchmasse aus vom Säugling aufgenomme

ner Milch. Ab dem vierten Tag sollte die Mutter eine reichliche Milchmenge haben. Vorausgesetzt, dies ist der Fall, sollte das Neugeborene ab dem vierten Tag Milchstühle haben. Hat die Mutter keine reichliche Milchmenge oder das Baby keinen Milchstuhl, wird eine genauere Untersuchung notwendig.
- Milchstühle bei einem ausschließlich gestillten Kind sind gelb und sehen aus wie eine Mischung aus Hüttenkäse und Senf.
- Hat ein voll gestilltes Neugeborenes am vierten Tag keinen gelben Stuhl, muss eine genauere Untersuchung durchgeführt werden. Die Farbe ist wichtig! Hat das Neugeborene 30 ml oder mehr künstliche Säuglingsnahrung erhalten, bietet die Farbe keinen guten Hinweis mehr.
- Stark aufsaugende Windeln machen es schwierig, die Urinausscheidungen zu zählen. Ein Stück Toilettenpapier oder ein Stück Gaze in der Windel helfen beim Erkennen der Urinausscheidung.
- Was zählt als Stuhlgang? Ein Schmierfleck zählt nicht. Was nicht mindestens die Größe eines Ein-Euro-Stückes hat, sollte wahrscheinlich nicht gezählt werden.
- Wenn die Stühle bis zum vierten Tag nicht gelb sind, sollte eine medizinische Untersuchung durchgeführt werden.
- Leicht zu merken: Ab dem 4. Tag bis zu vier Wochen sollte das Neugeborene in 24 Stunden drei bis vier Mal Stuhlgang und mindestens sechs bis acht Mal Urin ausscheiden.

Copyright 2000 Marie Biancuzzo.

Dauerte die Geburt außerordentlich lange oder musste sich die Mutter während der Wehen mehrfach übergeben oder gab es andere Umstände, die dazu führten, dass sie dehydriert war, besteht die Wahrscheinlichkeit, dass auch der Säugling in den ersten Tagen weniger Urin ausscheidet. Nach den ersten vier bis sieben Tagen und für den Rest des ersten Monats sollte der Säugling mindestens sechs nasse Windeln pro Tag haben, wovon eine richtig nass ist (acht nasse Windeln pro Tag wären noch besser). Jegliche geringere Ausscheidung sollte vermerkt werden.

Stuhlausscheidung

Es gibt keine klare Aussage darüber, was unter der „normalen" Anzahl der Darmausscheidungen eines gestillten Neugeborenen zu verstehen ist. Das Neugeborene hat einen starken gastrokolischen Reflex und scheidet gewöhnlich bei jeder Stillmahlzeit Stuhl aus. Die Zahl der Darmentleerungen ist sehr unterschiedlich. Das Neugeborene sollte jedoch nach dem dritten oder vierten Lebenstag und während des gesamten ersten Monats mindestens drei Mal Stuhlgang pro Tag haben. Der Stuhl sollte ziemlich weich und nicht übelriechend sein.[52]

Bei der Beurteilung des Neugeborenen spielt die Farbe des Stuhls eine wichtige Rolle. Es gibt Hinweise auf die Magen-Darm-Tätigkeit des Neugeborenen, wie lange es dauert, bis das Mekonium ausgeschieden ist.[69] Die Magen-Darm-Tätigkeit ist ein wesentlicher Faktor, da das Bilirubin in erster Linie in den Stuhl ausgeschieden wird. Es gibt einen Zusammenhang zwischen den Farbveränderungen des Stuhls und dem täglichen Gewichtsverlust des Neugeborenen. Der Gewichtsverlust erreicht seinen Höhepunkt zwei Tage nach der Geburt und ein Neugeborenes kann sein Geburtsgewicht bereits am fünften Lebenstag wieder erreicht haben.[70]

Die Stuhlkonsistenz ist ebenfalls ein wichtiges Beurteilungskriterium. Etwa ab dem dritten Tag ist der Stuhl eines gestillten Säuglings weich und sieht aus wie eine Mischung aus Hüttenkäse und Senf. Wird der Säugling mit künstlicher Säuglingsnahrung gefüttert, sind die Stühle fester,[71] und die Mütter haben eher Bedenken wegen Verstopfung.[72]

Das Überwachen und Dokumentieren von Anzahl, Farbe und Konsistenz des Stuhls ist besonders wichtig für die Pflegefachkraft in der Klinik, doch auch Eltern müssen die Stuhlausscheidung ihres Säuglings im Auge behalten. Machen Sie die Mutter darauf aufmerksam, dass sie sich an den Kinderarzt wenden soll, falls der Säugling im ersten Monat nicht mindestens drei Mal täglich Stuhlgang hat, der aussieht wie eine Mischung aus Senf und Hüttenkäse. In der Neugeborenenperiode ist das Fehlen von mindestens einer Darmentleerung pro Tag ein Hinweis auf eine nicht ausreichende Gewichtszunahme. Erklären Sie der Mutter aber auch, dass es *nach* dem ersten Lebensmonat nicht ungewöhnlich ist, wenn ein voll gestillter Säugling mehrere Tage keinen Stuhlgang hat.

Testwiegen

Routinemäßiges Testwiegen – vor und nach der Mahlzeit wiegen – sollte kranken Säuglingen vorbehalten bleiben. Anderenfalls könnte diese Maßnahme das Selbstvertrauen der Mutter annagen, weil das Ergebnis stärker betont wird als der Stillvorgang als solches. Müssen Testwiegungen durchgeführt werden, sollte eine elektronische Waage verwendet werden, da diese exakter ist als andere Waagen.[73] Vor 1980 herrschten Vorbehalte gegenüber dem Testwiegen und diese Vorbehalte hatten gute Gründe. Zu dieser Zeit wurden die Testwiegungen auf Balkenwaagen durchgeführt, die nicht über die Genauigkeit der modernen, elektronischen Waagen verfügten.[74] Das Testwiegen ist allerdings keine unfehlbare Messung der Nahrungsaufnahme. Entleert der Säugling zum Beispiel während des Stillens seinen Darm – was häufig vorkommt –, dann ist eine Interpretation des Wiegeergebnisses schwierig.

Gewichtszu- und -abnahme

Eltern oder auch Fachpersonal fragen oftmals „Wie viel hat es zugenommen?". Das ist eine gute Frage, aber manchmal erweckt sie den Eindruck, dass das Testwiegen das einzige Mittel ist, mit dem das Wohlbefinden des Säuglings oder der Erfolg des Stillens bestimmt werden kann. Der Gewichtsverlauf ist ein Faktor, aber nicht der einzige Indikator. Er entscheidet auch nicht über das mütterliche Versagen oder den mütterlichen Erfolg. Mütter machen sich häufig Sorgen, dass sie „nicht genügend Milch haben". Diese beiden Themen hängen sicher zusammen, doch Probleme bei der Gewichtszunahme müssen nicht zwingend an einer zu geringen Milchmenge liegen. Festzustellen, ob ein Säugling angemessen zunimmt, verlangt mehr, als ihn einfach auf eine Waage zu legen. Die Beobachtung des Säuglings an der Brust und die aufmerksame Aufzeichnung der anderen Parameter wie Gewicht, Länge und Kopfumfang, tragen dazu bei, sich ein umfassenderes Bild von der Nahrungsaufnahme und dem allgemeinen Wohlbefinden des Säuglings zu machen.

Historischer Rückblick

Milchspendereflex und die Verbindung zwischen Mutter und Baby
Quelle: Newton, N.R.; Newton, M.N.: The let-down reflex in human lactation. *Pediatrics* 1950;5:726–733.

An der Universitätsklinik von Pennsylvania wurde 1949 eine beschreibende Studie durchgeführt, um festzustellen, ob der Milchspendereflex das ausschließliche Stillen nach dem 4. Tag post partum beeinflusst. Insgesamt 127 stillende Frauen nahmen an der Studie teil und wurden nach ihren Anzeichen für den Milchspendereflex in den ersten vier Tagen befragt. Die Forscher untersuchten sowohl die objektiven als auch die subjektiven Anzeichen des Milchspendereflexes. Zu den subjektiven Zeichen für den Milchspendereflex zählten: (1) Gebärmutterkontraktionen, (2) Ausfließen von Milch an der zweiten Brust, (3) Ausfließen von Milch, wenn der Säugling nicht saugte und (4) Beendigung der Schmerzen in der Mamille, wenn der Säugling einige Sekunden gesaugt hat. Das objektive Anzeichen war das Testwiegen des Säuglings zur Bestimmung der Milchaufnahme. Die Mütter, die mehr Anzeichen und Symptome für den Milchspendereflex hatten, stillten mit größerer Wahrscheinlichkeit mit vier Tagen post partum voll.

Diese Studie wirft für die Pflegefachkraft von heute, die die Mütter unmittelbar nach der Geburt oder in der Nachsorge später zu Hause, bei einem Klinikbesuch oder einer telefonischen Befragung erlebt, viele Fragen auf. Fragen wir bei nicht angemessener Gewichtszunahme nach Anzeichen für den Milchspendereflex? Fragen wir die Mütter routinemäßig nach dem Vorhandensein von Gebärmutterkontraktionen, auf der Gegenseite herauslaufender Milch, nach dem Auslaufen von Milch außer beim Stillen oder nach dem Nachlassen von Mamillenschmerzen, nachdem das Baby getrunken hat? Wo auf unserer Karte können wir diese Anzeichen für den Milchspendereflex vermerken? Wir konzentrieren uns oft auf objektive und subjektive Hinweise im Zusammenhang mit anderen Körpervorgehen oder Erkrankungen, aber wir sind weniger aufmerksam für die Symptome und Anzeichen des Milchspendereflexes. Es ist wichtig, daran zu denken, dass „der [Milchspendereflex] ein psychosomatischer Mechanismus ist, der die Ausscheidung von bereits gebildeter Milch beeinflusst" (S. 726). Selbst wenn Milch gebildet wird, ohne Milchspendereflex findet kein Transfer statt. Die Pflegefachkraft hat oft die Möglichkeit, Faktoren, die den Milchspendereflex stören, zu beeinflussen, z.B. Stress oder Ablenkung, oder andererseits den Milchspendereflex begünstigende Faktoren zu fördern, zum Beispiel durch Entspannung.

Die Gewichtsentwicklung von der Geburt bis zu einer Woche

Die meisten gesunden, termingeborenen Neugeborenen wiegen zwischen 2250 und 3900 g bei der Geburt. Es ist absolut nicht ungewöhnlich, dass Neugeborene in den ersten Lebenstagen an Gewicht abnehmen, denn sie werden mit zusätzlich eingelagerter Flüssigkeit geboren als Ausgleich dafür, dass das reichhaltige Kolostrum der Mutter nur wenig Flüssigkeit liefert.

Vorausgesetzt der Säugling wird in den ersten Tagen häufig angelegt und saugt gut, wird vor dem dritten Tag eine entsprechende Milchmenge vorhanden sein.

Es gibt eine Vielzahl von Studien, die sich mit der „normalen" Gewichtzunahme oder Gewichtsabnahme bei älteren Säuglingen beschäftigen, aber es gibt nur wenig verfügbare Daten zu diesen Parametern bei Neugeborenen. Marchini und Kollegen stellten fest, dass nach Bedarf gestillte Neugeborene bis zum zweiten Tag gleichmäßig an Gewicht verloren. Der Gewichtsverlust betrug maximal 5,8 ± 2 % des Geburtsgewichts und ab dem dritten Tag begannen die Säuglinge wieder zuzunehmen.[11]

Wenn alles gut verläuft, ist in der ersten Woche ein Gewichtsverlust von 5 % annehmbar. Dennoch sollte jeder Faktor, der auf Probleme bei Mutter oder Kind hinweist, sofort genauer medizinisch untersucht werden. Eine Gewichtsabnahme von 10 % wird in der Regel als nicht mehr akzeptabel angesehen. Mit sieben bis zehn Tagen sollte das Neugeborene den Wendepunkt erreicht haben und allmählich etwas Gewicht zunehmen.

Gewichtsverlauf zwischen 7. und 28. Tag

Mit zwei Wochen sollte das Neugeborene sein Geburtsgewicht wieder vollständig erreicht haben. Allgemein wird eine Gewichtzunahme von (durchschnittlich) mindestens 15 g pro Tag im ersten Monat als ausreichend angesehen.[52] Säuglinge, die weniger zunehmen, müssen ärztlich untersucht werden.

Weitere Gewichtszunahme

Es wurde oftmals angenommen, dass gestillte Säuglinge unterernährt wären, solange sie nicht entsprechend den Standardkurven an Gewicht zunehmen. Doch gestillte Säuglinge nehmen nicht mit der gleichen Geschwindigkeit zu wie mit der Flasche gefütterte Säuglinge und werden deshalb manchmal zugefüttert. Bis 1999 basierten die Gewichtskurven, die zur Feststellung der angemessenen Gewichtszunahme verwendet wurden, auf Studien, die in den 50er Jahren durchgeführt wurden, als die meisten Säuglinge mit der Flasche ernährt wurden. Neuere Studien, die sich auf den Unterschied zwischen gestillten und nicht gestillten Säuglingen konzentrieren, zeigen, dass gestillte Säuglinge in den ersten beiden Monaten schneller und vom dritten bis zwölften Monat langsamer zunehmen als Säuglinge, die künstliche Säuglingsnahrung erhalten.[75] Die neuen Wachstumskurven können im Internet unter http://www.cdc.gov/growthcharts/. heruntergeladen werden. Kasten 7.4 enthält hilfreiche Informationen zur Feststellung der Aufnahme und dem Bedarf in Relation zur Gewichtszunahme.

Wachstumsschübe

Anders als bei einem Jungen im Teenageralter, der sichtbar aus seinen Hosen herauswächst, spiegeln „Wachstumsschübe" bei Neugeborenen – die gewöhnlich mit etwa zwei Wochen, sechs Wochen und drei Monaten auftreten – den erhöhten Kalorienbedarf des Säuglings wider. Es ist am besten, die Mutter vorzuwarnen, dass diese Wachstumsschübe kommen werden. Raten Sie ihr, ihr Baby so oft anzulegen, wie es Hunger zeigt. Meistens wird sich ihre Milchmenge innerhalb von 72 Stunden an den Bedarf ihres Säuglings angepasst haben.

7.5 Veränderungen bei der Milchbildung oder Milchausschüttung

Es kommt vor, dass eine Mutter eine weniger als optimale Milchbildung oder Milchausschüttung hat. Diese oftmals vermeidbaren Situationen lassen sich bewältigen.

7.5.1 Veränderungen des optimalen Milchspendereflexes

Der in Kapitel 4 beschriebene „Let down" oder Milchspendereflex (MSR) wird in erster Linie durch das Hormon Oxytocin gesteuert. Wird die Mamille der Mutter stimuliert, ziehen sich die weichen Muskeln, die die Alveolen umgeben, zusammen und die Milch wird abgesondert. Während einer Stillmahlzeit kann der Milchspendereflex mehrmals einsetzen. Manchmal berichten Mütter, sie hätten keinen Milchspendereflex. Unter bestimmten Umständen kann der MSR nicht einsetzen, aber in den meisten Fällen bemerkt die Frau einfach nicht, dass sie einen MSR hat. In Kasten 7.5 werden die lokalen und systemischen objektiven und subjektiven Hinweise für das Einsetzen des Milchspendereflexes beschrieben, die entweder bei der Mutter oder beim Säugling auftreten.

7.4 Hilfreiche Hinweise für den ersten Lebensmonat*

Gewichtszunahme des Säuglings
- In der ersten Woche kann das Baby 5 bis 10 % seines Geburtsgewichts verlieren. Mit 7 bis 10 Tagen, sollte der Wendepunkt kommen und das Baby anfangen zuzunehmen.
- Danach wird das Baby im ersten Monat etwa 15 bis 30 g pro Tag zunehmen.

Wie viel ist genug?
Zur Gewichtserhaltung
  100 kcal/kg/Tag
Zur Gewichtszunahme
  120 kcal/kg/Tag

Muttermilch
Kalorien
- Kolostrum: 66 kcal pro 100 g
- Reife Muttermilch: 75 kcal pro 100 g

Pumpzeit
  Wenn gepumpt wird, sollte die Mutter eine Gesamtpumpzeit von 90 bis 100 Minuten pro Tag erreichen

Gesamtmenge
  Die Mutter bildet etwa 750 ml Milch pro Tag, wenn das Baby einen Monat alt ist. (Diese Angabe variiert, je nachdem wie oft die Brust pro Tag stimuliert wird.)

Berechung des Gewichtsverlusts ausgehend vom Geburtsgewicht
- Stellen Sie das Geburtsgewicht fest
- Ziehen Sie das aktuelle Gewicht vom Geburtsgewicht ab, so erhalten Sie die Differenz.
- Nehmen Sie die Differenz mit 100 × und teilen Sie das Ergebnis durch das Geburtsgewicht. Das ergibt den Prozentsatz des Gewichtsverlusts.

---

* Im Original wird an dieser Stelle die Umrechnung von Unzen (oz) und Pfund (lb) in Kilogramm und Gramm anhand eines Beispiels erklärt. Da in Deutschland, in Österreich und in der Schweiz jedoch nicht mit Unzen und Pfund gerechnet wird, wurde an dieser Stelle darauf verzichtet.

7.5 Anzeichen und Symptome für den Milchspendereflex

Beobachtungen beim Säugling
- Veränderungen im Saugverhalten, der Säugling wechselt von häufigeren, „kleinen" Saugbewegungen zu längeren, langsameren und rhythmischeren Saugbewegungen, gefolgt von Schluckbewegungen
- Gastrokolischer Reflex beim Säugling

Beobachtungen bei der Mutter
- Prickelndes Gefühl in der Brust, wird oft als ein Gefühl wie Nadelstiche beschrieben
- Auslaufen von Milch auf der Gegenseite
- Gebärmutterkontraktionen, die stärker wahrnehmbar sind als vor dem Beginn des Stillens
- Ein Gefühl der Ruhe, Entspannung oder sogar Schläfrigkeit
- Durst[127]

Gelegentlich erlebt man Mütter, die den Milchspendereflex bis zum Beginn der Laktogenese II weniger wahrnehmen und häufig scheinen Mehrgebärende ihn deutlicher wahrzunehmen als Erstgebärende. Alle Mütter scheinen den MSR besser wahrzunehmen, wenn ihre Brüste voller sind.

Der MSR kann sicher durch viele Faktoren behindert werden. Die häufigsten Ursachen dürften psychologischen und biologischen Faktoren und Schmerzen sein.

Psychologische Gründe

Extremer Stress oder Anspannung behindert den MSR. Ist jemand besonders angespannt oder ängstlich, bildet der Körper mehr Epinephrin, eine Substanz, die die Ausschüttung von Oxytocin stört. Stress, Ängstlichkeit und Verlegenheit sind in den ersten Tagen der Stillzeit weit verbreitet und die Frau hat selten Ideen, wie sie diese Schwierigkeiten überwinden kann. Vor mehr als einem halben Jahrhundert zeigte Newton, dass Stress den Milchspendereflex hemmen kann.[76] Neuere Studien ergaben, dass Stress und Anspannung, wie sie mit Lärm oder geistiger Belastung einhergehen, den Milchspendereflex ebenfalls hemmen.[77] (Es ist anzunehmen, dass dies auf die damit einhergehenden erhöhten Serumepinephrinspiegel, die eine Verengung der Blutgefäße und daraus folgend eine Verringerung des im Kreislauf befindlichen Oxytocins verursachen, zurückzuführen ist.) Zu den Müttern, die besonders gefährdet sind, gehören diejenigen mit Umständen, wie sie bereits bei Newton[73] erwähnt und bereits vorab erkannt wurden. Insbesondere Mütter von schwer kranken Säuglingen, die nicht in der Lage sind an der Brust zu trinken, sind besonders gefährdet. Methoden, die diesen Frauen helfen, den MSR auszulösen, sind in Kasten 7.6 aufgeführt.

Obwohl Müdigkeit ein weit verbreitetes Problem darstellt, wird häufig übersehen, dass sie eine mögliche Ursache dafür ist, dass die Milch bei der Mutter nicht fließt. Warum Müdigkeit den MSR dermaßen hemmt, ist noch nicht vollständig geklärt. Doch der Hypothalamus ist die Hauptschaltstelle zwischen den Gefühlen und den veränderten Körperfunktionen. Das bedeutet, dass der Hypothalamus die psychosomatischen Erscheinungen steuert. Außerdem spielt der Hypothalamus eine wichtige Rolle bei der Aufrechterhaltung des Wachzustandes. Werden diese Fakten berücksichtigt, ist es nicht erstaunlich, dass die Ausschüttung des Oxytocins im Gehirn irgendwie gehemmt wird, wenn die Frau müde ist.

Biologische Gründe

Eis wird immer wieder empfohlen, damit sich die Mamillen aufrichten und für den Säugling besser erfassbar werden. Doch Eis hemmt den Milchspendereflex. Kalte Temperaturen verringern die Größe der betroffenen Blutgefäße, die wiederum den Blutfluss vermindern. Ein verringerter Blutfluss verursacht, dass an dieser Stelle weniger Oxytocin vorhanden ist, so dass die Milch nicht fließt. Gelegentlich wird auch Eis eingesetzt, um die Unannehmlichkeiten der Brustdrüsenschwellung zu mildern, da Eis auch Gewebeschwellungen reduziert. Die einfache Botschaft lautet: Eis kann *nach* dem Stillen zur Linderung auf die Brust aufgelegt werden, aber es sollte niemals *vor* dem Stillen auf die Mamillen gelegt werden.

Im Volksmund wird oftmals behauptet, dass Biertrinken den MSR der Mutter verbessert. Doch das konnte nie bewiesen werden.[78] Im Gegenteil: Alkohol stört im Tierversuch die Oxytocinausschüttung (und damit den Milchfluss).

7.6 Strategien zur Förderung des Milchspendereflexes

Wärme
- Trinken Sie warme Flüssigkeit.
- Wenden Sie feuchte Wärme direkt an der Brust an. Entweder durch warme Auflagen (2 bis 3 Minuten), eine warme Dusche oder lehnen Sie sich nach vorne und tauchen Sie die Brüste in eine Schüssel mit warmem Wasser.
- Wärmen Sie das Ansatzstück der Brustpumpe an, ehe Sie es auf die Brust aufsetzen.

Psychologische Methoden
- Berührung: Stillen oder pumpen Sie in einer warmen, ruhigen, ungestörten Umgebung, ohne Lärm und Störungen.
- Sehen: Schauen Sie Ihr Baby oder ein Bild Ihres Babys oder sogar das Bild eines älteren Geschwisterkindes an (falls die Mutter von ihrem Neugeborenen getrennt ist).
- Stellen Sie sich vor, wie die Milch aus den Brüsten fließt.
- Hören: Setzen Sie entspannende Musik ein.[128]
- Setzen Sie Entspannungs- und Atemübungen ein (z.B. die psychoprophylaktischen Methoden aus dem Geburtsvorbereitungskurs).

Sonstiges
- Streicheln Sie die Mamille.
- Massieren Sie die Brüste mit den Fingerspitzen, um den Oxytocinspiegel zu erhöhen.[129]
- Denken Sie über die eventuelle Verwendung von Oxytocingaben (Syntocinon-Nasenspray) nach.[130]

Copyright 2001 Marie Biancuzzo.

Untersuchungen weisen allerdings darauf hin, dass ein eingeschränkter MSR beim Menschen dosisabhängig ist und dass eine verringerte Milchabsonderung – nicht nur die Freisetzung der Milch – ein möglicher Kurzzeiteffekt des Alkoholkonsums sein kann. Außerdem verändert Alkohol den Geschmack der Milch,[79] und die Säuglinge trinken nicht so gut, unmittelbar nachdem die Mutter Alkohol getrunken hat.[79, 80]

Es wurde lange gedacht, dass Nikotin den Oxytocinspiegel negativ beeinflusst. Diese Hypothese wurde in den letzten Jahren in nur einer Studie untersucht und die negativen Auswirkungen konnten nicht bestätigt werden.[81] Auf ähnliche Weise wurde in Fallberichten darauf hingewiesen, dass Koffein sich auf den Milchspendereflex auswirkt,[82] doch dies wurde in randomisierten klinischen Untersuchungen nicht bestätigt. Dennoch sollte immer noch das Rauchen als mögliche Ursache für eine Hemmung des MSR angesehen werden, denn Nikotin verursacht eine Gefäßverengung, so dass weniger oxytocinreiches Blut zirkuliert.

Schmerzen

Schmerzen können sich auf den MSR auswirken. Dabei kann es sich um Schmerzen handeln, die keinen Zusammenhang mit der Brust haben, zum Beispiel Wundschmerzen nach einer Kaiserschnittentbindung. Häufiger jedoch handelt es sich um Schmerzen in Verbindung mit einer starken Brustdrüsenschwellung oder wunden Mamillen. Das Problem mit der Brustdrüsenschwellung kann zu einem Kreislauf werden. Je größere Schwierigkeiten die Frau mit dem MSR hat, umso gestauter wird ihre Brust. Je stärker die Brustdrüsenschwellung wird, umso stärker werden die Schmerzen und umso schlechter kann sie einen guten Milchspendereflex auslösen. Ein weiteres Problem ist die Tatsache, dass die Mutter vor dem initialen Milcheinschuss häufig gefragt wird, ob sie einen Milchspendereflex spürt. Diese Frage trägt die Botschaft in sich, dass sie – falls sie keinen spürt – unbedingt einen spüren sollte. Doch dies ist fast unmöglich. In den ersten drei bis fünf Tagen, ehe die Milchmenge reichlicher wird, wird die Mutter leugnen, dass sie ein „Prickeln" oder andere lokal auftretende Empfindungen verspürt. Diese Empfindungen werden spürbar, aber erst nachdem die Mutter eine reichliche Milchmenge aufgebaut hat. Das bedeutet nicht, dass vorher kein Milchspendereflex einsetzt, sondern dass die Milchgänge im Innern der Brust nicht ausreichend gedehnt werden, um den Milchspendereflex spürbar werden zu lassen.

Überaktiver Milchspendereflex

Manche Frauen erleben einen überaktiven oder „sehr starken" Milchspendereflex. Häufig haben diese Frauen eine überaus große Milchmenge (z.B. Mehrlingsmütter). Die Mütter erleben, dass die Milch kräftig aus der Brust herausschießt, wenn ihr Säugling an der Brust trinkt und es kann auch sein, dass den ganzen Tag Milch aus ihrer Brust ausläuft. Oder Frauen mit einer „normalen" Milchmenge bemerken, dass sie am Morgen, wenn die meisten Frauen mehr Milch haben, einen sehr starken Milchspendereflex erleben.

Das Auslaufen von Milch scheint ein weit verbreitetes Problem zu sein. In den ersten Wochen läuft bei mehr als 90 % der Frauen reichlich Milch aus der Brust aus.[83] Bei einigen Frauen hält das Auslaufen bis sechs Monate nach der Geburt an.[84] Zwei einfache Maßnahmen in diesem Fall sind das Tragen von Kleidung, auf denen Flecken weniger auffallen (also eher gemusterte statt einfarbige Blusen) und die Verwendung von Stilleinlagen, die die auslaufende Milch aufsaugen.

Auslaufen von Milch und ein starker Milchspendereflex werden vor allem am Morgen, wenn die Milchmenge am größten ist, beobachtet. Es kann auch dann dazu kommen, wenn sich der Säugling etwas unterhalb der Brust befindet und die Milch durch die Schwerkraft stärker nach Außen getrieben wird. Ein solch kraftvoller und schneller Milchstrahl kann den weichen Gaumen reizen, und der Säugling beginnt zu husten und zu würgen. Um Probleme mit einem sehr starken Milchspendereflex zu überwinden, ist es sinnvoll, den Säugling so anzulegen, dass die Auswirkungen der Schwerkraft minimiert werden. Die Australia-Haltung (Abb. 7.13) und der Rückengriff (Abb. 7.11) sind dazu gut geeignet.

Beginnt der Säugling zu husten, hilft es, ihn kurz von der Brust zu nehmen, bis der Milchfluss nachlässt. (Anderenfalls bekommt der Säugling eine Milchdusche ins Gesicht, ehe er überhaupt zu trinken angefangen hat.) Es hat sich auch bewährt vor dem Anlegen etwas Milch auszustreichen.

7.5.2 Probleme bei der Milchbildung

In diesem Buch wird deutlich zwischen *Stillunfähigkeit* und *zu geringer Milchbildung* unterschieden. Der erste Begriff bezieht sich auf eine Situation, in der die Milchbildung aufgrund von schwer wiegenden und meist nicht zu behebenden Gründen nicht möglich ist. Der zweite Begriff

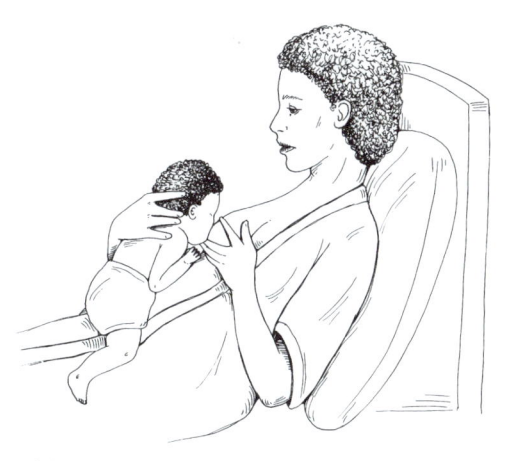

Abb. 7.13   Modifizierte Australia-Haltung.

beschreibt einige Situationen, in denen durch ein besseres Stillmanagement die Milchmenge gesteigert werden kann.

Primäre Stillunfähigkeit

Unzureichend entwickeltes Brustdrüsengewebe ist eine mögliche Ursache für Stillunfähigkeit.[85] Es wird jedoch davon ausgegangen, dass dies nur selten vorkommt. Hinweise dafür können das Fehlen von Brustveränderungen in der Schwangerschaft oder der initialen Brustdrüsenschwellung nach der Geburt sein. Wird einer oder beide dieser Faktoren festgestellt, ist das ein Grund für weitere Untersuchungen. Steht die Diagnose fest, muss der Frau klar und deutlich gesagt werden, dass die Stillunfähigkeit nicht ihr „Fehler" ist. Der Gesprächsschwerpunkt sollte auf die Brustdrüse und nicht auf das Stillen gelegt werden. In der Beratung sollte darauf eingegangen werden, dass es bei einzelnen Menschen zu bestimmten Fehlfunktionen kommen kann. So wie eine Frau mit nicht voll funktionsfähiger Bauchspeicheldrüse geboren werden kann, kann eine andere mit nicht voll funktionsfähigen Brustdrüsen geboren werden.

Zurückgebliebene Plazentareste sind ein weiterer Grund für Stillunfähigkeit. Von Anbeginn ihrer Ausbildung lernen Pflegefachkräfte, dass sie auf verstärkte Blutungen als Anzeichen für zurückgebliebene Plazentareste achten sollen. Doch in einigen Fällen ist das erste Anzeichen für eine Plazentaretention nicht eine Blutung. Neifert und Kollegen[86] zeigten, dass das erste Anzeichen für in der Gebärmutter zurückgebliebene Plazentareste mit dem Stand der Milchbildung zusammenhing. In drei Fallberichten hatten die Frauen keine initiale Brustdrüsenschwellung oder es lief keine Milch aus. Ich habe einmal eine 15-jährige Erstgebärende betreut, die aufgrund eines Missverhältnisses zwischen Becken und kindlichem Kopf per Kaiserschnitt entbunden wurde. Sie hatte sich gegen das Stillen entschieden, so dass niemand richtig auf den Stand der Milchbildung achtete. Am dritten Tag post partum stieß sie ein Stück Plazenta von etwa der Größe einer kleinen Zitrone aus. Es waren Plazentareste in der Gebärmutter zurückgeblieben, ohne dass es zu verstärkten Blutungen kam. Sowohl aus den dokumentierten als auch den anekdotenhaft berichteten Fällen lässt sich eindeutig etwas lernen: Gehen Sie nicht davon aus, dass das einzige erste Anzeichen für eine Plazentaretention eine starke Blutung ist. Beziehen Sie die Brust der Frau in die allgemeine Untersuchung ein, ob sie stillt oder nicht. Eine solche Untersuchung kann nützliche Hinweise auf den Allgemeinzustand der Frau liefern.

Es kann noch einige andere Ursachen für eine Stillunfähigkeit geben. Die Auswirkungen einer Anämie auf die Milchbildung ist noch kaum geklärt, aber einige Daten weisen auf einen Zusammenhang zwischen Anämie und Milchmenge hin.[87] In ähnlicher Weise gibt es noch keine vollständige Erklärung zur Rolle des Natriumgehaltes der Muttermilch. Doch es sieht so aus, dass bei anhaltend hohen Natriumwerten in der Muttermilch die Laktogenese behindert ist oder ein hohes Risiko für eine Stillunfähigkeit besteht.[88] Nach einer Brustbiopsie wurde von einseitiger Stillunfähigkeit berichtet.[89]

Unzureichende Milchmenge

Das Phänomen der unzureichenden Milchmenge lässt sich nur schwer verstehen. Die Erklärungen der Experten basieren überwiegend auf der Vorgabe, dass physiologische oder emotionale Zustände oder Ereignisse zu einer unzureichenden Milchmenge beitragen.[52, 90, 91] Diese Erklärungen, die zwar gut untersucht und technisch korrekt sind, helfen der Pflegefachkraft, die ständig hört, dass Mütter sagen, sie „haben zu wenig Milch", nur sehr begrenzt weiter. Es ist einfach, die Bemerkung der Mutter unbesehen zu glauben, doch es kann ebenso gut der Fall sein, dass die Milchmenge ausreicht, wie es auch nicht der Fall sein kann. Im klinischen Alltag wird es leicht erkennbar, dass manchmal *tatsächlich* die Milchmenge nicht ausreicht (d.h., es wird zu wenig Milch gebildet) oder dass der Milchspendereflex nicht optimal funktioniert. In den meisten Fällen *nehmen die Mütter jedoch nur an*, dass die Milchmenge unzureichend ist. Das heißt, die Mütter glauben aufgrund von mangelnder Motivation oder fehlendem Verständnis für die grundlegende Physiologie der Milchbildung, dass ihre Milchmenge nicht ausreicht.[90]

In der wissenschaftlichen Literatur gibt es nur wenig Hinweise, wie zwischen tatsächlich unzureichender Milchmenge und nur angenommen zu geringer Milchmenge unterschieden werden kann. Doch das ist ein wichtiger Unterschied für die praktische Pflegefachkraft, die sowohl die subjektiven als auch die objektiven Angaben der Mutter zusammenfasst. Sowohl in der Praxis als auch in Studien wird immer wieder festgestellt, dass „zu wenig Milch" die Hauptsorge von Erstgebärenden[92] und der Grund für das Abstillen ist.[93–98]

7.5 Veränderungen bei der Milchbildung oder Milchausschüttung

Tatsächlicher und angenommener Milchmangel sind sicher miteinander verbunden. Aus Gründen der Klarheit, werden sie hier jedoch getrennt behandelt.

Tatsächlich unzureichende Milchmenge

Hill und Hummenick[91] beschreiben möglicherweise ausschlaggebende Faktoren und Hinweise für eine unzureichende Milchmenge. Sie verwenden das Wort *ausschlaggebende Faktoren*, um einen Faktor zu beschreiben, der wahrscheinlich zu einer unzureichenden Milchmenge führt, und das Wort *Hinweis*, um die Faktoren zu beschreiben, die beobachtet und gemessen werden können. Zu den potenziellen Bestimmungsgrößen gehören direkte und indirekte Einflüsse auf die Milchbildung. Die Hinweise umfassen Faktoren wie eine verlangsamte Gewichtszunahme beim Säugling oder die Notwendigkeit für eine vermehrte Zufütterung. Die Darstellung in Abb. 7.14 gibt die unzureichende Milchbildung wieder, während ein suboptimaler Milchspendereflex kaum berücksichtigt wird. Ein besonders hohes Risiko für eine unzureichende Milchmenge haben Mütter von Säuglingen mit niedrigem Geburtsgewicht (LBW).[99]

Möglicherweise ausschlaggebende Faktoren — **Anzeichen**

Indirekte Einflüsse auf die Milchbildung

Zeitliche Einschränkung der Mutter
- Zeitpläne im Krankenhaus
- Haushaltspflichten
- Familiäre Pflichten
- Berufstätigkeit

Soziokulturelle Faktoren
- Sozioökonomischer Status
- Bildung
- Ethnische Zugehörigkeit
- Land/Stadt
- Religion
- Unterstützung/Erfahrung aus der Familie
- Unterstützung/Erfahrung aus dem Umfeld
- Unterstützung/Erfahrung vom Pflegepersonal

Wohlfühlfaktoren bei der Mutter
- Empfindliche Mamillen
- Milchstau
- Narbenschmerzen
- Schicklichkeit

Kindliche Faktoren
- Geburtsgewicht
- Temperament
- Gesundheitszustand

Direkte Einflüsse auf die Milchbildung

Stillverhalten
- Zeitpunkt des Stillbeginns
- Häufigkeit des Stillens
- Dauer der Stillmahlzeit
- Saugverhalten des Säuglings
- Nächtliche Mahlzeiten

Psychologische Faktoren bei der Mutter
- Wahrnehmung von Kosten und Nutzen
- Persönlichkeit
- Einstellung und Haltung
- Stillwissen

Physiologische Faktoren bei der Mutter
- Gesundheitszustand
- Ernährung
- Flüssigkeitsaufnahme
- Medikamente
- Alter
- Rauchen
- Orale Empfängnisverhütungsmittel

Mangelnde Milchbildung (Insufficient Milk Supply – IMS)

IMS: Anzeichen
- ↓ Reifungsgrad der Milch
- ↓ Gewichtszunahme
- ↓ Selbstvertrauen der Mutter
- ↓ Zufriedenheit der Mutter
- ↓ Entspannung der Mutter
- ↓ Zufriedenheit des Säuglings
- ↑ Zufütterung

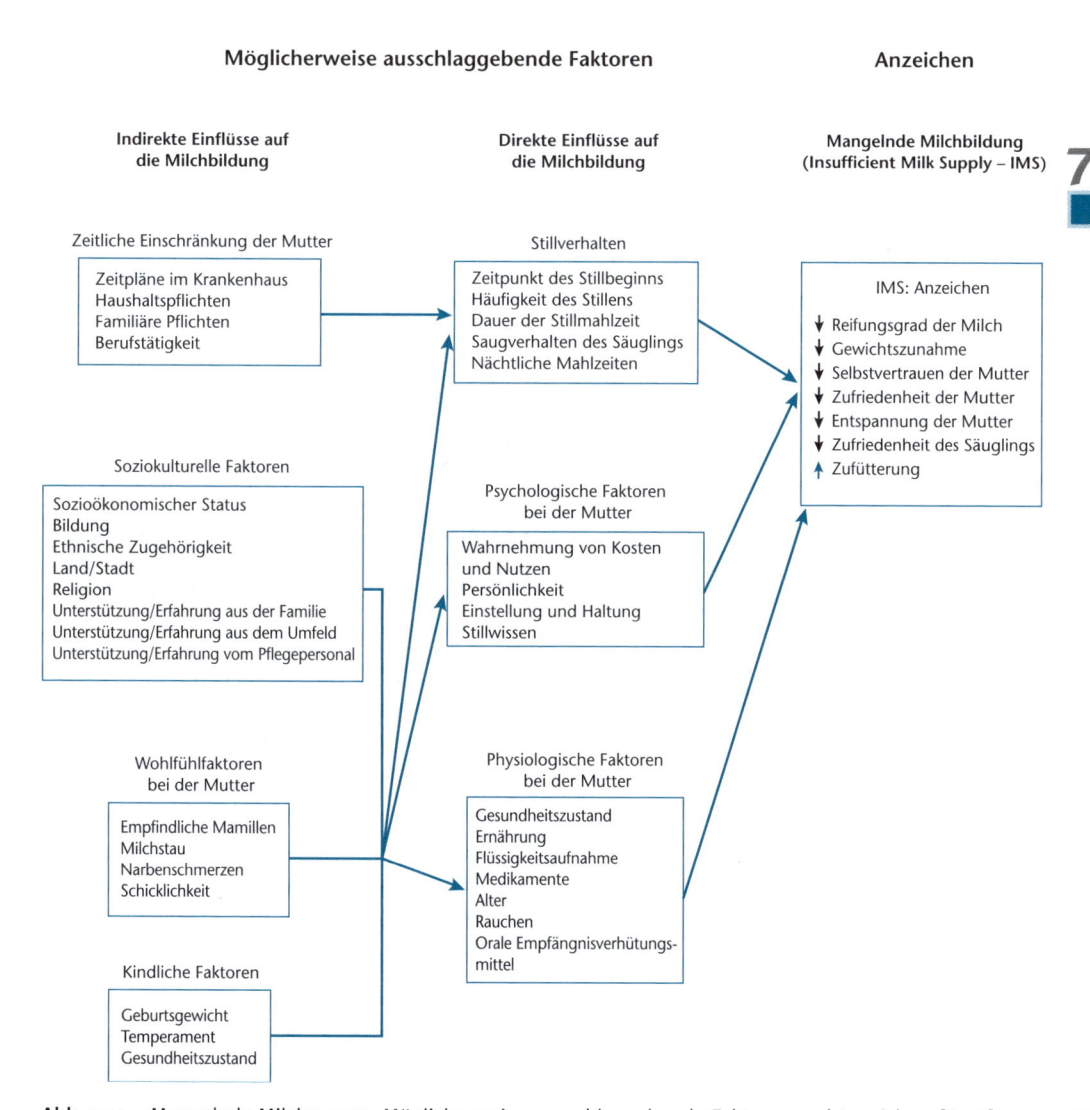

Abb. 7.14 Mangelnde Milchmenge: Möglicherweise ausschlaggebende Faktoren und Anzeichen. [F158]

Angenommene unzureichende Milchmenge

Zwei Arbeitsgruppen haben einige wichtige Gedanken ausgeführt, wie Frauen zu der Annahme kommen, sie hätten zu wenig Milch. Segura-Millan und Kollegen stellten einige potenzielle Risikofaktoren zusammen, die zu der Annahme führen, die Milchmenge sei unzureichend.[90] Das ist eine nützliche Liste, doch viele der dort aufgeführten Faktoren, zum Beispiel hormonelle Empfängnisverhütungsmittel, beschränken sich nicht unbedingt nur auf eine angenommene Situation, sie können zu einer *tatsächlich* geringen Milchbildung führen.

In einer Überarbeitung ihrer früheren Arbeiten beschreiben Hill und Aldag[100] sowohl ausschlaggebende Faktoren als auch mögliche Hinweise für einen „berichteten" Milchmangel. Die Autoren führen die Möglichkeit der Wahrnehmung nicht näher aus, doch es ist offensichtlich, dass mindestens drei der fünf „ausschlaggebenden Faktoren" aus ihrer Untersuchung eng mit der Wahrnehmung der Mütter verbunden sind. Als potenziell ausschlaggebende Faktoren wurden das Selbstvertrauen der Mutter, die Unterstützung durch den Partner, die Gesundheit der Mutter, die Ablehnung durch die Schwiegermutter und das Geburtsgewicht des Kindes angegeben. Zu den möglichen Hinweisen gehörten Verhaltensweisen des Säuglings (z.B. Quengeln, Brustverweigerung, schlechter Trinker, schlechte Gewichtszunahme), die Gabe von fester Nahrung und künstlicher Säuglingsnahrung (wurde künstliche Säuglingsnahrung verabreicht oder nicht, wie wurde sie verabreicht, als Ergänzung oder als vollständiger Ersatz für eine Stillmahlzeit).

Vorgehensweisen bei tatsächlichem oder angenommenem Milchmangel

Unglücklicherweise kann sich aus einem angenommenen Milchmangel sehr schnell ein tatsächlicher Milchmangel entwickeln. Dazu kommt es, weil Mütter das Verhalten ihres Säuglings (kurze Schlafphasen, Unruhe nach dem Stillen) als Anzeichen dafür sehen, dass er mehr Milch braucht. Um auszugleichen, führen sie künstliche Säuglingsnahrung ein. (Einige Mütter führen auch vor der achten Woche feste Nahrung ein.) Erhält der Säugling künstliche Säuglingsnahrung, wird er seltener an der Brust trinken, und gemäß dem Gesetz von Angebot und Nachfrage wird die Milchmenge tatsächlich zurückgehen und nicht mehr ausreichen.

In Kasten 7.7 finden Sie einen Pflegeplan für diese Situation. Es ist schwirig, Prioritäten zu setzen, denn die Rangfolge der Vorgehensweisen hängt davon ab, ob es sich um ein tatsächliches oder ein nur angenommenes Problem handelt.

> **7.7 Pflegeplan: Unzureichende Milchmenge**
>
> - Strahlen Sie Zuversicht auf die Mutter aus.
> - Stellen Sie fest, ob das Problem echt oder eingebildet ist.
> - Erkennen Sie damit zusammenhängende, besorgniserregende Anzeichen.
> - Leiten Sie Strategien zur Förderung der Milchmenge ein.
> - Fördern Sie den Milchspendereflex, falls notwendig.
> - Korrigieren Sie ein falsches Stillmanagement.
> - Überprüfen Sie, ob das Schlucken hörbar ist oder leiten Sie Maßnahmen ein, die zu einem hörbaren Schlucken führen.
> - Entwickeln Sie einen Plan um Abweichungen, die Sie bei der körperlichen Untersuchung festgestellt haben, auszugleichen.
> - Dokumentieren Sie krankhafte Zustände und verweisen Sie die Frau bei Bedarf an einen Arzt.
> - Helfen Sie der Mutter, realistische Erwartungen bezüglich der Bedürfnisse und des Verhaltens des Säuglings zu entwickeln.
> - Setzen Sie sich ein Zieldatum. Verhandeln Sie mit der Mutter darüber, dass sie bis zu diesem Datum weiterstillt.
> - Finden Sie Unterstützungsmöglichkeiten heraus.
> - Widersprechen Sie negativen Aussagen.

Außerdem ist die Reaktion der Mutter auf die Situation ebenfalls ausschlaggebend für die weitere Vorgehensweise.

- Strahlen Sie als erstes Zuversicht auf die Mutter aus. In einer Studie drückten 80 % der Mütter die Sorge aus, dass ihre Milchmenge unzureichend sei.[90] Vor allem Mütter, die dem Stillen ambivalente Gefühle entgegenbringen, neigen zu der Annahme, dass ihre Milchmenge nicht ausreicht.[93] Geben Sie der Mutter anhaltend positive Rückmeldungen zu beruhigenden, objektiven Anzeichen dafür, dass die Milchbildung gut verläuft, wenn dem so ist. Verläuft das Stillen nicht gut, versichern Sie ihr, dass sie das Richtige getan hat, indem sie nach Hilfe sucht und dass die meisten Stillprobleme vorrübergehend und lösbar sind.

- Stellen Sie fest, ob es sich um ein tatsächliches oder ein angenommenes Problem handelt. Ein tatsächliches Problem bedeutet, dass physiologische Faktoren wie eine unzureichende Milchbildung, ein nicht angemessener Milchspendereflex oder unzureichender Milchtransfer vorliegen. Ein „tatsächlicher" Milchmangel ist entweder physiologisch oder funktional. *Physiologisch* bedeutet, dass der Bedarf des Säuglings größer ist als die von den Milchdrüsen gebildete Milchmenge. Das kommt selten vor. Funktionale Probleme hängen meistens mit dem Milchtransfer zusammen. Die gebildete Milchmenge wäre ausreichend für den Bedarf des Säuglings, aber es findet kein ausreichender Transfer statt. Dann stellen Sie die *genaue* Ursache des Problems fest, ehe Sie eingreifen.
- Identifizieren Sie die beruhigenden und die beunruhigenden Anzeichen und helfen Sie der Mutter dabei, diese zu erkennen (☞ Kasten 7.8). Wenn die Milchmenge wirklich nicht ausreicht, gibt es Anzeichen für eine unzureichende Milchbildung oder einen suboptimalen Milchspendereflex.
- Leiten Sie Maßnahmen zur Steigerung der Milchbildung ein. Es gibt viele verschiedene Möglichkeiten, die entsprechend der zugrundeliegenden Ursache ausgewählt werden. Saugt das Kind nur schwach oder nicht angemessen, muss die Mutter nach dem Stillen möglicherweise abpumpen, um die Brust ausreichend zu leeren. Häufigeres Anlegen kann dazu beitragen, die Milchmenge zu steigern. Allerdings hilft das nur, wenn der Säugling schluckt, also ein Milchtransfer stattfindet. Die reine Anwesenheit des Säuglings genügt nicht. Gelegentlich haben Mehrlingsmütter eine unzureichende Milchmenge, weil eines oder mehrere der Kinder nicht bei jeder Mahlzeit an der Brust trinkt. Die beste Vorgehensweise in diesem Fall ist es, alle Säuglinge bei jedem Stillen an die Brust zu bringen. Falls dies nicht möglich ist, sollte die Mutter häufiger abpumpen oder mit der Hand ausstreichen. Die Milchmenge nimmt oft ab, wenn der Säugling krank ist oder nicht mehr in der Lage, energisch an der Brust zu trinken. Um eine volle Milchbildung aufzubauen oder aufrechtzuerhalten, muss die Mutter so oft abpumpen, wie das Kind trinken würde, oder insgesamt etwa 100 Minuten Pumpzeit pro Tag erreichen.[101]
- Setzen Sie Strategien zur Förderung des Milchspendereflexes ein, wie sie in Kasten 7.6 aufgeführt sind. Diese einfachen Maßnahmen wirken oft sehr schnell.
- Korrigieren Sie ein falsches Stillmanagement. Verschiedene Formen eines falschen Stillmanagements tragen zu einer unzureichenden Milchmenge bei. Bei einem Neugeborenen tragen vor allem Stillabstände von mehr als zwei bis drei Stunden, das Abnehmen des Säuglings von der Brust, ehe er ganz fertig ist, Wechselstillen (der rasche Wechsel von einer Brust zur anderen während einer Stillmahlzeit) und die Verwendung von Stillhütchen zu dem Problem bei. Das Fehlen von hörbarem Schlucken und das Auslassen der nächtlichen Stillmahlzeiten gehören zu den am weitesten verbreiteten Fehlern im Stillmanagement. Falsches Stillmanagement kann auch durch falsche Ratschläge zur „Verbesserung" der Milchmenge durch medizinisches Personal begründet werden. Die häufigste Empfehlung lautet, dass die Frau mehr trinken soll. Doch die Erhöhung der Flüssigkeitsaufnahme führt nicht zu einer Erhöhung der Milchmenge (☞ Abb.5.1).[102, 103]

7.8 Genügend Milch: Beruhigende und beunruhigende Anzeichen

Beruhigende Anzeichen
- Die Brüste der Mutter haben sich in der Schwangerschaft vergrößert.
- Die Mutter hatte nach der Geburt eine initiale Brustdrüsenschwellung.
- Es tropft Milch aus der gegenüberliegenden Brust, wenn das Baby trinkt.
- Die Eltern können das Baby schlucken hören. In den ersten ein bis zwei Tagen weniger regelmäßig, danach mindestens 10-minütiges, anhaltendes Schlucken bei jedem Stillen.
- Das Neugeborene beginnt ab etwa dem 7. bis 10. Tag nach der Geburt wieder zuzunehmen.
- Das Neugeborene hat mindestens drei Mal täglich weichen Stuhlgang, der mindestens die Größe eines Ein-Euro-Stücks hat (im ersten Monat).
- Die Eltern reagieren schnell auf die frühen Hungerzeichen und der Säugling trinkt gut.
- Das Neugeborene beendet die Mahlzeit und erscheint danach satt.
- Die Mutter kann mindestens drei Anlaufstellen zur Unterstützung bei Stillproblemen nennen.

Besorgniserregende Anzeichen
- Zwei oder mehr der beruhigenden Anzeichen fehlen.
- Kein hörbares Schlucken.
- Das Neugeborene verliert mehr als 5 % seines Geburtsgewichts.

- Das Neugeborene leidet unter einer medizinischen Störung, die ein spezielles Stillmanagement erfordert.
- Die Mutter hatte oder hat ein medizinisches Problem, das sich auf die Milchbildung auswirkt.
- Das Baby ist nach dem Stillen unruhig. Seine Hände und Füße sind meist kühl. Das Baby zeigt vor dem Stillen keine Hungerzeichen.
- Die Haut des Babys ist marmoriert und faltig oder es gibt „stehende Hautfalten".
- Das Baby hat trockene Augen oder Mundschleimhäute.
- Die Augen des Babys und seine Fontanelle sind eingesunken.
- Die Mutter kann nicht mindestens drei Anlaufstellen zur Unterstützung bei Stillproblemen nennen.

Copyright 1999 Marie Biancuzzo.

- Bekräftigen Sie oder beginnen Sie mit Maßnahmen, um ein hörbares Schlucken zu erreichen. Es ist ein objektives, beruhigendes Zeichen für die Milchbildung, den Milchspendereflex und den Milchtransfer zum Säugling, wenn das Kind hörbar schluckt. Es ist immer ein besorgniserregendes Zeichen, wenn kein Schlucken hörbar ist. Die Mutter hat oder wird dann eine unzureichende Milchmenge haben. (Der Umkehrschluss stimmt allerdings nicht: Die Mutter kann viel Milch bilden, einen heftigen Milchspendereflex haben und der Säugling kann Milch schlucken, doch wenn der Säugling einen hohen Bedarf hat, kann die Milchmenge der Mutter tatsächlich nicht ausreichen, um diesen Bedarf zu decken.)
- Entwickeln Sie einen Plan, um Abweichungen oder schlechte gesundheitliche Gewohnheiten zu überwinden. Wenn Sie eine körperliche Untersuchung durchführen, merken Sie sich Probleme, die den Stillerfolg beeinträchtigen könnten, zum Beispiel flache Mamillen. Diese werden ausgiebig in Kapitel 6 besprochen. Helfen Sie der Frau auch, ihre Gesundheitsgewohnheiten zu verändern. Eisenreiche Nahrung ist hilfreich, wenn die Frau unter einer Anämie leidet, denn Anämie wurde als mögliche Ursache für einen Milchmangel ausgemacht.[87] Erhöhter Stress, Müdigkeit und Infektionen sind weitere mögliche Gründe. Rauchen verringert die Milchmenge und Raucherinnen berichten eher von einer unzureichenden Milchmenge als Nichtraucherinnen.[104,105]
- Setzen Sie ein Zieldatum. Sich zurückzubesinnen kann für die Mutter hilfreich sein. Sie kann dann das sprichwörtliche Licht am Ende des Tunnels sehen. Viele Mütter können nicht sehen, dass sie selbst ihr Ziel, sechs Monate zu stillen, erreichen werden. Ich schlage diesen Müttern deshalb oft vor, dass sie sich ein Datum zwei oder drei Wochen, nachdem sie mich angerufen haben, im Kalender markieren und wir bis zu diesem Datum in Kontakt bleiben.
- Suchen Sie nach Unterstützungsmöglichkeiten für die Mutter und helfen sie ihr, negative Aussagen von anderen zu kontern. Wenn die Mutter nicht mindestens drei Personen angeben kann, die sie unterstützen, helfen Sie ihr dabei, diese Personen zu finden (mehr sind noch besser). Helfen Sie ihr auch dabei, sich wohlmeinender Verwandter zu erwehren, die ihr Vertrauen in ihre Stillfähigkeit untergraben.
- Warnen Sie vor dem schnellen und übermäßigen Einsatz von Galaktogenen. Eine Vielzahl von Galaktogenen – Substanzen von denen angenommen wird, dass sie die Milchbildung erhöhen, zum Beispiel Bier oder Brauerhefe – können helfen (☞ Kasten 7.9). Doch es sollte nicht angenommen werden, dass Galaktogene harmlos sind. Es gibt auch keine Studien, die ihre milchbildungsfördernden Eigenschaften belegen. Außerdem kommt es vor, dass Galakotogene eingesetzt werden, in der Annahme, dass sie das Problem lösen werden, und die wahre Ursache des Problems bleibt unentdeckt und ungelöst.

7.9 Gebräuchliche Galaktogene*

Verschreibungspflichtige Medikamente
Domperidon (Motilium®)+
Metoclopramid (Paspertin®)
Oxytocin-Nasenspray (Syntocinon®)++
Sulpirid
Thyroliberin

Pflanzliche Zubereitungen**
Mariendistel (*Silybum mariarnum*)
Fenchelsamen (*Foeniculum vulgare*)
Bockshornkleesamen (*Trigonella foenumgraecum*)
Kümmelsamen (*Carum carvi*)
Zitronenmelisse (*Melissa officinales*)
Mönchspfeffer (*Vitex agnus castus*)

Andere Substanzen
Bier und Wein[126]
Brauerhefe

* Beweise für die Wirksamkeit können fehlen.
+ in den USA von der FDA nicht zugelassen
++ in den USA nicht im Handel***

*** Anmerkung der Übersetzerin: In Europa erhältlich.

> ** Auf der Grundlage eines Informationsblatts von Tieraona Low Dog, MD. Vortrag: The Use of Herbal Medicine During Lactation. ILCA Annual Conference, 1999, Scottsdale, AZ.

Zu viel Milch

Gelegentlich kann eine Frau zu viel Milch haben.[106] Obwohl viele Mütter darüber glücklich wären, scheint es manche Frauen zu verwirren. Eine Mutter mit zu viel Milch ist besonders anfällig für Milchstaus. Deshalb muss bei ihr auf Anzeichen und Symptome für Entzündungen oder Infektionen geachtet werden. Empfehlen Sie ihr, das Baby so anzulegen, dass es sich leicht oberhalb der Mamille befindet, weil dadurch der Milchfluss verlangsamt wird. Verweisen Sie sie an eine Milchbank, falls sie ihre nicht benötigte Milch spenden möchte (☞ Kapitel 14).

7.5.3 Relaktation und induzierte Laktation

Relaktation ist das „Wiederherstellen der Milchmenge und des Stillens, nachdem seit einer unterschiedlich langen Zeit abgestillt worden ist."[107] Auch wenn die meisten Mütter unmittelbar nach der Geburt zu stillen beginnen, entscheiden sich gelegentlich Frauen zunächst für die Flaschenfütterung und beschließen später, dass sie stillen wollen. In anderen Fällen, zum Beispiel wenn ein Säugling nicht richtig saugen kann und die Mutter das Stillen aufgibt, will die Frau einen neuen Stillversuch wagen, wenn das Kind besser saugen kann. Es gibt viele Gründe, warum eine Mutter relaktieren will,[108] auch eine negative Reaktion des Säuglings auf das Abstillen.[109]

Induzierte Laktation bedeutet das „Ingangbringen der Milchbildung bei einer Frau, die niemals schwanger war".[107] In den meisten Fällen sind das Frauen, die einen Säugling adoptiert haben. Ob es sich jetzt um eine Relaktation oder eine induzierte Laktation handelt, in beiden Fällen muss die Betreuung die Motivation der Mutter berücksichtigen und einen Plan für die körperliche und seelische Vorbereitung, Unterstützung bei der Umsetzung und eine anhaltende Überprüfung der Milchaufnahme des Säuglings umfassen.

Motivation

Beginnen Sie das Gespräch mit der Frau mit der Frage, warum sie stillen will. Die Frage nach dem „Warum" muss so formuliert werden, dass die Frau sich nicht in die Defensive gedrängt fühlt. Es ist sinnvoller zu sagen: „Sie scheinen sich über die Adoption des Babys sehr zu freuen und genauso begeistert scheinen Sie von der Möglichkeit zu sein, das Baby zu stillen. Erzählen Sie mir ein wenig davon, was Sie über das Adoptivstillen gehört haben und was Sie davon am meisten anspricht." Hat die Frau nicht unmittelbar nach der Geburt zu stillen begonnen, können Sie so ansetzen: „Ich freue mich zu hören, dass Sie sich entschlossen haben zu stillen, Sara. Es würde mir helfen, wenn Sie mir etwas darüber erzählen würden, wie Ihr Baby direkt nach der Geburt ernährt wurde, und wie Sie sich dabei gefühlt haben." Auf diese Weise lässt sich leichter in Erfahrung bringen, ob die Mutter angefangen hatte zu stillen und dann aufgehört hat oder ob sie nie damit begonnen hat. Hat die Frau nie begonnen, kann sie Ihnen beim Erzählen der Einzelheiten Hinweise darauf geben, ob der Säugling nie gestillt wurde, weil sie es so wollte oder ob es Umstände gab, aufgrund derer sie nicht stillen konnte.

Helfen Sie der Frau, sich über ihre Stillziele klar zu werden. Auch wenn ihre Motive widerspiegeln, warum sie stillen will (d.h. eine Spiegelung ihres Entscheidungs*prozesses*), ist ihr Ziel das *Ergebnis*, das sie durch diese Entscheidung zu erreichen hofft. Frauen, denen es mehr um die Beziehung als um die Milchmenge geht, beurteilen ihre Erfahrung mit größerer Wahrscheinlichkeit positiv.[110] Frauen, die ihren Säugling ausschließlich mit ihrer Milch ernähren wollen – aus welchem Grund auch immer – könnte eine Enttäuschung bevorstehen.

Fragen Sie nach, wie die Familie der Frau auf die Entscheidung reagiert hat. Diese Frau braucht noch mehr Unterstützung für die Entscheidung zum Stillen durch die Familie als andere Frauen. Auch das gesamte Gesundheitspersonal, mit dem die Frau zu tun hat, muss ihre Entscheidung mittragen. Die Pflegefachkraft ist in der idealen Position, die Bemühungen zu koordinieren. Nicht jeder wird mit der Entscheidung der Mutter oder ihren Beweggründen einverstanden sein. Diese Menschen brauchen Hilfe, um zu verstehen, dass Stillen ein Teil des Mutterseins ausmacht und dass dieser Wert in gewisser Weise die Antriebskraft für den Stillwunsch der Frau sein kann.

Sammeln Sie die Daten der Krankengeschichte von Mutter und Kind. Eine Frau, die nie geboren hat, hat weniger Erfolgsaussichten als eine Frau, die bereits gestillt hat.[111] Die Mutter, die viel Zeit in die Stimulation der Brust investieren kann (durch Anlegen oder Abpumpen oder beides) wird mit höherer Wahrscheinlichkeit Erfolg haben als die Mutter, die nur wenig Zeit hat. Allgemein lässt sich sagen, dass der Säugling die Brust umso besser annehmen wird, je jünger er ist.[108, 110–112] Andererseits gibt es Mütter, die erfolgreich für 12 bis 48 Monate alte Kinder relaktiert haben.[113]

Vorbereitung und Vorgehensweise

Die Vorbereitung auf eine induzierte Laktation oder Relaktation beginnt damit, dass die Mutter verstehen lernt, wie eine normale Laktation abläuft. Außerdem muss sie mit Maßnahmen zur Steigerung ihrer Milchmenge beginnen. Die in Kasten 7.7 aufgeführten Strategien sollten ihr dabei helfen. Weiter braucht die Mutter eine Liste mit beruhigenden und besorgniserregenden Anzeichen. Ein unter solchen Umständen gestillter Säugling hat eine erhöhte Anfälligkeit für Dehydratation und mangelndes Gedeihen.

Die vorhandene Literatur gibt keine klaren Hinweise, welche Vorgehensweisen sinnvoll sind oder wie genau vorgegangen werden sollte. Etwa bis zu zwei Monaten vor der erwarteten Ankunft des Babys sollte mit einer Stimulation der Mamillen begonnen werden.[52] Sobald der Säugling an der Brust saugt, kann ein Brusternährungsset (☞ Kapitel 16) dazu beitragen, dass die mütterliche Mamille beim Zufüttern stimuliert wird.

Es wird von einigen Frauen berichtet, die in der Lage waren, nur durch Anlegen eine ausreichende Milchmenge für ihren Säugling zu bilden.[114] Der Einsatz von Metoclopramid, von dem oft angenommen wird, dass es der Schlüssel zum Erfolg für eine induzierte Laktation oder Relaktation sei, ist möglicherweise überflüssig. In einer randomisierten Studie ergab der Gebrauch von Galaktogenen keinerlei Vorteile.[115] Außerdem gibt es kein evidenzbasiertes Protokoll zur zeitlichen Verabreichung und Dosierung von Metoclopramid. Andere Medikamente einschließlich Domperidon,[117] Sulpirid[118] und Chlorpromazin[119, 120] wurden ebenfalls eingesetzt, um die Milchbildung zu induzieren oder zu steigern. Oxytocin-Nasenspray scheint am besten zu wirken, wenn es mit einer Stimulation der Mamillen zusammen eingesetzt wird.[111]

Mehrere Veröffentlichungen berichten, dass eine induzierte Laktation oder Relaktation in erster Linie durch die Stimulation der Mamille erreicht werden kann.[110, 111, 121–123] Dies lässt sich vermutlich damit begründen, dass der Oxytocinspiegel durch den Einsatz der mechanischen Pumpe ansteigt.[121]

Beurteilung der Relaktation und induzierten Laktation

Wie bereits erwähnt, ist die Nähe der Mutter-Kind-Beziehung an sich ein Maßstab für den Erfolg der Relaktation oder induzierten Laktation. Auch sind einige physiologische Ergebnisse wichtig. Es lässt sich nur schwer vorhersagen, wann die erste Milch fließen wird, denn dies wurde nicht klar definiert. In einer Studie wurde drei bis acht Tage nach dem Versuch, die Laktation zu induzieren, Milch gebildet.[124] Doch in einem anderen Fall vergingen vier Monate, bis die Mutter eine messbare Milchmenge hatte.[123] Die Höchstmenge an Milch kann irgendwann zwischen acht und 58 Tagen erreicht werden.[108]

Es ist sehr unterschiedlich, inwieweit die Mütter ihre Kinder ganz oder teilweise mit ihrer Milch versorgen können. In vielen Veröffentlichungen wird berichtet, dass die Mütter nicht voll stillen konnten. Doch das Stillen überhaupt ist ein realistisches Ziel. In einer Studie konnten 89 % der Mütter das Kind, das sie nicht geboren hatten, erfolgreich stillen.[120] Der Erfolg hängt jedoch oftmals von der Motivation der Frau und dem Ausmaß der Unterstützung und der Ermutigung durch andere ab.

Der vielleicht wichtigste Parameter ist der Gewichtsverlauf des Säuglings. Die Gewichtszunahme bei Säuglingen erscheint bei induzierter Laktation oder Relaktation angemessen zu sein.[114, 115] Diese Berichte geben jedoch schlicht zufriedenstellende Gewichtszunahmen bei den Probanden an, ohne dass daraus gefolgert werden kann, dass alle Säuglinge ohne Zufütterung angemessen zunehmen werden. Diese Säuglinge müssen sorgfältig überwacht und ihr Gewicht muss häufig kontrolliert werden.

Bei einer induzierten Laktation und Relaktation besteht immer die Gefahr der Dehydratation und des mangelhaften Gedeihens. Deshalb ist eine fortwährende Betreuung sehr wichtig. Die Mutter sollte lernen, auf die Anzeichen für eine angemessene Aufnahme zu achten (☞ Kasten 7.8), und der Arzt sollte häufige Gewichtskontrollen durchführen. Wenn die Mutter nicht genügend Milch bilden kann, ermutigen Sie sie dazu, das Baby weiter anzulegen, auch wenn sie Spendermilch oder künstliche Säuglingsnahrung zufüttern muss.

7.6 Zusammenfassung

Stillen ist ein wahrhaft wechselseitiger Prozess. Mütter bilden und schütten Milch aus, und es erfolgt ein Milchtransfer, wenn das Neugeborene wirkungsvoll saugt. Die Milchmenge der Mutter passt sich dem Bedarf des Neugeborenen dann am besten an, wenn das Stillen frühzeitig begonnen wird und in jeder Weise uneingeschränkt bleibt. Eine gute Stillposition und korrektes Anlegen sind unerlässlich und es liegt in der Verantwortlichkeit der Pflegefachkraft, die Mutter dabei zu unterstützen. Durch direkte Beobachtung kann das Stillen sofort beurteilt werden. Eine fortwährende Beurteilung ist jedoch ebenfalls erforderlich. Einige besondere Situationen mit Einfluss auf die Milchbildung, den Milchspenderreflex und den Milchtransfer können in der Regel durch gezielte Maßnahmen überwunden werden.

Literatur

1. Wilde CJ, Addey CV, Bryson JM et al. Autocrine regulation of milk secretion. Biochem Soc Symp 1998;63: 81-90.
2. Klaus MH. The frequency of suckling. A neglected but essential ingredient of breast-feeding. Obstet Gynecol Clin North Am 1987;14:623-633.
3. DeCarvalho M, Robertson S, Friedman A et al. Effect of frequent breast-feeding on early milk production and infant weight gain. Pediatrics 1983;72:307-311.
4. Drewett RF, Woolridge MW, Jackson DA et al. Relationships between nursing patterns, supplementary food intake and breast-milk intake in a rural Thai population. Early Hum Dev 1989;20:13-23.
5. Dewey KG, Heinig MJ, Nommsen LA et al. Maternal versus infant factors related to breast milk intake and residual milk volume: the DARLING study. Pediatrics 1991;87:829-837.
6. Butte NF, Garza C, Smith EO et al. Human milk intake and growth in exclusively breast-fed infants. J Pediatr 1984;104:187-195.
7. Butte NF, Wills C, Jean CA et al. Feeding patterns of exclusively breast-fed infants during the first four months of life. Early Hum Dev 1985;12:291-300.
8. Dewey KG, Lonnerdal B. Infant self-regulation of breast milk intake. Acta Paediatr Scand 1986;75: 893-898.
9. Benson S. What is normal? A study of normal breastfeeding dyads during the first sixty hours of life. Breastfeed Rev 2001;9:27-32.
10. Diaz S, Herreros C, Aravena R et al. Breast-feeding duration and growth of fully breast-fed infants in a poor urban Chilean population. Am J Clin Nutr 1995; 62:371-376.
11. Marchini G, Persson B, Berggren V et al. Hunger behaviour contributes to early nutritional homeostasis. Acta Paediatr 1998;87:671-675.
12. Matheny RJ, Birch LL, Picciano MF. Control of intake by human-milk-fed infants: relationships between feeding size and interval. Dev Psychobiol 1990;23: 511-518.
13. Lew AR, Butterworth G. The effects of hunger on hand-mouth coordination in newborn infants. Dev Psychol 1995;31:456-463.
14. Ransjo-Arvidson AB, Matthiesen AS, Lilja G et al. Maternal analgesia during labor disturbs newborn behavior: effects on breastfeeding, temperature, and crying. Birth 2001;28: 5-12.
15. Daly SE, Kent JC, Huynh DQ et al. The determination of short-term breast volume changes and the rate of synthesis of human milk using computerized breast measurement. Exp Physiol 1992;77:79-87.
16. Salariya EM, Easton PM, Cater JI. Duration of breastfeeding after early initiation and frequent feeding. Lancet 1978;2:1141-1143.
17. Scammon RD, Doyle LO. Observations on the capacity of the stomach in the first ten days of postnatal life. Am J Dis Child 1920;20:516-538.
18. Lentz MJ, Killien MG. Are you sleeping? Sleep patterns during postpartum hospitalization. J Perinatal Neonatal Nurs 1991;4:30-38.
19. Emde RN, Swedberg J, Suzuki B. Human wakefulness and biological rhythms after birth. Arch Gen Psychiatry 1975;32:780-783.
20. Pinilla T, Birch LL. Help me make it through the night: behavioral entrainment of breast-fed infants' sleep patterns. Pediatrics 1993;91:436-444.
21. Jackson DA, Imong SM, Silprasert A et al. Circadian variation in fat concentration of breast-milk in a rural northern Thai population. Br J Nutr 1988;59:349-363.
22. Stafford J, Villalpando S, Urquieta et al. Circadian variation and changes after a meal in volume and lipid production of human milk from rural Mexican women. Ann Nutr Metab 1994;38:232-237.
23. Renfrew MJ, Lang S, Martin L, et al. Interventions for influencing sleep patterns in exclusively breastfed infants. Cochrane Database Syst Rev 2000:CD000113.
24. Imong SM, Jackson DA, Woolridge MW et al. Indirect test weighing: a new method for measuring overnight breast milk intakes in the field. J Pediatr Gastroenterol Nutr 1988;7:699-706.
25. Uvnas-Moberg K. Physiological and endocrine effects of social contact. Ann NY Acad Sci 1997:807:146-163.
26. Marchini G, Linden A. Cholecystokinin, a satiety signal in newborn infants? J Dev Physiol 1992;17:215-219.
27. Uvnas-Moberg K, Marchini G, Winberg J. Plasma cholecystokinin concentrations after breast feeding in healthy 4 day old infants. Arch Dis Child 1993;68: 46-48.
28. Barnes GR, Lethin AN, Jackson EB et al. Management of breastfeeding. JAMA 1953;151:192-199.
29. Howie PW, Houston MJ, Cook A et al. How long should a breast feed last? Early Hum Dev 1981;5: 71-77.
30. Lucas A, Lucas PJ, Baum JD. Pattern of milk flow in breast-fed infants. Lancet 1979;2:57-58.
31. Lucas A, Lucas PJ, Baum JD. Differences in the pattern of milk intake between breast and bottle fed infants. Early Hum Dev 1981;5:195-199.

32. Ingram JC, Woolridge MW, Greenwood RJ et al. Maternal predictors of early breast milk output. Acta Paediatr 1999;88:493-499.
33. Drewett R, Amatayakul K, Wongsawasdii L et al. Nursing frequency and the energy intake from breast milk and supplementary food in a rural Thai population: a longitudinal study. Eur J Clin Nutr 1993;47:880-891.
34. L'Esperance C, Frantz K. Time limitation for early breastfeeding. J Obstet Gynecol Neonatal Nurs 1985; 14:114-118.
35. Renfrew MJ, Lang S, Martin L et al. Feeding schedules in hospitals for newborn infants. Cochrane Database Syst Rev 2000:CD000090.
36. Righard L. Are breastfeeding problems related to incorrect breastfeeding technique and the use of pacifiers and bottles? Birth 1998;25:40-44.
37. Woolridge MW. The ‚anatomy' of infant sucking. Midwifery 1986;2:164-171.
38. Daly SE, Owens RA, Hartmann PE. The short-term synthesis and infant-regulated removal of milk in lactating women. Exp Physiol 1993;78:209-220.
39. Widstrom AM, Thingstrom-Paulsson J. The position of the tongue during rooting reflexes elicited in newborn infants before the first suckle. Acta Paediatr 1993;82:281-283.
40. Marmet C, Shell E. Training neonates to suck correctly. MCN Am J Matern Child Nurs 1984;9:401-407.
41. Daly SE, Hartmann PE. Infant demand and milk supply. Part 2: the short-term control of milk synthesis in lactating women. J Hum Lact 1995;11:27-37.
42. Minchin MK. Positioning for breastfeeding. Birth 1989;16:67-73.
43. Ardran GM, Kemp FH, Lind J. A cineradiographic study of breast feeding. Br J Radiol 1958;31:156-162.
44. Matthiesen AS, Ransjo-Arvidson AB, Nissen E et al. Postpartum maternal oxytocin release by newborns: effects of infant hand massage and sucking. Birth 2001;28:13-19.
45. Frantz KB, Kalmen BA. Breastfeeding works for cesareans, too. RN 1979;42:39-47.
46. Righard L, Flodmark CE, Lothe L et al. Breastfeeding patterns: comparing the effects on infant behavior and maternal satisfaction of using one or two breasts. Birth 1993;20:182-185.
47. Woolridge MW, Ingram JC, Baum JD. Do changes in pattern of breast usage alter the baby's nutrient intake? Lancet 1990;336:395-397.
48. Ardran GM, Kemp FH, Lind J. A cineradiographic study of bottle feeding. Br J Radiol 1956;31:11-22.
49. Woolridge MW. Aetiology of sore nipples. Midwifery 1986;2:172-176.
50. Nowak AJ, Smith WL, Erenberg A. Imaging evaluation of artificial nipples during bottle feeding. Arch Pediatr Adolesc Med 1994;148:40-42.
51. Righard L, Alade MO. Sucking technique and its effect on success of breastfeeding. Birth 1992;19:185-189.
52. Lawrence RA, Lawrence RM. Breastfeeding: A guide for the medical profession. 5th ed. St. Louis: Mosby; 1999.
53. Wolff PH. The serial organization of sucking in the young infant. Pediatrics 1968;42:943-956.
54. Bowen-Jones A, Thompson C, Drewett RF. Milk flow and sucking rates during breast-feeding. Dev Med Child Neurol 1982;24:626-633.
55. Drewett RF, Woolridge M. Sucking patterns of human babies on the breast. Early Hum Dev 1979;3:315-321.
56. Woolridge MW, Baum JD, Drewett RF. Does a change in the composition of human milk affect sucking patterns and milk intake? Lancet 1980;2:1292-1293.
57. Weber F, Woolridge MW, Baum JD. An ultrasonographic study of the organisation of sucking and swallowing by newborn infants. Dev Med Child Neurol 1986;28:19-24.
58. Blomquist HK, Jonsbo F, Serenius F et al. Supplementary feeding in the maternity ward shortens the duration of breast feeding. Acta Paediatr 1994;83:1122-1126.
59. DiGirolamo AM, Grummer-Strawn LM, Fein S. Maternity care practices: implications for breastfeeding. Birth 2001;28:94-100.
60. Stancil J. Personal communication, 2001.
61. Riordan JM, Koehn M. Reliability and validity testing of three breastfeeding assessment tools. J Obstet Gynecol Neonatal Nurs 1997;26:181-187.
62. Riordan J, Bibb D, Miller M et al. Predicting breastfeeding duration using the LATCH breastfeeding assessment tool. J Hum Lact 2001;17:20-23.
63. Adams D, Hewell S. Maternal and professional assessment of breastfeeding. J Hum Lact 1997;13:279-283.
64. Schlomer JA, Kemmerer J, Twiss JJ. Evaluating the association of two breastfeeding assessment tools with breastfeeding problems and breastfeeding satisfaction. J Hum Lact 1999;15:35-39.
65. Shrago L, Bocar D. The infant's contribution to breastfeeding. J Obstet Gynecol Neonatal Nurs 1990;19: 209-215.
66. Matthews MK. Assessments and suggested interventions to assist newborn breastfeeding behavior. J Hum Lact 1993;9:243-248.
67. Jensen D, Wallace S, Kelsay P. LATCH: a breastfeeding charting system and documentation tool. J Obstet Gynecol Neonatal Nurs 1994;23:27-32.
68. Mulford C. The Mother-Baby Assessment (MBA): an "Apgar score" for breastfeeding. J Hum Lact 1992;8: 79-82.
69. Salariya EM, Robertson CM. The development of a neonatal stool colour comparator. Midwifery 1993; 9:35-40.
70. Salariya EM, Robertson CM. Relationships between baby feeding types and patterns, gut transit time of meconium and the incidence of neonatal jaundice. Midwifery 1993;9:235-242.
71. Quinlan PT, Lockton S, Irwin J et al. The relationship between stool hardness and stool composition in breast- and formula-fed infants. J Pediatr Gastroenterol Nutr 1995;20:81-90.
72. Morley R, Abbott RA, Lucas A. Infant feeding and maternal concerns about stool hardness. Child Care Health Dev 1997;23:475-478.
73. Butte NF, Garza C, Smith EO et al. Evaluation of the deuterium dilution technique against the test-weighing procedure for the determination of breast milk intake. Am J Clin Nutr 1983;37:996-1003.
74. Drewett RF, Woolridge MW, Greasley V et al. Evaluating breast-milk intake by test weighing: a portable electronic balance suitable for community and field studies. Early Hum Dev 1984;10:123-126.

75. Dewey KG, Peerson JM, Brown KH et al. Growth of breast-fed infants deviates from current reference data: a pooled analysis of US, Canadian, and European data sets. World Health Organization Working Group on Infant Growth. Pediatrics 1995;96:495-503.
76. Newton M, Newton NR. The let-down reflex in human lactation. Journal of Pediatrics. 1948;33:698-704.
77. Ueda T, Yokoyama Y, Irahara M et al. Influence of psychological stress on suckling-induced pulsatile oxytocin release. Obstet Gynecol 1994;84:259-262.
78. Mennella JA, Beauchamp GK. Beer, breast feeding, and folklore. Dev Psychobiol 1993;26:459-466.
79. Mennella JA. Infants' suckling responses to the flavor of alcohol in mothers' milk. Alcohol Clin Exp Res 1997; 21:581-585.
80. Mennella JA. Regulation of milk intake after exposure to alcohol in mothers' milk. Alcohol Clin Exp Res 2001; 25:590-593.
81. Amir LH. Maternal smoking and reduced duration of breastfeeding: a review of possible mechanisms. Early Hum Dev 2001;64:45-67.
82. Liston J. Breastfeeding and the use of recreational drugs–alcohol, caffeine, nicotine and marijuana. Breastfeed Rev 1998;6:27-30.
83. Griffiths RJ. Breast pads: their effectiveness and use by lactating women. J Hum Lact 1993;9:19-26.
84. Morse JM, Bottorff JL. Leaking: a problem of lactation. J Nurse Midwifery 1989;34:15-20.
85. Neifert MR, Seacat JM, Jobe WE. Lactation failure due to insufficient glandular development of the breast. Pediatrics 1985;76:823-828.
86. Neifert MR, McDonough SL, Neville MC. Failure of lactogenesis associated with placental retention. Am J Obstet Gynecol 1981;140:477-478.
87. Henly SJ, Anderson CM, Avery MD et al. Anemia and insufficient milk in first-time mothers. Birth 1995; 22:86-92.
88. Morton JA. The clinical usefulness of breast milk sodium in the assessment of lactogenesis. Pediatrics 1994;93:802-806.
89. Day TW. Unilateral failure of lactation after breast biopsy. J Fam Pract 1986;23:161-162.
90. Segura-Millan S, Dewey KG, Perez-Escamilla R. Factors associated with perceived insufficient milk in a low-income urban population in Mexico. J Nutr 1994; 124:202-212.
91. Hill PD, Humenick SS. Insufficient milk supply. Image J Nurs Sch 1989;21:145-148.
92. Mogan J. A study of mothers' breastfeeding concerns. Birth 1986;13:104-108.
93. Hillervik-Lindquist C. Studies on perceived breast milk insufficiency. A prospective study in a group of Swedish women. Acta Paediatr Scand Suppl 1991; 376:1-27.
94. Bevan ML, Mosley D, Solimano GR. Factors influencing breast feeding in an urban WIC program. J Am Diet Assoc 1984;84:563-567.
95. Gunn TR. The incidence of breast feeding and reasons for weaning. N Z Med J 1984;97:360-363.
96. Hawkins LM, Nichols FH, Tanner JL. Predictors of the duration of breastfeeding in low-income women. Birth 1987;14:204-209.
97. Hill PD. Effects of education on breastfeeding success. Matern Child Nurs J 1987;16:145-156.
98. Holt GM, Wolkind SN. Early abandonment of breast feeding: causes and effects. Child Care Health Dev 1983;9:349-355.
99. Hill PD, Hanson KS, Mefford AL. Mothers of low birthweight infants: breastfeeding patterns and problems. J Hum Lact 1994;10:169-176.
100. Hill PD, Aldag J. Potential indicators of insufficient milk supply syndrome. Res Nurs Health 1991;14:11-19.
101. Hopkinson JM, Schanler RJ, Garza C. Milk production by mothers of premature infants. Pediatrics 1988;81:815-820.
102. Dusdieker LB, Booth BM, Stumbo PJ et al. Effect of supplemental fluids on human milk production. J Pediatr 1985;106:207-211.
103. Dusdieker LB, Stumbo PJ, Booth BM et al. Prolonged maternal fluid supplementation in breast-feeding. Pediatrics 1990;86:737-740.
104. Vio F, Salazar G, Infante C. Smoking during pregnancy and lactation and its effects on breast-milk volume. Am J Clin Nutr 1991;54:1011-1016.
105. Hill PD, Aldag JC. Smoking and breastfeeding status. Res Nurs Health 1996;19:125-132.
106. Livingstone V. Too much of a good thing. Maternal and infant hyperlactation syndromes. Can Fam Physician 1996;42:89-99.
107. Waletzky LR, Herman EC. Relactation. Am Fam Physician 1976;14:69-74.
108. Bose CL, D'Ercole AJ, Lester AG et al. Relactation by mothers of sick and premature infants. Pediatrics 1981;67:565-569.
109. Marquis GS, Diaz J, Bartolini R et al. Recognizing the reversible nature of child-feeding decisions: breastfeeding, weaning, and relactation patterns in a shanty town community of Lima, Peru. Soc Sci Med 1998; 47:645-656.
110. Auerbach KG, Avery JL. Relactation: a study of 366 cases. Pediatrics 1980;65:236-242.
111. Auerbach KG, Avery JL. Induced lactation. A study of adoptive nursing by 240 women. Am J Dis Child 1981;135: 340-343.
112. Rogers IS. Relactation. Early Hum Dev 1997;49 (Suppl): S75-S81.
113. Phillips V. Relactation in mothers of children over 12 months. J Trop Pediatr 1993;39:45-48.
114. Abejide OR, Tadese MA, Babajide DE et al. Non-puerperal induced lactation in a Nigerian community: case reports. Ann Trop Paediatr 1997;17:109-114.
115. Seema, Patwari AK, Satyanarayana L. Relactation: An effective intervention to promote exclusive breastfeeding. J Trop Pediatr 1997;43:213-216.
116. Petraglia F, De Leo V, Sardelli S et al. Domperidone in defective and insufficient lactation. Eur J Obstet Gynecol Reprod Biol 1985;19:281-287.
117. Peters F, Schulze Tollert J, Schuth W. Thyrotrophin-releasing hormone—a lactation-promoting agent? Br J Obstet Gynaecol 1991;98:880-885.
118. Hallbauer U. Sulpiride (Eglonyl) – use to stimulate lactation. S Afr Med J 1997;87:774-775.
119. Brown RE. Relactation: an overview. Pediatrics 1977; 60: 116-120.

120. Nemba K. Induced lactation: a study of 37 non-puerperal mothers. J Trop Pediatr 1994;40:240-242.
121. Amico JA, Finley BE. Breast stimulation in cycling women, pregnant women and a woman with induced lactation: pattern of release of oxytocin, prolactin and luteinizing hormone. Clin Endocrinol Oxf 1986; 25:97-106.
122. Auerbach KG. Extraordinary breast feeding: relactation/induced lactation. J Trop Pediatr 1981;27:52-55.
123. Cheales-Siebenaler NJ. Induced lactation in an adoptive mother. J Hum Lact 1999;15:41-43.
124. Banapurmath CR, Banapurmath S, Kesaree N. Successful induced non-puerperal lactation in surrogate mothers. Indian J Pediatr 1993;60:639-643.
125. Biervliet FP, Maguiness SD, Hay DM et al. Induction of lactation in the intended mother of a surrogate pregnancy: case report. Hum Reprod 2001;16: 581-583.
126. Carlson HE, Wasser HL, Reidelberger RD. Beer-induced prolactin secretion: a clinical and laboratory study of the role of salsolinol. J Clin Endocrinol Metab 1985; 60:673-677.
127. James RJ, Irons DW, Holmes C et al. Thirst induced by a suckling episode during breast feeding and relation with plasma vasopressin, oxytocin and osmoregulation. Clin Endocrinol Oxf 1995;43:277-282.
128. Feher SD, Berger LR, Johnson JD et al. Increasing breast milk production for premature infants with a relaxation/imagery audiotape. Pediatrics 1989;83:57-60.
129. Yokoyama Y, Ueda T, Irahara M et al. Releases of oxytocin and prolactin during breast massage and suckling in puerperal women. Eur J Obstet Gynecol Reprod Biol 1994;53: 17-20.
130. Newton N, Egli GE. The effect of intranasal administration of oxytocin on the let-down of milk in lactating women. Am J Obstet Gynaecol 1958:103.

8 Strategien zur Förderung des erfolgreichen Stillens

Im letzten Teil des 20. Jahrhunderts fanden mehr als 90 % aller Geburten in den USA im Krankenhaus statt. Die Krankenhausumgebung leitete ein Zeitalter ein, in dem die Geburtspraktiken einem strikten medizinischen Schema folgten. Routinemäßiges Zufüttern, Trennung der Mütter von ihren Neugeborenen durch ein zentrales Kinderzimmer, zusätzliche Gabe von Wasser und Füttern nach einem strikten Zeitplan wurden üblich. Diese Praktiken entwickelten sich zu Hindernissen für den Stillbeginn und das Stillen insgesamt. Einige dieser Vorgehensweisen bestehen noch immer, aber die Initiative „Stillfreundliches Krankenhaus (BFHI)", die bereits in Kapitel 1 besprochen wurde, hat durch ihre „Zehn Schritte zum erfolgreichen Stillen" (☞ Kasten 8.1) viel dazu beigetragen, diese „routinemäßigen" Praktiken abzuschaffen. BFHI ist eine weltweite Initiative, die 1989 aus der Arbeit der Weltgesundheitsversammlung hervorgegangen ist und 1991 von der Weltgesundheitsorganisation (WHO) formalisiert wurde. Es handelt sich um ein freiwilliges Programm mit einer Auszeichnung, nicht mit einer Akkreditierung. (Der Begutachtungsprozess und die damit zusammenhängenden Dokumente sind in Anhang D zu finden.) Krankenhäuser werden mit der Plakette „Stillfreundliches Krankenhaus" ausgezeichnet, nachdem sie ein Protokoll und Praxisstandards zur Förderung, zum Schutz und zur Unterstützung des Stillens umgesetzt haben.

Die „Zehn Schritte zum erfolgreichen Stillen" wurden entwickelt, um die Stillhindernisse zu überwinden, die in Krankenhäusern auf der ganzen Welt verbreitet waren und sind. Seit 1991 haben mehr als 16 000 Krankenhäuser weltweit die Zehn Schritte erfolgreich umgesetzt und die Auszeichnung „Stillfreundliches Krankenhaus" erhalten, doch bis heute haben nur 33 Kliniken in den USA diese Auszeichnung erhalten. (Unter http://www.babyfriendlyusa.org und unter http://www.stillfreundlich.de können weitere Informationen abgerufen werden.)

In amerikanischen Krankenhäusern gibt es immer noch Stillhindernisse. Als derzeitige Präsidentin von Baby-Friendly USA spreche ich oft mit medizinischem Fachpersonal, das behauptet, sich für evidenzbasierte Praktiken einzusetzen, aber nicht von der Evidenz weiß, die die Initiative Stillfreundliches Krankenhaus (BFHI) unterstützt. Ziel dieses Kapitels ist es, die Evidenz zur Unterstützung der Zehn Schritte zu besprechen und Strategien zu entwickeln, die eine Umgebung schaffen, die den Stillbeginn und das Weiterstillen fördern. (Andere Kapitel befassen sich mit der klinischen Umsetzung der hier besprochenen Themen.)

1. Schritt: Es liegen schriftliche Richtlinien zur Stillförderung vor, die dem gesamten Pflegepersonal in regelmäßigen Abständen nahe gebracht werden.

8.1 Richtlinien

Es gibt klare Anweisungen der WHO, dass Entbindungseinrichtungen schriftliche Stillrichtlinien haben sollten, die routinemäßig allen Mitgliedern des Gesundheitspersonals bekannt gemacht werden.[1] In den USA gibt es allerdings sehr große Unterschiede. Manche Kliniken haben überhaupt keine Stillrichtlinien und bei anderen gibt es strikte, formelle Grundsätze, die regelmäßig bekannt gegeben und umgesetzt werden.

Der Mangel an formellen, schriftlichen Standards ist ein altes und fortwährendes Problem. In den frühen 80er Jahren des letzten Jahrhunderts wiesen Winikoff und Kollegen[2] nach, dass das Fehlen von schriftlichen Standards dazu führte, dass es zwar das Lippenbekenntnis „Breast is best" (Stillen ist das Beste) gab, die Praxis aber so aussah, dass die Stillbemühungen in den meisten amerikanischen Krankenhäusern weiterhin untergraben wurden. Winikoff stellte weiter fest, dass das Personal annahm, die Eltern wollten die Vorgehensweisen, die das volle Stillen fördern würden, *nicht*. Befragungen der Eltern ergaben aber, dass die Eltern genau solche Vorgehensweisen *wünschten*.

8 Strategien zur Förderung des erfolgreichen Stillens

8.1 Die Zehn Schritte zum erfolgreichen Stillen

Ein Stillfreundliches Krankenhaus fördert, schützt und unterstützt aktiv das Stillen durch die Umsetzung der „Zehn Schritte zum erfolgreichen Stillen", wie sie von WHO und UNICEF ausgearbeitet wurden. Alle Einrichtungen, in denen Entbindungen stattfinden und Neugeborene betreut werden, sollten die folgenden zehn Anforderungen erfüllen:

1. Schritt: Es liegen schriftliche Richtlinien zur Stillförderung vor, die dem gesamten Pflegepersonal in regelmäßigen Abständen nahegebracht werden.
2. Schritt: Das gesamte MitarbeiterInnen-Team wird in Theorie und Praxis so geschult, dass es die Richtlinien zur Stillförderung mit Leben erfüllen kann.
3. Schritt: Alle schwangeren Frauen über die Vorteile und die Praxis des Stillens informieren.
4. Schritt: Es Müttern ermöglichen, ihr Kind innerhalb der ersten halben Stunde nach der Geburt anzulegen.*
5. Schritt: Den Müttern das korrekte Anlegen zeigen und ihnen erklären, wie sie ihre Milchproduktion aufrechterhalten können, auch im Falle einer Trennung von ihrem Kind.
6. Schritt: Neugeborenen Kindern weder Flüssigkeiten noch sonstige Nahrung zusätzlich zur Muttermilch geben, wenn es nicht aus medizinischen Gründen angezeigt ist.
7. Schritt: „24-Stunden-Rooming-in" praktizieren – Mutter und Kind werden nicht getrennt.
8. Schritt: Zum Stillen nach Bedarf ermuntern.
9. Schritt: Gestillten Säuglingen keine künstlichen Sauger geben.
10. Schritt: Die Entstehung von Stillgruppen fördern und Mütter bei der Entlassung aus der Klinik oder Entbindungseinrichtung mit diesen Gruppen in Kontakt bringen.

Aus WHO und UNICEF: *Protecting, promoting and supporting breastfeeding. The special role of maternity services.* Genf: Weltgesundheitsorganisation; 1989.

Vor einem Jahrzehnt wurde erkannt, dass es einen wesentlichen Einfluss auf den Stillbeginn und das Weiterstillen hat, ob schriftliche Stillrichtlinien existieren oder nicht.[3] Doch vielen Krankenhäusern fehlen noch immer formelle, schriftliche Stillrichtlinien, die dem gesamten Personal bekannt gemacht werden. Eine Untersuchung in Missouri zum Beispiel ergab, dass nur 28 % der Krankenhäuser dort über schriftliche Stillstandards verfügten, die dem gesamten Personal vorlagen.[4] Bei Richtlinien werden die Themen Stillfortbildung für das medizinische Personal, Stillbeginn und Unterstützung der stillenden Mutter, insbesondere kurz vor der Klinikentlassung, am häufigsten ignoriert.[5]

Doch die bloße Existenz von Stillrichtlinien wird noch nicht zu einer besseren Betreuung führen. Man weiß aus Erfahrung und aus der Literatur, dass sich in der Praxis nur wenig verändert, solange die Verwaltung die Richtlinien nicht unterstützt und die Nichtbeachtung der Richtlinien keine Folgen hat.[6]

Gelegentlich existieren zwar keine schriftlichen Stillrichtlinien, aber es gibt formlose „Richtlinien", die dem Personal bekannt sind und selbstverständlich sind. Wie sich diese ungeschriebenen „Richtlinien" auswirken, wird in der Literatur nicht beschrieben, denn es ist schwierig bis unmöglich etwas zu untersuchen, was nur mündlich geregelt ist oder als stillschweigendes Einverständnis unter den Mitarbeitern existiert. Nach meiner praktischen Erfahrung ist es jedoch so, dass solche „Richtlinien" fest im System verankert sind und das Personal dazu bringen, das Stillen auf der Basis von traditionellen Vorgehensweisen zu reglementieren, statt wissenschaftlich zu arbeiten. Glücklicherweise sind einige Frauen so motiviert und werden ausreichend unterstützt, dass sie trotz der Hindernisse in der Geburtsklinik mit dem Stillen beginnen und auch weiterstillen.

8.1.1 Welche Folgen haben schwache oder unvollständige Richtlinien?

Es gibt auch Fälle, in denen zwar schriftliche Richtlinien vorhanden sind, doch diese Richtlinien sind dehnbar oder unvollständig. Schwache oder unvollständige Richtlinien können sowohl den Stillbeginn als auch das Weiterstillen negativ beeinflussen. In einem Universitätskrankenhaus in den USA, in dem es Richtlinien zur Unterstüt-

---

* Bei der Ausarbeitung dieses Schrittes im Jahr 1989 wurde ein erstes Anlegen während der ersten halben Stunde nach der Geburt gefordert. Untersuchungen in den 90er Jahren zeigten, dass natürlicherweise das Kind in der ersten Stunde nach der Geburt ein starkes Saugbedürfnis zeigt, so dass dieser Schritt inzwischen abgewandelt wurde.

zung des Stillens gab, gaben 66 % der Frauen an, dass sie stillen wollen. Zwei Wochen nach der Geburt stillten aber nur mehr 23 % dieser Frauen.[7] Der Stillstandard dieser Klinik unterstützte zwar das Stillen im Allgemeinen, doch es gab keine Einschränkungen für das Zufüttern und alle Neugeborenen im Kinderzimmer erhielten zumindest eine Flasche. Ähnliche Situationen gab es auch in England[8] und Jamaika[9]. Eine Studie in Kanada ergab, dass 58 % der untersuchten Krankenhäuser über schriftliche Stillstandards verfügten, aber nur 1,3 % die Abgabe von kostenlosen Probepackungen mit künstlicher Säuglingsnahrung bei der Entlassung restriktiv geregelt hatten.[10]

8.1.2 Wie wirken sich strenge Richtlinien aus?

Strenge Stillrichtlinien umfassen Anweisungen zur Ausbildung der Mitarbeiter und Anleitungen für die Mütter, statt das Stillen einzuschränken. Die Auswirkungen solcher Stillstandards wurden in Ländern außerhalb der USA untersucht und diese Untersuchungen ergaben eine Verbesserung der Stillraten sowie der Stilldauer durch Stillstandards.[11–15]

Fast alle quasi-experimentellen Untersuchungen von wirkungsvollen Stillrichtlinien an Krankenhäusern wurden außerhalb der USA durchgeführt. Es gibt eine in den USA durchgeführte vergleichende Studie, die zeigte, dass die Stillraten in der Einrichtung mit guter Mitarbeiterschulung, verbrauchergetestetem Informationsmaterial für Eltern und strengen Stillrichtlinien im Vergleich mit der Einrichtung, in der dies nicht gewährleistet war, signifikant anstiegen. In der untersuchten Einrichtung mit Stillrichtlinien erhöhte sich die Zahl der stillenden Mütter insgesamt von 15 auf 56 und das ausschließliche Stillen bei mehr als drei Vierteln der Stillmahlzeiten stieg von 0 auf 15 an.[16] Außerdem konnte festgestellt werden, dass die Grundsätze des Programms „Stillfreundliches Krankenhaus (BFHI)", die ja für Kliniken erdacht wurden, die Stillzahlen auch dann verbesserten, wenn sie in Arztpraxen umgesetzt wurden.[17]

Werden mindestens fünf der Zehn Schritte umgesetzt, steigt in den USA die Wahrscheinlichkeit, dass mindestens sechs Wochen lang gestillt wird, deutlich an. Die bislang beachtenswerteste Untersuchung wurde von Kramer und Kollegen in Kanada durchgeführt.[18] Diese Studie zeigt, dass das Vorhandensein von strengen Stillrichtlinien und deren Umsetzung sowohl die Gesamtstillzahlen mit zwölf Monaten als auch die Anzahl der voll stillenden Mütter mit drei Monaten erhöht (☞ Aus der Forschung).

8.1.3 Die Erstellung von Stillrichtlinien

Um Stillrichtlinien zu erstellen, müssen zunächst die Definitionen und Inhalte der Richtlinien überlegt werden. Richtlinien umfassen „alles von Fragen der Körperlichkeit und der Umgebung bis hin zu philosophischen und verwaltungstechnischen Themen".[19] Die Zehn Schritte konzentrieren sich vornehmlich auf das Umfeld, doch sie beschäftigen sich sicher auch mit philosophischen und verwaltungstechnischen Fragen.

Anders als andere Standards oder Protokolle sind Richtlinien bewusst strikt formuliert. Ein Beispiel aus dem Alltag sind die Richtlinien zum Rauchen in Restaurants oder die Richtlinien zum Warenumtausch in einem Geschäft. Wenn da steht „Das ist ein rauchfreies Restaurant", dann weiß jeder, dass das Rauchen hier unter allen Umständen verboten ist. Genauso sind die genauen Umtauschbedingungen bekannt, wenn es heißt: „Eine Bargeldauszahlung erfolgt nur für unbenutzte Waren, die innerhalb von 30 Tagen und unter Vorlage des Originalkassenzettels zurückgegeben werden. Anderenfalls wird ein Gutschein ausgestellt." Stillrichtlinien sollten die Regeln und die Philosophie der Klinik in gleicher Weise ausdrücken.

Die Erstellung von Stillrichtlinien wirft auch die Frage auf, welche Inhalte wesentlich sind. Es folgt ein wörtliches Zitat der WHO, in dem Inhalte von Stillrichtlinien ausgeführt werden:[20]

- Allgemeiner Abschnitt über Ziele und Zielsetzungen
- Jegliche nationalen oder internationalen Richtlinien, die die Grundlage für die Klinikrichtlinien bilden
- Nationale und örtliche Daten, zum Beispiel die Stillraten
- Die Zehn Schritte zum erfolgreichen Stillen[1] und die relevanten Bestimmungen des Kodex[21]
- Praktische Details für jeden Schritt und den Kodex in Hinblick auf die örtlichen Gegebenheiten
- Technische Informationen und Quellenangaben.

Die WHO drängt darauf, dass die Richtlinien den örtlichen Gegebenheiten entsprechen. Falls das Krankenhaus ein akzeptiertes und nicht zu veränderndes Format verwendet, empfehle ich die Verwendung des Smith-Marker's-Modells.[19] Dieses

Modell fordert zur Kurzfassung, Gründlichkeit, Organisation, Genehmigung/Überprüfung und Folgerichtigkeit auf. Nach meiner Erfahrung sind Richtlinien, die mehr als eine gedruckte Seite umfassen, nutzlos. Langatmige Richtlinien sind in der Regel sowohl für die schwierig, die sie ausgeben, als auch für die, die sie erhalten. Im Idealfall können die Mitarbeiter den wesentlichen Inhalt der Richtlinien in ihren eigenen Worten wiedergeben.

Das Erstellen von Stillrichtlinien ist mehr als nur eine Aufgabe, die erfüllt werden muss. Es ist vielmehr ein wesentlicher Teil eines Veränderungsprozesses, zu dem es kommt, wenn eine Interessensgruppe zusammenarbeitet.

Aus der Forschung

Die Prinzipien von BFHI funktionieren!

Quelle: Kramer, M.S. Promotion of breastfeeding intervention trial (PROBIT): a randomized trial in the republic of Belarus. *JAMA* 2001;285: 413–420.

Kramer und Kollegen haben die erste prospektive, randomisierte Untersuchung zur Beschreibung des Einflusses eines Stillförderungsprogramms nach dem Vorbild der Initiative Stillfreundliches Krankenhaus (BFHI) durchgeführt. Die Studie wurde in 31 Krankenhäusern und Polikliniken in der Republik Belarus (Weißrussland) durchgeführt. Mütter, die ein Interesse am Stillen bekundet haben, wurden zu der Studie zugelassen. Insgesamt nahmen 17 406 gesunde Säuglinge aus Einlingsschwangerschaften und ihre gesunden Mütter an der Studie teil. Im weiteren Verlauf der Untersuchungen fielen nur 3,3 % der Probanden im ersten Jahr aus.

Alle Ärzte und Pflegefachkräfte in der Untersuchungsgruppe (16 Krankenhäuser und Polikliniken) nahmen an dem 18-Stunden-Kurs von UNICEF „Stillen und Stillförderung" teil und setzten dann die Strategien aus dem Kurs um, um Müttern beim Stillbeginn und dem weiteren Stillen beizustehen. Die Kontrollgruppe (15 Krankenhäuser und Polikliniken) führten einfach ihre bisher übliche Pflege und Stillberatung so weiter, wie sie es immer schon getan hatten.

Die Ergebnisse waren erstaunlich. Im Vergleich zu den Mutter-Kind-Paaren, die „routinemäßig" betreut worden waren, war die Wahrscheinlichkeit, dass mit drei Monaten noch ausschließlich gestillt wurde, in der Untersuchungsgruppe siebenmal so hoch, und mit sechs Monaten stillten zwölfmal so viele Frauen aus der Untersuchungsgruppe noch voll im Vergleich zur Kontrollgruppe ($p < 0{,}001$). Außerdem wurde in der Kontrollgruppe deutlich häufiger frühzeitig abgestillt als in der Untersuchungsgruppe. In der Kontrollgruppe war das Morbiditätsrisiko höher: Im ersten Lebensjahr hatten 9 % der Säuglinge aus der Untersuchungsgruppe Darminfektionen, während es in der Kontrollgruppe 13 % waren. Von den Säuglingen, die in Kliniken geboren wurden, die an dem Stillförderungsprogramm teilnahmen, hatten 3 % innerhalb des ersten Jahres einen Ekzemschub, in der Kontrollgruppe war dies bei 6 % im gleichen Zeitraum der Fall. Es gab keine signifikanten Unterschiede bei den Atemwegsinfekten zwischen den beiden Gruppen.

Im begleitenden Editorial[247] nennt Dr. Ruth Lawrence dies eine „meisterhafte Studie" und das ist sie in der Tat. Die Probanden waren bemerkenswert ähnlich. Die doppelte Randomisierung verringerte die Möglichkeit von Stichprobenfehlern. Die ungeheuer große Probandenzahl verleiht der Studie eine enorme statistische Aussagekraft und die auf ein Jahr angelegte Nachuntersuchungsperiode ist beeindruckend. Eine eindeutige Definition des Stillens (ausschließlich oder überwiegend) macht die Ergebnisse besser verständlich.

Obwohl Dr. Lawrence darauf hinweist, dass „das verwendete statistische Modell den Anforderungen der Kritiker entspricht oder sogar darüber hinaus geht",[247] weisen die Forscher selbst auf einige Schwachpunkte hin. Es ist schwierig, die Ergebnisse der Untersuchung auf andere Kulturen zu übertragen, denn in der Untersuchungsgruppe wurde das Förderprogramm rigoros umgesetzt. In den USA oder anderen Kulturen, in denen das Gesundheitssystem nicht so zentralisiert ist, mag es schwierig oder unmöglich sein, die gleichen Ergebnisse zu erzielen. Der übliche Klinikaufenthalt der Mütter von sechs bis sieben Tagen nach der Geburt unterscheidet sich deutlich von dem sehr kurzen Klinikaufenthalt in den USA. Der in Belarus obligatorische dreijährige Mutterschaftsurlaub unterscheidet sich ebenfalls deutlich von dem amerikanischen System, in dem die Frauen früh wieder an den Arbeitsplatz zurückkehren und die Kinder in Tagespflegestätten unterbringen, mit all den damit verbundenen Problemen.

Die Umstände in Belarus sind jedoch für die Studie in mancherlei Hinsicht sehr vorteilhaft. Die Wochenbettpflege ähnelt der in den USA vor 20 Jahren, ehe die Initiative Stillfreundliches Krankenhaus viel Einfluss hatte. In Belarus gibt es eine gute Gesundheitsversorgung und sauberes Wasser, so dass auch diese Voraussetzungen denen des US-amerikanischen Gesundheitssystems ähneln. Das dürfte die überzeugendste Stillstudie des Jahres sein.

Von: Biancuzzo, M. *Breastfeeding Outlook* 2001;3:3.

In einem Krankenhaus versuchte eine Stillbefürworterin zwischen 1990 und 1993 die Richtlinien und Vorgehensweisen zu verändern, ohne die geburtshilfliche Abteilung einzubeziehen. Es handelte sich zwar um strenge Richtlinien in Bezug auf die Förderung des Stillens, aber sie erstreckten sich nicht auf die restriktiven Vorgehensweisen – auch nicht auf die Abgabe von Entlassungspaketen –, die daher weiter anhielten.[22]

Im Laufe der Jahre haben mich viele Leute gebeten, sich meine Stillrichtlinien *ausleihen* zu dürfen. Das lehne ich in der Regel ab. Um tatsächlich umgesetzt zu werden, müssen Richtlinien und Klinikprogramme von den Mitarbeitern und der Verwaltung als Eigentum betrachtet werden.[23] Dieser Eigentumsanspruch erwächst aus der Zusammenarbeit einer multidisziplinären Gruppe über einen längeren Zeitraum. Erstellt nur eine Person eine Richtlinie – oder noch schlimmer, werden Richtlinien von einem Nachbarkrankenhaus ausgeliehen und den Mitarbeitern übergestülpt – ist es unwahrscheinlich, dass diese Richtlinie bei Abwesenheit der Vorgesetzten umgesetzt wird. Dennoch ist es hilfreich, Modellrichtlinien anzusehen, ehe neue geschrieben werden. Eine Modellrichtlinie, die ursprünglich 1977 von Naylor und Wester entwickelt wurde, blieb inhaltlich bemerkenswert unverändert, als sie 1994 auf den neusten Stand gebracht und nachgedruckt wurde.[24] Das Durcharbeiten dieser Richtlinie kann als Starthilfe für eine interdisziplinäre Arbeitsgruppe zur Erstellung von eigenen Richtlinien dienen.

Zusammenfassend kann gesagt werden, dass schriftliche Richtlinien, die dem gesamten Personal deutlich bekannt gegeben werden, der Eckpfeiler für den Aufbau und das Aufrechterhalten einer stillfördernden Umgebung sind. Schwache oder unvollständige Richtlinien oder solche, die ohne die Mitarbeit und Unterstützung von verschiedenen Fachrichtungen erstellt wurden, sind mit einiger Wahrscheinlichkeit wirkungslos. Die WHO hat Inhalte für Stillrichtlinien vorgeschlagen, aber das Format muss von der jeweiligen Einrichtung selbst bestimmt werden. Durch die Verinnerlichung der wesentlichen Gedanken der Zehn Schritte zum erfolgreichen Stillen kann die Einrichtung einen Fortschritt in der Weiterbildung des Personals und der Einführung von evidenzbasierten Pflegepraktiken erreichen.

2. Schritt: Das gesamte MitarbeiterInnen-Team wird in Theorie und Praxis so geschult, dass es die Richtlinien zur Stillförderung mit Leben erfüllen kann.

8.2 Personalschulung

Die Nachbereitung des Workshops des Generalinspektors des Gesundheitswesens[25] ergab, dass es generell an ausreichender Aus- und Fortbildung des Gesundheitspersonals hinsichtlich des Stillens und des Stillmanagements fehlt, was sich als anhaltendes Hindernis erweist. Es ist wahrscheinlich, dass dieser Ausbildungsmangel sich auch auf andere medizinische Berufsgruppen erstreckt, doch die Untersuchungen, die diesen Mangel dokumentieren, konzentrieren sich auf Pflegefachkräfte und Ärzte.

Die Mehrzahl der Pflegefachkräfte haben ihr Stillwissen durch praktische Erfahrung erworben.[26] Obwohl bei den meisten Krankenpflegeschulen das Stillmanagement nicht in den Lehrplänen enthalten ist, verlassen sich Pflegefachkräfte manchmal auf die begrenzten Informationen, die sie in ihrer Grundausbildung erhalten haben. Bei einer Untersuchung[27] gaben etwa die Hälfte der befragten Pflegefachkräfte als Hauptinformationsquelle zum Stillen den Unterricht in der Krankenpflegeschule an. Doch sie waren nicht in der Lage, korrekte Informationen zu so grundlegenden Themen wie dem Milchspendereflex zu geben. Zugegebenermaßen handelt es sich um eine alte Studie, doch es ist sehr wahrscheinlich, dass die Pflegefachkräfte, die zur Zeit dieser Untersuchung in Ausbildung waren, heutzutage arbeiten. Eine andere Studie zeigte, dass das Basiswissen in der Krankenpflege in negativer Korrelation zum Stillwissen stand[28] oder nicht mit der Gesamtpunktzahl des Fragebogens der Untersuchung korrelierte.[26] Begrenztes Wissen ist weiterhin ein Problem.[26, 29]

Eng verbunden mit dem Mangel an Wissen ist eine negative Einstellung. Die Auswirkungen der Haltung des medizinischen Personals auf die Entscheidung der einzelnen Mutter für oder gegen das Stillen und das Weiterstillen wird in Kapitel 3 besprochen, doch diese negative Einstellung beeinflusst auch die Fachrichtung insgesamt. Die häufige Wahrnehmung, dass Pflegefachkräfte das Stillen nicht unterstützen, scheint auf der Realität zu beruhen. Ernährungswissenschaftler, Diätassistentinnen und Ärzte stehen dem Stillen positiver gegenüber als Pflegefachkräfte,[30] und Ernährungsberaterinnen zeigen ein größeres Stillwissen als Pflegefachkräfte in der Klinik.[31] Diejenigen, die ihre eigenen Kinder gestillt haben, neigen eher zu einer positiven Einstellung und empfehlen den Müttern häufiger zu stillen.[32, 33]

Die ärztliche Ausbildung – sowohl die Grundausbildung als auch die Fortbildung – hat sich seit den Zeiten des Workshops des Generalinspektors des Gesundheitswesens verbessert, ist aber noch immer unzureichend. Ärzte berichten von sich aus, dass sie keine angemessene Ausbildung zum Thema Stillmanagement erhalten haben.[34] In der Vergangenheit gab es in den Lehrplänen für die Ärzteausbildung wenig bis gar keine Inhalte zu Stillfragen. Im Rahmen einer nationalen Befragung bewertete mehr als die Hälfte der Kinderärzte ihre Ausbildung zum Thema Stillen als unzureichend und ihre Empfehlungen und vorgeschlagenen Maßnahmen spiegelten, was nicht überrascht, ihr mangelndes Wissen wider.[35] Über die Hälfe der Kinderärzte konnte keine angemessenen Maßnahmen zur Behandlung von Gelbsucht oder eines Brustabszesses auswählen[35] und nur 64 % der niedergelassenen Kinderärzte und 52 % der Assistenzärzte wussten, dass das Zufüttern während der ersten Lebenswochen die erfolgreiche Milchbildung stört. Eine neuere Umfrage weist darauf hin, dass fast allen Ärzten in der Facharztausbildung zum Kinderarzt nicht bewusst war, dass gestillte Säuglinge nach dem vierten Monat langsamer zunehmen als mit der Flasche gefütterte Säuglinge.[36]

Das Problem beginnt also schon in der grundlegenden medizinischen Ausbildung, doch die Weiterbildung für Ärzte ist ebenfalls unzureichend. Schanler und Kollegen machten eine Umfrage bei den Mitgliedern der Amerikanischen Akademie der Kinderärzte (AAP) und fanden heraus, dass die meisten amerikanischen Kinderärzte in den vorangegangenen drei Jahren keine Fortbildung zum Stillmanagement besucht hatten.[37] Das mag zur Erklärung beitragen, warum Ärzte oftmals irrtümlich annehmen, das Stillen sei kontraindiziert, oder warum sie sich für nicht angemessene Behandlungsformen entscheiden.

In der Untersuchung von Schanler und Kollegen, ermutigten amerikanische Kinderärzte bei Erkrankungen (und Behandlungen), die mit dem Stillen zu vereinbaren waren, nicht zum Stillen.[37] Ein Bericht von den Philippinen, in dem das Wissen, die Einstellung und die Vorgehensweisen von Hebammen, Pflegefachkräften, Ärzten und Angestellten des öffentlichen Gesundheitswesens beschrieben wurden, zeigte, dass selbst diejenigen mit einer positiven Einstellung zum Stillen häufig nur wenig darüber wussten, wann das Stillen kontraindiziert ist und wann nicht.[38] Ärzte ermutigen Frauen häufiger zum Stillen, wenn sie an die immunologischen Eigenschaften der Muttermilch glauben und Vertrauen in ihre eigenen Fähigkeiten zur Beratung von stillenden Müttern haben.[39]

Auch wenn die Lehrpläne für Pflegefachkräfte, Ärzte und Angehörige anderer Gesundheitsberufe verbessert wurden, werden die Folgen der unzureichenden Grundausbildung weiterhin bestehen bleiben, denn diejenigen, die vor einigen Jahrzehnten ausgebildet wurden, werden aufgrund ihres mangelnden Wissens wahrscheinlich weiterhin unangemessene Empfehlungen aussprechen. Falsche Empfehlungen, mangelnde Empfehlungen oder widersinnige Ratschläge sind für den Verbraucher entmutigend und verwirrend. Und genauso können für die Situation falsche, unvollständige oder unangemessene Ratschläge den Stillbeginn und das Weiterstillen untergraben.

Die Verbesserung der Ausbildung der Pflegefachkräfte hinsichtlich des Stillens war ein stetiges Anliegen. Glücklicherweise gehören zum Krankenpflegeexamen in den USA inzwischen auch Fragen zum Stillen. Das war ein riesiger Fortschritt im Bewusstsein und für die Kompetenz der Pflegefachkräfte hinsichtlich des grundlegenden Stillwissens. Es ist nicht nur möglich, sondern optimal, das Stillmanagement in die Lehrpläne des Gesundheitspersonals einzubringen.[40] Die heutigen Fachbücher enthalten mehr (und zunehmend richtige) Informationen über das Stillen und das Stillmanagement als die Fachbücher von vor zehn Jahren. Doch in den Krankenpflegeschulen werden die Inhalte zum Stillen nur langsam in die Lehrpläne aufgenommen (☞ Fallbeispiel).

8.2.1 Ausbildungsprogramme

Die WHO empfiehlt, dass „Ausbildungsprogramme für das Stillen und das Stillmanagement sich an verschiedene Berufsgruppen, einschließlich neu eingestelltem Personal, richten sollten. Sie sollten insgesamt mindestens 18 Stunden umfassen, wovon mindesten drei Stunden klinische Erfahrung unter Anleitung ausmachen sollten und mindestens acht der Zehn Schritte abdecken".[41] Daraus ergeben sich für die praktische

Umsetzung drei Fragen: (1) Wer genau sind diese Angestellten? (2) Sind 18 Stunden wirklich notwendig oder realistisch? und (3) Sind Ausbildungsprogramme für die Berufsgruppen wirkungsvoll?

8.2.2 Wer braucht die Ausbildung?

Diejenigen unter uns, die die schwere Verantwortung für die Weiterentwicklung des Personals tragen, wissen meist, wer die Ausbildung *braucht*. Die verblüffende Frage ist vielmehr, wer braucht diese Ausbildung *nicht*. Ganz offensichtlich benötigen Pflegefachkräfte und andere mit der direkten Wochenbettpflege betraute Personen ein vollständiges Ausbildungsprogramm.

Die WHO sagt ganz eindeutig, dass das *gesamte* Personal ausgebildet werden muss, aber inwieweit das Hilfspersonal, das auf den Entbindungsstationen arbeitet (z.B. Hauspersonal oder Laboranten) oder Pflegefachkräfte, die nicht auf der Entbindungsstation arbeiten (z.B. in der Notaufnahme) diese Ausbildung benötigen, ist bewusst nicht näher festgelegt.

Fallbeispiel

Stillen im Lehrplan einer weiterführenden Schule

Nach vielen Jahren Praxis in der Klinik nehmen Sie eine Teilzeitstelle als Lehrerin an einer Krankenpflegeschule an. In dem Krankenhaus, in dem Sie und Ihre Schüler angestellt sind, stellen Sie fest, dass die Stillpraktiken alles andere als optimal sind. Sie stellen fest, dass im Lehrplan des Themenkomplexes „Mutter und Kind" das Stillen nicht erwähnt wird. Was können Sie tun?

Ich machte etwas praktischen Unterricht mit den Schülern und einige beiläufige „Flur-Fortbildungen" mit dem Personal, wenn sich die Gelegenheit dazu ergab. Es war mir auch nach mehreren Gesprächen mit der Kursleiterin nicht gelungen, sie davon zu überzeugen, dass das Stillen ein wesentlicher Teil der Ausbildung der Krankenpflegeschüler ist. In der Zwischenzeit weckte ich die Neugier der Schüler in meiner eigenen Klinikgruppe und schlug ihnen vor, dass sie die Kursleiterin fragen, warum das Thema nicht im Unterricht behandelt wird.

Schließlich willigte die Kursleiterin ein, mir 45 Unterrichtsminuten zum Thema Stillen zuzubilligen. Sie würdigte meinen Vorschlag zwar nicht, aber sie reagierte auf die Schüler, als diese selbst nach den Informationen fragten.

Ich überlegte sehr sorgfältig, wie ich diese kurze Zeit nutzen konnte, um den Schülern so viel Wissen über das Stillmanagement wie möglich zu vermitteln. Ich konzentrierte mich auf die schädlichen Auswirkungen der Einschränkung des Stillens (z.B. lange Abstände zwischen den Stillmahlzeiten, Zufüttern) und darauf, wie eine optimale Stillhaltung für den Milchtransfer erreicht werden kann. Ich hoffte, dass mir die Kursleiterin schließlich doch mehr als 45 Minuten für das Thema zugestehen würde, doch dazu kam es nie. Ich bot den Schülern aus meiner Gruppe die Möglichkeit, ein Projekt zum Thema Stillen durchzuführen, um so zusätzliche Leistungsnachweise zu erhalten, und einige von ihnen nahmen das Angebot an.

Jedes Land oder sogar jede Einrichtung muss selbst feststellen, wie viel Ausbildung für das Personal erforderlich ist, das keine direkte Pflegetätigkeiten ausführt, und die Entscheidung darüber muss gut begründet sein. Es kann ein verkürztes Ausbildungsprogramm entwickelt werden, das das Personal dabei unterstützt, seiner Verantwortung zur Förderung des Stillens gerecht zu werden. So kann sich zum Beispiel die Ausbildung der Pflegefachkräfte in der Notaufnahme auf die Betreuung der üblichen Probleme nach der Entlassung und den relativ *wenigen* Situationen, die eine Stillpause oder ein Abstillen erfordern, konzentrieren. Der Schwerpunkt der Ausbildung für das Hilfspersonal sollte darauf liegen, dass die stillenden Mütter unterstützt werden können, statt verstört oder negativ zu reagieren, wenn die Frau beim Eintreten in das Zimmer stillt. Diese Ausbildung kann in die Einführung in die Station einbezogen werden.

Wie viel Ausbildung ist notwendig

Die WHO-Empfehlung für den 18-stündigen Ausbildungskurs ist oftmals ein großes Hindernis für Krankenhäuser in den USA. Es ist eine gründliche Planung und Geschick notwendig, um die Verwaltung davon zu überzeugen, dass 18 Ausbildungsstunden für das Stillen angeordnet werden sollen, wenn für andere Themen rund um die Geburt (z.B. Trauer und Verlust oder elektronische

Überwachung des Fötus) keine oder nur deutlich kürzere Ausbildungen existieren. Hinzu kommt, dass interne Fortbildungen, die nicht von den Vorgesetzten als verpflichtend angeordnet werden, wahrscheinlich nicht besucht werden und daher keinen Erfolg haben.[16, 42] Deshalb sollte es zunächst das Ziel sein, die Ausbildung zu etablieren und von der Verwaltung als Pflichtveranstaltung erklären zu lassen. Gleich eine 18-stündige Ausbildung zu verlangen, kann jegliche Unterstützung durch die Verwaltung abblocken.

Sobald der Veränderungsprozess in einer Klinik in Gang kommt, ist es oftmals vorteilhaft, ein kürzeres Ausbildungsprogramm zu erstellen, das einige der größten Stillhindernisse speziell für diese Klinik anspricht. Ich habe einen auf fünf Jahre angelegten Ausbildungsplan entwickelt, der in den ersten Jahren mit sehr kurzen, schwerpunktmäßigen Kursen begann und sich danach methodisch weiter ausdehnte. Sowie das Personal mehr Wissen erwarb, umso mehr unterstützte die Verwaltung die Fortbildung, weil erkannt wurde, dass der Wunsch nach weiterer Fortbildung von den Mitarbeitern kam. Es ist absolut unumgänglich, die Wirksamkeit der kurzen Fortbildungen zu analysieren und zu beurteilen, denn diese Beurteilungen setzen den Maßstab für zukünftige, intensivere Fortbildungsmaßnahmen. Es ist jedoch nicht angebracht, die Teilnehmer des Programms am Ende einen „Zufriedenheitsbogen" ausfüllen zu lassen. Stattdessen sollte die für die Personalfortbildung verantwortliche Person mit der Person, die für die Qualitätssicherung der Station zuständig ist, zusammenarbeiten. Dabei sollte eine Verbindung zwischen der Verbesserung des Wissenstands des Personals und dem klinischen Ergebnis hergestellt werden. Hat eine Klinik mehrere Entbindungsstationen, kann dies ein Wettbewerbsprojekt oder sogar ein Spiel werden.

Sind Ausbildungsprogramme wirkungsvoll?

In vielen Krankenhäusern auf der ganzen Welt wurden interdisziplinäre Ausbildungsprogramme durchgeführt. Doch nur wenige haben veröffentlicht, wie sich die Personalausbildung auf die praktische Arbeit oder die Stillraten auswirkt. Keine der zu diesem Thema veröffentlichten Studien wurde in den USA durchgeführt.

Ausbildungsprogramme können effektiv sein. Bei einer kleinen Befragung in Irland korrelierte der Wissensstand des Personals der Station mit einer Erhöhung der Stillrate.[43] In Brasilien nahmen Mitarbeiter aus acht Krankenhäusern an einem dreiwöchigen Kurs teil und die Forscher machten einen Test vor dem Kurs und einen danach, um die Einstellung und das Wissen der Teilnehmer zu beurteilen. Die Ergebnisse der Auswertung dieser Tests weisen darauf hin, dass sich das Wissen und die Haltung der meisten Teilnehmer nach dem Kurs wesentlich verbessert hatten.[44] Die gleichen Autoren führten später in Brasilien eine Studie durch, mit der die Auswirkungen von Personalfortbildung auf die Fortdauer des Stillens festgestellt werden sollten.[45] Die Säuglinge, die in Kliniken geboren wurden, in denen das Personal fortgebildet war, wurden länger voll gestillt. In Kenia wollten Forscher die Auswirkungen der Ausbildungskurse auf die Empfehlungen des medizinischen Personals sechs Jahre nach Abschluss des Kurses untersuchen.[13] Die Kursteilnehmer empfahlen mit höherer Wahrscheinlichkeit das ausschließliche Stillen und Rooming-in und rieten häufiger von prelaktalen Fütterungen ab. In Brasilien waren die Teilnehmer an einem 40-stündigen Kurs besser dazu in der Lage, Stillberatungen durchzuführen als die Kollegen aus der Kontrollgruppe, die nicht an dem Kurs teilgenommen hatten.[46]

Es ist allerdings unwahrscheinlich, dass es in absehbarer Zeit Untersuchungen geben wird, die einen direkten Zusammenhang von Ursache und Wirkung zwischen Personalfortbildung und klinischen Ergebnissen aufzeigen. Information alleine ist nicht immer ausreichend, um die Vorgehensweisen und Empfehlungen der an den Fortbildungsstunden teilnehmenden Pflegefachkräfte zu verändern.[42, 47] Ausbildungsprogramme sind häufig auf viele objektive Ziele ausgerichtet und nur auf wenige, wenn überhaupt, affektive Ziele. Die Auffassungsfähigkeit des Lernenden für neue Informationen lässt sich auch recht schnell und einfach erhöhen, aber es verlangt einen langen Atem und viel Geduld, um die Einstellungen, Ansichten und Wertvorstellungen, die sich über viele Jahre hinweg eingeprägt haben, zu verändern.

8.2.3 Hindernisse für die Personalfortbildung und Strategien

Bildung und Ausbildung genießen in der Gesellschaft ein hohes Ansehen. Doch Personalschulungen zum Thema Stillen werden gerne auf Eis gelegt. Ist aber erst einmal ein Stillstandard etabliert, muss sowohl grundlegende als auch weiterführende Fortbildung für das Personal weiterhin angeboten werden. Es kann einige Hindernisse geben, doch die meisten davon lassen sich überwinden. Das meist größte Hindernis ist der Eindruck, dass nicht genügend Geld für die Personalschulung zur Verfügung steht.

Die traditionelle Unterrichtsmethode in Form von Vorlesungen ist wahrscheinlich auch die teuerste. Doch andere Alternativen können den gleichen Fortbildungswert haben und kosteneffizienter sein. Mit einer Kombination verschiedener Lehrmethoden lässt sich erreichen, dass das Personal fähig ist, die Stillrichtlinien korrekt umzusetzen. Ein Beispiel dafür ist ein dreitägiger Kurs mit verschiedenen Lehrmethoden, der das Wissen und die praktische Umsetzung der Teilnehmer in Chile verbesserte.[48] Es werden nun einige Lehrmethoden beschrieben, die eine ökonomische Ausnutzung der vorhandenen Geldmittel und einen flexiblen Zeitplan bieten.

Große Runden

Das Unterrichtsformat der großen Runde wird von Krankenhaus zu Krankenhaus verschieden eingesetzt. In den meisten Fällen gehört zu der großen Runde eine Lernumgebung, in der sowohl erfahrene als auch unerfahrene Fachkräfte die Gelegenheit erhalten, Situationen aus dem echten Klinikalltag zu diskutieren und die klinischen Vorgehensweisen im Verhältnis zum Ergebnis zu betrachten. Große Runden können auf sehr tiefgreifende Diskussionen zwischen Kollegen der gleichen Fachrichtung oder, idealerweise, zwischen Kollegen verschiedener Fachrichtungen, die unterschiedliche Sichtweisen beitragen können, konzentriert und beschränkt sein.

Selbststudienprogramme

Programme zum Selbststudium sind ideal, wenn die Arbeitszeiten des Personals es verhindern, dass viele Leute gleichzeitig an einem Vortrag teilnehmen. Diese Programme sind dafür gedacht, dass die Teilnehmer in dem ihnen angemessenen Tempo lernen können oder in Zeiten, zu denen am Arbeitsplatz „Leerlauf" herrscht, oder in der Freizeit zu lernen. Eine Warnung zu Selbststudienprogrammen: Die besten Programme sind diejenigen, die sind darauf ausgelegt sind, dass wirklich in Eigeninitiative gelernt wird, und nicht diejenigen, die bereits existierendes Material verwenden und dann einen nachträglichen Test zu diesem Material anbieten. Solche „nachträglich angepassten" Programme sind nur von eingeschränktem Nutzen für den Lernenden.

Poster

Poster sind eine großartige Möglichkeit, kleine Informationseinheiten über einen langen Zeitraum hinweg anzubieten. Die wirkungsvollste Vorgehensweise sind ganze Posterserien, von denen jedes eine einzige Botschaft vermittelt. Hängen Sie jedes für etwa eine oder zwei Wochen zusammen mit zum Thema passenden Fragen auf (je nachdem, wie die Schichten des Personals verteilt sind) und setzen Sie einen Preis für denjenigen aus, der die meisten richtigen Antworten gibt. Bei dem Preis muss es sich keineswegs um Geld handeln. In enger Zusammenarbeit mit der Stationsleitung habe ich ein zusätzliches freies Wochenende während eines Arbeitsblocks ausgehandelt. (Sie müssen klare Absprachen mit der Stationsleitung treffen. Die Belohnungen müssen machbar sein.) Einiges aus diesem Buch (z.B. Tab. 9.8) wurde ursprünglich aus solchen Postern entwickelt. Poster sind ein Weg, Kollegen zu erreichen, die sich weigern, zu einem Vortrag zu gehen. Eine wunderbare Nebenwirkung von Postern ist, dass sie zur Diskussion unter den Kollegen anregen. Wenn ein Krankenhaus ein erfolgreiches Stillprojekt durchführt, bieten Poster eine großartige Gelegenheit, die Gemeinde – Fachpersonal und Eltern – über das Programm zu informieren.[49–51]

Spiele

Spiele machen Spaß und sind eine kostengünstige Lernmöglichkeit für das Personal. Spiele können von Einzelnen oder in der Gruppe gemacht werden. Wer über ein gutes Hintergrundwissen für Lehrmethoden verfügt, mag den Ehrgeiz haben, solche Spiele selbst zu entwerfen. Es ist jedoch kostengünstiger und Zeit sparender, ein bereits existierendes, verbrauchergetestetes und von Kollegen überprüftes Spiel zu kaufen.*

Video- und Audiokassetten

Falls es nicht möglich ist, dass das Personal an „echten" Vorlesungen teilnimmt, kann vielleicht eine Person zu einem Vortrag gehen und ein Video- oder Audioband des Vortrags kaufen, das

---

* Anmerkung der Übersetzerin: In Europa sind solche Spiele nicht erhältlich.

von den anderen Mitarbeitern angeschaut oder angehört werden kann. Damit diese Vorgehensweise tatsächlich wirkungsvoll ist, müssen alle Lernenden, ob sie den Vortrag nun direkt besucht haben oder das Band verwenden, die Begleitmaterialien des Vortrags zur Verfügung haben. Bänder haben den Vorteil, dass sie leicht zugänglich sind, und die Mitarbeiter können sie in ruhigen Zeiten anhören oder anschauen. Der Nachteil besteht darin, dass das Anschauen oder Anhören von Bändern eine sehr passive Lernmethode ist, die weniger effektiv als aktivere Lernmethoden ist.

Zusammenfassend lässt sich sagen, dass die Stillraten mit der effektiven Fortbildung des Personals in Verbindung stehen. Personalschulungen sind vor allem dann effektiv, wenn sie von der Verwaltung als verpflichtend betrachtet werden und darauf ausgerichtet sind, kreative Lehrmethoden nach den Grundsätzen der Erwachsenenbildung einzusetzen. Ein gutes Programm zur Personalschulung ist zwar nicht der einzige Weg, um die Alltagspraxis zu verbessern, aber es ist ein wesentliches Element zur Schaffung einer verbesserten Geburtsumgebung zur Stillförderung. Personal, das über mehr Wissen verfügt, ist besser dazu in der Lage, Mütter anzuleiten und beste Praxisarbeit zu leisten.

3. Schritt: Alle schwangeren Frauen über die Vorteile und die Praxis des Stillens informieren.

8.3 Schwangere Frauen über die Vorteile des Stillens und das Stillmanagement unterrichten

Die WHO hat die Empfehlung, schwangere Frauen über die Vorteile des Stillens und das Stillmanagement aufzuklären, mit in die Zehn Schritte aufgenommen. Doch die Evidenz für diesen Schritt ist deutlich geringer als für die anderen Schritte. Interessanterweise sind unter den Studien, die diesen Schritt unterstützten, als die Zehn Schritte 1998[20] veröffentlicht wurden, nur vier quasi-experimentelle Studien von der WHO ausgemacht worden,[52–55] die bessere Ergebnisse zeigen, wenn die schwangeren Frauen über die Vorteile des Stillens aufgeklärt wurden. (Es wurden allerdings noch einige beschreibende Studien aufgeführt, einschließlich solchen, die Laienberaterinnen in der Gemeinde einschlossen.[56–59] Diese waren kombiniert mit postnataler Betreuung und werden bei Schritt 10 näher besprochen.) Diese vier Studien haben einige deutliche Einschränkungen.

8.3.1 Auswirkungen der Aufklärung schwangerer Frauen über die Vorteile des Stillens

Eine gut kontrollierte, quasi-experimentelle Studie in den USA ergab, dass die Abgabe einer Serie von fünf Broschüren (an die Lesefertigkeit angepasst) das Bewusstsein von 44 schwangeren Müttern für das Stillen erhöhte, aber weder ihre Haltung zum Stillen noch die Stilldauer der Frauen beeinflusste.[52] In einer anderen Untersuchung in den USA wurden 20 Erstgebärende, die einen Vorbereitungskurs besucht hatten, mit 20 Erstgebärenden, die keinen solchen Kurs besucht hatten, verglichen.[53] Die Kursteilnehmerinnen berichteten, dass sie einen Monat nach der Geburt erfolgreicher stillten, aber weder „stillen" noch „erfolgreich" waren definiert worden. In Chicago stillten Frauen aus Niedrigeinkommensschichten aus dem Innenstadtbereich (n = 130), die vor der Geburt einen Workshop besucht hatten, mit höherer Wahrscheinlichkeit acht bis zwölf Wochen nach der Geburt noch weiterhin, im Gegensatz zu Frauen aus der Kontrollgruppe, die nicht an einem solchen Workshop teilgenommen hatten.[54] Frauen in Chile (n = 750), die vor der Geburt über das Stillen informiert wurden, insbesondere Erstgebärende, stillten, verglichen mit Frauen, die keinen Unterricht erhalten hatten, mit sechs Monaten noch häufiger voll.[55] Eine Medline-Recherche entdeckte eine neuere Studie des gleichen Autors, der schlussfolgerte, dass Mütter, die vor der Geburt Unterricht zum Thema Stillen erhalten hatten, häufiger sechs Monate ausschließlich stillten, selbst wenn sie ihre Berufstätigkeit wieder aufgenommen hatten.[60] Eine beschreibende Studie weist darauf hin, dass die Information der Frauen über die Vorteile des Stillens in Zusammenhang mit der Stilldauer steht.[61] Bei der Interpretation dieser Studien ist es wichtig, daran zu denken, dass die Lehrinhalte in den Untersuchungen nicht immer spezifiziert wurden und dass unterschiedliche Lehrmethoden zum Einsatz kamen.

Seit der Klinikaufenthalt nach der Geburt auf 48 Stunden verkürzt wurde, haben einige Stillkursleiterinnen die Kursinhalte, die früher nach der Geburt vermittelt wurden, auf die Zeit vor der Geburt verlegt. Diese Strategie entspricht nicht den Grundsätzen der Erwachsenenbildung, die einen zeitlichen Zusammenhang zwischen Lehrstoff und Anwendung des Gelernten vorziehen, so dass der Lernende den Lernstoff anwenden und damit besser behalten kann. Es gibt auch keinen Beleg dafür, dass eine frühzeitige Klinikentlassung sich schädlich auf das Stillen auswirkt.[62, 63]

Die WHO gibt auch eine klare Anweisung, dass die alleinige Information über die *Vorteile* des Stillens nicht ausreicht, schwangere Frauen brauchen auch Informationen zum *Stillmanagement*. Die WHO erklärt, dass Frauen in der Lage sein müssen, mindestens über zwei der folgenden vier Themen zu sprechen:
- Bedeutung des Rooming-ins
- Bedeutung der Hungerzeichen
- Wie kann eine ausreichende Milchmenge sichergestellt werden
- Stillpositionen und Anlegen des Neugeborenen an die Brust.

Die WHO schweigt über die Inhalte der Informationen, die nach der Geburt vermittelt werden sollten. Spezielle Zielsetzungen sind in Kapitel 5 ausgeführt. Dort wird auch über die Belege zur Wirksamkeit von nachgeburtlichen Unterrichtsprogrammen gesprochen.

8.3.2 Hindernisse beim und Strategien für den Unterricht für schwangere Frauen

Einige Hindernisse für die Unterrichtung von Frauen, wie suboptimale Kommunikationstechniken, ungenügende Lesefertigkeiten und andere Faktoren werden in Kapitel 5 besprochen. Andere Hindernisse hemmen die vorgeburtliche Information über das Stillen im weiteren Sinne.

In den frühen 80er Jahren des 20. Jahrhunderts hatten die Frauen oft keine Möglichkeit, Kontakt mit medizinischem Personal mit entsprechender Ausbildung für das Stillmanagement aufzunehmen. Dieses Problem verringert sich, da einige Krankenpflegeschulen und medizinische Fakultäten das Stillmanagement inzwischen in ihre Lehrpläne aufgenommen haben. Außerdem haben einige Fortbildungsprogramme das Wissen und die Fähigkeiten von medizinischem Fachpersonal verbessert, dessen Grundausbildung nichts über das Stillmanagement vermittelt hat. Einige Organisationen bieten nun Zertifikate für diejenigen an, die ihre Kompetenz hinsichtlich des Stillmanagements bewiesen haben. Das bemerkenswerteste Programm ist das Internationale Examen zur Still- und Laktationsberaterin IBCLC (International Board Certified Lactation Consultant). Da so viele Fachpersonen nach einer besseren Ausbildung und einer Zertifizierung suchen und diese auch erhalten, haben immer mehr Mütter die Möglichkeit, korrekte Stillinformationen zu erhalten.

Fehlende finanzielle Mittel sind manchmal ein Hindernis zur Unterrichtung von schwangeren Frauen. Doch die Anleitung muss nicht zwingend in einem offiziellen Klassenraum stattfinden. Es stellt sich die Frage der rechtlichen und ethischen Verantwortung, wenn Frauen die Anleitung zum Stillen vorenthalten wird. Mangelnde finanzielle Möglichkeiten vereiteln auch nicht die Durchführung anderer Maßnahmen, zum Beispiel Impfungen für den Säugling. Das Auslassen der Anleitung zum Stillen spiegelt wider, welch geringer Stellenwert diesem Thema vom Gesundheitspersonal beigemessen wird.[64]

Ein möglicherweise wesentliches Hindernis bei der Information von Frauen über die Vorteile des Stillens ist das Problem, die Frauen herauszufinden, die die Informationen besonders dringend benötigen. Nach meiner Erfahrung zögern sozial oder finanziell benachteiligte Frauen aus städtischer Umgebung die Schwangerschaftsvorsorgeuntersuchungen oftmals bis in das zweite oder dritte Schwangerschaftsdrittel hinaus. Einige hatten überhaupt keine Betreuung in der Schwangerschaft. Deshalb ist es wahrscheinlich, dass diese spät erfassten Frauen ihre Entscheidung über das Stillen bereits gefällt haben, ehe sie mit dem Gesundheitssystem Kontakt hatten. Sicher ist es immer den Versuch wert, mit der Frau über das Stillen zu sprechen, sobald sie entbindet, doch die ermutigenden Worte können auf taube Ohren treffen. Es ist oftmals sinnvoller, mehr auf das Umfeld abgestimmte Techniken einzusetzen, um das Interesse am Stillen bei schwangeren Frauen zu wecken. In einer Stadt, in der ich gearbeitet habe, drängte ich die örtliche Einsatzgruppe, sich dafür einzusetzen, dass Werbeplakate in den Stadtbussen aufgehängt wurden. Der Gedanke, die Frauen buchstäblich dort zu treffen, „wo sie sind", hat vermutlich mehr Einfluss als Predigten in der Zeit vor der Geburt.

Es gibt einige wenige kontrollierte Studien, die als schwacher Beleg für die Wirksamkeit der Information von schwangeren Frauen über die Vorteile des Stillens gelten können. Die Schlussfolgerungen sind begrenzt und überwiegend auf Erstgebärende bezogen. Das ist sicher kein Grund,

8 Strategien zur Förderung des erfolgreichen Stillens

nicht über diese Vorteile zu unterrichten, und in den Zehn Schritten verlangt die WHO, dass die Vorteile des Stillens den Frauen vermittelt werden. Doch eine einfache Auflistung der Vorteile ist nicht *ausreichend*. Wenn Frauen über die Vorteile des Stillens Bescheid wissen, können sie ihre Partner oder Familien wohlmöglich besser von der Überlegenheit des Stillens und der Muttermilch überzeugen.

4. Schritt: Es Müttern ermöglichen, ihr Kind innerhalb der ersten halben Stunde nach der Geburt anzulegen.

8.4 Die erste Stunde

Im ursprünglichen Text der WHO steht: „Den Müttern helfen, innerhalb von einer halben Stunde nach der Geburt mit dem Stillen zu beginnen."[1] Die WHO drückte das noch etwas genauer aus, dass die Hilfe durch den Hautkontakt von Mutter und Säugling erfolgen sollte. „Mütter, die eine normale, vaginale Entbindung hatten, sollten darauf bestehen, dass sie ihre Babys innerhalb einer halben Stunde nach der Geburt mindestens 30 Minuten im Hautkontakt halten können und ihnen das Personal Hilfestellung zum Anlegen bietet."[41]

Als die Initiative Stillfreundliches Krankenhaus (BFHI) in den USA weitere Verbreitung fand, wurde dieses Kriterium umgewandelt in „innerhalb von einer Stunde". Die Abwandlung erfolgte, weil nach der Veröffentlichung der Zehn Schritte im Jahr 1989, neuere Untersuchungen[65] zeigten, dass Säuglinge einem bestimmten Ablauf des Vertrautwerdens mit der Brust folgen, der seinen Höhepunkt im vom Kind selbstbestimmten Ansaugen etwa eine Stunde nach der Geburt findet. Dies passt auch zu dem seit langem bekannten Wissen über die Reaktivitätsperioden in den ersten Lebensstunden. In diesem Zeitraum sind die Säuglinge aufmerksamer (☞ Abb. 8.1). Mütter

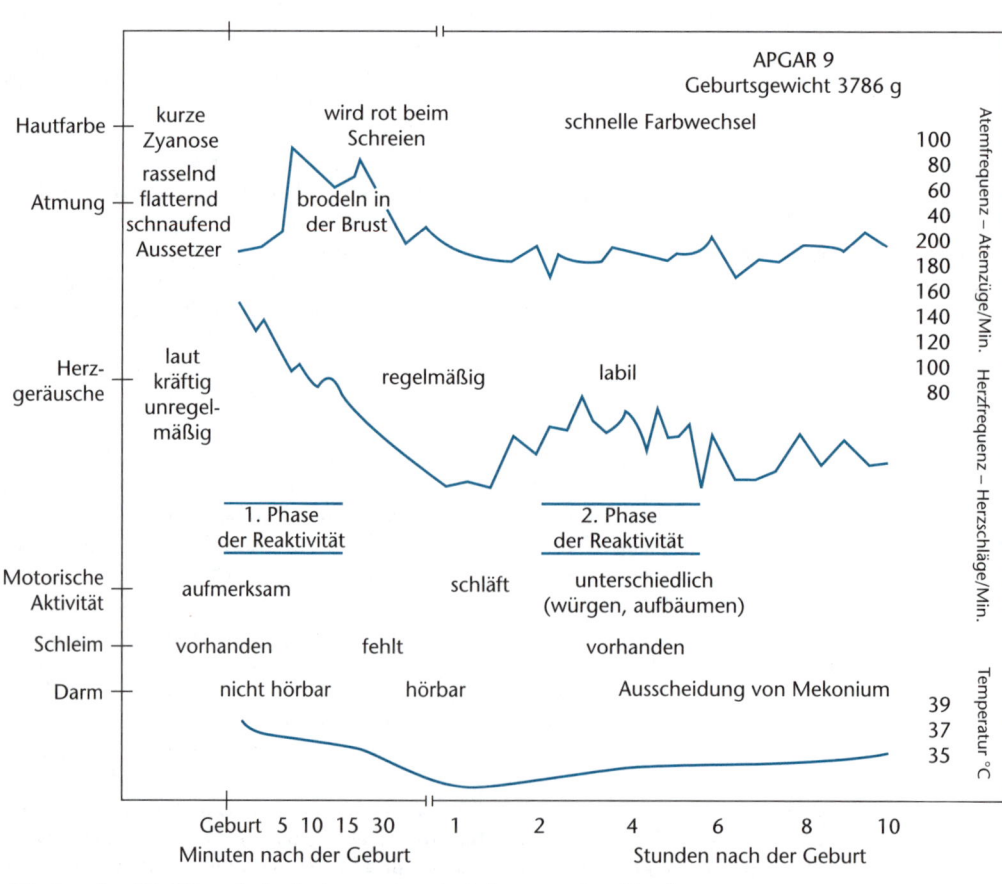

Abb. 8.1 Reaktivitätsperioden in den ersten zehn Lebensstunden. [F159]

und ihre Neugeborenen sind dann wach und haben eine erhöhte Sensibilität füreinander. Dadurch werden die Verbundenheit und der Bondingprozess verstärkt und die Interaktion zwischen Mutter und Kind wird gefördert.[66] Es ist das Ziel, dem Neugeborenen die Gelegenheit zum Saugen zu geben, wenn er sich im optimalen Zustand für die Saugerfahrung befindet. Im Idealfall kann das Neugeborene unmittelbar nach der Geburt saugen.

Die Anweisung zum frühen Anlegen wurde erteilt, um der Praxis, Mütter und Säuglinge bis zum „Milcheinschuss" tagelang zu trennen, entgegenzuwirken. Mütter und Neugeborene werden häufig kurzfristig (z.B. zur „Aufnahme" des Neugeborenen) oder für ziemlich lange Zeitabschnitte getrennt. Eine subtilere Form der Trennung sieht so aus, dass der Säugling eingewickelt in eine Wiege oder unter eine Wärmelampe gelegt wird. Selbstverständlich kann ein Neugeborenes nicht an der Brust trinken, wenn es mehrere Meter von seiner Mutter entfernt ist oder noch schlimmer in einem ganz anderen Teil der Entbindungsstation untergebracht wird.

Es ist wichtig zu wissen, dass die WHO nicht festlegt, dass das Neugeborene tatsächlich saugen muss. Stattdessen liegt der Schwerpunkt darauf, eine Situation zu schaffen, in der es wahrscheinlich zum Saugen kommen wird. Das heißt, das Neugeborene befindet sich im Hautkontakt mit seiner Mutter und wird beim Ansaugen unterstützt. Interessanterweise werden in einigen Studien die Begriffe *saugen* und *Hautkontakt* als austauschbar oder synonym betrachtet, während andere Studien deutlich zwischen Saugen und Hautkontakt unterscheiden.[65, 67, 68] Es ist bei der Interpretation von Studien, die den „Kontakt" beschreiben, wichtig, an diese Unterscheidung oder das Fehlen dieser Unterscheidung zu denken.

Nach einer Kaiserschnittentbindung sollten die Mütter so bald wie möglich die Gelegenheit zum Hautkontakt und Anlegen ihrer Babys erhalten. Hatte die Mutter eine Vollnarkose, kann sie das Baby anlegen, sobald sie wieder bei Bewusstsein ist.[69] Wurde eine andere Narkoseform (z.B. PDA) verwendet, kann der Kontakt wahrscheinlich schon früher beginnen. In den USA wird angestrebt, dass den Müttern innerhalb der ersten *halben* Stunde, in der sie in der Lage sind, auf den Säugling zu reagieren, die Gelegenheit gegeben wird, ihr Kind im Hautkontakt zu halten. Hilfestellung beim Anlegen sollte innerhalb der ersten Stunde erfolgen, nachdem die Mutter fähig ist, auf ihr Kind einzugehen.

8.4.1 Wie wirkt sich der frühe Kontakt auf das Weiterstillen aus

Mehrere Studien haben die Vorteile des frühen Kontaktes auf das Stillen belegt. Zu den Vorteilen gehören eine verbesserte Fähigkeit zum effektiven Saugen, eine längere Stilldauer und andere Vorteile, die nicht im direkten Zusammenhang zum Stillen stehen.

Gesunde Neugeborene, die früh Kontakt aufnehmen konnten, trinken deutlich häufiger korrekt ($p < 0,001$) als Säuglinge aus der Kontrollgruppe, die auch nur für eine kurze Zeitspanne von ihren Müttern getrennt wurden.[68] Es ist anzunehmen, dass Säuglinge, die ihre natürlichen Fähigkeiten zum Suchen und Finden der Nahrungsquelle nutzen dürfen, besser auf die menschliche Mamille „geprägt" werden.

Ob der frühe Kontakt zu einer insgesamt längeren Stillzeit führt, wurde in vielen Debatten thematisiert. Eine Studie[71] ergab, dass der frühe Kontakt sich nicht auf die Dauer der Stillzeit auswirkte. In einer anderen Studie wurde nachgewiesen, dass der frühe Kontakt mit dem Weiterstillen in der ersten Woche, aber nicht darüber hinaus in Verbindung gebracht werden kann.[72] Im Alter von zwei Monaten hatte der Hautkontakt selbst keinen Einfluss auf die Stilldauer, es sei denn, das Kind hatte an der Brust gesaugt.[73]

Die meisten kontrollierten Studien haben jedoch gezeigt, dass der Hauptvorteil des frühen Kontaktes das Weiterstillen ist. Es besteht eine Verbindung zwischen frühem Kontakt und einer Fortsetzung des Stillens im Alter von zwei bis drei Monaten[74–76] und bis zu acht Monaten.[67] Aus einer Metaanalyse von quasi-experimentellen Studien wurde gefolgert, dass eine Fortsetzung des Stillens mit zwei Monaten beim Vergleich von Säuglingen mit und ohne frühen Kontakt wahrscheinlicher war, wenn früher Kontakt erfolgt war.[77] Beschreibende Studien aus den USA kommen zu ähnlichen Ergebnissen. Eine beschreibende Studie mit 726 Frauen aus Washington DC zeigte eine enge Korrelation zwischen dem Zeitpunkt des ersten Anlegens und dem Zeitpunkt, zu dem künstliche Säuglingsnahrung eingeführt wurde.[78] Eine schriftliche Befragung zeigte, dass ein Verzögern des ersten Anlegens einen der größten Risikofaktoren (neben dem Zufüttern) für ein frühes Beenden der Stillbeziehung darstellte.[79]

8.4.2 Andere Vorteile des frühen Kontaktes

Abgesehen von einem besseren Stillbeginn oder einer längeren Stilldauer ist das frühe Anlegen auch für einige andere biologische Abläufe und Verhaltensmuster von Mutter und Säugling von Vorteil. Es ist zwar schon seit langem bekannt, dass das Stillen direkt nach der Geburt zu Gebärmutterkontraktionen führt, doch neuere Untersuchungen bestätigten, dass das frühe Anlegen das Risiko für schwer wiegende nachgeburtliche Blutungen verringert.[80] Der frühe Kontakt – einschließlich schnüffeln, lecken und saugen an der Mamille (mit oder ohne Schlucken) – stimuliert die Mamillen und fördert somit die Laktogenese. Es scheint einen positiven Einfluss auf die Mutter-Kind-Beziehung zu haben, wenn der Säugling die Areola berührt.[65]

Die Vorteile erstrecken sich auch auf den Säugling, der den biologischen Übergang vom Leben im Mutterleib zum Leben außerhalb des Mutterleibs meistern muss. Das Kolostrum wirkt abführend auf den Darm. Dadurch wird die Bilirubinausscheidung gefördert und das Risiko für eine Neugeborenengelbsucht verringert. Der Kontakt mit der Mutter hat Einfluss auf die Regulierung der Körpertemperatur. Neugeborene im Hautkontakt haben eine deutlich höhere Körpertemperatur (in der Achsel gemessen), nach 90 Minuten höhere Blutzuckerwerte und einen schnelleren Rückgang gegen Null bei negativem Basenüberschuss.[81]

Das Verhalten des Säuglings wird ebenfalls durch frühes Anlegen beeinflusst. Säuglinge mit frühem Kontakt scheinen weniger zu weinen.[81] Von ihrer Mutter getrennte Säuglinge senden einen „Trennungsstressruf aus, der eine ähnliche Qualität hat wie der von anderen Säugelebewesen, die von ihren Müttern getrennt werden."[82] Das seltenere Schreien bei Säuglingen im Hautkontakt könnte durch die beruhigende Wirkung des Fruchtwassers erklärt werden. Bei 47 gesunden, voll ausgetragenen Neugeborenen wurde das Schreien in der Zeit zwischen 31 und 90 Minuten nach der Geburt aufgezeichnet. Diejenigen, die Kontakt mit Fruchtwasser hatten, schrien deutlich weniger als diejenigen, die diesen Kontakt nicht hatten.[83] Weitere Vorteile des frühen Anlegens sind in Kasten 8.2 aufgeführt.

8.4.3 Widerstände gegen und Strategien für die Förderung des frühen Kontaktes

Bewaffnet mit den Ergebnissen einer sehr frühen Untersuchung,[92] begann ich in den 70er und frühen 80er Jahren des letzten Jahrhunderts Frauen dabei zu unterstützen, frühzeitigen Kontakt zu ihren Neugeborenen aufzunehmen. Damit erntete ich erbitterten Widerstand bei meinen Kollegen, Vorgesetzten und dem medizinischen Personal. Sie führten viele Vorgänge und Aufgaben an, die erst durchgeführt werden müssen, ehe das Anlegen und der Hautkontakt stattfinden können.

8.2 Vorteile des frühen Stillens

Ausschließliches Stillen in den allerersten Tagen hat viele Vorteile für die Mutter:
- Früheres Einsetzen der Laktogenese II[84]
- Weniger stark verlaufende initiale Brustdrüsenschwellung[85]
- Die Milchmenge entspricht mit höherer Wahrscheinlichkeit dem Bedarf des Säuglings[86, 87]
- Verringertes Risiko des frühzeitigen Abstillens[79]
- Verbesserte Rückbildung der Gebärmutter und weniger postpartale Blutungen[80]
- Besseres Bonding[66, 88, 89] und größeres Zutrauen in die mütterlichen Fähigkeiten
- Möglichkeit, das Stillen in Anwesenheit einer medizinischen Fachperson zu erlernen.

Frühzeitiges und ausschließliches Stillen hat die folgenden Vorteile für den Säugling:
- Kolostrum wirkt abführend auf den Darm, sodass das Gelbsuchtrisiko verringert wird
- Kolostrum enthält mehr Immunglobuline als reife Muttermilch, insbesondere IgA,[90, 91] und ist die erste „Impfung" des Säuglings, sodass damit die Infektionsgefahr reduziert wird
- Saugen[67, 73] und früher Hautkontakt stehen in Zusammenhang mit einer länger andauernden Stillzeit[72, 74–76]
- Es besteht eine geringere Möglichkeit, auf einen künstlichen Sauger geprägt zu werden.

Copyright 2001 Marie Biancuzzo.

Unter anderem wurde genannt, dass zunächst der Dammschnitt versorgt, der Fundusstand nach der Geburt überprüft werden müsse, das Risiko für eine Hypothermie des Neugeborenen müsse abgeklärt und die Aufnahmeformalitäten für das

Neugeborene abgeschlossen werden. Leider höre ich immer noch Pflegefachkräfte, die diese und ähnliche Gründe angeben, warum der frühe Kontakt zwischen Mutter und Neugeborenem hinausgezögert werden müsse. Oder noch schlimmer: Es besteht der Eindruck, dass der erste Kontakt stattgefunden habe, was aber tatsächlich nicht der Fall war. Es gibt Mitarbeiter, die tatsächlich nicht merken, dass der Kontakt hinausgezögert wird. Mit mehr Studien und mehr überzeugenden Studien sollte es möglich sein, einfach die Beweise für die Vorteile des frühen Anlegens aufzuzählen, und so die klinischen Vorgehensweisen zu verändern. Es ist aber im realen Leben oft so, dass wissenschaftliche Daten weniger Einfluss haben als empirische Daten. Im Laufe der Jahre habe ich einige Strategien entdeckt, die zu einer Veränderung der Praktiken in der Klinik beitrugen.

- Seien Sie ein Vorbild, indem Sie frisch entbundenen Müttern die Gelegenheit zum frühen Kontakt geben. Wenn andere Mitarbeiter sehen, dass früher Kontakt nicht verhindert, dass der Fundusstand der Mutter überprüft wird, folgen sie möglicherweise Ihrem Beispiel und führen die Untersuchung durch, während der Säugling auf dem Bauch der Mutter liegt. Wenn Kollegen sehen können, wie Neugeborene spontan energisch an der Brust saugen, trägt das eventuell dazu bei, dass sie ihre Ansichten darüber verändern, ob das Neugeborene überhaupt zu so etwas in der Lage sei. Kurz gesagt, die Vorbildwirkung ist oft eine wirkungsvolle und viel zu selten eingesetzte Strategie, um etwas zu verändern. Menschen, die etwas über die Vorteile des frühen Kontaktes lesen oder hören, mögen nicht überzeugt sein, aber etwas zu sehen bedeutet es zu glauben.
- Fördern Sie Situationen, die das Interesse des Neugeborenen an der Brust fördern. Es ist unwahrscheinlich, dass das Personal einem Neugeborenen die Gelegenheit zu saugen verwehrt, wenn es kriecht, sucht und buchstäblich um das Saugen an der Brust bettelt. Allerdings machen einige „routinemäßige Aufnahmevorgänge" die natürlichen Instinkte, Nahrung zu finden und aufzunehmen, zunichte. Schädliche Stimuli stören das Stillen. So ist zum Beispiel ein routinemäßiges Absaugen des Magens überflüssig[93] und wirkt sich auf die natürliche Fähigkeit des Neugeborenen zu saugen aus.[94] Ebenso stört grelles Licht den Blickkontakt. (Richten Sie das Licht auf den Scheidendamm der Mutter, falls der Geburtshelfer nähen muss, aber dämpfen Sie das Deckenlicht.) Selbst kurze Verzögerungen zur Augenprophylaxe oder zur Gewichtskontrolle können die Fähigkeit des Neugeborenen zur Kontaktaufnahme mit seiner Mutter beeinflussen.
- Arbeiten Sie mit der zuständigen Person für das Qualitätsmanagement zusammen, um eine kleine Qualitätsindikatorenstudie durchzuführen. Das lässt sich am einfachsten durchführen, wenn es auf dem Krankenblatt eine Rubrik gibt, in der der Zeitpunkt des ersten Kontaktes und/oder ersten Anlegens dokumentiert wird. Durch eine Analyse der Krankenblätter kann festgestellt werden, wie viele Säuglinge in der ersten Lebensstunde frühen Kontakt zu ihrer Mutter hatten. Solche Studien sind höchst beeindruckend, wenn sie mit anderen Daten korreliert werden, zum Beispiel der Anzahl der Säuglinge, die eine Hyperbilirubinämie entwickelten oder nicht.

In den letzten beiden Jahrzehnten haben sich überwältigende Beweise dafür aufgetan, dass Hautkontakt einschließlich Anlegen in der ersten Lebensstunde mit einem besseren Stillbeginn, einer längeren Gesamtstillzeit und zahlreichen anderen biologischen und verhaltensspezifischen Vorteilen sowohl für die Mutter als auch für den Säugling verbunden ist. Obwohl einige Mitarbeiter dem noch immer kritisch gegenüberstehen, können einige einfache Strategien dazu beitragen, diese Hindernisse zu überwinden.

5. Schritt: Den Müttern das korrekte Anlegen zeigen und ihnen erklären, wie sie ihre Milchproduktion aufrechterhalten können, auch im Falle einer Trennung von ihrem Kind.

8.5 Die Mütter das Stillen lehren, auch wenn sie von ihrem Kind getrennt sind

Viele Menschen sagen: „Warum müssen Frauen das Stillen erlernen? Ist das nicht eine instinktive Handlung?" Es ist wahrscheinlich, dass der Säugling über Instinkte verfügt, die ihm helfen, Nahrung zu finden und aufzunehmen. Doch die Mutter ist ein Produkt ihrer Kultur und vielen Müttern, vor allem Erstgebärenden, muss das Stillen gezeigt werden.

Es kann aus einer Vielzahl von Gründen zu einer Trennung von Mutter und Kind kommen. Eine verbreitete Situation, die zur Trennung führt, ist eine Kaiserschnittentbindung.[95] Doch auch operative Entbindungen schließen das Stillen nicht aus. (Kap. 5 und 7 beschäftigen sich mit der Pflege und der Anleitung der Mütter.)

8.5.1 Wie wirkt sich die Anleitung nach der Geburt aus

Es wird gemeinhin angenommen, dass etwas Anleitung oder Begleitung den Stillbeginn oder das Stillen insgesamt verbessert. Die Annahme ist nicht unbedingt falsch, aber es gibt nur relativ wenige kontrollierte Vergleichsstudien, die die positiven Auswirkungen belegen. In Schweden sind die Stillraten relativ hoch. Dort haben Untersuchungen ergeben, dass Mütter,[96] vor allem Erstgebärende,[92] die im Krankenhaus beim Stillen unterstützt wurden, deutlich länger stillten als Mütter, die keine Unterstützung hatten. Ähnliche Ergebnisse gab es in Großbritannien,[97] Nicaragua,[72] Mexiko[98] und Afrika.[99] Eine ausführliche Medline-Recherche brachte nur eine Studie aus den USA zu Tage, in der keine Beziehung zwischen längerer Stilldauer und Anleitung der Mutter hergestellt werden konnte.[100]

8.5.2 Hindernisse beim und Strategien für das Unterrichten der Mütter

Es gibt viele Hindernisse, wenn Mütter Anleitungen zum Stillen erhalten sollen, aber keines davon kann nicht überwunden werden. Strategien, wie Müttern geholfen werden kann, die von ihren Säuglingen getrennt sind, werden in Kapitel 14 genau beschrieben. Dort finden Sie in Tabelle 14.3 verschiedene Unterrichtsansätze für diese Mütter.

Der Stillbeginn kann davon abhängen, dass eine Pflegefachkraft die Mutter zum Stillen anleitet, denn einige junge Mütter haben noch nie einen Säugling gesehen, der an der Brust seiner Mutter gestillt wurde. Welchen Einfluss die Anleitung des Personals auf die Stilldauer hat, wurde bislang nur außerhalb der USA nachgewiesen. (Methoden zur Unterrichtung von Müttern ☞ Kapitel 5)

6. Schritt: Neugeborenen Kindern weder Flüssigkeiten noch sonstige Nahrung zusätzlich zur Muttermilch geben, wenn es nicht aus medizinischen Gründen angezeigt ist.

8.6 Zufütterung

Die Anweisung, „keine andere Nahrung oder Flüssigkeit" außer Muttermilch zu geben, wirft die Frage auf, wie „Stillen" genau zu definieren ist. In der veröffentlichten Literatur gibt es viele verschiedene Definitionen, doch die wohl nützlichste und am meisten anerkannte Definition ist die von Labbok und Krasovec,[101] die später von der WHO übernommen und in Kapitel 1 beschrieben wird. Im weitesten Sinne kann es als Zufüttern bezeichnet werden, wenn einem Neugeborenen irgendeine Nahrung oder Flüssigkeit vor dem ersten Anlegen oder als Ersatz oder Ergänzung einer Stillmahlzeit verabreicht wird.

8.6.1 Prelaktale Fütterungen

Über Jahre hinweg wurde angenommen, dass Neugeborene etwas anderes als Kolostrum oder Muttermilch benötigen würden. So genannte prelaktale Mahlzeiten oder Fütterungen – Mahlzeiten vor dem ersten Anlegen – beruhen meistens auf kulturellen oder falsch verstandenen „medizinischen" Gründen. In einigen Kulturen gibt es prelaktale Fütterungen, weil das Kolostrum in diesen Kulturen als ungeeignet angesehen wird.[102] Bis vor kurzem wurden jedoch auch in den USA routinemäßig so genannte prelaktale Fütterungen verabreicht, um sicherzustellen, dass der Säugling erfolgreich schlucken kann. Als Begründung für diese prelaktalen Fütterungen – in der Regel steriles Wasser – wurde angegeben, dass man einer Aspiration von künstlicher Säuglingsnahrung in die Lungen vorbeugen wolle, falls ein noch unentdeckter anatomischer Defekt vorläge. Diese Begründung mag für Neugeborene, die künstliche Säuglingsnahrung erhalten, sinnvoll sein. Doch Muttermilch ist physiologischer und die Aspiration von Muttermilch ist zwar nicht wünschenswert, aber harmlos.[90]

In den meisten amerikanischen Krankenhäusern wird kein Wasser mehr als prelaktale Fütterung angeboten. Doch in einigen Kliniken[103] und in einigen Fallberichten ist dies immer noch eine gängige Praxis. Es wird davon ausgegangen, dass prelaktale Fütterungen nicht schaden. Doch prelaktale Fütterungen von entweder künstlicher Säuglingsnahrung oder Wasser stehen in Zusammenhang mit seltenerem Stillen.[104] Außerdem können auch nur wenige prelaktale Fütterungen mit künstlicher Säuglingsnahrung zur Entwicklung einer Kuhmilchintoleranz oder Kuhmilchallergie führen, deren Symptome später in der Kindheit auftreten.[105]

Es ist in vielen amerikanischen Kliniken nicht unüblich, nach der ersten Mahlzeit – woraus auch immer diese bestanden hat – den Neugeborenen zusätzlich Wasser oder künstliche Säuglingsnahrung zu verabreichen. Obwohl viele Organisationen und Veröffentlichungen belegen, dass die Zufütterung bei den meisten gesunden und voll ausgetragenen Neugeborenen überflüssig ist, wird an dieser Vorgehensweise festgehalten.

8.6.2 Gründe für das Zufüttern

Für die meisten Begründungen zum Zufüttern gibt es keinen wissenschaftlichen Beweis. Es wurde von mehreren klinischen Situationen (z.B. Dehydratation, Gelbsucht und Hypoglykämie) angenommen, dass die Gabe von Glukoselösung hilfreich wäre.

Bei einem gesunden Säugling ist eine Dehydratation unwahrscheinlich, es sei denn, die Milchbildung und der Milchtransfer werden behindert. Durch das Stillen erhalten die Säuglinge sehr viel Wasser, denn Muttermilch besteht zu 97 % aus Wasser. Selbst in trockenheißem Klima brauchen Säuglinge im Allgemeinen kein zusätzliches Wasser.[106–108]

Lange Zeit wurde angenommen, dass die Gabe von Wasser oder Glukoselösung eine wirkungsvolle Maßnahme zu Verringerung der Hyperbilirubinämie sei. Diese Annahme wurde vor mehr als zwanzig Jahren zum ersten Mal widerlegt[109, 110] und nachfolgende Untersuchungen bestätigten die Unwirksamkeit dieser Vorgehensweise.[111]

Neugeborene mit einem Hypoglykämierisiko erhalten manchmal Glukoselösung. Die Begründung dafür lautet, dass 5-prozentige oder 10-prozentige Glukoselösung einer Hypoglykämie vorbeuge oder sie zumindest abmildere, da so schnell Kalorien verabreicht werden. Doch in der wissenschaftlichen Literatur gibt es keinen Beweis für diese Begründung. In einer randomisierten Studie zeigten sich bei Neugeborenen innerhalb der ersten 48 Stunden keine klinischen Anzeichen für eine Hypoglykämie, ob sie nun Glukoselösung erhalten hatten oder nicht.[112] Außerdem ist es so, dass Säuglinge, die hypoglykämisch werden und dann Glukoselösung erhalten, um den Zustand zu beheben, in der Regel zunächst ein „Zuckerhoch" und dann einen „Zuckerabfall" erleben, weil die Resorption dieses Einfachzuckers zu schnell erfolgt. Pflegerichtlinien sollten den Einsatz von Glukoselösung vermeiden und statt dessen die Verwendung von Muttermilch oder künstlicher Säuglingsnahrung vorziehen.[113] Diese enthalten Eiweiß und erhalten deshalb einen normalen Blutzuckerwert über einen längeren Zeitraum aufrecht.

Vor etwa zehn Jahren wurde gesunden, reif geborenen Neugeborenen routinemäßig Glukoselösung verabreicht, um entweder eine Mahlzeit zu ersetzen – üblicherweise eine Nachtmahlzeit – oder die Stillmahlzeit „aufzustocken". In diesem Fall wird Glukoselösung mit der Begründung eingesetzt, das Neugeborene benötige die Kalorien aus der Glukoselösung. Doch das ist eine mangelhafte Begründung. Wenn das Neugeborene Kalorien braucht, dann würde es mit Muttermilch oder künstlicher Säuglingsnahrung mehr Kalorien erhalten (Abb. 8.2). Die Erklärung ist einfach: 5-prozentige Glukoselösung enthält 18 kcal pro 100 ml und 10-prozentige Glukoselösung liefert 36 kcal pro 100 ml. Muttermilch oder künstliche Säuglingsnahrung liefern hingegen 70 bis 85 kcal pro 100 ml, je nachdem aus welchem Stadium der Laktogenese die Muttermilch stammt oder welche künstliche Säuglingsnahrung verabreicht wird. Deshalb müsste ein Neugeborenes mindestens die doppelte Menge an Glukoselösung trinken, um die gleiche Menge Kalorien wie mit Milch aufzunehmen.

Obwohl es keinerlei Beweise gibt, die diese Vorgehensweise unterstützen, wird weiterhin Neugeborenen in den Entwicklungsländern,[114] in Europa[115] und in den USA[116] Glukoselösung verabreicht. Wie bereits gezeigt, wirkt sich die Verabreichung von Glukoselösung weder auf Gelbsucht noch auf Hypoglykämie oder andere Erkrankun-

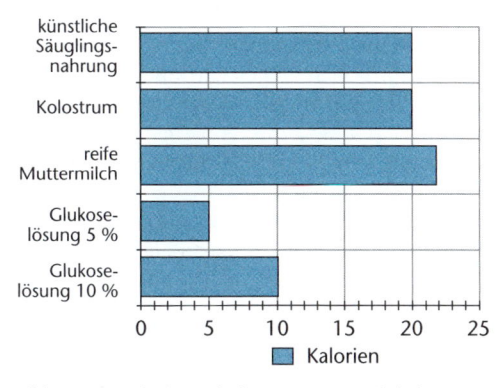

Abb. 8.2 Kaloriengehalt von Muttermilch, künstlicher Säuglingsnahrung und Glukoselösung.

gen günstig aus. Doch eine Zeit lang wurde geglaubt, sie sei unschädlich. Neuere Studien zeigen jedoch, dass dem nicht so ist.

In einer prospektiven Studie wurden 80 % der Neugeborenen, die keine Glukoselösung erhielten, im ersten Lebensmonat weiterhin ausschließlich gestillt. Bei den Säuglingen, die zusätzlich Glukoselösung erhalten hatten, waren es nur 65 %.[112]

Es gibt keine evidenzbasierten Begründungen für die Verabreichung von Glukoselösung und solide Forschungsergebnisse zeigen, dass die Gabe von Glukoselösung keinerlei Vorteile bringt, sich aber als potenziell nachteilig erweist. Unter Berufung auf andere Quellen[106, 117–119] spricht sich die AAP gegen den Gebrauch von Glukoselösung aus.

8.6.3 Welche Folgen hat das frühe Zufüttern

Frühzeitiges Zufüttern behindert das erfolgreiche Stillen, weil es sich auf die Milchmenge auswirkt und mit vorzeitigem Abstillen in Verbindung steht. Das Hauptproblem beim Zufüttern liegt darin, dass es sich störend auf das natürliche Gleichgewicht von Angebot und Nachfrage auswirkt.[121]

Eine der am besten bewiesenen, aber zu wenig veröffentlichten Auswirkungen der Zufütterung von künstlicher Säuglingsnahrung ist die Folge dieser Praxis auf die Fortdauer des Stillens. Die WHO[20] gibt fünf quasi-experimentelle Studien an, die sich mit dem Zusammenhang von Zufütterung und vorzeitigem Abstillen beschäftigen. Obwohl eine Untersuchung aus Europa[122] keinen Unterschied zwischen der Fortdauer des Stillens zu Beginn (5 Tage) oder später (sechs Monate) aufzeigte, zeigen mehrere andere Untersuchungen übereinstimmend und überzeugend einen Zusammenhang zwischen frühzeitigem Zufüttern und vorzeitigem Abstillen. Neugeborene in Schweden, die ausschließlich gestillt wurden, wurden mit höherer Wahrscheinlichkeit weitergestillt, während Neugeborene, die routinemäßig zugefüttert wurden, mit größerer Wahrscheinlichkeit mit zwei Wochen abgestillt waren.[92] Die durchschnittliche Stilldauer in der Gruppe der ausschließlich gestillten Säuglinge betrug 95 Tage gegenüber 42 Tagen in der Gruppe der Säuglinge, die zugefüttert wurden (p < 0,0005). In Kanada wurden Säuglinge, die im Krankenhaus zugefüttert wurden, mit vier oder neun Wochen seltener gestillt.[123] Die durchschnittliche Stilldauer von 203 nicht zugefütterten Neugeborenen in Norwegen betrug 4,5 Monate, während es nur 3,5 Monate bei den Säuglingen waren, die zugefüttert wurden (p < 0,001).[111] Eine neuere beschreibende Studie zeigte ebenfalls einen Zusammenhang zwischen der Gabe von zusätzlicher Nahrung oder Flüssigkeit und dem frühen Ende der Stillzeit.[124]

Mehrere beschreibende Studien haben den gleichen Zusammenhang ergeben. Eine Untersuchung an 166 Neugeborenen in Chicago kam zu dem Resultat, dass die Säuglinge, die die geringste Zahl der zusätzlichen Mahlzeiten erhalten hatten, mit größerer Wahrscheinlichkeit mit vier Monaten noch gestillt wurden.[125] Eine schwedische Studie[126] ergab ähnlich wie die Untersuchungen von Nylander in Norwegen,[111] dass die 521 Säuglinge, die in den ersten Tagen nach der Geburt zugefüttert wurden, ein vierfach erhöhtes Risiko dafür hatten, abgestillt zu sein, ehe sie drei Monate alt waren. In einer beschreibenden Studie, an der mehr als 2000 Mütter teilnahmen, wurde festgestellt, dass die Zufütterung mit künstlicher Säuglingsnahrung im Krankenhaus zu einer deutlich kürzeren Vollstillzeit führte (p = 0,03).[127]

Wenn das Zufüttern notwendig ist

In den meisten Fällen benötigen gesunde, voll ausgetragene Neugeborene keine zusätzliche Nahrung oder Flüssigkeit. Die WHO weist einige wenige medizinisch akzeptable Gründe für das Zufüttern aus (☞ Kasten 8.3). In den meisten Situationen ist das Zufüttern jedoch überflüssig. Regelmäßiges oder gelegentliches Zufüttern kann unter bestimmten Umständen angezeigt sein, wenn der Säugling zum Beispiel deutlich vor dem Termin geboren wurde oder die Mutter Brustoperationen oder -verletzungen hatte. (Das Zufüttern bei diesen Säuglingen wird in Kapitel 15 und 16 beschrieben.)

Hindernisse und Strategien für das ausschließliche Stillen ohne Zufütterung

Es wird auch weiterhin ohne medizinische Indikation zugefüttert. Es ist wahrscheinlich, dass das Personal so lange weiterhin alle möglichen scheinbar plausiblen Begründungen für das Zufüttern von Säuglingen vorbringen wird, bis die tatsächlichen Hindernisse erkannt und überwunden sind.

Das Haupthindernis für das volle Stillen ohne jegliche Zufütterung ergibt sich wahrscheinlich daraus, dass sowohl das medizinische als auch das pflegerische Personal dem vollen Stillen einen geringeren Stellenwert einräumen als ihren Ängsten davor, Aufgaben nicht korrekt zu erfüllen und möglichen Folgen entgegenzusehen, falls das Neugeborene unterernährt ist.

8.3 Anerkannte medizinische Gründe für das Zufüttern

Es gibt einige wenige Indikationen dafür, bei denen es auf der Wochenbettstation erforderlich werden kann, dass einzelne Säuglinge Flüssigkeiten oder Nahrung als Ergänzung oder Ersatz für die Muttermilch erhalten.

Es ist davon auszugehen, dass ernsthaft erkrankte Babys, Babys, die operiert werden müssen, und Babys mit sehr geringem Geburtsgewicht (VLBW) auf der Intensivstation liegen und besondere Pflege benötigen. Für diese Kinder muss eine individuelle Entscheidung über die Ernährung getroffen werden, die sich an ihren besonderen Ernährungsbedürfnissen und ihren Fähigkeiten und eventuellen Einschränkungen orientiert. Selbstverständlich wird auch für diese Kinder Muttermilch empfohlen, wann immer es möglich ist. Zu den Kindern auf der Intensivstation gehören oftmals:
- Säuglinge mit sehr geringem Geburtsgewicht (VLBW), die weniger als 1500 g wiegen und vor der 32. Schwangerschaftswoche geboren wurden
- Sehr unreife Säuglinge mit einer potenziell gefährlichen Hypoglykämie oder Säuglinge mit einer behandlungsbedürftigen Hypoglykämie, die sich weder durch häufigeres Stillen noch durch die Gabe von Muttermilch verbessert.

Für Säuglinge, denen es so gut geht, dass sie mit ihren Müttern auf der Wochenstation bleiben können, gibt es nur sehr wenige Indikationen zur Zufütterung. Um festzustellen, ob eine Einrichtung ungerechtfertigt zusätzliche Flüssigkeit oder Muttermilchersatzprodukte verabreicht, sollten alle Kinder, die etwas zusätzlich erhalten, wie folgt diagnostiziert worden sein:
- Eine schwere mütterliche Erkrankung (z.B. Psychose, Eklampsie, Schock)
- Eine angeborene Stoffwechselstörung beim Säugling (z.B. Galaktosämie, Phenylketonurie, Ahornsirupkrankheit)
- Ein akuter Flüssigkeitsverlust, beispielsweise während einer Phototherapie aufgrund von Gelbsucht, der sich nicht durch vermehrtes Stillen oder die Verwendung von abgepumpter Muttermilch ausgleichen lässt
- Eine medikamentöse Behandlung der Mutter, die sich nicht mit dem Stillen vereinbaren lässt (z.B. Zytostatika, radioaktive Substanzen und Thyreostatika außer Propylthiouracil).

Muss das Stillen vorübergehend hinausgezögert oder unterbrochen oder zugefüttert werden, sollten die Mütter dabei unterstützt werden, die Milchbildung beispielsweise durch Abpumpen oder Entleeren der Brust von Hand in Gang zu bringen und aufrechtzuerhalten, um so auf den Moment vorbereitet zu sein, wenn das Stillen begonnen oder wieder aufgenommen werden kann. Gibt es eine kindliche Indikation für die Stillunterbrechung, so kann die Milch abgepumpt, bei Bedarf aufbewahrt und dem Kind verabreicht werden, sobald es medizinisch ratsam ist. Wird die Stillpause aufgrund einer medikamentösen Behandlung oder einer Erkrankung der Mutter, die die Qualität der Milch beeinträchtigt, erforderlich, sollte die Milch abgepumpt und verworfen werden.

Aus: Weltgesundheitsorganisation. Anerkannte medizinische Gründe für das Zufüttern. Baby-Friendly Hospital Initiative: Part II: Hospital-Level Implementation. Promoting Breast-Feeding in Health Facilities. A Short Course for Administrators and Policymakers. Genf: WHO; 1996.

Eines der größten Probleme ist, dass das Personal beschäftigt wird. Das Personal merkt, dass es zeitaufwändig ist, Mütter beim Stillen zu unterstützen. Vor allem wenn die Mutter müde, unerfahren oder unsicher ist oder das Neugeborene die Brust nur zögernd annimmt, muss die Pflegefachkraft einen wesentlichen Teil ihrer Zeit am Bett der Mutter verbringen, das Anlegen erleichtern, die Mutter positiv bestärken und feststellen, ob ein Milchtransfer stattfindet.

Ich gebe zu, dass es manchmal zeitraubend erscheint, einem Stillpaar zu helfen, wenn ich mich durch viele andere Aufgaben unter Druck gesetzt fühle. Dieses Gefühl ist immer dann da, wenn ich besonders viel Arbeit habe oder wenn ich mich zu einem anderen Patienten hingezogen fühle, bei dem ein hohes Risiko für schwer wiegende Probleme, zum Beispiel Atemschwierigkeiten, besteht. Ich war gelegentlich versucht, eine Flasche zu geben. Es würde schneller gehen. Deshalb versuche ich mit den Mitarbeitern über die Situation auf der Station zu sprechen, wenn sie ein Neugeborenes zufüttern. Ich versuche Verständnis zu haben und gebe zu, dass ich es ebenfalls als Herausforderung empfinde, ein normales, gesundes Stillpaar optimal zu betreuen, wenn ein anderer Patient sich in einem anscheinend bedrohlicheren Zustand befindet oder wenn alle bereits mit Höchstgeschwindigkeit arbeiten. Doch ich versuche sanft daran zu erinnern, dass das Aufrechterhalten des Standards niemals in Frage gestellt werden kann. Dieser sanfte Ansatz zur Veränderung von Einstellungen ist oftmals hilfreich.

8.6.4 Werbung

Der Internationale Kodex zur Vermarktung von Muttermilchersatzprodukten der WHO verfolgt das Ziel, Eltern und medizinisches Personal davor zu schützen, zum Kauf oder zum Anpreisen von künstlicher Säuglingsnahrung gedrängt zu werden.[21]

> **Fallbeispiel**
>
> **Unnötige Zufütterung**
> Sie arbeiten in einer Mutter-Kind-Einheit Ihres Krankenhauses und haben schon häufiger bemerkt, dass Säuglinge, die durch Kaiserschnitt geboren wurden, als erste Mahlzeit künstliche Säuglingsnahrung erhalten. Trotz größter Bemühungen Ihrerseits, das Kreissaalteam darüber aufzuklären wie wichtig es ist, dass die erste Mahlzeit an der Brust stattfindet, und wie unwahrscheinlich, dass mit künstlicher Säuglingsnahrung zugefüttert werden muss, wird an dieser Vorgehensweise festgehalten. Das Personal besteht darauf, dass der Säugling unterzuckert sei oder werde, und macht routinemäßig Blutzuckertests aus dem Fersenblut. Meist wird dann eine Flasche mit künstlicher Säuglingsnahrung gegeben. (Sie haben in einem Fall gesehen, dass der Test einen Wert von 65 ergeben hat!) Der Vater bemerkt: „Ach ja, meine Frau will stillen" und die Pflegefachkraft antwortet: „o, prima, das ist gut, aber jetzt ist sie noch zu schwach und deshalb geben wir dem Baby eine Flasche." Wie reagieren Sie in dieser Situation?
>
> Das ist eine der frustrierendsten Situationen, die ich in meiner klinischen Arbeit je erlebt habe. Das Problem ist vielschichtig. Ein Punkt ist das mangelnde Wissen des Personals und ein anderer die Überzeugung der Mitarbeiter, dass dieses Baby Schaden nehmen wird, wenn es nicht eine bestimmte Menge künstlicher Säuglingsnahrung erhalten wird – und dass sie dafür haftbar sein werden. Ein weiterer Aspekt ist, dass es von der Verwaltungsseite aus keine entsprechenden Standards für das Stillen, Hypoglykämie und Kaiserschnittentbindung gibt. Am unglücklichsten ist aber wahrscheinlich die Tatsache, dass die Wünsche der Mutter missachtet werden und abgesehen von der Frage der Öffentlichkeitswirkung stellt sich eine ethische Frage darüber, was das Personal ohne ihre Einwilligung tun sollte oder nicht tun sollte.
>
> Es hing von meiner Position und Aufgabe ab, wie ich in dieser Situation reagiert habe. Als Fachpflegefachkraft kann ich in der Regel mehr bewirken, als eine einfache Pflegefachkraft, aber ich gehe dieses Thema an, gleich welche Rolle ich einnehme.
>
> Eine mögliche Problemlösungsstrategie ist es, das Personal fortzubilden. Doch mit dieser Vorgehensweise hatte ich nie viel Erfolg. Stattdessen habe ich versucht, mich auf die vorhandenen oder fehlenden Klinikstandards zu konzentrieren. Die vorhandenen Standards müssen mit den nationalen Standards übereinstimmen und sich darauf beziehen (z.B. auf die Aussage der Amerikanischen Akademie der Kinderärzte: „in den meisten Säuglingszimmern sind generelle Untersuchungen des Blutzuckerspiegels auf Hypoglykämie bei Neugeborenen nicht gerechtfertigt.")[93] Pflegestandards für Kaiserschnittentbindungen sollten Anweisungen für die Ernährung des Neugeborenen enthalten. Es sollte einen Standard für Hypoglykämie für alle Säuglinge – nicht nur die gestillten – geben. Wenn diese Standards alle an der Klinik existierten und falls das Personal nicht bereit war, sich danach zu richten, dann würde ich daran zweifeln, dass diese Standards von einem interdisziplinären Team erstellt wurden, und mich fragen, ob sie regelmäßig durch die Verwaltung durchgesetzt werden.
>
> Bis zu einem gewissen Punkt konnte ich manchmal Erfolge erzielen, indem ich das Personal direkt oder indirekt mit Handlungen konfrontiert habe, die den Wünschen der Mutter zuwiderliefen. Ich habe das auf verschiedene Weisen getan, zum Beispiel vor einer großen Runde, in Diskussionsforen zu ethischen Fragen und beim Patientenanwalt. (Diesen Punkt auf den Fragebogen zu bringen, den die Patienten bei der Entlassung erhalten, ist eine hervorragende Strategie, um Veränderungen zu bewirken.) Ich habe mit einzelnen Mitarbeitern gesprochen und sie dazu gebracht zu erkennen, wann sich Mütter entmündigt oder verletzt fühlen. Wir haben über die Bedeutung

> einer informierten Entscheidung gesprochen und den möglichen Folgen, falls das Personal die Wünsche der Eltern missachtet. Ich versuche, dieses Problem aus der reinen Stillproblematik herauszunehmen und in einem breiteren Kontext anzusprechen. Ich versuche auch, mich daran zu erinnern, dass selbst wenn es mir gelingt, dieses und ähnliche Probleme zu lösen, Veränderungen auf Systemebene nur langsam vorangehen.

In den späteren Globalen Kriterien für BFHI führte die WHO genauer aus, „es sollte keine Werbung für Säuglingsnahrung oder Getränke außer Muttermilch gemacht werden oder an die Mütter, das Personal oder die Einrichtung verteilt werden".[41] Sowohl die WHO als auch medizinische Organisationen haben Studien veröffentlicht, in denen deutlich wird, dass sich Werbung nachteilig auswirken kann.

Die Geschichte und der weitere Stand der Werbung in den USA haben nicht immer die Ziele des Kodex widergespiegelt. 1932 trafen die Säuglingsnahrungshersteller mit der medizinischen Gemeinschaft eine Abmachung, dass sie keine direkte Werbung für Säuglingsnahrung bei den Eltern machen würden. Doch 1988, in dem Jahr, in dem die „Ziele der Nation" entworfen (aber noch nicht veröffentlicht) wurden, brachen diese Firmen ihren Pakt mit der medizinischen Gemeinschaft und vermarkteten ihre Produkte direkt bei den Verbrauchern. Ein Wechsel, dem sich die AAP schnell und entschieden entgegenstellte.[128] Die Werbung bleibt bestehen und der Kodex wird weiterhin verletzt. In den späten 80er Jahren des letzten Jahrhunderts wurde in Virginia eine Untersuchung durchgeführt, die zeigte, dass alle Krankenhäuser in dieser Befragung kostenlose Säuglingsnahrungsproben erhielten, die an 95 % der stillenden Mütter in diesen Krankenhäusern verteilt wurden und dies manchmal gegen den ausdrücklichen Willen der Ärzte.[129] Tatsächlich wurden die Ärzte in vielen Fällen zu einem Werbeträger für ein Produkt, von dem sie wussten, dass es vom Stillen abhält.[130]

Das Anbringen eines Produktnamens an Stellen, an denen die Verbraucher ihn sehen können, und Wege zu finden, die dem Verbraucher ermöglichen, das Produkt kostenlos ausprobieren zu können, sind bewährte und wirkungsvolle Vermarktungsstrategien. Markenwerbung steht in direktem Zusammenhang mit den Vorlieben der Erwachsenen für Nahrungsergänzungsmittel[131] und führt zu einer Verkaufssteigerung von alkoholischen Markengetränken, obwohl der Gesamtmarkt für Alkohol nicht zunimmt.[132] Anzeigenkampagnen von Säuglingsnahrungsfirmen wirken. Wenn die Firma keine größeren Profite macht, wird sie ihre Vermarktungsstrategien verändern. Das Geschäft mit der künstlichen Säuglingsnahrung bringt jedes Jahr mehr als eine Milliarde US-Dollar.

Die Hersteller von künstlicher Säuglingsnahrung wollen, dass ihr Produkt früh und häufig gesehen wird. Schwangere und frisch entbundene Frauen sind die Zielgruppe der Säuglingsnahrungshersteller, die wissen, dass diese Frauen leicht zu erreichen sind, indem Infomaterial und Probepackungen mit künstlicher Säuglingsnahrung in der Arztpraxis oder dem Krankenhaus an sie verteilt werden. Eine Vermarktungsstrategie erstreckt sich auf die Zeit vor der Geburt, bei einer anderen werden den Frauen kostenlos künstliche Säuglingsnahrung und kostenlose „Geschenkpakete" bei der Entlassung aus der Klinik überreicht.

Kostenlose Säuglingsnahrungsproben und andere Dinge

Vor der Geburt schicken Hersteller kostenlose Proben oder Gutscheine an schwangere Frauen oder ihre Ärzte. Howard und Mitarbeiter zeigten, dass 90 % der schwangeren Frauen kostenlose Säuglingsnahrungsproben von ihrem Arzt erhielten.[133] Erfreulicherweise sieht es so aus, dass diese kostenlosen Proben die Frauen nicht davon abhalten, sich für das Stillen zu entscheiden. Dennoch: Frauen, die in den ersten zwei Wochen nach der Geburt das Stillen aufgeben, haben mit größerer Wahrscheinlichkeit Werbematerial erhalten als die Frauen, die über diesen Zeitpunkt hinaus stillen.[134]

Über viele Jahrzehnte hinweg wurden Krankenhäuser von den Säuglingsnahrungsherstellern kostenlos mit künstlicher Säuglingsnahrung beliefert. Die meisten Krankenhäuser kaufen diese Flaschen mit fertig zubereiteter Säuglingsnahrung nicht. Zusammen mit diesen kostenlosen Proben erhalten die Mütter Videos, Broschüren oder Babyartikel, die von den Säuglingsnahrungsfirmen zur Verfügung gestellt werden. Diese Werbeartikel sollen die Mütter dazu bringen, später die Marke zu kaufen, die ihnen am vertrautesten ist. Es ist nicht erstaunlich, dass sich diese Bemühungen auszahlen. Wenn Müttern keine künstliche Säuglingsnahrung angeboten

Geschenkpakete bei der Klinikentlassung

Über mehrere Jahrzehnte hinweg haben Säuglingsnahrungshersteller die Kliniken routinemäßig mit „Entlassungspaketen" versorgt. Diese Pakete können künstliche Säuglingsnahrung, Babyartikel oder Gutscheine enthalten. In der Vergangenheit wurden diese Päckchen ebenso routinemäßig und unbesehen in den Kliniken an die stillenden Mütter abgegeben, oftmals mit Zustimmung der Ärzte.[129] Es wurden viele Studien durchgeführt, um festzustellen, ob diese Entlassungspakete die Stillbemühungen sabotieren. Auf den ersten Blick kann es verlockend sein, diese Studien vollständig abzutun, da sie zu widersprüchlichen Ergebnissen kommen. Doch bei genauerer Betrachtung wird offensichtlich, dass die Studien, die keine nachteiligen Wirkungen aufzeigen, von der Methode her ungenügend sind.[135-137] Untersuchungen, in denen es Kontrollgruppen, eine eindeutige Definition des Stillens und auch sonst eine bessere Methode gab, haben ergeben, dass die Geschenkpakete tatsächlich das Weiterstillen vereiteln.[125, 138, 139] Eine Metaanalyse[77] von sechs kontrollierten Studien[125, 135, 138-141] zeigte, dass Frauen, die bei der Entlassung kommerzielle Entlassungspakete erhalten hatten, einen Monat nach der Geburt signifikant seltener voll und vier Monate nach der Geburt deutlich seltener überhaupt noch stillten. Die Autoren kamen zu dem Schluss, dass diese Probepackungen vor allem bei Erstgebärenden und Frauen aus Niedrigeinkommensschichten in Entwicklungsländern mit der Beendigung des Stillens in Zusammenhang standen.

Es gibt überwältigende Beweise dafür, dass das Zufüttern sich schädlich auf die Fortdauer des Stillens auswirkt. In den meisten Fällen sind die zusätzlichen Gaben von künstlicher Säuglingsnahrung oder Wasser verzichtbar, dennoch werden sie weiterhin in Einrichtungen der Schwangerenbetreuung und der Geburtshilfe beworben und verteilt. Doch trotz der nachteiligen Auswirkungen des Zufütterns und der gleichzeitigen Werbung ist die künstliche Säuglingsnahrung nicht das einzige „Problem", das den Stillraten zugrunde liegt. Es ist nicht möglich, nur einem einzelnen Faktor die Schuld zu geben.

8.6.5 Widerstände gegen und Strategien für die Verringerung oder Abschaffung von Werbeprodukten

In den meisten Krankenhäusern gehört es zur kulturellen Norm, dass routinemäßig künstliche Säuglingsnahrung zugefüttert wird. Genauso entspricht es der kulturellen Norm, dass die Annahme von kommerziellen Broschüren, Videokassetten und der sie begleitenden Werbung akzeptiert wird. Es sind hier zwei Hindernisse zu überwinden. Das erste Hindernis ist die gedankenlose Verteilung von künstlicher Säuglingsnahrung. Entweder als kostenloses „Geschenkpaket" oder als Möglichkeit für das Personal, die Stillmahlzeiten während des Klinikaufenthaltes „aufzustocken" oder zu ersetzen. Das zweite Hindernis ist die Tatsache, dass Krankenhäuser kostenlose künstliche Säuglingsnahrung von den Herstellern annehmen.

In Kapitel 1 werden die Vorteile des Stillens beschrieben und dieses Kapitel beschäftigt sich mit den schwer wiegenden Folgen der Zufütterung mit künstlicher Säuglingsnahrung. Einige Mitarbeiter oder Eltern wollen, überzeugt von den Beweisen, dass das Zufüttern das erfolgreiche Stillen untergräbt, einfach den Gebrauch der künstlichen Säuglingsnahrung beenden. Doch bei den meisten Menschen wird wahrscheinlich der Aufbau einer neuen „Krankenhauskultur" erforderlich sein, um das Zufüttern zu reduzieren oder abzuschaffen. In Kasten 8.4 sind einige Strategien zum Umgang mit der routinemäßigen und gedankenlosen Verwendung von künstlicher Säuglingsnahrung beschrieben.

Der letzte Schritt zur Stillförderung ist die Abschaffung dieser Praxis, dass kostenlose oder bezuschusste Säuglingsnahrung akzeptiert wird. Es kann nicht deutlich genug betont werden, dass die Bemühungen, kostenlose oder bezuschusste Säuglingsnahrung abzuschaffen, erst dann in Angriff genommen werden können, nachdem die Einrichtung *alle anderen Schritte* zur Förderung des Stillens durchgesetzt hat.

Die Initiative Stillfreundliches Krankenhaus (BFHI) verlangt, dass die Einrichtungen künstliche Säuglingsnahrung kaufen, statt „kostenlose" Lieferungen anzunehmen. Ziel ist die Abschaffung der kostenlosen, bezuschussten oder stark verbilligten Säuglingsnahrungsproben, weil diese eine Verletzung des WHO-Kodex darstellen.[21] Die

Antwort auf die Frage, wie es erreicht werden kann, dass keine kostenlose Säuglingsnahrung mehr akzeptiert wird, unterscheidet sich von einer Einrichtung zur anderen. In zwei veröffentlichten Berichten werden amerikanische Krankenhäuser beschrieben, die die kostenlose Säuglingsnahrung abschaffen wollten, um die Plakette „Stillfreundliches Krankenhaus" zu erhalten. In einem konnte dieses Ziel ohne viel Aufhebens erreicht werden.[142] In dem anderen Krankenhaus war bereits einige Jahr zuvor mit dem Kauf der künstlichen Säuglingsnahrung begonnen worden, vorübergehend war wieder kostenlose Säuglingsnahrung angenommen worden und im Rahmen der Umsetzung der Richtlinien des BFHI-Programms wurde die künstliche Säuglingsnahrung wieder käuflich erworben.[143] Doch diese Vorgehensweisen sind untypisch für die meisten amerikanischen Kliniken.

Die Abschaffung der kostenlosen Säuglingsnahrung verlangt zunächst einmal, dass alle Beteiligten dieser Vereinbarung zustimmen. Das heißt, diejenigen auf der Stationsebene (z.B. die Stationsleitung oder andere) und auf Klinikebene (z.B. der Finanzchef und der Chefeinkäufer), müssen in engem, wechselseitigem Kontakt zueinander stehen. In diesen Gesprächen müssen die Stillbefürworter daran denken, dass diejenigen, die für das finanzielle Wohlergehen und die Kaufkraft des Krankenhauses zuständig sind, sich nicht von Argumenten wie „die Zufütterung beeinflusst den Stillerfolg", beeindrucken lassen. Statt dessen beschäftigt sie das steuerliche Endergebnis. Somit braucht die Klinikverwaltung klare Angaben darüber, wie viel Geld sie für künstliche Säuglingsnahrung einrechnen müssen (das lässt sich aus den Aufzeichnungen errechnen). Außerdem sollten die tatsächlich verwendeten Mengen an künstlicher Säuglingsnahrung in den Gesprächen genannt werden, nicht die Zahl der an das Krankenhaus gelieferten Flaschen.

8.4 Strategien zur Einschränkung oder Abschaffung der Zufütterung im Krankenhaus

- Erarbeiten Sie gemeinsam mit Vertretern verschiedener Fachrichtungen grundlegende Stillstandards. In diesen Standards sollte unmissverständlich klar gestellt werden, dass das ausschließliche Stillen vorzuziehen ist, es sei denn, es gibt eine medizinische Indikation zum Zufüttern.

- Bringen Sie das gesamte Personal „auf Ihre Seite" und gewinnen Sie es für die Vorstellung, dass nur dann mit künstlicher Säuglingsnahrung zugefüttert werden sollte, wenn es medizinisch notwendig ist. Das schließt sowohl das kognitive als auch das affektive Lernen ein. Wie dies verwirklicht wird, ist von Einrichtung zu Einrichtung unterschiedlich und hängt von der Philosophie des Hauses, dem Ausbildungsstand und dem „Ballast" aus der Vergangenheit der Mitarbeiter ab. Wenn diese Strategie erfolgreich ist, sind die folgenden Vorschläge nicht mehr von Bedeutung.

- Suchen Sie nach Unterstützung, so dass ein Gruppenzwang zu Anpassung an den Standard entsteht. Gruppenzwang dürfte eine der wichtigsten Strategien sein, wenn es darum geht, die Zustimmung des Personals zu erhalten. Wenn es nicht mehr länger akzeptabel ist, wahllos Zusatznahrung zu verteilen, wird diese Vorgehensweise wahrscheinlich aufhören.

- Nehmen Sie medizinische Gründe für das Zufüttern in existierende Protokolle und andere Standards auf oder schreiben Sie bei Bedarf neue. Solche Standards sollten festsetzen, dass ohne eine medizinische Indikation nicht zugefüttert werden darf. Die medizinischen Indikationen sollten auf den von WHO und UNICEF erklärten Gründen basieren (☞ Kasten 8.3).

- Verlangen Sie, dass Eltern ein Formular unterzeichnen, dass sie über die möglichen Nebenwirkungen der Zufütterung von künstlicher Säuglingsnahrung aufgeklärt wurden. Das sollte keine „Panikmache" sein, sondern eher ein anschauliches, wissenschaftlich begründetes Hilfsmittel sein, das dokumentiert, dass den Eltern die möglicherweise negativen Auswirkungen bewusst sind.

- Seien Sie aufmerksam gegenüber Ärzten, die häufig Anweisungen zum Zufüttern von gesunden Neugeborenen ausstellen. Machen Sie sich bewusst, dass auch wenn klinische Vorgehensweisen an den Einzelfall angepasst werden müssen, häufige oder wiederholte Anweisungen, die ein gemeinschaftlich ausgearbeitetes Protokoll oder Standard übergehen, darauf hinweisen, dass die Person, die diese Anweisungen erteilt, nicht mit dem übereinstimmt, was als Standard beschlossen wurde. In einem solchen Fall sollte mit der jeweiligen Person gesprochen oder auch der Stillstandard überarbeitet werden.

- Notieren Sie die Anzahl der Flaschen mit künstlicher Säuglingsnahrung, die an die Wochen-

station geliefert werden. Dies kann auf ähnliche Weise erfolgen, wie zu kontrollierende Substanzen dokumentiert werden, wenn sie auf der Station angenommen werden.
- Schränken Sie den Zugang zu der zusätzlichen Nahrung ein. Statt die künstliche Säuglingsnahrung in einem für jeden zugänglichen Schrank aufzubewahren, sollte sie in einem verschließbaren Bereich untergebracht werden, zu dem nur die Stationsleitung oder ihre Stellvertreterin Zugang hat.
- Dokumentieren Sie die Ausgabe von Flaschen mit künstlicher Säuglingsnahrung. Das Formblatt zur Dokumentation sollte ähnlich wie das Formblatt für Narkotika Informationen darüber aufnehmen können, warum das Zufüttern erforderlich ist und mit Datum, Uhrzeit und Unterschrift der Pflegefachkraft versehen werden, die die Nahrung entnommen hat. (Das kann auch elektronisch gemacht werden, aber die Papierform ist wahrscheinlich einfacher zu handhaben.) Falls künstliche Säuglingsnahrung „weggegossen" wird, sollte dies von zwei Pflegefachkräfte gegengezeichnet werden.
- Werten Sie die Informationen aus den Ausgabeblättern für künstliche Säuglingsnahrung aus. Stellen Sie Trends fest und zeigen Sie mögliche Ursachen für diese Trends auf. Wird zum Beispiel meist nachts zusätzliche Säuglingsnahrung verabreicht, beschränken Sie korrigierende Maßnahmen auf Themen und Vorgehensweisen, die in einem logischen Zusammenhang mit diesem Trend stehen. Oder konfrontieren Sie eine Pflegefachkraft, die regelmäßig künstliche Säuglingsnahrung „wegzugießen" scheint, direkt mit dieser Tatsache.
- Verwenden Sie die Aufzeichnungen für eine Qualitätssicherungsstudie. Selbst bei medizinisch annehmbaren Gründen sollte es nur selten erforderlich sein, zusätzliche Nahrung zu verabreichen. Lässt sich ein Trend erkennen, kann eine Qualitätsindikatoren-Studie die zugrundeliegende Ursache für die Situation aufdecken.
- Gegen Mitarbeiter, die den Stillstandard verletzen, sollte mit den gleichen Konsequenzen vorgegangen werden, wie es bei der Nichteinhaltung anderer Standards üblich ist. Das ist etwas heikel, denn Konsequenzen, die erfolgen ehe das Programm gut etabliert ist oder die zu häufig oder zu schwer wiegend sind, können die Moral des Personals untergraben. Die Konsequenzen können unterschiedlich sein, von einer mündlichen Nachfrage („Frau L. sagte, dass Baby Diane zugefüttert wurde, ich frage mich warum, denn ich konnte keine medizinische Notwendigkeit dafür erkennen.") bis zu einem Eintrag in der Personalakte. Der wesentliche Punkt ist der, dass die Konsequenzen die gleichen sind, wie beim Nichteinhalten anderer Standards/Protokolle. Ernsthaftere Konsequenzen – wie ein schriftlicher Bericht oder ein Eintrag in die Personalakte – sollten nur selten notwendig werden und wenn, sollte die Stationsleitung die Frage überdenken, ob das Personal die Standards mitträgt.
- Widerstehen Sie der Versuchung, als Ersatz für Konsequenzen diejenigen zu „belohnen", die den Standard einhalten. Häufig wird angenommen, dass das „Zuckerbrot" besser ist als die „Peitsche dahinter". Doch auch wenn das „Zuckerbrot" meist vorzuziehen ist, ist es in diesem Fall keine gute Vorgehensweise. Angestellte sollten nicht dafür belohnt werden, dass sie ihre Arbeit korrekt machen. Schlimmer noch, ein Belohnungssystem könnte dazu führen, dass die Zufütterung verweigert wird, wenn sie medizinisch notwendig ist, und das wäre bedauernswert.

Copyright 2001 Marie Biancuzzo.

Der Einkauf von künstlicher Säuglingsnahrung verlangt nicht nur nach einer Abschätzung wie viel künstliche Säuglingsnahrung notwendig ist, sondern auch das Wissen um einen fairen Marktpreis und das dafür erforderliche Budget. Ein Krankenhaus stellte fest, dass 20 Cent (US) ein akzeptabler Preis für eine Flasche fütterfertiger Säuglingsnahrung ist. Ausgehend von dieser Zahl konnte errechnet werden, dass bei einer Geburtenzahl von 1800 pro Jahr und einer Stillrate von 33 % etwa 20 000 US $ für den Einkauf von künstlicher Säuglingsnahrung bereitgestellt werden müssten.[144] (Diese Zahl ist von Krankenhaus zu Krankenhaus unterschiedlich.)

Doch neben den finanziellen Bedenken gibt es auch ethische Bedenken. Es ist sehr wahrscheinlich, dass das Verwaltungspersonal fragen wird: „Warum sollen wir etwas kaufen, was wir umsonst bekommen können?" Diese Frage erscheint logisch, ist es aber in Wirklichkeit nicht. In Kasten 8.5 wird der Frage nachgegangen, warum künstliche Säuglingsnahrung einen derartigen Sonderstatus in amerikanischen Krankenhäusern einnehmen kann.

In den meisten Fällen, vor allem in der Neugeborenenperiode, hat sich gezeigt, dass ausschließliches Stillen von Vorteil ist. Die unüberlegte Verteilung von künstlicher Säuglingsnahrung – entweder als Zufütterung zum „Aufstocken" oder als Ersatz für das Stillen oder als Teil eines Entlassungsgeschenks – wirkt sich kontraproduktiv auf das Stillen aus. Strategien zur Verringerung der Verwendung von künstlicher Säuglingsnahrung und schließlich zur Abschaffung der Annahme von kostenloser künstlicher Säuglingsnahrung, können dann in Angriff genommen werden, wenn die anderen Maßnahmen zur Stillförderung vom Personal vollständig umgesetzt wurden.

7. Schritt: „24-Stunden-Rooming-in" praktizieren – Mutter und Kind werden nicht getrennt.

8.7 Rooming-in

Auch wenn dem Rooming-in in den letzten zehn Jahren sehr viel Aufmerksamkeit gewidmet wurde, so ist es kein neues Konzept. Das erste „Rooming-in"-Projekt wurde in den USA bereits in den 40er Jahren des 20. Jahrhunderts begonnen[145] (☞ Historischer Rückblick). Obwohl prominente Kinderärzte wie John Kennell und Marshall Klaus[146] sich bereits seit den späten 70er Jahren für das Rooming-in einsetzten, wurde dieses Konzept nur langsam in den amerikanischen Kliniken angenommen. Heute ist das Rooming-in in den USA durch die Initiative Stillfreundliches Krankenhaus (BFHI) weiter verbreitet, doch in den meisten Kliniken gibt es nur tagsüber die Möglichkeit des Rooming-ins und die Umsetzung des 24-Stunden-Rooming-ins, wie es in den BFHI-Kriterien gefordert wird, gestaltet sich schwierig.

8.5 Wach auf und riech' den Geruch der künstlichen Säuglingsnahrung

Viele im Gesundheitsbereich Tätige haben mir gesagt, dass sie gerne auf die kostenlose künstliche Säuglingsnahrung in ihren Krankenhäusern verzichten würden, aber sie können es nicht. Sie sagen: „Niemand hier kann verstehen, warum wir unsere künstliche Säuglingsnahrung kaufen sollen, wenn wir sie umsonst bekommen können." Ich würde eine andere Frage stellen: Wie kann es sein, dass künstliche Säuglingsnahrung einen derart hoch begünstigten Status im Krankenhaus genießt?
Welche anderen Produkte für Neugeborene nehmen wir kostenlos an oder erwarten, dass sie uns kostenlos zur Verfügung gestellt werden? In 20 Jahren Berufserfahrung habe ich noch nie gehört, dass jemand sagt: „Lass uns bei den Windelfirmen anfragen, dass sie uns einige Einwegwindeln zur Verfügung stellen, so dass wir sie nicht kaufen müssen." Allerdings: In jedem Krankenhaus, in dem ich gearbeitet habe, hat niemals die Klinik die Windeln bezahlt – sie wurden den Patienten in Rechnung gestellt, genauso wie Spritzen oder sterile Handschuhe. Die Eltern oder deren Krankenkasse tragen die Kosten für diese Sachen. Es scheint also so zu sein, dass Kliniken ohne Frage das in Rechnung stellen, was an dem einen Ende des Babys Verwendung findet, aber nicht was in das andere Ende hineinkommt. Erkläre mir bitte jemand, welche Logik dahinter steht!

Umgekehrt: Was verteilen wir – auf der Wochenstation oder sonst in der Klinik – kostenlos, was deutlich sichtbar mit dem Markennamen gekennzeichnet ist? Es stimmt, wir verteilen Papiertaschentücher, aber da steht nicht „Kleenex®" auf der Packung. Einmalwindeln werden ebenfalls in Paketen angeliefert, auf denen deutlich der Markenname steht, aber es gibt einen deutlichen Unterschied zwischen den Windeln und den Taschentüchern: Die Windeln werden den Patienten *in Rechnung gestellt*, sie erhalten sie nicht kostenlos. Leider stehen auch auf den Sachen in diesen nervtötenden Geschenkpäckchen, die bei der Entlassung überreicht werden, Markennamen, doch das ist eine einmalige Angelegenheit. (Meiner Meinung nach sind diese Geschenkpakete bei der Entlassung ohnehin unethisch.) Künstliche Säuglingsnahrung genießt eindeutig einen meistbegünstigten Status. Warum ist künstliche Säuglingsnahrung der einzige Markenartikel, der während des Krankenhausaufenthalts des Patienten wiederholt kostenlos abgegeben wird?

Krankenhausverwalter, die sich für die Annahme und Verteilung dieser „kostenlosen" Säuglingsnahrung aussprechen, müssten für eine Zeit lang im Krankenhaus aufgenommen werden, um zu verstehen, dass sie ein widersinniges Modell fördern. Waren Sie jemals ein Patient? Haben Sie auf Ihre Krankenhausrechnung geschaut? Wurden Ihnen 7 $ für eine Aspirin®-Tablette in Rechnung gestellt? Glauben Sie, dass das Krankenhaus 7 $ für ein Aspirin® zahlt? Natürlich nicht! Der Preis spiegelt die Frachtkosten für die Lieferung des Medikamentes, die Arbeitskosten für den jungen Mann an der Warenannahme, den Lohn für die Pflegefachkraft, die Ihnen die Tablette bringt, die Kosten für die Müllentsorgung der Schachtel usw. wider. Genauso muss das Krankenhaus auch für die „kostenlose" Säuglingsnahrung Geld aufbringen. Doch wieder einmal genießt die künstliche Säuglingsnahrung einen besonderen Status, denn das Krankenhaus übernimmt bereitwillig die zusätzlichen Kosten zur Verteilung dieses Produktes.

Entziehen wir uns durch die Bevorratung der fütterfertig in Flaschen abgepackten künstlichen Säuglingsnahrung unserer beruflichen und ethischen Verantwortung? Nur wenige von uns, wenn überhaupt jemand, hatte jemals Säuglingsnahrungspulver oder konzentrierte Säuglingsnahrung in der Klinik verfügbar. Wie können wir dann Eltern zeigen und erklären, wie sie die künstliche Säuglingsnahrung korrekt zubereiten? Wenn wir nur fütterfertig zubereitete künstliche Säuglingsnahrung zur Hand haben, haben wir keinen Beweis dafür, dass die flaschengebenden Eltern eine Fähigkeit meistern können, die buchstäblich eine Frage von Leben und Tod sein kann. Wir haben anscheinend keine Gewissensbisse, Eltern nach Hause zu schicken, ohne dass sie diese Fähigkeiten erworben haben, obwohl wir wissen, dass die fütterfertigen Zubereitungen nicht in allen Apotheken und Lebensmittelgeschäften erhältlich sind. (Zugegebenermaßen könnten sie extra bestellt werden.) Wir sollten hier etwas Kontrolle erhalten. Wir sollten aufhören das anzunehmen, was wir erhalten und statt dessen die „unbequemen" Zubereitungsformen von künstlicher Säuglingsnahrung kaufen, damit wir den Eltern zeigen können, wie sie zubereitet werden. Dann können wir die Gegendemonstration der Eltern dokumentieren, die uns beweist, dass sie in der Lage sind, diese Aufgabe selbstständig und sicher auszuführen. Das könnte dann auch die Nebenwirkung haben, dass selbst die Stillgegner – sowohl Eltern als auch Personal – unmittelbar erleben, dass die Flaschenfütterung nicht unbequem, sondern lästig ist.

Es ist der Zeitpunkt gekommen, an dem wir aufhören sollten uns zu fragen, warum sollen wir künstliche Säuglingsnahrung kaufen, wenn wir sie umsonst bekommen können. Es ist Zeit, dass wir uns fragen, warum wir seit mehr als einem halben Jahrhundert mit diesen Probepäckchen hausieren. Es ist Zeit, sich zu fragen, warum wir Klinikgelder dafür verwenden, um die Kosten, die im Zusammenhang mit diesem „kostenlosen" Produkt entstehen, zu decken. Es ist Zeit für die Frage, warum wir Tausende Eltern nach Hause gehen ließen, ohne dass sie gezeigt haben, dass sie in der Lage sind, die künstliche Säuglingsnahrung, die sie wahrscheinlich kaufen werden, korrekt zuzubereiten. Wenn wir uns diese Fragen stellen und beantworten, dann wachen wir vielleicht auf und riechen den Geruch der künstlichen Säuglingsnahrung – und hören auf, unbezahlte Helfer der Säuglingsnahrungsindustrie zu sein.

Von: Biancuzzo, M. *Breastfeeding Outlook* 2001;3:1–2,7.

Historischer Rückblick

Eine Rooming-In-Station im Krankenhaus für neugeborene Säuglinge und ihre Mütter

Quelle: Jackson, E.B.; Olmstedt, R.W.; Foord, A. et al. A hospital rooming-in unit for four newborn infants and their mothers: descriptive account of background, development and procedures with a few preliminary observations. *Pediatrics* 1948;1:28–43.

Eine kurze Umfrage, die 1937 im New Haven Hospital durchgeführt wurde, ergab, dass sich die Mütter nicht ausreichend auf die Pflege ihrer Säuglinge vorbereitet fühlten, nachdem sie aus dem Krankenhaus entlassen wurden. Als Reaktion auf diese Umfrage und die Anfragen von Müttern wurde 1946 in New Haven, Connecticut, eine Rooming-in-Möglichkeit geschaffen. Dabei konnten die Mütter ihre Neugeborenen in einer Wiege neben ihrem Bett haben, wann immer sie dies wollten. Müttern, die den erforderlichen Kriterien entsprachen (z. B. ein gesundes, voll ausgetragenes Neugeborenes), wurde die Möglichkeit zum Rooming-in angeboten.

Wurde stillenden Frauen diese Wahl gelassen, waren ihre Reaktionen 1946 genauso wie bei den Frauen heute, wenn auch in etwas anderen Verhältnissen, als wir sie heute erwarten. In dieser Zeit empfanden die Mütter Rooming-in als ein Privileg und eine typische Antwort, zitiert aus dem Artikel, lautete: „Natürlich, nachdem ich so lange auf mein Baby gewartet habe, möchte ich es bei mir haben!" Eine kleine Minderheit lehnte das Rooming-in mit der Begründung ab, dass sie glaubten, in der Rooming-in-Station weniger Ruhe zu bekommen. Mehrgebärende, die am Rooming-in teilnahmen, sagten allerdings übereinstimmend, dass sie nicht den Eindruck hatten, sie hätten weniger Ruhe als während ihrer vorangegangenen Klinikaufenthalte. Sie sagten, dass ihre vorangegangenen Erfahrungen mit mehr Unruhe verbunden waren, weil sie sich ununterbrochen Sorgen machten, was mit ihren Babys im Kinderzimmer passierte.

Nachdem das Roomimg-in-Projekt umgesetzt worden war, drückten alle Mütter, die daran teilgenommen hatten, einstimmig ihre Zuversicht aus, sich nach der Entlassung um ihre Neugeborenen kümmern zu können. Die Mütter, die von ihren Babys getrennt waren, drückten diese Zuversicht nicht aus.

Man muss daran denken, dass der übliche Klinikaufenthalt 1946 acht Tage dauerte und dass die Mütter mit höherer Wahrscheinlichkeit in der Nähe ihrer eigenen Familien lebten. Es ist schwierig sich vorzustellen, wie Frauen von heute, die sehr viel kürzer in der Klinik bleiben und oftmals Hunderte von Kilometern von ihren Familien entfernt leben, die notwendigen Fähigkeiten und Zuversicht, die sie für die Versorgung ihrer Neugeborenen benötigen, erwerben können, wenn sie von ihren Babys getrennt sind, wenn es sogar den Müttern aus der Zeit um 1946 an Zuversicht mangelte.

8.7.1 Auswirkungen des Rooming-ins

Die Studien, die sich mit den Auswirkungen des Rooming-ins beschäftigen, sind beschränkt und die Ergebnisse gemischt. Eine in Georgia durchgeführte beschreibende Studie suchte nach Faktoren, die eine Vorhersage über das Aufgeben des Stillens innerhalb der ersten sieben Tage zulassen. Das Rooming-in war einer von vier Faktoren, die eine starke Vorhersagekraft besaßen.[147] Eine beschreibende Studie aus den USA ergab eine Korrelation zwischen dem Rooming-in und der Stilldauer.[22] Bis heute haben sich jedoch nur sechs quasi-experimentelle Studien mit den Auswirkungen des Rooming-ins auf das Stillen beschäftigt.[72, 98, 148–151] Die meisten dieser Studien wurden außerhalb der USA durchgeführt.

Brasilianische Mütter sprachen sich eher für das Weiterstillen nach der Klinikentlassung aus, wenn sie Rooming-in gemacht hatten, als die Mütter, deren Neugeborene mit standardmäßiger Pflege im Kinderzimmer versorgt wurden ($p < 0,001$).[148] Schwedische Mütter, deren Neugeborene eine Phototherapie benötigten, stillten im Vergleich zu denen, die von ihrem Neugeborenen getrennt wurden, deutlich häufiger mit vier Wochen ($p < 0,05$) und mit etwas höherer Wahrscheinlichkeit mit 12 Wochen.[149] Erstgebärende aus Nicaragua, die Rooming-in praktizierten und positive Botschaften zum Stillen vermittelt bekamen, stillten nach einer Woche häufiger voll ($p < 0,001$) und nach vier Monaten mit höherer Wahrscheinlichkeit noch überhaupt ($p < 0,05$) als die Mütter aus der Vergleichsgruppe ohne Rooming-in.[72] Mexikanische Erst- und Mehrgebärende wurden in Hinsicht auf die Auswirkungen von Rooming-in und spezieller Anleitung zum Weiterstillen (voll oder teilweise) untersucht. Die Erstgebärenden mit Rooming-in stillten nach einem Monat deutlich häufiger voll als die Erstgebärenden aus der Gruppe ohne Rooming-in.[98] Wenn indonesische Frauen Rooming-in praktizierten, schien die reife Muttermilch schneller einzuschießen als bei den Frauen, die ihre Neugeborenen im Kinderzimmer hatten.[150] Wahrscheinlich ist dies auf das häufigere Saugen der Säuglinge zurückzuführen. In der gleichen Studie konnten deutliche Unterschiede beim Auftreten von Gelbsucht beobachtet werden. Bei 26 % der Säuglinge im Kinderzimmer wurde eine klinische Gelbsucht diagnostiziert, verglichen mit nur 13 % in der Rooming-in-Gruppe.[150] Neugeborene in Japan, die gemeinsam mit ihren Müttern Rooming-in machten, tranken häufiger an der Brust und nahmen in der Zeit unmittelbar nach der Geburt mehr an Gewicht zu.[151]

8.7.2 Widerstand gegen das 24-Stunden-Rooming-in

Im Krankenhaus können Widerstände gegen das 24-Stunden-Rooming-in oder das Rooming-in während des Tages ein wesentliches, aber nicht unüberwindliches Stillhindernis sein. Der Widerstand gegen das Rooming-in kann sowohl vom Personal als auch von den Eltern ausgehen.

Das Personal versucht häufig, die nächtliche Versorgung im Säuglingszimmer mit dem Argument zu rechtfertigen, dass die Mütter müde seien und ihren Schlaf bräuchten. Zu diesem Zweck ersinnen sie oft eine Vielzahl von Möglichkeiten, um die Neugeborenen im Säuglingszimmer zu behalten. Das nächtliche Rooming-in hatte bei schwedischen Müttern weder Einfluss auf die Gesamtzahl der Stunden, die sie schliefen, noch auf ihren Wachzustand am Tag, obwohl sie während der Nacht häufiger stillten.[152] Ein Wissenschaftler aus den USA führte zwei beeindruckende Studien durch. Die eine beschäftigte sich mit den Aspekten des Schlafmusters des Neugeborenen und die andere mit den Aspekten des mütterlichen Schlafmusters von Probanden, die Rooming-in praktizierten, im Vergleich zu Probanden, die kein Rooming-in praktizierten. Die Neugeborenen, die entweder im Säuglingszimmer oder bei ihren Müttern schliefen, wurden während zwei aufeinander folgenden Nächten beobachtet. Die Neugeborenen im Säuglingszimmer weinten häufiger und erhielten weniger Reaktionen durch die Pflegeperson als die Säuglinge, die bei ihrer Mutter waren.[153] Die mütterlichen Aspekte des Schlafs sprachen ebenfalls für das Rooming-in. Die Gesamtzahl der Schlafstunden war in der Gruppe der Mütter mit 24-Stunden-Rooming-in genauso hoch wie in der Gruppe der Mütter, die von 7.00 Uhr bis 22.00 Uhr ihre Säuglinge bei sich hatten.[154] (Interessanterweise nahmen sieben der zehn Mütter aus der Säuglingszimmergruppe Schlafmittel, dennoch schliefen sie nicht mehr als die Mütter aus der 24-Stunden-Rooming-in-Gruppe, die keinerlei Medikamente nahmen.) Neugeborene aus der Rooming-in-Gruppe befanden sich während 33 % der Zeit in der Phase des ruhigen Schlafs, wohingegen die Säuglinge aus der Säuglingszimmergruppe nur 25 % der Zeit im Zustand des ruhigen Schlafs verbrachten ($p < 0,05$). Kurz gesagt: Die Ergebnisse dieser Studien weisen darauf hin, dass Neugeborene mit Rooming-in ein besseres Schlafmuster haben und weniger schreien als die Säuglinge, die im Säuglingszimmer abgegeben werden. Die Schlafmuster der Mütter sind nicht schlechter – und können sogar besser sein – als die der Mütter, deren Neugeborene im Säuglingszimmer sind.

Abgesehen von den Auswirkungen auf das Stillen scheint das Rooming-in noch weitere Vorteile zu bieten. In einem Entwicklungsland verringerte das Rooming-in die Komplikationsrate bei den Müttern und die Kosten.[69] Mütter, die Rooming-in praktiziert haben, verlassen ihre Säuglinge seltener.[155, 156] Dieses Verhalten lässt sich möglicherweise damit erklären, dass Frauen, die ihre Neugeborenen bei sich haben, enger an sie gebunden sind.[157] Das Umfeld scheint häufigere Interaktionen zwischen Mutter und Kind zu fördern: Im Vergleich mit Müttern, die kein Rooming-in praktizieren, sprechen Mütter, die Rooming-in machen, mehr mit ihren Säuglingen und berühren sie öfter. Sie schauen weniger Fernsehen und telefonieren seltener als die Mütter, deren Säuglinge im Kinderzimmer sind.[158]

In den USA sehen Eltern das Rooming-in oftmals eher als Strafe denn als Privileg an. Es ist nicht ungewöhnlich, dass eine Mutter verlangt, dass ihr Neugeborenes für die Nacht ins Säuglingszimmer gebracht wird, damit sie „ihre Ruhe bekommt", und das Gesundheitspersonal unterstützt diese Haltung nicht nur, sondern fordert die Frauen häufig sogar zu diesem Verhalten auf. Oder noch schlimmer: Wohlmeinendes Pflegepersonal pflanzt häufig das Samenkorn für diesen Wunsch.

Manchmal widersetzen sich Mütter dem Rooming-in ganz offen oder lehnen es ab. Doch häufiger bezieht sich ihre Ablehnung auf das nächtliche Rooming-in. Nach meiner eigenen praktischen Erfahrung und laut der spärlichen Literatur zu diesem Thema sind vor allem Erstgebärende, diejenigen, die positive Geburtsvorbereitungskurse besucht haben, und diejenigen, die stillen, bereit oder begierig darauf, Rooming-in zu machen.[159] Mehrgebärende lehnen das nächtliche Rooming-in besonders stark ab. Sie sagen, sie wollen sich ausruhen, ehe sie wieder zu den anderen Kindern nach Hause kommen.

8.7.3 Strategien zur Umsetzung des Rooming-ins

Aus meiner praktischen Erfahrung und der verfügbaren Literatur haben sich einige Strategien entwickelt, die das Rooming-in erleichtern können. Der erste Schritt besteht jedoch darin, festzustellen, ob der Widerstand in erster Linie von der Mutter ausgeht oder vom Personal.

Widerstand beim Personal abbauen

Einige Kollegen sind bereit, Forschungsergebnisse zu lesen und zu akzeptieren, doch viele wollen das nicht. Diejenigen, die nicht dazu bereit sind, sind von ihren eigenen Vorurteilen und Einstellungen blockiert, dass Rooming-in etwas Schlechtes und Lästiges ist. Da sie sich in der Regel auf die Nachteile des Rooming-ins konzentrieren, konzentriere ich mich auf die Nachteile des Säuglingszimmers. Ich weise darauf hin, dass Rooming-in für die Pflegefachkraft meist weniger Arbeit bedeutet – wenn es um die Erledigung von Aufgaben geht. (Es ist mehr Arbeit hinsichtlich der Überwachung des Mutter-Kind-Paares, dem Auffüllen der Schränke usw.) Manchmal lassen sich die Ungläubigen von den besseren Ergebnissen durch Rooming-in überzeugen, wenn ein kleines Qualitätsverbesserungsprojekt durchgeführt wird, an dem sie eventuell auch teilnehmen. Es wäre zum Beispiel einfach, eine Studie über das Auftreten von klinischer Gelbsucht bei Neugeborenen mit und ohne Rooming-in durchzuführen.[160] Überkreuzinfektionen nehmen wahrscheinlich ebenfalls ab, wenn Rooming-in praktiziert wird. Das kann ebenfalls Thema eines Qualitätsverbesserungsprojektes sein.

Manchmal lassen sich negative Verhaltensweisen abbauen, wenn man die Mitarbeiter darauf hinweist, dass ihre verbalen und/oder nonverbalen Botschaften beobachtet wurden. Ich habe viele Nachtschichten gemacht und erinnere mich an eine Pflegefachkraft, die abends arbeitete. Die Kollegin schüttelte ihren Kopf und sagte zu der Mutter: „Sie wollen doch Ihr Baby heute Nacht nicht bei sich im Zimmer behalten, oder?" Als Kollegin könnte ich sie wissen lassen, dass ich das beobachtet habe oder dass die Mutter davon berichtet hat. Ich könnte darauf hinweisen, dass die Mutter eine andere Wahl treffen wollte, aber zu eingeschüchtert war, um darauf zu bestehen. Wäre ich die Vorgesetzte dieser Pflegefachkraft gewesen, hätte ich sie mit ihrem Verhalten konfrontiert und ihr zu verstehen gegeben, dass diese Form der vorurteilsbehafteten Überredung nicht akzeptiert werden kann.

In einigen Krankenhäusern entsteht das Problem mit dem nächtlichen Rooming-in unbeabsichtigt. Ich erinnere mich an ein Krankenhaus, in dem die Säuglinge alle während der Nachtschicht gewogen wurden. Daraus ergab sich, dass die Säuglinge einfach nicht mehr in die Zimmer der Mütter zurückgebracht wurden. Pflegefachkräfte, die sich für das 24-Stunden-Rooming-in einsetzen, müssen diese und ähnliche Situationen erkennen, in denen die Säuglinge ins Kinderzimmer kommen und dann dort festgehalten werden. Ich bin eine große Verfechterin von Rooming-in und Stillen usw. und ich finde es schwierig, wenn nicht unmöglich, mich adäquat um alle Neugeborenen zu kümmern, wenn ich für zehn Säuglinge zuständig bin. Deshalb ist es eine der wichtigsten Strategien darauf zu achten, dass die Wahrscheinlichkeit, dass Neugeborene im Säuglingszimmer auf unbestimmte Zeit „festhängen", soweit wie möglich verringert wird.

Widerstand bei den Müttern abbauen

Eltern können das Rooming-in als etwas Negatives empfinden und dies auch so ausdrücken und sich dagegen aussprechen. Durch Information lässt sich diese Vorstellung verändern. In einer Studie entschieden sich die Mütter für das Rooming-in als eine mögliche und sichere Alternative zur traditionellen Versorgung im Säuglingszimmer, nachdem sie Informationen darüber erhalten hatten.[161] Rooming-in ist selbst dann möglich, wenn die Mutter mit Kaiserschnitt entbunden hat.[162]

Es ist wichtig, dass das Thema Rooming-in bereits in der Schwangerschaft mit den Müttern und ihren Familien besprochen wird. Sonst kommen die Frauen möglicherweise mit der Erwartung in den Kreißsaal, dass ihr Neugeborenes ins Säuglingszimmer kommen wird und sind zu diesem Zeitpunkt wenig geneigt, sich mit alternativen Möglichkeiten auseinander zu setzen. Einzelne Elternpaare oder Eltern in Gruppen über die Vorteile des Rooming-ins zu informieren, ist nur eine mögliche Vorgehensweise. Ziehen Sie auch andere Möglichkeiten in Betracht. Versuchen Sie doch einmal eine Zeitungskampagne in der örtlichen Presse. Wenn es in Ihrer Kirchengemeinde monatliche Müttertreffen gibt, bieten Sie an, einen kurzen Vortrag zu halten. Ein eher an der Gemeinde orientierter Ansatz kann das Bewusstsein schaffen und die sozialen Normen der Gemeinschaft verändern, so dass das Rooming-in schließlich etwas ist, nach dem die Eltern verlangen, statt es abzulehnen.

Ich lasse die Eltern gerne die „negative" Seite der zentralen Säuglingszimmer erkennen und zeige ihnen die subtileren Vorteile des Rooming-ins auf. Wenn die Mutter zum Beispiel sehnsüchtig darauf wartet, dass ihre Milch „einschießt", warne ich sie, dass dies weniger wahrscheinlich während ihres Krankenhausaufenthaltes geschehen wird, wenn sie kein Rooming-in wählt. Rooming-in bietet den Müttern und Neugeborenen die Gelegenheit, sich gegenseitig kennen zu lernen.[163] Ich spreche mit den Müttern gerne darüber, dass sie sich um diese Erfahrung bringen, wenn sie sich für das zentrale Säuglingszimmer entscheiden.

Viele Studien haben die Vorteile des Rooming-ins für das Stillpaar aufgezeigt. Widerstand von den Eltern oder vom Personal beruhen oft auf mangelnder Information oder spiegeln auch kulturelle Vorurteile wider. Viele Strategien, die darauf abzielen, die Einstellung von Einzelpersonen zu verändern oder die sich mehr auf die Gemeinschaft konzentrieren, können Erfolg bringen.

8. Schritt: Zum Stillen nach Bedarf ermuntern.

8.8 Stillen nach Bedarf

Die WHO erklärt: „Stillende Mütter von normalen Babys (auch nach Kaiserschnitt) sollten keinerlei Einschränkungen in Bezug auf Häufigkeit und Dauer der Stillmahlzeiten unterliegen. Sie sollten dazu angeleitet werden, ihre Babys anzulegen, wann immer diese hungrig sind oder so oft das Baby es will, und sie sollten ihre Babys zum Stillen aufwecken, wenn sie zu lange schlafen, oder die Brüste der Mutter zu voll sind."[41] Nur von wenigen Entbindungseinrichtungen in den USA wird diese Anweisung, den Frauen „keine Einschränkungen" aufzuerlegen, perfekt befolgt.

Es gibt viele und sehr unterschiedliche Einschränkungen, zu denen das Hinauszögern des ersten Anlegens, Beschränkungen der Häufigkeit oder Dauer des Anlegens, das Zufüttern mit künstlicher Säuglingsnahrung (einschließlich dem „Aufstocken" der Stillmahlzeit) und der Gebrauch des Beruhigungssaugers gehören. Selbst wenn diese Einschränkungen nicht auferlegt werden, schränkt es das Stillen ein, wenn kein 24-Stunden-Rooming-in praktiziert wird. Dazu erklärt die WHO: „Wirklich uneingeschränktes Stillen ist nur im Rahmen des 24-Stunden-Rooming-ins möglich, das den Müttern erlaubt, auf die Signale ihrer Säuglinge einzugehen, mit denen sie ihre Bereitschaft zum Stillen anzeigen."[20] Das Gegenteil von eingeschränktem Stillen ist das uneingeschränkte Stillen, das auch *Stillen nach Bedarf*, *babygesteuertes Stillen* oder *Stillen entsprechend der Signale* des Säuglings genannt wird. In diesem Buch wird der Begriff *Stillen entsprechend der Signale* des Kindes verwendet, denn er spiegelt den Gedanken Symbiose wider. Der Säugling sendet Signale aus und die Mutter reagiert darauf.

Historischer Rückblick

Stillen nach Bedarf verbessert die Gewichtszunahme und die Stilldauer

Quelle: Illingworth, R.S.; Stone, D.G.H.; Jowett, G.H. et al. Self-demand feeding in a maternity unit. *Lancet* 1952;1:683–687.

Illingworth und Kollegen untersuchten 237 gesunde Neugeborene von der Geburt bis zum Alter von einem Monat. Es gab 106 Neugeborene in der Gruppe, die nach festem Schema gestillt wurden („Plan"-Gruppe). Diese wurden sechs Mal in 24 Stunden gestillt. In der nach Bedarf gestillten Gruppe („Bedarfs"-Gruppe) befanden sich 131 Säuglinge, die immer dann gestillt wurden, wenn sie danach verlangten. Alle Säuglinge waren in der gleichen Klinik und wurden von den gleichen Ärzten und dem gleichen Pflegepersonal betreut, bis sie am neunten Tag nach der Geburt entlassen wurden.

Die Forscher bemerkten, dass die nach Bedarf gestillten Säuglinge zwischen dem vierten und siebten Tag am häufigsten nach der Brust verlangten und die Mehrheit wurde öfter als sechs Mal innerhalb von 24 Stunden gestillt. Bei den nach Bedarf gestillten Probanden war die Gewichtszunahme besser. Am neunten Tag post partum hatten 49,1 % der nach Bedarf gestillten Säuglinge ihr Geburtsgewicht wieder erreicht, verglichen mit 36,1 % der Säuglinge aus der „Plan"-Gruppe. Testwiegungen ergaben eine starke positive Korrelation zwischen der Gewichtszunahme und der aufgenommenen Milchmenge. Pathologische Brustdrüsenschwellungen und wunde Mamillen traten bei den Müttern der „Plan"-Gruppe doppelt so häufig auf, wie bei den Müttern, die nach Bedarf stillten. Es war zwar nicht statistisch signifikant, aber die nach Bedarf gestillten Säuglinge wurden länger weitergestillt: Bei der Entlassung wurden 88 % der Säuglinge der „Plan"-Gruppe voll gestillt, verglichen mit 94 % der „Bedarfs"-Gruppe. Mit einem Monat wurden noch 80 % der „Bedarfs"-Gruppe gestillt verglichen mit nur 65 % der nach Zeitplan gestillten Säuglinge ($p < 0,01$).

Nachfolgende Studien haben diese Ergebnisse bestätigt, vor allem, dass Stillen nach Bedarf in Zusammenhang steht mit einer längeren Stillzeit während der Neugeborenenperiode und darüber hinaus.

Copyright 2001 Marie Biancuzzo. Vorgestellt auf der International Conference on the Theory and Practice of Breastfeeding Management, Orlando, Fl, 19. Januar 2001.

Wird das Stillen hinsichtlich der Häufigkeit oder der Dauer des Anlegens eingeschränkt, wird von *Stillen nach Plan* gesprochen. Beim Stillen nach Plan erhält der Säugling meist sechs oder eventuell auch acht Stillmahlzeiten in 24 Stunden, doch das entspricht nicht der physiologischen Norm. Wenn keinerlei Einschränkungen gemacht werden und Mutter und Kind ihren Instinkten überlassen werden, gibt es eine große Spannbreite, sowohl was die Häufigkeit als auch was die Dauer der Stillzeiten betrifft. Eine Stillmahlzeit kann vom 5. bis 7. Tag nach der Geburt zwischen fünf und 30 Minuten dauern.[164] Zahl und Dauer der Stillmahlzeiten sind bei uneingeschränktem Stillen deutlich höher, als das, was beim Stillen nach Plan erlaubt wird. Während des ersten Lebensmonats sind zehn bis 15 Stillmahlzeiten innerhalb von 24 Stunden nicht ungewöhnlich.[165] Amerikanische Mütter bieten ihren Säuglingen die Brust während der ersten zwei Wochen zwischen 6,5 bis 16,5 Mal innerhalb von 24 Stunden an und mit einem Monat sind es zwischen 5 und 11 Stillmahlzeiten in 24 Stunden.[166]

8.8.1 Folgen des uneingeschränkten Stillens

Uneingeschränktes Stillen wirkt sich sowohl auf die Mutter als auch auf den Säugling aus. Die bemerkenswertesten Auswirkungen beim Säugling beziehen sich auf die insgesamt aufgenommene Milchmenge, den Gewichtsverlust und die Serumbilirubinwerte. Bei der Mutter wirkt sich uneingeschränktes Stillen in erster Linie auf den initialen Milcheinschuss und wunde Mamillen aus. Der Einfluss auf die Stilldauer betrifft sowohl Mutter als auch Kind.

Auswirkungen auf Milchaufnahme und Gewichtszu- und -abnahme

Bereits 1952 begannen sich die Argumente für das uneingeschränkte Stillen zu häufen. In einer quasi-experimentellen Studie wurden voll gestillte Säuglinge, die uneingeschränkt gestillt wurden, mit Säuglingen verglichen, die sechs Mal pro Tag gestillt wurden. Es zeigte sich, dass 49 % der uneingeschränkt gestillten Säuglinge ihr Geburtsgewicht am neunten Tag wieder erreicht hatten, während dies bei den nach Plan gestillten Säuglingen nur bei 36 % der Fall war.[167] In späteren Studien konnte eine Korrelation zwischen Gewichtszunahme und Milchaufnahme und häufigerem Stillen an den Tagen 3 und 5[168] sowie 15[169], nicht aber am Tag 35[169] festgestellt werden. Es sieht so aus, als ob die Stillhäufigkeit in der Neugeborenenperiode der ausschlaggebende Punkt für die Milchaufnahme und Gewichtszunahme ist, danach jedoch nicht mehr. Das passt zu der Beobachtung, dass sich die Milchbildung im gleichen Zeitraum entsprechend der aus der Brust entleerten Milchmenge reguliert.[170]

Auswirkungen auf den Bilirubinwert

Bereits vor 20 Jahren zeigte DeCarvalho, dass es einen eindeutigen Zusammenhang zwischen der Stillhäufigkeit (mehr als acht Mal innerhalb von 24 Stunden) in den ersten Lebenstagen und niedrigeren Serumbilirubinwerten am dritten Lebenstag gab.[171] Eine später durchgeführte prospektive Studie ergab eine starke Korrelation zwischen der Zahl der Stillmahlzeiten am ersten Lebenstag und niedrigeren Serumbilirubinwerten am sechsten Tag.[168]

Auswirkungen auf den initialen Milcheinschuss und das Wundsein der Mamillen

Bei geringer Stimulation der Mamillen verzögert sich das Einsetzen der reichlichen Milchbildung. Dadurch schwillt die Brust an und die Mamillen werden kürzer und können nicht mehr so gut erfasst werden. Das wiederum führt zu einem frustrierten Kind, das Schwierigkeiten hat, an der angeschwollenen Areola und der kurzen Mamille anzusaugen. Und so nimmt eine Reihe von unangenehmen Ereignissen ihren Lauf.

Lange Zeit wurde geglaubt, dass wunden Mamillen vorgebeugt werden könne, wenn die Dauer des Anlegens eingeschränkt würde. Doch es gibt keinen Beleg für diese Annahme. Werden Frauen, die uneingeschränkt die Brust anbieten, mit Frauen verglichen, die nach Plan stillen, ließen sich keine Unterschiede hinsichtlich der Brustdrüsenschwellung und wunder Mamillen feststellen. Das heißt, den uneingeschränkt stillenden Frauen ging es „nicht schlechter" als den Frauen, die nach Plan stillten.[172, 173] Eine neuere Untersuchung hat ergeben, dass stark eingeschränktes Stillen mit einem vermehrten Auftreten von wunden Mamillen, Brustdrüsenschwellung und der Notwendigkeit zuzufüttern in Zusammenhang steht.[174]

Auswirkungen auf die Stilldauer

Studien haben gezeigt, dass uneingeschränktes Stillen und verzögertes Abstillen miteinander korrelieren. Mit einem Monat wurden 80 % der uneingeschränkt gestillten Säuglinge gestillt, während das nur noch bei 65 % der nach Plan gestillten Säuglinge der Fall war.[167] (☞ Abb. 8.3) Auch nach sechs Monaten gab es eine deutliche Korrelation zwischen uneingeschränktem Stillen und hinausgezögertem Abstillen ($p < 0,0005$).[173] Eine prospektive Studie aus Brasilien ergab, dass Säuglinge, die während des Krankenhausaufenthaltes und des ersten Monats mehr als sechs Mal pro Tag gestillt wurden, mit größerer Wahr-

8 Strategien zur Förderung des erfolgreichen Stillens

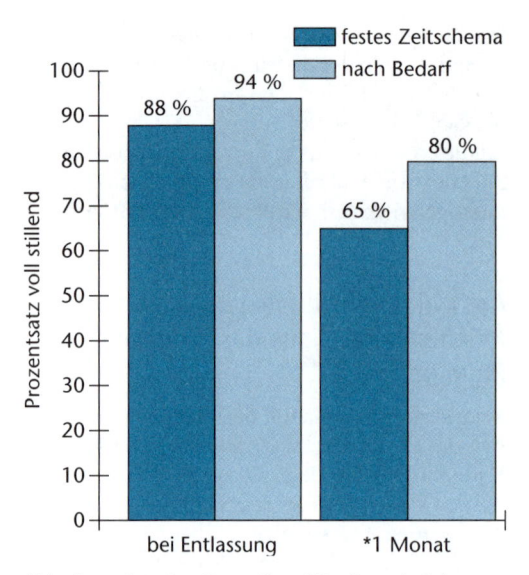

Abb. 8.3 Anteil voll gestillter Säuglinge bei der Entlassung aus der Klinik und im Alter von einem Monat. [F210-001]

scheinlichkeit noch mit drei und sechs Monaten gestillt wurden.[175]

8.8.2 Hindernisse und Strategien für das Stillen nach Bedarf

Es ist ein wesentliches Hindernis für das Stillen nach Bedarf, dass die Eltern oder die Pflegeperson die frühen Hungerzeichen möglicherweise nicht erkennen. Es hilft, dieses Problem zu überwinden, indem Eltern und Pflegepersonal entsprechend geschult werden. Videoaufnahmen, in denen die frühen Hungerzeichen vollständig zu sehen sind, sind besonders hilfreich. Manche Eltern können die frühen Hungerzeichen erkennen, wenn sie einigermaßen auffallend sind, doch subtile Anzeichen, wie sie auftreten wenn das Neugeborene Schmerzmitteln, Betäubungsmitteln oder Magnesiumsulfat ausgesetzt war, bleiben oft unbemerkt. Und um schließlich noch auf etwas Offensichtliches hinzuweisen: Eltern können die frühen Hungerzeichen ihres Säuglings nicht erkennen, wenn er einige Hundert Meter entfernt im zentralen Säuglingszimmer liegt. Rooming-in erleichtert das Stillen nach Bedarf.

Menschen denken oftmals in bestimmten Zeiteinheiten. Dieses Denken stellt ein etwas subtileres Hindernis für das Stillen nach Bedarf dar. Im Laufe der Jahre habe ich gelegentlich beobachtet,

dass Eltern und Pflegepersonal auf die Frage, wie oft ein Baby gestillt werden sollte, mit einer Zeitangabe antworten. Scheinbar wissen sie nicht, dass die Zeitangaben nur ein Abschätzen erlauben, wohingegen die Hungerzeichen eine eindeutige Möglichkeit bieten, um festzustellen, wann Säuglinge essen müssen. Ein weiteres Problem ist, dass das Personal den Eltern häufig sagt, dass die Zeit keine Rolle spielt und anschließend fragt: „Wie viele Minuten hat es an jeder Seite getrunken?" Solche widersprüchlichen Botschaften sind keine Hilfe für das Stillen nach Bedarf.

Es kann gesagt werden, dass das Einschränken der Stillhäufigkeit und der Stilldauer keinen ersichtlichen Vorteil bringt, aber viele negative Auswirkungen mit sich bringt. Stillen nach Bedarf – das heißt, stillen wann immer der Säugling Hungerzeichen zeigt und so lange zu stillen, bis er zu erkennen gibt, dass er satt ist – hat viele Vorteile für Mutter und Kind.

9. Schritt: Gestillten Säuglingen keine künstlichen Sauger oder Beruhigungssauger (auch Schnuller genannt) geben.

8.8.3 Beruhigungssauger und künstliche Sauger

Die Verwendung von Beruhigungssaugern und künstlichen Saugern wurde in jüngerer Zeit recht kontrovers betrachtet. Die „Zehn Schritte zum erfolgreichen Stillen" verbieten den Einsatz von künstlichen Saugern und Beruhigungssaugern bei gestillten Säuglingen. Bis vor ein oder zwei Jahren hatten Verbraucher und medizinisches Personal das Problem, dass es kaum Untersuchungen gab, die die Empfehlungen der WHO unterstützen, keine künstlichen Sauger zu verwenden.

Um dieses Thema zu verstehen, ist es wichtig, zunächst einmal zwischen dem Beruhigungssauger und dem künstlichen Sauger zu unterscheiden. Künstliche Sauger werden auf eine Flasche mit Flüssigkeit gesetzt, und der Säugling beginnt mit nutritivem Saugen, um die Flüssigkeit in seine Mundhöhle zu bekommen.

Wie in Kapitel 3 beschrieben, kann es zu einer Prägung auf künstliche Objekte kommen. Ob das Saugen an einem künstlichen Sauger zu einer so genannten Saugverwirrung führen kann, ist ungewiss. Doch viele Berichte von Müttern und medizinischem Fachpersonal, die in der Literatur veröffentlicht[176, 177] und aus der klinischen Praxis bekannt sind, weisen darauf hin, dass es für manche Säuglinge schwierig ist, an der Mamille der

Mutter anzusaugen, nachdem sie das Saugen an einem künstlichen Sauger erlernt haben. Obwohl es keine Studien gibt, die hier Ursache und Wirkung untersucht haben, um dieses Phänomen zu erklären, hat sich deutlich herausgestellt, dass die Saugmechanismen an einem künstlichen Sauger sich deutlich von dem Saugmechanismus an der mütterlichen Mamille unterscheiden.[178–181] Künstliche Sauger und die unterschiedlichen Formen von künstlichen Saugern sowie ihre Auswirkungen werden in Kapitel 16 besprochen. Hier beschränkt sich die Diskussion auf Beruhigungssauger.

Beruhigungssauger, die auch Schnuller oder Nuckel genannt werden, haben eine interessante Geschichte, die von Kramer und Kollegen beschrieben wird.[199] Unter Berufung auf andere Quellen erklären sie, dass kleine Beruhigungssauger aus Lehm in Gräbern aus der Zeit um etwa 1000 v. Chr. gefunden wurden.[182] Zu Beginn des 20. Jahrhunderts wurden Beruhigungssauger jedoch als Produkt des „perversen amerikanischen Erfindungsgeistes",[183] als „Folterinstrument"[184] und „Fluch der Babyzeit"[185] bezeichnet. Im starken Gegensatz zu dieser Sichtweise ist der Beruhigungssauger in der heutigen amerikanischen Gesellschaft ein routinemäßig gekaufter und verwendeter Gegenstand. Es gibt eine Vielzahl verschiedener Marken und Formen[186] und mehr als die Hälfte aller Eltern bieten Beruhigungssauger an.[187–189] Etwa 94 % der Eltern, die einen Beruhigungssauger einsetzen, führen ihn ein, ehe das Kind zwei Wochen alt ist.[191]

Eltern oder auch Gesundheitspersonal erklären den Gebrauch des Beruhigungssaugers oft mit Vernunftsgründen und glauben, dass der Beruhigungssauger harmlos oder sogar unverzichtbar sei. Es gibt Hinweise dafür, dass ein Hauptgrund für das Anbieten eines Beruhigungssaugers das Verhalten des Säuglings ist.[192] Es wird oft gesagt, dass Säuglinge ein starkes Saugbedürfnis haben – was korrekt ist – aber es ist selten oder gar nicht bekannt, dass das Stillen an der Brust dieses Bedürfnis stillt. In einer Studie boten *alle* Eltern einen Beruhigungssauger an, um ein quengelndes Baby zu besänftigen.[193] Untersuchungen belegen, dass Beruhigungssauger einen Säugling bei unangenehmen Prozeduren (z.B. Fersenblutabnahme,[194–196] Beschneidung[197] oder venöse Blutentnahme[198]) beruhigen, aber es gibt keinen Beleg dafür, dass sich allgemeines „Quengeln" durch einen Beruhigungssauger verringern lässt.[199] Wahrscheinlich ist der Beruhigungssauger eher in der Kultur verwurzelt und stillt die Bedürfnisse der Eltern, nicht unbedingt die der Säuglinge.

Manchmal ist es schwierig, Studienergebnisse zu interpretieren, denn Eltern, die Beruhigungssauger verwenden, haben sowohl andere soziodemographische Merkmale als auch andere Verhaltensweisen hinsichtlich der Elternschaft als Eltern, die keine Beruhigungssauger einsetzen. So bieten zum Beispiel jüngere Eltern mit niedrigerem Bildungsstand häufiger Schnuller an.[200] Diese Merkmale stehen auch in Zusammenhang mit frühzeitigem Abstillen. Genauso sind Eltern, die einen Beruhigungssauger anbieten, weniger konsequent darin, ihre Kleinkinder zum Zähneputzen anzuhalten.[201–202] Das weist darauf hin, dass Eltern, die einen Beruhigungssauger anbieten, weniger Motivation aufbringen für gesundheitsfördernde Verhaltensweisen wie das Stillen.

8.8.4 Auswirkungen des Beruhigungssaugers auf das Stillen

Beruhigungssauger scheinen sich negativ auf das Ansaugen auszuwirken. Righard beobachtete, dass bei Säuglingen mit falschem Saugverhalten häufig Beruhigungssauger eingesetzt wurden.[203] Diese Saugprobleme traten zudem häufiger bei Säuglingen auf, die regelmäßig einen Beruhigungssauger hatten, verglichen mit den Säuglingen aus der Kontrollgruppe, die keinen Beruhigungssauger erhielten.[204] Righard und Alade wiesen nach, dass Mütter von Säuglingen, die den Beruhigungssauger für mehr als zwei Stunden täglich gebrauchten, mehr Stillprobleme hatten.[96] Diese Beobachtung wurde von anderen bestätigt.[205, 206] Centuori und Kollegen erkannten, dass der Gebrauch des Beruhigungssaugers in der Klinik einen signifikanten Zusammenhang mit wunden Mamillen in diesem Zeitraum hatte ($p < 0.02$).[207] Im Vergleich mit Müttern, die keinen Beruhigungssauger geben, beschreiben Mütter, die einen Beruhigungssauger anbieten, das Stillen mit zwölf Wochen häufiger als „unbequem" und berichten über eine zu geringe Milchmenge.[189]

Die Verwendung des Beruhigungssaugers ist mit einer verminderten Stillhäufigkeit verbunden[189, 206] und stellt eine Möglichkeit dar, die Stillmahlzeit zu beenden.[206, 208] Selteneres Stillen kann sich negativ auf die Milchbildung auswirken und die Wahrscheinlichkeit einer erneuten Empfängnis erhöhen.[209]

Es gibt mehrere Studien, die feststellen sollten, wie sich der Beruhigungssauger auf das Stillen und frühes Abstillen auswirkt. Untersuchungen in Schweden,[96, 208, 210] England[211], Neuseeland[212, 213], Brasilien,[205, 206, 214] Finnland, Italien[127, 207] und den USA[189] haben gezeigt, dass der Gebrauch des Beruhigungssaugers mit frühzeitiger Beendigung der Stillzeit zusammenhängt. Allerdings unterstützen diese beschreibenden Studien keine Ursache-Wirkung-Beziehung, es gibt nur einen Zusammenhang. Außerdem wird in einigen dieser Untersuchungen die tatsächliche Zeit gemessen, in der der Beruhigungssauger eingesetzt wurde („Zeit im Mund"), in anderen hingegen nicht. Verstärkter Gebrauch des Beruhigungssaugers korreliert positiv mit frühzeitigem Abstillen. Es sieht allerdings so aus, als ob es einen Zusammenhang mit dem Abstillen vor drei Monaten gibt, danach jedoch nicht mehr.[189]

Eine in Kanada durchgeführte Untersuchung berichtet von einer Beziehung zwischen der Verwendung des Beruhigungssaugers und frühem Abstillen.[199] Bei der Betrachtung dieser Studie muss jedoch beachtet werden, dass die Probanden zwar randomisiert und entweder der Studiengruppe oder der Kontrollgruppe zugeteilt wurden, doch die Gruppen nicht aus „Beruhigungssaugerverwendern" und „Nichtverwendern" bestanden. Stattdessen war es so, dass die Eltern in der Untersuchungsgruppe dazu angeleitet wurden, den Beruhigungssauger zu vermeiden und ihnen alternative Möglichkeiten zur Beruhigung erklärt wurden, während die Eltern in der Kontrollgruppe lediglich Anleitungen zu Beruhigungstechniken erhielten. Wie bereits beschrieben, neigten die Eltern aus der Untersuchungsgruppe zu selteneren Gebrauch des Beruhigungssaugers. Wurde die Randomisierung außer Acht gelassen (d.h., die Forscher beobachteten sowohl die Kontrollgruppe als auch die Untersuchungsgruppe), gab es eine starke Korrelation zwischen dem Gebrauch des Beruhigungssaugers und dem frühen Beenden des Stillens. Das stimmt mit den Ergebnissen von bereits zuvor hier beschriebenen Untersuchungen überein. In Tabelle 8.1 sind Studien über die Auswirkungen des Beruhigungssaugers auf das frühe Abstillen zusammengefasst.

Die von Victora und Kollegen durchgeführte Studie[206] (☞ Aus der Forschung) beschäftigte sich nicht nur mit der Frage der Stilldauer, sondern auch mit den Merkmalen der Mütter, die sich auf den Beruhigungssauger zum Beruhigen und Trösten ihrer Kinder verlassen.

Diese Studie ist sehr aufschlussreich, denn sie ermöglicht dem Leser die Beziehung zwischen dem Verhalten der Eltern und dem Stillergebnis zu verstehen. Das heißt, dass Mütter, die den Beruhigungssauger anbieten, zu einem einschränkenden Stillverhalten neigen und dieses Verhalten, nicht der Beruhigungssauger, kann das frühe Beenden des Stillens erklären (☞ Abb. 8.4). Diese ethnographische Komponente macht es schwierig festzustellen, ob der Beruhigungssauger per se schuld an dem frühzeitigen Abstillen ist.

Aus der Forschung

Wirken sich Beruhigungssauger auf das Stillen aus?

Quelle: Victora, C.G.; Behague, D.P.; Barros, F.C. et al. Pacifier use and short breastfeeding duration: cause, consequence or coincidence? *Pediatrics* 1997;99:445–453.

Fokus
Diese prospektive Studie stützte sich auf einen kombinierten epidemiologischen und ethnographischen Ansatz. Das epidemiologische Ziel war es, (1) die Verwendung des Schnullers und das Stillverhalten zu beschreiben, (2) die Beziehung zwischen dem Schnullergebrauch und dem nachfolgenden Stillen zu untersuchen, (3) den umgekehrten Kausalzusammenhang zu überprüfen, (4) die Mechanismen, die das Bindeglied zwischen den Verbindungen bildeten, zu verstehen, (5) eine große Zahl der möglichen Störgrößen auszuschließen und (6) Faktoren auszumachen, die die Beziehung zwischen Beruhigungssaugern und Stillen verändern können. Die ethnographische Studie hatte die Zielsetzung herauszufinden, (1) wie sehr und warum Mütter den Beruhigungssauger schätzen, (2) wie Mütter zum Gebrauch des Schnullers anregten, (3) wie leicht Säuglinge tatsächlich Beruhigungssauger annehmen und (4) das Vorhandensein von Selbst-Auswahl.

Ergebnisse
Etwa die Hälfte der Mütter nahmen den Beruhigungssauger mit ins Krankenhaus und einen Monat nach der Geburt verwendeten etwa 85 % der Mütter einen Beruhigungssauger. Einige Mütter, die keinen Beruhigungssauger verwendeten solange sie stillten, setzen ihn nach dem Abstillen ein, was auf einen umgekehrten Kausalzusammenhang hindeutet. Flaschen waren eine mögliche Störgröße, da 84 % der einen Monat alten Säuglinge Flaschen erhielten. Es gab einen starken Zusammenhang zwischen dem Gebrauch des Beruhigungssaugers mit einem Monat und dem Abstillen; eine stärkere Verwendung des Beruhigungssaugers (mehrere Stunden pro Tag) stand in direktem Zusammenhang mit

8.8 Stillen nach Bedarf

Autor	Land	n	Zeitpunkt der Beurteilung	Studiendesign	Ergebnis	Bemerkungen
Aarts, 1999[210]	Schweden	506	Alle 14 Tage	Beschreibend, prospektiv, longitudinal	Gebrauch des Beruhigungssaugers verbunden mit weniger Stillmahlzeiten innerhalb von 24 Stunden; früheres Beenden des Stillens insgesamt; früheres Beenden des ausschließlichen Stillens verglichen mit den Stillpaaren ohne Beruhigungssauger	Diese Beziehungen wurden bei Daumenlutschern nicht gefunden.
Barros et al., 1995[205]	Brasilien	605	1, 4, 6 Monate	Beschreibend, prospektiv, longitudinal	Signifikant höheres Abstillrisiko vor einem Monat	Es wurde bei allen Säuglingen Rooming-in praktiziert; die Auswirkungen des Beruhigungssaugers blieben auch nach Berücksichtigung der Störgrößen bestehen.
Hornell et al., 1999[208]	Schweden	506	Alle 14 Tage	Beschreibend, prospektiv, longitudinal	Signifikant höheres Abstillrisiko vor 6 Monaten, wenn ein Beruhigungssauger verwendet wurde (p<0,03); Einsatz des Beruhigungssaugers korrelierte mit der Stillhäufigkeit	Nur Mehrgebärende
Howard et al., 1999[248]	USA	265	2, 6, 12, 24 Wochen und danach alle 90 Tage bis zum Abstillen	Beschreibend, prospektiv, longitudinal	Einführung des Beruhigungssaugers vor sechs Wochen stand in signifikantem Zusammenhang mit früherer Beendigung des vollen Stillens	Verwendung des Beruhigungssaugers korrelierte mit der Stillhäufigkeit.
Kramer et al., 2001[199]	Kanada	258	4, 6, 9 Wochen	Kontrolliert und beschreibend, doppelblind	Täglicher Gebrauch des Beruhigungssaugers verringerte sich signifikant, wenn die Eltern andere Methoden zur Beruhigung des Säuglings erlernten; keine Verbesserung von unruhigem Verhalten bei Verwendung eines Beruhigungssaugers. Wenn	Autoren kamen zu dem Schluss, dass „die Verwendung eines Beruhigungssaugers ein Marker für Stillschwierigkeiten oder eine verringerte Motivation für das Stillen, statt einer echten Ursache für frühes Abstillen ist."

(Fortsetzung nächste Seite)

8 Strategien zur Förderung des erfolgreichen Stillens

Autor	Land	n	Zeitpunkt der Beurteilung	Studiendesign	Ergebnis	Bemerkungen
Kramer et al., 2001[199]					die zufällige Zuordnung ignoriert wurde, gab es einen starken Zusammenhang zwischen dem Abstillen vor 3 Monaten und dem täglichen Gebrauch des Beruhigungssaugers	
Righard & Alade, 1992[96]	Schweden	82	4–6 Tage, 4 Monate	Beschreibend, prospektiv, longitudinal	Wenn voll stillende Mütter mehr als zwei Stunden täglich den Beruhigungssauger verwendeten, bestand eine höhere Wahrscheinlichkeit für das Abstillen vor vier Monaten, als wenn kein Beruhigungssauger verwendet wurde.	Die Intervention bestand darin, falsche Stillpositionen zu korrigieren, nicht das Vorenthalten des Beruhigungssaugers.
Righard & Alade, 1997[191]	Schweden	82	4–5 Tage, 4 Monate	Beschreibend, prospektiv, longitudinal	Voll stillende Mütter, die einen Beruhigungssauger verwendeten, hatten mit höherer Wahrscheinlichkeit mit vier Monaten abgestillt als Mütter, die keinen Beruhigungssauger verwendeten ($p<0{,}03$). Säuglinge mit Beruhigungssauger setzten auch falsche Saugtechniken ein.	Es ist schwierig festzustellen, ob das Abstillen mit dem Gebrauch des Beruhigungssaugers in Verbindung stand, da das schlechte Anlegen den Milchtransfer beeinträchtigt haben könnte und damit das Weiterstillen.
Riva et al., 1999[127]	Italien	1601	1, 3, 6, 12 Monate	Beschreibend, prospektiv, longitudinal	Sowohl voll als auch teilweise stillende Mütter stillten mit größerer Wahrscheinlichkeit ab, wenn sie im ersten Lebensmonat einen Beruhigungssauger einführten ($p<0{,}1$).	Stillen wurde nach WHO definiert. Es wurde nicht versucht, das Ausmaß des Gebrauchs des Beruhigungssaugers zu messen.
Schubiger et al., 1997[122]	Schweiz	602	5. Tag, dann 2, 4, 6 Monate	Quasi-experimentell, longitudinal, prospektiv	Bei randomisierter Gruppeneinteilung konnte kein signifikanter Unterschied der Stilldauer in Bezug auf die Verwendung oder Nicht-Ver-	Einzige Studie, in der die Verwendung des Beruhigungssaugers und der Zufütterung in der Studiengruppe eingeschränkt wurde.

(Fortsetzung nächste Seite)

8.8 Stillen nach Bedarf

Autor	Land	n	Zeitpunkt der Beurteilung	Studiendesign	Ergebnis	Bemerkungen
Schubiger et al., 1997[122]					wendung eines Beruhigungssaugers festgestellt werden.	In der Studiengruppe verletzten 46 % das Studienprotokoll (z.B. Anbieten von zusätzlicher Nahrung oder des Beruhigungssaugers).
Victora et al., 1993[249]	Brasilien	354	Daten wurden in Abständen von einem Monat im Alter von 1 bis 18 Monate erhoben	Beschreibend, longitudinal	Im Alter von einem Monat verwendeten 67 % der gestillten Säuglinge täglich einen Beruhigungssauger und 94 % erhielten zusätzlich andere Flüssigkeiten. Mit einem Monat wurden nur mehr 294 Säuglinge gestillt. Diejenigen, die überhaupt einen Beruhigungssauger erhielten, waren mit 2,7fach höherer Wahrscheinlichkeit vor 6 Monaten abgestillt als die Säuglinge, die keinen Beruhigungssauger hatten (p<0,001). Die Dauer des Einsatzes des Beruhigungssaugers stand in direkter Beziehung zum Abstilltrend.	Selbst unter Berücksichtigung von Alter und Zufütterung blieb der Trend bestehen. Unklar, wann die Daten erhoben wurden (prospektiv oder retrospektiv nach dem Erinnerungsvermögen der Mütter)
Victora et al., 1997[206]	Brasilien	450	1, 3, 6 Monate	Beschreibend, prospektiv, longitudinal	Mütter bemühten sich stark, ihren Säugling an den Beruhigungssauger zu gewöhnen. Säuglinge, die regelmäßig einen Beruhigungssauger erhielten, waren vier Mal so oft mit sechs Monaten abgestillt, wie Säuglinge, die keinen Beruhigungssauger hatten.	Die einzige Studie, die sich sowohl mit epidemiologischen als auch ethnographischen Faktoren beschäftigte.
Vogel et al., 2001[213]	Neuseeland	350	1, 2, 3, 6, 9, 12 Monate	Beschreibend, prospektiv, longitudinal	Täglicher Gebrauch des Beruhigungssaugers bedeutete ein höheres Risiko für frühzeitiges Abstillen, aber „nicht-täglicher	Mütter wurden vor der Geburt darüber befragt, ob sie nach der Geburt einen Beruhigungssauger verwenden wollten.

(Fortsetzung nächste Seite)

Autor	Land	n	Zeitpunkt der Beurteilung	Studiendesign	Ergebnis	Bemerkungen
Vogel et al., 2001[213]					Gebrauch" stand in keinem Zusammenhang mit dem Abstillzeitpunkt. Erstgebärende verwendeten häufiger Beruhigungssauger als Mehrgebärende. Zuversicht stand ebenfalls in Relation zum Gebrauch des Beruhigungssaugers.	

Tab. 8.1 Auswirkungen des Beruhigungssaugers auf die frühzeitige Beendigung des Stillens. Copyright 2002 Marie Biancuzzo.

der Beendigung des Stillens. Außerdem sahen Mütter den Beruhigungssauger als „Luxus" an und viele regten den Säugling verstärkt dazu an, den Beruhigungssauger zu akzeptieren, selbst wenn der Säugling ihn ablehnte. Mütter, die den Beruhigungssauger vermehrt einsetzten (mehrere Stunden pro Tag und verstärkte Bemühungen, dem Säugling den Beruhigungssauger anzugewöhnen) neigten mehr zu einem Stillverhalten, das das Stillen nach Bedarf einschränkte.

Stärken und Schwächen der Studie
Eindeutige Stärken dieser Studie waren die große Probandenzahl und die sorgfältige Beachtung von Störgrößen. Die Studie wurde in Brasilien durchgeführt und nur wenige Säuglinge wurden voll gestillt. Beides schränkt die Verallgemeinerung der Ergebnisse auf andere Bevölkerungsgruppen ein.

Klinische Anwendung
Wie bereits frühere Untersuchungen ergab auch diese Studie einen Zusammenhang zwischen der früheren Beendigung des Stillens und dem Gebrauch eines Beruhigungssaugers. Dennoch ist dies die erste Studie, die darauf hinweist, dass der Beruhigungssauger nicht schuld am frühzeitigen Abstillen ist. Stattdessen betont die Beobachtung, dass Frauen den Beruhigungssauger schätzen und ihn dazu einsetzen das Stillen nach Bedarf einzuschränken, die Notwendigkeit einer verstärkten Aufklärung der Verbraucher und einer Veränderung des kulturellen Paradigmas. Die Mütter müssen dabei unterstützt werden, realistische Vorstellungen über die Bedürfnisse des Neugeborenen nach häufigem Stillen und Nähe zu entwickeln.

8.8.5 Andere Folgen des Beruhigungssaugers

Beruhigungssauger haben nicht nur negative Auswirkungen auf das Stillen. Infektionen, Zahnprobleme, entwicklungsneurologische Schwierigkeiten und andere Probleme stehen in Zusammenhang mit dem Gebrauch von Beruhigungssaugern.

Infektionen

Bei Säuglingen, die einen Beruhigungssauger erhalten, gibt es häufiger Infektionen. Am bekanntesten ist das verbreitete Auftreten von Mittelohrentzündungen bei Säuglingen mit Beruhigungssauger.[200, 216] Genauer gesagt kommen akute Mittelohrentzündungen bei Säuglingen, die einen Schnuller haben, um 500 %[217] bis 100 %[218] häufiger vor. In einer Metaanalyse von 22 Studien wurde in sechs verschiedenen Ländern der Beruhigungssauger als Risikofaktor für Mittelohrentzündungen ausgemacht.[219] Außerdem besteht ein Zusammengang zwischen häufigeren Infektionen mit Mundsoor (Candida) und routinemäßigem Einsatz des Beruhigungssaugers.

Zahnprobleme

Üblicherweise beginnt der Gebrauch des Beruhigungssaugers im Säuglingsalter. Saugen Vor-

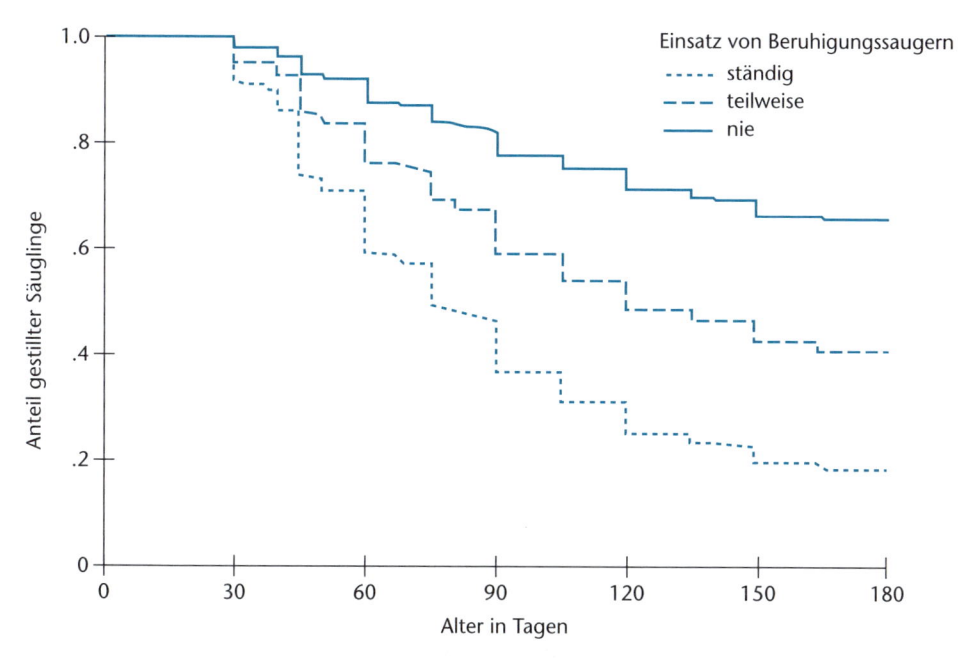

Abb. 8.4 Anteil der gestillten Säuglinge bis zum Alter von sechs Monaten im Zusammenhang mit der Verwendung von Beruhigungssaugern im Alter von einem Monat. [F152-004]

schüler weiterhin an einem Beruhigungssauger, dann kann es dadurch zu Zahnproblemen kommen.[188, 215, 216, 222] Auch wenn sich diese Studien auf ältere Kinder beziehen, ergeben sich daraus wichtige Auswirkungen für die Neugeborenenperiode, vor allem hinsichtlich der Einführung des Beruhigungssaugers. Es besteht eine deutlich erhöhte Wahrscheinlichkeit dafür, dass der Beruhigungssauger auch mit 10 bis 36 Monaten noch weiterhin in den Mund genommen wird, während andere Gegenstände zwischen 0 und 18 Monaten in den Mund gesteckt werden.[223]

Verhaltensneurologische und neurologisch-kognitive Probleme

Die Verwendung des Beruhigungssaugers wurde mit mehreren verhaltensneurologischen und neurologisch-kognitiven Problemen assoziiert. Besonders bemerkenswert sind die Auswirkungen auf die Intelligenz, den Schlaf, das Risiko des Plötzlichen Kindstods (SIDS) und das Bindungsverhalten.

Der Gebrauch eines Beruhigungssaugers lässt eine Vorhersage über den Intelligenzquotienten (IQ) zu. Kinder, die als Säuglinge einen Beruhigungssauger hatten, haben einen niedrigeren Intelligenzquotienten.[224] Barros und Kollegen[214] fanden heraus, dass der wichtigste Vorhersagefaktor für die spätere Intelligenz die Verwendung des Beruhigungssaugers war. Doch der Zusammenhang zwischen Intelligenzquotient und Einsatz des Beruhigungssaugers verschwand, wenn die Dauer der Stillzeit mit einberechnet wurde. Das weist darauf hin, dass der Beruhigungssauger die Menge der vom Kind getrunkenen Muttermilch herabsetzt und die mangelnde Muttermilch – nicht unbedingt der Schnuller selbst – eine niedrigere Intelligenz prophezeit.

Es sieht so aus, als ob Kinder ihr eigenes Schlafverhalten nicht regulieren, wenn sie einen Beruhigungssauger haben,[225] und bei der Verwendung eines Beruhigungssaugers die Hörschwelle verändert ist.[226] Das Saugen am Beruhigungssauger hat auch keinen signifikanten Effekt auf die elektroencephalographische Aktivität (EEG), die mit dem Schlaf-wach-Zyklus zusammenhängt.[227] Das könnte einige Auswirkungen für SIDS haben, aber welche, wenn überhaupt, ist unklar. Die Beziehung zwischen SIDS und Beruhigungssaugern ist nicht geklärt.[228]

Lehmann und Kollegen führten eine besonders interessante Longitudinalstudie zur Beurteilung von gesunder Mutter-Kind-Bindung durch. Im Gegensatz zu Kindern, die eine Bindung zu einem weichen Objekt eingegangen und mit 12 Monaten sicher an ihre Mütter gebunden waren, wurden Kinder mit Bindung an einen Beruhigungssauger seltener als sicher an die Mutter gebunden bewertet.[229]

Die Auswertung solcher Untersuchungen setzt das Verständnis dafür voraus, dass Störgrößen (z.B. sozioökonomische Faktoren) es schwierig machen, zu irgendwelchen eindeutigen Schlussfolgerungen zu kommen. Es wurde keine Ursache-Wirkung-Relation zwischen dem Beruhigungssauger und unerwünschten Ergebnissen hergestellt. Bis jetzt konnten nur Zusammenhänge erkannt werden.

8.8.6 Hindernisse und Strategien für die Verringerung des Einsatzes oder die Abschaffung des Beruhigungssaugers

Die Tatsache, dass Eltern und Gesundheitspersonal glauben, dass der Beruhigungssauger hilfreich oder zumindest harmlos für voll ausgetragene, gesunde Neugeborene ist, dürfte das größte Hindernis sein, wenn es darum geht, den Gebrauch in der Klinik oder kurz danach zu Hause einzuschränken oder ganz abzuschaffen. Um den Einsatz des Beruhigungssaugers im Krankenhaus einzuschränken oder abzuschaffen, müssen die Ansichten von Eltern und Personal verändert werden.

Kollegen, die überzeugt sind, dass der Beruhigungssauger harmlos oder wünschenswert ist, sind wahrscheinlich nicht bereit, sich mit den Ergebnissen von Forschungsarbeiten zu beschäftigen. Diejenigen, die jedoch nur uninformiert sind oder glauben, dass der Beruhigungssauger unschädlich ist, werden oftmals aus ihrer Selbstgefälligkeit aufgerüttelt, wenn sie über die vielen Nachteile des Beruhigungssaugers informiert werden. Es kann zum Nachdenken anregen und dazu beitragen, die Vorgehensweisen zu verändern, wenn eine Liste, auf der Probleme aufgeführt sind, die sich aus der Verwendung eines Beruhigungssaugers ergeben können, an einem strategisch günstigen Ort auf der Station ausgelegt oder aufgehängt wird. Außerdem sollte in der Klinik über eine Einverständniserklärung für den Gebrauch des Beruhigungssaugers diskutiert werden. Es sollte ein Formblatt – nach der Vorlage bereits existierender Formblätter[230] – erstellt werden. Es kann nicht mit Sicherheit behauptet werden, dass der Beruhigungssauger „schlecht" sei, aber es gibt ausreichend Belege dafür, dass er potenzielle Gefahren mit sich bringt. Es gibt wenig oder gar keine Untersuchungen, die irgendwelche potenziellen Vorteile durch den Gebrauch eines Beruhigungssaugers bei voll ausgetragenen, gesunden Säuglingen, die keinerlei schmerzhaften Stimuli ausgesetzt sind, belegen.

Ein erst in jüngerer Zeit aufgetauchtes Hindernis bei der Abschaffung des Beruhigungssaugers in der Klinik ist, dass Beruhigungssauger jetzt erforderlich sind, um den Standard zur Schmerzbehandlung bei Säuglingen einzuhalten, die invasive Eingriffe über sich ergehen lassen müssen oder schmerzhaften Stimuli ausgesetzt sind, z.B. der Beschneidung. Es hat sich eindeutig gezeigt, dass der Beruhigungssauger bei der Schmerzbehandlung effektiver ist als Zuckerlösungen.[198] Die schwierige Frage ist jedoch, wie können diese Beruhigungssauger auf der Station vorgehalten werden, ohne dass sie gedankenlos verteilt werden und sich negativ auf das Stillen auswirken? Es ist am vernünftigsten, eine Richtlinie oder ein Protokoll zu schreiben, die sich umfassend mit dem Thema Schmerzbehandlung beschäftigen. Auf diese Weise gibt es eine medizinische Indikation für den Gebrauch von Beruhigungssaugern.

Bei den Eltern gibt es einige ähnliche, aber doch unterschiedliche Widerstände in Bezug auf den Beruhigungssauger. Sie berichten oft, dass sie Angst haben, dass ihre Kinder am Daumen oder an den Fingern lutschen würden, wenn sie keinen Beruhigungssauger haben. Die Eltern argumentieren, dass ein Beruhigungssauger weggeworfen werden kann, der Daumen oder die Finger für das Kind aber immer verfügbar bleiben. Doch diese Überlegung ist falsch. Es sieht so aus, als ob Kinder den Beruhigungssauger deutlich länger im Mund behalten als den Daumen oder die Finger und zwar unabhängig davon, wie alt sie sind.[223, 231] Selbst wenn der Beruhigungssauger dem Fingerlutschen „vorbeugt",[231] bedeutet das nicht, dass dies unbedingt wünschenswert ist. Das Fingerlutschen hilft dem Säugling, sich selbst zu beruhigen und sein Schlafverhalten selbst zu steuern. Das lässt sich durch den Gebrauch eines Beruhigungssaugers nicht erreichen.[225]

Aufklärung der Eltern kann dazu beitragen, diese Widerstände gegen die Abschaffung des Beruhigungssaugers zu überwinden.[232] Mütter, die Informationen über den Gebrauch des Beruhigungssaugers erhalten, verwenden ihn seltener und stillen ihre Säuglinge häufiger.[233] Die kürzlich von Kramer durchgeführte, kontrollierte Studie zeigt, dass Eltern, die über die schädlichen Folgen des Beruhigungssaugers aufgeklärt wurden und alternative Beruhigungsmöglichkeiten erlernt haben, seltener Beruhigungssauger einsetzen.[199] Es ist zudem unverantwortlich einem Säugling einen Beruhigungssauger ohne Einwilligung der Eltern anzubieten, wenn es so viele Belege für dessen negative Auswirkungen gibt.

Eltern, die Beruhigungssauger verwenden, schränken, wie bereits beschrieben, in der Regel das Stillen ein. Helfen Sie den Eltern zu erkennen, wie, wann und warum sie das Stillen beschränken oder das Stillen hinauszögern. Betonen Sie, dass der Säugling die Kontrolle über die Häufigkeit, die Zeitdauer und das Beenden der Mahlzeit übernehmen sollte und nicht die Eltern diese Faktoren durch den Gebrauch des Beruhigungssaugers oder anderer Mittel bestimmen sollten. Eltern, die einfach uninformiert aber offen für neue Informationen sind, können sehr überrascht sein, wenn sie lernen, dass der Gebrauch eines Beruhigungssaugers nicht dazu führt, dass ein Säugling weniger unruhig ist.[199] Sie sind oft dankbar, wenn sie etwas über alternative Beruhigungsmöglichkeiten erfahren.

Fördern Sie das Selbstvertrauen der Mutter. Victora und Mitarbeiter[206] zeigten in ihrer sorgfältig durchdachten Studie, dass Mütter mit mehr Selbstvertrauen seltener abstillten, wenn sie einen Beruhigungssauger verwendeten. Selbstvertrauen ist ein immer wiederkehrendes Thema in der Stillliteratur. Vom mütterlichen Selbstvertrauen hängen der Stillbeginn und die Stilldauer ab.

Beruhigungssauger bieten keinerlei Vorteile für den Säugling, außer sie sind medizinisch indiziert. Im Zusammenhang mit dem Gebrauch eines Beruhigungssaugers kommt es zu schädlichen Auswirkungen auf das Stillverhalten, die Stilldauer und zu weiteren negativen Folgen. Ein zweigleisiges Informationsprogramm, das das Wissen und die Einstellung von Eltern und medizinischem Personal verändert, kann dazu beitragen, den Widerstand gegen den selteneren Gebrauch oder die Abschaffung des Beruhigungssaugers abzubauen.

10. Schritt: Die Entstehung von Stillgruppen fördern und Mütter bei der Entlassung aus der Klinik oder Entbindungseinrichtung mit diesen Gruppen in Kontakt bringen.

8.9 Unterstützung nach der Geburt

Von der WHO wird erklärt, dass Mütter „in der Lage sein sollten, zu beschreiben [wie sie] eine Stillgruppe finden (falls innerhalb der eigenen Familie keine adäquate Unterstützung möglich ist) oder zu berichten, dass das Krankenhaus bei Bedarf Unterstützung bei Stillproblemen nach der Entlassung anbietet. Das Pflegepersonal sollte über alle Stillgruppen informiert sein und … eine Möglichkeit beschreiben, wie Mütter an diese verwiesen werden können. Alternativ sollte es in der Lage sein, ein Unterstützungssystem mit Nachsorgeterminen für alle stillenden Mütter nach ihrer Klinikentlassung zu beschreiben (kurz nach der Geburt oder Besuch in einer Stillklinik, Hausbesuch, Telefonanruf)."[41]

Die WHO hat mit Absicht keine klare Definition für „Selbsthilfegruppen" gegeben, denn die sozialen Normen dürften auf der Welt sehr unterschiedlich sein, dass es nicht sinnvoll sein dürfte, eine bestimmte Form für solche Gruppen vorzuschreiben. Im Allgemeinen bilden sich Selbsthilfegruppen jedoch um (1) vom Gesundheitssystem ausgehende Einrichtungen, in denen es persönliche oder telefonische Kontakte mit medizinisch ausgebildetem Personal gibt, (2) Mutter-zu-Mutter-Selbsthilfegruppen, in der Regel ohne professionelle Überwachung und (3) Laienberaterinnen (Peer Counselor), die einzelne Mütter unterstützen, häufig in Verbindung mit professioneller Überwachung.[20] Von all diesen Möglichkeiten gibt es Abwandlungen.

8.9.1 Auswirkungen von Unterstützungsprogrammen

Unterstützungsprogramme, die von Fachpersonal aus dem Gesundheitssystem angeboten werden, beeinflussen in der Regel die Stilldauer positiv. Die meisten Studien, die sich mit den Ergebnissen von professioneller Stillunterstützung beschäftigen, wurden außerhalb der USA durchgeführt.[97, 234–238] Einige wenige wurden in den USA durchgeführt. Es gibt in der Regel entweder persönliche Anleitung und Unterstützung, telefonische Nachsorge oder beides. Hall beobachtete wie sich ein Diavortrag für verheiratete Erstgebärende nach der Geburt auswirkte. Dieses Programm führte nicht zu einer signifikanten Erhöhung der Stillrate mit sechs Wochen.[239] Frank und Kollegen konnten zeigen, dass eine Beratung nach der Geburt (Klinikbesuche, acht Telefonanrufe und 24-Stunden-Telefonrufbereitschaftsdienst) die Einführung der Beikost hinauszögerte, aber es gab keinen signifikanten Einfluss auf das Weiterstillen nach vier Monaten im Vergleich mit den Müttern, die nur die „routinemäßige" Versorgung durch die Klinik erhielten[139] Saunders und Caroll zeigten, dass eine Kombination verschiedener Unterstützungsmaßnahmen (ein Klinikbesuch, Telefonanrufe vier bis fünf Tage nach der Geburt und ein Kurs zwei Wochen nach der Geburt) dazu führten, dass mit 16 Wochen noch häufiger weitergestillt wurde.[240] Eine Untersuchung mit Müttern aus Niedrigeinkommensschichten ergab keinen Unterschied in Bezug auf den Zeitpunkt des Abstillens, ob die Frauen nun routinemäßig versorgt wurden oder nach der Geburt intensiv unterstützt wurden.[241]

Unterstützungsprogramme mit Laienberaterinnen (Peer Counselor), die mit einzelnen Frauen arbeiten (statt in Gruppentreffen) wurden zunächst außerhalb der USA untersucht.[56, 58, 242] Abb. 8.5 zeigt den Wirkungsgrad von Beratungsprogrammen für mexikanische Mütter, die bei der Mutter zu Hause stattfanden. Es gibt zunehmend Belege dafür, dass Beratungen durch Laienberaterinnen (Peer Counselor) in den USA die Stillraten verbessern. Es lässt sich nur schwer feststellen, was genau wirkungsvoll ist, denn die Studien sind häufig zu verschieden angelegt. In einigen Studien setzen ausgebildete Laienberaterinnen strukturierte Programme um, in anderen „ermutigen" nicht ausgebildete Laienberaterinnen einfach zum Stillen. Der Kontakt ist sehr unterschiedlich. In einigen Fällen machen die Laienberaterinnen einen oder mehrere Hausbesuche, in anderen Fällen bieten sie einen einzigen oder unbegrenzt viele telefonische Beratungen an.

Eine beeindruckende, prospektive Studie wurde kürzlich in Kanada durchgeführt. Insgesamt 256 Erstgebärende wurden nach dem Zufallsprinzip entweder einer Gruppe mit konventioneller Pflege zugeteilt (Krankenhaus, Telefon, Nachsorge durch die Gemeindeschwester) oder sie kamen in die Untersuchungsgruppe (unbegrenzter telefonischer Kontakt mit einer ausgebildeten Laienberaterin). Die Mütter, die von einer Laienberaterin betreut wurden, stillten deutlich häufiger mit drei Monaten voll, als diejenigen, die nur konventionelle Betreuung erhalten hatten ($p < 0{,}01$). Dies ist zurzeit die am sorgfältigsten durchdachte und

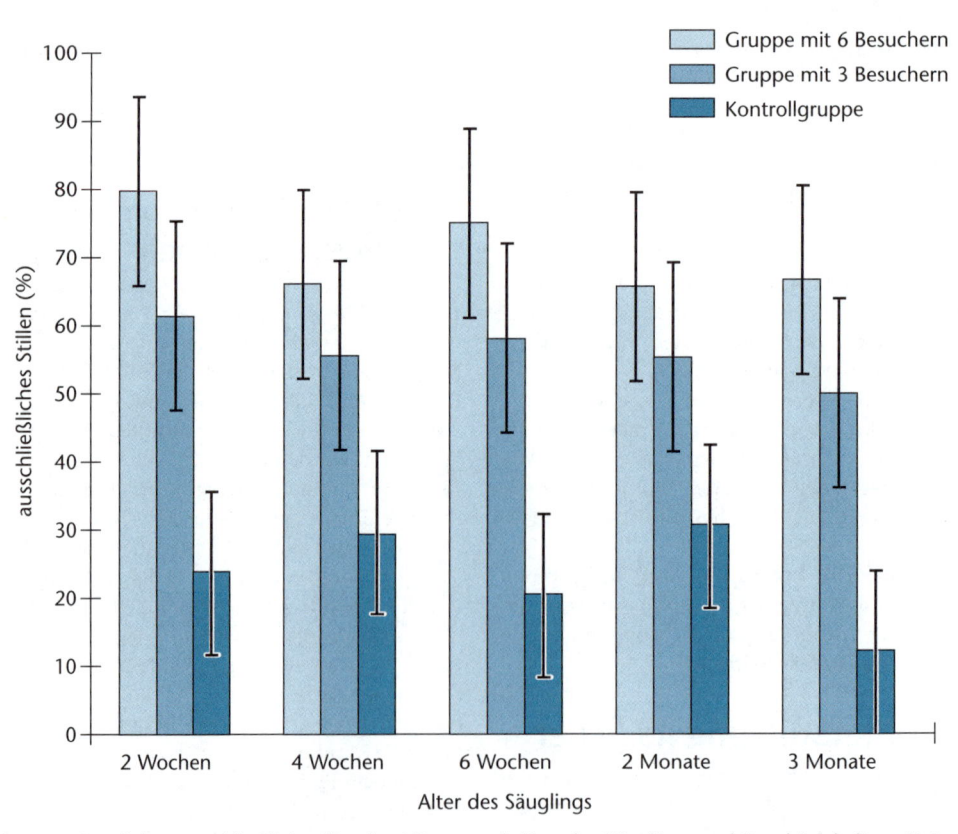

Abb. 8.5 Anteil der ausschließlich stillenden Mütter nach Alter der Säuglinge und Zugehörigkeit zur Untersuchungsgruppe. [F210-002]

am besten kontrollierte Studie, die belegt, dass ausgebildete Laienberaterinnen effizient sind.[243]

Mutter-zu-Mutter-Selbsthilfegruppen mit Gruppentreffen gibt es in den USA seit den 50er Jahren, als die La Leche Liga gegründet wurde. Es gibt auch heute weiterhin La Leche Liga-Gruppentreffen, ebenso wie Müttertreffen in zahlreichen Krankenhäusern, Kirchengemeinden und an anderen Orten. Doch es konnte nicht belegt werden, dass diese Gruppentreffen etwas bewirken. 1976 beschreibt eine Querschnittstudie, dass Frauen, die an La Leche Liga-Treffen in den USA teilgenommen hatten, die Einführung der Beikost mit größerer Wahrscheinlichkeit bis zum Alter von vier bis sechs Monaten hinauszögerten.[244] Mütter, die an Mutter-zu-Mutter-Selbsthilfegruppen teilnehmen, schreiben das Weiterstillen der Unterstützung durch die Gruppe zu,[245] vor allem, weil sie dort Fähigkeiten erwerben, mit Kritik am Langzeitstillen umzugehen.[246]

8.9.2 Widerstände gegen und Strategien für die Förderung der Unterstützung auf Gemeindeebene

Es sind nur wenige bis gar keine Informationen über Hindernisse für die Stillförderung durch Angebote aus der Gemeinde veröffentlicht, und noch weniger Informationen gibt es dazu, wie solche Hindernisse überwunden werden können. Hindernisse und Strategien bei der Förderung des Stillens durch gemeinschaftliche Programme werden in Hinblick auf medizinische Dienste, Laien-Beratungsprogramme und Mutter-zu-Mutter-Selbsthilfegruppen angesprochen.

Medizinische Dienste

Medizinische Dienste sind recht langsam, wenn es um die Entwicklung von Unterstützungsmaßnahmen auf Gemeindeebene geht. Zwar wurde im Rahmen der WIC-Programme in den USA damit begonnen, doch viele Mütter sind nicht berechtigt, in dieses Programm aufgenommen zu werden und nehmen dann auch nicht daran teil. Da mehr als 95 % der Geburten in Krankenhäusern stattfinden, wäre es logisch, Krankenhäuser in die nachgeburtliche Betreuung einzubeziehen und dort Selbsthilfegruppen anzubieten. Doch solche Programme, sofern sie überhaupt existieren, beschränken sich oftmals auf kurze telefonische Kontakte mit wenig oder gar keiner Struktur zur Lösung von Problemen. Leider sind sich auch die Verwaltungskräfte, die die finanziellen Entscheidungen treffen, häufig nicht bewusst, wie notwendig die Unterstützung nach der Geburt ist und welche Wirkung sie (wie bereits beschrieben) auf diese besondere Bevölkerungsgruppe hat.

Wenn der Versuch unternommen wird, die Verwaltung zur Einführung eines Unterstützungsprogramms für die Zeit nach der Geburt zu überreden, sollte damit begonnen werden, die Daten über die Zahl der abgebrochenen Stillbeziehungen zu dokumentieren und die in der Zeit nach der Geburt erkannten Probleme aufzuzeichnen. Dies kann im Rahmen einer formellen Befragung, einer weniger formellen Aufzeichnung oder sogar als ein Qualitätsindikatorenprojekt durchgeführt werden.

Ich habe eine Möglichkeit entwickelt, wie die Themen nachverfolgt werden konnten, die bei den Telefonanrufen von unserem Krankenhauspersonal entgegengenommen wurden. Dazu habe ich buchstäblich hunderte von Aufzeichnungen durchgesehen, bis ich ein Muster von häufig auftretenden Sorgen und Fragen ausmachen konnte. Schließlich ergaben sich sechs Haupteinteilungen, wobei die letzte mit „Sonstiges" bezeichnet wurde und Platz für die Eintragung von Beschreibungen ließ. Am Ende eines jeden Quartals konnte ich meinem Chef die Anzahl der Telefonanrufe zu jedem Thema (z.B. wunde Mamillen), die Gesamtzahl der Anrufe und das Ergebnis der Nachbetreuung angeben. Mit solchen Angaben ausgerüstet, war die Wahrscheinlichkeit, dass ein Programm entwickelt würde, viel wahrscheinlicher, als wenn ich nicht über Daten zu Art, Häufigkeit und Ergebnissen der Anrufe verfügt hätte. Telefonische Kontakte ohne persönliche Hilfe haben wenig Wert, doch es ist ein Anfang. Wenn man erst einmal in der Lage ist, die Bedürfnisse und die Wirksamkeit der Unterstützung aufzuzeigen, kann dies den Weg für weiter ausgebaute Programme ebnen. Verwaltungsbeamte sind eher bereit – oder zumindest weniger ablehnend –, Programme zu finanzieren, für die es eine klare Dokumentation des Bedarfs und der Ergebnisse gibt.

Laienberatungsprogramme durch Gleichgestellte (Peer Counselors)

Nach meiner Erfahrung ist das größte Problem bei Unterstützungsprogrammen mit gleichgestellten Laienberaterinnen (Peer Counselors), wirklich Gleichgesellte zu finden, die sich für eine gewisse Zeit dazu verpflichten, einer Mutter, die sich für das Stillen entschieden hat, zu helfen. Häufig handelt es sich bei den „Gleichgestellten", die ihre Hilfe anbieten, um ältere, verheiratete, gebildete und sozial besser gestellte Frauen. Diese Frauen haben wahrscheinlich Einfluss auf Mütter, die in ähnlichen Umständen wie sie selbst leben, aber es ist unwahrscheinlich, dass sie viel Einfluss auf jugendliche, unverheiratete oder sozial benachteiligte Frauen haben werden, die wenig Zuversicht haben und die meiste Unterstützung benötigen. Der wichtigste Punkt ist der, die Frauen zu finden, die zu der jeweiligen Bevölkerungsgruppe gehören und eine schöne Stillerfahrung hatten, und diese dann frühzeitig als Laienberaterinnen heranzuziehen.

Peer-Counseling-Programme sollten von der Struktur her mit den Möglichkeiten des fördernden Krankenhauses oder einer anderen Einrichtung übereinstimmen. Die vorhandenen Mittel – Arbeitskraft, Material und Geldmittel – müssen bewertet werden, ehe mit dem Programm begonnen wird. Nur so können realistischerweise über einen unbestimmten Zeitraum hinweg die Dienstleistungen angeboten werden.

Unterstützungsprogramme sollten über klare Zielvorgaben und Strategien verfügen, unabhängig davon, ob sie von Fachkräften oder Laienberaterinnen geleitet oder von Fachkräften angeleitet und von Laienberaterinnen unterstützt werden (☞ Kasten 8.6).

8.6 Wesentliche Punkte beim Aufbau von Unterstützungsprogrammen

- Was sind die wichtigsten Bedürfnisse der Frauen vor und nach der Geburt in ihrer Bevölkerungsgruppe? In meinem Krankenhaus konnte ich feststellen, dass die meisten Probleme nach der Geburt in Zusammenhang mit angenommenem Milchmangel standen. Das wurde dann eine der treibenden Kräfte zur Strukturierung des Programms.
- Was ist das Hauptziel des Programms? Soll es ermutigen und unterstützen oder auftretende und anhaltende Probleme lösen? (Problemorientierte Programme sollten durch Fachkräfte geleitet werden, auch wenn sie durch Laien unterstützt werden können.)
- Wer ist die Zielgruppe? Welche demographischen und sonstigen Merkmale hat die Zielgruppe? Besteht die Zielgruppe aus Schwangeren oder bereits entbundenen Müttern oder beiden?
- Auf welche Weise wird der Kontakt in erster Linie aufrechterhalten? Telefonisch? (Wenn ja, ruft die Mutter die Laienberaterin oder Fachkraft an oder wird von der Laienberaterin oder Fachkraft angerufen oder sowohl als auch?) Gibt es festgelegte Anrufzeiten oder wird nach Bedarf angerufen? Hausbesuche? Wenn ja, gibt es Beschränkungen in Bezug auf die Anzahl der Hausbesuche, die realistischerweise angeboten werden können? Wie sieht es mit elektronischen Kommunikationsmöglichkeiten aus? (Dies ist eine riesige, noch kaum genutzte Möglichkeit!)
- Welche Mittel stehen dem Programm zur Verfügung (personell, materiell, finanziell)? Welche Gruppen gibt es in der Gemeinde, die zusätzliche Mittel anbieten oder die Bemühungen ausweiten können? Würde zum Beispiel das lokale Wellness-Center Frauen, die als Laienberaterinnen arbeiten, eine Ganzkörpermassage spenden? Würde der örtliche Frisörsalon den Frauen, die mindestens zwei Monate stillen, einen Gutschein für einen kostenlosen Haarschnitt anbieten wollen? (Das sind hervorragende Möglichkeiten für Geschäfte, ihren Bekanntheitsgrad und/oder Kundenstamm zu vergrößern und sie sind oftmals gerne bereit, diese Strategien zu nutzen.) Wie können die Medien dafür genutzt werden, Bewegung in das Programm zu bekommen und die Aufmerksamkeit von anderen in der Gemeinde zu wecken, die möglicherweise Mittel bereitstellen würden?
- Wie kann das Programm ein gemeinschaftliches Programm in der Kommune werden? In der Regel muss ein Krankenhaus oder eine andere Einrichtung die Leitung übernehmen, aber die Programme haben größere Erfolgsaussichten, wenn sie eine gemeinschaftliche Komponente haben.
- Wie soll das Programm überprüft werden? Die Überprüfung des Programms wird oft übersehen. Als Ergebnis sind dies dann die ersten Programme, die gestoppt werden, wenn das Geld knapp wird, weil sich die Wirksamkeit des Programms nicht erwiesen hat. Das Programm sollte hinsichtlich der klinischen Ergebnisse (meist Stillanfangsrate und/oder Rate der Frauen, die weiterstillen, aber auch Morbidität, Wiederaufnahme in die Klinik oder jegliche andere Indikatoren), Klientenzufriedenheit, Zufriedenheit des Personals und finanzielle Existenzfähigkeit bewertet werden.[49]

- Wie soll der Erfolg des Programms bekannt gemacht werden? Vorausgesetzt, die Bewertung des Programms zeigt seine Wirksamkeit, wird eine gute Öffentlichkeitsarbeit wahrscheinlich dazu beitragen, dass es bekannter wird und damit die Teilnehmerzahl – und oft auch die finanzielle Rentabilität – des Programms erhöhen.

Copyright 2001 Marie Biancuzzo.

Mutter-zu-Mutter-Selbsthilfegruppen

Mutter-zu-Mutter-Selbsthilfegruppen werden in den USA wahrscheinlich zu wenig genutzt. Unglücklicherweise besteht eines der Hindernisse, das ich in vielen Jahren der Berufserfahrung festgestellt habe, darin, dass Mutter-zu-Mutter-Gruppen manchmal als fanatisch empfunden werden. Dieses Image ist ein riesiges Hindernis, an dessen Überwindung die Gruppen selbst arbeiten müssen. Ich kann dieses Problem nicht lösen und deshalb versuche ich aufmerksam für Gruppen zu sein, die in ihrem Ansatz weniger radikal sind und dirigiere Mütter zu Gruppen, die mehr Respekt für eine Bandbreite von Möglichkeiten zeigen, statt einen „Standard" zu setzen, den alle erfüllen müssen.

Ein großes Problem der organisierten Mutter-zu-Mutter-Gruppen ist, dass sie in sehr ländlichen Gebieten faktisch nicht existieren. Es ist mir nie gelungen, dieses Problem zu lösen, doch ich habe einige Strategien entdeckt, die einen Ausgangspunkt bieten, von dem aus man arbeiten kann. Helfen Sie zunächst einer frustrierten Mutter telefonischen Kontakt mit einer Mutter in einer Nachbargemeinde oder E-Mail-Kontakt zu einer Mutter herzustellen, die bereit ist, ihre Fragen und Sorgen erfolgreich zu lösen. Hatte die Mutter eine befriedigende Erfahrung, dann kann sie später vielleicht davon überzeugt werden, eine Selbsthilfegruppe in ihrer Gemeinde zu gründen, weil sie das Ausmaß des Bedarfs erkennt. Es gibt inzwischen viele Gruppen in Chatrooms im Internet, die als Medium für eine Selbsthilfegruppe in entlegenen Gegenden verwendet werden können.

Ich glaube auch, dass Kirchen eine riesige, noch wenig erschlossene Möglichkeit für den Aufbau von Mutter-zu-Mutter-Selbsthilfegruppen sind. In der Gemeinde, der ich angehöre, gibt es gemeinsam mit der Nachbargemeinde ein monatliches Treffen, in dem Fragen zur Elternschaft diskutiert werden können. Die Treffen bestehen aus einem Vortragsteil und einem geselligen Teil (z.B. die Vorführung eines Videos und ein Picknick).

Dieses Forum kann als Möglichkeit genutzt werden, um Mütter anzusprechen, die eine Gruppe brauchen, die sich auf das Stillen konzentriert. Pflegefachkräfte und Ärzte können den Grundstein für das Interesse legen, indem sie sich bei einem der monatlichen Treffen als Gastredner anbieten (und ein Stillthema behandeln).

Insgesamt hat es sich gezeigt, dass Programme, die den Müttern nach der Geburt Unterstützung anbieten, die Stilldauer erhöhen. Diese Programme können im Gesundheitssystem verankert sein oder es kann sich um Mutter-zu-Mutter-Gruppen oder Laienberaterinnen handeln. Es gibt keine genauen Studien dazu, wie solche Gruppen aufgebaut werden können, aber es gibt einige Hinweise, wie damit angefangen werden kann.

8.10 Zusammenfassung

Die Zehn Schritte zum erfolgreichen Stillen, die 1989 von der WHO etabliert wurden, sind ein evidenzbasierter Ansatz, mit dem bessere klinische Ergebnisse erreicht werden können. Nachdem UNICEF, die Weltgesundheitsorganisation, die Amerikanische Akademie der Kinderärzte (AAP), die Regierung der USA und andere die Zehn Schritte als wesentlichen Faktor in der Wochenbettpflege anerkannt haben, scheint es erstaunlich, dass nicht alle Einrichtungen, die Mutterschaftsversorgung anbieten, dieses Modell der evidenzbasierten Pflege für die Mutter und das Neugeborene übernommen haben.

Diejenigen, die einen langfristigen Plan ausarbeiten, der Teamarbeit und Fähigkeit beinhaltet, können viele Strategien umsetzen, um individuelle und interpersonelle Hindernisse sowie Hindernisse auf Systemebene für die Zehn Schritte zu überwinden. Während ich diese Auflage vorbereitet habe, hatte ich die Ehre, dem Kaiser Permanente Hospital in Hayward, Kalifornien die Auszeichnung „Stillfreundliches Krankenhaus" zu überreichen. Das Personal dort schien nicht erschöpft zu sein von seinen Bemühungen, die Auszeichnung zu erhalten. Sie erschienen eher angeregt und heiter. Während ich an ihrer Feier teilnahm, empfand ich, dass die Zusammenarbeit und Kameradschaft unter den Mitarbeitern, auch wenn sie durch den Wunsch, die Auszeichnung zu erhalten, entzündet wurden, weiterhin durch das überwältigende Gefühl, es geschafft zu haben, genährt werden würde. Die Vorteile des *Prozesses* werden ebenso uneingeschränkt überdauern, wie das Programm selbst.

Literatur

1. WHO and UNICEF. Protecting, promoting, and supporting breast-feeding: the special role of maternity services. Geneva, Switzerland: World Health Organization; 1989.
2. Winikoff B, Laukaran VH, Myers D et al. Dynamics of infant feeding: mothers, professionals, and the institutional context in a large urban hospital. Pediatrics 1986;77:357-365.
3. Ellis DJ. The impact of agency policies and protocols on breastfeeding. NAACOGS Clin Iss Perinat Womens Health Nurs 1992;3:553-559.
4. Syler GP, Sarvela P, Welshimer K et al. A descriptive study of breastfeeding practices and policies in Missouri hospitals. J Hum Lact 1997;13:103-107.
5. Kovach AC. Hospital breastfeeding policies in the Philadelphia area: a comparison with the ten steps to successful breastfeeding. Birth 1997;24:41-48.
6. Stokamer CL. Breastfeeding promotion efforts: why some do not work. Int J Gynaecol Obstet 1990;31(Suppl 1):61-65.
7. Reiff MI, Essock-Vitale SM. Hospital influences on early infant-feeding practices. Pediatrics 1985;76:872-879.
8. Garforth S, Garcia J. Breast feeding policies in practice –,no wonder they get confused'. Midwifery 1989;5:75-83.
9. Cunningham WE, Segree W. Breast feeding promotion in an urban and a rural Jamaican hospital. Soc Sci Med 1990;30:341-348.
10. Levitt CA, Kaczorowski J, Hanvey L et al. Breast-feeding policies and practices in Canadian hospitals providing maternity care. CMAJ 1996;155:181-188.
11. Pichaipat V, Thanomsingh P, Pudhapongsiriporn S et al. An intervention model for breast feeding in Maharat Nakhon Ratchasima Hospital. Southeast-Asian J Trop Med Public Health 1992;23:439-443.
12. McDivitt JA, Zimicki S, Hornik R et al. The impact of the Healthcom mass media campaign on timely initiation of breastfeeding in Jordan. Stud Fam Plann 1993;24:295-309.
13. Bradley JE, Meme J. Breastfeeding promotion in Kenya: changes in health worker knowledge, attitudes and practices, 1982-89. J Trop Pediatr 1992;38:228-234.
14. Valdes V, Perez A, Labbok M et al. The impact of a hospital and clinic-based breastfeeding promotion programme in a middle class urban environment. J Trop Pediatr 1993;39:142-151.
15. Popkin BM, Canahuati J, Bailey PE et al. An evaluation of a national breast-feeding promotion programme in Honduras. J Biosoc Sci 1991;23:5-21.
16. Winikoff B, Myers D, Laukaran VH et al. Overcoming obstacles to breast-feeding in a large municipal hospital: applications of lessons learned. Pediatrics 1987;80:423-433.
17. Shariff F, Levitt C, Kaczorowski J et al. Workshop to implement the baby-friendly office initiative. Effect on community physicians' offices. Can Fam Physician 2000; 46:1090-1097.
18. Kramer MS, Chalmers B, Hodnett ED et al. Promotion of Breastfeeding Intervention Trial (PROBIT): a randomized trial in the Republic of Belarus. JAMA 2001;285:413-420.
19. Marker CS. Setting standards for professional nursing. St. Louis: Mosby; 1988.
20. World Health Organization. Evidence for the ten steps to successful breastfeeding. Geneva: World Health Organization; 1998.
21. World Health Organization. International code of marketing of breast-milk substitutes. Geneva: World Health Organization; 1981.
22. Wright A, Rice S, Wells S. Changing hospital practices to increase the duration of breastfeeding. Pediatrics 1996;97:669-675.
23. Biancuzzo M. Staff nurse preceptors: a program they "own." Clin Nurse Spec 1994;8:97-102.
24. Powers NG, Naylor AJ, Wester RA. Hospital policies: crucial to breastfeeding success. Semin Perinatol 1994;18:517-524.
25. Spisak S, Gross SS. Second follow-up report: the Surgeon General's workshop on breastfeeding and human lactation. Washington DC: National Center for Education in Maternal and Child Health; 1991.
26. Anderson E, Geden E. Nurses' knowledge of breastfeeding. J Obstet Gynecol Neonatal Nurs 1991;20:58-64.
27. Hayes B. Inconsistencies among nurses in breastfeeding knowledge and counseling. J Obstet Gynecol Neonatal Nurs 1981;10:430-433.
28. Crowder DS. Maternity nurses' knowledge of factors promoting successful breastfeeding. A survey at two hospitals. J Obstet Gynecol Neonatal Nurs 1981;10:28-30.
29. Lewinski CA. Nurses' knowledge of breastfeeding in a clinical setting. J Hum Lact 1992;8:143-148.
30. Barnett E, Sienkiewicz M, Roholt S. Beliefs about breastfeeding: a statewide survey of health professionals. Birth 1995;22:15-20.
31. Bagwell JE, Kendrick OW, Stitt KR et al. Knowledge and attitudes toward breast-feeding: differences among dietitians, nurses, and physicians working with WIC clients. J Am Diet Assoc 1993;93:801-804.
32. Sarett HP, Bain KR, O'Leary JC. Decisions on breast-feeding or formula feeding and trends in infant-feeding practices. Am J Dis Child 1983;137:719-725.
33. Beshgetoor D, Larson SN, LaMaster K. Attitudes toward breast-feeding among WIC employees in San Diego County. J Am Diet Assoc 1999;99:86-88.
34. Howard CR, Schaffer SJ, Lawrence RA. Attitudes, practices, and recommendations by obstetricians about infant feeding. Birth 1997;24:240-246.
35. Freed GL, Clark SJ, Sorenson J et al. National assessment of physicians' breast-feeding knowledge, attitudes, training, and experience. JAMA 1995;273:472-476.
36. Guise JM, Freed G. Resident physicians' knowledge of breastfeeding and infant growth. Birth 2000;27:49-53.
37. Schanler RJ, O'Connor KG, Lawrence RA. Pediatricians' practices and attitudes regarding breastfeeding promotion. Pediatrics 1999;103:E35.
38. Schwartz K. Breast-feeding education among family physicians. J Fam Pract 1995;40:297-298.
39. Burglehaus MJ, Smith LA, Sheps SB et al. Physicians and breastfeeding: beliefs, knowledge, self-efficacy and counseling practices. Can J Public Health 1997;88:383-387.

40. Naylor AJ, Creer AE, Woodward-Lopez G et al. Lactation management education for physicians. Semin Perinatol 1994;18:525-531.
41. WHO/UNICEF. The global criteria for the WHO/UNICEF baby friendly hospital initiative. In WHO/UNICEF. Baby friendly hospital initiative part II: hospital level implementation. Geneva: WHO/UNICEF; 1992.
42. Iker CE, Mogan J. Supplementation of breastfed infants: does continuing education for nurses make a difference? J Hum Lact 1992;8:131-135.
43. Becker GE. Breastfeeding knowledge of hospital staff in rural maternity units in Ireland. J Hum Lact 1992; 8:137-142.
44. Westphal MF, Taddei JA, Venancio SI et al. Breast-feeding training for health professionals and resultant institutional changes. Bull World Health Organ 1995; 73:461-468.
45. Taddei JA, Westphal MF, Venancio S et al. Breastfeeding training for health professionals and resultant changes in breastfeeding duration. Sao Paulo Med J 2000; 118:185-191.
46. Rea MF, Venancio SI, Martines JC et al. Counselling on breastfeeding: assessing knowledge and skills. Bull World Health Organ 1999;77:492-498.
47. Sloper K, McKean L, Baum JD. Factors influencing breast feeding. Arch Dis Child 1975;50:165-170.
48. Valdes V, Pugin E, Labbok MH et al. The effects on professional practices of a three-day course on breastfeeding. J Hum Lact 1995;11:185-190.
49. Biancuzzo M. Developing a poster about a clinical innovation. Part I: Ideas and abstract. Clin Nurse Spec 1994;8:153-155, 172.
50. Biancuzzo M. Developing a poster about a clinical innovation. Part II: Creating the poster. Clin Nurse Spec 1994;8:203-207.
51. Biancuzzo M. Developing a poster about a clinical innovation. Part III: Presentation and evaluation. Clin Nurse Spec 1994;8:262-264.
52. Kaplowitz DD, Olson CM. The effect of an education program on the decision to breastfeed. J Nutr Educ 1983;15:61-65.
53. Wiles LS. The effect of prenatal breastfeeding education on breastfeeding success and maternal perception of the infant. J Obstet Gynecol Neonatal Nurs 1984; 13:253-257.
54. Kistin N, Benton D, Rao S et al. Breast-feeding rates among black urban low-income women: effect of prenatal education. Pediatrics 1990;86:741-746.
55. Pugin E, Valdes V, Labbok MH et al. Does prenatal breastfeeding skills group education increase the effectiveness of a comprehensive breastfeeding promotion program? J Hum Lact 1996;12:15-19.
56. Burkhalter BR, Marin PS. A demonstration of increased exclusive breastfeeding in Chile. Int J Gynaecol Obstet 1991;34:353-359.
57. Davies-Adetugbo AA. Sociocultural factors and the promotion of exclusive breastfeeding in rural Yoruba communities of Osun State, Nigeria. Soc Sci Med 1997;45:113-125.
58. Morrow M. Breastfeeding in Vietnam: poverty, tradition, and economic transition. J Hum Lact 1996;12:97-103.
59. Long DG, Funk-Archuleta MA, Geiger CJ et al. Peer counselor program increases breastfeeding rates in Utah Native American WIC population. J Hum Lact 1995;11:279-284.
60. Valdes V, Pugin E, Schooley J et al. Clinical support can make the difference in exclusive breastfeeding success among working women. J Trop Pediatr 2000;46: 149-154.
61. O'Campo P, Faden RR, Gielen AC et al. Prenatal factors associated with breastfeeding duration: recommendations for prenatal interventions. Birth 1992;19: 195-201.
62. Britton JR, Britton HL, Gronwaldt V. Early perinatal hospital discharge and parenting during infancy. Pediatrics 1999;104:1070-1076.
63. Winterburn S, Fraser R. Does the duration of postnatal stay influence breast-feeding rates at one month in women giving birth for the first time? A randomized control trial. J Adv Nurs 2000;32:1152-1157.
64. Winikoff B, Baer EC. The obstetrician's opportunity: translating "breast is best" from theory to practice. Am J Obstet Gynecol 1980;138:105-117.
65. Widstrom AM, Wahlberg V, Matthiesen AS et al. Short-term effects of early suckling and touch of the nipple on maternal behaviour. Early Hum Dev 1990;21: 153-163.
66. Klaus MH, Kennell JH. Parent-infant bonding. 2nd ed. St. Louis: Mosby; 1982.
67. Taylor PM, Maloni JA, Brown DR. Early suckling and prolonged breast-feeding. Am J Dis Child 1986;140: 151-154.
68. Righard L, Alade MO. Effect of delivery room routines on success of first breast-feed. Lancet 1990;336: 1105-1107.
69. Gonzales RB. A large scale rooming-in program in a developing country: the Dr. Jose Fabella Memorial Hospital experience. Int J Gynaecol Obstet 1990: 31(Suppl 1):31-34.
70. U.S. Committee for UNICEF and Wellstart International. Guidelines and evaluation criteria for hospital/birthing center level implementation. New York: UNICEF; 1996.
71. Salariya EM, Easton PM, Cater JI. Duration of breast-feeding after early initiation and frequent feeding. Lancet 1978;2:1141-1143.
72. Lindenberg CS, Cabrera Artola R et al. The effect of early post-partum mother-infant contact and breastfeeding promotion on the incidence and continuation of breast-feeding. Int J Nurs Stud 1990;27:179-186.
73. Taylor PM, Maloni JA, Taylor FH et al. Extra early mother-infant contact and duration of breast-feeding. Acta Paediatr Scand Suppl 1985;316:15-22.
74. Sosa R, Kennell JH, Klaus M et al. The effect of early mother-infant contact on breast feeding, infection and growth. Ciba Foundation Symposium 1976;45:179-193.
75. DeChateau P, Wiberg B. Long-term effect on mother-infant behaviour of extra contact during the first hour post partum. I. First observations at 36 hours. Acta Paediatr Scand 1977;66:137-143.
76. Ali Z, Lowry M. Early maternal-child contact: effects on later behaviour. Dev Med Child Neurol 1981;23: 337-345.

77. Perez-Escamilla R, Pollitt E, Lonnerdal B et al. Infant feeding policies in maternity wards and their effect on breast-feeding success: an analytical overview. Am J Public Health 1994;84:89-97.
78. Kurinij N, Shiono PH. Early formula supplementation of breast-feeding. Pediatrics 1991;88:745-750.
79. DiGirolamo AM, Grummer-Strawn LM, Fein S. Maternity care practices: implications for breastfeeding. Birth 2001;28:94-100.
80. Chua S, Arulkumaran S, Lim I et al. Influence of breastfeeding and nipple stimulation on postpartum uterine activity. Br J Obstet Gynaecol 1994;101:804-805.
81. Christensson K, Siles C, Moreno L et al. Temperature, metabolic adaptation and crying in healthy full-term newborns cared for skin-to-skin or in a cot. Acta Paediatr 1992; 81:488-493.
82. Christensson K, Cabrera T, Christensson E et al. Separation distress call in the human neonate in the absence of maternal body contact. Acta Paediatr 1995;84:468-473.
83. Varendi H, Christensson K, Porter RH et al. Soothing effect of amniotic fluid smell in newborn infants. Early Hum Dev 1998;51:47-55.
84. Humenick SS. The clinical significance of breastmilk maturation rates. Birth 1987;14:174-181.
85. Newton M, Newton N. Postpartum engorgement of the breast. Am J Obstet Gynecol 1951;61:664-667.
86. Daly SE, Hartmann PE. Infant demand and milk supply. Part 1: Infant demand and milk production in lactating women. J Hum Lact 1995;11:21-26.
87. Daly SE, Hartmann PE. Infant demand and milk supply. Part 2: The short-term control of milk synthesis in lactating women. J Hum Lact 1995;11:27-37.
88. Klaus MH, Kennell JH, Klaus PH. Bonding: building the foundations of secure attachment and independence. Boston: Addison-Wesley; 1995.
89. Kennell JH, Klaus MH. Bonding: recent observations that alter perinatal care. Pediatr Rev 1998;19:4-12.
90. Lawrence RA, Lawrence RM. Breastfeeding: a guide for the medical profession. 5th ed. St. Louis: Mosby; 1999.
91. Neville MC, Morton J, Umemura S. Lactogenesis. The transition from pregnancy to lactation. Pediatr Clin North Am 2001;48:35-52.
92. DeChateau P, Holmberg H, Jakobsson K et al. A study of factors promoting and inhibiting lactation. Dev Med Child Neurol 1977;19:575-584.
93. American Academy of Pediatrics Committee on Fetus and Newborn. Routine evaluation of blood pressure, hematocrit, and glucose in newborns. Pediatrics 1993; 92:474-476.
94. Widstrom AM. Gastric suction in healthy newborn infants: effects on circulation and developing feeding behavior. Acta Paediatr Scand 1987;76:566-572.
95. Perez-Escamilla R, Maulen Radovan I, Dewey KG. The association between cesarean delivery and breast-feeding outcomes among Mexican women. Am J Public Health 1996;86:832-836.
96. Righard L, Alade MO. Sucking technique and its effect on success of breastfeeding. Birth 1992;19:185-189.
97. Jones DA, West RR. Effect of a lactation nurse on the success of breast-feeding: a randomised controlled trial. J Epidemiol Community Health 1986;40:45-49.
98. Perez-Escamilla R, Segura-Millan S, Pollitt E et al. Effect of the maternity ward system on the lactation success of low-income urban Mexican women. Early Human Development 1992;31:25-40.
99. Hofmeyr GJ, Nikodem VC, Wolman WL et al. Companionship to modify the clinical birth environment: effects on progress and perceptions of labour, and breastfeeding. Br J Obstet Gynaecol 1991;98: 756-764.
100. Schy DS, Maglaya CF, Mendelson SG et al. The effects of in-hospital lactation education on breastfeeding practice. J Hum Lact 1996;12:117-122.
101. Labbok M, Krasovec K. Toward consistency in breast-feeding definitions. Stud Fam Plann 1990;21:226-230.
102. Gunnlaugsson G, Einarsdottir J. Colostrum and ideas about bad milk: a case study from Guinea-Bissau. Soc Sci Med 1993;36:283-288.
103. Zimmerman DR, Bernstein WR. Standing feeding orders in the well-baby nursery: "Water, water everywhere …". J Hum Lact 1996;12:189-192.
104. Perez-Escamilla R, Segura Millan S, Canahuati J et al. Prelacteal feeds are negatively associated with breastfeeding outcomes in Honduras. J Nutr 1996;126: 2765-2773.
105. Host A. Importance of the first meal on the development of cow's milk allergy and intolerance. Allergy Proc 1991;12:227-232.
106. Goldberg NM, Adams E. Supplementary water for breast-fed babies in a hot and dry climate—not really a necessity. Arch Dis Child 1983;58:73-74.
107. Ashraf RN, Jalil F, Aperia A et al. Additional water is not needed for healthy breast-fed babies in a hot climate. Acta Paediatr 1993;82:1007-1011.
108. Sachdev HP, Krishna J, Puri RK et al. Water supplementation in exclusively breastfed infants during summer in the tropics. Lancet 1991;337:929-933.
109. Verronen P, Visakorpi JK, Lammi A et al. Promotion of breast feeding: effect on neonates of change of feeding routine at a maternity unit. Acta Paediatr Scand 1980;69:279-282.
110. DeCarvalho M, Hall M, Harvey D. Effects of water supplementation on physiological jaundice in breast-fed babies. Arch Dis Child 1981;56:568-569.
111. Nylander G, Lindemann R, Helsing E et al. Unsupplemented breastfeeding in the maternity ward. Positive long-term effects. Acta Obstet Gynecol Scand 1991;70:205-209.
112. Martin-Calama J, Bunuel J, Valero MT et al. The effect of feeding glucose water to breastfeeding newborns on weight, body temperature, blood glucose, and breastfeeding duration. J Hum Lact 1997;13: 209-213.
113. World Health Organization (WHO). Hypoglycaemia of the newborn. Geneva: World Health Organization; 1997.
114. Ojofeitimi EO, Olaogun AA, Osokoya AA et al. Infant feeding practices in a deprived environment: a concern for early introduction of water and glucose D water to neonates. Nutr Health 1999;13:11-21.
115. Almroth S, Mohale M, Latham MC. Unnecessary water supplementation for babies: grandmothers blame clinics. Acta Paediatr 2000;89:1408-1413.

Literatur

116. Scariati PD, Grummer-Strawn LM, Fein SB. Water supplementation of infants in the first month of life. Arch Pediatr Adolesc Med 1997;151:830-832.
117. American Academy of Pediatrics and The American College of Obstetricians and Gynecologists. Guidelines for perinatal care. 3rd ed. Elk Grove Village, IL: American Academy of Pediatrics; 1992.
118. Committee on Nutrition American Academy of Pediatrics. Pediatric nutrition handbook. 3rd ed. Elk Grove Village IL: American Academy of Pediatrics; 1993.
119. Shrago L. Glucose water supplementation of the breastfed infant during the first three days of life. J Hum Lact 1987;3:82-86.
120. American Academy of Pediatrics Work Group on Breastfeeding. Breastfeeding and the use of human milk. Pediatrics 1997;100:1035-1039.
121. Drewett RF, Woolridge MW, Jackson DA et al. Relationships between nursing patterns, supplementary food intake and breast-milk intake in a rural Thai population. Early Hum Dev 1989;20:13-23.
122. Schubiger G, Schwarz U, Tonz O. UNICEF/WHO Baby-Friendly Hospital Initiative: does the use of bottles and pacifiers in the neonatal nursery prevent successful breastfeeding? Neonatal Study Group. Eur J Pediatr 1997;156:874-877.
123. Gray-Donald K, Kramer MS, Munday S et al. Effect of formula supplementation in the hospital on the duration of breast-feeding: a controlled clinical trial. Pediatrics 1985;75:514-518.
124. Carbonell X, Botet F, Figueras J et al. The incidence of breastfeeding in our environment. J Perinat Med 1998;26:320-324.
125. Feinstein JM, Berkelhamer JE, Gruszka ME et al. Factors related to early termination of breast-feeding in an urban population. Pediatrics 1986;78:210-215.
126. Blomquist HK, Jonsbo F, Serenius F et al. Supplementary feeding in the maternity ward shortens the duration of breast feeding. Acta Paediatr 1994;83:1122-1126.
127. Riva E, Banderali G, Agostoni C et al. Factors associated with initiation and duration of breastfeeding in Italy. Acta Paediatr 1999;88:411-415.
128. Greer FR, Apple RD. Physicians, formula companies, and advertising. A historical perspective. Am J Dis Child 1991;145:282-286.
129. Hayden GF, Nowacek GA, Koch W et al. Providing free samples of baby items to newly delivered parents. An unintentional endorsement? Clin Pediatr Phila 1987;26:111-115.
130. Howard FM, Howard CR, Weitzman M. The physician as advertiser: the unintentional discouragement of breast-feeding. Obstet Gynecol 1993;81:1048-1051.
131. Skipper A, Bohac C, Gregoire MB. Knowing brand name affects patient preferences for enteral supplements. J Am Diet Assoc 1999;99:91-92.
132. Gius MP. Using panel data to determine the effect of advertising on brand-level distilled spirits sales. J Stud Alcohol 1996;57:73-76.
133. Howard CR, Howard FM, Weitzman ML. Infant formula distribution and advertising in pregnancy: a hospital survey. Birth 1994;21:14-19.
134. Howard C, Howard F, Lawrence R et al. Office prenatal formula advertising and its effect on breast-feeding patterns. Obstet Gynecol 2000;95:296-303.
135. Evans CJ, Lyons NB, Killien MG. The effect of infant formula samples on breastfeeding practice. J Obstet Gynecol Neonatal Nurs 1986;15:401-405.
136. Dungy CI, Losch ME, Russell D et al. Hospital infant formula discharge packages. Do they affect the duration of breast-feeding? Arch Pediatr Adolesc Med 1997;151:724-729.
137. Bliss MC, Wilkie J, Acredolo C et al. The effect of discharge pack formula and breast pumps on breastfeeding duration and choice of infant feeding method. Birth 1997;24:90-97.
138. Dungy CI, Christensen-Szalanski J, Losch M et al. Effect of discharge samples on duration of breastfeeding. Pediatrics 1992;90:233-237.
139. Frank DA, Wirtz SJ, Sorenson JR et al. Commercial discharge packs and breast-feeding counseling: effects on infant-feeding practices in a randomized trial. Pediatrics 1987;80:845-854.
140. Bergevin Y, Dougherty C, Kramer MS. Do infant formula samples shorten the duration of breast-feeding? Lancet 1983;1:1148-1151.
141. Guthrie GM, Guthrie HA, Fernandez TL et al. Infant formula samples and breast feeding among Philippine urban poor. Soc Sci Med 1985;20:713-717.
142. Clarke LL, Deutsch MJ. Becoming baby-friendly. One hospital's journey to total quality care. AWHONN Lifelines 1997;1:30-37.
143. Merewood A, Philipp BL. Becoming baby-friendly: overcoming the issue of accepting free formula. J Hum Lact 2000;16:279-282.
144. Merewood A, Philipp BL. Implementing change: becoming baby-friendly in an inner city hospital. Birth 2001;28:36-40.
145. Jackson EB, Olmsted RW, Foord A et al. A hospital rooming-in unit for four newborn infants and their mothers: descriptive account of background, development and procedures with a few preliminary observations. Pediatrics 1948;1:28-43.
146. Kennell JH, Klaus MH. Early mother-infant contact. Effects on the mother and the infant. Bull Menninger Clin 1979;43:69-78.
147. Buxton KE, Gielen AC, Faden RR et al. Women intending to breastfeed: predictors of early infant feeding experiences. Am J Prev Med 1991;7:101-106.
148. Procianoy RS, Fernandes Filho PH et al. The influence of rooming-in on breastfeeding. J Trop Pediatr 1983;29:112-114.
149. Elander G, Lindberg T. Hospital routines in infants with hyperbilirubinemia influence the duration of breast feeding. Acta Paediatr Scand 1986;75:708-712.
150. Syafruddin M, Djauhariah AM, Dasril D. A study comparing rooming-in with separate nursing. Paediatr Indones 1988;28:116-123.
151. Yamauchi Y, Yamanouchi I. The relationship between rooming-in/not rooming-in and breast-feeding variables. Acta Paediatr Scand 1990;79:1017-1022.
152. Waldenstrom U, Swenson A. Rooming-in at night in the postpartum ward. Midwifery 1991;7:82-89.

153. Keefe MR. Comparison of neonatal nighttime sleep-wake patterns in nursery versus rooming-in environments. Nurs Res 1987;36:140-144.
154. Keefe MR. The impact of infant rooming-in on maternal sleep at night. J Obstet Gynecol Neonatal Nurs 1988;17:122-126.
155. Buranasin B. The effects of rooming-in on the success of breastfeeding and the decline in abandonment of children. Asia Pac J Public Health 1991;5:217-220.
156. Lvoff NM, Lvoff V, Klaus MH. Effect of the Baby-Friendly Initiative on infant abandonment in a Russian hospital. Arch Pediatr Adolesc Med 2000;154: 474-477.
157. Norr KF, Roberts JE, Freese U. Early postpartum rooming-in and maternal attachment behaviors in a group of medically indigent primiparas. J Nurse Midwifery 1989;34:85-91.
158. Prodromidis M, Field T, Arendt R et al. Mothers touching newborns: a comparison of rooming-in versus minimal contact. Birth 1995;22:196-200.
159. Dharamraj C, Sia CG, Kierney CM et al. Observations on maternal preference for rooming-in facilities. Pediatrics 1981;67:638-640.
160. Cadwell K. Using the quality improvement process to affect breastfeeding protocols in United States hospitals. J Hum Lact 1997;13:5-9.
161. Hull V, Thapa S, Pratomo H. Breast-feeding in the modern health sector in Indonesia: the mother's perspective. Soc Sci Med 1990;30:625-633.
162. Suradi R. Rooming-in for babies born by caesarean section in Dr. Cipto Mangunkusumo General Hospital Jakarta. Paediatr Indones 1988;28:124-132.
163. Anderson GC. Risk in mother-infant separation postbirth. Image J Nurs Sch 1989;21:196-199.
164. Howie PW, Houston MJ, Cook A et al. How long should a breast feed last? Early Hum Dev 1981;5:71-77.
165. Diaz S, Herreros C, Aravena R et al. Breast-feeding duration and growth of fully breast-fed infants in a poor urban Chilean population. Am J Clin Nutr 1995;62:371-376.
166. DeCarvalho M, Robertson S, Merkatz R et al. Milk intake and frequency of feeding in breast fed infants. Early Hum Dev 1982;7:155-163.
167. Illingworth RS, Leeds MD, Stone DGH. Self-demand feeding in a maternity unit. Lancet 1952;1:683-687.
168. Yamauchi Y, Yamanouchi I. Breast-feeding frequency during the first 24 hours after birth in full-term neonates. Pediatrics 1990;86:171-175.
169. DeCarvalho M, Robertson S, Friedman A et al. Effect of frequent breast-feeding on early milk production and infant weight gain. Pediatrics 1983;72:307-311.
170. Daly SE, Kent JC, Owens RA et al. Frequency and degree of milk removal and the short-term control of human milk synthesis. Exp Physiol 1996;81:861-875.
171. DeCarvalho M, Klaus MH, Merkatz RB. Frequency of breast-feeding and serum bilirubin concentration. Am J Dis Child 1982;136:737-738.
172. DeCarvalho M, Robertson S, Klaus MH. Does the duration and frequency of early breastfeeding affect nipple pain? Birth 1984;11:81-84.
173. Slaven S, Harvey D. Unlimited suckling time improves breast feeding. Lancet 1981;1:392-393.
174. Renfrew MJ, Lang S, Martin L et al. Feeding schedules in hospitals for newborn infants. Cochrane Database Syst Rev 2000:CD000090.
175. Martines JC, Ashworth A, Kirkwood B. Breast-feeding among the urban poor in southern Brazil: reasons for termination in the first 6 months of life. Bull World Health Organ 1989;67:151-161.
176. Musoke RN. Breastfeeding promotion: feeding the low birth weight infant. Int J Gynaecol Obstet 1990: 31 Suppl 1:57-59.
177. Mohrbacher N, Stock J. The breastfeeding answer book. 2nd ed. Schaumburg IL: La Leche League International; 1996.
178. Ardran GM, Kemp FH, Lind J. A cineradiographic study of bottle feeding. Br J Radiol 1956;31: 11-22.
179. Ardran GM, Kemp FH, Lind J. A cineradiographic study of breast feeding. Br J Radiol 1958;31:156-162.
180. Weber F, Woolridge MW, Baum JD. An ultrasonographic study of the organisation of sucking and swallowing by newborn infants. Dev Med Child Neurol 1986;28:19-24.
181. Nowak AJ, Smith WL, Erenberg A. Imaging evaluation of artificial nipples during bottle feeding. Arch Pediatr Adolesc Med 1994;148:40-42.
182. Gorelick L. On the use of pacifiers in preventing malocclusion. N Y State Dent Journal 1955;21:3-10.
183. Pedley TF. The rubber teat and deformities of the jaws. Dent Rec 1907;27:176-177.
184. Pritchard E. "Comforter" otitis media. Lancet 1911; 2:851.
185. King FT. Feeding and care of baby. London: McMillan; 1923.
186. Turgeon-O'Brien H, Lachapelle D, Gagnon PF et al. Nutritive and nonnutritive sucking habits: a review. ASDC J Dent Child 1996;63:321-327.
187. Cullen A, Kiberd B, McDonnell M et al. Sudden infant death syndrome—are parents getting the message? Ir J Med Sci 2000;169:40-43.
188. Larsson E. Sucking, chewing, and feeding habits and the development of crossbite: a longitudinal study of girls from birth to 3 years of age. Angle Orthod 2001;71:116-119.
189. Howard CR, Howard FM, Lanphear B et al. The effects of early pacifier use on breastfeeding duration. Pediatrics 1999;103:E33.
190. Kelmanson IA. Use of a pacifier and behavioural features in 2-4-month-old infants. Acta Paediatr 1999; 88:1258-1261.
191. Righard L, Alade MO. Breastfeeding and the use of pacifiers. Birth 1997;24:116-120.
192. Lundqvist C, Hafstrom M. Non-nutritive sucking in full-term and preterm infants studied at term conceptional age. Acta Paediatr 1999;88:1287-1289.
193. Vogel A, Mitchell EA. Attitudes to the use of dummies in New Zealand; a qualitative study. N Z Med J 1997;110:395-397.
194. Campos RG. Soothing pain-elicited distress in infants with swaddling and pacifiers. Child Dev 1989;60: 781-792.
195. Corbo MG, Mansi G, Stagni A et al. Nonnutritive sucking during heelstick procedures decreases beha-

vioral distress in the newborn infant. Biol Neonate 2000;77:162-167.
196. Field T, Goldson E. Pacifying effects of nonnutritive sucking on term and preterm neonates during heel-stick procedures. Pediatrics 1984;74:1012-1015.
197. Gunnar MR, Fisch RO, Malone S. The effects of a pacifying stimulus on behavioral and adrenocortical responses to circumcision in the newborn. J Am Acad Child Psychiatry 1984;23:34-38.
198. Carbajal R, Chauvet X, Couderc S et al. Randomised trial of analgesic effects of sucrose, glucose, and pacifiers in term neonates. BMJ 1999;319:1393-1397.
199. Kramer MS, Barr RG, Dagenais S et al. Pacifier use, early weaning, and cry/fuss behavior: a randomized controlled trial. JAMA 2001;286:322-326.
200. North Stone K, Fleming P, Golding J. Socio-demographic associations with digit and pacifier sucking at 15 months of age and possible associations with infant infection. The ALSPAC Study Team. Avon Longitudinal Study of Pregnancy and Childhood. Early Hum Dev 2000;60:137-148.
201. Paunio P, Rautava P, Sillanpaa M. The Finnish Family Competence Study: the effects of living conditions on sucking habits in 3-year-old Finnish children and the association between these habits and dental occlusion. Acta Odontol Scand 1993;51:23-29.
202. Gizani S, Vinckier F, Declerck D. Caries pattern and oral health habits in 2- to 6-year-old children exhibiting differing levels of caries. Clin Oral Investig 1999;3:35-40.
203. Righard L. Are breastfeeding problems related to incorrect breastfeeding technique and the use of pacifiers and bottles? Birth 1998;25:40-44.
204. Righard L. Early enhancement of successful breastfeeding. World Health Forum 1996;17:92-97.
205. Barros FC, Victora CG, Semer TC et al. Use of pacifiers is associated with decreased breast-feeding duration. Pediatrics 1995;95:497-499.
206. Victora CG, Behague DP, Barros FC et al. Pacifier use and short breastfeeding duration: cause, consequence, or coincidence? Pediatrics 1997;99:445-453.
207. Centuori S, Burmaz T, Ronfani L et al. Nipple care, sore nipples, and breastfeeding: a randomized trial. J Hum Lact 1999;15:125-130.
208. Hornell A, Aarts C, Kylberg E et al. Breastfeeding patterns in exclusively breastfed infants: a longitudinal prospective study in Uppsala, Sweden. Acta Paediatr 1999;88:203-211.
209. Huffman SL. Maternal and child nutritional status: its association with the risk of pregnancy. Soc Sci Med 1983;17:1529-1540.
210. Aarts C, Hornell A, Kylberg E et al. Breastfeeding patterns in relation to thumb sucking and pacifier use. Pediatrics 1999;104:e50.
211. Clements MS, Mitchell EA, Wright SP et al. Influences on breastfeeding in southeast England. Acta Paediatr 1997;86:51-56.
212. Ford RP, Mitchell EA, Scragg R et al. Factors adversely associated with breast feeding in New Zealand. J Paediatr Child Health 1994;30:483-489.
213. Vogel AM, Hutchison BL, Mitchell EA. The impact of pacifier use on breastfeeding: a prospective cohort study. J Paediatr Child Health 2001;37:58-63.
214. Barros FC, Victora CG, Morris SS et al. Breast feeding, pacifier use and infant development at 12 months of age: a birth cohort study in Brazil. Paediatr Perinat Epidemiol 1997;11:441-450.
215. Karjalainen S, Ronning O, Lapinleimu H et al. Association between early weaning, non-nutritive sucking habits and occlusal anomalies in 3-year-old Finnish children. Int J Paediatr Dent 1999;9:169-173.
216. Watase S, Mourino AP, Tipton GA. An analysis of malocclusion in children with otitis media. Pediatr Dent 1998;20:327-330.
217. Niemela M, Pihakari O, Pokka T et al. Pacifier as a risk factor for acute otitis media: a randomized, controlled trial of parental counseling. Pediatrics 2000;106: 483-488.
218. Jackson JM, Mourino AP. Pacifier use and otitis media in infants twelve months of age or younger. Pediatr Dent 1999;21:255-260.
219. Uhari M, Mantysaari K, Niemela M. A meta-analytic review of the risk factors for acute otitis media. Clin Infect Dis 1996;22:1079-1083.
220. Darwazeh AM, al Bashir A. Oral candidal flora in healthy infants. J Oral Pathol Med 1995;24:361-364.
221. Mattos-Graner RO, de Moraes AB, Rontani RM et al. Relation of oral yeast infection in Brazilian infants and use of a pacifier. ASDC J Dent Child 2001;68: 33-36.
222. Ogaard B, Larsson E, Lindsten R. The effect of sucking habits, cohort, sex, intercanine arch widths, and breast or bottle feeding on posterior crossbite in Norwegian and Swedish 3-year-old children. Am J Orthod Dentofacial Orthop 1994;106:161-166.
223. Juberg DR, Alfano K, Coughlin RJ et al. An observational study of object mouthing behavior by young children. Pediatrics 2001;107:135-142.
224. Gale CR, Martyn CN. Breastfeeding, dummy use, and adult intelligence. Lancet 1996;347:1072-1075.
225. Pollard K, Fleming P, Young J et al. Night-time nonnutritive sucking in infants aged 1 to 5 months: relationship with infant state, breastfeeding, and bed-sharing versus room-sharing. Early Hum Dev 1999; 56:185-204.
226. Franco P, Scaillet S, Wermenbol V et al. The influence of a pacifier on infants' arousals from sleep. J Pediatr 2000;136:775-779.
227. Lehtonen J, Kononen M, Purhonen M et al. The effect of nursing on the brain activity of the newborn. J Pediatr 1998;132:646-651.
228. Fleming PJ, Blair PS, Pollard K et al. Pacifier use and sudden infant death syndrome: results from the CESDI/SUDI case control study. CESDI SUDI Research Team. Arch Dis Child 1999;81:112-116.
229. Lehman EB, Denham SA, Moser MH et al. Soft object and pacifier attachments in young children: the role of security of attachment to the mother. J Child Psychol Psychiatry 1992;33:1205-1215.
230. Bull P. Consent to supplement newborn infants. J Hum Lact 1986;2:27-28.
231. Vadiakas G, Oulis C, Berdouses E. Profile of non-nutritive sucking habits in relation to nursing behavior in pre-school children. J Clin Pediatr Dent 1998; 22:133-136.

232. Perez A. The effect of breastfeeding promotion on the infertile postpartum period. Int J Gynaecol Obstet 1990;31(Suppl 1):29-30.
233. Benitez I, de la Cruz J, Suplido A et al. Extending lactational amenorrhoea in Manila: a successful breast-feeding education programme. J Biosoc Sci 1992; 24:211-231.
234. Houston MJ, Howie PW, Cook A et al. Do breast feeding mothers get the home support they need? Health Bull Edinb 1981;39:166-172.
235. Saner G, Dagoglu T, Uzkan I et al. Promotion of breastfeeding in the postpartum mother. Turk J Pediatr 1985;27:63-68.
236. Neyzi O, Gulecyuz M, Dincer Z et al. An educational intervention on promotion of breast feeding complemented by continuing support. Paediatr Perinat Epidemiol 1991;5:299-303.
237. Neyzi O, Olgun P, Kutluay T et al. An educational intervention on promotion of breast feeding. Paediatr Perinat Epidemiol 1991;5:286-298.
238. Haider R, Islam A, Hamadani J et al. Breast-feeding counselling in a diarrhoeal disease hospital. Bull World Health Organ 1996;74:173-179.
239. Hall JM. Influencing breastfeeding success. J Obstet Gynecol Neonatal Nurs 1978;7:28-32.
240. Saunders SE, Carroll J. Post-partum breast feeding support: impact on duration. J Am Diet Assoc 1988; 88:213-215.
241. Grossman LK, Harter C, Sachs L et al. The effect of postpartum lactation counseling on the duration of breast-feeding in low-income women. Am J Dis Child 1990;144:471-474.
242. Davies Adetugbo AA. Promotion of breast feeding in the community: impact of health education programme in rural communities in Nigeria. J Diarrhoeal Dis Res 1996;14:5-11.
243. Dennis CL, Hodnett E, Gallop R et al. The effect of peer support on breast-feeding duration among primiparous women: a randomized controlled trial. CMAJ 2002;166:21-28.
244. Meara H. A key to successful breast-feeding in a non-supportive culture. J Nurse Midwifery 1976;21:20-26.
245. Ryan K, Beresford RA. The power of support groups: influence on infant feeding trends in New Zealand. J Hum Lact 1997;13:183-190.
246. Kendall Tackett KA, Sugarman M. The social consequences of long-term breastfeeding. J Hum Lact 1995;11:179-183.
247. Lawrence RA. Breastfeeding in Belarus. JAMA 2001;285:463-464.
248. Howard CR, Howard FM, Lanphear B et al. The effects of early pacifier use on breastfeeding duration. Pediatrics 1999;103:E33.

9 Die Betreuung von Neugeborenen mit häufig auftretenden Stillproblemen

9.1 Grundlegende Bedürfnisse von gesunden Säuglingen

Die Ernährung ist eine der vielen Aufgaben, die das Baby meistern muss, um sich erfolgreich an das Leben außerhalb der Gebärmutter anzupassen. Das Neugeborene muss biologische Aufgaben erfüllen – es muss mit dem Atmen beginnen und die Atmung aufrechterhalten, es gibt Kreislaufveränderungen und die Regulierung der Körpertemperatur muss von ihm selbst übernommen werden. Hinzu kommt die Aufnahme, Verdauung und Resorption von Nährstoffen. Außerdem wird das Neugeborene vor Aufgaben in Bezug auf sein Verhalten gestellt – es muss seine Verhaltensmuster regulieren, viele Stimuli verarbeiten, speichern und verwalten und eine Beziehung zu Pflegepersonen und Umgebung aufbauen.[1]

9.1.1 Biologische Aufgaben

Während des gesamten Lebens muss der Organismus im Gleichgewicht bleiben. Der Fötus setzt andere Techniken ein als das Neugeborene, um dieses Gleichgewicht aufrechtzuerhalten. Beim Übergang in das Leben außerhalb des Mutterleibs gibt es einige Punkte, die entscheidend für die Ernährung im Allgemeinen und für das Stillen im Besonderen sind.

Bedürfnisse und Funktionen des Magen-Darm-Traktes und des Stoffwechsels

Vor der Geburt erhielt der Fötus alle Nährstoffe über die Plazenta. Nach der Geburt müssen jedoch die Nährstoffe aus der Milch zunächst durch den Verdauungstrakt hindurch, ehe sie für den Stoffwechsel genutzt werden können. Die normale Funktion des Verdauungstraktes und die Stoffwechselbedürfnisse des Neugeborenen werden hier kurz abgehandelt, damit eine Grundlage für das klinische Management vorhanden ist.

Stoffwechsel und hormonelle Regulation

Die Ausnutzung der Nährstoffe aus der Nahrung, nachdem diese verdaut, resorbiert und zu den Zellen transportiert wurde, wird Stoffwechsel genannt.[2] Der Stoffwechsel kann entweder katabolisch (abbauend) oder anabolisch (aufbauend, Bildung von Molekülen) sein. Die basale Stoffwechselrate (Grundumsatz) ist die Geschwindigkeit, mit der Nährstoffe unter basalen Bedingungen, das heißt im Wachzustand, aber in Ruhe befindlich und im postabsorptiven Stadium (es wird keine Nahrung verdaut) und in einer temperaturneutralen Umgebung, verbraucht werden.

Während des Stoffwechsels wird Energie verbraucht. *Energie* ist „die Fähigkeit, Arbeit zu verrichten oder eine Substanz zu verändern. In Bezug auf Ernährung, bezieht sich Energie meist auf die chemische Energie, die aus Nahrung gewonnen wird".[3] Die Energie einer Kilokalorie entspricht der Energiemenge, die benötigt wird, um die Temperatur von einem Kilogramm Wasser von 14,5 auf 15,5 °C (d.h. um 1 °C) zu erhöhen. Der Begriff *Kilokalorie* wird in der Regel zur Beschreibung des Energiebedarfs in Hinsicht auf die Ernährung verwendet. Der gemeinhin verwendete Begriff *Kalorie* (z.B. 28 g künstliche Säuglingsnahrung hat 20 Kalorien) bezieht sich auf den wissenschaftlich korrekten Ausdruck *Kilokalorie* (abgekürzt kcal).

Die grundlegenden Stoffwechselbedürfnisse verbrauchen Energie. Dazu gehören Atmung, Kreislauf, das Aufrechterhalten des elektrochemischen Gradienten innerhalb der Zellmembranen und die Aufrechterhaltung der Körpertemperatur.[3] Säuglinge nutzen Nährstoffe, um diese basale Stoffwechselrate aufrechtzuerhalten, doch sie benötigen auch Nährstoffe für ihr Wachstum und ihre Aktivität. Während der ersten vier Monate verschlingt der Grundumsatz etwa 50 bis 60 %

der Kilokalorien, 25 bis 40 % werden für das Wachstum benötigt und 10 bis 15 % für die Aktivität des Säuglings.

Es gibt zwei zentrale Konzepte des Stoffwechsels – der Ausnutzung der verdauten Nährstoffe – die für das Stillmanagement wichtig sind: (1) wie der Stoffwechsel reguliert wird und (2) in welcher Beziehung der Stoffwechsel zum Energiebedarf des Neugeborenen und den Makronährstoffen, die die Muttermilch liefert, steht.

Stoffwechselregulierung

Der Stoffwechsel muss irgendwie kontrolliert werden. Das neurologische und das endokrinologische System sind von ihrer Natur aus regulierend, doch beide Systeme sind zum Zeitpunkt der Geburt unreif. Die Reflexe, Teil des neurologischen Systems, sind primitiv, jedoch ausreichend entwickelt, um das Leben außerhalb des Mutterleibs zu erhalten. Das endokrine System verfügt über Hormone, die die beiden Stoffwechselprozesse steuern: den katabolischen und den anabolischen.

Selbst wenn die Hormone vorhanden und wirksam sind, werden sie manchmal in begrenzter Menge gebildet oder sind nicht in der Lage, den dynamischen Veränderungen zu genügen, die beim Übergang zum Leben außerhalb des Mutterleibs auftreten. Hormone, die für die Nahrungs- und Flüssigkeitsregulierung zuständig sind, setzen das Neugeborene einigen Risiken aus. Das antidiuretische Hormon (ADH) beispielsweise, das die Harnausscheidung verhindert, wird nur in beschränkter Menge gebildet. Daraus ergeben sich viele Blasenentleerungen pro Tag und eine größere Anfälligkeit für eine Dehydrierung. Glucagon und Insulin sind die Hormone, die am stärksten mit der Glukoseregulierung in Zusammenhang stehen.

Energiebedarf

Gesunde Säuglinge brauchen 90 bis 120 kcal/kg/24 h.[3] Etwa 40 bis 60 dieser Kilokalorien sind erforderlich, um die grundlegenden Stoffwechselfunktionen aufrechtzuerhalten. Es ist jedoch wichtig, daran zu denken, dass der Bedarf für den Grundumsatz bei Raumtemperatur und wenn der Mensch einen leeren Magen hat und sowohl körperlich als auch emotional ruhig ist, gemessen wird. Deshalb erhöhen sich die Stoffwechselbedürfnisse, wenn Nahrung aufgenommen und verwertet wird. Der gesunde Säugling hat außerdem einen Bedarf für das Wachstum und seine Aktivität, so dass er genügend Kilokalorien aufnehmen muss, um diesen Bedarf zu decken.

Makronährstoffe in der Muttermilch

Wie in Kapitel 4 beschrieben, variieren die Makronährstoffe in der Muttermilch. Die Makronährstoffe – Kohlenhydrate, Eiweiße und Fette – können durch Stoffwechselprozesse entweder abgebaut oder aber aufgebaut werden (☞ Tabelle 9.1). Eiweiße werden aus anderen Substanzen gebildet, wohingegen Kohlenhydrate und Fette abgebaut werden.

Kohlenhydrate (Zucker) liefern Energie. Sie schonen den Eiweiß- und Fettstoffwechsel. Glukose, ein Monosaccharid (Einfachzucker), ist die Kohlenhydratform, die von den Zellen als Energie verbraucht wird. Dieser Einfachzucker wird durch die Verdauung und die Verstoffwechselung von Disacchariden und noch komplexeren Kohlenhydraten wie Stärke und Glykogen gewonnen. Jedes Gramm Kohlenhydrate hat 4 kcal. Etwa 38 % der Kalorien der Muttermilch werden von dem Disaccharid *Laktose* geliefert.

Der Kohlenhydratstoffwechsel ist sowohl katabolisch als auch anabolisch. Durch Katabolismus werden komplexere Kohlenhydrate zu Einfachzuckern abgebaut. Durch Anabolismus werden Einfachzucker in Glykogen umgewandelt. Der katabolische Prozess baut die Laktose in der Muttermilch in Glukose und Galaktose ab, so dass die Zellen sie nutzen können. Der anabolische Stoffwechsel synthetisiert Glykogen, das ab der 9. Gestationswoche in der Leber gespeichert wird. Die Glykogenspeicher werden für Situationen wie eine Hypoxie unter den Wehen, die Atemarbeit oder Stress durch Kälte eingesetzt. Neugeborene nutzen die Speicher aus der Schwangerschaft, da sie nur eingeschränkt in der Lage sind, Glukose aus Glykogen zu bilden. Daher können die Blutzuckerwerte schnell abfallen.

Die Glukosewerte im Blut werden hormonell und neural gesteuert. Zu den zuckerregulierenden Hormonen gehören Insulin (ausgeschüttet von β-Zellen der Bauchspeicheldrüse), Glucagon (ausgeschüttet von α-Zellen der Bauchspeicheldrüse), Epinephrin, Adrenocorticotropes Hormon (ACTH), Wachstumshormone, Thyreotropin (TSH) und Schilddrüsenhormone. Im Idealfall sollte ein Neugeborenes Blutzuckerwerte über 60 mg/dl haben, aber auch ein Wert über 40 mg/dl kann akzeptabel sein.

Eiweiß. Im Gegensatz zu den Kohlenhydraten und Fetten, deren primäre Aufgabe in der Bereitstellung von Energie liegt, sind Eiweiße in erster Linie für den Aufbau von Gewebe verantwortlich (Anabolismus). Jedes Gramm Eiweiß hat 4 kcal. Zwar wechselt die Eiweißmenge im Verlauf der

9.1 Grundlegende Bedürfnisse von gesunden Säuglingen

Begriff	Definition	Bemerkung
Glucagon	Ein von den α-Zellen in den Langerhans-Inseln gebildetes Hormon, das die Umwandlung von Glykogen zu Glukose in der Leber anregt	Hormon
Glukose	Monosaccharid, Hauptenergiequelle in menschlichen und tierischen Körperflüssigkeiten	Einfachzucker
Glykogen	Ein Polysaccharid, das den Hauptanteil des Kohlenhydratspeichers in tierischen Zellen bildet. Es wird aus Glukose gebildet und hauptsächlich in der Leber und in geringerem Maße in den Muskelzellen gespeichert	Mehrfachzucker
Glykogenolyse	Der Aufspaltungsprozess von Glykogen zu Glukose	Abbau von Mehrfachzuckern zu Einfachzucker
Glykogenese	Die Bildung von Glykogen aus Glukose	Bildung von Mehrfachzucker aus Einfachzucker
Glykolyse	Eine Reihe von Katalysereaktionen in den Zellen, durch die Glukose und andere Zucker aufgespalten werden, um Milchsäure oder Brenztraubensäure zu gewinnen. Dabei wird Energie in Form von Adenosintriphosphat freigesetzt. Kann aerob (mit Sauerstoffbeteiligung) oder anaerob (ohne Sauerstoffbeteiligung) ablaufen	Abbau von Einfach- und Mehrfachzucker
Glykoneogenese	Die Bildung von Glykogen aus Fettsäuren und Eiweiß statt aus Kohlenhydraten	Bildung von Mehrfachzucker aus Nicht-Kohlenhydraten
Ketogene Antwort	Die Mobilisierung der Fettspeicher zur Bildung von Glycerol, freien Fettsäuren und Ketonkörpern, die dann als Energiequelle statt Glukose und Glykogen genutzt werden	Eine Reaktion auf fehlende Glukose

Tab. 9.1 Definitionen. (Quelle: *Mosby's medical nursing and allied health dictionary*, 6th ed. St. Louis: Mosby, 2002)

Laktation, doch etwa 7 % der Kalorien der Muttermilch stammen aus dem Eiweiß (dem gegenüber liefern bei künstlicher Säuglingsnahrung die Eiweiße 9 bis 11 % der Energie).[3] Die Verstoffwechselung von Eiweiß erhöhen den Grundumsatz um etwa 30 % an Kalorien, die Verstoffwechselung von Kohlenhydraten und Fett führt nur zu einer Erhöhung von 4 bzw. 6 %.[4] Kurz gesagt, für die Verstoffwechselung von Eiweiß wird mehr Energie benötigt als für die Verstoffwechselung von Kohlenhydraten und Fett. Muttermilch hat einen deutlich niedrigeren Eiweißgehalt als Kuhmilch, selbst zubereitete Muttermilchersatzprodukte oder handelsübliche künstliche Säuglingsnahrung. Deshalb verringert sie den Anstieg des kindlichen Grundumsatzes.

Fette. Wie die Kohlenhydrate sind auch die Fette Energielieferanten. Fette und Fettsäuren sind wichtig für Säuglinge. Besondere Bedeutung hat das Cholesterol, da es zur Entwicklung des Gehirns beiträgt. Die Myelinisierung des Nervensystems ist bis zum Alter von zwei Jahren noch nicht vollständig abgeschlossen. Essenzielle Fettsäuren, also Fettsäuren die nicht gebildet werden können, müssen aufgenommen werden. In der Muttermilch sind diese bereits vorhanden (☞ Kapitel 4). Etwa 9 kcal pro Gramm der Muttermilch werden vom Fett geliefert. Das gestillte Kind erhält etwa 55 % seiner Kalorienmenge aus Fett. Nur etwa 48 % der Kalorien aus der künstlichen Säuglingsnahrung werden jedoch vom Fett geliefert.

Der Fettstoffwechsel kann sowohl katabolisch als auch anabolisch (Lipogenese) sein. Die meisten Lipide, auch Triglyceride, Cholesterol, Phospholipide und Prostaglandin können durch Lipogenese gebildet werden. Einige jedoch sind essenzielle Fettsäuren, die für das Wachstum und den Erhalt des Gewebes (statt nur als Energielieferant) genutzt werden. Muttermilchfett ist für den Säugling leichter verdaulich als Fett in Kuhmilch. Dies liegt an der Lage der Fettsäuren im Glycerolmolekül und der natürlichen Lipaseaktivität.

Magen-Darm-Funktion

Der Magen-Darm-Trakt macht essenzielle Nährstoffe für alle Körperzellen verfügbar. Dies geschieht durch Nahrungsaufnahme, Verdauung (Aufspaltung), Motilität (Bewegung – Peristaltik und Segmentation von unverdauten Nährstoffen), Absonderung von Verdauungssäften, Resorption (Bewegung von verdauten Nährstoffen) und Ausscheidung.

Nahrungsaufnahme
Die Nahrungsaufnahme – der Milchtransfer – wird in Kapitel 7 besprochen. Durch die Aufnahme von Muttermilch nimmt der Säugling sechs Hauptnährstoffe zu sich: Kohlenhydrate, Eiweiße, Fett, Vitamine, Mineralstoffe und Wasser. Muttermilch liefert Energie: insgesamt etwa 67 kcal/100 ml.[5] Nur sehr wenig Energie (kcal) stammt vom Eiweiß, der größte Teil wird vom Fett geliefert (☞ Abb. 9.1).

Verdauung
Die Verdauung oder die Aufspaltung von Nahrung erfolgt entweder durch mechanische oder chemische Prozesse. Sie findet im Mund, dem Magen und dem Darm statt. Zur mechanischen Verdauung gehören das Kauen (von fester Nahrung), das Schlucken, die Peristaltik (wellenförmige Bewegung) und die Segmentation (Mischbewegung).

Das Neugeborene verdaut Muttermilch in erster Linie durch Schlucken und eine wellenförmige Bewegung, die an der Zunge beginnt und sich durch den gesamten Magen-Darm-Trakt hindurch fortsetzt. Die chemische Verdauung fördert durch Hydrolyse die Aufspaltung von Kohlenhydraten, Fett und Eiweiß zu resorbierbaren Einheiten. Die chemische Verdauung hängt von den Verdauungsenzymen ab.

Absonderung von Verdauungssäften
Die abgesonderten Enzyme fördern die chemische Verdauung der Nahrung. Verdauungsenzyme werden ins Innere des Verdauungstraktes ausgeschieden. Zu den wichtigen Enzymen für die menschliche Verdauung gehören Speichelamylase, Zungenlipase, Magenlipase, Peptidase und Pankreasamylase. Doch Pankreasamylase, Lipase und Speichel sind bei der Geburt nur spärlich vorhanden. Die in der Muttermilch vorhandene Brustamylase (die im Kolostrum den höchsten Wert erreicht) gleicht die verringerte Pankreasamylase aus. Die Gallensalze in der Muttermilch sind wichtig für die Emulsionsbildung und Resorbierung der Fette.

Motilität
Die wellenförmige Bewegung des Magen-Darm-Traktes beginnt an der Zunge und setzt sich bis zum Ende fort. Das Kolostrum ist wichtig, weil es eine abführende Wirkung auf den Darm hat und somit die Ausscheidung von überflüssigen Substanzen, vor allem Bilirubin, erleichtert. Dies wird später in diesem Kapitel noch weiter ausgeführt.

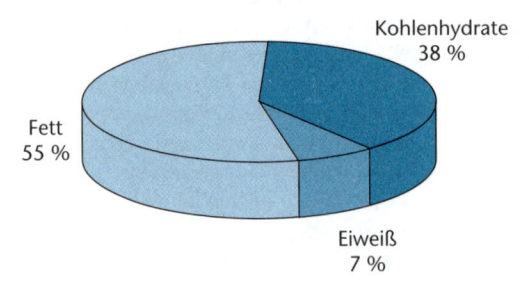

Abb. 9.1 Energiegehalt der Muttermilch. Für die Entwicklung des Gehirns ist ein hoher Fettgehalt erforderlich. Die Laktose, das Kohlenhydrat in der Muttermilch, lässt sich leicht in Einfachzucker aufspalten. Ein niedriger Eiweißgehalt erfordert wenig Energie zur Verstoffwechselung.

Kohlenhydrate 38 %
Fett 55 %
Eiweiß 7 %

> **Fallbeispiel**
>
> **Kilokalorienbedarf**
> Eine Mutter berichtet, dass ihr Neugeborenes 3410 g wiegt und innerhalb von 24 Stunden zehn Mal gestillt wird. Sie möchte wissen, wie viel Gramm es pro Mahlzeit trinken muss, um die Mindestmenge an Kalorien, die für sein derzeitiges Gewicht erforderlich ist, zu erhalten.
> 1. Was ist die Antwort auf ihre Frage?
> 2. Sie bezweifelt, dass sie soviel Milch hat. Wie können Sie ihr helfen, sich vorzustellen, um was für eine geringe Menge es sich handelt?

9.1 Grundlegende Bedürfnisse von gesunden Säuglingen

Antwort

Wie bereits ausgeführt, benötigt ein gesundes Neugeborenes 90 bis 120 kcal (oder wie die Mutter sagen würde „Kalorien") pro Kilogramm und 24 Stunden. Das Neugeborene wiegt 3,41 kg. Der Energiegehalt der Muttermilch schwankt, doch um es zu vereinfachen, rechnen Sie mit 70 kcal pro 100 g Muttermilch (handelsübliche künstliche Säuglingsnahrung hat 70 kcal pro 100 g). Wendet man die Formel von 90 bis 120 kcal pro Kilogramm Körpergewicht pro 24 Stunden an, braucht dieses Neugeborene 307 bis 409 kcal in 24 Stunden. Diese würde durch 440 bis 585 g Muttermilch pro Tag erreicht. Wenn das Neugeborene zehn Mal pro Tag trinkt, ergibt sich eine Menge von 44 bis 60 g pro Stillmahlzeit.

Mütter haben oft Angst, dass ihre Milch nicht ausreicht. Es kann hilfreich sein, einen Dosierbecher mit 23 ml zu füllen und der Mutter zu erklären, dass es ausreicht, wenn sie für eine Stillmahlzeit diese Menge in jeder Brust hat. Eine andere Möglichkeit der Darstellung ist die Verwendung eines Teelöffels. 44 ml entsprechen etwa 9 Teelöffeln oder 4,5 Teelöffeln pro Brust.

Resorption

Während sich die verdauten Nährstoffe durch den Magen-Darm-Trakt bewegen, passieren sie durch Resorption die Darmwand ins Körperinnere. Das Neugeborene ist nicht in der Lage, einige der aufgenommenen Nährstoffe zu resorbieren. So können Säuglinge große Mengen an Eisen oder eisenangereicherter, künstlicher Säuglingsnahrung aufnehmen, aber sie resorbieren sie ziemlich schlecht. Unverdauliche oder nicht benötigte Substanzen werden nicht ins Körperinnere aufgenommen, sondern stattdessen ausgeschieden.

Ausscheidung

Bei Neugeborenen gibt es drei verschiedene Arten von Stuhl (☞ Tabelle 9.2). Der erste Stuhl wird *Mekonium* genannt. Der darauf folgende Stuhl ist ein Übergangsstuhl und schließlich kommt der Milchstuhl. Voll gestillte Säuglinge haben aufgrund des Molke/Kasein-Verhältnisses in der Muttermilch einen weicheren Stuhl. Der Stuhl von Säuglingen, die künstliche Säuglingsnahrung erhalten, ist gummiartiger, da die geronnene Milchmasse durch die vergleichsweise höheren Kaseinanteile in der künstlichen Säuglingsnahrung gummiartiger wird.

Herz-Lungen-Funktion

Der Fötus wird durch die Plazenta sowohl mit Nährstoffen als auch mit Sauerstoff versorgt. Im Gegensatz dazu hat das Neugeborene zwei getrennte Systeme: eines für die Nährstoffe und eines für Sauerstoff. Nach der Geburt vollzieht sich der Übergang vom fetalen Kreislauf zum postnatalen Kreislauf durch die sofortige funktionelle Schließung des Foramen ovale, um den vierten Tag gefolgt von der des Ductus arteriosus und später auch von der Schließung des Ductus venosus. Schließen sich diese nicht, kommt es zu verschiedenen Formen von angeborenen Herzfehlern. Herzfehler erhöhen die Stoffwechselrate und damit die Energiemenge, die benötigt wird, um den Grundumsatz, Aktivität und Wachstum zu gewährleisten.

Das Neugeborene erhält Sauerstoff über die Lunge – durch Atmen. Säuglinge mit einer Atemfrequenz von mehr als 60 Atemzügen pro Minute haben meist Probleme, Saugen und Atmen zu koordinieren und werden als tachypnoeisch angesehen.

Die meisten Klinikprotokolle erlauben diesen Säuglingen keine orale Nahrungsaufnahme. Neugeborene von mehr als 32 bis 34 Schwangerschaftswochen können Saugen, Schlucken und Atmen koordinieren und sind deshalb fähig, Nährstoffe und Flüssigkeit aufzunehmen und zu verdauen sowie auszuscheiden.

Temperaturregelung

Als Vorbereitung auf den Wechsel zum Leben außerhalb des Mutterleibs legt der Fötus rund um die 28. Schwangerschaftswoche einen Vorrat an „braunem Fett" an. Dieses spezielle Fett ist sehr gefäßreich und speziell für die Wärmebildung bestimmt. Dieses braune Fett ist in der Achselhöhle, im Bereich des Schulterblatts und der Nackenmuskulatur sowie um die Nieren und Nebennieren eingelagert. Vor der Geburt hängt die Körpertemperatur des Fötus von der Temperatur der Mutter ab. In der Regel ist die Temperatur des Fötus etwa 0,5 °C höher als die der Mutter und liegt zwischen 37,6 bis 37,8 °C.[6] Unmittelbar nach der Geburt kommt das Neugeborene in eine deutlich kältere Umgebung. Kreißsäle sind meist kühl und das Neugeborene ist von Fruchtwasser bedeckt, wenn es auf die Welt kommt. Durch die Verdunstungskälte wird ihm noch kälter. Die Temperaturkontrolle ist beim Neugeborenen nicht so gut entwickelt wie beim Erwachsenen.

Stuhl	Auftreten	Zusammengesetzt aus	Klinische Beschreibung	Lernziel
Mekonium	Innerhalb der ersten 24 Stunden	• Fruchtwasser und damit zusammenhängende Bestandteile • Abgeschilferte Schleimhautzellen • Möglicherweise Blut aus dem Scheidengewölbe der Mutter oder von kleineren Darmblutungen	Schwarz oder dunkelgrün, sehr klebrig	Die Stühle sollten nicht länger als drei bis fünf Tage lang dunkelbraun/schwarz bleiben
Übergangsstuhl	Zwei bis drei Tage nach Beginn des Stillens	• Mekonium • Labbruch (geronnene Milch)	Grünlich braun bis gelblich braun, pastös, weniger klebrig als Mekonium	Sollte nicht länger als vier bis sieben Tage anhalten
Milchstuhl	Vier bis sieben Tage nach dem Stillbeginn	Labbruch (geronnene Milch); mehr Molke als Lab; deshalb sind Muttermilchstühle nicht so gummiartig wie die von Säuglingen, die künstliche Säuglingsnahrung erhalten	Stühle von gestillten Säuglingen sind gelb (Aussehen wie Hüttenkäse mit Senf gemischt) und haben einen unaufdringlichen Geruch; Stühle von mit künstlicher Säuglingsnahrung gefütterten Säuglingen sind blassgelb bis hellbraun, mit mehr gummiartiger Konsistenz und einem aufdringlicheren Geruch	In der Neugeborenenperiode ist es nicht ungewöhnlich, dass bei beinahe jeder Mahlzeit Stuhl abgesetzt wird. Dünne Muttermilchstühle bedeuten nicht, dass der Säugling Durchfall hat. Beim älteren Säugling können dünne Stühle darauf hinweisen, dass mehr Vordermilch als Hintermilch getrunken wurde

Tab. 9.2 Stuhlgang bei Neugeborenen.

Deshalb entwickelt sich häufig eine Hypothermie.

Flüssigkeitsbilanz

Kleine Schwankungen haben eine große Auswirkung auf die Flüssigkeitsbilanz des Neugeborenen. Um Probleme zu umgehen oder auf ein Minimum zu beschränken, müssen medizinische Fachkräfte, die mit dem Stillmanagement zu tun haben, wissen, wie viel Wasser ein Säugling benötigt und Wasserverluste im Auge behalten.

Normale Säuglinge benötigen innerhalb von 24 Stunden etwa 80 bis 100 ml Wasser pro Kilogramm Körpergewicht.[4] Muttermilch besteht zu ungefähr 87 % aus Wasser. Mehrere Studien, die bereits vor mehr als zwei Jahrzehnten begonnen und kürzlich bestätigt wurden,[7] haben gezeigt, dass ausschließlich gestillte Säuglinge, die jünger als vier Monate sind, kein zusätzliches Wasser benötigen, auch wenn sie in einem trockenheißen Klima leben (wie in Kapitel 8 erklärt).

Der Wasserverlust ergibt sich aus der Summe des kaum wahrnehmbaren Wasserverlusts und des renalen Wasserverlusts. Es ist schwieriger, die kaum wahrnehmbaren Wasserverluste zu bestimmen (z.B. die Verluste, die durch die normale Atemfunktion auftreten), doch es ist recht einfach, die Urinausscheidung zu beobachten. Ist das Neugeborene jünger als 48 Stunden, sollte die Gesamturinausscheidung 250 bis 400 ml/Tag betragen. Nach den ersten 48 Stunden wird eine

Ausscheidung von weniger als 15 bis 60 ml/kg/Tag als verminderte Harnausscheidung (Oligurie) angesehen.[6]

Bei Neugeborenen gibt es einige besondere Merkmale hinsichtlich der Flüssigkeitsbilanz. Unter normalen Bedingungen werden Säuglinge mit „eingelagerter" Extraflüssigkeit geboren, und in den ersten Tagen nach der Geburt kommt es zu einem gewissen Flüssigkeitsverlust (und damit auch einem Gewichtsverlust). Manchmal ist diese zusätzliche Flüssigkeitsmenge jedoch vermindert oder erschöpft, weil die Mutter während der Geburt dehydriert war – langanhaltende Wehen, mehrfaches Erbrechen oder ein starker Blutverlust tragen zu einer Dehydratation der Mutter bei. Aus diesem Grund sollte der Geburtsverlauf berücksichtigt werden, wenn der Flüssigkeitsbedarf des Säuglings abgeschätzt wird.

9.1.2 Verhaltensmuster

Schlaf-wach-Kontinuum

Säuglinge sind nicht einfach wach oder schlafen. Statt dessen reicht das Schlaf-wach-Kontinuum, das in Abb. 9.2 dargestellt wird, vom tiefen Schlaf oder Teilnahmslosigkeit zu extremer Reizbarkeit oder Schreien.[8] Wie oder ob ein Säugling seine Reaktion kontrolliert oder abwandelt, hängt davon ab, in welchem besonderen Wach- oder Schlafzustand er sich befindet. Wie in Abb. 9.2[9] gezeigt wird, ist die „Leuchtkraft" des Gesichts der Faktor, der den stärksten Veränderungen unterworfen ist und die Pflegeperson auf den Zustand des Neugeborenen aufmerksam macht. Hinweise auf den Zustand, in dem sich das Neugeborene befindet, sind die körperliche Aktivität, die Augenbewegungen, die Gesichtsbewegungen (Mimik), das Atemmuster und das Reaktionsverhalten, wie in Tabelle 9.3 zusammengefasst.

Sensorische Bedürfnisse, Stimuli und Beziehung zur Pflegeperson

Beim Neugeborenen sind die fünf Sinne unterschiedlich weit entwickelt. Die Sehschärfe ist bei der Geburt eingeschränkt. Das Neugeborene kann Objekte dann am besten sehen, wenn sie etwa 20 bis 30 cm von ihm entfernt sind. Das entspricht etwa der Entfernung zwischen dem Säugling und dem Gesicht seiner Mutter beim Stillen.

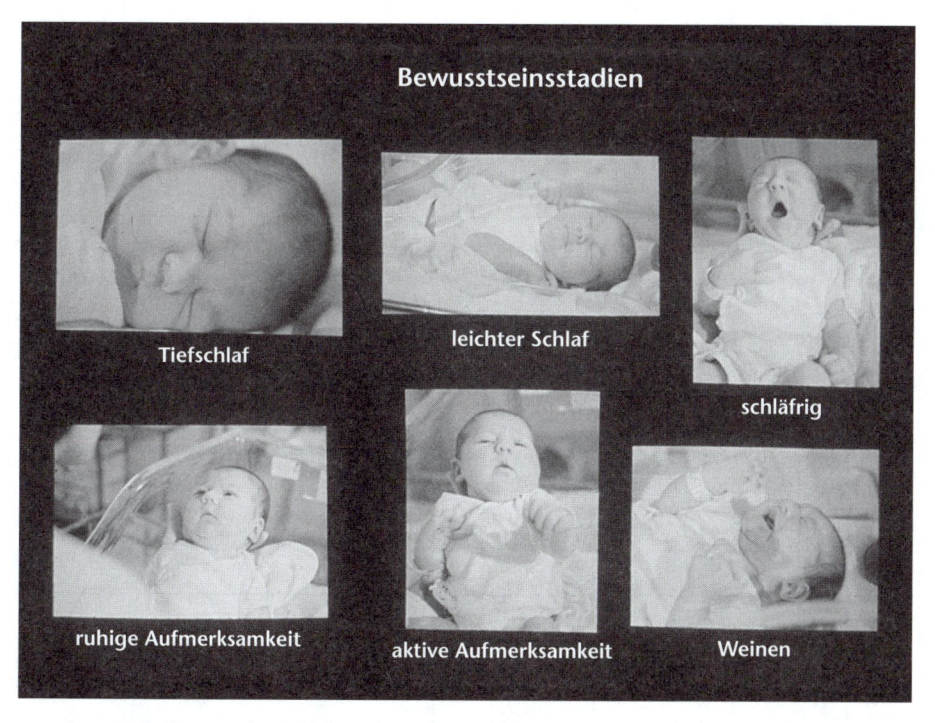

Abb. 9.2 Zusammenfassung der Schlaf-wach-Stadien des Neugeborenen. Bewusstseinstadien: Tiefschlaf, leichter Schlaf, schläfrig, ruhige Aufmerksamkeit, aktive Aufmerksamkeit, Weinen. [X213]

9 Die Betreuung von Neugeborenen mit häufig auftretenden Stillproblemen

Zustandsmerkmale	Körperliche Aktivität	Augenbewegungen	Gesichtsbewegungen	Atemmuster	Reaktionsverhalten	Auswirkungen auf die Pflege
Schlafstadien						
Tiefer Schlaf	Fast bewegungslos außer gelegentlichen Zuckungen oder Aufschrecken	Keine	Keine Gesichtsbewegungen außer gelegentlichen Saugbewegungen in regelmäßigen Abständen	Ruhig und regelmäßig	Die Reizschwelle liegt sehr hoch, so dass nur sehr starke oder störende Stimuli den Säugling aufwecken	Pflegepersonen, die versuchen, einen Säugling im Tiefschlaf zu füttern, werden wahrscheinlich frustriert werden. Der Säugling wird wahrscheinlich nicht reagieren, selbst wenn die Pflegeperson störende Stimuli einsetzt (z.B. gegen die Füße schnipsen), um den Säugling aufzuwecken. Die Säuglinge erwachen nur kurz und werden dann wieder teilnahmslos und schlafen wieder ein. Wenn die Pflegepersonen warten, bis der Säugling in einen höheren, aufmerksameren Zustand wechselt, wird das Füttern ein angenehmeres Erlebnis werden.
Leichter Schlaf	Etwas Körperbewegung	Schnelle Augenbewegungen (REM), Augäpfel bewegen sich unter den geschlossenen Lidern	Kann lächeln oder kurze Unmutslaute oder Schreie äußern	Unregelmäßig	Reagiert mehr auf innere und äußere Stimuli; wenn diese auftreten, kann der Säugling in der Phase des leichten Schlafs bleiben, zurück zum tiefen Schlaf finden oder in den schläfrigen Zustand kommen	Der leichte Schlaf macht den größten Teil des Neugeborenenschlafs aus und geht normalerweise dem Aufwachen voraus. Aufgrund der kurzen Quengellaute oder weinenden Laute, die der Säugling in diesem Stadium von sich gibt, kann eine Pflegeperson, die nicht weiß, dass diese Laute normal sind, annehmen, dass es Zeit für eine Mahlzeit ist und versucht möglicherweise den Säugling zu füttern, ehe er dazu bereit ist.
Wachstadien						
Schläfrig	Unterschiedliche Aktivität mit gelegentlichen, leichten Zuckungen;	Augen öffnen und schließen sich gelegentlich; schwere Lider, stumpfer, ab-	Eventuell Gesichtsbewegungen, häufig keine Regungen, Gesicht erscheint	Unregelmäßig	Säuglinge reagieren auf sensorische Stimuli, allerdings erfolgt die Reaktion ver-	Aus dem schläfrigen Zustand können Säuglinge entweder in den Schlaf zurückfinden oder weiter aufwachen. Um den Säugling aufzuwecken, kann die Pflegeperson ihm etwas zu sehen, hören oder saugen anbie-

9.1 Grundlegende Bedürfnisse von gesunden Säuglingen

Stadium	Bewegungen	Augen	Gesichtsausdruck	Atmung	Reaktion auf Stimuli	Beschreibung
	Bewegungen sind in der Regel langsam	wesender Blick	ruhig		zögert; nach Stimulation kann oft ein Zustandswechsel beobachtet werden	ten. Das kann ihn aufwecken und in den Zustand der ruhigen Aufmerksamkeit, ein Stadium mit höherer Reaktionsbereitschaft, bringen. Säuglinge, die in Ruhe gelassen werden, können in den Schlaf zurückfinden.
Ruhige Aufmerksamkeit	gering	Augen leuchten und weiten sich	Gesichtsausdruck wirkt hell, leuchtend und strahlend	Regelmäßig	Der Säugling nimmt am stärksten an seiner Umgebung teil und konzentriert sich auf alle vorhandenen Stimuli	Säuglinge im Stadium der ruhigen Aufmerksamkeit verschaffen der Pflegeperson viel Freude und geben ein positives Feedback. Bekommt der Säugling etwas zu sehen, hören oder saugen, lässt sich dieser Zustand oft aufrechterhalten. In den allerersten Stunden nach der Geburt befinden sich die meisten Neugeborenen in einer Phase der intensiven Wachsamkeit, ehe sie eine lange Schlafphase beginnen.
Aktive Aufmerksamkeit	Viel Bewegung; unruhige Phasen möglich	Offene Augen, weniger strahlend	Starke Gesichtsbewegungen; Gesichtsausdruck nicht so strahlend wie im Stadium ruhiger Aufmerksamkeit	Unregelmäßig	Wird zunehmend empfindlicher gegenüber störenden Stimuli (Hunger, Müdigkeit, Lärm, übertriebene Handlungen)	Die Pflegeperson kann in diesem Stadium eingreifen, um den Säugling zu beruhigen und auf einen niedrigeren Erregungszustand zu bringen.
Schreien	Erhöhte motorische Aktivität mit Farbveränderungen der Haut	Augen können fest geschlossen oder offen sein	Grimassen	Unregelmäßiger	Reagiert außerordentlich stark auf unangenehme externe oder interne Stimuli	Weinen bzw. Schreien ist das Kommunikationsmittel des Säuglings. Es ist eine Antwort auf unangenehme Stimuli aus der Umgebung oder beim Säugling selbst (Müdigkeit, Hunger, Unwohlsein). Das Weinen sagt uns, dass die Grenzen des Säuglings erreicht sind. Manchmal können Säuglinge sich selbst beruhigen und auf einen niedrigeren Erregungszustand zurückkehren. In anderen Fällen brauchen sie Hilfe durch die Pflegeperson.

Tab. 9.3 Bewusstseinsstadien des Säuglings (Schlaf- und Wachstadien). Ein Zustand wird durch mehrere Merkmale, die regelmäßig gleichzeitig auftreten, definiert: körperliche Aktivität, Augenbewegungen, Gesichtsbewegungen (Grimassieren), Atemmuster und Reaktionsverhalten auf äußere (z.B. Anfassen) und innere Stimuli (z.B. Hunger). Abgewandelt nach Brazelton, T.B.; Nugent, J.K. Neonatal behavioral assessment scale, 3rd ed. London: MacKeith Press, 1995.

Das Hörvermögen des Neugeborenen entspricht in etwa dem des Erwachsenen. Neugeborene lassen sich durch vertraute Geräusche leicht beruhigen. Dazu gehört zum Beispiel der beim Stillen hörbare Herzschlag der Mutter. Der Geruchssinn ist gut entwickelt und funktioniert besser als beim Erwachsenen.

Neugeborene können die Milch ihrer Mutter riechen und finden die Brust zum Stillen, wenn man sie ihren eigenen Instinkten überlässt.[10] Der Geschmackssinn ist bei der Geburt voll ausgebildet. Das Neugeborene kann zwischen süß, sauer, bitter und geschmacklos unterscheiden. Der süße Geschmack der Muttermilch löst aufgrund der angenehmen Erfahrung, die der Säugling damit macht, eifriges Saugen aus. Besonders wichtig für das Neugeborene sind Berührungen. Jeder Teil seines Körpers empfängt taktile Sinnesempfindungen, doch der Bereich rund um den Mund ist am sensibelsten.

9.2 Risikobeurteilung bei gesunden Neugeborenen

Die meisten Neugeborenen erfüllen die biologischen Aufgaben und Verhaltensmuster einfach und schnell. Bei einigen kommt es jedoch zu leichten Abweichungen oder Verzögerungen, die das Stillen beeinflussen.

Trägheit und Schläfrigkeit

Ein träger oder schläfriger Säugling trinkt oft nicht gut. Zu Trägheit kommt es in bestimmten Situationen, z.B. bei einer Hyperbilirubinämie. In vielen Fällen ist die Trägheit jedoch ein Teil des normalen, physiologischen Zustandes, in dem sich der Säugling befindet. Das Stillen geht am besten, wenn sich der Säugling im optimalen Wachzustand befindet.

Auswirkungen auf das Stillen

Mit dem Stillen sollte begonnen werden, wenn sich der Säugling im Zustand der ruhigen Aufmerksamkeit befindet. Säuglinge im Tiefschlaf oder in der Phase des leichten Schlafes werden nicht an der Brust trinken. Schläfrige Säuglinge fangen unter Umständen an, an der Brust zu trinken, können aber wieder einschlafen. Diese Säuglinge können von den Aufwecktechniken aus Kasten 9.1 profitieren. Der Säugling im Stadium der aktiven Aufmerksamkeit wird von seinem eigenen Hunger abgelenkt. Diese Säuglinge müssen möglicherweise zunächst beruhigt werden, ehe sie erfolgreich gestillt werden können (☞ Kasten 9.2).

9.1 Das Aufwecken eines Säuglings

Allgemeine Überlegungen zum Aufwecken von Säuglingen
- Säuglinge neigen dazu, unmittelbar nach der Geburt wach und aufmerksam zu sein und dann in tiefen Schlaf zu fallen. Danach folgt ein sehr individuelles Schlaf-wach-Muster.
- In den ersten beiden Wochen schlafen die meisten Säuglinge viel (vor allem in den ersten zwei bis drei Tagen).
- In der Tiefschlafphase trinkt ein Säugling nicht gut an der Brust. Die Schläfrigkeit des Kindes kann durch Medikamente, die der Mutter verabreicht wurden (Schmerzmittel, Betäubungsmittel, Beruhigungsmittel und Magnesiumsulfat) sowie durch eine Neugeborenengelbsucht verstärkt werden.
- Es sollten keine unangenehmen Stimuli zum Aufwecken des Säuglings eingesetzt werden. Zu den unangenehmen Stimuli gehören zwicken, gegen die Füße schlagen usw. Säuglinge sollten die Mahlzeiten mit etwas Erfreulichem und nicht mit Schmerzen in Verbindung bringen. Säuglinge, die vor Schreien außer sich sind, trinken nicht wirkungsvoll an der Brust.

Aufwecktechniken für Säuglinge
- Wickeln Sie das Kind aus und ziehen Sie es bis auf die Windel aus
- Wechseln Sie die Windel
- Sprechen Sie mit dem Säugling
- Stimulieren Sie sanft seine Extremitäten durch Streicheln und Massieren
- Wischen Sie mit einem kühlen Tuch über sein Gesicht
- Halten Sie den Säugling aufrecht
- Bewegen Sie den Säugling; simulieren Sie die Bewegung in der Gebärmutter durch sanftes Hopsen (der Säugling darf niemals geschüttelt werden)
- Drehen Sie den Säugling von einer Seite auf die andere
- Lösen Sie den Schlafpuppenaugen-Reflex aus, aber vermeiden Sie Klappmesserbewegungen.

Es ist extrem schwierig, ein schreiendes Neugeborenes zum Trinken an der Brust zu überreden. Es ist oft so frustriert, dass es an keinen weiteren

Stimuli mehr interessiert ist. Außerdem kann längeres Schreien dazu führen, dass es Luft schluckt und somit das Gefühl hat, sein Magen wäre voll.

(Es kann notwendig sein, den Säugling *vor* dem Stillen aufstoßen zu lassen.) Genau wie ein Erwachsener seine tägliche Arbeit nicht gut machen kann, wenn er müde oder frustriert ist, so kann auch ein Säugling die von ihm verlangten „Aufgaben" weniger gut erledigen, wenn die Umstände nicht optimal sind. Ein gutes klinisches Management kann diese suboptimalen Umstände vermeiden.

Klinische Vorgehensweisen

Das klinische Management sollte von einer einfachen Richtlinie geleitet werden: Ein schläfriges Baby mag nicht trinken und ein hungriges Baby nicht schlafen! Das Kind trinkt besser, wenn die Mutter auf die frühen Hungerzeichen achtet (☞ Kasten 7.1) und sich der Säugling im Zustand der ruhigen Aufmerksamkeit befindet. Das lässt sich leichter verwirklichen, wenn das medizinische Personal, die Mutter und die Umgebung den leichten Zugang zur Brust fördern (☞ Kasten 9.3).

Die ersten 24 Stunden verbringt ein Neugeborenes zum größten Teil mit schlafen. Das Aufwecken wird am ersten Tag nicht unbedingt zu einem guten Trinkverhalten führen. Die Weltgesundheitsorganisation (WHO) führt aus: „Die Abstände zwischen den Mahlzeiten sind sehr unterschiedlich, vor allem in den allerersten Lebenstagen. Es gibt keinen Beleg dafür, dass lange Abstände zwischen den Stillmahlzeiten die Gesundheit der Neugeborenen gefährden, wenn sie warmgehalten und bei Auftreten von Hungerzeichen gestillt werden."[11] Liegen bei einem Säugling Risikofaktoren für eine Hypoglykämie vor, sollte er alle drei Stunden geweckt werden. Die in Kasten 9.1 aufgeführten Aufwecktechniken haben sich dabei bewährt.

9.2.2 Zusammenhang Nahrung – Flüssigkeit – Wärme

Für ein Neugeborenes ist die Temperaturregelung wichtig. Genauso sind Nährstoffe und Flüssigkeit wichtig für das Überleben. Die Mechanismen der Temperaturkontrolle, die Nahrungsaufnahme, Verdauung und Ausnutzung von Nährstoffen und Flüssigkeiten stehen miteinander in einer Wechselbeziehung. Diese Beziehung wird durch das Stillen beeinflusst, das dem Kind Kalorien, Flüssigkeit, Hautkontakt und Wärme gibt. Deshalb können jegliche Veränderungen beim Stillen den Serumglukosespiegel des Säuglings und seine Körpertemperatur sowohl positiv als auch negativ beeinflussen. Im Gegenzug können sich Veränderungen des Glukosewertes oder der Körpertemperatur des Säuglings auf das Stillverhalten auswirken. Der folgende Abschnitt dient der Erklärung der physiologischen Grundlage für den Zusammenhang zwischen Nahrung, Flüssigkeit und Wärme.

Hypoglykämie

Glukose wird bereits lange vor der Geburt benötigt und die Regulierung des Glukosebedarfs beginnt lange vor der Geburt. Die Glukosewerte des Fötus bewegen sich bei etwa 70 bis 80 % des mütterlichen Serumspiegels. (Daraus ergibt sich, wie wichtig es ist, dass diabetische Mütter gut eingestellt und kontrolliert werden.)

9.2 Das Beruhigen des Säuglings

Allgemeine Überlegungen zum Beruhigen von Säuglingen
- *Lauthals schreiende* Säuglinge müssen vor dem Anlegen beruhigt werden
- *Quengelnde* Säuglinge können an der Brust beruhigt werden
- Hat ein Säugling seine Zunge gegen den harten Gaumen gerichtet, sollte er erst beruhigt werden, ehe ihm die Brust angeboten wird
- Reagieren Sie schnell auf Unmutszeichen; die Säuglinge beruhigen sich schneller und lernen zu vertrauen
- Säuglinge brauchen Dialog und/oder Stimulation (Stimulation kann von Unannehmlichkeiten ablenken)
- Schließen Sie immer aus, dass der Säugling hungrig ist. Wenn ein Säugling auf den Suchreflex reagiert, bieten Sie die Brust an. Wenden Sie Beruhigungsstrategien an, um den Säugling vor dem Anlegen zu besänftigen, aber nicht als Ersatz für das Stillen.
- Keine Methode wirkt immer. Versuchen Sie verschiedene Methoden zu verschiedenen Zeitpunkten oder kombinieren Sie Methoden miteinander.

Beruhigungstechniken für Säuglinge
Kinästhetische Stimulation
- Lassen Sie den Säugling in einer warmen und feuchten Umgebung

- Körperliche Sicherheit: Einwickeln, Beugung mit Unterstützung des Kopfes, ein „Nest" aus weichem und stützendem Stoff geben körperliche Sicherheit
- Halten
- Sanfte Bewegung in alle drei Richtungen: von einer Seite zur anderen, auf und nieder, von vorne nach hinten (die Qualität der Bewegung ähnlich wie die Bewegungen im Mutterleib)
- Tragen, schaukeln, schwingen und sanft hopsen (den Säugling niemals schütteln!)
- Hautkontakt

Taktile Stimulation
- Massage/Streicheln: Massieren und Streicheln in Richtung des Haarwuchses wirkt beruhigend, gegen die Haarwuchsrichtung wirkt anregend

Auditive Stimulation
- Stimme der Eltern (Säuglinge sind empfänglicher für die vertrauten Stimmen der Eltern)
- Sprechen (Säuglinge reagieren besser auf hohe Stimmlagen)
- Weiche, rhythmische Klänge mit etwa 60 bis 100 Schlägen pro Minute; singen, summen, Kinderreime, Metronom
- Weißes Rauschen (monotones, gleichbleibendes Geräusch, der die Anregung durch andere Geräusche verringert, z.B. das Geräusch des Wäschetrockners, Staubsaugers oder das Rauschen des Fernsehers ohne eingestellten Sender)

Visuelle Stimulation
- Menschliches Gesicht mit Blickkontakt
- Spiegel, Lichter, Deckenventilator, Mobiles
- Bilder mit geometrischen Figuren in schwarz-weiß
- Grundfarben (vor allem rot und gelb)

Stimulation des Geruchs- und Geschmackssinns
- Ausstreichen von Kolostrum
- Kolostrum oder Muttermilch auf die Lippen des Säuglings auftragen
- Sauberen Finger der Eltern zum Saugen anbieten (Pflegepersonal sollte Handschuhe verwenden)
- Wenn die Eltern nicht anwesend sind, kann die Pflegeperson ungewaschene Kleidung der Eltern tragen

Kombinieren Sie Beruhigungstechniken
- Setzen Sie den Säugling in einen Kindersitz und stellen Sie diesen auf einen laufenden Wäschetrockner in Sichtweite der Eltern (feuchte, warme Umgebung mit rhythmischer Bewegung und rhythmischen Geräuschen)
- Setzen Sie den Säugling in einen Autositz und machen Sie eine Autofahrt (körperliche Sicherheit, sanfte Bewegung, weißes Rauschen)

Abgewandelt nach Bocar, D.L. *Breastfeeding educator program resource notebook*. Oklahoma City; Lactation Consultant Services, 1997.

Hat die Schwangere beispielsweise einen Glukosewert von 70 bis 80 mg/dl – was erstrebenswert ist –, dann wird der Wert des Fötus bei 49 bis 64 mg/dl liegen. Die Glukose unterstützt nicht nur den fetalen Stoffwechsel, sondern auch das Wachstum und die Entwicklung. Nach etwa 24 Schwangerschaftswochen wird Glykogen in der Leber und den Muskeln gespeichert. Die Menge des gespeicherten Glykogens nimmt bis zum Ende der Schwangerschaft weiter zu.

Die Glukoseversorgung über die Plazenta wird schlagartig beendet, sobald die Nabelschnur nicht mehr arbeitet. Die Geburt stellt einen wichtigen Wendepunkt dar, da die Neugeborenen „vom Zustand der reinen Glukoseaufnahme und Glykogenbildung in einen Zustand der Glukosebildung und -regulierung wechseln müssen".[12] Nach der Geburt muss der Säugling endogene und exogene Energiequellen nutzen.

9.3 Pflegeplan: Zugang zur Brust und Anlegen nach Bedarf

- Fordern Sie die Mütter auf, mit den Kindern im gleichen Raum zu sein
- Achten Sie auf Aufmerksamkeitszeichen (☞ Abb. 9.2)
- Erklären Sie den Eltern, dass sie auf frühe Hungerzeichen achten sollen (☞ Kasten 7.1)
- Fordern Sie die Mutter auf, nachts zu stillen
- Sprechen Sie sich dafür aus, dass andere Aktivitäten und Behandlungen, die im Krankenhaus üblich sind und das Stillen stören, reduziert werden (z.B. Besucher, Entlassungsfotos, routinemäßige Hörtests)
- Raten Sie davon ab, die Stillmahlzeiten zeitmäßig zu begrenzen
- Betonen Sie die Wichtigkeit von angemessener Unterstützung zu Hause, so dass sich die Mutter auf die Bedürfnisse des Neugeborenen konzentrieren kann

Wenn der Säugling den Weg zur Brust der Mutter findet, ist er an der exogenen Nahrungsquelle angelangt. Die endogene Quelle stellt die Glukose dar, die durch ein Gleichgewicht von Glukoneogenese, Glykogenolyse und Ketogenese verfügbar wird. Die Oxidation der Glukose im Gewebe findet im Zielorgan statt.[12] Das wichtigste Zielorgan ist das Gehirn. Das Neugeborene antwortet mit angepassten Reaktionen: Der Mobilisierung von Glukose und Fettsäuren aus den Glykogen- und Triglycerid-Speichern.[13] Fallen die Glukosewerte nach einer längeren Pause zwischen den Stillmahlzeiten (mehr als acht Stunden), scheint es zu einer deutlichen ketogenen Antwort (Definitionen ☞ Tabelle 9.1) zu kommen, die den Glukoseverbrauch im Gehirn herabsetzt.[13] Aufgrund dieser ketogenen Reaktion werden nach dem Aufbrauchen des Glykogens aus der Leber und den Muskeln die Fettspeicher als alternative Energiequelle (alternativ zur Glukose) eingesetzt, bis die Laktogenese II beginnt. Frühgeborene sind nur eingeschränkt zu einer solchen Reaktion in der Lage, da ihre Leber unreif ist und die zur Aufspaltung von Fett erforderlichen Enzyme nur in verringertem Maß verfügbar sind.

Glücklicherweise haben Neugeborene auch Glykogenspeicher, die jedoch innerhalb von zwei bis drei Stunden nach der Geburt aufgebraucht sind. Trotz dieser Glykogenspeicher scheint die Glykogenolyse bei Neugeborenen unterdrückt zu sein, was zu einem verringerten Glukosespiegel im Serum führt. Sobald die Glykogenspeicher leer sind, setzt das Neugeborene Fett zur Verstoffwechselung ein.

9.4 Klinische Anzeichen für Hypoglykämie*

- Veränderungen im Bewusstseinszustand
- Reizbarkeit
- Lethargie
- Benommenheit
- Apnoen, zyanotische Anfälle
- Koma
- Schlechtes Trinken nach vorher gutem Trinkverhalten
- Hypothermie
- Hypotonie, Schwäche
- Tremor
- Krampfanfälle

Aus: Cornblath, M.; Hawdon, J.M.; Williams, A.F. *Pediatrics* 2000;105:1141–1145.

Die Anpassung an das Leben außerhalb des Mutterleibs führt zu Schwankungen in der Glukoseversorgung und -ausnutzung des Neugeborenen und die dazu notwendigen Regulationsmechanismen sind noch unreif. Die Schwankungen in der Glukoseversorgung und -ausnutzung sind beim Neugeborenen normal: Das Neugeborene zeigt eine Anpassungsreaktion an die äußere Umgebung. Belastungsfaktoren durch die äußere Umgebung, vor allem Hypothermie, erhöhen den Energiebedarf, der manchmal die Fähigkeit des Säuglings übersteigt, die erforderliche Energie zu liefern.

Klinische Anzeichen und Symptome für Hypoglykämie sind in Kasten 9.4 aufgelistet.[14] Es gibt keine exakten Zahlen für das Auftreten von Hypoglykämien bei Neugeborenen, doch es dürfte sich um etwa 14[15] bis 15 %[16] handeln. Wenn eine Hypoglykämie auftritt, dann häufig im Zusammenhang mit einer Erkrankung.[15]

In den letzten Jahrzehnten wurden viele Definitionen für Hypoglykämie aufgestellt. Doch da sich die Experten nicht einig sind, was als Normalwert für ein Neugeborenes zu gelten habe, ist es schwierig, festzulegen, was eine Hypoglykämie ist. Vielleicht bietet Cornblath die nützlichste Definition: „[Hypoglykämie ist] der Glukosewert in Blut oder Plasma, bei dem das Individuum eine einzigartige Reaktion auf den abnormen Zustand zeigt, der durch eine ungenügende Versorgung eines Zielorganes, z.B. des Gehirns, mit Glukose entsteht."[14] Die Hypoglykämie ist ein weit verbreitetes Stoffwechselproblem,[16] aber ihre Anzeichen und Symptome können leicht mit anderen klinischen Phänomenen verwechselt werden. Deshalb sind spezifische Anzeichen und Symptome hilfreich, aber nicht ausreichend, um bei Neugeborenen eine Hypoglykämie zu diagnostizieren.

Die meisten Spezialisten, auch Cornblath, zögern, die Hypoglykämie an einer Zahl festzumachen (z.B. den mg/dl), denn der „Zahlenwert", bei dem die Neugeborenen Schwierigkeiten haben, ist unterschiedlich und hängt von verschiedenen Faktoren ab, auch von der Art der Ernährung (Muttermilch oder künstliche Säuglingsnahrung).[17]

Risikofaktoren

Wie in Kasten 9.5 gezeigt wird, gibt es Neugeborene, die ein besonderes Risiko für eine Hypoglykämie haben. Es wird von einigen Seiten angenommen, dass Säuglinge von Müttern, die während der Geburt eine Dextroseinfusion erhalten haben, ein höheres Hypoglykämierisiko haben, doch das wurde nicht bestätigt.[18]

---

* Klinische Anzeichen sollten mit gleichzeitiger Korrektur des Plasma-Glukose-Spiegels abnehmen.

Überwachung und Beurteilung der Glukosewerte

Die Überwachung des Glukosewertes bei einem Neugeborenen verlangt nach einem klaren Protokoll, von wem, wann und wie oft und mit welcher Methode der Wert bestimmt wird. Solange keine Risikofaktoren bekannt sind, ist ein routinemäßiger Test auf Hypoglykämie unnötig.[11, 19] Bei Säuglingen von diabetischen Müttern sollte der Wert 30 Minuten nach der Geburt überprüft werden, bei Neugeborenen mit anderen Risikofaktoren nicht später als nach zwei Stunden.[20] Danach kann der Blutglukosewert eine Stunde vor und drei Stunden nach den Mahlzeiten bestimmt werden, bis er stabil bleibt.

> **9.5 Risikofaktoren für Hypoglykämie**
>
> A. In Zusammenhang mit dem mütterlichen Stoffwechsel
>   1. Verabreichung von Glukose unter der Geburt
>   2. Medikamentöse Behandlung
>   a. Terbutaline, Ritodrin, Propanol
>   b. Orale hypoglykämische Wirkstoffe
> B. In Zusammenhang mit neonatologischen Problemen
>   1. Idiopathischer Zustand oder Anpassungsstörungen
>   2. Perinatale ischämische Hypoxie
>   3. Infektion
>   4. Hypothermie
>   5. Hyperviskosität
>   6. Erythroblastosis fetalis, fetaler Hydrops
>   7. Sonstiges (iatrogene Ursachen, angeborene Herzfehlbildungen)
> C. Intrauterine Wachstumsbehinderung
> D. Hyperinsulinismus
> E. Endokrine Störungen
> F. Angeborene Stoffwechselstörungen
>
> Aus: Cornblath, M.; Hawdon, J.M.; Williams, A.F. *Pediatrics* 2000;105:1141–1145.

Die meisten im Handel erhältlichen Reaktionsstreifen sind bei Neugeborenen nicht genau.[14, 21] Die Reaktionsstreifen werden durch den Hämatokritwert des Neugeborenen beeinflusst. Die höheren Hämatokritwerte des Neugeborenen führen bei den für Erwachsene gedachten Streifen zu ungenauen Ergebnissen und können deshalb nur dazu dienen, einen Überblick zu gewinnen. Bei korrekter Anwendung sind sie jedoch dazu gut geeignet.

Werden keine Reagenzstreifen verwendet, muss bei der Interpretation der Testergebnisse genau unterschieden werden, ob im Labor Vollblut oder Serum untersucht wurde. Die Glukosewerte im Vollblut sind höher als im Serum, sodass die Daten von der Methode abhängen. Die Serumglukosewerte können bei gestillten und nicht gestillten Neugeborenen unterschiedlich ausfallen.[22]

Auswirkungen auf das Stillen und klinische Vorgehensweisen

Für symptomlose, gesunde, voll ausgetragene und für das Gestationsalter angemessen entwickelte Neugeborene (AGA) sollte ausschließliches Stillen genügen.[11] In einer Studie gab es bei 203 nicht zugefütterten gestillten Säuglingen keinen Fall von Hypoglykämie.[23] Hoseth zieht den Schluss, dass „sehr wenige gesunde, vollausgetragene gestillte Säuglinge, die für das Gestationsalter angemessen entwickelt sind, niedrige Blutglukosewerte haben".[24] In den meisten Fällen treten die Symptome einer Hypoglykämie recht bald nach der Geburt auf. Kommt es zu vorübergehenden Symptomen, sollten die betroffenen Säuglinge gemäß dem auf nationalen und internationalen Empfehlungen basierenden Protokoll behandelt werden. Außerdem sollte für eine Nachsorge gesorgt werden, auch wenn eine Hypoglykämie nach der Klinikentlassung unwahrscheinlich ist, ist sie nicht ausgeschlossen. In einem Bericht werden drei gestillte Säuglinge beschrieben, die nach der frühen Klinikentlassung eine vorübergehende Hypoglykämie entwickelten.[25]

Ein reif geborener, gesunder Säugling mit milder Hypoglykämie will in der Regel saugen. Das Stillen im Hautkontakt mit der Mutter und zugedeckt mit einer Decke führt meist zu einer Verbesserung der Glukosewerte beim Kind. Bei mäßiger Hypoglykämie kann der Säugling teilnahmslos sein, so dass einige Pflegeprotokolle die Gabe von künstlicher Säuglingsnahrung anordnen (dabei wird davon ausgegangen, dass keine abgepumpte Muttermilch zur Verfügung steht), bis der Säugling wieder so lebhaft ist, dass er trinkt. Ist der Säugling jedoch deutlich hypoglykämisch, sind eingehendere Maßnahmen erforderlich. Pflegeprotokolle können anhand des Hypoglykämie-Protokolls der Amerikanischen Akademie der Kinderärzte erstellt werden.[20] Bei einem hypoglykämischen Säugling besteht zusätzlich das Risiko einer Hypothermie. Die WHO fasst die Empfehlungen für hypoglykämische Neugeborene zusammen.[11] Die folgenden Punkte sind besonders wichtig:

- Die Wahrscheinlichkeit für eine Hypoglykämie ist in den ersten 24 Lebensstunden am größten.
- Neugeborene, bei denen Risikofaktoren für eine Hypoglykämie vorliegen, einschließlich frühgeborener oder neurologisch beeinträchtigter Säuglinge, sollten alle drei Stunden geweckt werden.
- Die WHO erklärt: „Gesunde Neugeborene zeigen Anzeichen für die Bereitschaft zum Stillen, wenn sie hungrig sind, doch die Stillabstände sind, vor allem in den ersten Lebenstagen, sehr unterschiedlich. Es gibt keinen Beleg dafür, dass lange Abstände zwischen den Stillmahlzeiten die Gesundheit der Neugeborenen gefährden, wenn sie warmgehalten und bei Auftreten von Hungerzeichen gestillt werden. Ein Säugling, der keine Hungerzeichen zeigt oder nicht an der Brust trinken will, sollte untersucht werden, um eine eventuelle Erkrankung auszuschließen."[11] (S.1)

Eine vorübergehende Hypoglykämie spiegelt eine normale Anpassungsreaktion wider. Eine anhaltende Hypoglykämie (d.h. die Symptome verschwinden nicht) ist abnormal. Sie ist nicht auf Unterernährung zurückzuführen und verlangt nach einer sorgfältigen medizinischen Abklärung. Werden die Säuglinge mit einem Hypoglykämierisiko erkannt, kann in der Regel vorgebeugt werden. Wird die Diagnose Hypoglykämie bestätigt, ist es angezeigt zuzufüttern. Dennoch sollte versucht werden, die Stillbeziehung aufrechtzuerhalten.

Hypothermie

Zu einer Hypothermie kommt es oft bei Neugeborenen. Es trägt dazu bei, die möglichen Folgen von Wärmeverlusten zu vermeiden und die Auswirkungen auf das Stillen zu verstehen, wenn die Pflegefachkraft über die Mechanismen des Neugeborenen zur Temperaturregulierung Bescheid weiß.

Der Mechanismus der Temperaturkontrolle

Das Neugeborene versucht im Gleichgewicht mit einer Temperatur von 36,5° bis 37,5 °C zu bleiben. Doch es kann leicht zu Wärmeverlusten kommen und der Säugling ist gezwungen, Wärme zu produzieren. Das zentrale Konzept zum Verständnis der Wärmeproduktion lautet: Wärme entsteht durch die Verstoffwechselung von Nahrung. Daraus ergibt sich, dass die Körpertemperatur dann sinkt, wenn jemand nicht über genügend Nahrung zur Verstoffwechselung verfügt. Der Wärmeregulationsmechanismus versucht ein Gleichgewicht zwischen Wärmeproduktion und Wärmeverlust zu schaffen.

Säuglinge können etwas Wärme bilden, indem sie einfach ihre Aktivität erhöhen. Der Säugling bildet jedoch in erster Linie Wärme durch Thermogenese ohne Muskelzittern durch die Verstoffwechselung von braunem Fettgewebe. Im Gegensatz zum Erwachsenen, bei dem die Wärmeproduktion ohne Muskelzittern durch Epinephrin gesteuert wird, erfolgt die Steuerung der Thermogenese ohne Muskelzittern beim Neugeborenen durch Norepinephrin. Die Ausschüttung von Norepinephrin beschleunigt die Stoffwechselrate und regt das braune Fett an, Glycerol und die Fettsäuren, die als Treibstoff dienen, freizusetzen. Im Wesentlichen verbrennt das Neugeborene Fett, um warm zu bleiben. Dieser Mechanismus hält den Säugling warm, aber sobald das gespeicherte braune Fett verbraucht ist, werden die Speicher nicht wieder aufgefüllt. Die Hypothermie wird dann zu einer echten Gefahr.

Neugeborene verlieren sehr leicht Wärme, weil ihre Körperoberfläche im Verhältnis zur Körpermasse größer ist, die Gefäße sich sehr nahe an der Haut befinden und ihr Mechanismus zur Kontrolle der Körpertemperatur unreif ist. Da es nur eine Möglichkeit der Wärmebildung gibt – die Verstoffwechselung von Nährstoffen –, wird ein Säugling mit Hypothermie auch bald eine Hypoglykämie entwickeln. Die Hypothermie lässt eine Beschleunigung des Stoffwechsels aus –, der Säugling verbrennt Kalorien, um seine Temperatur zu halten – was zu einer Hypoglykämie führt. Hypothermie und Hypoglykämie können für ein Neugeborenes lebensgefährlich sein.

Zum Wärmeverlust kommt es durch Stoffwechselbelastungen (d.h., der Säugling hat aus irgendwelchen Gründen einen erhöhten Grundumsatz) oder durch die Umgebung. Verbreitete Beispiele von Stoffwechselbelastungen sind Frühgeburtlichkeit, Herzfehler, Azidose und Infektionen. Nach der Geburt ist der Säugling zahlreichen Belastungen aus der Umgebung ausgesetzt. Säuglinge verlieren auf vier verschiedene Weisen Wärme an die Umgebung: Verdunstung, Strahlung, Konduktion und Konvektion. Wie bereits beschrieben, kann der Wärmeverlust zu einer Hypothermie führen. Die sensorischen Rezeptoren, die den Körper über Temperaturveränderungen in der Umgebung informieren, befinden sich in erster Linie in der Haut. Diese Rezeptoren leiten die Information an den Hypothalamus im Gehirn weiter. Der Hypothalamus ist das Kontrollzentrum für die Temperaturkontrolle. Er koordiniert sowohl die Produktion als auch den Verlust von Wärme, doch beim Neugeborenen ist seine Funktion noch unreif. In der Regel arbeitet dieser „Thermostat" einigermaßen gut, um den Säugling im normalen Temperaturbereich (zwischen 36,5° bis 37,5 °C) zu halten. Er kann jedoch durch Sauerstoffmangel, Veränderungen in der Funktion des zentralen Nervensystems (z.B. durch ein Geburtstrauma) oder mütterliche Medikamenteneinnahme beeinträchtigt sein.

Folgen von Wärmeverlust

Erleiden Neugeborene einen Wärmeverlust, kann es schnell zu einer Hypothermie kommen. Vier Mechanismen führen zum Wärmeverlust beim Säugling: Konduktion, Strahlung, Konvektion oder Verdunstung. Neben Wärmeverlust kann bei Säuglingen auch eine Hypoglykämie zu einer Hypothermie führen. Deshalb ist es unerlässlich zu wissen, dass die Wahrscheinlichkeit besteht, dass diese beiden Zustände zusammen auftreten und dass effektives Stillen ihnen vorbeugen oder sie abmildern kann. In Tabelle 9.4 sind die physiologischen Probleme aufgeführt, die mit Hypothermie und Hyperthermie in Zusammenhang stehen.

Auswirkungen auf das Stillen und klinische Vorgehensweisen

Säuglinge, die sich am unteren Ende der Normaltemperatur befinden, sollten angelegt werden, damit sie zusätzliche Energie (Kalorien) und Wärme über den Hautkontakt erhalten. Kommt es in einer warmen Umgebung und trotz adäquatem Stillen zu einer Hypothermie, muss eine medizinische Untersuchung durchgeführt werden. Eine solche Situation kann ein Anhaltspunkt dafür sein, dass der Säugling höhere Stoffwechselbedürfnisse hat, wie es bei Herzfehlern, Sepsis und anderen Problemen der Fall ist.

Hyperthermie

Eine Hyperthermie ist relativ ungewöhnlich bei Neugeborenen. Häufig ist sie die Folge von zu warmer Kleidung. Treten zusammen mit der Hyperthermie die in Tabelle 9.4 aufgeführten Anzeichen und Symptome auf, kann dies auf eine zu geringe Flüssigkeitsaufnahme hinweisen und erfordert zumindest eine genauere Abklärung.

Unzureichende Flüssigkeitszufuhr

Verallgemeinert ausgedrückt lässt sich sagen, dass Säuglinge, die genügend Muttermilch aufnehmen, auch ausreichend Flüssigkeit zu sich nehmen. Dennoch kommt es vor, dass Säuglinge dehydrieren. Es gibt drei Formen der Dehydratation: isotone (auch isonatriämisch genannt), hypotone (hyponatriämisch) und hypertone (hypernatriämisch) Dehydratation. Die isotone Dehydratation steht meist in Zusammenhang mit der Verwendung von künstlicher Säuglingsnahrung. Hyponatriämische Dehydratation wird mit Frühgeborenen, die angereicherte Milch erhalten, in Verbindung gebracht.[26] Doch wichtig ist nicht die Bezeichnung, sondern dass früh erkannt wird, dass hier ein Problem vorliegt.

Fälle von hypernatriämischer Dehydratation[27, 28] wurden mit dem Stillen assoziiert. Doch in allen Fällen mit ernsthafter Morbidität konnte eine Reihe von Fehlern in der klinischen Vorgehensweise einschließlich schlechtem Stillmanagement, einer verzögerten Suche nach Hilfe bei besorgniserregenden Anzeichen und fehlende Arztbesuche festgestellt werden. In anderen Fällen hätten bereits bestehende Probleme, wie craniofaziale Defekte beim Kind und Stillversagen aufgrund von postpartalen Blutungen, bemerkt und behandelt werden müssen, ehe es zu folgenschweren Konsequenzen kam.[29] In der Regenbogenpresse können furchteinflößende Geschichten nachgelesen werden, die verzweifelte Situationen beschreiben, in denen Neugeborene ernsthaft ausgetrocknet waren[30] und in der Fachliteratur wurde als einzig mögliche Ursache der Dehydratation mangelndes oder nicht angemessenes Stillen erkannt.[31]

Bei gestillten Neugeborenen kann die hypernatriämische Dehydratation subtil verlaufen. In einem Bericht hatte von fünf Neugeborenen keines offenkundige Symptome, doch alle hatten mehr als 10 % an Körpergewicht verloren. Die Eltern berichteten nur von einer verringerten Ausscheidung und Schläfrigkeit oder Quengeln. Zum Zeitpunkt der Krankenhauseinweisung hatten einige noch immer keine „typischen" Anzeichen für eine Dehydratation.[32] In allen fünf Fällen verfügten die Mütter über keine oder wenig („vorrangegangenes Baby konnte nicht erfolgreich gestillt werden") Stillerfahrung.[32] Deshalb ist es wichtig, den Eltern gegenüber zu betonen, dass eine Dehydratation unwahrscheinlich ist, wenn das Stillen gut läuft, doch besorgniserregende Anzeichen müssen sofort berichtet werden.

9.2 Risikobeurteilung bei gesunden Neugeborenen

	Hypothermie	Hyperthermie
Definition	Temperatur < 36,5 °C	Temperatur > 37,5 °C
Mögliche Ursachen	*Physiologische Probleme* • Hypoglykämie • Frühgeburtlichkeit • Sepsis • Hypoxie • SGA oder IUGR *Wärmeverlust:* Der Säugling befand sich auf einer kalten Unterlage *Strahlung:* Inkubator oder Raum zu kalt *Wärmekonvektion:* Zugluft im Raum, Eingriffsöffnungen des Inkubators offen *Verdunstung:* Baden oder nicht gründliches Abtrocknen nach dem Bad, nasse Windeln, Kleidung, Decken; das Neugeborene wurde nicht unmittelbar nach der Geburt abgetrocknet	*Physiologische Probleme* • Tachypnoe • Sepsis • Dehydratation *Wärmeleitung:* Der Säugling befand sich auf einer warmen Unterlage oder war in warme Decken gehüllt *Strahlung:* Wärmebett oder Inkubator zu warm eingestellt
Körperliche Anzeichen	• Marmorierung • Kalte Extremitäten • Lethargie • Schlechtes Trinken • Niedriger Glukosespiegel im Blut	• Tachypnoe • Rote Haut (Blutandrang) • Niedriger Glukosespiegel im Blut • Gelegentlich hat der Säugling Schweiß auf der Stirn
Methoden zur Behandlung	Abhängig von der Ursache, doch zu den allgemeinen Empfehlungen gehört: • Hypoglykämie: legen Sie das Baby an und horchen Sie auf Schluckgeräusche; überprüfen Sie eine Stunde später den Glukosewert, dann nach dem Stillen und alle drei Stunden, bis er stabil ist • Hypoxie: arbeiten Sie mit dem Arzt zusammen, um die Ursache herauszufinden und zu beseitigen • Wärmeverlust: polstern Sie kalte Oberflächen mit Decken aus • Strahlungsverluste: halten Sie den Raum wärmer, verwenden Sie eine zweite Decke • Konvektionsverluste: verringern Sie die Zugluft oder entfernen Sie den Säugling aus dem Durchzug • Verdunstung: trocknen Sie den Säugling sofort nach dem Baden; baden Sie den Säugling unter einer Wärmequelle; bedecken Sie den trockenen Kopf mit einer Mütze, ziehen Sie dem Säugling trockene Kleidung und trockene Windeln an, verwenden Sie auf den Kopf gestellte T-Shirts als Schlafanzugunterteil • Überweisen Sie an einen Arzt, wenn die Hypothermie anhält	Es kommt selten zu einer Hyperthermie bei Neugeborenen. Die Behandlung hängt von der Ursache ab, doch zu den allgemeinen Empfehlungen gehört: • Überprüfen Sie die Einstellungen, wenn der Säugling in einem Wärmebett oder Inkubator liegt; insbesondere Inkubatoren überhitzen leicht • Überprüfen Sie Pulsschlag und Atmung; der Säugling könnte krank sein • Ziehen Sie den Säugling aus; reiben Sie ihn bei Bedarf mit einem kühlen Tuch ab • Überweisen Sie den Säugling an einen Arzt, wenn die oben genannten Maßnahmen die Hyperhermie nicht beenden

Tab. 9.4 Vergleich zwischen Hypothermie und Hyperthermie. IUGR – Intrauterine Wachstumsrestriktion; SGA – klein (leicht) für Gestationsalter.

Klinische Anzeichen für eine Dehydratation

In der fachlichen Ausbildung wird typischerweise der Schwerpunkt auf die eingesunkene Fontanelle als Dehydratationszeichen bei Neugeborenen gelegt. Doch dies ist ein sehr spätes Zeichen. Wie bei anderen Problemen gilt auch bei der Dehydratation, dass sie in den frühen Stadien besser zu beherrschen ist. Einige Dehydratationszeichen sind Anzeichen, die, wenn sie nicht behandelt werden, auf eine gefährliche Situation hinweisen. In Tabelle 9.5 wird dargestellt, dass die meisten klinischen Symptome einer isonatriämischen Dehydratation in den frühen Stadien der Dehydratation „normal" erscheinen. Anzeichen und Symptome für eine hypernatriämische Dehydratation sind weniger offensichtlich, was dazu führt, dass die Schwere der Dehydratation bei einer Untersu-

Parameter	leicht	mäßig	Schwer
Gewichtsverlust	3 % – 5 %	10 %	15 %
Hautfarbe	blass	grau	marmoriert
Hautspannung	kann elastisch sein	herabgesetzt	stehende Hautfalten
Schleimhaut	leicht trocken	trocken	trocken, ausgedörrt, sublinguale Gefäße kollabieren
Augen	wahrscheinlich normal	verringerte Tränenflüssigkeit	eingesunken, fehlende Tränen, weiche Augäpfel
Zentrales Nervensystem	wach, aber ruhig	etwas herabgesetzt	distaler Puls nicht tastbar
Puls Qualität Frequenz	stark wahrscheinlich normal	etwas herabgesetzt etwas herabgesetzt (orthostatische Veränderungen)	deutlich tachykard deutlich tachykard
Rückfluss in die Kapillaren	Normal (< 2 Sek.)	2–4 Sek.	> 4 Sek.
Blutdruck	keine Veränderung	orthostatischer Abfall	in Rückenlage verringert
Urin	normale oder leicht verringerte Menge	verringerte Menge	weniger als 0,5 ml/kg/h über 12–24 Stunden; Anurie möglich
Klinische Auswirkungen	Gründliche Beobachtung; vorbeugende Maßnahmen durchführen; Benachrichtigung des Arztes und Aufzeichnung der Beobachtungen	Angeordnete Maßnahmen durchführen; Ziel ist es, schwere Probleme zu vermeiden. Weiterhin beobachten; Beobachtungen dokumentieren. Hilfe für Mutter und Familie, damit die Auswirkungen auf das Stillen verstanden werden	Fortsetzung der ärztlich angeordneten Maßnahmen. Die Mutter in ihren Bemühungen weiter zu stillen unterstützen, auch wenn sie vom Säugling getrennt ist (☞ Kapitel 15)

Tab. 9.5 Anzeichen und Symptome in Abhängigkeit vom Grad der Dehydratation. *Diese Tabelle ist am besten zur Beurteilung des Grades der Dehydratation von Säuglingen bei Isonatriämie. Säuglinge mit Hypernatriämie zeigen die gleichen Anzeichen, aber subtiler, so dass eine höhere Wahrscheinlichkeit besteht, dass sie unterschätzt werden. Abgewandelt nach Hoekelman, R.A.; Adam, H.M.; Nelson, N.M. et al. *Primary pediatric care*. 4th ed. St. Louise: Mosby, 2001.

chung regelmäßig unterschätzt wird.[33] Merken Sie sich, dass eines der frühesten Zeichen der Dehydratation Blässe ist, der nachgegangen werden muss.

Säuglinge, die unter Gelbsucht leiden, sind häufig dehydriert.[34] Aus diesem Grund sollten Eltern von Säuglingen mit Neugeborenengelbsucht darüber aufgeklärt werden, wie sie Anzeichen für eine Dehydratation erkennen können. Eine erhöhte Körpertemperatur in der ersten Lebenswoche, die wahrscheinlich mit verringertem Körperwasser zusammenhängt, ist ein Anzeichen für eine Dehydratation.[32]

Auswirkungen auf das Stillen und klinische Vorgehensweisen

Eine Dehydratation ist eine Diagnose, die von einem Kinderarzt oder Arzt behandelt werden muss. Es ist sicher gut möglich, dass ein gutes Stillmanagement das Problem lösen kann, aber in manchen Situationen kann Zufüttern angesagt sein. Zufüttern kann das System von Angebot und Nachfrage stören. Daher müssen die Vorteile des Zufütterns immer gegenüber jeglichen möglichen Risiken überwiegen.

9.2.3 Hyperbilirubinämie und Gelbsucht

Frühe Studien, die einen direkten Zusammenhang zwischen dem Stillen und erhöhten Bilirubinwerten zeigten, wurden dahingehend interpretiert, dass gestillte Säuglinge ein höheres Risiko für einen Ikterus haben als Säuglinge, die künstliche Säuglingsnahrung erhalten.[35–39] Doch diese Studien wurden zu einer Zeit durchgeführt, in der gestillte Säuglinge routinemäßig nur eingeschränkten Zugang zur Brust hatten und es gibt eine umgekehrte Relation zwischen der Stillhäufigkeit in den ersten Lebenstagen und dem Auftreten eines Ikterus.[40,41] (☞ Abb. 9.3)

Definitionen und Beschreibungen

Ein Verständnis für die relevanten Begriffe trägt dazu bei, Missverständnisse über Ikterus und Neugeborene aufzuklären. *Bilirubin* ist der orange-gelbe Farbstoff der Galle. Es entsteht beim Abbau der roten Blutkörperchen, ist ein Endprodukt der Verdauung und wird einfach ausgeschieden.

Ein *Ikterus* ist ein Symptom für erhöhte Bilirubinwerte, die durch Probleme bei der Bildung,

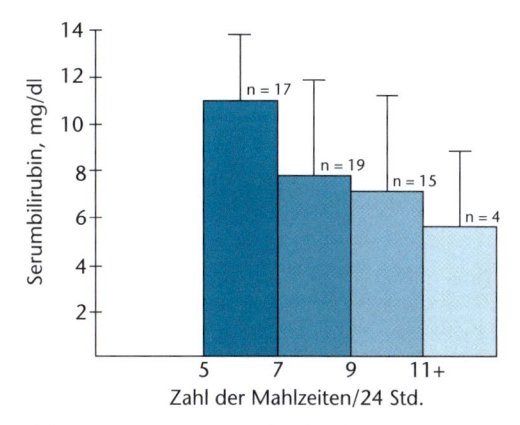

Abb. 9.3 Beziehung von der durchschnittlichen Häufigkeit der Mahlzeiten in den ersten drei Lebenstagen und dem Serumbilirubinwert ($r = 0{,}361$, $p < 0{,}01$). Die vertikalen Balken stehen für die Standardabweichung. [F160]

dem Transport, der Verstoffwechselung oder der Ausscheidung verursacht werden.

Bilirubin

Bilirubin ist im sich entwickelnden Fötus ab dem ersten Schwangerschaftsdrittel vorhanden. Der größte Teil davon entsteht beim Hämoglobinabbau. Hämoglobin wird in den Häm-Anteil und den Globin-Anteil (Eiweiß) abgebaut. Die Häm-Komponente wird dann in Biliverdin überführt, das später durch Enzyme zu Bilirubin reduziert wird.

Bildung
Die Hauptbildungsorte von Bilirubin sind die Milz und die Leber, doch jedes Körpergewebe kann aus Hämoglobin Bilirubin bilden. In Abb. 9.4 wird der Vorgang zusammengefasst. Die Bilirubinmenge, die gebildet wird, verhält sich umgekehrt zur Gestationswoche. Je niedriger die Schwangerschaftswoche, um so mehr Bilirubin wird gebildet. Außerdem verändert sich der Bilirubinwert, der als „normal" betrachtet wird, entsprechend dem Alter des Säuglings in Tagen. Obwohl es zwei Arten von Bilirubin gibt, direktes und indirektes, werden die Serumwerte häufig als Gesamtwerte berechnet (TSB – Gesamtserumbilirubin), wenn von dem normalen Bereich der Serumwerte für Neugeborene gesprochen wird.

Transport
In Tabelle 9.6 werden die wichtigen Unterschiede zwischen direktem und indirektem Bilirubin beschrieben.

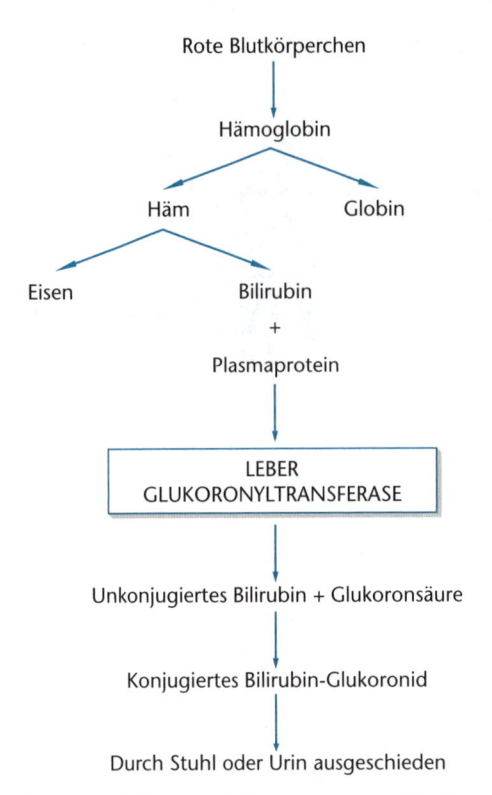

9 Die Betreuung von Neugeborenen mit häufig auftretenden Stillproblemen

Abb. 9.4 Bildung von Bilirubin aus roten Blutkörperchen. Bilirubin wird vorrangig durch den Stuhl ausgeschieden und kann wieder resorbiert werden, wenn der Stuhl zu lange im Dickdarm bleibt. [E250]

Außerhalb der Leber gebildetes Bilirubin wird über das Plasma zur Leber transportiert. Dort wird es zu direktem Bilirubin konjugiert, das besser löslich ist. Indirektes Bilirubin wird vom Plasma transportiert und ist an Albumin gebunden.

Stoffwechsel
Im Dünndarm wird das konjugierte (d.h. wasserlösliche) Bilirubin weiter abgebaut und wird zu Urobilinogen und Stercobilinogen. Dies ist verantwortlich für die orange-gelbe Farbe, die zur Farbe des Stuhls beiträgt.

Ausscheidung
Indirektes Bilirubin kann nicht einfach mit dem Urin ausgeschieden werden, da es fettlöslich ist. Direktes Bilirubin ist ein Hauptbestandteil der Galle und des Stuhls und wird über den Darm ausgeschieden. Da Bilirubin in erster Linie mit dem Stuhl ausgeschieden wird, hilft die Verabreichung von Wasser an das gestillte Neugeborene nicht, einer Gelbsucht vorzubeugen oder sie abzumildern.

	Direktes Bilirubin	Indirektes Bilirubin
Bezeichnung	„Bilirubindiglukoronid"	„Bilirubin"
Zustand	Konjugiert	Unkonjugiert
Löslichkeit	In wässriger Lösung löslich	In wässriger Lösung unlöslich
Besonderheiten	Kann unter folgenden Umständen erhöht sein: • Gallenatresie • Gallenhypoplasie • Hepatitis • Mukoviszidose • Trisomie 18 • Dubin-Johnson-Syndrom • Gallengangzysten • Galaktosämie • α_1-Antitrypsin-Mangel	**Verstärkte Bildung von Bilirubin** Extravasculäre Hämolyse • Quetschungen • Petechien • Innere Blutungen (intrakranielle Blutung) Intravasculäre Hämolyse • Polyzythämie • Rh-Inkompatibilität • Ab0-Inkompatibilität • Erhebliche Anomalien der roten Blutkörperchen • Hämolyse durch Medikamentenvergiftung **Transportprobleme** • Azidose • Frühgeburtlichkeit • Hypoglykämie • Hypothermie **Erhöhte Konjugation in der Leber** • Frühgeburtlichkeit • Hypoxie **Verringerte Ausscheidung durch den Darm** • Antibiotikatherapie • Darmverstopfung **Stoffwechselprobleme** • Säuglinge von diabetischen Müttern • Schilddrüsenunterfunktion • Aminosäurenmangelerkrankungen

Tab. 9.6 Vergleich von direktem und indirektem Bilirubin.

Bilirubin kann nicht über die Harnwege „ausgeschwemmt" werden. Bei gestillten Kindern gibt es einen Zusammenhang zwischen verstärkter Stuhlausscheidung und höherer Bilirubinausscheidung in den Stuhl und niedrigeren Serumbilirubinwerten.[42]

Hyperbilirubinämie

Erhöhte Bilirubinwerte führen zu einem erkennbaren Symptom, das Ikterus genannt wird. Ikterus ist die gelbliche Farbe, die erkennbar wird, wenn die Haut des Kindes gespannt oder eingedrückt wird. In der Regel wird der Ikterus sichtbar, sobald die Bilirubinwerte über 5 mg/dl liegen. Ein leicht erhöhter Bilirubinwert führt zu einer Gelbfärbung des oberen Teils des Körpers. Höhere Werte betreffen den Ober- und Unterkörper. In anderen Worten: Je weiter sich der Ikterus am Körper nach unten ausbreitet, umso höher ist der Bilirubinwert. Erhöhte Bilirubinwerte werden medizinisch durch Bluttransfusionen (bei pathologischem Ikterus) und/oder Phototherapie behandelt.

Neugeborene, mit ihren höheren Hämatokritwerten als Erwachsene und unreifen Lebern, haben normalerweise erhöhte Bilirubinwerte. Die Entscheidung, ob mit einer medizinischen Behandlung bei erhöhten Bilirubinwerten begonnen wird, hängt davon ab, wie hoch die Bilirubinwerte im Verhältnis zum Alter des Kindes sind.

Es gibt vier Formen des Ikterus: physiologischer Ikterus, pathologischer Ikterus, Stillikterus und Muttermilchikterus. In Tabelle 9.7 werden drei Formen verglichen. Die klinische Vorgehensweise und das Stillmanagement sind unterschiedlich, je nach Typ des Ikterus und dem Alter des Kindes in Tagen.

Physiologischer Ikterus

Der physiologische Ikterus wird manchmal *idiopathischer* Ikterus genannt und tritt auf, wenn der Säugling 24 Stunden alt ist und weist auf eine langsame Bilirubinausscheidung hin.

Es gibt zwei Phasen: Phase 1 (die ersten fünf Tage) ist charakterisiert von einem relativ schnellen Anstieg des unkonjugierten Bilirubins im Serum, das seinen Höhepunkt von etwa 5 mg/dl an Tag 3 erreicht. Etwa an Tag 5 kommt es zu einem starken Abfall. Phase 2 beginnt um den fünften Tag. Zu diesem Zeitpunkt sinken die Werte des unkonjugierten Bilirubins im Serum langsam ab, bis sie mit etwa 11 bis 14 Tagen den Wert eines Erwachsenen erreichen.[43]

Pathologischer Ikterus

Der pathologische Ikterus tritt bereits auf, ehe das Neugeborene 24 Stunden alt ist und weist meist auf eine erhöhte Bilirubinsynthese oder verminderte Ausscheidung hin. Der pathologische Ikterus des Neugeborenen wird häufig durch eine Blutstörung, z.B. eine Rh- oder AB0-Unverträglichkeit oder einen pathologischen Zustand des hepatischen Systems hervorgerufen. Neugeborene mit pathologischem Ikterus müssen entsprechend den Anweisungen ihres Arztes behandelt werden.

Stillikterus

Der Stillikterus muss von einem Muttermilchikterus unterschieden werden. Der Stillikterus entsteht durch mangelndes Stillen und nicht durch den Genuss von Muttermilch. Gartner und Herschel beschreiben der Stillikterus als Äquivalent des „Entkräftungs-Ikterus" beim Erwachsenen.[44] Der Entstehungsmechanismus dieser Form des Ikterus ist kaum geklärt. Sie beginnt vor dem fünften Tag und der sich daraus ergebende Bilirubinanstieg wird einfach durch eine zu geringe Milchaufnahme verursacht. Diese Form des Ikterus fehlt in Tabelle 9.7, da ihre Ursache und Behandlung ziemlich einfach ist. Frühes und häufiges Stillen mit hörbarem Schlucken ist der Schlüssel, um diesem Ikterus vorzubeugen oder zu behandeln. Eine verzögerte Ausscheidung des Mekoniums erhöht ebenfalls die Wahrscheinlichkeit, dass die Serumbilirubinwerte ansteigen, da das Bilirubin, das im Dickdarm bleibt, rückresorbiert wird.

Muttermilchikterus

Muttermilchikterus ist eine Erkrankung, die mit einer noch nicht identifizierten Substanz in der Muttermilch zusammenhängt, nicht mit zu seltenem Stillen. Es wurde angenommen, dass β-Glukoronidase der Hauptverursacher ist, doch das bleibt unbewiesen.[45] Welcher Bestandteil oder welche Kombination von verschiedenen Bestandteilen für das Auftreten des Muttermilchikterus verantwortlich ist, bleibt ungewiss,[46] doch die Auswirkung ist die erhöhte Absorption von unkonjugiertem Bilirubin. Nach einem Beginn nach fünf bis sieben Tagen erreichen die Bilirubinkonzentrationen ihren Höhepunkt zwischen dem fünften und 15. Tag,[43] und der Ikterus dauert bis zu 28 Tage an.[47]

Auswirkungen auf das Stillen und klinische Vorgehensweisen

Es gibt weit verbreitet Missverständnisse darüber, wie ein gestillter Säugling, bei dem ein Ikterus

	Physiologischer Ikterus (idiopathischer Ikterus)	Pathologischer Ikterus	Muttermilchikterus
Beginn	Etwa 48 h nach der Geburt	< 24 h nach der Geburt	Etwa 7 Tage bis 2 Wochen nach der Geburt
Höhepunkt	72 h bei termingeborenem Säugling	24 h bei termingeborenem Säugling	2 Wochen
Dauer	Unterschiedlich, nimmt nach 72 h ab	Unterschiedlich, schneller Anstieg des Bilirubins, der unter Behandlung abnimmt	Unterschiedlich, 2–16 Wochen
Ursache	Hauptsächlich Veränderungen bei der Bilirubinausscheidung Diese Veränderungen haben physiologische Ursachen und müssen überwacht und eventuell behandelt werden	Veränderung beim Bilirubin als Folge eines pathologischen Zustands 1. Produktion 2. Transport 3. Konjugation 4. Ausscheidung Diese Veränderungen sind die Folge von pathologischen Zuständen und verlangen zusätzliche medizinische Abklärung und Behandlung	Eine Substanz in der Milch mancher Mütter, die eine bestimmte Aktivität in der Leber des Babys entwickelt, sodass das Bilirubin langsamer abgebaut und ausgeschieden wird
Risikofaktoren	Frühgeburtlichkeit, verzögerte Ausscheidung von Stuhl	Hämolytische Erkrankungen des Neugeborenen, einige mütterliche Erkrankungen oder Medikamenteneinnahme, andere	Mütter, die bereits ein Kind mit Muttermilchgelbsucht hatten
Behandlung	Tagesabhängig	Phototherapie Bluttransfusion	Phototherapie, falls der Bilirubinwert zu hoch wird

Tab. 9.7 Vergleich verschiedener Ikterusformen. *Muttermilchikterus wird im Begleittext behandelt. Ein Muttermilchikterus entsteht, wenn der Säugling zu wenig trinkt und wird am besten mit den in Kapitel 7 beschriebenen Methoden behandelt. Abgewandelt nach: Biancuzzo, M. *Breastfeeding the healthy newborn: a nursing perspective*. Whithe Plains, NY: March of Dimes Foundation; 1994.

festgestellt wurde, zu behandeln sei. In Kasten 9.6 ist ein Pflegeplan für gestillte Säuglinge ausgeführt. Einige Mütter werden sich daran erinnern, dass ihnen bei ihrem letzten Baby während einer Gelbsucht das Stillen verboten wurde oder dass sie aufgefordert wurden, dem Kind zwischen den Stillmahlzeiten Wasser zu geben. Beide derartigen Vorgehensweisen sind veraltet und basieren weder auf wissenschaftlichen Ergebnissen noch auf physiologischen Prinzipien. Es ist lange bewiesen, dass es keinen Unterschied in der Serumspitze des Bilirubins ausmacht, ob dem Säugling zusätzlich Wasser verabreicht wurde oder nicht[48] (☞ Kasten „Aus der Forschung").

Mütter mit ikterischen Säuglingen können Fragen zum „Abpumpen und Verwerfen" ihrer Muttermilch haben. In Tabelle 9.8 werden einige dieser und andere damit zusammenhängende Fragen unter Berücksichtigung der Form des Ikterus, an der der Säugling leidet, beantwortet.

Die Beurteilung und Behandlung der Gelbsucht vor der Klinikentlassung ist sehr wichtig, da ein großer Teil der Neugeborenen aufgrund des Ikterus wieder im Krankenhaus aufgenommen wird.[34, 49] Frühgeburtlichkeit und kurze Verweildauer in der Klinik sind Risikofaktoren für eine Wiederaufnahme von ikterischen Neugeborenen ins Krankenhaus.[50] Dennoch ist ein längerer Krankenhausaufenthalt nicht unbedingt eine wirkungsvolle Gegenstrategie.[51] Realistischer könnte es stattdessen sein, die Neugeborenen herauszufiltern, bei denen ein Risiko besteht und eine gründliche ambulante Nachbetreuung durchzuführen.

Gestillte Säuglinge, die deutlich an Gewicht verloren haben[52] und/oder zugefüttert[53] wurden, haben ein hohes Ikterusrisiko. Asiatische[54] und indianische[55] Neugeborene neigen im Vergleich mit weißen oder afroamerikanischen Neugeborenen zu höheren Bilirubinwerten.

9.6 Pflegeplan: Das gelbe Neugeborene

- Raten Sie von zusätzlichen Wassergaben ab. Trotz der Studie, die vor rund 20 Jahren gezeigt hat, dass die zusätzliche Verabreichung von Wasser den Serumbilirubinwert nicht senkt, wird weiterhin an dieser Praxis festgehalten.[48] Auch die Amerikanische Akademie der Kinderärzte (AAP) sagt, dass „zusätzliche Verabreichung von Wasser oder Glukoselösung den Bilirubinwert bei gesunden, gestillten Säuglingen mit Ikterus nicht senkt".[67]
- Setzen Sie sich für das Weiterstillen ein. Die Amerikanische Akademie der Kinderärzte (AAP) stellt eindeutig fest: „Die AAP rät von der Unterbrechung des Stillens bei voll ausgetragenen, gesunden Neugeborenen ab und rät zur Fortsetzung des Stillens mit häufigem Anlegen (mindestens acht bis zehn Mal innerhalb von 24 Stunden)."[67]
- Erklären Sie, wie wichtig das häufige Anlegen ist. Säuglinge, die öfter als acht Mal in 24 Stunden gestillt werden, haben signifikant niedrigere Bilirubinwerte als Säuglinge, deren Stillmahlzeiten eingeschränkt werden.
- Empfehlen Sie das frühe Anlegen an die Brust. Kolostrum hat eine abführende Wirkung auf den Darm. Dies trägt zur Ausscheidung des Bilirubins bei.
- Überwachen Sie, was der Säugling aufnimmt und ausscheidet. Dokumentieren Sie den Zeitpunkt der ersten Darmentleerung. Notieren Sie weiterhin die Qualität und Quantität von Harnausscheidung und Stuhlgang. Rufen Sie einen Arzt, wenn diese Daten Anlass zur Besorgnis geben.
- Bemühen Sie sich, die Trennung von Mutter und Kind so gering wie möglich zu halten, wenn eine Hyperbilirubinämie mit einer Phototherapie behandelt wird. Setzen Sie sich dafür ein, dass eine Behandlung mit den neueren lichtleitenden Fasern durchgeführt wird, da hierbei Mutter und Kind besser zusammenbleiben können. Die Trennung als solche kann zu Stillproblemen führen, deshalb ist es optimal, wenn das Stillpaar zusammenbleibt.
- Erklären Sie den Eltern, wie sie dem Neugeborenenikterus entgegenwirken können. Geben Sie den Eltern schriftliche Informationen darüber, welche Anzeichen besorgniserregend sind und wann sie einen Arzt aufsuchen sollen.

Aus der Forschung

Wasser beugt dem Neugeborenenikterus nicht vor

Quelle: DeCarvalho, M.; Hall, M.; Harvey, D. Effects of water supplementation on physiological jaundice in breast-fed babies. *Arch Dis Cild* 1981;568–569.

Fokus
Diese prospektive Studie mit 175 gesunden, voll ausgetragenen Neugeborenen sollte feststellen, welche Auswirkungen die Gabe von zusätzlichem Wasser auf den Bilirubinwert hat. 55 Neugeborene erhielten kein Wasser, 120 erhielten am Ende von jeder Stillmahlzeit Wasser ad libitum.

Ergebnisse
Der Vergleich des Höhepunktes des Serumbilirubinspiegels und der Häufigkeit einer Phototherapie ergab bei beiden Gruppen keinen Unterschied. Sowohl in der Untersuchungsgruppe als auch in der Kontrollgruppe war der Bilirubinwert am 4. Tag am höchsten.

Stärken und Schwächen der Studie
An dieser in London durchgeführten Studie nahmen nur Säuglinge teil, bei denen keine Risikofaktoren für einen Ikterus vorlagen. Bei allen Neugeborenen wurde innerhalb von drei Stunden nach der Geburt mit dem Stillen begonnen und danach nach Bedarf gestillt. Allerdings gibt es keine genaue Angabe über die Zahl der Stillmahlzeiten pro Tag.

Klinische Anwendung
Die Verabreichung von Wasser an Neugeborene wurde eingeführt, ohne dass es einen wissenschaftlichen Beleg für die Behauptung gab, dass damit dem Neugeborenenikterus vorgebeugt oder dieser gemildert würde. Diese Praxis ist auch heute noch in einigen Kliniken üblich. Die Ergebnisse dieser Studie sollten bei der Überarbeitung der Klinikprotokolle zum Ikterus mit in Betracht gezogen werden. Die Gabe von Wasser wirkt sich wahrscheinlich störend auf die Mechanismen

aus, die *tatsächlich* dem Neugeborenenikterus vorbeugen oder ihn verringern. So werden z.B. Säuglinge, die viel Wasser trinken, mit großer Wahrscheinlichkeit seltener an der Brust trinken. Eine später durchgeführte Studie der gleichen Autoren[40] zeigt jedoch, dass häufiges Stillen zur Senkung der Bilirubinwerte von Vorteil ist. Der gleiche Autor belegt, dass niedrigere Serumbilirubinwerte mit der Ausscheidung von größeren Stuhlmengen in Zusammenhang stehen – die Darmentleerung wird durch Kolostrum und nicht durch Wasser gefördert.

Jungen oder Säuglinge mit Kephalhämatom oder Quetschungen sind ebenfalls gefährdet.[52] Eine Bestimmung des Gesamtserumbilirubins vor der Entlassung würde dazu beitragen, die gefährdeten Neugeborenen zu erfassen.[56] Selbstverständlich würde es die Vorbeugung verbessern, wenn das medizinische Personal vermehrt Protokolle unterstützen würde, die das uneingeschränkte Stillen fördern.[57] Eine kürzlich durchgeführte Studie ergab, dass Säuglinge, die statt Muttermilch oder handelsüblicher künstlicher Säuglingsnahrung eine künstliche Säuglingsnahrung auf der Basis eines Kaseinhydrolysates erhielten, niedrigere Bilirubinwerte hatten.[58]

9.3 Gesunde Säuglinge, die zusätzliche Unterstützung benötigen

Normale, gesunde und reif geborene Neugeborene und ihre Mütter können meist mit wenig Hilfe stillen. Einige Situationen erfordern allerdings eventuell etwas zusätzliche Unterstützung. Häufige Beispiele sind Mütter, die Mehrlinge stillen oder tandemstillen.

9.3.1 Mehrlingsschwangerschaften

Der Anteil der Mehrlingsschwangerschaften hat in den letzten 50 Jahren einen Höchststand erreicht.[59] Von den 1996 (in den USA) geborenen Säuglingen waren 2,7 % Mehrlinge, am häufigsten Zwillinge. Mütter von Mehrlingen nehmen oft irrtümlich an, dass das Stillen keine realistische Möglichkeit sei. Die vielen Vorteile des Stillens für Einlinge vervielfältigen sich bei Zwillingen oder höhergradigen Mehrlingen. Die Mütter sollten jedoch eine Stillberatung erhalten, sobald sie wissen, dass sie mehr als ein Kind erwarten.

Das Stillen von zwei Säuglingen kann entmutigend wirken. Die wahre Herausforderung besteht jedoch meist nicht im Stillen als solchem oder überhaupt im Stillen. Der Wechsel zur Elternschaft und/oder primären Pflegeperson für einen Einling innerhalb einer wachsenden Familie ist oft erdrückend. Und so ist es verständlich, dass die Mutter und ihr Partner noch weitaus stärker überwältigt werden, wenn sie den vielen Bedürfnissen von Mehrlingen gerecht werden müssen.

Außerdem kann eine Mehrlingsschwangerschaft in einer Frühgeburt enden, so dass die Mutter möglicherweise mit nur einem, aber nicht allen Kindern nach Hause kommt.

Um den Bedarf ihrer Kinder zu decken, muss die Mutter eine ausreichende Milchmenge bilden. Das kann durch häufiges Anlegen erreicht werden. Es gibt eine direkte Beziehung zwischen Stillhäufigkeit und Milchmenge bei Einlingen und dies gilt ebenso für Zwillinge und Drillinge.[60] Es gibt erfolgreich gestillte Vierlinge, die durchschnittlich 30 bis 54 g pro Tag zugenommen haben.[61]

Bei ausreichender Stimulation kann eine Zwillingsmutter mehr als 800 ml Milch pro Tag bilden.[60] Wird künstliche Säuglingsnahrung eingeführt, nimmt das Stillen und damit auch die Milchbildung ab. Dies wird meist von einer ganzen Reihe schädlicher Auswirkungen begleitet, die mit einem Milchstau einhergehen. Das ausschließliche Stillen von Zwillingen über mehrere Monate hinweg ist eine realistische Möglichkeit. Der Erfolg steht im Zusammenhang mit häufigeren Pumpsitzungen in den ersten Tagen (falls die Säuglinge nicht zum Saugen fähig sind) und verstärkter Unterstützung durch das Pflegepersonal.[62]

	Physiologischer Ikterus	Pathologischer Ikterus	Muttermilchikterus
Beginn	Etwa 48 h nach der Geburt	Jederzeit nach der Geburt	Nach etwa 7 Tagen
Beginn des Stillens	Früher Stillbeginn verringert das Risiko	Früher Stillbeginn wünschenswert	Unabhängig vom Zustand

(Fortsetzung nächste Seite)

9.3 Gesunde Säuglinge, die zusätzliche Unterstützung benötigen

	Physiologischer Ikterus	Pathologischer Ikterus	Muttermilchikterus
Abstillen	Nicht notwendig	Nicht notwendig	Nicht notwendig
Stillpause	Nicht notwendig	Nicht notwendig	Selten, wenn überhaupt zur Diagnosestellung erforderlich[68]
Zufütterung Indikation	Wenn der Säugling zu teilnahmslos ist, um zu saugen Abhängig vom Hydrationszustand und/oder Phototherapie	Wenn der Säugling zu teilnahmslos ist, um zu saugen Abhängig vom Hydrationszustand und/oder Phototherapie	Wird wahrscheinlich angeordnet, wenn die Bilirubinwerte überaus hoch sind; Künstliche Säuglingsnahrung kann erforderlich werden, um die Wirkung des Bilirubins zu verdünnen
Mit Wasser?	nein	nein	nein
Mit künstlicher Säuglingsnahrung?	Annehmbar, falls zugefüttert werden muss und keine Muttermilch vorhanden ist	Annehmbar, falls zugefüttert werden muss und keine Muttermilch vorhanden ist	Ja, jede zweite Mahlzeit
Mit abgepumpter Milch der eigenen Mutter	Beste Möglichkeit, falls zugefüttert werden muss	Beste Möglichkeit, falls zugefüttert werden muss	Nicht angemessen
Mit Spendermilch	Ja, wenn die Milchmenge der Mutter nicht ausreicht	Ja, wenn die Milchmenge der Mutter nicht ausreicht	Ja, wenn verfügbar
Abpumpen der Muttermilch Häufigkeit	Nach jeder ausgelassenen oder unvollständigen Stillmahlzeit	Nach jeder ausgelassenen oder unvollständigen Stillmahlzeit	Nach jeder ausgelassenen oder unvollständigen Stillmahlzeit
Aufbewahren und Verfüttern	ja	ja	nein – kann ab dem Alter von einem Monat unbrauchbar sein
Verwerfen	nein	nein	ja
Sinnvolle Hilfsmittel Wallaby Phototherapiegerät	Sicher und wirkungsvoll, erleichtert der Mutter den Zugang zum Neugeborenen	Sicher und wirkungsvoll, erleichtert der Mutter den Zugang zum Neugeborenen	Keine Daten zur Feststellung der Wirksamkeit in dieser Gruppe; gut geeignet für die Behandlung zu Hause
Brusternährungsset	Wahrscheinlich nicht angezeigt, wenn der Säugling saugen kann	Kann hilfreich sein, wenn das Baby teilnahmslos ist oder nur schwach saugt	Kann beim Zufüttern sinnvoll sein

Tab. 9.8 Vergleich des Stillmanagements bei verschiedenen Formen des Neugeborenenikterus. Abgewandelt nach: Biancuzzo, M. *Breastfeeding the healthy newborn: a nursing perspective*. Whithe Plains, NY: March of Dimes Foundation; 1994.

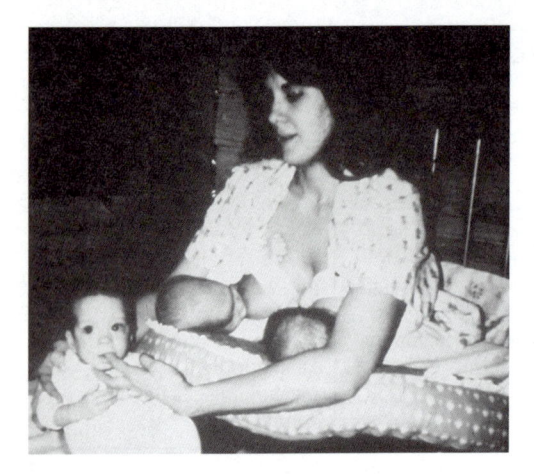

Abb. 9.5 Doppelter Rückengriff. [O118]

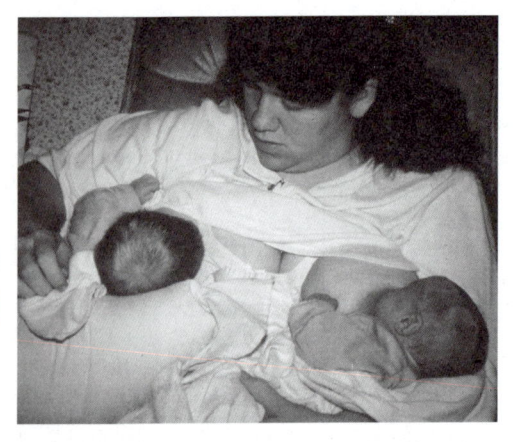

Abb. 9.6 Wiegehaltung/Rückengriff (Parallelhaltung). [O118]

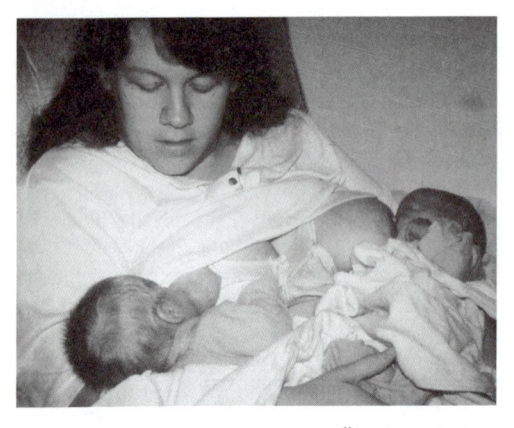

Abb. 9.7 Doppelte Wiegehaltung (Überkreuzhaltung oder V-Haltung). [O118]

Einige Frauen zögern Mehrlinge zu stillen, weil sie gehört haben, dass das Stillen ihre Mamillen doppelt so wund werden lässt wie bei einem einzelnen Kind. Das kann sich bewahrheiten, doch nur, wenn das Wundsein das Resultat von schlechtem Anlegen oder falschem Gebrauch einer Brustpumpe ist – es sollte nicht daher rühren, dass mehrere Säuglinge an der Brust trinken. Einige Brust- und Mamillenprobleme scheinen jedoch bei Mehrlingsmüttern häufiger vorzukommen. Mastitis wird in dieser Situation beispielsweise häufig diagnostiziert. Es könnte sein, dass es aufgrund der erhöhten Milchbildung und der unvollständigen Entleerung der Milch bei jeder Stillmahlzeit zu einer Mastitis kommt (☞ Kapitel 12). Leidet ein Säugling unter Soor, muss nicht nur das betroffene Kind, sondern alle Babys behandelt werden. Es gibt allerdings keinen Grund, einem bestimmten Kind eine Brust „zuzuteilen", wenn eine Soorinfektion vorliegt.

Die Säuglinge können gleichzeitig oder einzeln gestillt werden. Für beide Vorgehensweisen gibt es Vor- und Nachteile. Das gleichzeitige Stillen spart Zeit, deshalb sollten die Mütter diese Möglichkeit zumindest erlernen. Verschiedene Stillpositionen für das gleichzeitige Stillen bieten besondere Vorteile (☞ Tabelle 9.9). Dazu gehören:[63] (1) der doppelte Rückengriff (doppelte Unter-dem-Arm-Haltung), (2) die Wiegen-/Unter-dem-Arm-Haltung (Parallelhaltung) und die doppelte Wiegenhaltung (Überkreuzhaltung oder V-Haltung) wie in den Abbildungen 9.5 bis 9.7 abgebildet.

Wird zuerst der eine Zwilling und dann der andere Zwilling gestillt, so wird dies *alternierendes Stillen* genannt. Beim abwechselnden Stillen verlangt der hungrigere Zwilling zuerst nach der Brust und gibt damit das Tempo an, während die Mutter den zweiten Zwilling weckt. Einige Mütter haben monatelang erfolgreich alternierend gestillt und genießen den Eins-zu-eins-Kontakt. Das ist ein gangbarer Weg und das Stillen kann problemlos weitergeführt werden, trotz des erhöhten Zeitaufwands.

Manchmal teilt eine Mutter dem einen Kind eine Brust zu und dem anderen die andere. Doch dies ist nicht empfehlenswert. Auf der einen Seite kann die Milchmenge überreichlicher angeregt werden, wenn der Säugling an dieser Brust energischer saugt und mehr Milch entleert.*

---

* Anmerkung der Übersetzerin: Zudem ist der Seitenwechsel günstig für die Entwicklung des räumlichen Sehens.

Stillhaltung für mehr als einen Säugling	Vorteile	Grenzen
Abwechselndes Stillen Die Mutter stillt zuerst einen Säugling und dann den anderen	• Kann für die Mutter am Anfang einfacher sein • Ermöglicht Zeit für individuelle Zuwendung für jeden Säugling	• Ist zeitraubender • Es kann den Milchspendereflex behindern, wenn das andere Baby darauf wartet gestillt zu werden und weint • Es ist schwieriger, den Bedürfnissen beider Babys gleichzeitig gerecht zu werden; kann eine weitere Person erfordern, die das andere Baby füttert, wenn es hungrig ist, aber nicht an die Brust kommt
Gleichzeitiges Stillen Zwei Säuglinge werden gleichzeitig angelegt. Dies ist in folgenden Stillhaltungen möglich: • Doppelter Rückengriff (Unter-dem-Arm-Haltung) • Wiegenhaltung/Rückengriff (Parallelhaltung) • Doppelte Wiegenhaltung/Überkreuzhaltung (V-Haltung), beide Säuglinge in Wiegenhaltung	• Zeitsparender • Es ist einfacher die Bedürfnisse beider Babys gleichzeitig zu erfüllen • Erlaubt der Mutter eine bessere Kopfkontrolle von kleineren, unruhigeren Säuglingen, da die Hände freier sind • Die Hände sind freier, um beide Säuglinge in Position zu bringen, da die Kissen wie eine „zusätzliche" Hand wirken • Ermöglicht in der Regel das Abstützen beider Brüste beim Ansaugen und/oder während der gesamten Stillmahlzeit • Kann abwechselnd eingesetzt werden, so dass jeder Säugling beide Augen im Blickkontakt übt • Ermöglicht Blickkontakt zwischen Mutter und beiden Säuglingen	• Erfordert mehr Koordination beim Anlegen und Positionieren der Säuglinge • Sofa oder großer Sessel notwendig, damit beide Seiten gestützt werden können • Hände sind nicht frei, um die Haltung der Säuglinge zu korrigieren • Vor dem Anlegen kann es für die Mutter schwierig sein, die Brüste abzustützen • Schwierig, solange die Säuglinge noch nicht über ausreichende Kopfkontrolle verfügen

Tab. 9.9 Stillen von Mehrlingen: Ein Vergleich der Vorgehensweisen.

Unabhängig davon, ob die Säuglinge gesund oder krank sind, sollte die Mutter davon abgehalten werden, ein Kind zu stillen und das andere mit künstlicher Säuglingsnahrung zu füttern. Es könnte dann zu Unterschieden im Bonding/in der Bindung kommen, zudem profitieren alle Kinder von der Muttermilch und haben ein Anrecht darauf.

In Kasten 9.7 wird aufgelistet, was wichtig ist, um eine Mutter von Mehrlingen beim Stillen anzuleiten. Es gibt nur recht begrenzt Fachliteratur zum Thema Stillen von Mehrlingen. Doch Gromada[64] beschreibt detailliert die Wichtigkeit der vorgeburtlichen Vorbereitung (einschließlich der Entscheidung zum Stillen, dem sozialen Rückhalt und der Ausarbeitung von Zielen und Plänen speziell für Mehrlinge), die Umstände rund um den Laktationsbeginn für Mehrlinge, die Maßnahmen zur Förderung der Aufrechterhaltung der Milchbildung und alternative Pläne für die Durchführung der Mahlzeiten.

Dieser Artikel ist zwar schon etwas älter, aber durchaus noch lesenswert. Zwillinge und höhergradige Mehrlinge haben ein Risiko für eine unzureichende Nahrungsaufnahme. Deshalb sollten regelmäßige Gewichtskontrollen, vorzugsweise in der angenehmen Atmosphäre des Elternhauses, geplant werden.[65] Das gemeinsame Schlafen – eine Vorgehensweise, die ich den Eltern bereits vor mehr als 20 Jahren empfohlen habe – hat sich kürzlich als durchaus vorteilhaft für das Stillen und die Schlaf- und Wachstadien herausgestellt.[66]

9.3.2 Tandemstillen

Tandemstillen bedeutet, die Mutter stillt gleichzeitig Geschwister unterschiedlichen Alters (☞ Abb. 9.8). Meist wird die Mutter schwanger, während sie ein Kleinkind oder Vorschulkind stillt, und will das Neugeborene nach der Geburt stillen. Die Mutter kann sich beim Stillen in der Schwangerschaft unbehaglich fühlen und braucht möglicherweise Beruhigung und Bestätigung. Bei einigen Frauen kann es beim Stillen zu Wehen kommen. Hat die Mutter ein hohes Risiko für vorzeitige Wehen, kann die potenzielle Gefahr für den Fötus – eine Frühgeburt aufgrund der Wehen –, gegenüber den potenziellen Vorteilen des Stillens für das ältere Kind überwiegen.

Aufgrund der hormonellen Veränderungen durch die Schwangerschaft besteht die Wahrscheinlichkeit, dass die Mütter häufiger wunde Mamillen haben, und die Positionierung des älteren Kindes an der Brust kann mit zunehmendem Bauchumfang schwierig werden.

Wenn sich die Schwangerschaft dem Ende zuneigt, wird Kolostrum gebildet. Kolostrum schmeckt salziger als die Milch, an die das ältere Kind gewöhnt ist. Aufgrund der abführenden Wirkung des Kolostrums kann das ältere Kind einen loseren Stuhl haben. Manchmal stillt sich das ältere Kind zu diesem Zeitpunkt selbst ab. Stillt es sich nicht ab, kann die Mutter solange tandemstillen, wie sie es möchte.

9.7 Pflegeplan: Stillanleitung für Mehrlingsmütter

- Loben Sie die Mutter für ihre Stillbemühungen und helfen Sie ihr, Möglichkeiten zu finden, ihren Alltag an das Stillen anzupassen.
- Erklären Sie der Mutter, wie wichtig angemessene Erholung und Ernährung sind, und zeigen Sie ihr Stillhaltungen, die das gleichzeitige Stillen beider Säuglinge ermöglichen.
- Überprüfen Sie das korrekte Anlegen, um wunde Mamillen und andere Probleme zu vermeiden, die durch Mehrlinge vervielfacht werden.
- Verschaffen Sie der Frau Zugang zu materieller und persönlicher Unterstützung: Finden Sie vor der Entlassung Unterstützungsprogramme in der Gemeinde heraus und versorgen Sie die Mutter mit hilfreicher Literatur. Helfen Sie der Mutter, Verwandte und Freunde um tatkräftige Unterstützung zu bitten.
- Betonen Sie die Wichtigkeit angemessener Stimulation für eine ausreichende Milchmenge und dass alle Säuglinge genügend Hintermilch erhalten müssen. Bei Bedarf muss abgepumpt werden. Geben Sie der Mutter eine Liste mit den Anzeichen für ein gutes Gedeihen.
- Verweisen Sie die Mutter an Hilfsdienste. In Anhang A finden Sie Kontaktadressen für Selbsthilfegruppen für Mehrlingseltern.

Nach der Geburt wird die Brustdrüsenschwellung auch bei diesen Müttern bis zu einem gewissen Grad einsetzen, allerdings nicht so stark wie bei Müttern, die nicht tandemstillen. Der Ernährungszustand der Mutter hat höchste Priorität. Es werden ausreichende Nährstoffspeicher – allem voran an Kalzium – benötigt, denn der Körper der Mutter erleidet sonst einen Mangel als Reaktion auf die zusätzlichen Anforderungen der Milchbildung. (☞ Fallbeispiel in Kapitel 2)

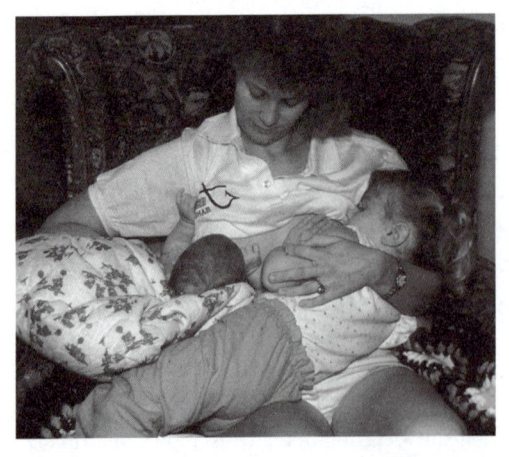

Abb. 9.8 Tandemstillen. Gleichzeitiges Stillen von unterschiedlich alten Geschwistern. [W238]

Es gibt keine Regeln für das Stillverhalten. Stillhäufigkeit, Dauer der Stillmahlzeiten und ob die Geschwister gleichzeitig oder abwechselnd gestillt werden, ergeben sich aus dem, was für die Mutter und ihre Familie am besten funktioniert. In Kasten 9.8 sind einige Empfehlungen für das erfolgreiche Tandemstillen zusammengefasst.

Nicht alle Menschen stehen dem Tandemstillen positiv gegenüber. Einige Männer und Frauen mögen es als natürlich und akzeptabel empfinden, andere werden davon abgestoßen. Die Mutter braucht Unterstützung für ihre Entscheidung und sollte nicht aufgrund von kulturellen Vorurteilen des medizinischen Personals entmutigt werden. Wenn die Mutter dem Tandemstillen begeistert entgegensieht und später feststellt, dass dies für sie nicht das Richtige ist, braucht sie möglicherweise Hilfe, um das ältere Kind sanft abzustillen.

9.4 Zusammenfassung

Der Übergang zum Leben außerhalb des Mutterleibs verlangt vom Neugeborenen einige Anpassungsleistungen. Der Stoffwechsel des Neugeborenen ist unreif und es kann sein, dass er Veränderungen in Bezug auf seine Umgebung oder Ernährung braucht, damit seine biologischen Bedürfnisse gestillt werden und er ein Gleichgewicht erreichen kann. Muttermilch liefert Nährstoffe und Energie, die dazu beitragen, dass das Neugeborene seinen Kreislauf, seine Atemtätigkeit, die Temperaturregulierung und die Funktion von Magen und Darm in Gang bringen und aufrechterhalten kann. Verhaltensmuster wie der Schlaf-wach-Zyklus und sensorische Bedürfnisse sind ein wesentlicher Teil der Stillerfahrung. Neugeborene haben ein besonderes Risiko für Hypoglykämie, Hypothermie und Hyperbilirubinämie.

9.8 Pflegeplan: Tandemstillen

- Das Neugeborene hat an der Brust Vorrang. Das ältere Kind kann während der ersten drei bis fünf Tage mehr feste Nahrung essen, damit das Neugeborene genügend Kolostrum erhält. Die Befürchtung der Mutter, dass das ältere Kind dem jüngeren die Milch wegnimmt, ist in der Regel unbegründet, wenn man daran denkt, dass die Muttermilchbildung dem Prinzip von Angebot und Nachfrage folgt.
- Versichern Sie der Mutter, dass jegliche Verhaltensänderung des älteren Kindes – sei es von der initialen Brustdrüsenschwellung abgeschreckt oder erfreut über die überreichliche Milchmenge – in Ordnung ist. Nach ein paar Tagen wird wieder „Normalität" einkehren.
- Schlagen Sie der Mutter verschiedene Stillhaltungen zum gleichzeitigen Stillen beider Kinder vor (☞ Abb. 9.5 bis 9.8).
- Versichern Sie der Mutter, dass es nicht notwendig ist, das Stillen auf jeweils eine Brust für jedes Kind zu beschränken, wenn eines der beiden Kinder krank wird. Sobald die Symptome sichtbar werden, haben die Geschwister die Brust bereits seit mehreren Tagen geteilt.
- Helfen Sie der Mutter, Wege zu finden, wie sie etwas Zeit für sich selbst finden kann. Sie kann das Gefühl haben, dass ihr Körper nicht mehr länger ihr gehört. Selbst ein kurzer Spaziergang alleine kann hilfreich sein.
- Nennen Sie der Mutter kalziumreiche Nahrungsmittel und regen Sie die Frau an, diese Nahrungsmittel in ausreichenden Mengen zu sich zu nehmen.

Diese Probleme können durch ein gutes Stillmanagement überwunden oder abgemildert werden. Neugeborene, die insgesamt gesund sind, aber in besonderen Situationen hineingeboren wurden (z.B. die Mutter stillt Zwillinge oder ein älteres Geschwisterkind), können erfolgreich gestillt werden, wenn die Mutter das Stillmanagement an die besondere Situation anpasst.

Literatur

1. Lowdermilk DL, Perry SE, Bobak IM. Maternity & women's health care. 7th ed. St. Louis: Mosby; 2000.
2. Thibodeau GA, Patton KT. Anatomy & physiology. 4th ed. St. Louis: Mosby; 1999.
3. Committee on Nutrition American Academy of Pediatrics. Pediatric nutrition handbook. 4th ed. Elk Grove Village, IL: American Academy of Pediatrics; 1998.
4. Behrman RE, Kliegman RM, Arvin AM, editors. Nelson textbook of pediatrics. 16th ed. Philadelphia: WB Saunders; 2000.
5. Vorherr H. Human lactation and breast feeding. In Larson BL, editor. Lactation. New York: Academic Press; 1978.
6. Blackburn S, Loper DL. Maternal, fetal, and neonatal physiology: a clinical perspective. Philadelphia: WB Saunders; 1992.
7. Cohen RJ, Brown KH, Rivera LL et al. Exclusively breastfed, low birthweight term infants do not need supplemental water. Acta Paediatr 2000;89:550-552.
8. Brazelton TB. Neonatal behavioral assessment scale. Philadelphia: Lippincott; 1984.
9. Barnard K. Early parent-infant relationships. White Plains, NY: March of Dimes Foundation; 1978.

10. Varendi H, Porter RH. Breast odour as the only maternal stimulus elicits crawling towards the odour source. Acta Paediatr 2001;90:372-375.
11. World Health Organization (WHO). Hypoglycaemia of the newborn. Geneva: World Health Organization; 1997.
12. Eidelman AI. Hypoglycemia and the breastfed neonate. Pediatr Clin North Am 2001;48:377-387.
13. Hawdon JM, Ward Platt MP, Aynsley-Green A. Patterns of metabolic adaptation for preterm and term infants in the first neonatal week. Arch Dis Child 1992;67: 357-365.
14. Cornblath M., Hawdon JM, Williams AF. Controversies regarding definition of neonatal hypoglycemia: suggested operational thresholds. Pediatrics 2000;105: 1141-1145.
15. Pildes R, Forbes AE, O'Connor SM et al. The incidence of neonatal hypoglycemia: a completed survey. J Pediatr 1967;70:76-80.
16. Cornblath M. Neonatal hypoglycemia 30 years later: does it injure the brain? Historical summary and present challenges. Acta Paediatr Jpn 1997;39(Suppl 1): S7-S11.
17. Kalhan S, Peter-Wohl S. Hypoglycemia: what is it for the neonate? Am J Perinatol 2000;17:11-18.
18. Srinivasan G, Pildes RS, Cattamanchi G et al. Plasma glucose values in normal neonates: a new look. J Pediatr 1986;109:114-117.
19. American Academy of Pediatrics Committee on Fetus and Newborn. Routine evaluation of blood pressure, hematocrit, and glucose in newborns. Pediatrics 1993; 92: 474-476.
20. Academy of Breastfeeding Medicine. Guidelines for glucose monitoring and treatment of hypoglycemia in term breastfed neonates. ABM News and Views 1999;5. Available at http://www.bfmed.org/protos.html.
21. Cornblath M, Schwartz R, Aynsley-Green A et al. Hypoglycemia in infancy: the need for a rational definition. A Ciba Foundation discussion meeting. Pediatrics 1990;85:834-837.
22. Heck LJ, Erenberg A. Serum glucose levels in term neonates during the first 48 hours of life. J Pediatr 1987; 110:119-122.
23. Nylander G, Lindemann R, Helsing E et al. Unsupplemented breastfeeding in the maternity ward. Positive long-term effects. Acta Obstet Gynecol Scand 1991; 70:205-209.
24. Hoseth E, Joergensen A, Ebbesen F et al. Blood glucose levels in a population of healthy, breast fed, term infants of appropriate size for gestational age. Arch Dis Child Fetal Neonatal Ed 2000;83:F117-F119.
25. Moore AM, Perlman M. Symptomatic hypoglycemia in otherwise healthy, breastfed term newborns. Pediatrics 1999;103:837-839.
26. Kloiber LL, Winn NJ, Shaffer SG et al. Late hyponatremia in very-low-birth-weight infants: incidence and associated risk factors. J Am Diet Assoc 1996;96:880-884.
27. Thullen JD. Management of hypernatremic dehydration due to insufficient lactation. Clin Pediatr Phila 1988;27:370-372.
28. Cooper WO, Atherton HD, Kahana M et al. Increased incidence of severe breastfeeding malnutrition and hypernatremia in a metropolitan area. Pediatrics 1995; 96:957-960.
29. Livingstone VH, Willis CE, Abdel-Wareth LO et al. Neonatal hypernatremic dehydration associated with breast-feeding malnutrition: a retrospective survey. CMAJ 2000;162:647-652.
30. Helliker K. Dying for milk. Some mothers, trying in vain to breast-feed, starve their infants. The Wall Street Journal 1994;(July 22)1, 4.
31. Oddie S, Richmond S, Coulthard M. Hypernatraemic dehydration and breast feeding: a population study. Arch Dis Child 2001;85:318-320.
32. Ng PC, Chan HB, Fok TF et al. Early onset of hypernatraemic dehydration and fever in exclusively breastfed infants. J Paediatr Child Health 1999;35:585-587.
33. Hoekelman RA, Adam HM, Nelson NM et al. Primary pediatric care. 4th ed. St. Louis: Mosby; 2001.
34. Liu S, Wen SW, McMillan D et al. Increased neonatal readmission rate associated with decreased length of hospital stay at birth in Canada. Can J Public Health 2000;91:46-50.
35. Butler DA, MacMillan JP. Relationship of breast feeding and weight loss to jaundice in the newborn period: review of the literature and results of a study. Cleve Clin Q 1983;50:263-268.
36. Johnson CA, Lieberman B, Hassanein RE. The relationship of breast feeding to third-day bilirubin levels. J Fam Pract 1985;20:147-152.
37. Kivlahan C, James EJ. The natural history of neonatal jaundice. Pediatrics 1984;74:364-370.
38. Maisels MJ, Gifford K. Normal serum bilirubin levels in the newborn and the effect of breast-feeding. Pediatrics 1986;78:837-843.
39. Schneider AP II. Breast milk jaundice in the newborn. A real entity. JAMA 1986;255:3270-3274.
40. DeCarvalho M, Klaus MH, Merkatz RB. Frequency of breast-feeding and serum bilirubin concentration. Am J Dis Child 1982;136:737-738.
41. Yamauchi Y, Yamanouchi I. Breast-feeding frequency during the first 24 hours after birth in full-term neonates. Pediatrics 1990;86:171-175.
42. DeCarvalho M, Robertson S, Klaus M. Fecal bilirubin excretion and serum bilirubin concentrations in breast-fed and bottle-fed infants. J Pediatr 1985; 107:786-790.
43. Gartner LM, Lee KS. Jaundice in the breastfed infant. Clin Perinatol 1999;26:431-445.
44. Gartner LM, Herschel M. Jaundice and breastfeeding. Pediatr Clin North Am 2001;48:389-399.
45. Yigit S, Ciliv G, Aygun C et al. Breast milk beta-glucuronidase levels in hyperbilirubinemia. Turk J Pediatr 2001;43:118-120.
46. Maruo Y, Nishizawa K, Sato H et al. Prolonged unconjugated hyperbilirubinemia associated with breast milk and mutations of the bilirubin uridine diphosphate-glucuronosyltransferase gene. Pediatrics 2000;106:E59.
47. Crofts DJ, Michel VJ, Rigby AS et al. Assessment of stool colour in community management of prolonged jaundice in infancy. Acta Paediatr 1999;88:969-974.
48. DeCarvalho M, Hall M, Harvey D. Effects of water supplementation on physiological jaundice in breast-fed babies. Arch Dis Child 1981;56:568-569.

49. Brown AK, Damus K, Kim MH et al. Factors relating to readmission of term and near-term neonates in the first two weeks of life. Early Discharge Survey Group of the Health Professional Advisory Board of the Greater New York Chapter of the March of Dimes. J Perinat Med 1999;27:263-275.
50. Hall RT, Simon S, Smith MT. Readmission of breastfed infants in the first 2 weeks of life. J Perinatol 2000; 20:432-437.
51. Grupp-Phelan J, Taylor JA, Liu LL et al. Early newborn hospital discharge and readmission for mild and severe jaundice. Arch Pediatr Adolesc Med 1999;153: 1283-1288.
52. Centers for Disease Control and Prevention. Kernicterus in full-term infants – United States, 1994-1998. JAMA 2001;286:299-300.
53. Bertini G, Dani C, Tronchin M et al. Is breastfeeding really favoring early neonatal jaundice? Pediatrics 2001;107:E41.
54. Itoh S, Kondo M, Kusaka T et al. Differences in transcutaneous bilirubin readings in Japanese term infants according to feeding method. Pediatr Int 2001;43: 12-15.
55. Saland J, McNamara H, Cohen MI. Navajo jaundice: a variant of neonatal hyperbilirubinemia associated with breast feeding. J Pediatr 1974;85:271-275.
56. Bhutani VK, Johnson L, Sivieri EM. Predictive ability of a predischarge hour-specific serum bilirubin for subsequent significant hyperbilirubinemia in healthy term and near-term newborns. Pediatrics 1999;103:6-14.
57. Janken JK, Blythe G, Campbell PT et al. Changing nursing practice through research utilization: consistent support for breastfeeding mothers. Appl Nurs Res 1999;12:22-29.
58. Gourley GR, Kreamer B, Cohnen M et al. Neonatal jaundice and diet. Arch Pediatr Adolesc Med 1999; 153:184-188.
59. March of Dimes: National perinatal statistics: live births. White Plains, NY:March of Dimes. Available at http://www.modimes.org/HealthLibrary2/InfantHealth Statistics/stats.htm#PrematurityandLowBirthweight.
60. Saint L, Maggiore P, Hartmann PE. Yield and nutrient content of milk in eight women breast-feeding twins and one woman breast-feeding triplets. Br J Nutr 1986;56:49-58.
61. Mead LJ, Chuffo R, Lawlor Klean P et al. Breastfeeding success with preterm quadruplets. J Obstet Gynecol Neonatal Nurs 1992;21:221-227.
62. Hattori R, Hattori H. Breastfeeding twins: guidelines for success. Birth 1999;26:37-42.
63. Sollid DT, Evans BT, McClowry SG et al. Breastfeeding multiples. J Perinat Neonatal Nurs 1989;3:46-65.
64. Gromada KK. Breastfeeding more than one: multiples and tandem breastfeeding. NAACOGS Clin Iss Perinat Womens Health Nurs 1992;3:656-666.
65. Gromada KK, Spangler AK. Breastfeeding twins and higher-order multiples. J Obstet Gynecol Neonatal Nurs 1998;27:441-449.
66. Nyqvist KH, Lutes LM. Co-bedding twins: a developmentally supportive care strategy. J Obstet Gynecol Neonatal Nurs 1998;27:450-456.
67. American Academy of Pediatrics. Provisional Committee for Quality Improvement and Subcommittee on Hyperbilirubinemia. Practice parameter: management of hyperbilirubinemia in the healthy term newborn. Pediatrics 1994;94:558-565.
68. Gartner LM. Neonatal jaundice. Pediatr Rev 1994; 15:422-432.

10 Strategien zum Stillen von frühgeborenen Babys

Eine Frühgeburt kann das Verhalten des Neugeborenen insgesamt beeinflussen und das Stillen ganz besonders. Vor dem Termin geborene Babys haben aufgrund von physiologischen Besonderheiten größere Bedürfnisse als Babys die voll ausgetragen wurden. Diese Besonderheiten, die nicht zwingend pathologisch sein müssen, können das Stillmanagement verändern. Die erhöhten Ernährungsbedürfnisse des Säuglings benötigen, zusammen mit seiner begrenzten Fähigkeit zu saugen, besondere Strategien bei der Fütterung.

Manche Säuglinge werden so lange vor dem Termin geboren, dass sie nicht direkt gestillt werden können, da sie nicht in der Lage sind, an der Brust ihrer Mutter zu trinken. Sie werden dann indirekt gestillt, das heißt, sie erhalten Muttermilch auf andere Weise. Das letztendliche Ziel ist es jedoch, das volle und direkte Stillen zu erreichen. Ziel dieses Kapitels ist es, Pflegekräften zu helfen, Strategien anzuwenden, die das direkte Stillen von Frühgeborenen ermöglichen (Saugen an der Brust), selbst wenn gleichzeitig indirektes Stillen oder zusätzliche Nahrung erforderlich ist.

Bei der Entscheidung über die Art der Ernährung sollten Gestationsalter und Gewichtsfragen nicht miteinander verwechselt werden. Säuglinge können nach ihrem Gestationsalter eingeteilt werden (frühgeboren, termingeboren, übertragen)[1], nach ihrem Gewicht (niedriges Geburtsgewicht [LBW], sehr niedriges Geburtsgewicht [VLBW] oder extrem geringes Geburtsgewicht [ELBW]) oder nach dem Verhältnis von Gewicht und Gestationsalter[2] (Gewicht angemessen für das Gestationsalter, Untergewicht für das Gestationsalter oder Übergewicht für das Gestationsalter). Diese Klassifizierung wird in Kasten 10.1 erläutert. Säuglinge mit dem gleichen Gestationsalter können sich in Bezug auf das Gewicht und das Aussehen sehr stark voneinander unterscheiden (☞ Abb. 10.1).

In dem Bewusstsein, dass es diese eindeutigen Unterschiede bei der Einteilung gibt, wird in diesem Kapitel der Begriff frühgeboren verwendet, wenn es sich um Säuglinge handelt, die vor der 35. Schwangerschaftswoche geboren wurden, da sich das Stillmanagement für diese Kinder wesentlich von dem termingeborener Säuglinge unterscheidet. Im Allgemeinen ist das Stillmanagement für Säuglinge, die per Definition als Frühgeborene gelten, aber näher am Termin geboren sind, in etwa das Gleiche wie für voll ausgetragene Säuglinge.

Ein Kind, das viele Wochen vor dem Termin geboren wurde, kann sein Leben mit in allen Bereichen so unterentwickelten Körpersystemen beginnen, dass selbst seine grundsätzlichen Fähigkeiten zum Überleben nicht ausgebildet sind. (Der Schweregrad dieses Problems steht in direktem Verhältnis zum Grad der Frühgeburtlichkeit.) Bei Frühgeborenen sind viele Körperfunktionen noch unreif, wie dies in Tabelle 10.1 beschrieben ist. All diese Probleme werden offensichtlich, wenn der Säugling versucht zu trinken und zwar unabhängig davon, ob er an einem künstlichen Sauger trinkt oder an der Brust seiner Mutter saugt. Um eine optimale Stillerfahrung zu erreichen, sollte die Pflege, auf die Förderung der Entwicklung des Kindes abzielen.[3–5] Dazu gehört auch die Känguru-Pflege, wie sie in Kapitel 14 beschrieben wird. In den meisten Fällen ist das direkte Saugen an der Brust (direktes Stillen) für das frühgeborene Baby insgesamt vorteilhafter.

Bei Frühgeborenen beeinflussen oft viele Faktoren das Stillen. Frühgeborene aus Mehrlingsschwangerschaften können meist mit dem Stillen beginnen und mit nur wenig Hilfestellung weitergestillt werden. Direktes Stillen kann mit einigen wenigen Einschränkungen sogar bei Zwillingen, die mit einem Gestationsalter von 35 Wochen geboren wurden, möglich sein.[6] Säuglinge mit medizinischen Problemen werden jedoch oft vor dem Termin geboren. Diese Kinder erleben viele Stillschwierigkeiten aufgrund ihrer Unreife und der eigentlichen Grunderkrankung. Gelegentlich gehen einer Frühgeburt eine monatelange Erkrankung der Mutter und/oder Krankenhausaufenthalt voraus. Auch wenn dies bedauerlich ist, ergibt sich daraus doch die Möglichkeit, einiges zu planen, um der Mutter und der Familie dabei zu helfen, Ziele und wichtige Punkte für die Ernährung der frühgeborenen Babys festzulegen (☞ Kasten 10.2).

10.1 Vergleich von Gewicht und Gestationsalter

Unter dem *Gestationsalter* wird lediglich die Zahl der Wochen verstanden, die zwischen dem Einsetzen der letzten Menstruationsblutung (nicht dem vermuteten Konzeptionstermin) und dem Entbindungstermin vergangen sind. (Der Begriff *Postmenstruationsalter [PMA]* entspricht funktional dem *Gestationsalter*, da beide sich auf Daten beziehen, die auf dem Einsetzen der letzten Periodenblutung beruhen.) Ausgehend vom Beginn der letzten Regelblutung und unabhängig von ihrem Gewicht gelten Säuglinge, die
- vor der vollendeten 37. Gestationswoche (259 Tage) geboren sind, als frühgeboren (preterm)[1]
- ab 37 vollendeten Gestationswochen (260 Tage) bis 42 vollendeten Gestationswochen (294 Tage) geboren sind, als termingeboren (term)
- nach 42 vollendeten Gestationswochen (295 Tage) und später geboren sind, als übertragen (postterm).

Gewicht: Unabhängig vom Gestationsalter werden Säuglinge, die bei der Geburt weniger als 2500 g, aber mehr als 1500 g wiegen, als Säuglinge mit niedrigem Geburtsgewicht (LBW) bezeichnet. Bei einem Geburtsgewicht zwischen 1500 g und 1000 g spricht man von einem Säugling mit sehr niedrigem Geburtsgewicht (VLBW) und bei einem Geburtsgewicht unter 1000 g spricht man von extrem niedrigem Geburtsgewicht (ELBW).

Geburtsgewicht und Gestationsalter werden bei einer weiteren Einteilung zusammengefasst.[2] Säuglinge, deren
- Geburtsgewicht sich zwischen der 10. und 90. Perzentile im Vergleich mit anderen Säuglingen des gleichen Gestationsalters bewegt, sind angemessen für das Gestationsalter (AGA). (Das spezifische Gestationsalter spielt dabei keine Rolle.)
- Geburtsgewicht unter der 10. Perzentile im Vergleich mit anderen Säuglingen des gleichen Gestationsalters liegt, sind leicht (klein) für das Gestationsalter (SGA). Anmerkung: SGA muss nicht gleichbedeutend mit frühgeboren sein.
- Geburtsgewicht über der 90. Perzentile im Vergleich mit anderen Säuglingen des gleichen Gestationsalters liegt, sind schwer (groß) für das Gestationsalter (LGA). (Das Gewicht wird in Relation gesetzt zu dem von anderen Säuglingen, die in der gleichen Gestationswoche geboren wurden.)

In Abb. 10.1 werden drei Säuglinge mit dem gleichen Gestationsalter, aber unterschiedlichem Gewicht gezeigt.

10.2 Pflegeplan: Der frühgeborene Säugling

Vor der Geburt
- Helfen Sie der Mutter zu verstehen, dass Stillen nicht nur möglich, sondern optimal für ein frühgeborenes Baby ist.
- Sagen Sie der Mutter offen, dass direktes Stillen – das Stillen des Neugeborenen direkt an der Brust – zu Beginn eventuell nicht möglich sein wird. Falls es nicht möglich sein wird, ist das indirekte Stillen – Abpumpen der Milch und Verabreichung über ein Hilfsmittel – eine vorübergehende Methode.
- Ermöglichen Sie den Kontakt zu einer lokalen Selbsthilfegruppe, bevorzugt eine Gruppe zu der Mütter gehören, die erfolgreich frühgeborene Babys gestillt haben. Die La Leche Liga kann hier helfen. Perinatalzentren, in denen viele Frühgeborene versorgt werden, haben unter Umständen eigene Gruppen aufgebaut.
- Arbeiten Sie mit dem gesamten Team zusammen, um Strategien und Möglichkeiten zur Zufütterung auszuloten. Dazu gehören die Ernährungsberaterin, Stillberaterin, Neonatologen, Kinderärzte und weiteres Fachpersonal. Diese Auflistung ist eine Anregung und kann nicht als vollständig angesehen werden.
- Sorgen Sie dafür, dass die notwendigen Gerätschaften bereitstehen. Eine für die Frau und ihre Situation angemessene Milchpumpe – vorzugsweise mit Doppelpumpset wie es in Kapitel 14 beschrieben ist – sollte sowohl im Krankenhaus als auch nach der Entlassung verfügbar sein.

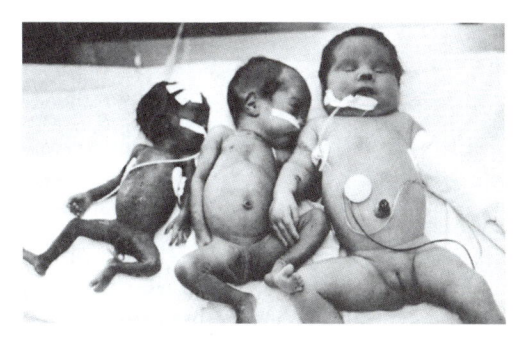

Abb. 10.1 Drei Säuglinge mit gleichem Gestationsalter und einem Gewicht von 600 g, 1400 g bzw. 2750 g (von links nach rechts). [E251]

10 Strategien zum Stillen von frühgeborenen Babys

Unreife verschiedener Organsysteme	Klinisches Problem	Ziele und klinische Vorgehensweise	Begründung
Kardiopulmonal	Erhöhter Sauerstoffbedarf	Sauerstoff sparen: • Das Baby warm halten – Haut-zu-Haut-Kontakt ist wirkungsvoll • Stillen – verbraucht weniger Sauerstoff als Flaschenfütterung • Atmung > 60–70 – den Säugling nicht füttern (oder gemäß Kinderzimmerprotokoll)	Untertemperatur verbrennt Kalorien, werden Kalorien verbraucht, so wird auch Sauerstoff verbraucht
	(schläfriger) Säugling versucht an der Brust zu trinken	Minimieren Sie alle Faktoren, die dazu beitragen, dass der Säugling an der Brust schläfrig wird: • Planen Sie die Stillzeiten so zu legen, dass sie mit der Zeit der höchsten Aufmerksamkeit des Babys zusammenfallen • Wenden Sie die Aufwecktechniken, die in Kapitel 9 beschrieben sind, an • Ziehen Sie das Baby aus, wenn seine Temperatur stabil ist • Stellen Sie fest, wie viel dem Baby zugefüttert wurde	Stimulation kann dazu beitragen, dass das Kind effektiv saugt
	Säugling ermüdet beim Stillen leicht	Optimieren Sie die Chancen für den Milchtransfer an der Brust: • Verwenden Sie einen warmen Waschlappen oder andere Techniken, um den Milchspendereflex auszulösen • Bieten Sie häufig Stillmahlzeiten an (z.B. alle 2–3 Stunden) • Achten Sie auf Anzeichen für Überforderung oder Überstimulation	Die besten Erfolge gelingen meist zu Beginn der Mahlzeit
Neuromuskulär/neuroendokrinologisch (Saug-/Schluck-Probleme)	Schlecht koordinierter Saug-Schluck-Reflex	Wenn der Säugling in der Lage ist, Saugen und Schlucken zu koordinieren, sollte die Brust angeboten werden	Es ist nicht schwieriger, an der Brust zu saugen und zu schlucken als an einer Flasche
	Fehlendes oder schwaches Saugen	Frühgeborene können zwischen den Mahlzeiten saugen „üben" DanCer-Griff ist eine Möglichkeit, aber nicht zwingend; Überlegen Sie den Einsatz eines Brusternährungssets (Kapitel 16)	
	Schwierigkeiten beim Ansaugen und Erfassen der Brust	Stellen Sie sicher, dass das Baby den Mund weit öffnet; kitzeln Sie die Unterlippe; Streichen Sie etwas Milch aus, wenn die Brust der Mutter zu prall ist	

(Fortsetzung nächste Seite)

Strategien zum Stillen von frühgeborenen Babys

Unreife verschiedener Organsysteme	Klinisches Problem	Ziele und klinische Vorgehensweise	Begründung
	Saugverwirrung	Im Idealfall wird ausschließlich die Brust angeboten. Dies ist allerdings nicht immer möglich; Alternativ können Sonde, Medikamentenschiffchen oder Spritzen verwendet werden	
Gastrointestinal/ Ernährungstechnisch	Verstärkter Neugeborenenikterus, verlängerter Neugeborenenikterus	Füttern Sie mehr Kolostrum	Bilirubin wird in erster Linie über den Darm ausgeschieden. Kolostrum wirkt abführend
	Bedarf an Kalorien, Flüssigkeit und Nährstoffen zur Unterstützung des Wachstums	Erhöhen Sie die Zufuhr von Kalorien, Flüssigkeit und Nährstoffen	Human-Milk-Fortifier liefern Kalorien und Nährstoffe (☞ Kapitel 15)
		Kombinieren Sie verschiedene Methoden: Bieten Sie direktes Stillen an der Brust an und pumpen Sie Milch für indirektes Stillen ab	Ausschließliches, direktes Stillen kann unter Umständen für die Bedürfnisse des Neugeborenen und/oder die Stimulation der Brust der Mutter nicht ausreichen

Tab. 10.1 Möglicherweise auftretende Probleme und Stillmanagement für Frühgeborene.

- Stellen Sie sicher, dass zum Zeitpunkt der Geburt des Kindes Informationsmaterial in der Klinik vorhanden und griffbereit ist.

Unmittelbar nach der Geburt
- Initiieren bzw. bekräftigen Sie die für die Zeit vor der Geburt aufgelisteten Handlungsschritte.
- Helfen Sie dem Säugling eine gute Stillposition einzunehmen und die Brust gut zu erfassen, wenn er in der Lage ist, Saugen, Schlucken und Atmen zu koordinieren.
- Geben Sie der Mutter eine Liste, auf der die Punkte, die sie beachten muss, aufgeführt sind und eine zweite Liste mit Telefonnummern von Ansprechpartnern bei Problemen.
- Machen Sie Vorschläge, wie die Milchmenge erhöht werden kann (☞ Kapitel 7 und 14).
- Halten Sie eine Liste mit den Adressen von Mietstationen für Milchpumpen bereit und bitten Sie den Neonatologen, eine Verordnung für eine Milchpumpe auszustellen. Wenn die Mutter eine Verordnung für eine Milchpumpe hat, kann zumindest ein Teil der Kosten von der Krankenkasse übernommen werden.

Unterstützende Maßnahmen für das weitere Stillen
- Machen Sie der Mutter Mut und fördern Sie ihr Vertrauen in ihre Fähigkeiten, für Ihr Baby zu sorgen.
- Betonen Sie die Fähigkeiten des Babys gegenüber der Mutter und machen Sie Vorschläge, wie Saugschwierigkeiten überwunden werden können.
- Versichern Sie der Mutter, dass das Baby „genug bekommt".
- Helfen Sie der Mutter zu verstehen, warum der Neonatologe angeordnet hat, dass das Baby eine bestimmte Milchmenge pro Mahlzeit zu sich nehmen muss und erklären Sie ihr, warum es notwendig werden kann, dass die Mut-

termilch angereichert oder durch künstliche Säuglingsnahrung ergänzt werden muss, damit die Ernährungsbedürfnisse des Kindes erfüllt werden.
- Besprechen Sie verschiedene Fütterungsmöglichkeiten außer der Flasche, die beim Zufüttern eines Frühgeborenen eingesetzt werden können (☞ Kapitel 16).
- Stellen Sie durch Testwiegen fest, ob der Säugling angemessen zunimmt und arbeiten Sie mit dem gesamten Fachpersonal zusammen, falls dies nicht der Fall sein sollte.
- Vergewissern Sie sich, dass der Säugling ausreichend Muttermilch aufnehmen und bei sich behalten kann, um ein angemessenes Längenwachstum und eine ausreichende Gewichtszunahme zu erreichen. Entsprechend den Verlautbarungen der AAP sollte ein VLBW- oder ELBW-Säugling, der Preterm-Muttermilch erhält, in den ersten zwei bis drei Wochen etwa 180 bis 200 ml pro Kilogramm und Tag zu sich nehmen.[24] Nach den ersten drei bis vier Wochen sinkt der Proteingehalt der Preterm-Milch und reicht nicht mehr aus, um die Ernährungsbedürfnisse zu decken. Muttermilch ist weiterhin die geeignete Nahrung, doch es muss sichergestellt werden, dass eine ausreichende Eiweißzufuhr erfolgt.
- Stellen Sie sicher, dass der Säugling Hintermilch erhält. Der hohe Fettgehalt der Hintermilch ist unerlässlich, um den Energiebedarf zu decken und das Hirnwachstum zu gewährleisten.
- Überprüfen Sie, ob die Mutter genügend Milch bildet. Falls dies nicht der Fall ist, beginnen Sie mit Maßnahmen zur Steigerung der Milchmenge (☞ Kapitel 7 und 14). Känguru-Pflege kann sich besonders förderlich auf den Aufbau einer ausreichenden Milchmenge für Frühgeborene auswirken.[100]
- Befürworten Sie die Verwendung von Spendermilch, falls die Milchmenge der Mutter nicht ausreicht, um den Bedarf des Babys zu decken.
- Rechnen Sie mit der Entlassung des Kindes, wenn es *beständig* zunimmt, sein Gewicht mindestens 2 kg erreicht und andere klinische Faktoren stabil bleiben.

Kam es unerwartet zu der Frühgeburt, braucht die Mutter Hilfe bei der Entscheidung, mit dem Stillen zu beginnen und fortzufahren.

10.1 Laktation für das frühgeborene Kind

Es scheint so offensichtlich und dennoch muss betont werden, dass es niemals zum direkten Stillen kommen wird, wenn die Mutter sich nicht dazu entschließt, für ihren Säugling die Milchbildung in Gang zu bringen. Generell ist die Wahrscheinlichkeit, dass mit dem Stillen begonnen wird, bei Müttern von frühgeborenen Babys oder Kindern, die eine besondere Pflege benötigen, geringer als bei Müttern von voll ausgetragenen Babys.[7-9] Das kann mit der häufig beobachteten Situation zusammenhängen oder durch diese verstärkt werden, dass Pflegefachkräfte und anderes medizinisches Personal irrtümlicherweise annehmen, dass das Stillen für den Säugling zu anstrengend sei oder es für die Mutter zu belastend ist, Milch für ihr Kind zur Verfügung zu stellen, wo sie doch bereits in vielerlei anderer Hinsicht beansprucht wird. Bietet das Umfeld jedoch die entsprechende Unterstützung an, wollen oft sogar Mütter, die nicht vorhatten ihr termingeborenes Baby zu stillen, ihr frühgeborenes Kind stillen, ja sie sind sogar besonders eifrig dabei (persönliche Beobachtung). Mütter sagen oft: „Ich wünschte, ich könnte etwas tun, um ihm zu helfen." Das gibt dem medizinischen Personal die Gelegenheit zu antworten: „Es gibt tatsächlich etwas, was Sie für es tun können, was niemand von uns tun kann."

10.1.1 Einfluss des Gesundheitssystems

Einzelberichte und zahlreiche Kurzberichte weisen darauf hin, dass dem medizinischen Personal eine Schlüsselrolle bei der Entscheidung zukommen kann, wie das sehr viel zu früh geborene Baby ernährt werden soll. Doch es gibt kaum veröffentlichte Studien zu diesem Thema. In einer Studie geben die Mütter von frühgeborenen Säuglingen allerdings an, dass ermutigende Worte des Gesundheitspersonals eine so starke Motivation für sie bedeuteten, dass sie für Anstrengungen des langfristigen Abpumpens der Muttermilch während der Zeit des Klinikaufenthaltes des Säuglings „entschädigt" wurden.[10]

Unterrichtsprogramme und Unterstützungsmaßnahmen für die Mütter von Frühgeborenen haben Berichten zufolge in den USA die Stillhäufigkeit und Stilldauer erhöht. Allerdings liefern diese nicht-experimentellen Untersuchungen keine Daten über Stillhäufigkeit und Stilldauer vor der Einführung des Programms.[11, 12]

Eine jüngst durchgeführte experimentelle Untersuchung ergab, dass solch ein Programm die Stilldauer bei Müttern von Babys mit sehr geringem Geburtsgewicht (VLBW) in Kanada nicht erhöhte.[13] Es ist anzunehmen, dass dies durch die hohe Motivation, die Mütter von solchen Kindern mitbringen, erklärt werden kann. Eine kürzlich in Deutschland durchgeführte kontrollierte Studie zeigte, dass Mehrlingsschwangerschaften und ein Gestationsalter von mehr als 29 Wochen ebenso mit einer längeren Fütterung von Muttermilch in Zusammenhang standen wie das Alter der Mutter (älter als 35 Jahre) und spontane Schwangerschaft.[14]

10.1.2 Vorausschauende Beratung

Die Pflegefachkraft muss bei der Beratung einer Mutter, die ihr frühgeborenes Baby stillen will, vorrausschauend arbeiten. Zunächst einmal kann die Besorgnis über den Zustand des Säuglings und die sich daraus ergebende ungeplante Trennung für die Mutter sehr belastend sein und dieses Thema sollte angesprochen werden. Die Mütter brauchen die Versicherung, dass diese Trennung nicht bedeutet, dass ein erfolgreiches Stillen ausgeschlossen sein wird.[15] (In Kapitel 14 wird besprochen, wie die Mutter, die ungeplant von ihrem Kind getrennt wird, unterstützt werden kann.)

Es kann für die Mutter schwierig sein, einen Milchtransfer zum Baby zu erreichen, während das Kind saugt. In dieser Situation können sich die später in diesem Kapitel besprochenen Vorgehensweisen als hilfreich erweisen. Ist das Kind nicht in der Lage zu saugen, muss für einige Zeit Milch abgepumpt werden. Die Milchmenge ist ein wichtiger Punkt für die Mutter eines frühgeborenen Babys und muss besonders erwähnt werden.

Unmittelbar nach der Geburt ist die Milchmenge noch minimal. Für die Mutter, die für ihr Frühgeborenes abpumpt, kann es besonders entmutigend sein, wenn sie sieht, dass sie nur wenige Tropfen Kolostrum abpumpen konnte. Das Wissen, dass der Magen eines zu früh geborenen Neugeborenen nur eine sehr geringe Menge aufnehmen kann, mag beruhigend auf die Mutter wirken. In Kapitel 14 finden sich spezielle Vorschläge, wie der Mutter in dieser Situation geholfen werden kann. Dazu gehört auch der Vorschlag, die abgepumpte Milch in sehr kleinen Behältnissen aufzubewahren, so dass sie nicht in einem großen Behälter „verloren" aussieht.

Nach den allerersten Tagen haben viele Mütter von Frühgeborenen mehr Milch als ihre Babys an der Brust trinken können, da Frühgeborene weniger Saugkraft aufbringen können und ein unbeständiges Saugmuster haben.[16–20] Die gilt auch für Mütter, die mit dem Abpumpen begonnen haben, weil ihr Kind nicht saugen kann.

Wie in Kapitel 7 beschrieben, hängt die Milchmenge direkt davon ab, wie häufig und in welchem Ausmaß die Brust entleert wird. In Kapitel 14 wird beschrieben, wie vorgegangen werden kann, um eine angemessene Entleerung der Brust zu erreichen, wenn der Säugling nicht an der Brust trinken kann. Ziel dieser Bemühungen ist es, dass die Mutter bis zum Ende der zweiten Woche post partum in die Lage versetzt wird, etwa 750 ml Milch pro Tag zu bilden.[21] Der Säugling wird möglicherweise nicht so viel brauchen, wahrscheinlich wird er nur etwa 500 bis 600 ml pro Tag benötigen oder sogar noch weniger. Dennoch ist es ein empfehlenswertes Ziel, dass die Milchmenge die vom Kind benötigte Tagesmenge übersteigt. Die Mütter brauchen etwas Vorrat für Tage, an denen die Milchmenge zurückgeht, zu denen es bei langfristigem Abpumpen kommen kann, wenn das Baby nicht an der Brust saugt.

Wenn das Kind nicht an der Brust der Mutter saugt, nimmt die Milchmenge der Mutter ab. In einer Studie konnten die Mütter die Laktation nicht 40 Tage lang aufrechterhalten.[22] Die Ursache für diesen Rückgang der Milch liegt darin, dass die mechanische Stimulation der Brust, auch wenn sie wirkungsvoll ist, nicht so effizient ist, wie ein eifrig saugender Säugling. Außerdem behalten Mütter üblicherweise ein gleichbleibendes Pumpmuster bei, wohingegen sie beim direkten Stillen eines voll ausgetragenen Babys entsprechend dem Bedarf und dem Appetit des Kindes anlegen und so eine entsprechende Stimulation und Entleerung der Brust erfolgt. Es hat sich bewährt, noch fünf Minuten lang weiterzupumpen, nachdem der letzte Tropfen Milch gewonnen werden konnte.

Bildet eine Frau weniger als 350 ml Milch pro Tag, so ist dies ein Anlass zur Sorge. In diesem Fall sollte mit Maßnahmen zur Steigerung der Milchmenge begonnen werden. Stress kann sich störend auf die Milchbildung und auch den Milchspendereflex auswirken[23] und es ist sicherlich so, dass Mütter von Frühgeborenen sich gestresst fühlen oder sagen, dass sie sich gestresst fühlen (persönliche Beobachtung).

10.2 Grundlegende Ernährungsentscheidungen

Bezüglich der Ernährung müssen drei Entscheidungen getroffen werden: Welche Milch wird gefüttert, auf welche Weise wird die Nahrung verabreicht und nach welchem Schema wird der Säugling gefüttert? Hier muss für den frühgeborenen Säugling angemessen entschieden werden.

10.2.1 Wahl der Milch: Die Bedürfnisse und Fähigkeiten des Säuglings verstehen

Frühgeborene können mit der Milch ihrer eigenen Mutter (frisch oder gefroren), verarbeiteter Muttermilch, Spendermilch oder künstlicher Säuglingsnahrung gefüttert werden (☞ Kapitel 15). Wer auch immer die Entscheidung fällt, wie der frühgeborene Säugling ernährt wird, sollte über dessen Bedürfnisse Bescheid wissen.

Entscheidung aufgrund der allgemeinen Bedürfnisse

Wie bei termingeborenen Säuglingen müssen auch bei frühgeborenen Säuglingen die grundlegenden Bedürfnisse für die Stoffwechselfunktionen und Wachstum erfüllt werden. Der Energiebedarf zum Aufbau von mehr Gewebe und zur Regulation der Körperfunktionen ist bei sehr viel zu früh geborenen Babys außerordentlich hoch.

Erhöhter Energiebedarf

Aufgrund ihrer hohen Stoffwechselrate benötigen frühgeborene Säuglinge mehr Energie (aus Kohlenhydraten, Eiweißen und Fetten). Es gibt nur wenige Daten über den exakten Bedarf von Kindern mit einem Gestationsalter zwischen 34 und 36 Wochen. Der Bedarf von jüngeren Frühgeborenen wurde besser bestimmt.

Babys mit geringem Geburtsgewicht (LBW) und sehr geringem Geburtsgewicht (VLBW) benötigen mindestens 100 bis 120 kcal/kg/Tag, um ihre Stoffwechselfunktion aufrechtzuerhalten und normal zu wachsen und sich zu entwickeln.[24]

Um dies zu erreichen, muss der Säugling etwa 140 bis 200 ml/kg/Tag an Milch aufnehmen. (Der Kaloriengehalt der Muttermilch schwankt.*) Säuglinge mit Problemen wie einer bronchopulmonalen Dysplasie oder anderen ernsthaften gesundheitlichen Störungen brauchen mindestens 120 bis 150 kcal/kg/Tag. Frühgeborene können Schwierigkeiten haben, diese Kalorienmengen aufzunehmen und bei sich zu behalten. Zum einen ist die Aufnahmefähigkeit des Magens eines zu früh geborenen Neugeborenen sehr klein. Außerdem ermüdet es sehr leicht und nimmt daher bei einem Fütterungsvorgang oft nur kleine Mengen auf. Frühgeborene, die an der Brust der Mutter trinken, ermüden häufig, ehe sie die energiereiche Hintermilch erhalten und nehmen daher nur schlecht zu. Schlussendlich gibt es Frühgeborene, die aufgrund ihrer gesundheitlichen Situation nur begrenzt Flüssigkeit erhalten dürfen. Der größte Teil der Energie stammt aus Fett und Kohlenhydraten. Ein stabiles, gedeihendes Frühgeborenes braucht etwa 14 g/kg/Tag an Kohlenhydraten und etwa 5 bis 7 g/kg/Tag an Fett.[24]

Die Notwendigkeit mehr Gewebe zu bilden

Frühgeborene Säuglinge müssen mehr Gewebe bilden, da der Gewebezuwachs im dritten Schwangerschaftstrimenon den Höchststand erreicht. Die Neubildung von Gewebe erfordert größere Mengen Eiweiß. Das Frühgeborene muss eine Gewichtszunahme von etwa 15 g/kg/Tag erreichen. Um diese Zunahme zu erzielen ist eine Eiweißaufnahme von 3,0 bis 3,8 g/kg/Tag erforderlich.

Die Notwendigkeit der Regulation der Körperfunktionen

Genau wie termingeborene Säuglinge, sind für frühgeborene Säuglinge Vitamine und Mineralien notwendig, um die Körperfunktionen zu regulieren. Ein Frühgeborenes mit sehr geringem Geburtsgewicht (VLBW) hat einen höheren Mineralbedarf als ein größeres Frühgeborenes. Es wird geschätzt, dass der Bedarf an Natrium und Kalium um 2,0 bis 3,0 mEq/kg/Tag höher ist und für Säuglinge mit extrem niedrigem Geburtsgewicht (ELBW) sogar noch höher.[24] Magnesium,

---

* Nach einer Woche liegt der Kaloriengehalt der Preterm-Milch bei 670 kcal/l und mit vier Wochen bei etwa 700 kcal/l. Die Kaloriengehalte von Frühgeborenennahrung sind auf der Packung angegeben.

Kalzium und Phosphor werden ebenfalls in größeren Mengen benötigt.

Frühgeborene Säuglinge brauchen mehr Kalzium und Phosphor für die Knochenmineralisation und den Stoffwechsel. Das Kalzium wird für die Knochenmineralisation benötigt, denn die Knochenmineralisation findet hauptsächlich im letzten Schwangerschaftstrimenon – das für ein deutlich vor dem Termin geborenes Kind verkürzt ist – und während der frühen Kindheit statt. Der Kalziumbedarf eines Frühgeborenen beträgt etwa 100 bis 192 mg pro 100 kcal.[24] Phosphor ist unter anderem notwendig, weil er die Kalziumaufnahme fördert und die Ausscheidung von Kalzium und Magnesium über den Urin verringert. Der Phosphorbedarf eines Frühgeborenen liegt etwa zwischen 50 bis 117 mg pro 100 kcal.[24] Besteht ein extremes Phosphordefizit, wird die Kalziumabsorption beeinträchtigt. Für Säuglinge mit extrem niedrigem Geburtsgewicht (ELBW) wurden noch keine optimalen Bedarfszahlen für die Mineralversorgung bestimmt.[25]

Frühgeborene werden mit weniger gut gefüllten Körperspeichern für Vitamine geboren und sie können Vitamine weniger gut enteral aufnehmen.[26] In letzter Zeit haben Kontroversen über Vitamin E in der Literatur zu vielen Diskussionen geführt. Es wurde die Schlussfolgerung gezogen, dass gesunde Frühgeborene mit einem Gestationsalter von 30 ± 1,7 Wochen oder älter nicht routinemäßig mit Vitamin E supplementiert werden müssen.[27] Eine ausführliche Diskussion über den Vitaminbedarf von Säuglingen mit niedrigem (LBW) und sehr niedrigem (VLBW) Geburtsgewicht findet sich bei Yu.[26]

Die Wahl der Milch: Abwägen von Vor- und Nachteilen

Im Idealfall erfolgt die Auswahl der Milch aufgrund der Vorteile und Risiken von Muttermilch und künstlicher Säuglingsnahrung. In der Mehrzahl der Fälle überwiegen die Vorteile der Muttermilch für den frühgeborenen Säugling gegenüber den Vorteilen der künstlichen Säuglingsnahrung und den wenigen Risiken, die mit Muttermilch verbunden sein können.

Muttermilch (Frauenmilch)

Die Amerikanische Akademie der Kinderärzte (AAP) hat eine eindeutige Stellungnahme abgegeben, dass Muttermilch für alle Säuglinge, einschließlich frühgeborener Säuglinge und Kindern mit geringem Geburtsgewicht (LBW), am besten ist.[28, 29] Seit der Veröffentlichung dieses Papiers erklären Experten, dass Muttermilch auch für Babys mit sehr geringem Geburtsgewicht (VLBW) am besten sein könnte.[30] Die AAP zitiert Belege dafür, dass Stillen und Muttermilch in Bezug auf Ernährung und antiinfektiöse und Immunfaktoren sowie Bindungsfaktoren einzigartige Vorteile bieten. Dies gilt für voll ausgetragene Säuglinge, doch es könnte besonders für frühgeborene Säuglinge gelten, die, wie bereits erwähnt, ganz außergewöhnliche Bedürfnisse haben.

Ernährung

Die Milch der eigenen Mutter (MOM) ist für frühgeborene Säuglinge am besten geeignet, da die Mütter dieser Kinder die so genannte *Preterm-Milch* bilden. Preterm-Milch hat eine andere Zusammensetzung als die Milch, die nach einer Geburt am Termin gebildet wird. Die erste Studie, die von Atkinson und Kollegen 1978 durchgeführt wurde, zeigte, dass es einen Zusammenhang zwischen dem Grad der Frühgeburtlichkeit und dem Eiweiß- und Fettgehalt der Preterm-Milch gibt.[31] Atkinson fasste die Ergebnisse von mehr als 25 Untersuchungen, die seither durchgeführt wurden, zusammen und erklärte, dass diese Angaben von anderen Forschern bestätigt wurden.[32] In Tabelle 10.2 werden die Unterschiede in der Zusammensetzung der Preterm-Milch und der Milch nach voll ausgetragener Schwangerschaft aufgezeigt. Die Nährstoffgehalte der Milch in der frühen Postpartum-Periode sind mit Ausnahme von Fett, Laktose und Energie meist noch höher.[32]

Im Allgemeinen entsprechen die Nährstoffgehalte der Preterm-Milch während etwa der ersten 28 Tage recht gut den Bedürfnissen eines Frühgeborenen mit einem Gewicht von 1500 bis 1800 g. Das heißt, dass die Preterm-Milch einen höheren Gehalt an den Nährstoffen hat, für die das Frühgeborene einen höheren Bedarf hat. Muttermilch bietet viele ernährungsphysiologische Vorteile, die dazu beitragen, dass die Bedürfnisse des Säuglings in Bezug auf seinen erhöhten Energiebedarf zur Bildung von Gewebe und zur Regulation der Körperfunktionen gedeckt werden.

Deckung des Energiebedarfs. Preterm-Milch liefert nicht deutlich mehr Kalorien als Muttermilch, die nach einer voll ausgetragenen Schwangerschaft gebildet wird.[33] Deshalb benötigen Säuglinge mit sehr geringem (VLBW) oder extrem geringem Geburtsgewicht (ELBW) zusätzliche Nährstoffe (und damit zusätzliche Kalorien). Dies kann durch die Anreicherung der

Muttermilch mit Human Milk Fortifiern gewährleistet werden. Eine andere Möglichkeit, den Bedarf von VLBW- und ELBW-Säuglingen zu decken, besteht darin, 150 ml/kg/Tag einer speziell dafür hergestellten künstlichen Frühgeborenennahrung (mit einer Energiedichte von 85 kcal/100 g) zu füttern (☞ Kapitel 15).

Fett ist der Bestandteil der Muttermilch, der den größten Schwankungen unterworfen ist. Dies ist ein besonders wichtiger Punkt, wenn es darum geht, festzustellen, ob das Frühgeborene eine ausreichende Kalorienmenge erhält. Das Milchfett verändert sich so wie es in Kapitel 4 beschrieben wird. (☞ Kapitel 4, Hauptnährstoffe der Muttermilch: Fette) Für Frühgeborene spielt es vor allem eine Rolle, wie die Milch von der Mutter abgepumpt wurde, der Gebrauch von Sondenschläuchen (das Fett kann am Schlauch haften) und das Aufrahmen des Fetts beim Stehenlassen der abgepumpten Milch. Da der Fettgehalt von Frau zu Frau, von Tag zu Tag, ja sogar von Stunde zu Stunde unterschiedlich ist, also schwanken kann, ist es sinnvoll, den Crematokrit der Milch zu bestimmen, so wie es in diesem Kapitel noch beschrieben wird.

Deckung des Nährstoffbedarfs zur Bildung von Körpergewebe. Preterm-Milch hat einen wesentlich höheren Eiweißgehalt als Milch, die nach einer voll ausgetragenen Schwangerschaft gebildet wird. In der Preterm-Milch ist viel Stickstoff, ein Eiweißbaustein, enthalten, der dazu beiträgt, die zu erwartenden stärkeren Wachstumsraten zu unterstützen. Muttermilch wirkt sich auf das Wachstum und die Entwicklung vorteilhaft aus, vor allem hinsichtlich der Entwicklung und des Wachstums des Gehirns und der Retina.

Für den Aufbau des Gewebes sind auch Fette und Fettsäuren wichtig. Frühgeborene brauchen vor allem Cholesterol als wichtigen Baustein für die Hirnentwicklung. Muttermilch scheint die ideale Nahrung für die neurologische Entwicklung zu sein.[34] Cholesterol ist nur in Muttermilch, nicht jedoch in künstlicher Säuglingsnahrung enthalten. Die von Lucas et al. durchgeführte Untersuchung aus dem Jahr 1992 sorgte für ziemliche Aufregung in der Fachliteratur und auch bei den Verbrauchern. Sie zeigte, dass Frühgeborene im Alter zwischen 7,5 und 8 Jahren, die mit Muttermilch ernährt wurden, einen höheren Intelligenzquotienten hatten als die Kinder aus der Vergleichsgruppe, die künstliche Säuglingsnahrung erhalten hatten.[35] Dieser Studie kommt eine besondere Bedeutung zu, da sie rein den Wert der Muttermilch belegte und nicht den Vorgang des Stillens, denn die Säuglinge wurden mit der Sonde ernährt. Auch die Funktion der Netzhaut verbessert sich, wenn frühgeborene Säuglinge Muttermilch erhalten, die langkettige Fettsäuren enthält – im Gegensatz zu künstlicher Säuglingsnahrung, die mit Fettsäuren auf Maisölbasis hergestellt wird.[36]

Wie in Kapitel 4 beschrieben, tragen die besonders langkettigen Fettsäuren Dokosahexaensäure (DHA, ein Derivat der Linolensäure) und Arachidonsäure (AA, ein Derivat der Linoleinsäure) dazu bei, dass die Muttermilch außerordentlich vorteilhaft wirkt. „AA und DHA sind die Haupt-

	Preterm-Milch 3 Tage nach der Geburt	Preterm-Milch 7 Tage nach der Geburt	Preterm-Milch 28 Tage nach der Geburt	Muttermilch bei Geburt am Termin
Eiweiß [g]	3,2	2,4	1,8	1,3
Fette [g]	1,6	3,8	7,0	4,2
Kohlenhydrate [g]	6,0	6,1	7,0	4,2
Kalzium [mg]	21,0	25,0	22,0	35,0
Phosphor [mg]	9,5	14,0	14,0	15,0
Energie [kcal]	51,0	68,0	71,0	71,0

Tab 10.2 Einige Unterschiede in der Zusammensetzung der Muttermilch von Müttern mit Frühgeborenen und Müttern mit termingeborenen Säuglingen. Nährstoffe pro 100 ml. Aus: Aguayo, J. *Early Hum Dev* 2001;65 (Suppl):S19–S29.

bestandteile der Zellmembranen und sind besonders wichtig für das Gehirn und die Blutgefäße" (S. 275f) und der schlimmstmögliche Fall bei einem Mangel an AA und DHA könnte der Zelltod im Gehirn sein.[37] Säuglinge mit extrem niedrigem Geburtsgewicht (ELBW), die später einen um 13 Punkte niedrigeren IQ als termingeborene Säuglinge haben, können von den kognitiven Vorteilen profitieren, die durch die Muttermilch erreicht werden können. Allerdings gibt es bisher nur wenig wissenschaftliche Belege innerhalb dieser Population.[38] In Kapitel 15 werden neue künstliche Säuglingsnahrungen beschrieben, die DHA und AA enthalten.

Deckung des Nährstoffbedarfs zur Regulierung der Körperfunktionen. Einige Vitamine und Mineralien, die dazu beitragen die Körperfunktionen zu regulieren, sind reichlicher in Preterm-Milch enthalten als in Milch, die nach voll ausgetragener Schwangerschaft gebildet wird. Unglücklicherweise hat Preterm-Milch keine erhöhten Gehalte an Kalzium und Phosphor, sodass die Menge in vielen Fällen nicht ausreicht, um den Bedarf der frühgeborenen Säuglinge zu decken.

Die Nieren von Frühgeborenen sind noch unreif, sodass sie nicht in der Lage sind, hohe renale Salzlasten zu tolerieren. Die potenzielle renale Molenlast der Muttermilch ist niedriger als die von künstlicher Säuglingsnahrung (☞ Abb. 10.2). Zu dieser niedrigeren renalen Molenlast der Muttermilch kommt es, weil Muttermilch weniger Eiweiß, Natrium, Phosphor und Kalium enthält als künstliche Säuglingsnahrung.

Diese relativ niedrigen Gehalte erfordern weniger Wasser für die Ausscheidung und daraus ergibt sich ein geringerer Wasserverlust, wenn der Säugling Muttermilch erhält. Durch diese Wasserersparnis bleibt die Körpertemperatur stabiler, denn Wasser spielt eine Rolle bei der Regulierung der Körpertemperatur, z.B. bei einer Exsikkose wird dies ersichtlich.

Antiinfektive und immunologische Eigenschaften (Wirtsverteidigung)

Das Leben eines Frühgeborenen wird durch akute oder potenzielle Infektionen bedroht. Es ist besonders empfindlich, nicht nur durch seine Frühgeburtlichkeit, sondern auch durch die invasiven Maßnahmen und seinen Kontakt mit dem Personal, das sich auch um andere, möglicherweise infizierte Säuglinge kümmert und dadurch Infektionen übertragen kann.

> **Fallbeispiel**
>
> **Stillen von frühgeborenen Säuglingen**
> Baby Merit und Baby Greta wurden mit einem Gestationsalter von 35 Wochen geboren. Das Geburtsgewicht von Merit betrug 2245 g, das Geburtsgewicht von Greta betrug 2740 g. Die zweieiigen Zwillinge kamen zur Sepsisbehandlung auf die Neugeborenenintensivstation und wurden im Alter von zwei Tagen auf die reguläre Station verlegt. Die Säuglinge sind jetzt rund 72 Stunden alt, hypoton und saugen pro Mahlzeit eifrig 60 ml künstliche Säuglingsnahrung aus der Flasche. Aufgrund der Kurve wissen Sie, dass 10 % der Säuglinge, die mit einem Gestationsalter von 35 Wochen geboren werden, weniger als 1750 g wiegen und 10 % wiegen mehr als 3000 g.
> Wie würden Sie Merit einschätzen?
>
> | | |
> |---|---|
> | Termingerecht | Angemessen für das Gestationsalter (AGA) |
> | Frühgeboren | Leicht für das Gestationsalter (SGA) |
> | Niedriges Geburtsgewicht (LBW) | Schwer für das Gestationsalter (LGA) |
> | Sehr niedriges Geburtsgewicht (VLBW) | |
>
> Die Mutter ist etwa 72 Stunden post partum und hat die Zwillinge nur einmal kurz gesehen. Sie wurde auf die Überwachungsstation gebracht und erholt sich langsam. Sie hat eine 19 Jahre andauernde Kinderwunschbehandlung hinter sich und will diese Kinder unbedingt stillen. Was halten Sie jetzt sofort für am wichtigsten?
> 1.
> 2.
> 3.

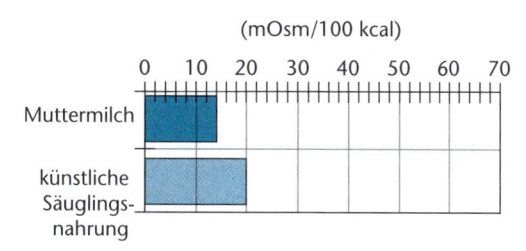

Abb. 10.2 Potenzielle renale Molenlast von Muttermilch und künstlicher Säuglingsnahrung. Anmerkung: „Künstliche Säuglingsnahrung" steht für die Mehrzahl der im Handel erhältlichen Marken. [E253]

Welche Probleme sind bei diesen Zwillingsmädchen zu erwarten und wie wollen Sie diese Schwierigkeiten überwinden?	
Mögliche Probleme	Lösungsmöglichkeiten

Überprüfen Sie Ihre Liste der unmittelbaren Prioritäten. Was sehen Sie jetzt als wichtigste Punkte für die Entlassung an?
1.
2.
3.
Welche weiteren Fragen möchten Sie ansprechen?
Diskutieren Sie dieses Fallbeispiel mit ihren Kollegen, denn oft gibt es mehr als eine richtige Antwort.

Frühgeborene sind besonders anfällig für Infekte der Atemwege und des Magen-Darm-Traktes. Sie profitieren deshalb besonders von den infektionsverhütenden Eigenschaften der Muttermilch, die vor allem auf das in ihr enthaltene sekretorische IgA, Lysozym, Laktoferrin und andere Schutzfaktoren zurückzuführen sind (☞ Kapitel 4).

Erhalten Frühgeborene am Tag die Milch ihrer Mutter (und in der Nacht künstliche Säuglingsnahrung), treten verschiedene Infektionen seltener auf als bei Säuglingen, die ausschließlich künstliche Säuglingsnahrung erhalten.[39] Die Sepsisrate bei VLBW-Säuglingen verringert sich hochgradig, wenn die Kinder mit Muttermilch ernährt werden.[40] Der Infektionsschutz bleibt unabhängig davon bestehen, ob die Säuglinge die frische Muttermilch oder pasteurisierte Spendermilch erhalten.[41]

Der höhere Eiweißgehalt der Preterm-Milch (im Vergleich zur Milch, die nach einer voll ausgetragenen Schwangerschaft gebildet wird), gibt eine Erklärungsmöglichkeit, warum sie mehr antiinfektiöse Bestandteile, zum Beispiel Immunglobuline, enthält (Immunglobuline sind Eiweißbestandteile). Im Preterm-Kolostrum ist die sIgA-Konzentration, dem Immunglobulin, das stark vor Atemwegsinfektionen und Infektionen des Magen-Darm-Traktes schützt, fast doppelt so hoch (etwa 310 mg/g Eiweiß) wie im Kolostrum nach einer termingerechten Geburt (etwa 168 mg/g Eiweiß). Auch die Phagozyten – Zellen, die pathogene Keime fressen – kommen im Kolostrum verstärkt vor. Preterm-Kolostrum enthält mehr Phagozyten als Kolostrum nach einer Geburt am Termin.[42]

Oligosaccharide sind wichtig für die Wirtsverteidigung. Diese Kohlenhydratpolymere können verdaut werden und verfügen über Strukturen, die spezifische bakterielle Rezeptoren nachahmen und so verhindern, dass sich Bakterien an die Schleimhaut des Wirts anheften. Der Schutz durch die Oligosaccharide der Muttermilch kann die Verdauung der Laktose erleichtern und ist deshalb für das frühgeborene Baby besonders wertvoll.[43]

Aufgrund ihres unreifen Verdauungstraktes ist es für Frühgeborene schwieriger, die Nährstoffe, die sie aufgenommen haben, zu verdauen bzw. aufzuspalten. Muttermilch hat ein niedrigeres Kasein/Molke-Verhältnis und ist daher für Frühgeborene ideal, da sie leichter verdaulich und besser zu resorbieren ist als künstliche Säuglingsnahrung. Säuglinge, die zu früh geboren wurden, haben ein besonders großes Risiko für eine nekrotisierende Enterokolitis (NEC), eine akute, entzündliche Darmerkrankung, die eine Nekrose des Darmgewebes zur Folge haben kann. Dies kann eine lebensbedrohliche Erkrankung sein. Das Risiko für eine NEC ist für ausschließlich mit künstlicher Säuglingsnahrung gefütterte Säuglinge sechs- bis achtmal so hoch wie für ausschließlich mit Muttermilch ernährte Säuglinge. Wird der Säugling Zwiemilch ernährt (Muttermilch plus künstliche Säuglingsnahrung), ist die Wahrscheinlichkeit für eine NEC dreimal höher als bei ausschließlicher Gabe von Muttermilch.[44] In einer Studie entwickelte keiner von den zwölf Säuglingen, die nach einer Gastoschisisoperation (Bauchspaltenverschluss) ausschließlich Muttermilch erhielten, eine NEC. Im Gegensatz dazu kam es bei 30 % der Säuglinge, die künstliche Säuglingsnahrung erhielten, zu einer NEC.[45]

Der in der Muttermilch nachweisbare Bifidusfaktor sorgt für eine grampositive, günstige (normale) Darmflora, statt dass sich gramnegative, pathogene Bakterien im Darm ansiedeln. Verstopfung oder „harter Stuhl" oder unregelmäßiger Stuhlgang sind ein häufiges Problem bei Frühgeborenen. Mit künstlicher Säuglingsnahrung gefütterte Säuglinge haben häufiger Stuhl mit festeren Bestandteilen als Säuglinge, die Muttermilch erhalten.[46]

Bonding und Vorteile für die Mutter

Es sieht so aus, als ob die Auswirkungen des Bondings bei Frühgeburtlichkeit verstärkt werden. Das Stillen und die Laktation scheinen tatsächlich eine positive Wirkung auf die Mütter zu haben. Es gibt Studien, die belegen, dass Stillen und Laktation den Müttern helfen, mit der Situation zurechtzukommen.[10] Will eine Mutter nicht stillen, müssen andere Wege gesucht werden.

Die Überlegenheit des Bondings durch Stillen wurde nie in Frage gestellt und es ist unwahrscheinlich, dass dies jemals der Fall sein wird. Stillen bringt angenehme sensorische Stimuli mit sich, doch diese werden bei der Flaschenfütterung nur in sehr geringem Maße nachgeahmt.

Die Vorteile der Muttermilch hinsichtlich Ernährung und Immunschutz sind eindeutig, dennoch reicht Muttermilch alleine für Säuglinge mit sehr geringem (VLBW) und extrem geringem Geburtsgewicht (ELBW) nicht aus. In diesem Fällen muss die Muttermilch mit zusätzlichen Nährstoffen durch Human Milk Fortifier angereichert werden.

Es gibt einige wenige potenzielle Nachteile der Muttermilch. Bei VLBW- und ELBW-Säuglingen können die Ernährungsbedürfnisse nicht ausschließlich durch Muttermilch gedeckt werden. Auch wenn die schützenden Inhaltsstoffe der Muttermilch das Infektionsrisiko für die Säuglinge verringern, können pathogene Keime über die Muttermilch übertragen werden und daraus können sich für den Säugling ernsthafte Folgen ergeben. Als Beispiel kann der Zytomegalievirus angeführt werden, der für frühgeborene Säuglinge besonders bedrohlich sein kann.[47, 48] Auch andere Bakterien können gelegentlich in der Muttermilch nachgewiesen werden (koagulase-negative Staphylokokken, α-hämolytische Streptokokken, Diphteroide), doch es ist nicht sicher, ob diese ein Risiko für den Säugling darstellen.[49] Generell herrscht die übereinstimmende Meinung, dass die Gabe von angereicherter Muttermilch in Mengen von mindestens 180 ml/kg/Tag für Säuglinge mit einem Gewicht unter 1500 g als ideal anzusehen ist.[41] In einigen wenigen Fällen kann künstliche Säuglingsnahrung für Frühgeborene angemessen sein.

Künstliche Säuglingsnahrung

Der vermutlich eindeutigste Grund für die Verwendung von künstlicher Säuglingsnahrung ist die Tatsache, dass sich die Mutter gegen das Stillen und das Ingangbringen der Milchbildung entschieden hat. In anderen Fällen wird künstliche Säuglingsnahrung als Ergänzung zur Muttermilch für hauptsächlich gestillte Säuglinge eingesetzt, die aus bestimmten Gründen „zugefüttert" werden müssen.

Zufütterung ist ein heikles Wort. Sehr viel zu früh geborene Säuglinge, die ihr gesamtes Nahrungsbedürfnis nicht durch Saugen an der Brust (direktes Stillen) decken können, werden häufig mit der Milch ihrer eigenen Mutter zugefüttert (indirektes Stillen) oder erhalten sogar künstliche Säuglingsnahrung zugefüttert. Zufüttern kann auch bedeuten, dass zusätzliche Kalorien und Nährstoffe zur Ernährung hinzugefügt werden, wie sie in Human Milk Fortifiern oder spezieller Frühgeborenennahrung enthalten sind. Für reif geborene Säuglinge gibt es klar festgelegte Bedürfnisse hinsichtlich Ernährung und Entwicklung, die für die gesamte Gruppe dieser Kinder gelten. Im Gegensatz dazu müssen für Frühgeborene individuelle Vorgehensweisen überlegt werden, um den in verschiedenen Situationen auftretenden speziellen Bedürfnissen gerecht zu werden.

10.2.2 Verabreichung der Nahrung

Es muss eine Entscheidung darüber getroffen werden, wie der Säugling die für ihn gewählte Nahrung erhält. Die grundlegende Entscheidung ist zunächst einmal, ob der Säugling enteral (durch den Magen-Darm-Trakt einschließlich, doch nicht nur beschränkt auf die orale Ernährung) oder parenteral (intravenös) ernährt wird. Wurde der Säugling deutlich vor dem Termin geboren oder hat er schwer wiegende gesundheitliche Probleme, so wird im Allgemeinen solange parenteral ernährt, bis der behandelnde Arzt feststellt, dass der Säugling enterale Fütterungen tolerieren kann. Frühe enterale Ernährung scheint die Laktaseaktivität im Darm des Frühgeborenen zu erhöhen. Dies ist ein Marker für die Darmreife.

Bei Säuglingen mit extrem geringem Geburtsgewicht (ELBW) werden häufig „tropfenweise Fütterungen" (TF) oder „Magenvorbereitungen" durchgeführt. Unter tropfenweiser Fütterung wird die „(orale) Gabe von für die Ernährung belanglosen Mengen bei hauptsächlich parenteraler Ernährung"[50] (S. 228) verstanden. Die wissenschaftliche Begründung für die tropfenweise Fütterung ist, „dass kleine Milchmengen die Reifung der Darmfunktion fördern, während gleichzeitig die Probleme einer vollständigen enteralen Ernährung vermieden werden"[50] (S. 228). Diese frühe Vorbereitung des Darms scheint von Vorteil zu sein.[51]

In der Vergangenheit gab es willkürliche Kriterien zur Festsetzung, wann mit dem direkten Stillen begonnen werden kann. Säuglinge, die ein willkürlich bestimmtes korrigiertes Alter oder ein willkürlich festgelegtes Gewicht erreicht hatten, durften angelegt werden. Oder es wurde verlangt, dass die Säuglinge an einem künstlichen Sauger trinken konnten, ehe sie direkt an der Brust saugen durften. All diese Regeln basierten auf der Annahme, dass das Trinken an der Brust schwieriger sei als das Trinken aus einer Flasche. Schließlich wurden Pflegeprotokolle als Beleg für diese Festlegungen herangezogen.

Frühgeborene können ihren transcutanen Sauerstoffdruck und ihre Körpertemperatur beim Stillen besser konstant halten als bei der Flaschenfütterung (☞ Aus der Forschung).[52, 53] Bei Frühgeborenen ist der Husten- und Würgereflex häufig nur schwach ausgeprägt oder fehlt ganz, sodass eine Aspiration möglich ist. Doch es ist weniger wahrscheinlich, dass der Säugling beim Stillen aspiriert als bei der Flaschenfütterung. Kommt es wirklich zu einer Aspiration, ist Muttermilch für die Bronchien weniger irritierend als künstliche Säuglingsnahrung. Allerdings wird Säuglingen mit einer Atemfrequenz von mehr als 60 bis 70 normalerweise keine orale Fütterung erlaubt, sodass sie enteral oder parenteral ernährt werden müssen. Es hat sich wiederholt gezeigt, dass sich die Sauerstoffsättigung eher beim Saugen an der Brust verbessert statt beim Saugen an einem Gummisauger (☞ Abb. 10.3).[52–55]

10.2.3 Häufigkeit der Mahlzeiten

Für voll ausgetragene Säuglinge ist die Fütterung nach Bedarf optimal. Doch für sehr viel zu früh geborene Säuglinge ist die Fütterung nach Bedarf oder das Füttern anhand der Hungerzeichen nicht angemessen. Die neurologischen Regulationsmechanismen von Frühgeborenen sind unreif, weshalb sich ihre Schlafzyklen und -stadien von denen reif geborener Säuglinge unterscheiden. Daher kann eine ausschließliche Orientierung an dem Verhalten des Frühgeborenen oder an seinen Hungerzeichen nicht gewährleisten, dass diese Säuglinge genügend Nahrung aufnehmen.

🔍 **Aus der Forschung**

Stillen ist einfacher als Flaschenfütterung

Quelle: Meier, P. Bottle- and breast-feeding: effects on transcutaneous oxygen pressure and temperature in preterm infants. *Nurs Res* 1988; 37:36–41.

Fokus
Fünf Frühgeborene, die bei Beginn der oralen Ernährung weniger als 1500 g wogen, wurden während 71 Fütterungen fortlaufend beobachtet (32 Flaschenfütterungen und 39 Stillmahlzeiten). Jeder Säugling war seine eigene Kontrollperson, was bedeutet, dass der gleiche Säugling zu verschiedenen Zeiten während einer Flaschenfütterung und während einer Stillmahlzeit untersucht wurde. Die Forscher maßen die Körpertemperatur und qualitative sowie quantitative Unterschiede beim transcutanen Kohlendioxyddruck (tcPo$_2$).

Ergebnisse
Die Sauerstoffanreicherung der Haut des Säuglings (tcPo$_2$) unterschied sich deutlich zwischen Stillen und Falschenfütterung und zwar während der Mahlzeit, unmittelbar nach der Mahlzeit und zehn Minuten nach der Fütterung. Bei der Flaschenfütterung kam es typischerweise zu einem Abfall des Sauerstoffeintrags in das Gewebe während der Zeit der Nahrungsaufnahme, einer Rückkehr nahe an die Basislinie, wenn das Kind aufhörte zu saugen, einem Plateau, wenn das Kind innehielt und aufstieß und einem allmählichen Abfall vom Ende der Mahlzeit bis etwa zehn Minuten, nachdem die Mahlzeit beendet war. Der geringste Sauerstoffeintrag wurde jeweils aufgezeichnet, wenn der Säugling am Flaschensauger saugte. Beim gestillten Kind waren die Schwankungen der Sauerstoffanreicherung im Gewebe in Bezug auf die Basislinie minimal, im Gegensatz zu den langen Abfällen, die bei der Flaschenfütterung auftraten. Generell dauerte eine Stillmahlzeit länger als eine Flaschenmahlzeit. Die Autoren nehmen an, dass die Säuglinge nicht in der Lage sind, länger andauernde Flaschenmahlzeiten zu tolerieren, da sie durch die Atemunterbrechungen ermüden. Beim Stillen kam es zu einem signifikanten Anstieg der Körpertemperatur, nicht jedoch bei der Flaschenfütterung (☞ Abb. 10.3).

Klinische Anwendung
Im Rahmen dieser gut kontrollierten Studie wurden zwar nur wenige Säuglinge untersucht, aber es wurden viele Mahlzeiten beobachtet. Der dramatische Unterschied beim Sauerstoffeintrag während des Stillens im Vergleich zur Flaschenfütterung gibt wesentliche Hinweise für die Klinikprotokolle. Es sollte nicht mehr verlangt werden, dass ein Säugling in der Lage ist aus der Flasche zu trinken, ehe versucht wird, ihn zu stillen. Pflegepersonal und Eltern sollten wissen, dass das Stillen die Atemleistung weniger stört und dass die Körpertemperatur des Frühgeborenen an-

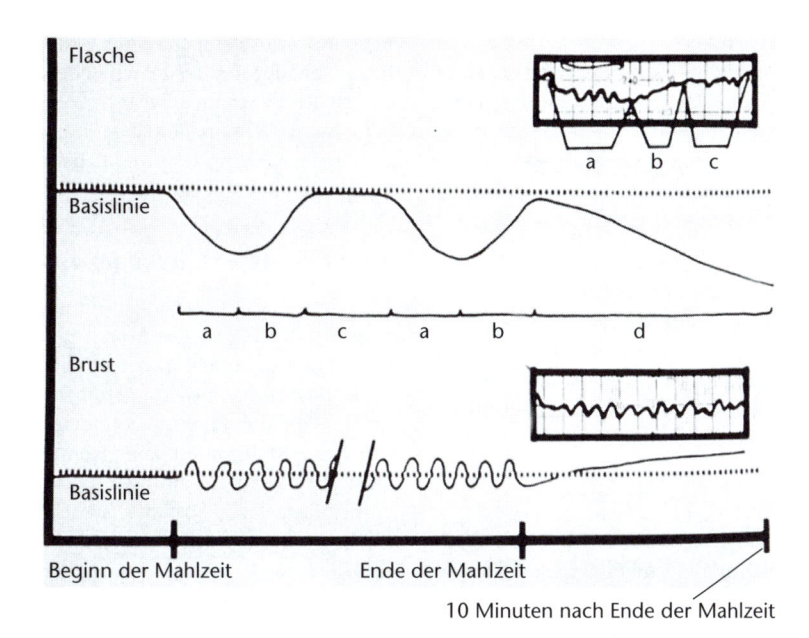

Abb. 10.3 Schema des typischen tcPo$_2$-Musters (transcutaner Kohlendioxyddruck) während der Flaschenfütterung und während des Stillens. Beachten Sie den Verlauf bei der Flaschenfütterung a) Abfall, b) Erholung, c) Plateau und d) Abfall zwischen Ende der Fütterung (PC) und zehn Minuten nach der Fütterung (PC10). Beide Schemata wurden zur besseren Veranschaulichung etwas vergrößert. Beachten Sie auch die Unterbrechung in der Linie beim Stillen, die zeigt, dass das Stillen generell länger dauert als eine Flaschenmahlzeit. Die eingefügten Grafiken stammen von Original tcPo$_2$-Aufzeichnungen. [F161]

steigt, wenn es angelegt wird. Die Ergebnisse dieser Studie ähneln denen einer Studie von Blaymore Bier et al. aus dem Jahr 1997.[101]

Schlaf- und Wach-Stadien

Termingeborene oder nahe am Termin geborene Babys werden meist gefüttert, wenn sie frühe Hungerzeichen zeigen, was im Stadium der ruhigen Aufmerksamkeit der Fall ist. Für kleine Frühgeborene kann dies sinnvoll sein, es kann aber auch nicht angemessen sein.

Sehr viel zu früh geborene Säuglinge schlafen einfach mehr als andere Säuglinge[56] und zwar sowohl unmittelbar nach der Geburt als auch während der gesamten Neugeborenenperiode.[57] Am ersten Tag schlafen Frühgeborene im Durchschnitt 17,57 Stunden, wohingegen voll ausgetragene Babys durchschnittlich 14,78 Stunden schlafen. Im Verlauf von 28 Tagen verringert sich die Gesamtschlafdauer: Frühgeborene schlafen durchschnittlich 17,15 Stunden pro Tag und voll ausgetragene Säuglinge schlafen am 28. Lebenstag im Schnitt 11,94 Stunden.

In den verschiedenen Schlaf- und Wachstadien verhalten sich Frühgeborene unterschiedlich, doch es ist eine Herausforderung, zu erkennen, wann die Stadien für das Füttern auftreten. Nach der Zusammenfassung von verschiedenen Studien erklärt Medoff-Cooper, dass „ganz allgemein die Verhaltensstadien von Frühgeborenen weniger gut definiert sind und es ihnen an Eindeutigkeit fehlt. Demgegenüber dauern die Übergänge von einem Stadium zu einem anderen länger, sodass es schwieriger ist, den Beginn von einem Stadium und das Ende eines anderen zu erkennen"[58] (S. 65).

Die Schlaf- und Wachstadien, die bei voll ausgetragenen Säuglingen beobachtet werden können, stimmen nicht mit denen von Frühgeborenen überein,[59] und ebenso wenig sind die dabei auftretenden Verhaltensweisen gleich. Das Verhalten von Frühgeborenen wird in den folgenden Abschnitten beschrieben.[60]

Ruhige Aufmerksamkeit

Die Augen des Säuglings sind offen oder öffnen und schließen sich langsam. Er zeigt nur eine geringe motorische Aktivität und die Atmung ist ziemlich gleichmäßig. Es kommt jedoch zu kurzen Perioden, in denen der Säugling eindeutig aufmerksam oder schläfrig ist.

Aktive Aufmerksamkeit
Die Augen des Säuglings sind meist offen, glasig und fixieren nicht. Der Säugling kann unruhig sein und schreien. Die motorische Aktivität ist unterschiedlich, meist jedoch hoch. Bei starker motorischer Aktivität oder während des Schreiens können die Augen geschlossen sein.

Übergang vom Schlafen zum Wachsein
Der Säugling zeigt sowohl Verhaltensweisen, die dem Wachzustand zuzuordnen sind, als auch Verhaltensweisen des Schlafs. Es gibt eine allgemeine motorische Unruhe. Die Augen sind meist geschlossen, können sich aber auch schnell öffnen und schließen. Das Kind kann kurze Unmutslaute äußern.

Aktiver Schlaf
Die Augen des Säuglings sind geschlossen. Die Atmung ist ungleichmäßig und überwiegend kostaler Natur. Es kommt zu sporadischer Muskelaktivität, der Muskeltonus ist zwischen diesen Bewegungen jedoch niedrig. In diesem Stadium treten intermittierend schnelle Augenbewegungen (REM) auf.

Ruhiger Schlaf
Die Augen des Säuglings sind geschlossen. Die Atmung ist relativ regelmäßig und geht vom Bauch aus. Der Muskeltonus ist entspannt und die motorische Aktivität beschränkt sich auf gelegentliche Zuckungen, Seufzer und andere kurze Äußerungen.

Das Schlafstadium, in dem sich der Säugling befindet, kann auch das Fütterungsverhalten beeinflussen. Säuglinge mit einem Gestationsalter von weniger als 35 Wochen (und ohne schwer wiegende klinische Probleme) zeigen häufiger ruhige Wachphasen, aktive Wachphasen und Übergänge vom Schlafen zum Wachsein. Die Dauer der Schlafstadien nimmt im Laufe der Zeit ab.[60, 61] Frühgeborene mit einem Gestationsalter unter 30 Wochen trinken weniger effektiv, da sie mehr Zeit schlafen oder in einem schläfrigen Zustand verbringen und weniger wache Phasen haben.[62]

Traditionell festgelegte Zeitpläne
Feste Fütterungspläne gehen meist von einem Drei-Stunden-Rhythmus und einem Minimum von acht Mahlzeiten pro Tag aus. Ist der Säugling sehr viel zu früh geboren oder hat er besondere Bedürfnisse, so kann er alle zwei Stunden oder insgesamt 12 Mal pro Tag gefüttert werden. Dieses Schema kann solange angebracht sein, wie der Säugling Muttermilch (oder künstliche Säuglingsnahrung) mit der Flasche oder über die Sonde erhält. Ab einem gewissen Zeitpunkt sollte es jedoch das Ziel sein, den Säugling zur ad libitum-Fütterung zu bringen, so wie es bei reif geborenen Säuglingen normal ist.

Modifiziertes Stillen nach Bedarf
Manchmal können Frühgeborene mit geringem oder sehr geringem Geburtsgewicht nach einem Ernährungsplan, der einem modifizierten Stillen nach Bedarf entspricht, gefüttert werden. Das heißt, dass die Pflegeperson dem Kind immer dann eine Mahlzeit anbietet, wenn es Hungerzeichen zu erkennen gibt, aber es werden gewisse, vorher festgelegte Abstände zwischen den Mahlzeiten nicht überschritten. Bei Säuglingen, die nach diesem Plan gefüttert werden, werden die Menge der aufgenommenen Nahrung und das Gedeihen insgesamt überwacht.

Die Hungerzeichen von Frühgeborenen können so subtil oder widersprüchlich sein, dass ein Füttern nach Bedarf zu einer zu geringen Nahrungsaufnahme führen kann.[19, 20] Deshalb ist ein „modifiziertes Stillen nach Bedarf" für sehr viele zu früh geborene Säuglinge oft besser als echtes Stillen nach Bedarf.

Es gibt zurzeit keine eindeutige Definition für das modifizierte Stillen nach Bedarf für Frühgeborene. In einem Bericht wird ein Modell beschrieben, bei dem mit dem Saugen begonnen wird, sobald Hungerzeichen erkennbar sind und der Säugling eine vorgeschriebene Milchmenge oder „Milchquote" innerhalb eines kurzen, vorher festgelegten Zeitraums trinkt (z.B. der Säugling nimmt 45 ml oder mehr innerhalb von vier Stunden zu sich).[63] Bei diesem Modell führt die Mutter vor und nach jedem Anlegen Testwiegungen durch. Trinkt der Säugling seine für den festgesetzten Zeitraum vorgesehene Milchmenge nicht an der Brust, kann zusätzliche Milch am Ende dieses Zeitraums zugefüttert werden. Sowie der Säugling mehr Milch trinkt, wird der Zeitraum ausgedehnt. Dieses Vorgehen wird so lange fortgesetzt, bis der Säugling keine Zufütterung mehr benötigt (üblicherweise wird Muttermilch zugefüttert). Dieses Modell legt den Schwerpunkt auf die Milchmenge, die in einem Zeitraum von etwa vier Stunden getrunken wird und durch Testwiegen vor und nach dem Anlegen bestätigt wird.

Bei einem anderen Modell des modifizierten Stillens nach Bedarf wird darauf hin gearbeitet, dass die Mutter dem Säugling die Brust anbietet, sobald er die ersten Hungerzeichen zu erkennen gibt. Dazu weckt die Mutter das Kind sobald es Hungerzeichen zeigt, bietet die Brust an und legt es innerhalb von 24 Stunden für mindestens eine bestimmte Anzahl von Stillmahlzeiten an.[64] Trinkt der Säugling nur eine sehr geringe Flüssigkeitsmenge, wird vom Arzt eine feste Menge vorgegeben (für Säuglinge mit einem Gewicht von 1600 g und mehr achtmal pro Tag; für kleinere Säuglinge zwölfmal täglich) und der Säugling wird in vorgeschriebenen Abständen geweckt. Trinkt der Säugling etwa die Hälfte der verordneten Menge – vielleicht 20 ml von der 45 ml-Quote –, wird die Mutter aufgefordert, die Zeitangaben zu vernachlässigen und dem Kind die Brust anzubieten, sobald sie bemerkt, dass es wach wird. Der Gesamtbedarf für einen Zeitraum von 24 Stunden wird berechnet und die Gesamtmenge, die der Säugling aufgenommen hat, bestimmt. Die Mutter legt ihr Kind weiterhin immer dann an, wenn es vom Schlafen zum Wachzustand wechselt und zeigt, dass es Interesse am Stillen hat. Viele Mütter bemerkten spontan, dass diese Veränderung in der zeitlichen Abstimmung den Durchbruch für die Gesamtaufnahmemenge brachte. Die Zahl der Mahlzeiten wird über mehrere Tage hinweg beobachtet. Wird eine angemessene Gewichtszunahme erreicht, stillt die Mutter mit der gleichen Häufigkeit und in den gleichen Zeitabständen weiter, auch wenn der Säugling „vergisst" aufzuwachen und von der Mutter dazu ermuntert werden muss, ausreichend oft an der Brust zu trinken. Dieses Modell wird so lange fortgesetzt, bis der Säugling ein reiferes Schlaf-wach-Muster entwickelt hat. Dieses Modell konzentriert sich auf das Verhalten des Säuglings und die Stillhäufigkeit in Bezug auf die Gewichtszunahme innerhalb von 24 Stunden (oder besser 48 oder 72 Stunden).

Es gibt keine veröffentlichten Studien über die Ergebnisse des Stillens nach Bedarf oder dem modifizierten Stillen nach Bedarf bei Frühgeborenen, doch es wurden mehrere solcher Studien mit flaschengefütterten Frühgeborenen durchgeführt. Die älteste dieser Studien fand bereits vor einem halben Jahrhundert statt und wird durch neuere Studien gestützt.[66–69] An einigen der Studien nahmen auch einige wenige gestillte Säuglinge teil, doch in keiner werden die Ergebnisse für gestillte Kinder dargelegt. Dennoch wurde modifiziertes Füttern nach Bedarf bei gestillten Säuglingen ausgeführt.

10.3 Ernährungsverhalten von Frühgeborenen

Die Reflexe, die in Zusammenhang mit der Ernährung stehen, entwickeln sich zu verschiedenen Zeiten in der fetalen Entwicklung. Wie Tabelle 10.3 zeigt, treten Saugen und Schlucken früh in der Schwangerschaft auf[70–72], wohingegen die Koordination von Saugen, Schlucken und Atmen viel später erscheint. In Tabelle 10.3 ist das Ernährungsverhalten in allgemeiner Form beschrieben, doch es gibt deutliche, individuelle Unter-

Gestationsalter	Orofaziale Reflexe
9 Wochen	Beginn bewusster Wangenbewegungen
10–14 Wochen	Schlucken entwickelt sich; ab der 12. Woche sind die meisten Feten in der Lage, Flüssigkeit zu schlucken
18–24 Wochen	Beginn des Saugens
24–27 Wochen	Würgereflex tritt auf und nimmt bis zur 40. Woche zu; die Stärke des Würgereflexes nimmt bis zum Alter von etwa sechs Monaten bis auf das Erwachsenenniveau ab
mit 25 Wochen	Phasischer Beißreflex und transversaler Zungenreflex treten auf
32 Wochen	Suchreflex (rooting) erscheint und verstärkt sich bis 40 Wochen; dieser Reflex verschwindet im Alter von drei Monaten

Tab. 10.3 Normaler Ablauf der Entwicklung der oralen Motorik beim Fötus. Aus: Dowling, D.; Danner, S.C.; Coffey, P.: *Breastfeeding the infant with special needs*. White Plains, NY: March of Dimes Foundation; 1997.

schiede.[73] Nonnutritive Verhaltensweisen sind detailliert beschrieben worden[74], aber nutritive Verhaltensweisen sind weniger gut beschrieben.

Genau wie voll ausgetragene Säuglinge zeigen auch Frühgeborene ein Ernährungssaugen, das beobachtet und quantifiziert werden kann – Zahl der Saugbewegungen, Anzahl der Saugsequenzen (Episoden von mehreren aufeinander folgenden Saugbewegungen), Schlucken und Pausen zwischen dem Saug-Schluck-Reflex. Es gibt verschiedene Bewertungsmaßstäbe für die Beurteilung des Stillverhaltens von reif geborenen Säuglingen, aber nur ein solcher Bewertungsmaßstab wurde für frühgeborene Säuglinge entwickelt. Die Skala zur Verhaltensbeurteilung von Frühgeborenen beim Stillen (PIBBS) wurde von Nyqvist und Kollegen entwickelt[75] und ermöglicht es dem Beobachter, den Säugling in Hinsicht auf die Qualität des Suchreflexes, das Erfassen der Areola, das Erfassen der Brust und Ansaugen, das Saugen, die längste Saugsequenz und das Schlucken zu beurteilen (☞ Tabelle 10.4).

Im Gegensatz zu reif geborenen Säuglingen, deren Stillverhalten per Definition als „reif" angesehen wird, zeigen Frühgeborene ein Stillverhalten, das im Laufe der Zeit reift. Bei flaschengefütterten Säuglingen wird dieses als *progressiv* beschriebene Verhalten, da der Säugling zunehmend mehr Erfahrung beim Saugen gewinnt, als unreif, übergangsmäßig (transitorisch) oder reif bezeichnet. Zu Beginn haben Frühgeborene ein unreifes Saug-Schluck-Muster, das sich durch häufiges in den Mund nehmen der Mamille und kurze Saugsequenzen auszeichnet. Zwischen den Saugepisoden schluckt[76] der Säugling und macht lange Pausen.[56] Mit zunehmender Erfahrung saugt der Säugling häufiger und es kommt zu längeren Saugepisoden. Als nächstes entwickelt sich ein Muster mit Saugepisoden, das aus fünf bis zehn und gelegentlich mehr als zehn Saugbewegungen besteht.[77, 78] Schließlich zeigt sich ein Muster, das dem eines reif geborenen Säuglings immer mehr ähnelt: Ein rhythmisches Saug-Schluck-Muster, mit bis zu 30 aufeinander folgenden Saugbewegungen pro Saugsequenz und häufigem Schlucken sowie einer zeitlichen Koordination von Saugen, Schlucken und Atmen.[79, 80] Mit der Zeit reifen auch die oralen motorischen Fähigkeiten.[81] Es sieht so aus, als ob die Aufmerksamkeit und Unterstützung der Mutter dem Säugling bei der Entwicklung seiner Trinkfähigkeit helfen kann.[82]

Nyqvist und ihre Kollegen haben in Schweden ausführliche Studien zur Beschreibung der Entwicklung des Ernährungsverhaltens durchgeführt.[83] Sie beschrieben das Stillverhalten hinsichtlich des Gestationsalters (GA) und des Postmenstruellen Alters (PMA). (GA bezieht sich auf die Wochen in utero seit der letzen Menstruationsblutung; PMA bezieht sich auf die Wochen seit der letzten Menstruation der Mutter und wird häufig verwendet, um den extrauterinen Reifegrad zu beschreiben. PMA entspricht dem korrigierten Alter.) Sie zeigten, dass Säuglinge mit dem Stillen bereits mit einem PMA von 27,9 Wochen beginnen können, einige brauchten aber bis zu 35,9 Wochen PMA. Unabhängig vom Gestationsalter reagierten Säuglinge mit dem Suchreflex und ineffizientem Saugen beim ersten Kontakt mit der Brust der Mutter. Wirksames Auslösen des Suchreflexes, Erfassen der Areola und Ansaugen wurde mit 28 Wochen PMA beobachtet. Wiederholte Saugsequenzen von 30 oder mehr Saugbewegungen traten mit 32 Wochen PMA auf. Ernährungssaugen, das als eine Aufnahme von mindestens 5 ml (durch Testwiegen bestätigt) definiert wurde, konnte bereits mit 30 Wochen PMA beobachtet werden. Von den 71 untersuchten Einlingen waren 57 (80 %) in der Lage, mit durchschnittlich 36 Wochen PMA das volle, direkte Stillen zu erreichen (Intervall von 33,4 bis 40,0 Wochen PMA). Aufgrund der großen Bandbreite der Zeit, die von den einzelnen Kinder benötigt wurde, um gewisse Verhaltensweisen der PIBBS zu erreichen oder zum vollen Stillen zu kommen, stellt sich die Frage, womit hängt das Erreichen dieser Ziele zusammen.

Erstaunlicherweise konnte das Stillverhalten und das Erreichen des vollen Stillens nicht vollständig durch das Gestationsalter erklärt werden. Ein niedriges Gestationsalter war eher mit einem hohen PIBBS-Wert zwischen 32 bis 37 Wochen PMA verbunden.

Es scheint so, als ob das Erfassen der Brust, Saugen und Schlucken vermutlich stärker davon beeinflusst wird, ob der Säugling früh Kontakt mit der Brust hat als von seinem Gestationsalter.[84] Diese Beobachtung beweist, dass mit dem Stillen begonnen werden sollte, sobald der Säugling aus dem Wärmebett genommen werden kann und kardiorespiratorisch stabil bleibt.

In einer höchst interessanten Fallstudie[85] wird gezeigt, wie ein mit 27 + 4 Wochen und einem Gewicht von 1177 g geborener Säugling, im Alter von elf Tagen das erste Mal die Gelegenheit erhält, an der Brust zu saugen (d.h. exakt mit 29 Wochen PMA). Der Mutter wurde gezeigt, auf welche subtilen Signale ihres Kindes sie achten muss (einschließlich Annäherungs- und Vermeidungs-

Bewertungskriterium	Reifegrad	Punktzahl
Suchreflex (rooting)	Nicht vorhanden	0
	Etwas Suchverhalten erkennbar	1
	Offensichtliches Suchen	2
Erfassen der Areola (wie viel Brust befand sich im Mund des Babys)	Gar nichts, Mund berührt lediglich die Mamille	0
	Ein Teil der Mamille	1
	Gesamte Mamille, aber nicht die Areola	2
	Mamille und ein Teil der Areola	3
Erfassen, Ansaugen und Festhalten der Brust	Saugt gar nicht an (entsprechend dem Gefühl der Mutter)	0
	Hält die Brust für ≤ 5 Min.	1
	Hält die Brust für 6–10 Min.	2
	Hält die Brust für ≥ 11–15 Min.	3
Saugen	Kein Saugen oder Lecken	0
	Lecken und Schmecken, aber kein Saugen	1
	Einzelne Saugbewegungen, gelegentlich kurze Saugsequenzen (2–9 Saugbewegungen)	2
	Wiederholt kurze Saugsequenzen, gelegentliche längere Saugsequenzen (≥ 10 Saugbewegungen)	3
	Wiederholt (≥ 2) lange Saugsequenzen	4
Längste Saugsequenz	1–5 aufeinander folgende Saugbewegungen	1
	6–10 aufeinander folgende Saugbewegungen	2
	11–15 aufeinander folgende Saugbewegungen	3
	16–20 aufeinander folgende Saugbewegungen	4
	21–25 aufeinander folgende Saugbewegungen	5
	≥ 26–30 aufeinander folgende Saugbewegungen	6
Schlucken	Kein Schlucken wahrnehmbar	0
	Gelegentliches Schlucken wahrnehmbar	1
	Wiederholtes Schlucken wahrnehmbar	2

Tab. 10.4 Skala zur Verhaltensbeurteilung von Frühgeborenen beim Stillen (Preterm Infant Breastfeeding Behavior Scale – PIBBS). Aus: Nyquist, K.H. et al. *Early Hum Dev* 1999;55:252.

verhalten), und der Säugling war in der Lage, 11 ml aus der Brust der Mutter zu trinken.

Die Nahrungsaufnahme ist eine der vordergründigsten Sorgen der Mütter von Frühgeborenen. Sie sollte überwacht und mit der Mutter besprochen werden. Ab etwa 30 Wochen PMA können Säuglinge beim Stillen mindestens 5 ml an der Brust aufnehmen und mit 32 Wochen PMA sind sie in der Lage, etwa 80 % der verordneten Milchmenge aufzunehmen. Volles, direktes Stillen kann bereits mit 33 Wochen PMA erreicht werden.[86]

In einer separaten Studie beschrieben Nyqvist und Kollegen das Saugen und die Saugsequenzen von 26 frühgeborenen Säuglingen.[87] Die Säuglinge waren im Alter von 32,1 bis 37,1 Wochen PMA, klinisch stabil und ohne signifikante Vorerkrankungen. Untersucht wurden die Zahl der Saugbewegungen pro Saugsequenz, die Dauer der Saugsequenzen, die Saugstärke und die Dauer der Saugbewegungen. Die Säuglinge saugten durchschnittlich acht Mal pro Saugsequenz (Intervall von 2 bis 33 Saugbewegungen pro Saugsequenz). Der Median der längsten Saugsequenz lag bei 28 Saugbewegungen (Intervall von 5 bis 96 Saugbewegungen). Die Saugbewegungen dauerten zwischen 0,6 bis 1,1 Sekunden. Interessanterweise zeigte diese Untersuchung, dass sich die klinische Beobachtung (die Pflegefachkraft zählte und nahm die Zeit) nicht wesentlich von den Ergebnissen unterschied, die durch Elektromyographie gewonnen wurden.

10.4 Strategien zur Förderung des direkten Stillens

Säuglinge mit sehr geringem (VLBW) oder extrem geringem Geburtsgewicht (ELBW) können möglicherweise nicht sofort direkt gestillt werden. Es ist jedoch das Ziel, dass diese Kinder direkt gestillt werden, sobald sie ein korrigiertes Alter von 38 Wochen oder auch weniger erreicht haben. Sind die Säuglinge endlich weg vom Monitor und anderen Gerätschaften, benötigen sie taktile, kinästhetische und auditive Stimulation.[88] Das Stillen deckt diese Bedürfnisse alle ab und dies in der Regel sogar gleichzeitig. Bei den ersten Anlegeversuchen wird das Baby vielleicht nur ein wenig suchen und an der Brust seiner Mutter nuckeln. Längerfristig soll gleichwohl erreicht werden, dass der Säugling immer mehr Milch an der Brust trinkt, bis er schließlich vollständig an der Brust ernährt wird. (Das direkte Stillen an der Brust kann noch für einige Zeit durch indirektes Stillen – die Gabe von abgepumpter Muttermilch – ergänzt werden.) Es gibt einige Strategien, um zum direkten und ausschließlichen Stillen zu kommen. Das Erkennen und Eingehen auf die kindlichen Verhaltensweisen und Fähigkeiten erleichtert es, dieses Ziel zu erreichen.

10.4.1 Der Zustand des Säuglings und seine Bereitschaft zu saugen

Die Funktionen des zentralen Nervensystems, die das Verhalten regulieren, sind erst ausgereift, wenn der Säugling voll ausgetragen ist. Daraus ergibt sich, dass Frühgeborene keine klar definierten Schlaf- und Wachzustände oder Hunger- und Sättigungszeichen erkennen lassen, wie dies bei voll ausgetragenen Säuglingen der Fall ist. Nur wenige Wochen zu früh geborene Säuglinge können subtile oder widersprüchliche Zeichen hinsichtlich ihres Wachzustandes und Hungers zeigen, sobald sie aufwachen. Im Gegensatz dazu „vergessen" viele Wochen zu früh geborene Säuglinge aufzuwachen, es sei denn, sie werden dazu angeregt. In jedem Fall müssen die Mütter lernen, auf die sehr frühen Hungerzeichen zu achten, wie sie in Kapitel 7 beschrieben sind. Zusätzlich müssen allerdings auch weniger leicht zu erkennende Signale des Säuglings erkannt werden, zum Beispiel ein leichtes Sich-Krümmen oder Anheben der Augenbrauen. Sobald diese Zeichen auftreten, müssen die Mütter auf sanfte Weise die in Kasten 9.1 beschriebenen Aufwecktechniken anwenden[89] und die Brust anbieten.

10.4.2 Wie werden ein optimaler Milchtransfer und Milchaufnahme erreicht?

Mit Sicherheit ist es das Ziel, das direkte Saugen an der Brust – direktes Stillen – zu erreichen. Um optimalen Milchtransfer und Milchaufnahme zu gewährleisten, muss das Kind einen angemessenen Saugschluss erzielen, ausreichend negativen Druck ausüben und richtig saugen, so wie es in Kapitel 11 beschrieben wird. Aufgrund der noch unterentwickelten neuromuskulären Funktionen, fällt es Frühgeborenen häufig schwer, diese Voraussetzungen zu erreichen. Doch die meisten dieser Probleme lassen sich durch spezielle Stilltechniken überwinden oder abmildern.

Besondere Stillpositionen

Prinzipiell kann ein Frühgeborenes in jeder Stillhaltung gestillt werden. Da Frühgeborene jedoch häufig hypoton sind und die Muskeln, die seinen Hals strecken, besser entwickelt sind als die, die den Hals beugen, ist es meist von Vorteil, eine Stillposition zu nutzen, bei der die Mutter den Kopf des Kindes besser stützen kann. Die Übergangshaltung, manchmal auch Frühgeborenenhaltung genannt, hat sich bei diesen Säuglingen ebenso wie der Rückengriff (Unter-dem-Arm-Haltung) oft bewährt. In beiden Positionen kann die Mutter den Kopf des Babys mit ihrer Hand stützen und mit ihrem Handgelenk sanften Druck auf seinen Körper gegen ihre Brust ausüben. Diese Haltungen können dazu beitragen, die Hypotonie des Säuglings auszugleichen und geben ihm etwas mehr Halt, was dem Verlust eines guten Saugschlusses um Areola und Mamille vorbeugt. Ein Kissen oder zwei können helfen, dass der Säugling sich nicht nach der Brust „strecken" muss. So lässt sich die Anspannung der Muskeln verringern und die Beugung des Halses wird unterstützt, statt dass der Säugling sich überstreckt. Die Beugung ist unabdinglich für einen guten Saugschluss.

Spezielle Anlegetechniken

Frühgeborene können beim Saugen oft kein richtiges Vakuum bilden, so dass Mamille und Areola nicht richtig gehalten werden können. Ein mangelndes Vakuum kann manchmal ausgeglichen werden, indem die Wangen des Kindes so umfasst werden, wie es in Abb. 11.15 gezeigt wird.

Bei dem nach der Hebamme Sarah Coulter Danner und dem verstorbenen Dr. Edward Cerutti benannten Dancer-Griff, formt die Mutter mit ihrer Hand einen „Becher" (ein „C") mit ihrer Hand. Sie hält dann die Brust mit den unteren Fingern und die Wangen des Kindes mit dem Daumen und Zeigefinger (☞ Abb. 11.15). Diese Haltung hat sich bewährt, wenn der Säugling etwas zusätzliche Unterstützung benötigt, um an der Brust einen guten Saugschluss zu haben. Das kann bei frühgeborenen Säuglingen oder Säuglingen mit einer craniofazialen Fehlbildung der Fall sein (☞ Kapitel 11). Manchmal muss mit einem abgewandelten Dancer-Griff nur das Kinn des Säuglings gestützt werden, wie in Abb. 11.14.

Es wurde nicht untersucht, wie sich das Abstützen des Kinns auf das Stillen von Frühgeborenen auswirkt, doch es hat sich bei der Flaschenfütterung von frühgeborenen Säuglingen bewährt.[90] Es gibt keine Veröffentlichungen über Stillpositionen, die das korrekte Anlegen und Ansaugen von Frühgeborenen fördern. Die praktische Erfahrung hat jedoch erbracht, dass einige Vorgehensweisen günstig zu sein scheinen.

Besonders große Brüste oder lange Mamillen – ein wesentliches Problem für reif geborene Säuglinge – sind für Frühgeborene, die einen sehr kleinen Mund haben, besonders problematisch. Um Schwierigkeiten mit langen Mamillen abzumildern, sollte dem Säugling geholfen werden, seinen Mund weit zu öffnen. Dies gelingt am besten, indem die Lippen des Kindes mit der Mamille der Mutter gestrichelt werden, wenn das Kind sich an der Grenze zum ruhigen Wachzustand befindet, aber noch etwas schläfrig ist.

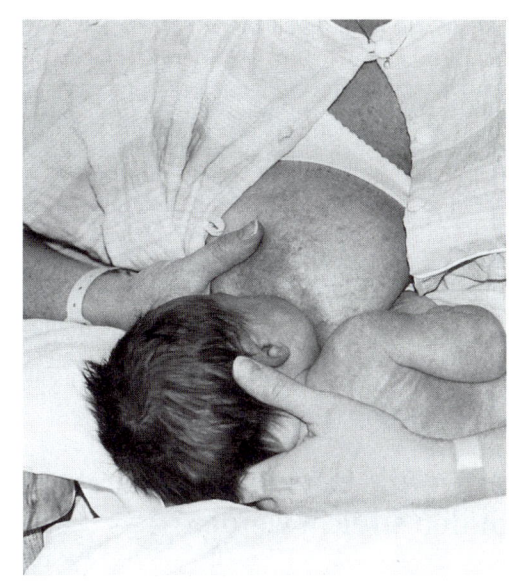

Abb. 10.4 Übergangshaltung oder Frühgeborenenhaltung. [O117]

Es wurde berichtet, dass Stillhütchen (☞ Abb. 12.2) die Menge der von einem frühgeborenen Säugling an der Brust getrunkenen Milch deutlich erhöhen.[18] Eine genauere Betrachtung des Studiendesigns weckt jedoch Zweifel an diesem Zusammenhang. Die Säuglinge, die im Rahmen dieser Studie untersucht wurden, hatten Schwierigkeiten mit dem Erfassen der Brust, und es wurde nicht über andere Maßnahmen zur Verbesserung des Ansaugens berichtet. Die Probanden – die Teil einer größeren Studie waren – erhielten dann Stillhütchen, wenn die Pflegefachkraft „das Gefühl hatte, dass sich die aufgenommene Milchmenge erhöhen würde". Daraus ergibt sich die Möglichkeit eines experimentellen Bias. Es gab keine Kontrollgruppe. Die 34 Säuglinge dienten als eigene Kontrollgruppe und es wird nur über zwei Messungen berichtet: Die Milchaufnahme während einer Mahlzeit mit Saughütchen und die Milchaufnahme während der nächsten Mahlzeit ohne Stillhütchen. (Anmerkung: der Vergleich war Stillhütchen/kein Stillhütchen, aber niemals kein Stillhütchen/Stillhütchen.) Unter der Verwendung von ultradünnen Silikonstillhütchen war der durchschnittliche Milchtransfer deutlich höher (18,4 ml versus 3,9 ml; $p < 0{,}0001$). Als Erklärung für die höhere Milchaufnahme wurde angegeben, dass „sich in der kleinen Kammer zwischen der Spitze der Mamille und dem Inneren des Stillhütchens ein negativer Druck aufzubauen scheint"[18] (S. 111). Diese Erklärung ist nicht stichhaltig, da der negative Druck nie gemessen wurde und die Prinzipien der Physik eine solche Erklärung nicht unterstützen. Die wahrscheinlichere Erklärung liegt darin, dass das Stillhütchen im Vergleich zur nackten Haut eine Textur aufweist, die das Abrutschen etwas verringert. Auf diese Weise kann der Säugling vermutlich einen besseren Saugschluss erreichen und es kommt zu einer besseren Milchaufnahme.

10.4.3 Wie kann das volle direkte Stillen erreicht werden?

Bei der Ausarbeitung eines Plans, um das volle und direkte Stillen zu erreichen, müssen nicht nur spezielle Anlegepositionen und Ansaugtechniken berücksichtigt werden, sondern es muss ein systematischer Plan erstellt werden, wie das Kind zum vollen Stillen an die Brust geführt werden kann. Ein solcher Plan wird in Kapitel 14 beschrieben. Ein wesentlicher Bestandteil dieses Plans ist die Känguru-Pflege, die sich nicht nur als förderlich für das direkte Stillen erwiesen hat, sondern aus einer Reihe von physiologischen und psychologischen Gründen von Vorteil ist (☞ Kapitel 14). Es besteht bei der Känguru-Pflege ein geringeres Risiko für eine Hypothermie, für die das Frühgeborene besonders anfällig ist. Das Frühgeborene ist in der Klinik vielen nosokomialen Keimen ausgesetzt und profitiert von den spezifischen Antikörpern seiner Mutter, wenn es im Hautkontakt gehalten wird.

10.4.4 Überprüfung des Milchtransfers und der ausreichenden Milchaufnahme

Der Milchtransfer muss überprüft werden. Wird mit der Flasche gefüttert, ist es sehr leicht, die aufgenommene Nahrungsmenge festzustellen. Es wird einfach die in der Flasche übrig gebliebene Menge von der ursprünglich eingefüllten Menge abgezogen. Trinkt der Säugling jedoch an der Brust seiner Mutter, gibt es kein „Fenster", um zu sehen, wie viel Milch vor dem Stillen in der Brust war.

Aus der Forschung

Känguru-Pflege führt zu besseren Ergebnissen, auch hinsichtlich der Stilldauer

Quelle: Charpak, N.; Ruiz-Pelaez, J.G.; Figueroa de, C.Z. et al. A randomized, controlled trial of kangaroo mother care: results of follow-up at 1 year of corrected age. *Pediatrics* 2001;108: 1072–1079.

Fokus
Charpak und Kollegen führten in Bogota, Kolumbien, eine randomisierte, experimentelle Untersuchung (RCT) zu Kanguru-Mother-Care (KNC) und herkömmlicher Versorgung von Babys mit einem Geburtsgewicht unter 2000 g durch. Nach dem Ausschluss der Säuglinge, die aufgrund von schweren medizinische Problemen für die Studie nicht geeignet waren (z.B. Enzephalopathie, bronchopulmonale Dysplasie), wurden 777 Säuglinge randomisiert für KMC oder traditionelle Versorgung. Bis zur Entlassung aus der Klinik wurden die Säuglinge der KMC-Gruppe 24 Stunden am Tag aufrecht an der Brust der Mutter (oder einer anderen Pflegeperson) gehalten, bis sie die Känguru-Haltung nicht mehr akzeptierten. Im korrigierten Alter von 1, 3, 6, 9 und 12 Monaten wurden Nachsorgeuntersuchungen durchgeführt.

Ergebnisse
Der Wachstumsindex für den Kopfumfang war in der KMC-Gruppe signifikant erhöht, doch die Indices in Bezug auf die Entwicklung waren in beiden Gruppen ähnlich. Babys mit einem Geburtsgewicht unter 1500 g, bei denen KMC durchgeführt wurde, wurden früher entlassen als Kinder, die auf traditionelle Weise versorgt wurden. In beiden Gruppen traten in etwa gleich viele Infektionen auf, die jedoch in der KMC-Gruppe weniger schwer verliefen. Die Gesamtsterblichkeit war in der KMC-Gruppe stets niedriger und die Sterblichkeitsraten mit drei und neun Monaten erreichten fast statistische Signifikanz. Die Fortsetzung des Stillens überhaupt war bei den Teilnehmerinnen der KMC-Gruppe wahrscheinlicher, bei der Fortführung des ausschließlichen Stillens gab es im Untersuchungszeitraum jedoch kaum Unterschiede zwischen den beiden Gruppen.

Stärken und Schwächen der Studie
Die Randomisierung und die große Probandenzahl waren die Hauptstärken dieser Studie. Außerdem unterschieden die Forscher klar zwischen vollem und teilweisem Stillen, sodass die Leser entsprechende Schlussfolgerungen ziehen konnten.

Klinische Anwendung

In Übereinstimmung mit anderen Studien zeigen die Ergebnisse dieser Studie die Wirksamkeit von KMC für Babys mit geringem Geburtsgewicht, die auf der ganzen Welt ein erhebliches Problem für die öffentliche Gesundheit darstellen. Sowohl in einkommensschwachen Ländern, in denen oft keine Technologie zur Verfügung steht, als auch in den reichen Nationen, die technikabhängig sind, kann KMC eine therapeutische Maßnahme für Säuglinge mit geringem Geburtsgewicht sein. Technik kann unter bestimmten Umständen angebracht sein, doch sie ist nicht immer den einfachen Maßnahmen, zum Beispiel KMC, überlegen, wenn es darum geht, bessere klinische Ergebnisse zu erzielen.

Deshalb müssen andere Möglichkeiten gefunden werden, um die an der Brust aufgenommene Milchmenge exakt zu bestimmen. Außerdem gibt es Säuglinge, die nicht saugen, und es muss eine Möglichkeit geben, um auch bei diesen Kindern festzustellen, was sie getrunken haben.

Schanler und Kollegen[21] listen fünf Methoden zur Bestimmung der Trinkmenge auf: (1) Beobachtung des Saugens und Schluckens des Säuglings, (2) Beobachtung der Wahrnehmung des Milchspendereflexes durch die Mutter, (3) Bestimmung der Veränderung des Füllungsgrades der Brust, (4) Ansaugen durch eine liegende Magensonde, um die Milchmenge im Magen zu bestimmen und (5) Testwiegen. Sie weisen darauf hin, dass die ersten drei Punkte einigermaßen subjektiv sind und dass die schnellere Motilitätsrate bei Muttermilchernährung[91] zu einer Unterschätzung der aufgenommenen Menge führen kann. Sie sehen das Testwiegen als genaueste Möglichkeit an. Wird eine elektronische Waage verwendet, ermöglicht das Testwiegen eine genaue Bestimmung der vom Säugling aufgenommenen Nahrungsmenge, wenn man weiß, dass eine Gewichtszunahme von 1 g etwa einer Menge von 1 ml aufgenommener Milch entspricht.

Testwiegen

Testwiegungen – das Wiegen des Säuglings vor und nach dem Stillen – war vor einigen Jahrzehnten keine sinnvolle Maßnahme, da nur Balkenwaagen zur Verfügung standen. Heutzutage mit elektronischen Waagen, die oft auf 2 g genau wiegen, kann das Testwiegen zu sinnvollen Ergebnissen führen. Verglichen mit Testwiegungen erweisen sich Schätzungen von erfahrenen Klinikern und Müttern als ungenau.

Experten sind manchmal gegen das Testwiegen, da sie fürchten, dass es bei den Müttern überflüssige Ängste weckt. In der Praxis kommt es tatsächlich vor, dass Mütter den Eindruck erwecken, dass ihre „Leistung" beurteilt wird, doch bis jetzt sind die Beweise, die diese Beobachtungen stützen oder widerlegen, nicht eindeutig. Untersuchungen mit Frauen, die aus der Klinik entlassen wurden, haben ergeben, dass das Testwiegen für manche Frauen beruhigend war.[17] Es lässt sich jedoch nicht belegen, dass die Ergebnisse dieser Untersuchung auf Mütter von hospitalisierten Säuglingen übertragen werden können. Die Kinder dieser Frauen sind sehr viel verletzlicher und das Testwiegen könnte die Ängste der Mütter vergrößern. Auf jeden Fall sollten keine routinemäßigen Testwiegungen durchgeführt werden. Es sollte immer einen eindeutigen Grund für das Testwiegen geben.

Angemessene Gewichtszunahme

Es gibt bis jetzt noch keine Studien, in denen eine angemessene Gewichtszunahme für Frühgeborene dokumentiert wird.[92] Prinzipiell empfiehlt die AAP, dass die intrauterine Wachstumsrate ein erstrebenswertes Ziel für den frühgeborenen Säugling ist.[93] Eine fortlaufende Überprüfung des Gewichts ist auch nach der Krankenhausentlassung des Kindes wichtig. Dabei sollten auch einige andere Ernährungsparameter überwacht werden. In Tabelle 10.5 sind Werte angegeben, die sich zur Beurteilung von Wachstum und Ernährungsstatus eignen. Die Gewichtszunahme steht in Zusammenhang mit der Energie- und Nährstoffaufnahme insgesamt.

Energie- und Nährstoffaufnahme

Es ist zwingend notwendig, dass Säuglinge genügend Nahrung zu sich nehmen, um ihren Stoffwechsel aufrechtzuerhalten und zu wachsen. Frühgeborene, die an der Brust der Mutter trinken, haben ein besonders hohes Risiko, nicht genügend Kalorien aufzunehmen, da sie oft zu müde sind, um an die kalorienreiche Hintermilch zu kommen, die gegen Ende der Stillmahlzeit fließt. Es gibt einige Möglichkeiten, dieses Problem zu überwinden. Als erstes kann jegliche Muttermilch, die die Säuglinge durch indirektes Stillen erhalten, in Hinblick auf den Crematokrit getestet werden.

10 Strategien zum Stillen von frühgeborenen Babys

Merkmal	Mangelzustand ab
Wachstum	
Gewicht	< 25 g/Tag
Länge	< 1 cm/Woche
Kopfumfang	< 0,5 cm/Woche
Biochemische Parameter	
Phosphor	< 4,5 mg/dl
Alkalische Phosphatase	> 450 IU/l
Harnstickstoff	< 5 mg/dl
Transthyretin (Prealbumin)	< 10 mg/dl
Retinolbindendes Protein (RBPR)	< 2,5 mg/dl

Tab. 10.5 Beurteilung von Wachstum und Ernährungszustand *bei Frühgeborenen mit einem Gestationsalter von ≤ 34 Wochen oder einem Geburtsgewicht ≤ 1800 g vier bis sechs Wochen nach Klinikentlassung. Aus: Hall, R.T. *Pediatr Clin North Am* 2001;48:455.

Crematokrit ist ein Ausdruck, der ursprünglich von Lucas geprägt wurde[94], für den Prozentsatz an Milchfett. Zunächst wurde der Crematokrit nur von medizinischem Personal bestimmt, doch seit einiger Zeit sind auch Mütter in der Lage den Crematokrit ihrer Milch korrekt zu bestimmen.[95] Einige Säuglinge nehmen in den allerersten Wochen eindeutig zu wenig zu sich.[96]

Alternativ kann den Säuglingen erlaubt werden, so lange an der Brust zu trinken, wie sie wollen, und dann kann ihnen Hintermilch über die Sonde verabreicht werden. Säuglingen mit zu geringer Gewichtszunahme kann eine Ernährung, die ausschließlich aus Hintermilch besteht, verordnet werden[97] (dazu pumpt die Mutter ihre Vordermilch in einen Behälter ab und die Hintermilch anschließend in einen anderen Behälter).

10.5 Planung der Entlassung aus der Klinik

Das Sprichwort, dass die Planung der Klinikentlassung zum Zeitpunkt der Aufnahme begonnen werden sollte, wird in Hinblick auf die Ernährungsfrage oftmals vernachlässigt. In einigen Fällen wird die Entlassung in wenigen Stunden geplant oder man ist bereits dabei, das Kind zu entlassen und dann bemerkt jemand, dass das Kind noch nicht an der Brust der Mutter angelegt worden war (persönliche Beobachtung). Es kann vorkommen, dass es schlicht nicht möglich ist, den Säugling anzulegen, sodass eine Fachperson nicht sicher beurteilen kann, ob ein Milchtransfer stattfindet (z.B. wenn die Mutter den Heimtransport organisiert hat und ihr Taxi steht vor der Tür). Die Folgen dieser Situation sind jedoch beunruhigend. In einigen Fällen werden Säuglinge nach Hause entlassen, die in erster Linie über die Sonde ernährt werden, und bislang gibt es noch keinen Beleg dafür, dass diese Vorgehensweise sinnvoll ist. Raddish und Merritt[98] fordern, dass die Entlassung eines Frühgeborenen aus der Klinik auf der Basis von wissenschaftlich klar definierten Kriterien beruhen sollte.

10.3 Wichtige Kriterien bei der Planung der Klinikentlassung von Frühgeborenen: Ernährungsfragen

- Vergewissern Sie sich, dass jemand, der in der Lage ist das Stillen genau zu beurteilen, vor der Entlassung mindestens eine (vorzugsweise mehrere) erfolgreiche Stillmahlzeit direkt an der Brust beobachtet hat.
- Geben Sie den Eltern klare Anweisungen in Bezug auf das Füttern zu Hause: Was, wie oft und wie viel anbieten.
- Geben Sie den Eltern eindeutige, schriftliche Richtlinien zu Anzeichen für nicht angemessene Nahrungsaufnahme und Ausscheidung und Anweisungen, was zu tun ist, wenn eines davon nicht angemessen ist.
- Stellen Sie einen Plan für Säuglinge auf, die zum Zeitpunkt der Entlassung noch nicht voll gestillt werden. Diese Kinder und ihre Mütter brauchen eine Nachsorge, um direktes und ausschließliches Stillen zu ermöglichen.
- Wenn möglich, vereinbaren Sie die Nachsorge durch einen Kinderarzt, eine Klinik oder eine Hebamme, die geeignete Nachsorgetermine und Gewichtskontrollen durchführen können. Diese Kontrollen sollten mit der gleichen Waage und dort, wo voraussichtlich die nächste Untersuchung stattfinden wird, durchgeführt werden, eventuell auch zu Hause.
- Denken Sie daran, wenn der Säugling und seine Eltern sehr weit von der Kinderklinik wohnen, in der das Kind bisher betreut wurde. Daraus ergibt sich, dass die Eltern nicht schnell und problemlos in die Klinik kommen können, wenn sie Hilfe, Nachsorgeuntersuchungen usw. benötigen.
- Stellen Sie sicher, dass die für den Säugling verordneten Milchergänzungsstoffe (HMF) oder

spezielle künstliche Säuglingsnahrung lokal erhältlich sind. Diese werden häufig nicht bevorratet, weshalb Sie sich vergewissern sollten, dass eine Apotheke in Wohnortnähe der Familie sie bestellt hat. Falls möglich, geben Sie der Familie bei der Entlassung einige „Portionen" mit.
- Falls künstliche Säuglingsnahrung verordnet wurde, zeigen und erklären Sie den Eltern die korrekte Zubereitung. (Diese Spezialnahrungen sind für die Verbraucher meist nicht in zum sofortigen Füttern vorbereiteten Flaschen erhältlich.)
- Helfen Sie den Eltern, sich auf möglicherweise auftretende Probleme mit dem nach der Entlassung zur Fütterung notwendigen Zubehör einzustellen und Lösungsmöglichkeiten zu finden. Wird ein Kind zum Beispiel mit einer Verweilsonde entlassen, müssen die Eltern lernen, wie sie diese Sonde wieder einführen, wenn sie herausrutscht oder herausgezogen wurde, und wie sie die korrekte Lage überprüfen. Falls der Säugling mit einem Haberman-Feeder ernährt wird (☞ Kapitel 16), weisen Sie die Eltern darauf hin, dass wahrscheinlich das Ventilblättchen abgenutzt ist oder fehlt, wenn keine Milch aus der Flasche kommt.
- Vergewissern Sie sich, dass die Mutter mindestens drei Personen benennen kann, die für sie erreichbar sind und ihre Stillbemühungen unterstützen.

Sie weisen auch darauf hin, dass einige Fragen hinsichtlich der Ernährung unbeantwortet sind:
- Wie wird die Nahrung während der Überführung nach Hause am besten sichergestellt?
- Sollten Säuglinge, deren Mütter ausschließlich stillen wollen, per Sonde ernährt werden, um Flaschenfütterungen zu vermeiden?
- Wie lange sollte die Muttermilch angereichert werden, wann sollte mit künstlicher Säuglingsnahrung zugefüttert werden und wie lange nach der Entlassung sollte diese teurere Spezialnahrung verwendet werden?
- Welche weiteren Zusatzpräparate wie Inositol, Vitamine oder Antioxydantien sollten gegeben werden, damit Wachstum und Entwicklung optimal verlaufen?

Diese und andere Fragen bleiben bestehen. Es ist ratsam, klare Kriterien für die Entlassung des Säuglings zu erstellen, die sich an die AAP-Erklärung zur Entlassung von Neugeborenen mit hohem Risiko anlehnen[99] (☞ Kasten 10.3). Die Entlassungsplanung sollte auch einen Plan für das ausschließliche Stillen einbeziehen. Ein solcher Plan wird in Kapitel 14 beschrieben.

Nach der Entlassung aus dem Krankenhaus sorgen sich die Mütter von reif geborenen Säuglingen oft darum, ob sie „genügend Milch" haben. Mütter von Frühgeborenen machen sich Sorgen, ob ihr Kind „genügend Milch bekommt".[17] Dies sind zwei deutlich verschiedene Ansätze und die Entlassungsplanung sollte letzteres berücksichtigen, wenn es sich um Mütter von Frühgeborenen handelt.

10.6 Zusammenfassung

Für Säuglinge, die mehrere Wochen vor dem errechneten Termin geboren wurden, kann das direkte Stillen an der Brust schwierig oder sogar unmöglich sein. Die grundsätzliche Entscheidung über das Wie und Was der Ernährung des Säuglings sowie die Häufigkeit der Mahlzeiten sollte in der Überzeugung getroffen werden, dass Muttermilch optimal für Frühgeborene ist. Das Ernährungsverhalten von Frühgeborenen kann von dem voll ausgetragener Säuglinge abweichen, und das Wissen um dieses Verhalten – sowohl bei den Eltern als auch beim Pflegepersonal – trägt dazu bei, die Stillerfahrung zu optimieren. Die Strategien zur Förderung des direkten Stillens sollten auf der Grundlage der vorhandenen Studien beruhen und ein Verständnis sowohl für die Fähigkeiten als auch die Einschränkungen des Säuglings widerspiegeln.

Literatur

1. American Academy of Pediatrics and the American College of Obstetrics and Gynecology. Guidelines for perinatal care. 4th ed. Elk Grove Village, IL: American Academy of Pediatrics; 1997.
2. Battaglia FC, Lubchenco LO. A practical classification of newborn infants by weight and gestational age. J Pediatr 1967;71:159-163.
3. Als H, Lawhon G, Duffy FH et al. Individualized developmental care for the very low-birth-weight preterm infant. Medical and neurofunctional effects. JAMA 1994;272:853-858.
4. Als H. Developmental care in the newborn intensive care unit. Curr Opin Pediatr 1998;10:138-142.
5. Mouradian LE, Als H, Coster WJ. Neurobehavioral functioning of healthy preterm infants of varying gestational ages. J Dev Behav Pediatr 2000;21:408-416.
6. Biancuzzo M. Breastfeeding preterm twins: a case report. Birth 1994;21:96-100.
7. Lefebvre F, Ducharme M. Incidence and duration of lactation and lactational performance among mothers of

low-birth-weight and term infants. Can Med Assoc J 1989;140:1159-1164.
8. Ellerbee SM, Atterbury J, West J. Infant feeding patterns at a tertiary-care hospital. J Perinat Neonat Nurs 1993;6:45-55.
9. Ryan AS. The resurgence of breastfeeding in the United States. Pediatrics 1997;99:E12.
10. Kavanaugh K, Meier P, Zimmermann B et al. The rewards outweigh the efforts: breastfeeding outcomes for mothers of preterm infants. J Hum Lact 1997; 13:15-21.
11. Bell EH, Geyer J, Jones L. A structured intervention improves breastfeeding success for ill or preterm infants. MCN Am J Matern Child Nurs 1995;20:309-314.
12. Meier PP, Engstrom JL, Mangurten HH et al. Breastfeeding support services in the neonatal intensive-care unit. J Obstet Gynecol Neonatal Nurs 1993;22:338-347.
13. Pinelli J, Atkinson SA, Saigal S. Randomized trial of breastfeeding support in very low-birth-weight infants. Arch Pediatr Adolesc Med 2001;155:548-553.
14. Killersreiter B, Grimmer I, Buhrer C et al. Early cessation of breast milk feeding in very low birthweight infants. Early Hum Dev 2001;60:193-205.
15. Nyqvist KH, Ewald U. Successful breast feeding in spite of early mother-baby separation for neonatal care. Midwifery 1997;13:24-31.
16. Hill PD, Ledbetter RJ, Kavanaugh KL. Breastfeeding patterns of low-birth-weight infants after hospital discharge. J Obstet Gynecol Neonatal Nurs 1997;26: 189-197.
17. Kavanaugh K, Mead L, Meier P et al. Getting enough: mothers' concerns about breastfeeding a preterm infant after discharge. J Obstet Gynecol Neonatal Nurs 1995;24:23-32.
18. Meier PP, Brown LP, Hurst NM et al. Nipple shields for preterm infants: effect on milk transfer and duration of breastfeeding. J Hum Lact 2000;16:106-114.
19. Meier PP, Engstrom JL, Fleming BA et al. Estimating milk intake of hospitalized preterm infants who breastfeed. J Hum Lact 1996;12:21-26.
20. Meier PP, Engstrom JL, Crichton CL et al. A new scale for in-home test-weighing for mothers of preterm and high risk infants. J Hum Lact 1994;10:163-168.
21. Schanler RJ, Hurst NM, Lau C. The use of human milk and breastfeeding in premature infants. Clin Perinatol 1999;26:379-398.
22. Lucas A, Fewtrell MS, Morley R, et al. Randomized outcome trial of human milk fortification and developmental outcome in preterm infants. Am J Clin Nutr 1996;64:142-151.
23. Lau C. Effects of stress on lactation. Pediatr Clin North Am 2001;48:221-234.
24. Committee on Nutrition, American Academy of Pediatrics. Pediatric nutrition handbook. 4th ed. Elk Grove Village, IL: American Academy of Pediatrics; 1998.
25. Rigo J, De Curtis M, Pieltain C et al. Bone mineral metabolism in the micropremie. Clin Perinatol 2000;27: 147-170.
26. Yu VY. Enteral feeding in the preterm infant. Early Hum Dev 1999;56:89-115.
27. Kaempf DE, Linderkamp O. Do healthy premature infants fed breast milk need vitamin E supplementation: alpha- and gamma-tocopherol levels in blood components and buccal mucosal cells. Pediatr Res 1998;44: 54-59.
28. American Academy of Pediatrics. Work group on breastfeeding. Breastfeeding and the use of human milk. Pediatrics 1997;100:1035-1039.
29. American College of Obstetricians and Gynecologists. ACOG Educational Bulletin #258. Breastfeeding: Maternal and infant aspects. Washington, DC: ACOG; 2000.
30. Lawrence RA. Breastfeeding support benefits very low-birth-weight infants. Arch Pediatr Adolesc Med 2001;155:543-544.
31. Atkinson SA, Bryan MH, Anderson GH. Human milk: difference in nitrogen concentration in milk from mothers of term and premature infants. J Pediatr 1978; 93:67-69.
32. Atkinson SA. Human milk feeding of the micropremie. Clin Perinatol 2000;27:235-247.
33. Anderson DM, Williams FH, Merkatz RB et al. Length of gestation and nutritional composition of human milk. Am J Clin Nutr 1983;37:810-814.
34. Uauy R, De Andraca I. Human milk and breast feeding for optimal mental development. J Nutr 1995;125: 2278S-2280S.
35. Lucas A, Morley R, Cole TJ et al. Breast milk and subsequent intelligence quotient in children born preterm. Lancet 1992;339:261-264.
36. Hoffman J. Congenital heart disease: incidence and inheritance. Pediatr Clin North Am 1990;37:25-43.
37. Crawford M. Placental delivery of arachidonic and docosahexaenoic acids: implications for the lipid nutrition of preterm infants. Am J Clin Nutr 2000;71:275S-284S.
38. Reynolds A. Breastfeeding and brain development. Pediatr Clin North Am 2001;48:159-171.
39. Narayanan I, Prakash K, Bala S et al. Partial supplementation with expressed breast-milk for prevention of infection in low-birth-weight infants. Lancet 1980;2: 561-563.
40. Hylander MA, Strobino DM, Dhanireddy R. Human milk feedings and infection among very low birth weight infants. Pediatrics 1998;102:E38.
41. Schanler RJ. Suitability of human milk for the low-birthweight infant. Clin Perinatol 1995;22:207-222.
42. Straussberg R, Sirota L, Hart J et al. Phagocytosis-promoting factor in human colostrum. Biol Neonate 1995;68:15-18.
43. Schanler RJ. The role of human milk fortification for premature infants. Clin Perinatol 1998;25:645-657, ix.
44. Lucas A, Cole TJ. Breast milk and neonatal necrotising enterocolitis. Lancet 1990;336:1519-1523.
45. Jayanthi S, Seymour P, Puntis JW et al. Necrotizing enterocolitis after gastroschisis repair: a preventable complication? J Pediatr Surg 1998;33:705-707.
46. Quinlan PT, Lockton S, Irwin J et al. The relationship between stool hardness and stool composition in breast- and formula-fed infants. J Pediatr Gastroenterol Nutr 1995;20:81-90.
47. Vochem M, Hamprecht K, Jahn G et al. Transmission of cytomegalovirus to preterm infants through breast milk. Pediatr Infect Dis J 1998;17:53-58.

48. Hamprecht K, Maschmann J, Vochem M et al. Epidemiology of transmission of cytomegalovirus from mother to preterm infant by breastfeeding. Lancet 2001;357:513-518.
49. Hodge D, Puntis JW. The use of expressed breast milk for the premature newborn. Clin Nutr 2000;19:75-77.
50. Newell SJ. Enteral feeding of the micropremie. Clin Perinatol 2000;27:221-234.
51. Schanler RJ, Shulman RJ, Lau C et al. Feeding strategies for premature infants: randomized trial of gastrointestinal priming and tube-feeding method. Pediatrics 1999; 103:434-439.
52. Meier P. Bottle- and breast-feeding: effects on transcutaneous oxygen pressure and temperature in preterm infants. Nurs Res 1988;37:36-41.
53. Meier P, Anderson GC. Responses of small preterm infants to bottle- and breast-feeding. Am J Matern Child Nurs 1987;12:97-105.
54. Chen CH, Wang TM, Chang HM et al. The effect of breast- and bottle-feeding on oxygen saturation and body temperature in preterm infants. J Hum Lact 2000; 16:21-27.
55. Dowling DA. Physiological responses of preterm infants to breast-feeding and bottle-feeding with the orthodontic nipple. Nurs Res 1999;48:78-85.
56. Hack M, Muszynski SY, Miranda SB. State of awakeness during visual fixation in preterm infants. Pediatrics 1981;68:87-92.
57. Ardura J, Andres J, Aldana J et al. Development of sleep-wakefulness rhythm in premature babies. Acta Paediatr 1995;84:484-489.
58. Medoff-Cooper B, McGrath JM, Bilker W. Nutritive sucking and neurobehavioral development in preterm infants from 34 weeks PCA to term. MCN Am J Matern Child Nurs 2000;25:64-70.
59. Lundqvist-Persson C. Correlation between level of self-regulation in the newborn infant and developmental status at two years of age. Acta Paediatr 2001;90:345-350.
60. Holditch-Davis D, Edwards LJ. Temporal organization of sleep-wake states in preterm infants. Dev Psychobiol 1998;33:257-269.
61. Davis DH, Thoman EB. Behavioral states of premature infants: implications for neural and behavioral development. Dev Psychobiol 1987;20:25-38.
62. Daniels H, Devlieger H, Casaer P et al. Feeding, behavioural state and cardiorespiratory control. Acta Paediatr Scand 1988;77:369-373.
63. Meier PP. Breastfeeding in the special care nursery. Prematures and infants with medical problems. Pediatr Clin North Am 2001;48:425-442.
64. Nyqvist KH. Personal communication. 2001.
65. Horton FH, Lubchenco LO, Gordon HH. Self-regulatory feeding in a premature nursery. Yale J Biol Med 1952;24:263-272.
66. Collinge JM, Bradley K, Perks C et al. Demand vs. scheduled feeding for premature infants. J Obstet Gynecol Neonatal Nurs 1982;11:362-367.
67. Saunders RB, Friedman CB, Stramoski PR. Feeding preterm infants. Schedule or demand? J Obstet Gynecol Neonatal Nurs 1991;20:212-218.
68. Pridham KF, Kosorok MR, Greer F et al. Comparison of caloric intake and weight outcomes of an ad lib feeding regimen for preterm infants in two nurseries. J Adv Nurs 2001;35:751-759.
69. McCain GC, Gartside PS, Greenberg JM et al. A feeding protocol for healthy preterm infants that shortens time to oral feeding. J Pediatr 2001;139:374-379.
70. de Vries JI, Visser GH, Prechtl HF. The emergence of fetal behaviour. I. Qualitative aspects. Early Hum Dev 1982;7:301-322.
71. de Vries JI, Visser GH, Prechtl HF. The emergence of fetal behaviour. II. Quantitative aspects. Early Hum Dev 1985;12:99-120.
72. Roodenburg PJ, Wladimiroff JW, van Es A et al. Classification and quantitative aspects of fetal movements during the second half of normal pregnancy. Early Hum Dev 1991;25:19-35.
73. de Vries JI, Visser GH, Prechtl HF. The emergence of fetal behaviour. III. Individual differences and consistencies. Early Hum Dev 1988;16:85-103.
74. Lundqvist C, Hafstrom M. Non-nutritive sucking in full-term and preterm infants studied at term conceptional age. Acta Paediatr 1999;88:1287-1289.
75. Nyqvist KH, Rubertsson C, Ewald U et al. Development of the preterm infant breastfeeding behavior scale (PIBBS): a study of nurse-mother agreement. J Hum Lact 1996;12:207-219.
76. Gryboski JD. Suck and swallow in the premature infant. Pediatrics 1969;43:96-102.
77. Hack M, Estabrook MM, Robertson SS. Development of sucking rhythm in preterm infants. Early Hum Dev 1985;11:133-140.
78. Palmer MM. Identification and management of the transitional suck pattern in premature infants. J Perinat Neonat Nurs 1993;7:66-75.
79. Bu'Lock F, Woolridge MW, Baum JD. Development of co-ordination of sucking, swallowing and breathing: ultrasound study of term and preterm infants. Dev Med Child Neurol 1990;32:669-678.
80. Medoff-Cooper B, Weininger S, Zukowsky K. Neonatal sucking and clinical assessment tool: preliminary findings. Nurs Res 1989;38:162-165.
81. Lau C, Kusnierczyk I. Quantitative evaluation of infant's nonnutritive and nutritive sucking. Dysphagia 2001;16:58-67.
82. Lau C, Schanler RJ. Oral motor function in the neonate. Clin Perinatol 1996;23:161-178.
83. Nyqvist KH, Sjoden PO, Ewald U. The development of preterm infants' breastfeeding behavior. Early Hum Dev 1999;55:247-264.
84. Hedberg Nyqvist K, Ewald U. Infant and maternal factors in the development of breastfeeding behaviour and breastfeeding outcome in preterm infants. Acta Paediatr 1999;88:1194-1203.
85. Nyqvist KH, Ewald U, Sjoden PO. Supporting a preterm infant's behaviour during breastfeeding: a case report. J Hum Lact 1996;12:221-228.
86. Nyqvist KH. The development of preterm infants' milk intake during breastfeeding. Influence of gestational age. J Neonatal Nurs 2001;7:48-52.
87. Nyqvist KH, Farnstrand C, Eeg-Olofsson KE et al. Early oral behaviour in preterm infants during breastfeeding: an electromyographic study. Acta Paediatr 2001; 90:658-663.

88. Klaus MH, Kennell JH. Parent-infant bonding. 2nd ed. St. Louis: Mosby; 1982.
89. McCain GC. Facilitating inactive awake states in preterm infants: a study of three interventions. Nurs Res 1992;41:157-160.
90. Hill AS, Kurkowski TB, Garcia J. Oral support measures used in feeding the preterm infant. Nurs Res 2000;49:2-10.
91. Cavell B. Gastric emptying in infants fed human milk or infant formula. Acta Paediatr Scand 1981;70:639-641.
92. Hall RT. Nutritional follow-up of the breastfeeding premature infant after hospital discharge. Pediatr Clin North Am 2001;48:453-460.
93. American Academy of Pediatrics Committee on Nutrition. Nutritional needs of low-birth-weight infants. Pediatrics 1985;75:976-986.
94. Lucas A, Gibbs JA, Lyster RL et al. Creamatocrit: simple clinical technique for estimating fat concentration and energy value of human milk. Br Med J 1978;1:1018-1020.
95. Griffin TL, Meier PP, Bradford LP et al. Mothers' performing creamatocrit measures in the NICU: accuracy, reactions, and cost. J Obstet Gynecol Neonatal Nurs 2000;29:249-257.
96. Embleton NE, Pang N, Cooke RJ. Postnatal malnutrition and growth retardation: an inevitable consequence of current recommendations in preterm infants? Pediatrics 2001;107:270-273.
97. Valentine CJ, Hurst NM, Schanler RJ. Hindmilk improves weight gain in low-birth-weight infants fed human milk. J Pediatr Gastroenterol Nutr 1994;18:474-477.
98. Raddish M, Merritt TA. Early discharge of premature infants. A critical analysis. Clin Perinatol 1998;25:499-520.
99. American Academy of Pediatrics. Committee on Fetus and Newborn. Hospital discharge of the high-risk neonate – proposed guidelines. Pediatrics 1998;102:411-417.
100. Charpak N, Ruiz-Pelaez JG, Figueroa de CZ et al. A randomized, controlled trial of kangaroo mother care: results of follow-up at 1 year of corrected age. Pediatrics 2001;108:1072-1079.
101. Blaymore Bier JA, Ferguson AE, Morales Y et al. Breastfeeding infants who were extremely low birth weight. Pediatrics 1997;100:E3.

11 Strategien zum Stillen von gesundheitlich beeinträchtigten Babys

Das Stillen erfolgt im Zusammenhang mit den vielen biologischen Aufgaben und Verhaltensmustern, die der Säugling meistern muss. Ist der Säugling in irgendeiner Weise beeinträchtigt, wird auch das Stillen, das ja sowohl eine biologische Aufgabe als auch ein Verhaltensmuster darstellt, beeinflusst. Zweck dieses Kapitels ist es, die Pflegefachkraft dabei zu unterstützen, das Stillen innerhalb eines weiteren Spektrums von Gesundheit und Krankheit zu sehen. Die Pathophysiologie wird hinsichtlich des Stillvorgangs (der Aktivität) und der Muttermilch (als Nahrungsquelle) besprochen. Es ist nicht möglich, eine vollständige Liste aller möglichen Erkrankungen hier abzuhandeln, aber zu jeder Art von Problem wird ein spezielles Beispiel aufgeführt, um zu zeigen, wie die Fähigkeiten und Einschränkungen des Säuglings seine speziellen Bedürfnisse und die notwendigen Vorgehensweisen beeinflussen.

11.1 Veränderungen beim Nährstoffbedarf und der Nährstoffmenge

Nährstoffe – die Quelle für Energie, Vitamine und Mineralien – sind unerlässlich für das Überleben. In der Regel entspricht die Nährstoffmenge, die der Säugling aufnimmt, verdaut und resorbiert, mehr oder weniger seinem Bedarf. Schwierigkeiten gibt es dann, wenn der Nährstoffbedarf des Säuglings in etwa normal ist, er jedoch nicht genügend Nahrung aufnehmen, verdauen und resorbieren kann. In anderen Fällen hat der Säugling einen hohen Bedarf (der Säugling hat zum Beispiel eine erhöhte Stoffwechselrate), aber die Nahrungsmenge (Milch) reicht nur für einen Säugling mit normalem Bedarf aus.

Der normale, gesunde und voll ausgetragene Säugling braucht etwa 90 bis 120 kcal/kg/Tag, um seinen Grundumsatz zu decken, zu wachsen und aktiv zu sein. Hat der Säugling eine erhöhte Stoffwechselrate, braucht er auch mehr Energie. Der Begriff Stoffwechselrate wird definiert als „die Energiemenge, die der Körper in einer bestimmten Zeit durch Katabolismus freisetzt. Sie steht für den Energieverbrauch, der für verschiedene Arbeiten benötigt wird. Kurz gesagt ist die Stoffwechselrate die katabolische Rate oder die Rate der Energiefreisetzung".[1] Unter bestimmten Bedingungen (Infektion, Herzfehler, Frühgeburtlichkeit, Operationen) ist die Stoffwechselrate beschleunigt. Es wird mehr Energie freigesetzt, um den erhöhten Nährstoffbedarf der Zellen zu decken. Um diesem Bedarf gerecht zu werden, müssen diese Säuglinge auch mehr aufnehmen. Allerdings reicht Energie – Kilokalorien – alleine nicht aus. Beeinträchtigte Säuglinge haben möglicherweise auch einen erhöhten Bedarf an anderen Nährstoffen, wie Vitaminen oder Mineralien.

11.1.1 Infektionen

Säuglinge mit einer Infektion haben eine erhöhte Stoffwechselrate und brauchen deshalb mehr Energie.[2] Frühgeborene haben eine zehnmal so hohe Infektionswahrscheinlichkeit und Buben sind gefährdeter als Mädchen. Die klinischen Anzeichen und Symptome einer Sepsis sind in Kasten 11.1 aufgeführt. Sie sind oft subtil und werden leicht übersehen. „Schlechtes Trinken" oder „uninteressiertes" Verhalten sollten nicht mit Stillproblemen verwechselt werden. Solche Feststellungen sollten dem Arzt berichtet werden, vor allem wenn sie in Zusammenhang mit anderen Anzeichen für eine Sepsis oder bei einem Neugeborenen mit Infektionsrisiko auftreten.

Säuglinge waren oft bereits im Mutterleib Infektionen ausgesetzt, z.B. bei einer Infektion des Fruchtwassers, einer Gebärmutterschleimhautentzündung oder einer Harnwegsinfektion. In diesen Fällen können die Säuglinge Atemschwierigkeiten und Apnoen entwickeln, die das Stillen beeinträchtigen. Ob die Infektion bereits im Mutterleib übertragen oder postnatal vom Säugling erworben wurde, eine gute Kommunikation zwischen dem Arzt, der Mutter und dem Pflegepersonal wird die Stillbemühungen fördern. In den meisten Fällen wird die Übertragung der Infektion durch das Stillen nicht verschlimmert (☞ Kapitel 13).

11.1 Anzeichen für eine Neugeborenensepsis

Die Anzeichen können subtil und unspezifisch sein.
- Atemschwierigkeiten
- Schrilles Schreien
- Teilnahmslosigkeit
- Instabile Körpertemperatur (Hypothermie oder Hyperthermie)
- Hypotonie
- Erbrechen
- Ikterus
- Durchfall
- Angeschwollener Bauch
- Schlechtes Trinken
- Apnoe
- Zyanotische Anfälle
- Krampfanfälle
- Schlechte Durchblutung
- Petechien
- Purpura (exanthemische Hautblutungen)

Quelle: Seidel, H.M.; Rosenstein, B.J.; Pathak, A. *Primary care of the newborn*. 2nd ed. St. Louis: Mosby; 1997.

11.1.2 Veränderungen der Magen-Darm-Funktion

Veränderungen der Magen-Darm-Funktion verursachen Verstopfung und führen zu verschiedenen Symptomen. (Lawrence und Lawrence besprechen verschiedene Krankheitsbilder einschließlich des klinischen Bildes und der Behandlung, so dass hier auf Details der verschiedenen Erkrankungen verzichtet wird.[3]) Veränderungen der Magen-Darm-Funktion bringen oftmals eine zumindest zeitweise Trennung von Mutter und Kind mit sich. In Kapitel 14 werden Maßnahmen beschrieben, wie mit der Trennung umgegangen werden kann.

Einige Magen-Darm-Störungen beeinflussen das Stillpaar. Entweder weil die Diagnose noch nicht gestellt wurde oder weil die klinische Interpretation des Problems bei gestillten Säuglingen anders ausfällt als bei nicht gestillten. Zu den Problemen, die nicht unbedingt sofort diagnostiziert werden, gehören die tracheo-ösophagealen Fisteln (TE-Fisteln) und die Ösophagusatresie (TE-Atresie). Angaben zu Problemen wie Durchfall oder Reflux werden je nachdem, wie der Säugling ernährt wird, unterschiedlich interpretiert.

Gastroösophagealer Reflux

Bei etwa der Hälfte aller Säuglinge im Alter zwischen einem und drei Monaten kommt es zu einem Reflux. Der Höhepunkt wird mit etwa vier Monaten erreicht und mit sieben Monaten verschwindet das Problem.[4] Reflux und Gastroösophagealer Reflux (GÖR) sind bei mit künstlicher Säuglingsnahrung gefütterten Neugeborenen weit verbreitet. Bei gestillten Neugeborenen sind sie möglich, aber unwahrscheinlich. Deshalb muss ein gestillter Säugling mit GÖR medizinisch untersucht werden. Wenn bei einem gestillten Säugling ein GÖR auftritt, dauert er weniger lange an, als es bei nicht gestillten Säuglingen beobachtet wird.[5] Das Sandifer-Syndrom ist eine seltene Ausprägung des GÖR. Die betroffenen Kinder leiden unter Reflux, der zusammen mit abnormen Bewegungen von Kopf, Hals und Oberkörper einhergeht. Von den 65 in der Literatur beschriebenen Kindern wurden nur zwei gestillt.[6] Deshalb ist es unwahrscheinlich, dass gestillte Neugeborene, bei denen diese Anzeichen erkennbar sind, ein „Stillproblem" haben. Sie sollten sofort medizinisch untersucht werden.

Es werden wesentlich seltener Maßnahmen gegen einen GÖR durchgeführt als Eltern vom Auftreten des GÖR berichten.[4] Die derzeit empfohlene „Behandlung" sollte damit begonnen werden, dass die Eltern beruhigt werden und die Mutter ihre Ernährung umstellt.[7] Bleibt der GÖR unbehandelt, kann es zu einer insgesamt geringeren Energieaufnahme kommen.[8] GÖR kann manchmal gemildert werden, indem der Säugling in aufrechter Stellung gehalten wird.

Bei gestillten Säuglingen kann es eine Abwandlung des Refluxes geben, wenn die Mutter zu viel Milch hat. Es ist zwar einigermaßen selten, doch eine Aufnahme von großen Mengen an Vordermilch (im Verhältnis zur Hintermilch) kann eine Gedeihstörung (FTT) verursachen. Diese von Woolridge[9] beschriebene Situation konnte erfolgreich behandelt werden, indem die Aufnahme von Hintermilch erhöht und die Bildung der Vordermilch allmählich verringert wurde. (Die wahrscheinlichere Variante ist allerdings, dass zu viel Milch zu Koliken führt.)

Kolik, Kolitis und Milcheiweißallergie

Die Ätiologie der Koliken ist nicht geklärt, doch es scheint sich um eine Kombination von biologischen und psychosozialen Faktoren zu handeln, die zu einer täglichen Unruhephase führen. Typischerweise fällt diese Unruhephase – mit lautem Weinen und an den Bauch angezogenen Beinen – in die Abendzeit und dauert einige Stunden an. Zusätzlich zu dem beschriebenen Verhalten können verschiedene andere Symptome auftauchen, auch GÖR oder anhaltende Verstopfung.[10]

Wenn ein Baby unter Koliken leidet, schiebt die Mutter das unglücklicherweise oftmals auf das Stillen und wechselt zu künstlicher Säuglingsnahrung. Die Amerikanische Akademie der Kinderärzte weist darauf hin, dass sich der Zustand der Säuglinge durch künstliche Säuglingsnahrung häufig nicht verbessert.[11] Der Wechsel wäre nur dann von Vorteil, wenn der Säugling allergisch auf die Muttermilch reagieren würde. Das ist zwar möglich, aber extrem unwahrscheinlich.

Koliken können zusammen mit einer überreichlichen Milchmenge der Mutter auftreten. Üblicherweise hat der Säugling gut zugenommen, ist aber quengelig und reizbar und hat wässrige oder schaumige Stühle, die auf eine zu hohe Laktosezufuhr hinweisen. Gelegentlich ist der Säugling allergisch gegen Kuhmilcheiweiß, wie es im folgenden Abschnitt beschrieben wird.

Es gibt zwar viele gestillte Säuglinge, die kolikartige Verhaltensweisen zeigen, doch es gibt nur wenige Veröffentlichungen über Proktokolitis (nicht zu verwechseln mit Enterokolitis) bei vollgestillten Säuglingen.[12–16] Bei den meisten Säuglingen begannen die Symptome mit etwa vier Wochen und sie hatten Blut im Stuhl. (Seit den 40er Jahren des vergangenen Jahrhunderts werden rektale Blutungen mit der Aufnahme von Kuhmilch in Verbindung gebracht.) Der durchschnittliche Beginn der Kolitis und der rektalen Blutungen liegt bei fünf Wochen mit einem Intervall von einer bis acht Wochen.[16]

Kuhmilcheiweiß wurde als mögliche Ursache für Proktokolitis und Koliksymptome ausgemacht. Dies ist sicher eine verständliche Erklärung für Säuglinge, die eine künstliche Säuglingsnahrung auf Kuhmilchbasis erhalten. Ein Spezialist berichtet jedoch, dass er vor mehr als 20 Jahren den Verdacht hatte, dass Koliken bei gestillten Säuglingen durch Kuhmilcheiweiß in der Muttermilch von Müttern, die Milchprodukte zu sich nehmen, verursacht werden.[17] Kürzlich wurde nachgewiesen, dass Eiweiße, die die Mütter zu sich nehmen, in ihre Milch ausgeschieden werden.[18–20] Doppelblinde Überkreuz-Studien haben gezeigt, dass Molkeproteine aus Kuhmilch bei gestillten Säuglingen und bei Säuglingen, die mit künstlicher Säuglingsnahrung gefüttert werden, Koliksymptome auslösen können.[21–23]

Einige Spezialisten haben herausgefunden, dass der Verzicht auf die auslösenden Eiweiße in der Ernährung der Mutter eine wirkungsvolle Möglichkeit ist, die Kolitis und/oder Koliken zum Verschwinden zu bringen.[12, 15, 17, 24] In einer Studie mit 85 gestillten Säuglingen, die unter Koliken litten, konnten 56 % der Säuglinge von den Koliksymptomen befreit werden, nachdem die Kuhmilch vollständig aus dem Speiseplan der Mütter gestrichen wurde.[25, 26] Wenn das auslösende Eiweiß weggelassen wurde – entweder durch den Ersatz der Muttermilch durch künstliche Säuglingsnahrung oder durch die Eliminierung aus der Ernährung der Mutter – hörten die Blutungen innerhalb von 72 bis 96 Stunden auf.[27] In einer Studie wird empfohlen, den Säugling vier Tage lang mit einer Kasein-Hydrolysat-Nahrung zu füttern, während die Mutter als Vorbereitung auf eine Wiederaufnahme des Stillens den Konsum von Milchprodukten einstellt. Häufig suchen Mütter jedoch gar nicht nach Hilfe oder es wird ihnen nicht geholfen. Die Koliken gehen weiter und es wird weiterhin gestillt.

Erbrechen und Durchfall

Erbrechen, vor allem Erbrechen in hohem Bogen, ist beim gestillten Säugling nicht normal und sollte sofort medizinisch untersucht werden, da es häufig mit Störungen des zentralen Nervensystems zusammenhängt.[28]

Durchfall ist bei gestillten Neugeborenen ungewöhnlich. Der normale Muttermilchstuhl ist typischerweise sehr weich. Übermäßig dünne Stühle können auf eine unzureichende Aufnahme von Hintermilch hinweisen. Wird bei dem Säugling Durchfall beobachtet, muss er sofort zur Diagnosestellung und Behandlung an einen Arzt überwiesen werden.

Tracheo-ösophageale Fisteln und die Ösophagusatresie

TE-Fisteln und Ösophagusatresien sind seltene, angeborene Fehlbildungen des Magen-Darm-Traktes, die in der vierten Schwangerschaftswoche auftreten. Während der fetalen Entwicklung verlängert sich der Vorderdarm und teilt sich längs. Jeder der beiden Längsteile teilt sich und bildet zwei Röhren, die Speiseröhre und die Luftröhre. Bei normaler Entwicklung (1) verbinden sich sowohl der distale als auch der proximale Abschnitt der Speiseröhre mit dem Magen und (2) *trennt* sich die Speiseröhre vollständig von der Luftröhre oder Bronchus.

Trennen sich diese beiden Röhren nicht vollständig, kommt es zu einer *Fistel* oder einer *Atresie*. Eine TE-Fistel ist eine abnorme Öffnung zwischen Luftröhre und Speiseröhre – die Luftröhre trennt sich nicht von der Speiseröhre. Eine Atresie ist ein abnormer Verschluss oder eine Unterbrechung einer Röhre. Es gibt fünf Formen der Atresie und Fistel, die in Abb. 11.1 gezeigt werden. Die häufigste Form ist die, bei der der proximale Abschnitt der Speiseröhre blind endet (eine Atresie) und eine abnorme Öffnung (Fistel) zwischen dem distalen Abschnitt der Speiseröhre und der Luftröhre oder dem Hauptbronchus entsteht.

Zu den klinischen Symptomen gehören:
- Schaumiger Speichel in Mund und Nase
- Sabbern, oft begleitet von Würgen und Husten
- Normales Schlucken der Milch mit anschließendem plötzlichen Husten und Würgen und dem Rückfluss der Flüssigkeit durch Mund und Nase
- Zyanose und Apnoen, sobald die Milch oder der Speichel in die Luftröhre oder den Bronchus eingeatmet werden, wenn es eine proximale Speiseröhrentasche gibt (in den meisten Fällen).[29]

Kein Säugling bei dem eine TE-Fistel vermutet wird oder bestätigt ist, sollte an die Brust angelegt werden. TE-Fisteln sind bekannt, wenn sie im Ultraschall gesehen wurden und werden vermutet, wenn die Mutter zu viel Fruchtwasser hat (Polyhydramnion). Lag bei der Mutter ein Polyhydramnion vor, sollte mit einer Ernährungssonde festgestellt werden, ob die Speiseröhre offen ist, ehe das Neugeborene angelegt wird. Ziel ist es, das Neugeborene so schnell wie möglich zu operieren. Deshalb ist das Stillen kontraindiziert, um eine Aspiration von Milch zu vermeiden, die wahrscheinlich auftreten wird, wenn die Fistel nicht korrigiert wird.

Langsame Gewichtszunahme

Die langsame Gewichtszunahme bei gestillten Säuglingen ist nicht sehr gut untersucht. Einige Pflegefachkräfte und Ärzte haben angenommen, dass voll gestillte Säuglinge sich entlang den traditionellen Wachstumskurven (wie denen des National Center for Health Statistics – NCHS) entwickeln würden. Doch Studien haben gezeigt, dass dem nicht so ist.[31–34] Diese und neuere Studien[35] haben gezeigt, dass gestillte Säuglinge dazu neigen, zunächst schwerer zu sein, vor allem in den ersten 28 Tagen.[32] Die 1978 von der Weltgesundheitsorganisation veröffentlichten traditionellen Werte basieren auf den Daten des NCHS, die sich auf Langzeitstudien des Fels Research Institute von 1929 bis 1975 beziehen. (Selbst wenn diese Kurven für nicht gestillte Kinder verwendet werden, bilden sie eher *Referenzwerte* für einen Vergleich als einen *Standard*, den der Säugling erreichen muss.[36]) Da gestillte Säuglinge zudem ihre Aufnahme selbst regulieren, trinken sie weniger als flaschengefütterte Säuglinge und sie neigen zu niedrigeren Stoffwechselraten als Säuglinge, die künstliche Säuglingsnahrung erhalten, sodass es scheinbar keine negativen Auswirkungen in Verbindung mit der geringeren Aufnahme und der langsameren Gewichtszunahme gibt.[37] Nachdem international anerkannte Experten[38, 39] die traditionellen Kurven kritisiert haben, wurden sie kürzlich ersetzt (☞ http://www.cdc.gov/growthcharts/). (Leider berücksichtigen diese

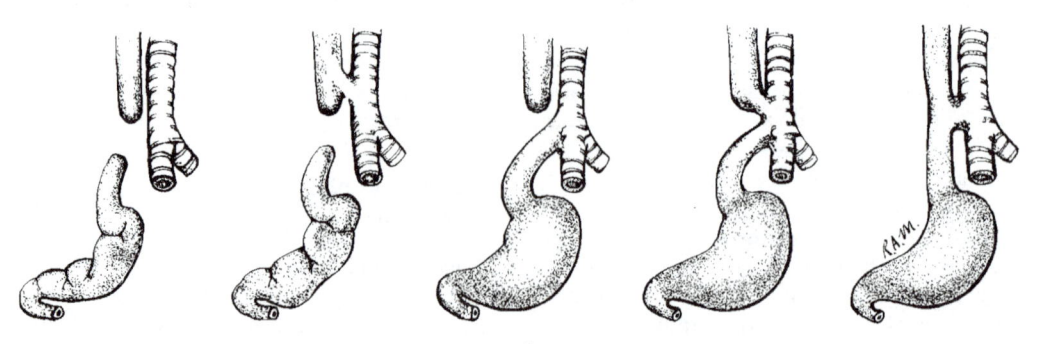

Abb. 11.1   Fünf am meisten vorkommende Formen von Ösophagusatresien und tracheo-ösophagealen Fisteln.

11.1 Veränderungen beim Nährstoffbedarf und der Nährstoffmenge

Kurven immer noch nicht die normalen Wachstumsmuster von gestillten Neugeborenen in den ersten 28 Tagen.)

Zu den Rätseln rund um die langsame Gewichtszunahme kommt noch dazu, dass viele Experten und Spezialisten das Problem auf unterschiedliche Weise angehen. Powers[40] fasst mehrere Vorstellungen zusammen. Sie basieren auf der Rate der Gewichtszunahme,[3] auf der Chronologie[41] (Gewichtsveränderung in Abhängigkeit der Zeit), auf der Energiebilanz (Aufnahme, Verluste, Stoffwechselbedarf),[3] dem Verhalten (zufrieden oder unruhig),[42] der möglichen Ätiologie,[3, 43] der Einteilung[3] (mütterliche Milchbildung, kindliche Milchaufnahme, Milchtransfer beim Stillpaar), dem Auftreten (häufig oder selten)[40] und dem Erscheinungsbild[40] (scheinbar gesund oder bekannte Erkrankung). Eines der nützlichsten Konzepte ist jedoch das von Lawrence und Lawrence[3], das in Abb. 11.2 dargestellt wird.

Einige Experten[3] unterschieden zwischen Säuglingen, die einfach langsam zunehmen (d.h. die, die insgesamt gesund sind) und Säuglingen mit einer Gedeihstörung (FTT). Der Begriff Gedeihstörung kann jedoch noch weiter zu der Verwirrung beitragen, denn sie wird folgendermaßen definiert: (1) „die Gewichtszunahme beträgt weniger als zwei Standardabweichungen in einem Zeitraum von zwei Monaten oder länger bei Säuglingen unter sechs Monaten oder in einem Zeitraum von drei Monaten oder länger bei Säuglingen über sechs Monaten" und (2) „das Verhältnis Gewicht zu Länge" liegt unter der 5. Perzentile".[44] Diese Definition kann jedoch nicht vollständig auf gestillte Säuglinge angewendet werden. Lawrence und Lawrence definieren FTT bei gestillten Säuglingen gemäß ihrer Fähigkeit, das Geburtsgewicht wiederzuerlangen und zu erhalten und dann zu wachsen.[3]

Einige Säuglinge sind „langsame Zunehmer". Anders als FTT-Säuglinge, bei denen es besorgniserregende Anzeichen gibt, erscheinen langsame Zunehmer insgesamt gesund und nehmen langsam, aber stetig zu (☞ Tabelle 11.1). Diese Kinder nehmen an Gewicht zu, aber deutlich langsamer als es erwartet wird.

Es ist jedoch weniger wichtig, welches Etikett dieses Phänomen erhält. Das Problem muss er-

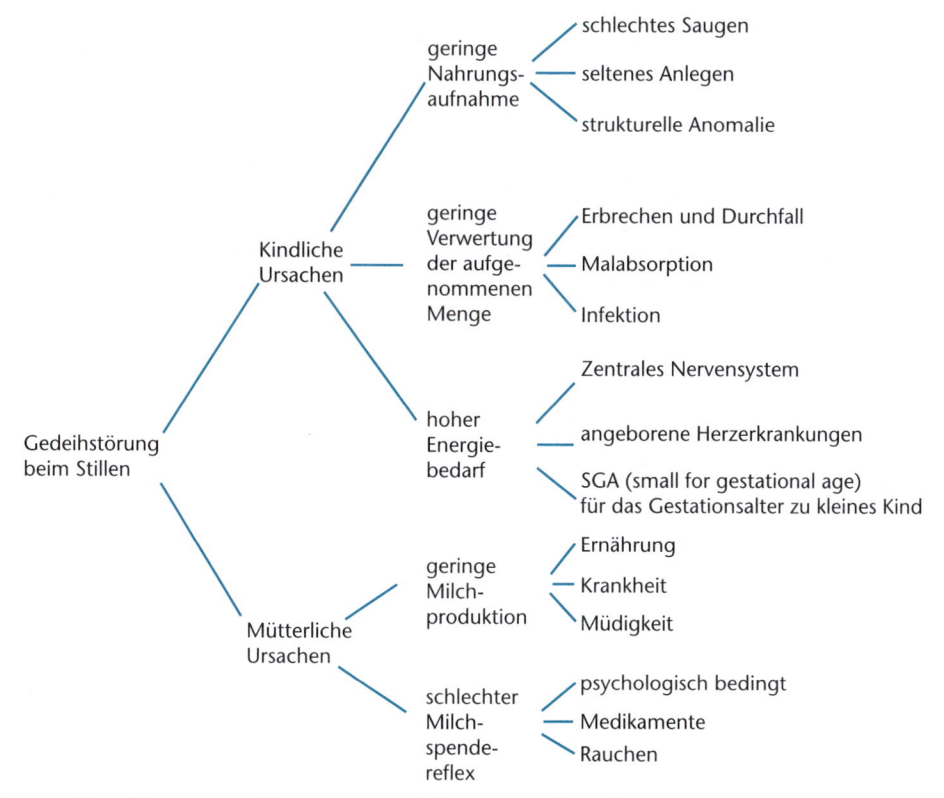

Abb. 11.2 Flussdiagramm zur Diagnose von Gedeihstörungen. [E247]

Langsame Gewichtszunahme	Gedeihstörung
Aufmerksam, erscheint gesund	Apathisch oder schreit
Guter Muskeltonus	Schwacher Muskeltonus
Gute Hautspannung	Schwache Hautspannung
Mindestens 6 nasse Windeln pro Tag	Wenige nasse Windeln
Blasser, verdünnter Urin	„strenger" Urin
Häufiger, sämiger Stuhlgang (oder seltener, weicher Stuhl in großen Mengen)	Unregelmäßig und wenig Stuhlgang
Mindestens acht oder mehr Stillmahlzeiten pro Tag, die 10 bis 20 Min. dauern	Weniger als acht Stillmahlzeiten, häufig kurz
Gut eingespielter Milchspendereflex	Keine Anzeichen für einen funktionierenden Milchspendereflex
Gleichmäßige, aber langsame Gewichtszunahme	Ungleichmäßiges Gewicht, Gewichtsabnahme möglich

Tab. 11.1 Parameter zur Beurteilung von gestillten Säuglingen. Aus: Lawrence, R.A.; Lawrence, R. M. *Breastfeeding: a guide for the medical profession*. 5th ed. St. Louis: Mosby; 1999.

kannt, seine Ursache gefunden und es müssen Maßnahmen zur Behebung eingeleitet werden. Gelegentlich wissen jedoch die Pflegefachkraft oder der Arzt nicht Bescheid über das Wachstum von gestillten Säuglingen und die Situation wird verschärft durch (1) keine oder (unqualifizierte) Empfehlungen zum Zufüttern, (2) falsche, nutzlose oder sich widersprechende Ratschläge, (3) ausschließlich telefonische Ratschläge oder (4) zu späte Ratschläge.

Keine Empfehlungen gibt es in den Fällen, in denen die Eltern keinen Kontakt zum Arzt aufnehmen oder der Arzt das Problem nicht erkennt. Schwierig wird es auch dann, wenn falsche oder nutzlose Empfehlungen gegeben werden oder wenn unterschiedliche Empfehlungen von verschiedenen Fachpersonen ausgesprochen werden. So ist es beispielsweise sinnlos, der Mutter zu sagen, sie solle häufiger anlegen, wenn die Brust nicht geleert wird und kein Milchtransfer stattfindet, wie es in Kapitel 7 beschrieben wird. Eine ausschließlich telefonisch durchgeführte Beratung, kann in vielen Fällen wahrscheinlich angemessen sein, schränkt aber die Möglichkeiten der Diagnostik deutlich ein, da sich die Pflegefachkraft oder der Arzt auf die (von der Mutter oder jemand anderem) berichteten Angaben statt auf direkte Beobachtung und körperliche Untersuchung verlassen muss. Wenn die Pflegefachkraft oder der Arzt die Haltung „abwarten und beobachten" oder „Zufüttern vermeiden, koste es was es wolle" einnehmen, kommt es oft zu verspäteten Ratschlägen und der Säugling wird instabil, wo doch ein früheres Eingreifen weitere Probleme hätte vermeiden können.

Einschätzung

Gedeihprobleme können jederzeit auftreten. Da sich dieses Buch jedoch überwiegend auf die Neugeborenenperiode bezieht, konzentriert sich die Diskussion hier auch auf diesen Zeitraum. Gedeihprobleme in den ersten drei Monaten sind jedoch nicht ungewöhnlich. Später treten seltener Gedeihprobleme auf und wenn, dann sind sie häufig das Ergebnis einer Erkrankung, vorausgesetzt, zuvor lief alles gut.

Ein frühzeitiges Erkennen von Gedeihproblemen hängt davon ab, dass früh, anhaltend und umfassend untersucht wird. Einige Säuglinge haben ein erhöhtes Risiko für eine langsame Gewichtszunahme, vor allem diejenigen, die zwischen der 35. und 38. Schwangerschaftswoche geboren wurden (und deshalb als „voll ausgetragen" gelten), Frühgeborene und beeinträchtige Säuglinge (wie sie hier in diesem Kapitel beschrieben werden). (Säuglinge mit strukturellen oder neurologischen Problemen haben ein besonders großes Risiko.) Es ist sinnvoll, für alle Neugeborenen einen Nachsorgetermin wenige Tage nach der Krankenhausentlassung einzuplanen, doch für Säuglinge mit erhöhtem Risiko für Gedeihprobleme ist ein solcher Termin zwingend.[45]

Anamneseerstellung

Die Erstellung einer guten Anamnese beginnt, sobald die Mutter zur Tür hereinkommt (oder wenn Sie bei der Mutter zur Tür hereinkommen). Fragen, an die niemand gedacht hat oder irreführende Antworten auf gestellte Fragen können richtig interpretiert werden, wenn eine geübte Fachkraft das nonverbale Verhalten und die Umgebung klug beobachtet. Kommt man zum Beispiel bei einem Hausbesuch in einen Raum, in dem man die Hand kaum vor Augen sieht vor lauter Rauch, widerspricht dies der Aussage der Mutter, dass sie zwei bis drei Zigaretten pro Tag raucht. Oder ein Säugling, der mit dem Schnuller im Mund in die Praxis kommt, signalisiert, dass genauer und energischer nachgefragt werden muss, wie oft er am Tag gestillt wird und wie lange die Abstände zwischen den Stillmahlzeiten sind.

Krankengeschichte des Säuglings. Die Krankengeschichte des Säuglings ist wichtig. Der Verlauf der Schwangerschaft und der Geburt, die Apgar-Werte und ähnliche Daten können dazu beitragen, die Probleme zu erkennen, die der langsamen Gewichtszunahme zugrunde liegen. Eine Aufzeichnung des Schlafverhaltens und der Ausscheidungen ist ebenfalls nützlich.

Angaben zum Stillen sind besonders wichtig. Einige Daten zur Stillhäufigkeit und -dauer können erfragt werden. (Da Mütter gerne die „richtige Antwort" geben mögen, ist eine direkte Beobachtung einer Stillmahlzeit von unschätzbarem Wert.) Eingeschränktes Stillen, lange Abstände, Durchschlafen in der Nacht, die Gabe von Wasser und der Gebrauch von Stillhütchen, sind alles Dinge, die sich durch einfache Maßnahmen korrigieren lassen (Tabelle 11.2). Frantz[46] sagt, dass diese einfachen Fehler beim Stillmanagement wesentlich zu Gedeihproblemen bei Neugeborenen beitragen.

Krankengeschichte der Mutter. Eine Anamnese der Mutter in Bezug auf die derzeitige und frühere geburtshilfliche Vergangenheit, die medizinische und chirurgische Vergangenheit, die familiäre Krankengeschichte und den psychosozialen Hintergrund (Kapitel 6) hilft, Probleme bei der Milchproduktion der Mutter, mit dem Milchspendereflex und dem Milchtransfer, zu erkennen. Die Frage nach Atopien in der Familie ist deshalb von besonderer Bedeutung, weil Säuglinge mit einer Allergie auf Milcheiweiß, das die Mutter zu sich genommen hat, dadurch Probleme mit der Gewichtszunahme haben können. Frantz, Fleiß und Lawrence[47] haben einen hervorragenden Anamnesebogen entwickelt, der alle wichtigen Punkte hinsichtlich der sozialen und gesundheitlichen Gewohnheiten der Mutter, dem Verhalten des Säuglings, dem Geburtsverlauf und der Vorgeschichte der Familie beinhaltet. Abb. 11.3 zeigt dieses umfassende, aber einfach zu verwendende Formblatt.

Körperliche Untersuchung

Bei langsamer Gewichtszunahme ist eine vollständige Untersuchung von Mutter und Säugling angezeigt. Zu der Untersuchung gehört auch eine direkte Beobachtung des Stillpaars beim Stillen.

Untersuchung der Mutter. Nimmt der Säugling nur langsam zu, ist die Untersuchung der mütterlichen Brust ein wichtiger Bestandteil zur Einschätzung der Situation. Alle in Kapitel 6 erwähnten Punkte sollten berücksichtigt werden, mit besonderem Augenmerk auf Veränderungen der Brust (Veränderungen von Tag zu Tag im Zusammenhang mit der Laktogenese ebenso wie Veränderungen des Füllungsgrades vor und nach dem Stillen.) Berichte über schmerzende Brüste verlangen nach einer weiteren Untersuchung, da Mütter mit schmerzenden Brüsten dazu neigen, seltener anzulegen oder Stillmahlzeiten abzukürzen. Es konnte ein Zusammenhang zwischen wunden Mamillen und langsamer Gewichtszunahme hergestellt werden.[48]

Eine wahrscheinliche Ursache für eine langsame Gewichtszunahme ist eine geringe Milchmenge.[40] Faktoren, sie sich störend auf die Milchmenge, den Milchspendereflex und den Milchtransfer auswirken, sollten, wenn möglich, erkannt und verändert werden. Doch die Milchbildung wird nicht nur von der Brustdrüse gesteuert, sodass eine vollständige körperliche Untersuchung, einschließlich der Schilddrüse, angezeigt sein kann, um die Ursache auszumachen. (Manchmal ist sogar eines der ersten Anzeichen für eine Schilddrüsenunterfunktion eine geringe Milchmenge.)

Die direkte Beobachtung einer Stillmahlzeit gibt wichtige Hinweise dafür, ob das Problem der

11 Strategien zum Stillen von gesundheitlich beeinträchtigten Babys

---

Nr.: _____
Datum: _____

Anamnesebogen bei langsamer Gewichtszunahme

Mutter
Name _____

A. Ernährung
  1. Essen Sie regelmäßig? _____ Wie beurteilen Sie Ihre Ernährung?
     sehr gut ☐ gut ☐ schlecht ☐
  2. Nehmen Sie Vitaminpräparate? _____ Wenn ja, welche? _____
     _____
  3. Nehmen Sie Bierhefe ein? _____
  4. Macht Ihnen Ihr Gewicht Sorgen? _____

B. Gesundheit
  1. Befinden Sie sich in guter gesundheitlicher Verfassung? _____ Wenn nein, beschreiben Sie Ihre Probleme: ___
     _____
  2. Nehmen Sie irgendwelche Medikamente? _____ Nehmen Sie die Antibabypille? _____
     Verschreibungspflichtige Medikamente? _____ Frei verkäufliche Medikamente? _____
  3. Hatten Sie jemals Schilddrüsenprobleme? _____
     Nehmen Sie zurzeit Schilddrüsenmedikamente? _____ Welche? _____
     Dosierung _____ Wann wurden die Schilddrüsenwerte zum letzten Mal untersucht? _____
  4. Haben Sie Probleme mit Ihrem Blutdruck? _____

C. Gewohnheiten
  1. Rauchen Sie? _____ Welche Marke? _____
     Wie viele Zigaretten pro Tag? _____
  2. Trinken Sie Kaffee? _____ Wie viele Tassen täglich? _____
     Trinken Sie koffeinhaltige Limonaden? _____ Wie viel pro Tag? _____
  3. Trinken Sie Alkohol? _____ Wie viel pro Tag? _____ Woche? _____ Monat? _____

D. Stillen
  1. Bemerken Sie beim Stillen ein Kribbeln ☐ ein Brennen ☐ ein Füllen der Brust ☐
     auslaufende Milch an der Seite ☐ nichts ☐
     Sonstiges _____
  2. Können Sie sich zum Stillen in eine ruhige Umgebung zurückziehen? ☐ Wenn nicht, warum? ☐
     (laute Musik, Verkehrslärm, Hundegebell) _____
     _____
  3. Haben Sie einen Schaukelstuhl? _____

E. Soziales Umfeld
  1. Ist Ihr Alltag hektisch? _____ Wenn ja, warum? (beschreiben Sie Ihre Tätigkeiten) _____
     _____
  2. Wie beschreiben Sie Ihre Ehe/Partnerschaft? gut ☐ durchschnittlich ☐ schlecht ☐
  3. Haben Sie weitere Kinder? _____ Wie alt? _____
     Haben Sie diese Kinder gestillt? _____ Wie lange? _____
  4. Leiden Sie unter Angstproblemen oder sind Sie sehr angespannt? _____ Wenn ja, beschreiben Sie bitte
     _____
     _____

Abb. 11.3 Spezieller Anamnesebogen bei langsamer Gewichtszunahme. [E247-001]

---

mangelnden Gewichtszunahme mit dem Stillmanagement zusammenhängt oder ob ein ernsthafteres, pathologisches Problem vorliegt. Saugt das Kind nicht gut an, ist das ein Anlass zur Sorge. Auch subtile Anzeichen können auf Probleme hinweisen. Ein Kind mit leichter Untertemperatur muss ebenso genauer untersucht werden wie eines, das beim Stillen übermäßig müde erscheint. Es sollte auch beruhigende Anzeichen geben. Hörbares Schlucken ist ein sehr beruhigendes Anzeichen dafür, dass ein Milchtransfer stattfindet. Hat der Säugling jedoch einen sehr hohen Stoffwechselbedarf, reicht die aufgenommene Menge manchmal nicht aus, um diesen Bedarf zu decken. *Es ist immer ein besorgniserregendes Zeichen, wenn kein Schlucken zu hören ist.* Es sollte nicht unterschätzt werden, was für ein ernstes Problem eine Gedeihstörung darstellt, doch viele

11.1 Veränderungen beim Nährstoffbedarf und der Nährstoffmenge

Säugling
Name _____ Geburtsdatum _____
 1. Wie oft wird das Kind gefüttert? _____
    Ausschließlich mit Muttermilch? _____ Andere Nahrung? _____
 2. Wird das Kind bei jeder Mahlzeit an beiden Brüsten angelegt? _____ Wie lange pro Brust? _____
 3. Wie lange dauert es, bis das Kind die Stillmahlzeit beendet? _____ Macht das Kind beim Stillen Pausen? _____
 4. Wer beendet die Stillmahlzeit? Mutter ☐ Kind ☐
 5. Wie schätzen Sie das Saugverhalten ein? schlecht ☐ schwach ☐ durchschnittlich ☐ stark ☐
 6. Stößt das Kind leicht auf? _____ Wie wird das Aufstoßen unterstützt? _____
    Wann stößt das Kind auf? _____
 7. Wird ein Schnuller verwendet? _____ Was für ein Schnuller? _____
    Wie häufig wird der Schnuller eingesetzt? _____
 8. Wie viele nasse Windeln hat das Kind am Tag? _____ Werden besonders saugfähige Windeln verwendet? _____
 9. Wie oft hat das Kind innerhalb von 24 Stunden Stuhlgang? _____
    Welche Konsistenz hat der Stuhl? _____ Welche Farbe hat der Stuhl? _____
10. Ist das Kind wach und aufmerksam ☐ durchschnittlich ☐ ruhig ☐
11. Nächtliches Schlafverhalten: Wann geht das Kind ins Bett? _____ Ist das regelmäßig so? _____
    Listen Sie die Wachzeiten auf _____
12. Ist das Kind gesund? _____ Hatte es irgendwelche Probleme seit der Geburt? _____
    Wenn ja, welche? _____
    Ikterus? _____ Wie hoch war der Bilirubinwert? _____
    Hat das Kind irgendwelche Medikamente erhalten? _____ Wenn ja, welche? _____
13. Wurde jemals der Urin kontrolliert? _____ Wann? _____ Wurden irgendwelche anderen Tests durchgeführt (insbesondere im Hinblick auf die langsame Gewichtszunahme? _____ Wenn ja, welche? _____
    _____ Wo? _____

Geburtsverlauf
 1. Art der Entbindung: vaginal ☐ Sectio ☐ falls Sectio: geplant ☐ notfallmäßig ☐
 2. Haben Wehen eingesetzt? Ja ☐ Nein ☐ Dauer der Wehen _____
 3. Wurden unter der Geburt Medikamente gegeben? _____ Wenn ja, welche? _____
 4. War es eine schwierige Geburt? _____ Wenn ja, erläutern Sie bitte die Probleme _____
    _____
 5. Das Kind wurde nach _____ Std. zum ersten Mal angelegt. Hat es die Brust gut angenommen? _____
 6. Wo fand die Geburt statt? Hausgeburt ☐ Klinikgeburt mit Rooming-in ☐
    Klinikgeburt, Kind ausschließlich im Kinderzimmer ☐
    Waren Sie jemals von ihrem Kind getrennt? _____ Wenn ja, warum? _____
 7. Haben Sie in der Schwangerschaft irgendwelche Medikamente genommen? _____ Wenn ja, welche? _____
    _____
 8. Haben Sie nach der Geburt Medikamente genommen? _____ Wenn ja, welche? _____
    _____

Familienanamnese
 1. Gab es bei vorangegangenen Kindern oder Verwandten Gedeihstörungen? Ja ☐ Nein ☐
 2. Gibt es in der Familie Stoffwechselerkrankungen oder Malabsorptionsstörungen? Ja ☐ Nein ☐
 3. Leidet das Kind unter Mukoviszidose? Ja ☐ Nein ☐
 4. Hat das Kind eine Milchallergie? Ja ☐ Nein ☐
 5. Sonstiges _____
    _____

Abb. 11.3 (Forts.) Spezieller Anamnesebogen bei langsamer Gewichtszunahme. [E247-001]

Probleme sind einfach und können leicht behoben werden.

Untersuchung des Säuglings. Die klassische Untersuchung des Säuglings beginnt mit der Bestimmung des Gewichts, der Länge und des Kopfumfangs des Kindes.[49] Die Gewichtszunahme ist nur ein Punkt bei der Beurteilung des Gedeihens und sollte zusammen mit anderen Untersuchungsergebnissen einschließlich Länge, Kopfumfang und Dicke der Hautfalten betrachtet werden. Doch auch wenn die Gewichtszunahme nur ein Faktor ist, der berücksichtigt werden muss, so ist ein Gewichtsverlust oft der Auslöser für weiteres Handeln. Leider beruht dieses Handeln aber manchmal auf Daten, die unkorrekt eingeholt oder falsch aufgezeichnet wurden. Deshalb denken Sie an einige Regeln des gesunden Menschen-

11 Strategien zum Stillen von gesundheitlich beeinträchtigten Babys

Feststellung	Maßnahme	Begründung
Mutter nimmt den Säugling von der Brust bevor er fertig ist oder hält sich an eine festgelegte Zeitvorgabe	Fordern Sie die Mutter auf, den Säugling selbst bestimmen zu lassen, wann er die Stillmahlzeit beendet, indem sie auf die Schluckgeräusche achtet. Lehren Sie sie, die Schluckgeräusche zu erkennen.	Gestillte Neugeborene benötigen zwischen 10 und 60 Minuten für eine Stillmahlzeit, durchschnittlich 31 Min. Die Länge der Stillmahlzeit entspricht der Zahl der nutritiven Saugbewegungen.
	Klären Sie die Mutter über zu viel Bekleidung auf. Es kann notwendig sein, den Säugling auszuwickeln und aufzuwecken, damit er zu Ende trinkt.	Überwärmte Säuglinge saugen weniger. Eingewickelte Neugeborene fallen leicht in den Schlaf.
	Wechseln Sie an die zweite Brust, wenn der Säugling langsamer schluckt oder aufhört zu schlucken. Wechseln Sie wieder zurück an die erste Brust, *falls* der Säugling daran interessiert ist.	Das Anbieten von beiden Brüsten regt die Milchbildung besser an. Pausen bedeuten nicht unbedingt, dass der Säugling fertig ist. Verweigert der Säugling die Brust nach einem Seitenwechsel, kann dies bedeuten, dass er satt ist.
Anhaltend lange Abstände zwischen den Stillmahlzeiten (4 Stunden oder länger bei Neugeborenen)	Häufiger anlegen; richten Sie sich nicht nach dem 4-Stunden-Rhythmus der Flaschenfütterung.	Gestillte Neugeborene trinken meist etwa alle zwei bis drei Stunden; einige Säuglinge gehen nach langen Schlafphasen zum Cluster-feeding über.
	Raten Sie während der ersten Wochen von der Verwendung eines Beruhigungssaugers ab.	Das Saugbedürfnis ist ein Überlebensmechanismus, der ein echtes Stillbedürfnis anzeigen kann; mehr Saugen bedeutet mehr Milchmenge.
	Wecken Sie schläfrige Säuglinge auf und stillen sie mindestens 8-mal innerhalb von 24 Stunden.	Medikamente unter der Geburt, Medikamente nach der Geburt oder eine Hyperbilirubinämie können dazu führen, dass der Säugling zu *viel* schläft.
Versuche, den Säugling zum „Durchschlafen" zu bringen, ehe er 8 bis 12 Wochen alt ist	Zerstreuen Sie die Mythen, dass Eltern lange Schlafphasen durch Schreienlassen des Säuglings oder den Einsatz des Beruhigungssaugers fördern sollen.	Neugeborene müssen während der gesamten 24 Stunden eines Tages Nahrung erhalten. Die meisten schlafen keine sechs Stunden am Stück, ehe sie 8 bis 12 Wochen alt sind.
	Erzählen Sie der Mutter vom „Power-Stillen" in der Nacht in den ersten drei Wochen. Sie sollte sich untertags ausruhen.	Der Prolaktinspiegel der Mutter ist hoch, wenn sie schläft; Neugeborene trinken in den ersten drei Wochen nachts am besten.
Die Mutter bietet mehr Wasser an als die Brust, weil sie glaubt das müsste so sein oder aus Angst vor einem Ikterus	Keine Wassergaben mehr, stattdessen häufigeres Stillen oder mehr Muttermilchmahlzeiten	Aufgrund der niedrigeren Molenlast der Muttermilch benötigt ein gestillter Säugling kein zusätzliches Wasser, wenn er häufig angelegt wird.
		Es gibt keinen Beweis dafür, dass Wasser den Bilirubinspiegel schneller senkt als Muttermilch;

(Fortsetzung nächste Seite)

Feststellung	Maßnahme	Begründung
		Bilirubin wird mit Muttermilch in den Stuhl ausgeschieden.
Mutter verwendet ein Stillhütchen	Abgewöhnen des Stillhütchens. Verwendung einer Ernährungssonde, falls der Säugling nicht gut an der Brust trinkt.	Stillhütchen verringern die verfügbare Milchmenge um 22 bis 66 %.

Tab. 11.2 Fehler beim Stillmanagement von Neugeborenen. Aus: Frantz, K.B. *NAACOGS Clin Issu Perinat Womens Health Nurs* 1992;3:647–655. Copyright Kittie Frantz.

verstandes, wenn Sie Diskrepanzen beim Gewicht feststellen:
- Wiegen Sie den Säugling auf einer elektronischen Waage, die auf 2 g genau wiegt. Gewichtswerte, die auf einer Balkenwaage gemessen wurden, sind absolut ungenau.
- Gehen Sie sicher, dass die elektronische Waage richtig funktioniert.
- Wiegen Sie jedes Mal auf der gleichen Waage mit immer etwa der gleichen Kleidung. (Zumindest im ersten Lebensmonat wird im Allgemeinen nackt gewogen.)
- Überprüfen Sie, ob das letzte Gewicht korrekt aufgezeichnet wurde. (Ein einfacher, aber häufiger Fehler passiert, wenn metrische Angaben in andere Maßeinheiten umgewandelt werden und umgekehrt.)
- Wenn es zu einem deutlichen, aber ansonsten unerklärbaren Unterschied kommt, wiegen Sie den Säugling nochmals. Bleibt der Unterschied nach zweifacher Überprüfung bestehen, erheben Sie weitere erforderliche Daten und führen Sie eine körperliche Untersuchung durch.

Es reicht nicht aus, nur auf die Merkmale für das Wachstum und die Gewichtszunahme zu schauen, es muss eine vollständige Untersuchung erfolgen. Weitere Daten können helfen, festzustellen, ob die beobachteten Probleme das Ergebnis des Stillmanagements oder Symptome einer Erkrankung sind. Bei der körperlichen Untersuchung muss auf die folgenden Punkte geachtet werden:

- *Vitalzeichen:* Die Vitalzeichen sind tatsächlich lebenswichtig. Entsprechen die Vitalzeichen des Säuglings nicht der Norm, ist eine weitere Untersuchung unerlässlich. Eine Untertemperatur kann zum Beispiel auf eine zu geringe Kalorienaufnahme hinweisen, eine Hyperthermie auf Dehydratation, eine Tachykardie kann ein Anzeichen für eine hohe Stoffwechselrate sein und eine Tachypnoe kann ein deutliches Zeichen dafür sein, dass der Säugling nicht in der Lage ist, gleichzeitig zu trinken und zu atmen.
- *Verhalten des Säuglings:* Säuglinge, die übererregt oder teilnahmslos, reizbar oder übermäßig schläfrig sind, oder solche, die nach drei bis fünf Minuten saugen schläfrig werden, bekommen unter Umständen nicht genügend Milch. Auch bei besonders heißhungrigen Säuglingen oder solchen, die kein Interesse an Nahrung haben („brave Babys") besteht die Wahrscheinlichkeit, dass sie nicht genügend Milch aufnehmen.
- *Dehydratationsanzeichen* (werden in Kap. 9 beschrieben) sind das Ergebnis von zu wenig Flüssigkeit. Eine eingesunkene Fontanelle ist eines der letzten Anzeichen für eine Dehydratation.
- *Pathologische Befunde* bedeuten, dass der Säugling ein Risiko für Probleme mit der Gewichtszunahme hat. Es sollte auch die Mundmotorik untersucht werden. Es ist bekannt, dass Spalten über einige Zeit hinweg unentdeckt geblieben sind. Deshalb ist eine wiederholte Untersuchung der Mundhöhle mit dem Finger angezeigt, wenn Folgendes beobachtet wird: schlechte Gewichtszunahme beim Säugling, kein oder nur seltenes hörbares Schlucken oder anhaltend wunde Mamillen der Mutter.

FTT mag eher ein Symptom einer Erkrankung als ein Stillproblem sein. Lukefahr führt in Zusammenhang mit dem Alter Erkrankungen auf, die zu Gedeihstörungen bei gestillten Säuglingen führen. Er bemerkt, dass in der Gruppe der Neugeborenen bei 7 % ein pathologischer Zustand zugrunde lag.[41] Die Botschaft ist eindeutig: Nicht alle besorgniserregenden Anzeichen und Symptome können durch ein verbessertes Stillmanagement korrigiert werden. Es ist stattdessen besser, wenn sie dokumentiert werden und eine medizinische Untersuchung eingeleitet wird. Warnzeichen, wie sie in Kasten 11.2 aufgeführt sind, verlangen eine eindeutige Bestimmung des Problems und, bei Bedarf, eine Überweisung an den Kinderarzt. Es ist absolut unerlässlich, dass eine umfassende Anamnese erhoben und eine körperliche Untersuchung der Mutter und des Säuglings durchgeführt wird, ehe klinische Vorgehensweisen festgelegt werden.

> Diskutieren Sie dieses Fallbeispiel mit Ihren Kollegen zu, denn oft gibt es mehr als eine richtige Antwort.

11.2 Warnzeichen bei anhaltenden Gedeihproblemen

Zu den „Warnlampen", die eine nähere Untersuchung verlangen, gehört, dass das Neugeborene:
- Nicht genügend aufnimmt und ausscheidet (☞ Kapitel 7)
- Unabhängig vom Alter klinische Anzeichen für eine Dehydratation zeigt
- Unabhängig vom Alter Anzeichen für eine Erkrankung zeigt
- Mehr als 10 % des Geburtsgewichts verliert
- Im Alter von zwei Wochen das Geburtsgewicht noch nicht wieder erreicht hat
- Zu früh geboren wurde und nicht im gleichen Maß an Länge, Gewicht und Kopfumfang zunimmt, wie dies der Fall wäre, wenn es sich noch im Mutterleib befinden würde
- Beeinträchtigt ist und nicht genügend Kalorien aufnimmt, verdaut und bei sich behält, um seine Aktivität und sein Wachstum aufrechtzuerhalten (über den Grundbedarf hinaus).

Diese Liste ist nicht als vollständig anzusehen.
Copyright 2001 Marie Biancuzzo

Fallbeispiel

Gestillter Säugling mit Gedeihstörung

Die Kinderärztin Dr. R ruft Sie an und bittet Sie, bei einem Neugeborenen einen Hausbesuch zu machen, bei dem sie eine Gedeihstörung diagnostiziert hat. Es sind keine Defekte, Anomalien oder ungewöhnlichen Umstände bekannt. Sie kommen in eine Wohnung der gehobenen Mittelklasse und treffen auf ein verheiratetes Paar Anfang 40 und ihr drei Wochen altes Baby Joshua. Frau A., eine kleine Frau, scheint sich von ihrem Kaiserschnitt zu erholen. Sie bemerken, dass sie flache Mamillen und große Brüste hat. Sie hält Joshua in der Wiegenhaltung und er bäumt sich auf, schreit und will die Brust nicht annehmen.

Wie sieht Ihre erste Einschätzung der Mutter-Kind-Dyade aus?

Was tun Sie als erstes? Angenommen, Sie haben die grundlegende Technik korrigiert, was kann sonst noch helfen?

Klinische Vorgehensweisen

Das Hauptziel bei Fällen von langsamer Gewichtszunahme liegt darin, die zugrunde liegende Ursache des Problems herauszufinden und korrigierende Maßnahmen einzuleiten. Stillprobleme verlangen nach einem verbesserten Stillmanagement, pathologische Situationen verlangen nach einem medizinischen Management. In beiden Fällen sollten die eingeleiteten Maßnahmen an die genaue Ursache angepasst sein.

Wenn ärztlich festgestellt wurde, dass kein krankhafter Befund vorliegt, setzen Sie Ziele und Prioritäten für das gestillte Kind mit Problemen bei der Gewichtszunahme, wie es in Kasten 11.3 dargestellt wird. Bestimmen Sie die zwei oder drei drängendsten Probleme, die den Transfer von ausreichenden Milchmengen behindern und lösen Sie diese Probleme. Sammeln Sie weiterhin Daten, überwachen Sie den Fortschritt und berichten Sie alle Veränderungen – positive wie negative – an den Arzt. Die alles überspannende Strategie hat das Ziel, dem Säugling mehr Energie über die Nahrung zuzuführen (wozu auch die Steigerung der Milchmenge der Mutter gehört) und die Brust stärker zu leeren.

Steigerung der Milchmenge

Setzen Sie einzelne oder alle der in Kapitel 7 aufgeführten Maßnahmen für eine langsame Gewichtszunahme ein. Galaktogene sollten in Betracht gezogen werden, wenn einfachere Methoden keine Wirkung zeigen. Das manchmal empfohlene Wechselstillen ist nur dann wirkungsvoll, wenn die Mutter lernt, die Seiten immer dann sofort zu wechseln, nachdem sie den Milchspendereflex gespürt hat. (Die zusätzliche Stimulation ist gut, aber Wechselstillen fünf Minuten nach dem Einsetzen des Milchspendereflexes ist kontraproduktiv, da der Säugling dann nur die Vordermilch trinkt.)

Denken Sie an die Vorteile der ausschließlichen Gabe von Hintermilch. Hintermilch hat mehr als doppelt so viele Kalorien wie Vordermilch, das wird dazu beitragen, dass der Säugling an Gewicht zunimmt. Diese Strategie ist besonders gut geeignet, wenn der Säugling zu Beginn des Stillens recht gut an der Brust trinkt, dann aber schnell ermüdet und nur selten oder niemals in den Genuss der Hintermilch kommt. Mütter können die Hintermilch gewinnen, indem sie die Vordermilch in einen Behälter abpumpen und anschließend die Hintermilch in einen anderen Behälter pumpen.

11.3 Pflegeplan: Probleme bei der Gewichtzunahme

Korrigieren Sie einfache Fehler im Stillmanagement: siehe Diskussion im Text. Schlechtes Anlegen oder eingeschränktes Stillen sind häufige Ursachen für Gewichtsverlust beim Neugeborenen.

Stellen Sie sicher, dass eine vollständige Untersuchung durchgeführt wird: In einigen Fällen kann eine Gedeihstörung ein Symptom für eine Erkrankung statt für ein Stillproblem sein.

Steigern Sie die Milchproduktion: Die einfachste Maßnahme besteht darin, nach jedem Stillen, bei dem der Säugling die Brust nicht erfolgreich „geleert" hat, Milch abzupumpen.

Wie verordnet zufüttern: Für einen Säugling mit einer Gedeihstörung kann ausschließliches Stillen unter Umständen nicht die Therapie der Wahl sein. In diesem Fall kann es tatsächlich sein, dass Zufüttern die sicherste Vorgehensweise ist. Es muss aber nicht mit der Flasche zugefüttert werden. Es gibt mehrere alternative Fütterungsmethoden (☞ Kapitel 16).

Propagieren Sie, dass die Mutter gut isst, ausreichend trinkt und sich genügend Ruhe gönnt: Die Milchbildung hängt zwar nicht davon ab, wie viel oder was die Mutter isst und trinkt, doch wenn die Mutter vor oder während des Stillens etwas Nahrhaftes isst, kommt es zu hormonellen Veränderungen, die die Milchbildung zu verbessern scheinen. Bei einer gut ausgeruhten Mutter setzt der Milchspendereflex leichter ein als bei einer chronisch übermüdeten Mutter.

Ermöglichen Sie eine interdisziplinäre Zusammenarbeit: Die klinische Situation ist oftmals vielschichtig und verlangt nach der gesammelten Erfahrung von allen Beteiligten. Es ist allerdings zwingend erforderlich, dass die Mutter von allen das Gleiche hört und dass sich die Mitglieder des Gesundheitsteams keine Grabenkämpfe liefern. Eine eindeutige Kommunikation, Verhandlung und Respekt gegenüber jedermanns Meinung – vor allem der der Mutter – sind wesentlich. Die Mutter mit der Behauptung zu ängstigen „sie lasse ihr Kind verhungern", ist kontraproduktiv, und ein hohes Maß an Selbstgefälligkeit ist ebenfalls unerwünscht.

Bieten Sie angemessene Richtlinien an: Stellen Sie eine einfache Karte zusammen, auf der auf der einen Seite die beruhigenden Anzeichen und auf der anderen Seite die besorgniserregenden Anzeichen aufgeschrieben sind. Auf der Karte sollten auch die Namen und Telefonnummern der Personen vermerkt sein, die der Frau Unterstützung geben können (schreiben Sie diese auf die Seite mit den beruhigenden Anzeichen) und die Namen und Telefonnummern von drei Stellen, an die sich die Mutter im Notfall wenden kann.

Schlagen Sie die Verwendung eines Brusternährungssets vor, wenn der Säugling Muttermilch, Spendermilch oder künstliche Säuglingsnahrung zusätzlich zum direkten Stillen erhält. Über das Brusternährungsset erhält der Säugling zusätzliche Nahrungsenergie und die Brust der Mutter wird vermehrt stimuliert.

Arbeiten Sie eng mit dem Arzt zusammen, auch wenn seine Einstellung zur Zufütterung nicht mit der Ihren übereinstimmt. Vermeiden Sie Grabenkämpfe, sonst erhält die Mutter möglicherweise einander widersprechende Botschaften, welche Vorgehensweise „richtig" und welche „falsch" ist. Jetzt ist nicht die Zeit, um auf das volle Stillen zu bestehen. Stimmen Sie lieber zu, dass das Zufüttern wesentlich sein kann, wenn es darum geht, Leben zu erhalten. Spendermilch ist die bessere Alternative, doch wenn diese nicht verfügbar ist, überwiegen die Vorteile der künstlichen Säuglingsnahrung gegenüber den potenziellen Nachteilen in dieser Situation. Befürchtungen, dass es durch den Gebrauch von Flaschen zu einer „Saugverwirrung" kommen könnte, sind verständlich. Das ist ein Punkt, der besprochen werden muss. Die meisten Ärzte ordnen nur das Zufüttern an, aber nicht, wie der Säugling die zusätzliche Nahrung erhalten soll. Helfen Sie den Eltern, die Vorteile verschiedener alternativer Fütterungsmethoden gegeneinander abzuwägen und wählen Sie eine für die Situation passende aus (☞ Kapitel 16). Hier geht es darum, die Ernährung zu beschleunigen – eine angemessene Menge an Kalorien, Nährstoffen und Flüssigkeit zuzuführen –, nicht um eine philosophische Diskussion über den Gebrauch von Flaschen.

Eltern eines langsam zunehmenden Säuglings brauchen eine einfühlsame Beratung und Aufklärung. Besprechen Sie viele Untersuchungsergebnisse mit der Mutter, nicht nur den Gewichtsverlust und die Gewichtszunahmen, sonst empfindet sie das Problem der mangelnden Gewichtszunahme unter Umständen als ihren persönlichen Fehler. Es ist extrem schwierig für eine Mutter, damit umzugehen, dass ihr Säugling nicht zufriedenstellend zunimmt. Mütter interpretieren diese Situation häufig als Beweis ihrer eigenen Unfähigkeit, Nahrung für ihr Baby bereitzustellen. Sie können in Versuchung geraten, das Stillen aufzugeben und stattdessen die Flasche zu geben. Gehen Sie mit dieser Frage vorsichtig um. Auf der einen Seite können bestimmte Umstände es erforderlich machen, dass der Säugling zumindest etwas künstliche Säuglingsnahrung erhält. Ist die künstliche Säuglingsnahrung also indiziert, vermeiden Sie es, den Eindruck zu erwecken, dass sie „schlecht" ist. Auf der anderen Seite helfen Sie der Mutter, ihre negativen Gefühle zu überwinden, wenn ihre Ängste und negativen Gefühle sie zu der Entscheidung treiben, das Stillen aufzugeben. Geben Sie der Mutter in jedem Fall praktische Ratschläge, wie sie einen Milchtransfer erreichen kann, versichern Sie ihr, dass sie das Richtige tut und geben Sie ihr ehrlich Auskunft über den Zustand ihres Säuglings. Betonen Sie, wie wichtig es ist, dass der Säugling und nicht die Mutter die Stillhäufigkeit und Stilldauer bestimmt.

Zufütterung

Durch das Zufüttern von künstlicher Säuglingsnahrung wird das Ziel erreicht, dem Säugling mehr Nahrungsenergie zu liefern. Doch es steht dem Ziel, die Brust besser zu stimulieren und zu entleeren, entgegen. Es wäre daher ideal, wenn die Milch der eigenen Mutter zugefüttert würde.

Powers definiert die Zufütterung für den langsam zunehmenden Säugling als jegliche Nahrung, die der Säugling nicht direkt aus der Brust erhält.[50] Wenn der Säugling klinisch stabil ist und Hungerzeichen zu erkennen gibt, kann auf das Zufüttern möglicherweise verzichtet werden, vorausgesetzt, das zugrundeliegende Problem wird schnell erkannt und es werden sofort Maßnahmen ergriffen, um das Problem zu beseitigen und den Trend zum Gewichtsverlust umzudrehen. Das könnte zum Beispiel bei einem vier Tage alten Neugeborenen angemessen sein, das 10 % unter dem Geburtsgewicht liegt, in den letzten Tagen keinen Stuhlgang und zwei nasse Windeln hatte sowie trockene Lippen, aber eine feuchte Zunge hat. Die Mutter hat kleine Läsionen an der Brust und sie hat noch keine reichliche Milchmenge. Unter der Voraussetzung, dass die Mutter eine gute Aufklärung über das Stillen und die Milchbildung erhält, kann die Verabreichung von abgepumpter Milch eine akzeptable Vorgehensweise sein, wenn eine direkte und persönliche Beurteilung des Zustands des Säuglings und der Laktogenese bei der Mutter innerhalb der nächsten 24 Stunden erfolgen kann.

Das Zufüttern von abgepumpter Muttermilch oder Spendermilch (oder künstlicher Säuglingsnahrung) ist angezeigt, wenn der Säugling sich in einem klinisch besorgniserregenden Zustand befindet. Es gibt die Möglichkeit, den Säugling direkt an der Brust zuzufüttern (mit dem Brusternährungsset) oder nach dem Stillen mit einem Becher, einer Pipette oder einem anderen Hilfsmittel (☞ Kapitel 15 und 16). Liegt kein akutes Problem vor, das aggressivere Therapien erfordert, kann der Säugling weiterhin oral ernährt werden, und die Häufigkeit der Bruststimulation und -entleerung können erhöht werden. Zu Beginn werden unter Umständen 50 ml/kg/Tag angeordnet, aufgeteilt auf sechs bis acht Mahlzeiten, zusätzlich zu dem, was der Säugling an der Brust trinkt.[50] (Die Menge wird entsprechend dem Appetit des Säuglings langsam erhöht.) Das kann zum Beispiel in der folgenden Situation sinnvoll sein: Ein 19 Tage alter Säugling liegt immer noch 7 % unter dem Geburtsgewicht, die Mutter berichtet, dass er vier bis sechs nasse Windeln und einmal Stuhlgang pro Tag hat, er trinkt sechs Mal täglich an der Brust und schläft die Nacht durch.

Überprüfung

Gehen Sie niemals davon aus, dass die Maßnahmen zur Verbesserung der Gewichtszunahme beim Säugling automatisch erfolgreich sein werden. Überprüfen Sie immer wieder, ob ein Milchtransfer stattfindet. Ist dies nicht der Fall, ist es das kurzfristige Ziel, die Brust der Mutter zu „leeren", und das längerfristige Ziel, ein effektives Anlegen und Ansaugen zu erreichen. In der Zwischenzeit kann es angebracht sein zuzufüttern. Das Gewicht sollte solange regelmäßig kontrolliert werden, bis die Probleme zufriedenstellend gelöst sind. Je nachdem wie ernst die Situation ist, können die Gewichtskontrollen alle zwei oder alle sieben Tage durchgeführt werden.[40]

Es ist sicher möglich, Testwiegungen vor und nach jedem Stillen durchzuführen, doch diese Vorgehensweise hat einige Nachteile. Das Testwiegen kann die Mutter unter Erfolgszwang setzen. Das ist kontraproduktiv, wenn sie ohnehin schon unter Stress steht und Schwierigkeiten mit dem Milchspendereflex hat. Außerdem ergibt das Wiegen nur, wie viel der Säugling bei dieser einen

Mahlzeit getrunken hat. Da Säuglinge in der Regel aber bei verschiedenen Stillmahlzeiten deutlich unterschiedliche Mengen trinken, spiegelt die so gewonnene Information nicht wider, wie viel der Säugling innerhalb von 24 Stunden trinkt. Im Übrigen sind Testwiegungen nur dann genau, wenn sie auf einer elektronischen Waage durchgeführt werden.

Es können noch weitere Untersuchungen notwendig werden, z.B. Labortests bei Mutter und/oder Säugling, um eine Erkrankung auszuschließen. Bei der Mutter können Untersuchungen der Schilddrüsenfunktion und andere endokrinologische Tests angeordnet werden. Die Bestimmung des mütterlichen Serumprolaktinspiegels hingegen ist selten hilfreich.[40]

11.1.3 Herzfehler

Das Herz-Kreislauf-System hat zwei Aufgaben: (1) Sauerstoff und Nährstoffe zu liefern, damit der Stoffwechselbedarf einer jeden Zelle im Körper gedeckt wird und (2) Abbauprodukte wie Kohlendioxyd zu entfernen. Säuglinge mit einem Herzfehler haben einen erhöhten Stoffwechselbedarf und benötigen deshalb mehr Kalorien.

Liegt bei einem Säugling ein Herzfehler vor, dann besteht die Wahrscheinlichkeit, dass die vorliegenden Probleme auch die Ernährung beeinflussen werden. Zu diesen Problemen gehören eine geringe Leistungstoleranz und eine Energieverausgabung. Je nach Art des Herzfehlers treten etwas unterschiedliche Probleme auf und unterscheiden sich auch die Zielsetzungen. Allgemeine Pflegeziele sind in Tabelle 11.3 aufgeführt.

Im folgenden Abschnitt werden Ventrikelseptumdefekte als Beispiel für die Versorgung eines Säuglings mit Herzfehler besprochen.

Ventrikelseptumdefekte

Vorkommen und Auswirkungen

Der Ventrikelseptumdefekt (VSD) ist der häufigste angeborene Herzfehler und macht etwa 25 % aller Fälle von Herzfehlern aus. VSDs sind angeborene Probleme, die dadurch entstehen, dass sich das Septum (Wand) zwischen rechter und linker Herzkammer (Ventrikel) zwischen der vierten und achten Schwangerschaftswoche nicht vollständig verschließt. Dadurch entsteht eine Öffnung oder *Verbindung* zwischen den Ventrikeln, durch die Blut fließen kann, wodurch es zu einem veränderten Kreislauf kommt. Ob bei einem VSD ein Shunt auftritt oder nicht, hängt von mehreren Faktoren ab, die größte Rolle spielt dabei das Ausmaß des Defektes.

Eine kleine Verbindung (weniger als 0,5 cm) wird restriktiv genannt. Das bedeutet, das Blut beschränkt sich überwiegend auf einen Ventrikel und es gibt keinen Strömungswiderstand. Der Druck in den beiden Ventrikeln kann unterschiedlich sein. Rechts ist der ventrikuläre Druck normal, linksseitig erhöht. Deshalb kann der höhere linksseitige Druck Blut von links nach rechts fließen lassen (Links-Rechts-Shunt). Bei einer kleinen Öffnung kann nur eine kleine Blutmenge fließen. Kleine Defekte verursachen meist keine unmittelbar sichtbaren Symptome. Sie werden wahrscheinlich erst erkannt, wenn der Arzt das Herz des Neugeborenen bei einer routinemäßigen Untersuchung abhört. Diese Defekte verschließen sich oft spontan und in den meisten Fällen wird keine Operation empfohlen.

Einige Öffnungen können so groß sein (größer als 1,0 cm), dass das Septum vollständig fehlt und der Säugling nur einen gemeinsamen Ventrikel hat. Diese großen Defekte werden nicht-restriktiv genannt, das bedeutet, es gibt keinen Strömungswiderstand im Blutkreislauf. In diesem Fall sind der Schweregrad und die Shuntrichtung unterschiedlich. Diese großen Defekte führen zu Stillschwierigkeiten und Dyspnoen. Der Säugling ist normalerweise nicht zyanotisch – es handelt sich um einen azyanotischen Defekt – doch es ist wahrscheinlich, dass das Kind dunkel anläuft, vor allem, wenn es trinkt. Ein Septumdefekt betrifft am häufigsten den Membranteil des Septums, es kann aber auch der muskuläre Teil betroffen sein. In beiden Fällen kann der Defekt groß oder klein sein und die Größe des Defekts bestimmt in erster Linie, ob ein Links-Rechts-Shunt vorliegt.

Säuglinge mit Herzfehlern können und sollen gestillt werden. Kinder mit zyanotischen Defekten werden mehr Schwierigkeiten haben als solche mit azyanotischen Defekten, aber die Flaschenfütterung wird bei diesen Säuglingen ebenfalls problematisch sein. Leider ist es jedoch so, dass Mütter von Säuglingen mit Herzfehlern mit höherer Wahrscheinlichkeit die Flasche geben werden, anstatt zu stillen.[51]

Muttermilch ist für alle Säuglinge die ideale Nahrung, doch Säuglinge mit Herzfehlern profitieren ganz besonders davon. Diese Säuglinge sind besonders infektanfällig, und die Immunglobuline in der Muttermilch schützen vor Infektionen. Auch wenn Säuglinge mit Herzfehlern einen

Problem	Klinische Maßnahmen	Begründung
Leistungsintoleranz	Kurze, häufige Stillmahlzeiten Beenden der Stillmahlzeit, sobald Ermüdungszeichen auftreten • Zyanose • Tachypnoe • Dyspnoe • Sauerstoffsättigung unter 87 % • Säugling lässt die Brust von selbst los, sieht aber eher erschöpft als friedvoll aus (ein gesundes Neugeborenes lässt die Brust selbst los, sieht aber friedvoll und nicht erschöpft aus)	Um das Ermüden so gering wie möglich zu halten und die Anforderungen an das Herz herabzusetzen
	Zeigt der Säugling die oben genannten Anzeichen bei drei aufeinander folgenden Mahlzeiten, beenden Sie die Stillmahlzeit und rufen Sie den Kinderarzt	
	Erwägen Sie den Einsatz eines Brusternährungssets, das kann dazu beitragen, Energie zu sparen	Der Säugling hat eine höhere Chance, mehr Nahrung mit weniger Energieaufwand aufzunehmen
	Halten Sie den Säugling von Zugluft fern. Legen Sie eine Decke über den Rücken des Säuglings und fördern Sie den Hautkontakt mit der Mutter	Stress durch Kälte erhöht den Sauerstoffverbrauch
Tachypnoe und/oder Dyspnoe	Der Säugling kann möglicherweise keine orale Ernährung mehr erhalten, wenn die Beatmungsfrequenz einen Wert von 70 (oder einen im Klinikprotokoll festgelegten Wert) überschreitet; beginnen Sie mit Sondenfütterung	Um das Aspirationsrisiko so gering wie möglich zu halten, da die Koordination von Saugen, Schlucken und Atmen schwieriger ist
Übermäßiges Flüssigkeitsvolumen (falls sich eine kongestive Herzinsuffizienz entwickelt)	Fördern Sie die Verwendung von Muttermilch	Um die gleiche Menge an Nährstoffen zu erhalten, werden größere Mengen an künstlicher Säuglingsnahrung als an Muttermilch benötigt, da die Nährstoffe aus der Muttermilch besser verwertet werden
	Überwachen Sie die Aufnahme und die Ausscheidung; ziehen Sie Testwiegungen in Betracht	
	Erklären Sie, warum pulverförmige Milchverstärker eingesetzt werden, wenn dies angeordnet wurde	Pulverförmige Milchverstärker minimieren die verabreichte Flüssigkeitsmenge
Mögliche Hypothermie	Halten Sie den Säugling warm, fördern Sie das Stillen	Spart Sauerstoff und Nährstoffe, Muttermilch hat Körpertemperatur und Stillen ist warm

(Fortsetzung nächste Seite)

11.1 Veränderungen beim Nährstoffbedarf und der Nährstoffmenge

Problem	Klinische Maßnahmen	Begründung
Risiko für langsames Wachstum oder Gedeihstörung	Stellen Sie sicher, dass der Säugling Hintermilch erhält! Das vollständige „Leeren" einer Brust ist besser als das Anlegen an beiden Brüsten, ohne dass der Säugling Hintermilch erhält	Fett- und kalorienreich
	Achten Sie auf hörbares Schlucken	Um den Milchtransfer zu bestätigen
	Überwachen Sie das Gewicht	Um sicherzustellen, dass der Säugling genügend Kalorien erhält, vor allem wenn die Flüssigkeitszufuhr begrenzt ist
	Erklären Sie der Mutter, warum künstliche Säuglingsnahrung zugefüttert werden muss, wenn dies angeordnet wird	Der Säugling erhält möglicherweise nicht die gesamte benötigte Nahrung an der Brust
Hypoxierisiko	Fordern Sie zum Stillen an der Brust auf, wenn die Mutter anwesend ist	PO_2 des Sauerstoffs ist beim Stillen weniger labil als bei der Fütterung mit einem Gummisauger
	Reagieren Sie sofort und bieten Sie die Brust an, sobald der Säugling hungrig ist	Schreien erhöht den Sauerstoffverbrauch
	Fördern Sie die Aufnahme von Muttermilch	Eisen wird besser aus der Muttermilch aufgenommen als aus künstlicher Säuglingsnahrung; Fe ist notwendig für O_2
Risiko für Atemwegsinfektionen	Fördern Sie die Aufnahme von Muttermilch	Die Immunglobuline in der Muttermilch mobilisieren die natürliche Abwehr des Säuglings und mindern die Bedrohung durch Infektionen
Risiko der Trennung von der Mutter	Schlagen Sie vor, dass ein Vorrat an gefrorener Muttermilch angelegt wird, wenn der Säugling für eine Operation vorgesehen ist	Um die Verwendung von Muttermilch zu erleichtern und die Stillbeziehung zu erhalten

Tab. 11.3 Mögliche Probleme und Stillmanagement bei Neugeborenen mit Herzproblemen.

erhöhten Stoffwechsel haben und oftmals leicht ermüden, werden sie durch das Stillen nicht überlastet. Das Trinken an der Brust ist für das Neugeborene physiologischer als das Trinken an einer Flasche. In einer Studie, bei der die Säuglinge als ihre eigene Kontrollgruppe dienten, ergaben die Sauerstoffsättigungsmessungen beim Stillen deutlich höhere Werte als bei der Flaschenfütterung. Bei keinem der gestillten Säuglinge trat beim Stillen ein Sauerstoffmangel auf (SaO_2 niedriger als 90 %), wohingegen dies bei vier der mit der Flasche gefütterten Säuglinge der Fall war.[52] Studien mit Frühgeborenen, die sich mit den Auswirkungen von Stillen und Flaschenfütterung auf die Sauerstoffsättigung beschäftigten, kamen zu ähnlichen Ergebnissen.[53–55] Die Werte des transkutanen Sauerstoffdrucks ($tcPO_2$) fielen bei der Flaschenfütterung ab, während sie beim Stillen zur Basislinie zurückkehrten oder in der Nähe der Basislinie blieben. Diese Daten bilden die Grundlage für die Empfehlung, dass es im Gegensatz zur Flaschenfütterung beim Stillen relativ unproblematisch ist, die Sauerstoffsättigung im erwünschten Bereich zu halten und entkräftet den Mythos, dass Stillen mehr „Arbeit" sei, als aus der Flasche zu trinken.

Vorgeburtliche Einschätzung und Beratung

Dank der Fortschritte in der Darstellung des Fetus und der Ultraschalltechnik sowie der Echokardiographie ist heute eine ziemlich genaue Diagnosestellung von Herzfehlern bereits vor der Geburt möglich. Eltern, die einen Säugling mit einem VSD erwarten, sollten darüber aufgeklärt werden, dass es möglich ist zu stillen und dass das Trinken an der Brust und die Muttermilch für einen Säugling mit Herzfehler besonders vorteilhaft sind. Bei der vorgeburtlichen Information sollte auch auf eventuell zu erwartende Stillschwierigkeiten eingegangen werden.

Nach der Geburt

Untersuchungen

Gelegentlich ist ein VSD nicht so offensichtlich oder wird erst bei einer routinemäßigen Untersuchung entdeckt. Oder Stillschwierigkeiten führen zu einer schnelleren Untersuchung, weil der Säugling allgemein beim Stillen dyspnoeisch wird. Neugeborene, bei denen kein Herzfehler diagnostiziert wurde, können nur geringe Symptome oder Schwierigkeiten haben. Sie trinken unmittelbar nach der Geburt an der Brust und es ist wenig wahrscheinlich, dass ihre Symptome Einfluss auf das weitere Stillen haben werden. Neugeborene mit schwer wiegenderen Symptomen müssen zunächst gründlich medizinisch untersucht werden, ehe sie weitergefüttert werden – ob mit Brust oder Flasche. Die Symptome können subtil oder schwer wiegend sein und schwere Symptome können auf ein lebensbedrohliches Problem hinweisen.

VSDs können isoliert oder in Verbindung mit anderen angeborenen Herzfehlern auftreten. Ein VSD kann in den ersten drei oder vier Tagen nach der Geburt unentdeckt bleiben und dann beginnt sich die Symptomatik zu zeigen, wenn der Säugling bereits zu Hause ist. Da das Stillen eine Zeit erhöhter Aktivität ist und damit auch der Sauerstoffverbrauch ansteigt, wundern sich die Eltern möglicherweise über das Verhalten ihres Kindes.

Gelegentlich kommt es bei Säuglingen mit einem VSD zu einer Endokarditis. Säuglinge mit großen Defekten können mehrfach unter Atemwegsinfekten und kongestiver Herzinsuffizienz leiden. Es kann auch zu pulmonalem Hochdruck kommen, der durch den hohen pulmonalen Blutdruck ausgelöst wird. Ihrem Risiko für Erkrankungen der Pulmonargefäße wird durch eine Operation im ersten Lebensjahr vorgebeugt.[56] Diese Säuglinge haben ein besonders hohes Risiko für eine Gedeihstörung (FTT).

Wie groß die Stillschwierigkeiten sein werden, und ob eine Operation erforderlich ist oder nicht, hängt von Art und Schweregrad des Defekts ab. Kleine Defekte müssen nicht operiert werden und im Allgemeinen verläuft das Stillen problemlos. Der Säugling kann allerdings Anzeichen für Probleme haben. Größere Defekte erfordern eine medizinische Behandlung und/oder eine Operation. Ziel der medizinischen Behandlung ist es, die Anfälle von kongestiver Herzinsuffizienz unter Kontrolle zu halten und durch die Operation sollen Erkrankungen der Herzlungengefäße verhütet werden. Das Ziel der therapeutischen Maßnahmen ist ein normales Wachstum.

Klinische Vorgehensweisen

Mütter haben von verschiedenen Stillproblemen in Zusammenhang mit dem Herzfehler ihrer Säuglinge berichtet, auch von ihrer eigenen Müdigkeit und ihren Ängsten, der Trennung von ihrem Kind und der mangelnden Unterstützung durch das medizinische Personal.[57] Der Säugling zeigt Anzeichen von Müdigkeit und die Mutter wird manchmal versuchen, ihn zum Weitertrinken zu bewegen. Doch es ist wichtig zu wissen, dass der Säugling bei der Nahrungsaufnahme Energie verbraucht. Der Säugling sollte weder zur Eile angetrieben noch gedrängt werden. Einen langsam trinkenden Säugling zu drängen oder zu schütteln ist häufig kontraproduktiv. Die Mutter sollte angeleitet werden, das Füttern zu beenden, sobald der Säugling zu erkennen gibt, dass er zu müde ist, um weiterzutrinken. Zu den Anzeichen können Dyspnoen, ausgeprägte Tachykardie und/oder Zyanose gehören. Außerdem sieht der Säugling erschöpft aus, wenn er aufhört zu trinken (im Gegensatz zum gesunden Säugling, der spontan die Brust loslässt und friedvoll aussieht).

Schlussfolgerungen zum Stillmanagement

Säuglinge mit kardiologischen Beeinträchtigungen können gestillt werden. Die Belastung dieser Säuglinge beim Trinken steht in Relation zu der aufgewandten Energie. Stillen sollte bei diesen Kindern als Behandlung betrachtet werden, da es Sauerstoff spart und den Säugling mit den erforderlichen Nährstoffen und Antikörpern versorgt.

Bei guter Beobachtungsgabe und mit einigen einfachen Unterstützungsmaßnahmen kann oft mit wenigen bis gar keinen Problemen weitergestillt werden.

11.2 Veränderungen der neurologischen Funktionen

Bei termingeborenen Säuglingen kommt es während des Übergangs vom intrauterinen zum extrauterinen Leben häufig zu Schwankungen bei den neurophysiologischen Reaktionen. Nach einer problemlosen Geburt sind relativ verbreitete Veränderungen wie Hypothermie oder Hypoglykämie (wie in Kapitel 9 beschrieben) lediglich auf die Anpassung an das Leben außerhalb des Mutterleibs zurückzuführen und wirken sich kaum auf das Stillen aus.

In Zusammenhang mit ungünstigen Ereignissen unter der Geburt kann es bei Neugeborenen auch zu vorübergehenden Veränderungen des neurologischen Zustandes kommen. Hypoxisch-ischämische Hirnschädigungen, die zu einer Geburts-Asphyxie und später zu einer Hypoxie führen, sind die häufigste Ursache für neurologische Beeinträchtigungen bei Neugeborenen. Hat ein Säugling unter der Geburt einen Sauerstoffmangel erlitten, schlechte Apgar-Werte, Atemschwierigkeiten aufgrund eines Atemnotsyndroms oder wiederkehrenden Apnoen oder irgendeine Form der Herzinsuffizienz (Defekte, anhaltender pulmonaler Hochdruck, sekundäre Ateminsuffizienz aufgrund von Sepsis) besteht ein Risiko für eine neurologische Beeinträchtigung. (Bei Frühgeborenen können mehrere dieser Probleme bestehen.) Diese Faktoren können das Stillen anfänglich ausschließen oder behindern. Schweregrad und Dauer der klinischen Manifestation stehen in direktem Zusammenhang mit der Schwere und Dauer des Sauerstoffmangels.

Pathologische Befunde bei Neugeborenen, zum Beispiel das Downsyndrom führen zu langfristigen Veränderungen der neurologischen Funktionen. Schwer wiegende neurologische Beeinträchtigungen verlangen besondere Vorgehensweisen, was die Ernährung und die Verabreichung der Nahrung betrifft. In der Regel können Säuglinge mit diesen oder ähnlichen Schwierigkeiten gestillt werden. Ein grundlegendes Wissen darüber, inwieweit die Anatomie und Physiologie betroffen sind, erleichtert das Stillen.

11.2.1 Struktur und Funktion

Die Muskulatur von Kopf und Hals ist zwar weniger direkt am Stillvorgang beteiligt, beeinflusst aber den Stillerfolg. Bei einem gesunden Säugling sind die Muskeln, die den Hals strecken, in der Regel besser entwickelt als die Muskeln, die ihn nach vorne bringen. Deshalb muss die Pflegeperson den Kopf stützen und ihn zum Rest des Körpers ausgerichtet halten. Dieses Zurückfallen des Kopfes ist bei Säuglingen mit schwach ausgebildeten Kopf- und Halsmuskeln noch ausgeprägter und ist typisch für neurologisch beeinträchtigte Säuglinge. Diese schwache Muskulatur erschwert die korrekte Positionierung des Säuglings an der Brust. Muskelschwächen können mit eingeschränkten Reflexen einhergehen oder auch nicht.

Die Muskeln von Mund, Wangen, Zunge und Speiseröhre haben direkt mit dem Stillen zu tun (☞ Abb. 11.4). Der Kaumuskel (M. masseter) und der Schläfenmuskel (M. temporalis) heben den Kiefer an, wenn der Säugling ansaugt. Dann ziehen sie den Kiefer zurück, während die Zunge, eine solide Skelettmuskelmasse, gegen den Alveolarkamm und den harten Gaumen gedrückt wird. Der Kinn-Zungenmuskel (M. genioglossus) schiebt die Zunge nach vorne und der Zungenaußenmuskel (M. hypoglossus) drückt sie nach unten. Die Speiseröhrenmuskeln beteiligen sich am Schlucken und wenn der Säugling würgt. Ist der Säugling neurologisch beeinträchtigt, sind diese Muskeln möglicherweise nicht intakt oder zu schwach, sodass der Säugling nicht erfolgreich saugen kann. Auch kann die Muskelreaktion verzögert einsetzen oder der Säugling reagiert überempfindlich auf Reize, sodass die Muskelreaktion zu früh erfolgt.

Die am Stillen beteiligten Muskeln werden von Nerven versorgt. Der Trigeminusnerv (5. Hirnnerv) versorgt die Muskeln des Unterkiefers. Der Gesichtsnerv (7. Hirnnerv) versorgt die Gesichtsmuskeln einschließlich Wangenmuskel, Unterlippen- und Kinn-Muskeln. Der Zungen-Rachennerv (9. Hirnnerv) ist für die Empfindungen der Zunge zuständig und der Zungennerv (12. Hirnnerv) für die Zungenbewegungen. Die hinteren Speiseröhrenmuskeln und die Muskeln des Gaumens und des Kehlkopfes werden durch den Vagusnerv (10. Hirnnerv) innerviert.

Zum Stillen sind eine intakte Struktur und Funktion der Mundhöhle – Lippen, Wangen, Zunge, harter und weicher Gaumen – und des Kiefers notwendig. Wenn einer der Nerven in

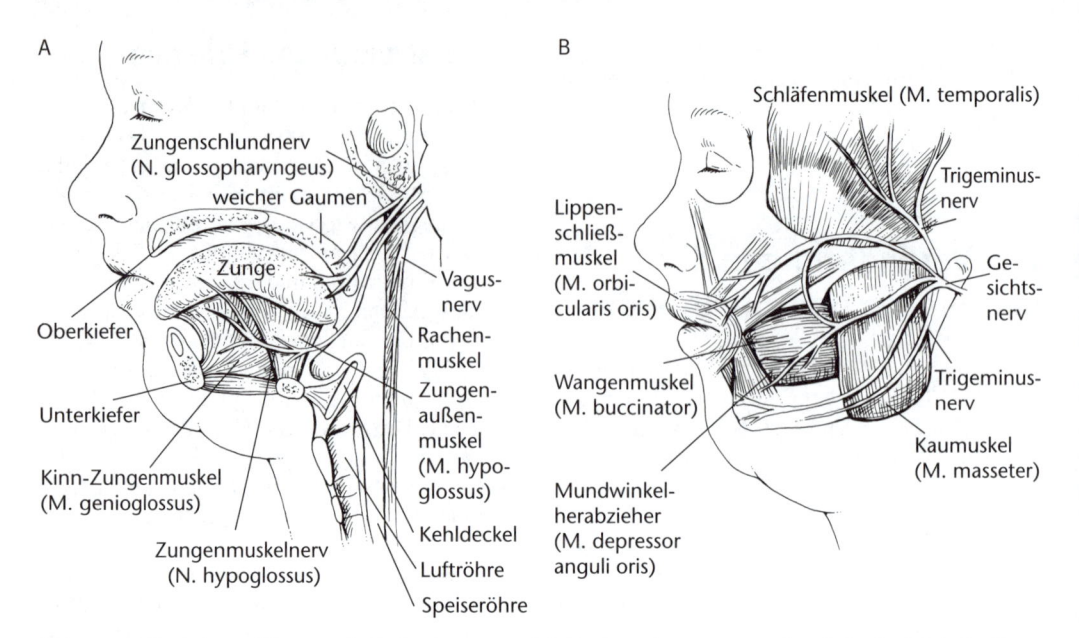

11 Strategien zum Stillen von gesundheitlich beeinträchtigten Babys

Abb. 11.4 Muskeln und Nerven, die beim Saugen und Schlucken eingesetzt werden. **A** Sagittal-Schnitt, **B** seitliche Ansicht.

diesen Strukturen einen *Reiz* erhält, bildet dieser den Beginn eines Reflexbogens. Läuft ein *Nervenimpuls* über den Reflexbogen, erfolgt eine vorhersagbare Reaktion auf den Reiz, der so genannte *Reflex*. Der Reflex besteht entweder aus einer Muskelkontraktion (z.B. Saugen) oder einer Drüsensekretion (der Milchfluss ist ein Beispiel für einen Drüsenreflex). Wenn ein Reiz auftritt, wird die Botschaft an das Rückenmark weitergeleitet, und es folgt ein Reflex. Der Reflex wird mit Hilfe der *Muskeln* ausgeführt. Wird zum Beispiel die Wange des Säuglings berührt (Reiz), beginnt er durch die Kontraktion seiner Mundmuskeln eine Suchbewegung auszuführen (Reflex).

Saugen, Schlucken, Würgen und Suchen sind alles somatische Reflexe, die mit dem Stillen in Verbindung stehen. Der gestillte Säugling muss nicht nur über die Fähigkeit zu saugen und zu schlucken verfügen – Reflexe, die normalerweise bereits sehr früh in der Schwangerschaft vorhanden sind – sondern er muss auch in der Lage sein, Saugen und Schlucken mit dem Atmen zu *koordinieren*, wozu er etwa mit 32 Schwangerschaftswochen fähig ist. Diese Koordination von Saugen, Schlucken und Atmen ist wesentlich für den Milchtransfer. Intakte Reflexe sind ein Anzeichen für eine normale neurologische Funktion. Umgekehrt sind beeinträchtigte Reflexe in der Regel ein Ergebnis einer Fehlfunktion des zentralen oder peripheren Nervensystems, die eine Vielzahl von Gründen haben kann.

In manchen Situationen werden Reflexe verändert. Geschehnisse unter der Geburt (d.h. eine besonders schwere Geburt, die die Sauerstoffreserven des Säuglings erschöpft) oder neurologische Erkrankungen können die Reflexe des Säuglings verändern. (Frühgeborene haben keine „abnormen" Reflexe. Da aber ihre Nervensysteme unreif sind, entsprechen ihre Reflexe nicht denen von reif geborenen Säuglingen.) Außerdem kann die Mund-, Wangen-, Zungen- und Speiseröhrenmuskulatur geschädigt oder zu schwach zum Saugen sein. Deshalb ist eine umfassende Untersuchung notwendig, um das Stillen zu optimieren.

Fallbeispiel

Der Säugling mit neurologischen und strukturellen Veränderungen
Thomas wurde nach 40 Schwangerschaftswochen geboren. Er ist das vierte Kind der Mutter nach der vierten Schwangerschaft. Sie hat die drei anderen Kinder lange Zeit erfolgreich gestillt. Sie werden auf die Kinderstation gerufen, als Thomas etwa fünf Tage alt ist. Es wurde ein Pierre-Robin-Syndrom festgestellt, wie in Abb. 11.5 dargestellt. Er wurde auf-

11.2 Veränderungen der neurologischen Funktionen

grund von Apnoen wieder in die Klinik aufgenommen.

Was sind die drei *größten* Schwierigkeiten, die Sie bei Thomas erwarten können und was empfehlen Sie?

Problem	Empfehlung

Was sind die drei größten Schwierigkeiten, die Sie bei seiner Mutter erwarten und welche Prioritäten setzen Sie für die Entlassung?

Problem	Empfehlung

Diskutieren Sie dieses Fallbeispiel mit Ihren Kollegen, denn oft gibt es mehr als eine richtige Antwort.

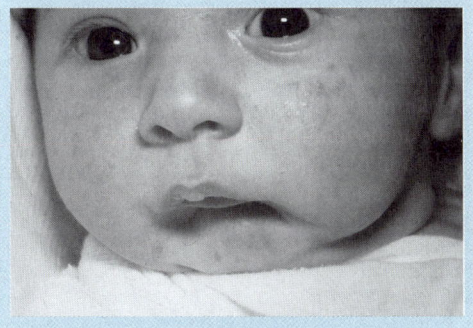

Abb. 11.5 Säugling mit Pierre-Robin-Syndrom. [O116]

11.2.2 Untersuchungen

Einige grundlegende Untersuchungen des neurologischen Zustands sollten zur Pflegeroutine beim Säugling gehören. Allgemeine Einschätzungen können die Entscheidung, mit der Stillmahlzeit zu beginnen oder eine gerade stattfindende Stillmahlzeit zu unterbrechen, beeinflussen. Gezieltere Beobachtungen des Stillens liefern die Basis für das Stillmanagement des Säuglings mit Veränderungen der neurologischen Funktionen.

Allgemeine Untersuchungen

Manchmal erfolgt die Diagnosestellung eines neurologischen Problems bereits vor der Geburt oder bei der Geburt. In anderen Fällen sind die neurologischen Einschränkungen nicht sofort offensichtlich. Bei der Untersuchung eines Säuglings ist es wichtig, zuerst festzustellen, ob er oral ernährt werden kann oder nicht. Es kommt vor, dass bei Säuglingen mit schweren neurologischen Beeinträchtigungen eine orale Ernährung nicht möglich ist. Ist eine orale Ernährung möglich, sollte die Brust angeboten werden und das Stillen sollte überwacht werden, um zu sehen, wie der Säugling damit zurecht kommt.

Die Zeit vor und während des Stillens – wenn der Säugling sich bewegt und die Muskeln und Reflexe, die mit dem Stillen zusammenhängen, zum Einsatz kommen – ist eine gute Gelegenheit, um Anzeichen für eine neurologische Beeinträchtigung zu erkennen. Veränderungen des Bewusstseinszustandes, Augenreaktionen, abnorme Körperhaltung und Tonus, abnorme Reflexe und Bewegungen, wie sie in Tabelle 11.4 beschrieben werden, sind Hinweise auf mögliche neurologische Beeinträchtigungen.

Der Bewusstseinszustand ist besonders wichtig. Bei Säuglingen mit verändertem Bewusstseinszustand besteht die Gefahr, dass sie aspirieren. Auch die Reaktion der Augen ist von Bedeutung. So kann ein Frühgeborenes, dessen Augen glasig sind, überstimuliert und nicht mehr in der Lage sein, weiterzutrinken. Die Ernährungsentscheidung kann auch durch die Körperhaltung des Säuglings beeinflusst werden. So kann es schwierig sein, eine Hypotonie von Teilnahmslosigkeit zu unterscheiden, vor allem bei einem frühgeborenen Säugling. Allerdings ist ein teilnahmsloser Säugling in der Regel nicht am Trinken interessiert, während ein hypotoner Säugling eher interessiert und willig erscheint, aber nicht fähig ist, erfolgreich an der Brust zu trinken.

Treten bei einem Säugling abnormale Bewegungen wie Zittern oder Krampfanfälle auf, müssen sie sofort medizinisch untersucht werden. Es gibt vier Formen von Krampfanfällen bei Neugeborenen: klonische, tonische, myoklonische und subtile. Subtile Anfälle können bei termingeborenen und frühgeborenen Säuglingen auftreten. Sie können leicht übersehen oder mit Zittern verwechselt werden. Es ist von entscheidender Bedeutung, Zittern von Krampfanfällen zu unterscheiden. Zittrige Säuglinge sind wahrscheinlich hypoglykämisch und sollten sofort angelegt werden. Säuglinge mit Krampfanfällen können hypoglykämisch sein, aber es gibt auch eine Vielzahl anderer Ursachen. Im Gegensatz zu Säuglingen die zittern, sollten Säuglinge mit Verdacht auf Krampfanfälle solange nicht oral ernährt werden,

Einschätzung/ Beobachtung	Normal	Abnormal	Auswirkungen auf die Ernährung bei abnormalen Reflexen
Bewusstseinsstadium	Säugling sollte auf störende Stimuli reagieren und sollte nach Beruhigung oder erfolgreichem Stillen ruhig werden (☞ Kapitel 9 für eine ausführliche Abhandlung über die Bewusstseinsstadien)	Säugling reagiert nicht auf störende Stimuli und wird nicht ruhig nach erfolgreichem Stillen oder Beruhigungsversuchen; komatöse Säuglinge oder Säuglinge mit Veränderungen in ihrem Bewusstseinszustand geben Anlass zur Sorge	Fragen Sie nach, ob diese Säuglinge nicht mehr oral ernährt werden sollten; untersuchen Sie auf andere Anzeichen für neurologische Beeinträchtigungen, ehe Sie mit dem Füttern/Stillen von Säuglingen beginnen, die nicht reagieren oder Veränderungen in ihrem Bewusstsein zeigen
Augenreaktionen	Um die 32. Schwangerschaftswoche herum sollten die Säuglinge blinzeln und es sollten extraokulaere Bewegungen vorhanden sein	Ein fixer, starrer Blick kann darauf hinweisen, dass der Säugling krampft; „glasige" Augen beim Stillen können darauf hinweisen, dass der Säugling überstimuliert ist	Reif geborene Säuglinge, mit starrem Blick geben Anlass zur Besorgnis und sollten vor dem Stillbeginn untersucht werden; glasige Augen, vor allem bei Frühgeborenen, weisen darauf hin, dass der Säugling müde ist und ausruhen muss
Körperhaltung und Tonus	Reif geborene Säuglinge sollten Arme, Knie und Hüften beugen; bei frühgeborenen Säuglingen variiert der Beugungsgrad	Hypotonie oder Hypertonie; die Hypotonie ist besonders wesentlich für die Stillerfahrung; wenn der Säugling eine „schlappe" Körperhaltung hat, ist es schwierig, eine gute Stillposition einzunehmen und aufrechtzuerhalten	Körperhaltungen, wie sie im Text und in den Kästen beschrieben sind, fördern das Stillen
Reflexe	Reflexe im Zusammenhang mit dem Stillen (z.B. Suchen, Saugen, Schlucken und Würgen) sind Teil einer ausführlicheren Beurteilung; Beobachten Sie andere Reflexe wie Moro, Greifreflex, Lidschlussreflex, tonischer Nackenreflex; bei Frühgeborenen sind die Reflexe nicht voll entwickelt	Reflexe können fehlen oder nur schwach ausgeprägt sein, wie im Text beschrieben; der Säugling kann Schwierigkeiten bei der Koordination des Saug-, Schluck- und Atemreflexes haben	Berichten Sie abnormale Reflexaktivitäten dem Arzt, denn die beobachteten Probleme könnten über ein „Stillproblem" hinausgehen; der Versuch, ein „Stillproblem" zu lösen, wenn andere Reflexe nicht optimal funktionieren, ist aussichtslos
Bewegungen	Säuglinge sollten mit organisierten Bewegungen auf Stimuli reagieren; die Bewegungen sollten symmetrisch sein	Klonische, tonische, myoklonische und subtile Krampfanfälle	Krampfende Säuglinge sollten nicht gestillt/gefüttert werden

Tab. 11.4 Neurologischer Zustand und Ernährungsentscheidung.

11.2 Veränderungen der neurologischen Funktionen

wie die ärztliche Bestätigung aussteht, weil ein Aspirationsrisiko besteht. Diese Kinder müssen weiter untersucht werden und können auch Probleme beim Schlucken haben. In Kasten 11.4 werden Unterschiede zwischen Zittern und Krampfanfällen beschrieben (Augenbewegungen, beherrschende Bewegungen, Sensibilität auf Stimulation und Zeitraum des Auftretens).[29] (Beachten Sie: Diese Aufzählung ist nicht zur Diagnosestellung gedacht, sondern als Hilfestellung für die Pflegefachkraft, um einige sofortige Entscheidungen hinsichtlich der Ernährung treffen zu können.)

Untersuchungen hinsichtlich des Stillens

Bei neurologisch beeinträchtigten Säuglingen können die anatomischen Strukturen, die Funktion oder beides verändert sein. Strukturelle Abweichungen können das Gesicht, den Kiefer, die hintere Speiseröhre, den Gaumen, den Kehlkopf und die Zunge betreffen. Die Muskulatur von Mund, Wangen, Zunge und Speiseröhre kann nicht intakt oder zu schwach sein, um zu saugen. Der Saugreflex kann bei einem Säugling mit einer Störung des peripheren oder zentralen Nervensystems in Mitleidenschaft gezogen sein. Manchmal hängen Probleme von Muskeln und Reflexen zusammen und es kommt zu Saugschwierigkeiten.

Neurologisch beeinträchtigte Säuglinge können verschiedene Saugstörungen haben: (1) fehlender oder abgeschwächter Saugreflex, (2) Saugschwäche, (3) arhythmisches Saugen oder (4) unkoordiniertes Saugen, Schlucken und Atmen.[58]

Ein fehlender Saugreflex bedeutet, dass der Säugling nicht saugt, wenn er dazu angeregt wird. (Er verfügt möglicherweise noch nicht einmal über einen Suchreflex.) Ein abgeschwächter Saugreflex bedeutet, dass der Säugling auf eine Stimulation mit wenigen Saugbewegungen reagiert oder nur etwas flatternd saugt. Dieses Saugverhalten kann sogar einige Zeit anhalten. Das bedeutet, dass der Säugling kein angemessenes Saugverhalten entwickeln kann. Im Gegensatz dazu bedeutet eine Saugschwäche, dass der Säugling korrekt saugen kann, aber dieses Saugverhalten nicht aufrechterhalten kann. Beim arhythmischen Saugen hat der Säugling keinen Rhythmus, das Saugen ist unorganisiert. Sind das Saugen, Schlucken und Atmen nicht miteinander koordiniert, saugt der Säugling zwar, eventuell sogar sehr energisch, aber seine Bemühungen laufen ins Leere und er erhält keine Nahrung. Diese Säuglinge spucken häufig und können sogar zyanotisch werden.

11.2.3 Klinische Vorgehensweise

Wenn kein Saugen stattfindet, lassen Sie die Mutter abpumpen. Ist ein Saugreflex vorhanden aber abgeschwächt, dann stellen Sie sicher, dass der Säugling und die Mutter angemessene Stimulation erhalten. Streicheln Sie den Säugling im Mundbereich und/oder verwenden Sie einen kalten Waschlappen oder setzen Sie andere unschädliche Strategien ein, um den Säugling zu stimulieren. Versuchen Sie dann den Dancer-Griff (☞ Abb. 11.6) oder versuchen Sie das Kinn leicht nach innen zu drücken (☞ Abb. 11.7). Verwenden

11.4 Unterscheidung zwischen Zittern und Krampfanfällen

	Zittern	Krampfanfälle
Augenbewegungen	Fehlen	Vorhanden
Beherrschende Bewegung	Tremor – wiederholte Bewegungen von beiden Händen mit einer Frequenz von zwei bis fünf Bewegungen pro Sekunde; dauern länger als 10 Minuten an	Klonische Zuckungen, die nicht durch Beugen des betroffenen Gliedes gestoppt werden können
Sensibilität auf Stimulation	Hoch	Niedrig
Anhalten über den vierten Tag	Nein	Ja

Quelle: Wong, D.L. *Whaley & Wong's nursing care of infants and children.* 6th ed. Sti Louis: Mosby; 1999.

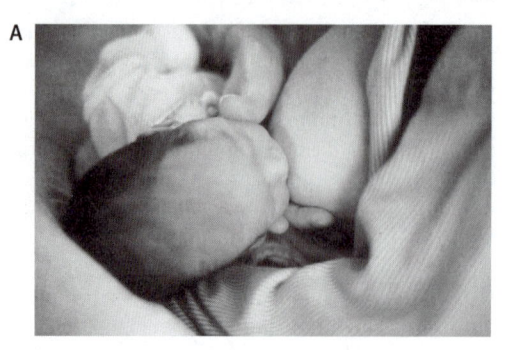

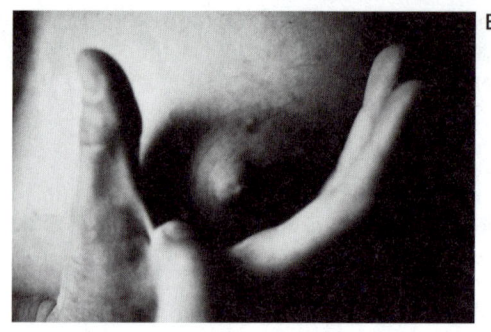

Abb. 11.6 Dancer-Griff. **A:** Das Kinn des Säuglings ruht in dem U zwischen Daumen und Zeigefinger. **B:** Der Finger der Mutter deutet auf die Stelle, an der das Kinn des Säuglings beim Stillen aufliegen soll. [O115]

Sie Kissen, um den hypotonen Säugling abzustützen und legen Sie ihn so, dass sich sein Mund ziemlich hoch an der Brust befindet. Auf diese Weise wird ein aktiver Milchspendereflex den schlecht saugenden Säugling nicht zum Würgen bringen. Die Mutter benötigt ebenso eine angemessene Stimulation. Schlagen Sie die Verwendung eines Brusternährungssets vor, so dass die Brust der Mutter angeregt wird, während der Säugling gestillt wird. Seien Sie aber auch darauf vorbereitet, Milch abzupumpen.

Ein schwacher Saugreflex behindert den Saugmechanismus, den negativen Druck und die Ausbildung eines angemessenen Saugschlusses. Die Zungenmuskulatur des Säuglings ist zu schwach, um eine Mulde zu formen und eine wellenförmige Bewegung auszuführen, die notwendig ist, um Milch zu gewinnen.

Der negative Druck ist notwendig, um die Mamille und Areola an Ort und Stelle zu halten. Ist der negative Druck unzureichend, kann der Säugling keinen guten Saugschluss erreichen. Maßnahmen zur Stärkung der schwachen Muskulatur, zur Überwindung des unzureichenden negativen Drucks und zur Verbesserung des Saugverhaltens sind für neurologisch beeinträchtigte Säuglinge höchst hilfreich.

Ein arhythmischer Saugreflex behindert in erster Linie den Saugmechanismus (d.h. die Fähigkeit des Säuglings, die Milchseen zusammenzupressen und einen Milchtransfer zu erreichen.) Frühgeborene saugen oftmals arhythmisch. Sie finden eine ausführlichere Abhandlung dazu in Kapitel 10.

Ein unkoordinierter Saugreflex spiegelt nicht nur ein Stillproblem wider, sondern auch ein Atemproblem beim Trinken. Manchmal können Maßnahmen, die den Milchfluss der Mutter verlangsamen, einem Säugling mit unkoordiniertem Saugreflex helfen.

Die Durchführung der Maßnahmen sollte so geplant werden, dass sie in die Zeit fallen, wenn der Säugling sich im Stadium der ruhigen Aufmerksamkeit befindet.[59] In Tabelle 11.5 werden einige gezielte Maßnahmen beschrieben, die den Saugmechanismus bei Säuglingen mit Veränderungen der neurologischen Funktionen fördern. Die Einteilung der Kategorien ist einigermaßen willkürlich und für jedes beschriebene Problem besteht die Wahrscheinlichkeit, dass es mit weiteren Problemen zusammen auftritt. So hat das im vorangegangenen Fallbeispiel beschriebene Kind mit Pierre-Robin-Syndrom sowohl neurologische Probleme als auch strukturelle Schwierigkeiten (☞ Abb. 11.5).

Verschiedene angeborene und erworbene Probleme sind mit neurologischen Beeinträchtigun-

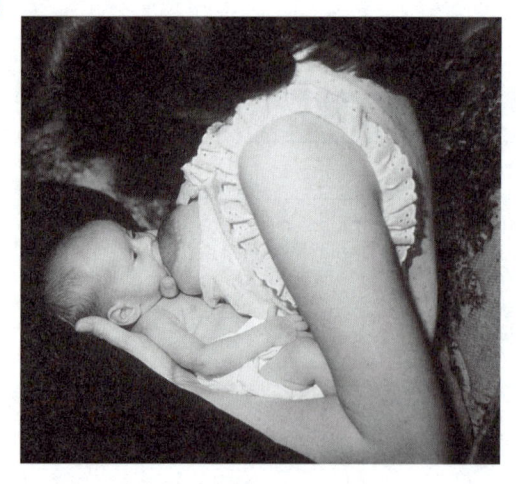

Abb. 11.7 Das Kinn des Säuglings wird nur durch den Zeigefinger unterstützt. [O115]

11.2 Veränderungen der neurologischen Funktionen

Problem	Klinische Maßnahmen	Begründung
Beeinträchtigte Saugreflexe		
Abgeschwächter Saugreflex	Bei fehlendem Such- oder Saugreflex pumpen Sie Milch ab oder streichen Sie Milch aus; Bieten Sie die Brust so an, dass sie im Mund zentriert ist; Drücken Sie das Kinn nach unten, wenn der Säugling ansaugt: • Bieten Sie ein strukturiertes Beißspielzeug an, auch bei Neugeborenen • Bieten Sie die Brust oder einen Beruhigungssauger zum Saugen an Ziehen Sie Stillhilfsmittel in Betracht (z.B. Brusternährungsset ☞ Kapitel 16)	Hilft dem Säugling, die Reaktion auf den Reflexauslöser aufzubauen and zu optimieren (oder vorzubereiten)
Saugschwäche	Versuchen Sie verschiedene Stillpositionen: über den Schoß mit Kissen, speziell geformte Kissen, Rückengriff; Versuchen Sie den Dancer-Griff (☞ Abb. 11.6); Überlegen Sie den Einsatz eines Tragetuchs; Lassen Sie den Säugling häufig aufstoßen; Ermutigen Sie zu kurzen, häufigen Mahlzeiten	Hilft dem Neugeborenen, den Saugreflex aufrechtzuerhalten, nachdem er sich etabliert hat
Unrhythmisches Saugen	Halten Sie den Säugling quer über den Schoß; Verwenden Sie zwei Kissen; Versuchen Sie es mit einem Tragetuch; Lassen Sie den Säugling häufig aufstoßen	Hilft dem Säugling, *rhythmisch* zu saugen
Unkoordiniertes Saugen/Schlucken	Positionieren Sie die Mamille so, dass der hintere Nacken und die Kehle höher als die Mamille der Mutter liegen; Lassen sich die Mutter in einem Winkel von etwa 30° zurücklehnen, wenn die Milch zu schnell fließt; Legen Sie das Baby auf zusätzliche Kissen	Verbessert die Fähigkeit für langes, rhythmisches Saugen das angemessen durch Atmen unterbrochen wird; der Milchfluss wird nicht durch die Schwerkraft unterstützt, wenn sich die Mutter zurücklehnt
Geringer Muskeltonus (allgemein), schwache Kopf- und Halsmuskulatur	Verwenden Sie Kissen, um den Säugling näher an die Brust zu bringen, sodass er seine Muskeln nicht einsetzen muss, um sich „nach der Brust zu strecken"; Klopfen und streicheln Sie die Lippen, Wangen und Zunge (machen Sie kreisförmige Mundübungen); Bieten Sie saubere, strukturierte, in Muttermilch getauchte Beißspielzeuge an; Ziehen Sie die Hilfe eines speziellen Therapeuten in Betracht	Hilft den Muskeltonus zu überwinden oder zu fördern, was im Gegenzug den Milchtransfer fördert
Überstreckung	Verwenden Sie ein Tragetuch oder setzen Sie den Rückengriff ein; halten Sie das Baby gebeugt! Tonisches Beißen: Versuchen Sie den Dancer-Griff	Hilft dem Säugling, die Muskeln zu beugen statt zu strecken
Risiko für Gedeihstörung	Achten Sie auf hörbares Schlucken! Betonen Sie, wie wichtig es ist, dass der Säugling Hintermilch erhält	Betont den Milchtransfer und fördert angemessene Nährstoffzufuhr für das Wachstum

Tab. 11.5 Mögliche Probleme und Stillmanagement bei Neugeborenen mit Veränderungen der neurologischen Funktionen. Entwickelt mit Unterstützung von Sarah Coulter Danner.

gen verbunden. Downsyndrom, Meningomyelozele und Hydrozephalus sind jedoch nur einige der häufiger auftretenden Probleme.

11.2.4 Downsyndrom

Laut Angaben der National Downsyndrome Society beträgt das Risiko für ein Kind mit Downsyndrom etwa 1 : 1000 für Mütter zwischen 20 und 29 Jahren. Das Risiko erhöht sich jedoch drastisch, wenn die Mutter älter als 35 ist, auf 1 : 350 und auf etwa 1 : 100, wenn die Frau über 40 Jahre alt ist. Dennoch werden rund 75 % der Kinder mit Downsyndrom von Müttern geboren, die jünger als 35 Jahre sind.

Das Downsyndrom ist eine angeborene Störung. Normalerweise enthält der Kern einer jeden Körperzelle 46 Chromosomen, die in 23 Paaren angeordnet sind. Die Partner eines jeden Paares sind fast identisch. Manchmal enthält eine Zelle jedoch drei statt zwei Kopien eines Chromosoms. Dies wird *Trisomie* genannt. Bei einer Trisomie 21 oder dem Downsyndrom, wie es oft genannt wird, hat der Säugling zusätzliches Chromosomenmaterial auf dem 21. Chromosom. Dieses zusätzliche genetische Material verändert den Wachstumsverlauf und die Entwicklung (☞ Abb. 11.8).

Fallbeispiel

Der Säugling mit Downsyndrom
Jonathan wurde in der 37. Schwangerschaftswoche geboren. Seine Mutter (23 Jahre alt, Erstgebärende) hat vor zwei Stunden entbunden. Sie liegt ruhig im Bett, fragt aber nach Jonathan. Sie sagt: „Wie werden wir ihn ernähren?" Was sind die drei *größten* Schwierigkeiten, die sie bei Jonathan erwarten können und was empfehlen Sie?

Problem	Empfehlung

Was sind die drei größten Schwierigkeiten, die Sie bei seiner Mutter erwarten und welche Prioritäten setzen Sie für die Entlassung?

Problem	Empfehlung

Diskutieren Sie dieses Fallbeispiel mit Ihren Kollegen, denn oft gibt es mehr als eine richtige Antwort.

Vorteile des Stillens eines Säuglings mit Downsyndrom

Stillen ist für alle Kinder von Vorteile, aber besonders für Säuglinge mit Downsyndrom. Aus emotionaler Sicht kann vor allem das verbesserte Bonding hilfreich sein, wenn es der Mutter schwer fällt, den Zustand ihres Neugeborenen zu akzeptieren.

Vom biologischen Standpunkt aus können das Stillen und die Muttermilch dazu beitragen, das Morbiditätsrisiko für mit dem Downsyndrom zusammen auftretende Probleme zu senken. Etwa 30 bis 40 % der Kinder mit Downsyndrom haben zusätzlich Herzfehler, die für Atemprobleme und Infektionen anfällig machen. Der Stillvorgang ist für diese Säuglinge von Vorteil, weil er ihre Herz-Lungen-Reserven schont und zu einer besseren Sprachentwicklung beiträgt.

Vorgeburtliche Untersuchung und Beratung

Der Verdacht auf ein Downsyndrom kann aufgrund einer Blutuntersuchung (α-Fetoprotein) auftauchen, doch eine tatsächliche Diagnose wird vor der Geburt durch das Ergebnis einer Fruchtwasseruntersuchung gestellt. Frauen, die erfahren haben, dass sie ein Kind mit Downsyndrom erwarten, sind vielleicht nicht gleich daran interessiert, sich über das Stillen zu unterhalten, aber das

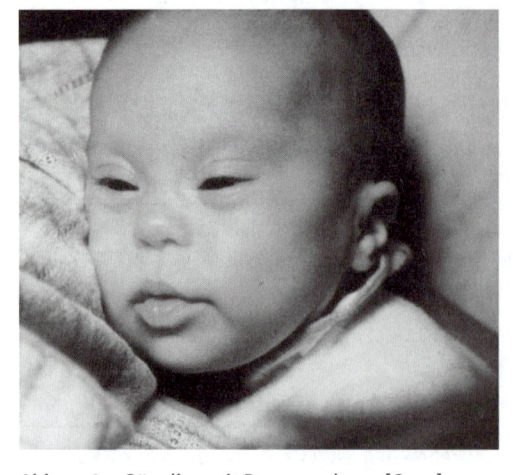

Abb. 11.8 Säugling mit Downsyndrom. [O115]

Thema sollte so bald wie möglich angesprochen werden, denn diese Säuglinge können spezielle Stillprobleme haben.

Vorgeburtliche Information und Beratung kann für Eltern eines Säuglings mit Downsyndrom extrem hilfreich sein. Da es sehr häufig vorkommt, dass das Downsyndrom bereits in der Schwangerschaft erkannt wird und weil Abtreibungen dann in vielen Ländern möglich sind, haben sich die Eltern meistens bewusst für die Geburt und die Pflege ihres Kindes entschieden. Deshalb vermitteln frühe Gespräche über wirkungsvolle Möglichkeiten, dem Kind bei der Überwindung seiner potenziellen Probleme zu helfen, den Eltern einen starken Rückhalt für ihre Entscheidung und drücken Vertrauen in ihre elterlichen Fähigkeiten aus. Säuglinge mit Downsyndrom haben mehr mit anderen Säuglingen gemeinsam als sie sich von ihnen unterscheiden. Eltern können die Fähigkeiten ihres Kindes maximieren, indem sie ihren eigenen Erwartungen keine Grenzen setzen. Frühe Planung gibt dem ganzen Gesundheitsteam die Möglichkeit Personal und Ausrüstung bereitzustellen, um eine optimale Stillerfahrung zu erreichen.

Untersuchungen und Vorgehensweisen nach der Geburt

Einige Babys mit Downsyndrom werden geboren, ohne dass ihre Eltern vorher über den Zustand des Säuglings Bescheid wussten. Dies ist vor allem bei jüngeren Müttern, deren Schwangerschaft nur wenig oder gar nicht betreut wurde, oder die sich nicht für eine Amniozentese ausgesprochen haben, der Fall. Aber ob mit oder ohne Vorwarnung: Die Mütter müssen gleichzeitig um den Verlust eines perfekten Kindes trauern und eine Bindung zu ihrem Säugling aufbauen.

Untersuchungen

Die Untersuchung für das Stillen beginnt mit einer allgemeineren Untersuchung, inwieweit der Säugling in der Lage ist, eine gute Stillposition einzunehmen und geht dann weiter mit einer Einschätzung spezieller neuromuskulärer Fähigkeiten, die mit seinem Stillverhalten zusammenhängen. Eine Beurteilung der Saugstärke und der Organisation des Saugverhaltens mag zwar hilfreich sein, ist aber kontraproduktiv, wenn der Untersucher den Säugling überstimuliert. (Säuglinge mit Downsyndrom werden mehr als andere Säuglinge „abschalten", wenn sie überstimuliert werden.) Die Untersuchungsergebnisse sollten als Grundlage für die weitere Vorgehensweise dienen.

Klinische Vorgehensweisen

Bei einem Säugling mit Downsyndrom können sowohl generalisierte als auch mit der Ernährung verbundene Schwierigkeiten auftreten, die die Ernährung zu einer frustrierenden Erfahrung werden lassen, ob der Säugling nun gestillt oder mit der Flasche gefüttert wird. Alle Ziele und Prioritäten für einen beeinträchtigten Säugling (☞ Kasten 11.5) sind auch für einen Säugling mit Downsyndrom angebracht. Zusätzlich können noch die Zielsetzungen aus Kasten 11.6 übernommen werden.

11.5 Pflegeplan: Beeinträchtigte Säuglinge

Vor der Geburt
- Helfen Sie der Mutter zu erkennen, dass das Stillen nicht nur möglich, sondern optimal ist.
- Ermöglichen Sie den Kontakt zu lokalen Selbsthilfegruppen, besonders zu Müttern, die ähnlich betroffene Säuglinge erfolgreich gestillt haben (☞ Anhang A).
- Arbeiten Sie mit anderen Mitgliedern des Gesundheitsteams zusammen um Vorgehensweisen und Möglichkeiten für das Zufüttern auszuarbeiten.
- Besorgen Sie Ausrüstungsgegenstände: Stellen Sie sicher, dass in der Klinik und nach der Entlassung eine passende Brustpumpe zur Verfügung steht.
- Stellen Sie sicher, dass Lehrmaterial in der Klinik vorhanden und erreichbar ist, wenn der Säugling geboren wird.

Unmittelbar nach der Geburt
- Beginnen Sie mit den Maßnahmen, die für die Zeit vor der Geburt aufgelistet wurden oder betonen Sie diese Maßnahmen nochmals.
- Helfen Sie dem Säugling, gut anzusaugen.
- Erklären Sie der Mutter den Umgang mit der Milchpumpe und das Zufüttern, falls erforderlich.
- Geben Sie den Eltern eine Liste mit besorgniserregenden Anzeichen und eine Liste mit Telefonnummern, die sie bei Bedarf anrufen kann, wenn sie Hilfe braucht.
- Machen Sie Vorschläge, wie Probleme mit Stauungen zu Beginn und verringerter Milchmenge später überwunden werden können.

- Halten Sie eine Liste mit Mietstationen für Brustpumpen bereit und werden Sie Fürsprecherin für die Mutter, wenn es darum geht, dass sie eine Verordnung für eine Pumpe erhält. Mit dieser Verordnung kann die Mutter zumindest einen Teil der Kosten von der Krankenkasse erstattet bekommen.

Planung der Klinikentlassung
- Helfen Sie dem Stillpaar eine ausgezeichnete Anlegetechnik zu entwickeln und hörbares Schlucken zu erreichen, ehe sie aus dem Krankenhaus entlassen werden. Da die Säuglinge heutzutage früh entlassen werden, kann es sein, dass dieses Ziel nicht vollständig erreicht wird.
- Bieten Sie eine vorausschauende Anleitung, um die Eltern bei den am häufigsten auftretenden Bedenken zu unterstützen.
- Machen Sie Pläne, wie der Säugling gewogen werden kann, um eine angemessene Gewichtszunahme feststellen zu können. Wie oft der Säugling gewogen werden muss, hängt von seinem Entlassungsgewicht, seinem Ernährungszustand und seinem Allgemeinzustand ab. Elektronische Waagen können für zu Hause gemietet werden, damit eine genaue Feststellung des Gewichts möglich ist.
- Empfehlen Sie den Eltern Unterstützungsangebote in der Gemeinde und machen Sie eine Liste mit Telefonnummern, wo die Eltern Informationen und Hilfe finden können.
- Wenn erforderlich, kümmern Sie sich darum, dass zu Hause eine elektrische Brustpumpe zur Verfügung steht und die Eltern vor der Entlassung zeigen können, wie sie damit umzugehen haben.
- Machen Sie eine Liste mit Gefahrenanzeichen und beruhigenden Anzeichen.
- Machen Sie Termine für die Nachbetreuung (entweder als Hausbesuch oder durch telefonische Beratung) in der ersten Woche nach der Entlassung aus und planen Sie langfristige Unterstützung und Nachsorge ein.

Die Zeit vor und nach einer Operation (falls erforderlich)
- Unterstützen Sie die Mutter in ihrer Entscheidung für das Weiterstillen oder das Abstillen.
- Beginnen Sie etwa zehn Tage vor der Operation mit einem an die Situation angepassten Pumpplan, damit nach der Operation genügend Muttermilch zur Verfügung steht.
- Unterstützen Sie die Familie dabei, Fragen zu stellen, die sich auf die Ernährung nach der Operation beziehen.
- Ermöglichen Sie Rooming-in, wenn möglich.

Säuglinge mit Downsyndrom sind typischerweise hypoton. Die Hypotonie behindert sie dabei, sich selbst in eine gute Stillposition zu bringen. Auch die Zunge ist hypoton. Wenn die Zunge hypoton ist, ist der Säugling nicht in der Lage, die für eine gute Kompression der Areola erforderliche Mulde zu bilden. Dadurch wird auch die Fähigkeit des Säuglings, die Zunge gegen den harten Gaumen zu pressen, beeinflusst. Außerdem fällt die Zunge oft nach hinten in den Mund, was die Saugbewegungen einschränkt und zu Apnoen führen kann. Um dieses Problem so gering wie möglich zu halten, kann die Mutter den Säugling aufrechter halten, damit die Schwerkraft nicht noch weiter zu dem Problem beiträgt. Die Zunge tritt häufig hervor und es entsteht der Eindruck, dass sie nicht richtig in den Mund passt.

Saugen an der Brust
Folgen Sie allen in Kapitel 7 aufgelisteten Anweisungen, um eine gute Stillposition und ein gutes Ansaugen zu erreichen.

11.6 Pflegeplan Downsyndrom

- Stellen Sie sicher, dass der Säugling genügend Muttermilch aufnimmt und Hintermilch erhält.
- Denken Sie daran, dass Säuglinge mit Downsyndrom anders wachsen und zunehmen als andere Säuglinge und dass die Wachstumskurven für Säuglinge mit Downsyndrom nicht zwischen gestillten und nicht gestillten Säuglingen unterscheiden.[61]
- Treten Sie für das Stillen als ideale Ernährungsform für dieses Kind ein, das ein höheres Risiko für Herzfehler und Infektionen hat.
- Fördern Sie das Selbstwertgefühl und die Selbstsicherheit der Familie.
- Fördern Sie die Information und Unterstützung der Familie durch Broschüren (☞ Anhang B) und Selbsthilfegruppen.

Säuglinge mit Downsyndrom sind besonders anfällig für Probleme – Hypotonie und häufiges Speicheln –, die es schwieriger werden lassen, einen guten Saugschluss, angemessenen negativen Druck und einen guten Saugmechanismus zu erreichen.

Möglicherweise gleichzeitig auftretende Probleme
Etwa 30 bis 50 % der Fälle von Downsyndrom werden von angeborenen Herzfehlern begleitet, die von leicht bis schwer reichen können (☞ Ab-

schnitt über Herzfehler). Dadurch werden sie anfälliger für Atemwegsinfekte und Müdigkeit. Sie haben auch eine höhere Wahrscheinlichkeit, zu früh geboren zu werden. Weitere gleichzeitig auftretende Probleme können Hyperbilirubinämie (verbunden mit einer Leberstörung), Darmfehlbildungen (Duodenalatresie oder -stenose, Morbus Hirschsprung), Schilddrüsenstörungen und Leukämien in der Kindheit sein. Außerdem besteht ein hohes Risiko für Mittelohrentzündungen und Ernährungsschwierigkeiten.[60] Interessanterweise empfiehlt die Amerikanische Akademie der Kinderärzte, dass das Gedeihen gemäß den Wachstumskurven von Cronk für Kinder mit Downsyndrom überwacht werden sollte.[61] Doch weil bekannt ist, dass voll gestillte Säuglinge ohne Downsyndrom nicht im gleichen Maß zunehmen wie mit künstlicher Säuglingsnahrung gefütterte Säuglinge ohne Downsyndrom, kann die Verwendung dieser Kurven für voll gestillte Säuglinge mit Downsyndrom schwierig sein. (Die Kurven umfassen Säuglinge zwischen einem und 18 Monaten, ohne Neugeborene einzuschließen.)

Information, Beratung und Unterstützung
Mütter, die sich für das Stillen ihres Säuglings mit Downsyndrom entscheiden, können einige Schwierigkeiten haben, die nicht sofort sichtbar sind. Sie können unter chronischem Kummer leiden und den anhaltenden Wunsch nach dem perfekten Kind haben. Oder sie haben Schuldgefühle wegen des Zustands ihres Säuglings. Eine zunehmende soziale Isolation ist ein anhaltendes Problem. Die Mutter geht vielleicht niemals aus dem Haus oder sucht die Gesellschaft anderer stillender Mütter. Der Eindruck eines geringeren Selbstwertgefühls der Familie kann die Belastung zusätzlich erhöhen und Partnerschaftsprobleme spitzen sich oft zu, wenn Familien ein Kind mit schwer wiegenden Besonderheiten haben. Es gibt keine einfachen Rezepte, um diesen Müttern zu helfen, doch Sensibilität, Mitgefühl und Akzeptanz gegenüber den Fähigkeiten und Einschränkungen des Säuglings unterstützen nicht nur die Stillbeziehung, sondern auch die Dynamik innerhalb der Familie, die sich durch diese Geburt ergibt. Der Kontakt zu einer lokalen Selbsthilfegruppe ist für die Eltern oft sehr wertvoll. Adressen von Selbsthilfegruppen sind im Anhang A aufgeführt.

Helfen Sie der Mutter, mit den Themen Trennung und Bescheidenheit umzugehen. Säuglinge mit Downsyndrom kommen oft innerhalb der ersten Lebensmonate „in die Schule" (Frühförderung). Um die Stillbeziehung aufrechtzuerhalten, muss die Mutter Wege finden, wie sie zum Stillen anwesend sein kann. Sie können ihr helfen, Möglichkeiten zu finden, und ihr zeigen, wie sie diskret stillen oder ihre Milch abpumpen und aufbewahren kann, um die Milchbildung aufrechtzuerhalten.

Schlussfolgerungen zum Stillmanagement
Säuglinge mit Downsyndrom können gestillt werden. Verschiedene Maßnahmen, vor allem mit dem Ziel die Schwierigkeiten in Zusammenhang mit der Hypotonie zu überwinden, verbessern die Stillbeziehung. Aktive Unterstützung, Anleitung und Zusammenarbeit der Mitglieder des Gesundheitsteams sind wesentlich für den Stillerfolg.

11.3 Veränderungen in der anatomischen Struktur

Strukturelle Defekte beeinflussen das Stillen. Die wahrscheinlich wichtigste Frage bei Säuglingen mit strukturellen Defekten lautet: Kann der Säugling einen angemessenen Saugschluss bilden, einen angemessenen Saugmechanismus entwickeln und einen ausreichenden negativen Druck aufbauen? Ob der Säugling gestillt werden kann, hängt vom Ausmaß der Probleme ab, doch in vielen Fällen ist das Stillen möglich.[62] Säuglinge mit strukturellen Defekten haben häufig genauso viele Probleme mit der Flaschenfütterung wie beim Stillen. Hier wird eine breite Übersicht von häufig auftretenden craniofazialen Fehlbildungen dazu verwendet, zu zeigen, wie das Konzept, einen angemessenen Saugschluss, ein angemessenes Saugverhalten und negativen Druck zu erreichen, Anwendung findet.

11.3.1 Lippenspalten und Gaumenspalten

Vorkommen und Auswirkungen

Spaltfehlbildungen kommen etwa bei einer von 700 Lebendgeburten vor.[63] Für die meisten Eltern beträgt das Risiko, ein Kind mit einer Spalte zu bekommen, etwa 0,14 %. Dieses Risiko steigt drastisch an, wenn sie bereits ein Kind mit einer Spalte haben, wenn die Frau oder ihr Partner eine Spalte hat oder wenn ihre Geschwister oder andere Familienmitglieder betroffen sind.

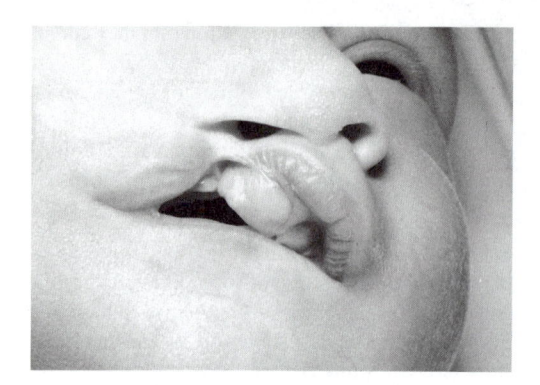

Abb. 11.9 Isolierte Lippenspalte. [O116]

Spaltbildungen sind ein angeborenes Problem. Sie können isoliert auftreten, kommen aber auch bei mehr als 150 Syndromen vor, einschließlich Pierre-Robin-Syndrom, Turner-Syndrom und Van der Woude-Syndrom. Eine Lippenspalte ist ein angeborener Fehler bei der Fusion der Oberlippe, der in der fünften Schwangerschaftswoche auftritt. Die Spalte kann einseitig oder beidseitig auftreten und kann den Alveolarkamm (Zahnleiste) betreffen (Abb. 11.9). Wenn der linke und der rechte Gaumenwulst in der siebten oder achten Schwangerschaftswoche nicht miteinander verschmelzen, kommt es zu einer Gaumenspalte. Gaumenspalten können den harten Gaumen, den weichen Gaumen oder beides betreffen (Abb. 11.10). Spalten im weichen Gaumen können entweder den hinteren Teil des weichen Gaumens (Abb. 11.11) oder den kompletten weichen Gaumen umfassen (Abb. 11.12).

Das Ausmaß der Stillschwierigkeiten hängt vom Ausmaß der Läsion ab. Wenn der Säugling nur eine kleine Kerbe in der Lippe oder ein gespaltenes Zäpfchen hat, kann das Stillen problemlos sein. Eine vollständige Spaltung der Lippe, die zusammen mit einer Gaumenspalte vorliegen kann (Abb. 11.13), erschwert die klinische Vorgehensweise. Spalten sind sowohl ein strukturelles als auch ein funktionales Problem. Die Veränderungen der orofazialen Struktur beeinflussen die Zähne, die Sprache und das Hören ebenso wie das Stillen. Bei so vielen möglichen Schwierigkeiten braucht der Säugling die vielen Vorteile des Stillens.

Vorteile des Stillens für Säuglinge mit Lippen- oder Gaumenspalte

Stillen ist für alle Kinder vorteilhaft, aber besonders für Säuglinge mit Spalten. Vom emotionalen Standpunkt aus ist das Stillen ein idealer Weg, die Bindung zu diesen Kindern, deren Gesicht nicht intakt ist, zu fördern. Vom biologischen Standpunkt aus können Probleme, die mit der Spalte in Zusammenhang stehen, durch die Muttermilch und den Akt des Saugens an der Brust überwunden oder verringert werden. Säuglinge mit einer Gaumenspalte sind zum Beispiel besonders gefährdet für Ohrenentzündungen, da sich die Eustachio-Röhren leicht mit Flüssigkeit füllen, wenn der Säugling schluckt. Beim Stillen wird im Mittelohr weniger Druck aufgebaut als bei der Flaschenfütterung und damit wird das Risiko für Mittelohrentzündungen vermindert. Mittelohrentzündungen sind signifikant häufiger, wenn der Säugling künstliche Säuglingsnahrung erhält, statt gestillt zu werden. Die Stilldauer korreliert positiv mit dem Auftreten von Ergüssen.[64] Der Vorgang beim Zusammenpressen der Mamille und Areola fördert eine bessere Entwicklung der Muskulatur von Gesicht, Mund und Zunge.

Fallbeispiel

Säugling mit Spaltfehlbildung
Sie sind Pflegefachkraft im Kinderzimmer. Baby Paul hat eine einseitige Lippenspalte und scheint gut an der Brust zu trinken. Dennoch verliert er an Gewicht. Hier sind seine Gewichtsdaten der letzten Tage:
Geburt: 3970 g
Tag 1: 3905 g
Tag 2: 3735 g
Tag 3: 3705 g
Tag 4: 3730 g
Würden Sie empfehlen, dieses Baby zuzufüttern?
Sie sind die Laktationsberaterin und die Pflegefachkraft aus dem Kinderzimmer ruft Sie zu einem Baby mit einer ziemlich großen, einseitigen Spalte. Sie schlagen vor, dass die Mutter versucht, ihren Daumen in die Spalte zu legen, doch das bringt keinen vollen Erfolg, da die Spalte so breit ist. Was können Sie sonst noch versuchen?
Sie sind die verantwortliche Pflegefachkraft für Kurt, der eine einseitige Lippenspalte hat. Seine Mutter hat zwei andere Kinder erfolgreich gestillt. Kurt trinkt energisch an der Brust, hat in den letzten vier Tagen etwa 7 % seines Geburtsgewichts abgenommen. Er wird heute entlassen und hat einen Bilirubinwert von 12. Was wären Ihre beiden Prioritäten für die Entlassungsplanung von Kurt?

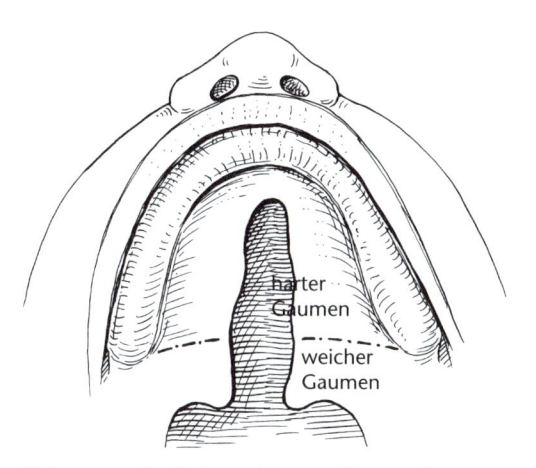

11.3 Veränderungen in der anatomischen Struktur

Abb. 11.10 Spalte im weichen und harten Gaumen.

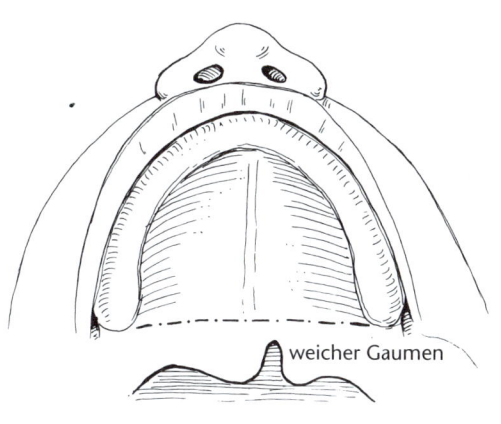

Abb. 11.11 Spalte im hinteren Bereich des weichen Gaumens.

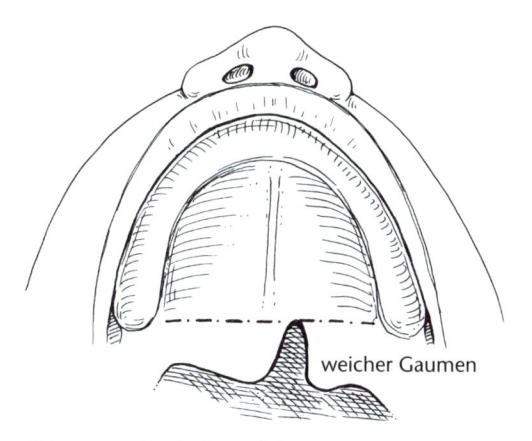

Abb. 11.12 Spalte im weichen Gaumen.

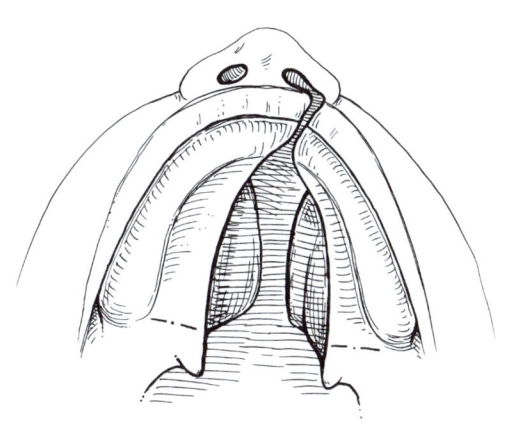

Abb. 11.13 Vollständige Lippen-Gaumen-Spalte.

Sie sind Pflegefachkraft in einer gut gehenden Kinderarztpraxis. Frau M. pumpt seit sechs Monaten ihre Milch ab, weil ihr Sohn in der 32. Woche mit einer Spalte im weichen und harten Gaumen geboren wurde. Sie ist in Tränen aufgelöst. Ihre Milchmenge geht zurück und sie weiß, dass ihr Baby mit acht Monaten operiert werden wird. Nun ist sie sich nicht sicher, ob sie noch solange weiter pumpen kann. Sie fragt, ob sie aufhören soll. Wie würden Sie reagieren und was würden Sie empfehlen?
Diskutieren Sie diese Fallbeispiele mit Ihren Kollegen, denn oft gibt es mehr als eine richtige Antwort.

Untersuchungen und Beratung vor der Geburt

Vorgeburtliche Untersuchung und Beratung sind entscheidend für den Stillerfolg. Der Mutter kann das Zutrauen in ihre Stillfähigkeit selbst unter besten Bedingungen fehlen, es sei denn, sie hat bereits zuvor erfolgreich gestillt. Dieses Problem verschärft sich noch, wenn eine Spalte auftritt.

Sind in der Familie Spaltbildungen bekannt, sollte die schwangere Frau beim Ultraschall gezielt nach einer Untersuchung der Gesichtsstrukturen des Fötus fragen. Die Ultraschalluntersuchung mag keine guten Anhaltspunkte für die Breite der Lippenspalte geben, aber diese Vorwarnung kann das therapeutische Team in Gang setzen und der Familie helfen, sich auf einige der Fähigkeiten und Einschränkungen des Kindes vorzubereiten. Steht das Vorliegen einer Spalte fest, kann ein eindeutiger, konsequenter und gemeinschaftlich entwickelter Plan mit speziellen Strategien die zu erwartenden Stillprobleme überwinden. Ziele und Prioritäten in der Zeit vor der Geburt sind in Kasten 11.7 zusammengefasst.

Unmittelbar nach der Geburt – Vorgehensweise

Die Mehrheit der Mütter, die vorhatten zu stillen, entscheidet sich für die Flasche, wenn sie feststellen, dass ihr Säugling eine Spalte hat.[65] In manchen Fällen wird volles Stillen nicht realisierbar sein, doch auch teilweises oder kurzfristiges Stillen ist lobenswert. Ziele und Prioritäten für die Zeit unmittelbar nach der Geburt sind in Kasten 11.7 zusammengefasst.

Untersuchungen

Manchmal sind Gaumenspalten nicht leicht festzustellen. Subtile Hungerzeichen signalisieren eine Notwendigkeit für weitergehende körperliche Untersuchungen und Diagnostik. Ein klickendes Geräusch kann beispielsweise ein Zeichen für eine möglicherweise vorliegende Spalte sein (allerdings wird das Geräusch häufiger durch schlechtes Anlegen verursacht). Es kann auch andere Hinweise geben. Nach meiner Erfahrung beklagt sich eine Mehrgebärende über extrem wunde Mamillen und über Schmerzen beim Stillen, wie sie es beim Stillen ihrer anderen normalen Kinder nie erlebt hat. Allgemeinere Anzeichen – Dehydratation,[66] chronische Hypothermie, schlechte Gewichtszunahme, fehlendes Schlucken – verlangen weitere Untersuchungen, um die Ursache festzustellen. Manchmal kann eine Spalte die Wurzel des Problems sein. Einige Säuglinge, die „Stillprobleme" hatten, hatten eine jahrelang unentdeckte Spalte.[67]

11.7 Pflegeplan: Lippenspalte

Vor der Geburt
- Helfen Sie der Mutter zu erkennen, dass das Stillen nicht nur möglich, sondern optimal ist.
- Ermöglichen Sie den Kontakt zu lokalen Selbsthilfegruppen, besonders zu Müttern, die Säuglinge mit Lippenspalte erfolgreich gestillt haben. La Leche Liga kann dabei helfen (☞ Anhang A).
- Arbeiten Sie mit anderen Mitgliedern des therapeutischen Teams zusammen, um Vorgehensweisen und Möglichkeiten für das Zufüttern auszuarbeiten.
- Besorgen Sie Ausrüstungsgegenstände: Stellen Sie sicher, dass in der Klinik und nach der Entlassung eine passende Brustpumpe zur Verfügung steht.
- Stellen Sie sicher, dass Lehrmaterial in der Klinik vorhanden und erreichbar ist, wenn der Säugling geboren wird.

Unmittelbar nach der Geburt
- Beginnen Sie mit den Maßnahmen, die für die Zeit vor der Geburt aufgelistet wurden oder betonen Sie diese Maßnahmen nochmals.
- Helfen Sie dem Säugling gut anzusaugen.
- Erklären Sie der Mutter das Abpumpen und die Verwendung von Spendermilch oder künstlicher Säuglingsnahrung, wenn erforderlich.
- Geben Sie den Eltern eine Liste mit besorgniserregenden Anzeichen und eine Liste mit Telefonnummern, die sie bei Bedarf anrufen können, wenn sie Hilfe brauchen.
- Machen Sie Vorschläge, wie Probleme mit Stauungen zu Beginn und verringerter Milchmenge später überwunden werden können.
- Halten Sie eine Liste mit Mietstationen für Brustpumpen bereit und werden Sie Fürsprecherin für die Mutter, wenn es darum geht, dass sie eine Verordnung für eine Pumpe erhält. Mit dieser Verordnung kann die Mutter zumindest einen Teil der Kosten von der Krankenkasse erstattet bekommen.

Vor der Operation
- Beginnen Sie mit dem Stillen oder nehmen Sie das Stillen wieder auf, sobald der Arzt es erlaubt.
- Helfen Sie beim Anlegen und geben Sie der Mutter grundlegende Informationen, falls ihr Baby vorher nicht an der Brust getrunken hat.
- Bauen Sie wieder eine volle Milchmenge auf.

Lippenspalten sind zum Zeitpunkt der Geburt sehr offensichtlich. Ein früher Stillbeginn erlaubt dem Säugling, das Erfassen der Brust und das Saugen zu üben, solange die Brust der Mutter noch weich ist. Ziel des ersten Anlegens sind das Bonding, die Wärme und die Anregung der Milchbildung. Ob der Säugling dabei Kolostrum erhält oder nicht, ist weniger wichtig. Bei den darauf folgenden Mahlzeiten müssen Mutter und Kind dann das erfolgreiche Stillen lernen. Eine gute Betreuung erhöht die Erfolgschancen.

Das Ausmaß der Spalte lässt eine allgemeine Vorhersage darüber zu, ob das Neugeborene in

11.3 Veränderungen in der anatomischen Struktur

der Lage ist, die drei für das erfolgreiche Trinken an der Brust notwendigen Faktoren zu erfüllen.[68] Als erstes muss der *Saugschluss* nicht nur gebildet, sondern ausreichend gebildet werden. Der Saugschluss ermöglicht negativen Druck und hält die Mamille und Areola an Ort und Stelle, aber es wird durch den Saugschluss keine Milch aus der Brust entleert. Liegt eine Spaltfehlbildung vor, kann es schwierig sein, einen angemessenen Saugschluss zu erreichen. Zweitens muss genügend *negativer Druck* aufgebaut werden. Dies geschieht teilweise durch die Bewegung der Zunge gegen die Zahnleisten und die Lippen und das Anpressen der Areola an den harten Gaumen. Liegen sowohl eine Lippenspalte als auch eine Gaumenspalte vor, kann kein ausreichender negativer Druck hergestellt werden.[69] Und schließlich muss der *Saugmechanismus* richtig ablaufen: Die Milch fließt aus der Mamille und wird aufgrund eines Reflexes geschluckt. Säuglinge mit einer Spalte können ansonsten normal schlucken. Bei beidseitigen Spalten kommt es zu Problemen mit der Bewegung der intraoralen Muskeln, weil die Zunge die Mamille nicht stabilisieren kann. In ähnlicher Weise ergeben sich Probleme mit breiten Spalten, weil die Zunge die Mamille nicht wirkungsvoll zusammenpressen kann (☞ Tabelle 11.6). Die Untersuchungsergebnisse sollten zur Ausarbeitung der klinischen Vorgehensweise verwendet werden.

Klinische Vorgehensweise

Der optische Eindruck einer Spalte führt oft zu Entsetzen und Kummer, sodass eine intensive Unterstützung notwendig ist.[70] Beim Stillen sehen Säuglinge mit einer Lippenspalte und/oder einer Spalte im Alveolarkamm recht normal aus, da das Brustgewebe die Spalte ausfüllt und verdeckt. In den ersten Tagen benötigen die Eltern Unterstützung, um realistische Erwartungen für die Stillbeziehung zu entwickeln. Es kann sein, dass sie annehmen, dass die fehlende Begeisterung des Säuglings für die Brust auf die Spalte zurückzuführen sei, obwohl viele Säuglinge nicht sofort an die Brust gehen und energisch saugen. Informationen über die Einschränkungen des Säuglings müssen durch Informationen über seine Fähigkeiten ausgeglichen werden. Andernfalls könnte bei den Eltern der Eindruck entstehen, dass das Stillen „schwierig" sein wird. Der Wechsel von der Brust zur Flasche löst das Problem nicht. Säuglinge mit einer Spalte werden weiterhin würgen, sich verschlucken und spucken, auch mit der Flasche. Die Flaschenfütterung kann das Problem sogar noch vergrößern.

Unabhängig davon, ob sie nun mit der Flasche gefüttert oder an der Brust gestillt werden: Säuglinge mit einer Spalte haben bestimmte Schwierigkeiten. Zum Beispiel ermüden sie rasch.[71] Um dem entgegenzuwirken, sind häufige Mahlzeiten sinnvoll. Warnen Sie die Eltern vor, dass das Baby möglicherweise würgt und Milch durch die Nase wieder hoch kommen kann. Versichern Sie ihnen, dass Sie bei ihnen bleiben werden. Zu sehen, wie der Säugling kämpft, kann sehr erschreckend sein. Empfehlen Sie, den Säugling so viel wie möglich aufrecht zu halten, um dieses Problem abzumildern. Diese Kinder können mehr Luft schlucken als andere und sollten häufig zum Aufstoßen gebracht werden. Halten Sie die Kolbenspritze bereit und erklären Sie den Eltern, wie sie verwendet wird.

Stellen Sie sicher, dass die grundlegenden Stilltechniken nicht vergessen werden, wenn der

Problem	Klinische Maßnahmen	Begründung
Aspirationsrisiko	Stellen Sie fest, ob der Atemstatus des Säuglings orale Ernährung zulässt oder nicht; keine orale Ernährung, wenn die AF > 60–70, bei Dyspnoen oder wenn gegen das Klinikprotokoll	Eine erhöhte Atemfrequenz erschwert die Koordination von Saugen und Schlucken
	Halten Sie eine Absaugspritze bereit, falls der Säugling nicht in der Lage ist, seine Atemwege frei zu bekommen; saugen Sie zuerst den Mund und dann die Nase ab; zeigen Sie den Eltern den Umgang mit der Kolbenspritze	Wird zuerst der Mund ausgesaugt, beugt dies der Inhalation der aspirierten Flüssigkeit vor – der Säugling wird nach Luft schnappen, wenn seine Nasenflügel zuerst berührt werden; vermeiden Sie es, die Mitte des Mundes zu berühren, da dies den Würgereflex auslöst

(Fortsetzung nächste Seite)

Problem	Klinische Maßnahmen	Begründung
Aspirationsrisiko	Bei Gaumenspalte eine aufrechte Stillposition einnehmen	Milch könnte in die Spalte geraten
Unzureichender Saugschluss	Helfen Sie dem Säugling, den Mund weit zu öffnen (kitzeln Sie die Unterlippe, drücken Sie das Kinn sanft nach unten)	Für alle Säuglinge wichtig; erhöht die Wahrscheinlichkeit, dass die Areola korrekt erfasst wird und verbessert damit den Milchtransfer
	Richten Sie die Mamille weg von der Spalte	Verringert das Problem
	Versuchen Sie den Dancer-Griff, wie in Abb. 11.6 dargestellt	Unterstützt das Ansaugen zusätzlich
	Versuchen Sie den Hoppe-Reiter-Sitz, wie in Abb. 11.14 dargestellt	Es steht mehr Gewebe zur Verfügung, wenn der Säugling direkt vor der Brust ist
	Lippenspalte: Legen Sie den Zeigefinger auf das obere Ende der Areola und den Mittelfinger auf die Unterseite. Die Mamille wird so hervortreten, als ob sie mit Milch gefüllt sei	Trägt dazu bei, dass sich das Gewebe der Areola so formt, dass es die Spalte ausfüllt
	Lippenspalte: Füllen Sie die Spalte mit dem Daumen der Mutter aus, wie in Abb. 11.15 gezeigt	Verkleinert die Lücke, die sich störend auf einen guten Saugschluss auswirkt
Unzureichender negativer Druck	Umfassen Sie beide Wangen; drücken Sie die Lippen zusammen	Trägt dazu bei, negativen Druck aufzubauen
	Lassen Sie den Säugling häufiger aufstoßen	Der Säugling schluckt eventuell mehr Luft; unzureichender negativer Druck führt zu einem mangelhaften Saugschluss
Falsches Saugverhalten	Verwenden Sie eventuell Kissen, um den Säugling in eine bessere Position zu bringen	Verringert den Abstand zwischen Säugling und Brust
	Stellen Sie sicher, dass der Hals gebeugt und nicht gestreckt ist	Mit gestrecktem Hals fällt das Schlucken schwer
Milchspendereflex setzt zu langsam ein; das Baby muss sich zu sehr anstrengen	Massieren Sie die Brust vor dem Anlegen mit der Hand	Fördert den schnellen Milchspendereflex und beschleunigt den Milchfluss
Milchspendereflex setzt zu stark ein; das Baby würgt	Ziehen Sie die Australia-Haltung in Betracht, wie in Abb. 7.13 dargestellt	Verlangsamt den Milchfluss; die Schwerkraft zieht die Milch eher zur Mutter als in Richtung auf den Säugling

Tab. 11.6 Mögliche Probleme und Stillmanagement bei Neugeborenen mit Veränderungen der craniofazialen Strukturen oder Funktionen.

Säugling an der Brust trinkt, damit ein Milchtransfer stattfinden kann. Ziehen Sie den Einsatz einiger spezieller Techniken in Betracht, wie es in Kasten 11.6 beschrieben wird. Doch denken Sie daran, dass Sie nach dem Prinzip von Versuch und Irrtum herausfinden müssen, welche Technik die beste für das jeweilige Kind ist.

Hat der Säugling eine einseitige Spalte, schlagen Sie der Mutter vor, dass sie die Mamille von der Spalte weg ausrichten soll. (Die Mutter muss den Säugling so anlegen, dass ihre Brust von der Seite in den Mund kommt, an der sich die Spalte befindet.) Leiten Sie die Mutter mit einem Säugling mit einer rechtsseitigen Lippen- oder Gaumenspalte an, dass sie den Säugling so hält, dass seine rechte Wange die Brust berührt. Wenn das gut geht, kann an der einen Seite in der Wiegenhaltung gestillt werden und an der anderen Seite im Rückengriff.[68]

Liegt eine beidseitige Spalte des Gaumens oder des Alveolarkamms vor, wird der Säugling so angelegt, dass er sich direkt vor der Brust befindet. Das lässt sich entweder durch eine sitzende Stillposition oder den Hoppe-Reiter-Sitz (☞ Abb. 11.14) erreichen. Handelt es sich um eine große Spalte, versuchen Sie, die Brust nach unten zu neigen oder sie leicht zur einen oder anderen Seite hin anzuwinkeln.[68] Probieren Sie verschiedene Möglichkeiten aus, um festzustellen, was am besten funktioniert. Was bei einem Säugling gut funktioniert, kann bei einem anderen, mit einer prinzipiell ähnlichen, aber eben doch wiederum einzigartigen Spaltbildung nicht geeignet sein.

Überprüfen Sie die Vorgehensweise immer wieder. Es kann leicht passieren, dass eine Vorgehensweise nach der anderen vorgeschlagen wird und wenig später stellt sich heraus, dass der Säugling nicht zunimmt.

11.8 Vorgehensweisen bei besonderen Stillproblemen

- Fördern Sie das Stillen an der vollen Brust und wenn die Mamille hervortritt.
- Ziehen Sie in Betracht, pro Stillmahlzeit jeweils nur eine Brust anzubieten, falls der Säugling leicht ermüdet. Das erhöht die Wahrscheinlichkeit, dass er Hintermilch erhält, ehe er zu müde wird.
- Versuchen Sie den Rückengriff oder die Hoppe-Reiter-Stellung, so dass sich der Säugling direkt vor der Brust befindet. In der Neugeborenenperiode kann der Hoppe-Reiter-Sitz aufgrund der Beinlänge des Säuglings weniger geeignet sein. Ein Kissen unter dem Gesäß des Kindes kann beim Hoppe-Reiter-Sitz hilfreich sein.
- Richten Sie die Mamille weg von der Spalte.
- Legen Sie den Zeigefinger auf das obere Ende der Areola und den Mittelfinger auf die Unterseite, damit die Mamille hervortritt.
- Halten Sie den Säugling halb aufrecht, um zu verhindern, dass Milch aus der Nase kommt.
- Massieren Sie die Brust oder legen Sie warme Kompressen auf, um den Milchspendereflex zu fördern. Manche Kinder finden es befriedigender, wenn sie sich beim Trinken weniger anstrengen müssen.
- Kitzeln Sie die Lippen, damit der Säugling den Mund weit öffnet! Führen Sie den Arm der Mutter so, dass sie den Säugling an die Brust bringt, sobald der Mund weit offen und die Zunge gemuldet ist und über den unteren Alveolarkamm reicht.
- Füllen Sie die Spalte mit dem Daumen der Mutter aus, wie in Abb. 11.15 gezeigt.
- Drücken Sie das Kinn sanft nach innen. Der Kieferwinkel sollte so sein, wie es in Abb. 11.7 gezeigt wird. Oder setzen Sie den Dancer-Griff

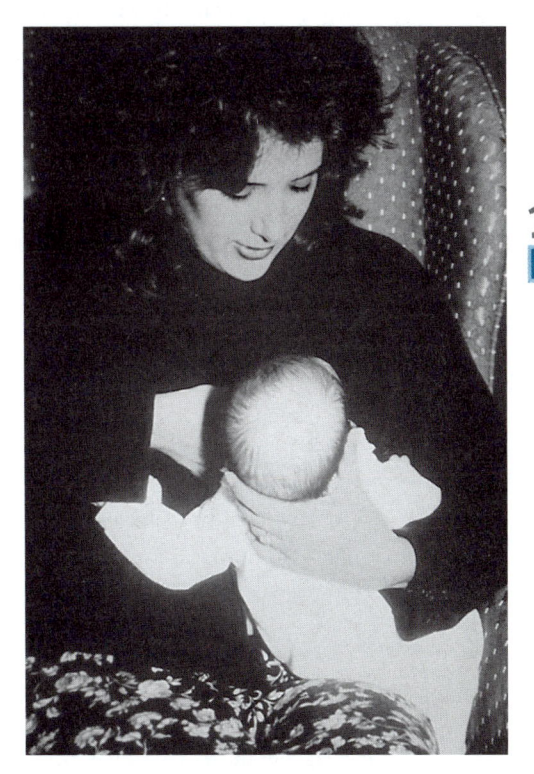

Abb. 11.14 Modifizierter Hoppe-Reiter-Sitz. [W238]

ein, um die Brust beim Anlegen steuern zu können und den negativen Druck im Mund zu erhöhen.
- Stellen Sie sicher, dass der Hals gebeugt ist (aber nicht zu sehr eingerollt), statt ausgestreckt.

Es kann beispielsweise so aussehen, als sei der Säugling gut angelegt und bei näherer Beobachtung hört man, dass Luft durch die Spalte kommt. Dabei entsteht ein leises, zischendes Geräusch. Verstärken Sie dann die Bemühungen, die Spalte auszufüllen, entweder mit einem Finger (☞ Abb. 11.15) oder mit Brustgewebe. Auch hier kann es zunächst bedeuten, dass durch Probieren herausgefunden werden muss, was am sinnvollsten ist. Hörbares Schlucken ist ein sehr beruhigendes Zeichen dafür, dass der Säugling optimal angelegt ist.

Fehlt das hörbare Schlucken oder kann man hören, dass Luft durch die Spalte kommt, saugt der Säugling nicht wirkungsvoll, auch wenn es so aussieht, als ob er Saugbewegungen macht.

Möglicherweise gleichzeitig auftretende Probleme

Kann der Säugling keinen ausreichenden Saugschluss oder negativen Druck aufbauen oder ist sein Saugverhalten nicht korrekt, wird er zu wenig Milch erhalten. Deshalb ist es wichtig, die Milchaufnahme durch geeignete Maßnahmen zu optimieren. Dennoch kann es immer zu einer mehr oder weniger unzureichenden Nahrungsaufnahme kommen. Achten Sie daher auf dieses und andere Probleme, die in Zusammenhang mit einer Spaltfehlbildung auftreten können.

Ikterus ist ein häufiges Problem. Da der Säugling in den ersten Tagen möglicherweise Schwierigkeiten hat, gut zu trinken, ist es möglich, dass bei ihm die abführende Wirkung des Kolostrums nicht einsetzen kann. Gelegentlich muss ein ansonsten gesunder Säugling aufgrund eines Neugeborenenikterus noch im Krankenhaus bleiben, nachdem seine Mutter bereits entlassen wurde. Diese Unterbrechung der normalen Stillbeziehung kann bei einem Säugling mit einer Spalte den Unterschied zwischen Erfolg und Misserfolg bedeuten. Bei der Entlassungsplanung sollte deshalb auch an die Möglichkeit gedacht werden, den Ikterus falls notwendig zu Hause zu behandeln, sodass eine Trennung von Mutter und Kind vermieden wird.

In den ersten Tagen besteht eine erhöhte Wahrscheinlichkeit für Stauungen und Brustdrüsenschwellungen, da das Neugeborene die Brust nicht unbedingt vollständig leeren kann. Für diesen Fall sind alle der üblichen Maßnahmen zur Milchstaubehandlung geeignet. Auch das Abpumpen von Milch kann angezeigt sein.

Ist der Säugling nicht in der Lage zu saugen oder wird er von der Mutter über Wochen oder sogar Monate hinweg getrennt, stellt ein Rückgang der Milchmenge eine Gefahr für das Stillen dar. Es kommt vor, dass ein Säugling mit einer Gaumenspalte acht bis zehn Monate lang nicht korrekt saugen kann. Es erhöht die Erfolgsaussichten, wenn der Säugling an der Brust nuckeln darf und warme Umschläge auf die Brust aufgelegt werden. Auch bei Mehrgebärenden besteht eine größere Wahrscheinlichkeit für ein erfolgreiches Stillen. Die beste Strategie gegen Milchrückgang ist der Einsatz einer elektrischen Doppelpumpe (☞ Kapitel 14). Anhaltendes Abpumpen der Milch ist oftmals der ausschlaggebende Faktor.[72]

Bei jedem Säugling, der nicht gut saugen kann, besteht die Gefahr einer Gedeihstörung. Bei Säuglingen mit einer Spaltfehlbildung besteht dieses Risiko nicht nur aufgrund der Stillschwierigkeiten, sondern auch, weil sie eine offensichtlich erhöhte Stoffwechselrate haben. Das Risiko für eine Gedeihstörung ist bei Säuglingen, bei denen nur eine isolierte Spaltfehlbildung vorliegt, geringer als bei solchen, bei denen die Spalte mit einem Syndrom verbunden ist.[73] Es hilft dem Säugling, wenn er genügend Zeit an der Brust verbringen kann, um die für die Gewichtszunahme wichtige Hintermilch zu erhalten. Kasten 11.9

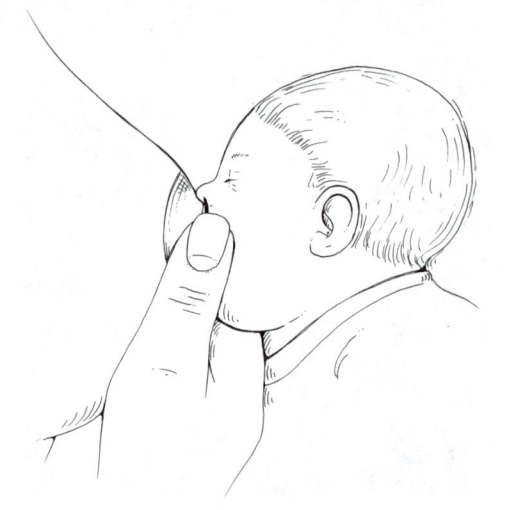

Abb. 11.15 Daumen der Mutter füllt die Spalte aus.

gibt ein Beispiel für eine Patientendokumentation im SOAP-Format.*

Hat der Säugling immer Hunger oder Untertemperatur, erhält er vermutlich zu wenig Milch. Um eine ausreichende Nahrungsaufnahme zu erreichen, kann es sinnvoll sein, zuzufüttern.[74] Allerdings darf das Zufüttern niemals eine gute klinische Betreuung ersetzen.

Zufütterungsmethoden
Viele Säuglinge mit einer Spalte können an der Brust trinken. Einige trinken ebenso gut wie nicht betroffene Säuglinge, andere benötigen Stillhilfsmittel. Das therapeutische Team sollte so früh wie möglich eine oder zwei alternative Zufütterungsmethoden festlegen, die vor und nach der Operation eingesetzt werden können. Das ist günstiger, als die Eltern zuerst eine Methode zu lehren und dann eine andere. Ein Brusternährungsset kann zusätzliche Kalorien liefern und fördert die Stimulation der Brust (☞ Kapitel 16). Jeder Fall muss individuell beurteilt werden, um die geeignetste Methode zum Zufüttern herauszufinden. Dabei ist eine gute Kommunikation innerhalb des Teams und mit den Eltern unerlässlich für den Stillerfolg. Alternative Fütterungsmethoden sollten der Flaschenfütterung vorgezogen werden.

In den verschiedenen Ländern und Kliniken wurden unterschiedliche Hilfsmittel eingesetzt. Vor einigen Jahrzehnten waren Lämmchensauger und verschiedene spezielle Sauger für Säuglinge mit Gaumenspalten sehr populär. In England und Australien wurde die Rosti-Flasche (die löffelähnlich geformt ist wie ein Medikamentenschiffchen) verwendet. Zusammendrückbare Plastikflaschen (meist mit langen, schmalen Kreuzschlitzsaugern) wurden über lange Jahre eingesetzt und haben sich kürzlich als vorteilhaft erwiesen.[75] Doch auch mit Standardsaugern mit Kreuzschlitz scheinen die Kinder gut zurechtzukommen und an Gewicht zuzunehmen.[76] Der Habermansauger von Medela ist ein langer Sauger, der leichter als andere Sauger zusammengepresst werden kann. Das kann günstig für einen Säugling sein, dem es schwer fällt einen ausreichend negativen Druck aufzubauen. Die meisten Mütter scheinen diesen Sauger zu bevorzugen.[77] An der Universität von Rochester wird eine Spritze, auf die eine katheterähnliche Sonde aufgesetzt wird, verwendet.

---

*Anmerkung der Übersetzerin: Das SOAP-Format – **s**ubjektive und **o**bjektive Daten, **A**ssessment (Einschätzung) und **P**lanung – wird in den USA häufig von Pflegefachkräften zur Dokumentation eingesetzt.

11.9 Beispiel für die Aufzeichnung und Planung der Vorgehensweise bei einem Säugling mit Lippenspalte im SOAP-Format*

S: „Es fühlt sich so viel besser an" (wenn das Baby seinen Mund weit öffnet und Bauch an Bauch angelegt wird).

O: Ein kleiner geröteter Bezirk (wenige Millimeter im Durchmesser) an der rechten Mamille. Das Baby öffnet seinen Mund nicht immer weit und liegt nicht immer Bauch an Bauch. Mutter aufgefordert, das Baby dazu zu bringen, dass es den Mund weit öffnet, ehe es ansaugt und es Bauch an Bauch zu halten. Mehrgebärende hat bereits zwei Kinder ohne Spaltfehlbildung jeweils 4 bis 5 Monate gestillt. Nach Tastbefund scheinen sich die Brüste zu füllen, was sich mit den Beobachtungen der Mutter deckt. Die Mutter berichtet, dass sie das Einsetzen des Milchspendereflexes fühlt, wenn das Baby langsamer und rhythmisch saugt. Hörbares Schlucken. Einseitige Lippenspalte und Spalte im Alveolarkamm rechts – keine breite Spalte. Demonstriert, wie die Mamille nach oben gerichtet wird, bis das Baby mit dem Kinn voraus ansaugt; anschließend nachkorrigieren. Hoppe-Reiter-Sitz ebenfalls gezeigt. Dancer-Griff als weitere Möglichkeit vorgeschlagen. Erneut darauf hingewiesen, die Mamille von der Spalte weg auszurichten. Baby hat 6 % des Geburtsgewichts verloren und ist heute Morgen gelb. Nimmt das Baby manchmal von der Brust ab und macht Wechselstillen. Habe davon abgeraten und erklärt, dass das Baby Hintermilch braucht. Mutter und Personal informiert, dass mit einer Spritze oder einer Pipette zugefüttert wird, falls Zufütterung angeordnet wird.

A: Deutlicher Gewichtsverlust beim Säugling, trinkt und schluckt aber bei dieser Stillmahlzeit gut. Schläft am Ende der Stillmahlzeit ein. Milcheinschuss bei der Mutter. Offene Mamille, weil das Baby den Mund nicht weit genug geöffnet hat.

P: Bestätigung und vorausschauende Anleitung/Planung:
- Erneutes Betonen, dass der Mund WEIT geöffnet sein muss und eine gute Stillposition notwendig ist. Sicherstellen, dass das Baby Hintermilch erhält.

- Abgepumpte Muttermilch bei Bedarf mit Spritze verabreichen.
- Der Mutter versichern, dass ein Gewichtsverlust von 6 % zu diesem Zeitpunkt in Ordnung ist, aber im Zusammenhang mit dem Gesamtzustand erneut untersucht werden muss.
- Stillerfolg erneut beurteilen, wenn der initiale Milcheinschuss bei der Mutter einsetzt.
- Falls es Fragen gibt, nach mir rufen. Danke.

M. Biancuzzo, Diplom-Krankenschwester

Das SOAP-Format – **s**ubjektive und **o**bjektive Daten, **A**ssessment (Einschätzung) und **P**lanung wird häufig von Pflegefachkräften zur Dokumentation eingesetzt.

Dieses Hilfsmittel hat sich vor und nach der Operation bewährt. Alternativ kann auch eine Pipette verwendet werden. Auch die Becherfütterung, die in Kapitel 16 genauer beschrieben wird, wurde erfolgreich zum Zufüttern von Säuglingen mit Spalten verwendet.[78]

Information, Beratung und Unterstützung

Die Eltern müssen nicht nur beim Stillbeginn intensiv unterstützt werden, sondern brauchen auch Unterstützung zum Weiterstillen. Leider sind die Mütter von Säuglingen mit Spalten häufig nicht sehr zufrieden mit den Stillinformationen, die sie im Krankenhaus erhalten.[77] Infomaterial für Eltern hilft nur dann, wenn es auch sofort verfügbar ist (☞ Anhang B).*

Die Frage nach dem Abstillen stellt sich immer wieder. Die Mutter möchte eventuell vor der Operation der Lippenspalte abstillen, „so lange es am besten geht", weil sie Angst hat, dass das Stillen nach der Operation nicht mehr möglich sein wird. Eine Mutter, die vor der Korrektur der Gaumenspalte abstillen will, hat vielleicht sehr ambivalente Gefühle. Ihr Baby hat möglicherweise nie an ihrer Brust getrunken und/oder trinkt unter Umständen nach der Operation deutlich besser. Nach der Operation kann in jedem Fall weitergestillt werden, doch die Herausforderung kann unüberwindlich erscheinen. Die Mutter braucht Unterstützung, um sich über ihre eigenen Ziele klar zu werden. Dann kann sie zusammen mit der Pflegefachkraft Strategien entwickeln, wie sie ihre Ziele am besten erreicht.

Mütter können sehr entmutigt werden. Ich habe ein Kind mit einer Lippenspalte und zwei Gaumenspalten erlebt, das trotz guter Betreuung und unbeschreiblichen Anstrengungen der Mutter nicht in der Lage war, wirkungsvoll zu saugen und zugefüttert werden musste. Für die Mutter war dies kein „echtes" Stillen und sie brauchte Hilfe, um ihre Versagensgefühle zu überwinden. Mütter in einer solchen Situation brauchen jemanden, der ihre Enttäuschung anerkennt und ihnen hilft, ihre Aufgabe neu zu definieren und sich zu motivieren. Es sollte betont werden, dass die Mutter die beste Nahrung für ihr Kind liefern kann und dass das Ziel darin liegt, die Milch zu gewinnen. Das Saugen an der Brust ist nur ein Weg, um dieses Ziel zu erreichen.

Eltern von Säuglingen mit Spaltfehlbildungen zu unterstützen, erfordert die gemeinschaftlichen Anstrengungen des gesamten Teams. Es kommt auf das Wissen eines jeden Einzelnen an. Selbsthilfegruppen (☞ Anhang A) können den Eltern Adressen von Kliniken und Experten vermitteln.

Operationen von Lippen- oder Gaumenspalten

Die meisten Spalten werden korrigiert, wenn der Säugling älter als einen Monat ist. Ziele und Prioritäten für die Zeit vor und nach der Operation sind in Kasten 11.5 aufgelistet. Wenn Säuglinge operiert werden müssen, brauchen beide Eltern sowohl vor als auch nach der Operation Anleitung und Unterstützung.

Information und Unterstützung vor der Operation. Eltern sollten so früh wie möglich vor der Operation Informationen und Unterstützung erhalten. Die Eltern werden wissen wollen, wie bald die Spalte korrigiert werden kann. Das ist von Chirurg zu Chirurg sehr unterschiedlich, doch häufig findet die 10-10-10/10-Richtlinie Anwendung. Diese besagt, dass der Chirurg wartet, bis der Säugling 10 Pfund (4500 g) wiegt und einen Hb-Wert von 10 mg/dl hat. Lippenspalten werden meist vor der 10. Lebenswoche korrigiert, Gaumenspalten meist vor dem 10. Lebensmonat. Das ist jedoch keinesfalls ein Gesetz, sondern dient nur als allgemeine Richtlinie. Es sieht so aus, als ob Nebenwirkungen nicht vom Zeitpunkt der Operation abhängen und Mütter ziehen eine Operation in der Neugeborenenperiode einem späteren Zeitpunkt vor.[79]

Um ein möglichst optimales Stillen zu erreichen, haben Eltern oft Fragen, die nicht mit Standardantworten beantwortet werden können, denn die postoperative Behandlung wird von Chirurg zu Chirurg unterschiedlich gehandhabt. So ist es zum Beispiel schwierig vorherzusagen,

---

* Anmerkung der Übersetzerin: Die Broschüre von Danner ist in Europa nicht erhältlich. Alternativ kann die Broschüre von Herzog und Honigmann „Lasst uns etwas Zeit" empfohlen werden.

ob ein Chirurg das Fixieren der Arme anordnen wird (das behindert das Stillen und es wird seltener angeordnet, weil Zweifel bestehen, ob es überhaupt einen sinnvollen Zweck hat).[80] Die Sorgen der Eltern sind bekannt und die sich daraus ergebenden Fragen wurden in Kasten 11.10 zusammengestellt.

Vorgehensweisen nach der Operation. Es gibt sehr unterschiedliche Vorgehensweisen, doch viele Chirurgen erlauben dem Säugling etwa zehn Tage lang nach der Operation überhaupt nicht zu saugen – weder an der Brust, noch an einem Flaschensauger oder Beruhigungssauger. (Auch hier wieder die „10er-Richtlinie.) Von einigen wird die Ernährung mit einem Sauger sogar sechs Wochen lang untersagt.[82] Der Mythos, dass das Hinauszögern des Saugens, die Spannung auf die Naht der Lippenspalte verringert, lässt sich nicht ausrotten, obwohl Untersuchungen vor fast 20 Jahren, die in jüngerer Zeit nochmals bestätigt wurden, von keinen schädlichen Auswirkungen berichten, wenn unmittelbar nach der Operation mit dem Stillen begonnen wurde.[83, 84]

11.10 Weit verbreitete Sorgen von Eltern mit Spaltkindern

Allgemeine Krankenhauspraktiken
- Darf ich mit meinem Baby in einem Raum bleiben?
- Dürfen Geschwister zu Besuch kommen?
- Was wird vor und nach der Operation routinemäßig gemacht?
- Wie lange vor der Operation darf mein Baby nichts essen/trinken?
- Wie wird mein Baby betäubt?
- Kann ich zu meinem Baby in den Aufwachraum?

Einschränkungen nach der Operation
- Wird mein Baby daran gehindert sein, seinen Ellbogen zu beugen?
- Werden irgendwelche speziellen Haltungen notwendig werden?

Lippenpflege
- Muss ich normale Salzlösung und/oder eine antimikrobielle Salbe für die Naht verwenden?
- Wird ein Turner-Bogen verwendet?

Stillen
- Wie bald kann ich mein Baby stillen?
- Werden Sie schriftlich anordnen, dass mein Baby ausschließlich meine Milch erhalten wird, bis es an die Brust kann?
- Wird mein Baby mit einer Spritze oder einer Pipette gefüttert werden? Wie lange?
- Wird eine Gaumenplatte verwendet?
- Wie kann ich eine Brustpumpe bekommen?

Quelle: Curtin, G. *Perinatal Neonatal Nurs* 1990;3:80–89.

In Ländern der dritten Welt, in denen das Stillen weit verbreitet ist, wurden ähnliche Ergebnisse festgestellt. Der Autorin liegen Fallberichte und kontrollierte Studien vor, die ebenfalls zu diesem Ergebnis kommen.[85, 86]

Das erste Anlegen nach der Operation – wann immer es auch stattfinden mag – sollte so normal wie möglich verlaufen. Die wesentlichen Hilfestellungen bestehen darin, die Mutter für ihre Bemühungen zu loben, Vorschläge für eventuell erforderliche Anpassungen zu machen und leise daran zu erinnern, dass die Korrektur das durch die Spalte hervorgerufene Stillproblem lösen und nicht verschlimmern sollte. Häufig ist das echte Problem die Unterbrechung des Stillens und nicht das Stillen als solches.

Mechanische Verletzungen des Gaumendachs – zum Beispiel Verletzungen durch einen künstlichen Sauger – können zu einer Beschädigung des korrigierten Gaumens führen. Wenn der Chirurg auf einer Verzögerung besteht, kann er vielleicht davon überzeugt werden, die Verwendung einer Trinklerntasse zum Zufüttern zu erlauben, ehe die zehn Tage vorüber sind. Falls der Chirurg es vorzieht, das Saugen hinauszuzögern, kann der Säugling mit einer Sonde im Mundwinkel gefüttert werden; das erlaubt ihm Flüssigkeit zu schlucken. Abgepumpte Muttermilch ist künstlicher Säuglingsnahrung überlegen. Für den Fall, dass eine längere Stillpause zu erwarten ist, sollte die Mutter dabei unterstützt werden, ihre Milch vor der Operation abzupumpen und einzufrieren. Die Milchmenge der Mutter kann während der Stillpause zurückgehen, aber es ist relativ einfach, die Milchproduktion wieder auf das Normalmaß zurückzubringen.

Eine Gaumenplatte ist eine Prothese, die in die Spalte im Mund eingepasst wird. Sie verschließt die Lücke zwischen Mund und Nasenhöhle. Die Verwendung von Gaumenplatten wird unterschiedlich gehandhabt.[87] Es ist schwierig eine Gaumenplatte in den extrem kleinen Mund eines Neugeborenen einzupassen, ohne Drähte zu verwenden, was von manchen Chirurgen abgelehnt wird. Zahnärzte, die diese Prothesen herstellen, sind der Meinung, dass es auch bei älteren Säuglingen eine schwierige Herausforderung bedeutet, eine gute Passform zu erreichen. Es gibt Fallberichte von Pflegefachkräften oder Müttern, die darauf hinweisen, dass das Stillen mit Gaumenplatte besser verläuft, doch es gibt keine Studien, die diese Aussage bestätigen. Von Müttern wird auch berichtet, dass die Platte wunde Mamillen verursacht, doch auch dazu gibt es keine schlüssigen Untersuchungsergebnisse.

Schlussfolgerungen zum Stillmanagement
Säuglinge mit Spaltfehlbildungen können und sollen gestillt werden. Wenn möglich sollten Infomaterial, Hilfsmittel, Unterstützung und Personal bereits vor der Geburt bereitstehen. Spezielle Techniken und gemeinschaftliche Unterstützung tragen dazu bei, Probleme unmittelbar nach der Geburt und in den Monaten vor und nach der Operation zu überwinden. Der Stillberaterin kommt die wichtige Rolle zu, eine interdisziplinäre Pflege umzusetzen und die Wirksamkeit der Maßnahmen zu überprüfen.

11.3.2 Kurzes oder angewachsenes Zungenbändchen

Säuglinge werden manchmal mit einem kurzen oder angewachsenen Zungenbändchen geboren, einem Ankyloglosson (☞ Abb. 11.16). Wie auch bei anderen strukturellen Defekten bestimmt der Schweregrad des Problems das Ausmaß der Stillschwierigkeiten.

Hat ein Säugling ein zu kurzes oder angewachsenes Zungenbändchen, treten mit höherer Wahrscheinlichkeit Stillschwierigkeiten, einschließlich wunder Mamillen, auf.[88] Doch obwohl diese Probleme leicht festzustellen sind, gibt es keine einfache Lösung.

Es gibt Fallberichte über verschiedene Vorgehensweisen in Hinblick auf das Stillen dieser Säuglinge, doch bis jetzt gibt es keine validen und verlässlichen in der Fachliteratur veröffentlichten Bewertungsmaßstäbe, wie in diesem Fall zu handeln ist. Bei einem besonders kurzen Zungenbändchen empfiehlt der Kinderarzt unter Umständen eine chirurgische Durchtrennung. Es werden Protokolle gebraucht, in denen festgelegt wird, wann eine Durchtrennung erforderlich ist.[89]

Es ist das Ziel, dass der Säugling in der Lage ist, seine Zunge so weit auszustrecken, dass er die Milchseen ausreichend zusammenpressen kann. Sobald dies möglich ist, sind wahrscheinlich keine weiteren Maßnahmen erforderlich. Manchmal hilft es, wenn sich die Mutter beim Stillen zurücklehnt und die Australia-Haltung einnimmt, da dann die Zunge des Säuglings „unten" an der Mamille liegt, statt sich nach oben zu strecken (☞ Abb. 7.13).

11.4 Zusammenfassung

Das Neugeborene muss sich schnell an die Umgebung außerhalb des Mutterleibs anpassen. Die in den meisten Fällen ablaufenden Prozesse werden dringender, aber häufiger weniger wirkungsvoll, wenn der Säugling Veränderungen in der Anatomie oder der Magen-Darm-Funktion, den neurologischen Funktionen oder der Herz-Lungen-Funktion aufweist. Frühgeborene können mehrfache Veränderungen haben und viele spezielle Maßnahmen benötigen, um ein Gleichgewicht zu erreichen oder zu erhalten. In vielen dieser Fälle können spezielle Techniken eingesetzt werden, um dem Säugling beim Trinken an der Brust zu helfen. Das Stillen fördert die optimale Funktion aller Systeme. Ist der Säugling nicht in der Lage zu saugen oder muss das Stillen für einige Zeit unterbrochen werden, muss die Pflegefachkraft die Kommunikation und die klinische Vorgehensweise koordinieren, damit Muttermilch zur Verfügung steht und das direkte Stillen erleichtert wird.

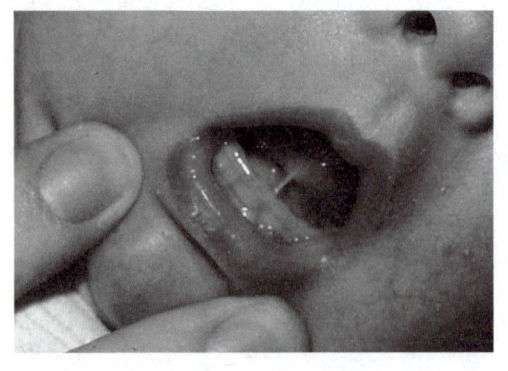

Abb. 11.16 Neugeborenes mit Ankyloglosson (zu kurzes Zungenbändchen). [O117]

Literatur

1. Thibodeau GA, Patton KT. Anatomy and physiology. 4th ed. St. Louis: Mosby; 1999.
2. Stephensen CB. Burden of infection on growth failure. J Nutr 1999;129:534S-538S.
3. Lawrence RA, Lawrence RM. Breastfeeding: a guide for the medical profession. 5th ed. St. Louis: Mosby; 1999.

4. Nelson SP, Chen EH, Syniar GM et al. Prevalence of symptoms of gastroesophageal reflux during infancy. A pediatric practice-based survey. Pediatric Practice Research Group. Arch Pediatr Adolesc Med 1997; 151:569-572.
5. Heacock HJ, Jeffery HE, Baker JL et al. Influence of breast versus formula milk on physiological gastroesophageal reflux in healthy, newborn infants. J Pediatr Gastroenterol Nutr 1992;14:41-46.
6. Corrado G, Cavaliere M, D'Eufemia P et al. Sandifer's syndrome in a breast-fed infant. Am J Perinatol 2000;17:147-150.
7. Vandenplas Y, Belli D, Cadranel S et al. Dietary treatment for regurgitation—recommendations from a working party. Acta Paediatr 1998;87:462-468.
8. Mathisen B, Worrall L, Masel J et al. Feeding problems in infants with gastro-oesophageal reflux disease: a controlled study. J Paediatr Child Health 1999;35:163-169.
9. Woolridge MW, Fisher C. Colic, "overfeeding," and symptoms of lactose malabsorption in the breast-fed baby: a possible artifact of feed management? Lancet 1988;2:382-384.
10. Moneret-Vautrin DA. Cow's milk allergy. Allergy Immunol 1999;31:201-210.
11. American Academy of Pediatrics Work Group on Breastfeeding. Breastfeeding and the use of human milk. Pediatrics 1997;100(6):1035-1039.
12. Lake AM, Whitington PF, Hamilton SR. Dietary protein-induced colitis in breast-fed infants. J Pediatr 1982;101:906-910.
13. Perisic VN, Filipovic D, Kokai G. Allergic colitis with rectal bleeding in an exclusively breast-fed neonate. Acta Paediatr Scand 1988;77:163-164.
14. Odze RD, Bines J, Leichtner AM et al. Allergic proctocolitis in infants: a prospective clinicopathologic biopsy study. Hum Pathol 1993;24:668-674.
15. Machida HM, Catto Smith AG, Gall DG et al. Allergic colitis in infancy: clinical and pathologic aspects. J Pediatr Gastroenterol Nutr 1994;19:22-26.
16. Anveden-Hertzberg L, Finkel Y, Sandstedt B et al. Proctocolitis in exclusively breast-fed infants. Eur J Pediatr 1996;155:464-467.
17. Lindberg T. Infantile colic and small intestinal function: a nutritional problem? Acta Paediatr Suppl 1999; 88:58-60.
18. Cant A, Marsden RA, Kilshaw PJ. Egg and cows' milk hypersensitivity in exclusively breast fed infants with eczema, and detection of egg protein in breast milk. BMJ (Clin Res Ed) 1985;291:932-935.
19. Axelsson I, Jakobsson I, Lindberg T et al. Bovine beta-lactoglobulin in the human milk. A longitudinal study during the whole lactation period. Acta Paediatr Scand 1986;75:702-707.
20. Stuart CA, Twiselton R, Nicholas MK et al. Passage of cows' milk protein in breast milk. Clin Allergy 1984; 14:533-535.
21. Lothe L, Lindberg T, Jakobsson I. Cow's milk formula as a cause of infantile colic: a double-blind study. Pediatrics 1982;70:7-10.
22. Jakobsson I, Lindberg T. Cow's milk proteins cause infantile colic in breast-fed infants: a double-blind crossover study. Pediatrics 1983;71:268-271.
23. Lothe L, Lindberg T. Cow's milk whey protein elicits symptoms of infantile colic in colicky formula-fed infants: a double-blind crossover study. Pediatrics 1989; 83:262-266.
24. Hill DJ, Hudson IL, Sheffield LJ et al. A low allergen diet is a significant intervention in infantile colic: results of a community-based study. J Allergy Clin Immunol 1995;96:886-892.
25. Jakobsson I, Borulf S, Lindberg T et al. Partial hydrolysis of cow's milk proteins by human trypsins and elastases in vitro. J Pediatr Gastroenterol Nutr 1983; 2:613-616.
26. Jakobsson I, Lindberg T. Cow's milk as a cause of infantile colic in breast-fed infants. Lancet 1978;2:437-439.
27. Lake AM. Food-induced eosinophilic proctocolitis. J Pediatr Gastroenterol Nutr 2000;30(Suppl):S58-S60.
28. Ravelli AM, Milla PJ. Vomiting and gastroesophageal motor activity in children with disorders of the central nervous system. J Pediatr Gastroenterol Nutr 1998;26: 56-63.
29. Wong DL. Whaley & Wong's nursing care of infants and children. 6th ed. St. Louis: Mosby; 1999.
30. Lucas A, Cole TJ. Breast milk and neonatal necrotising enterocolitis. Lancet 1990;336:1519-1523.
31. Butte NF, Garza C, Smith EO et al. Human milk intake and growth in exclusively breast-fed infants. J Pediatr 1984;104:187-195.
32. Dewey KG, Heinig MJ, Nommsen LA et al. Growth of breast-fed and formula-fed infants from 0 to 18 months: the DARLING Study. Pediatrics 1992;89: 1035-1041.
33. Dewey KG, Heinig MJ, Nommsen LA et al. Breast-fed infants are leaner than formula-fed infants at 1 y of age: the DARLING study. Am J Clin Nutr 1993;57: 140-145.
34. Dewey KG, Peerson JM, Brown KH et al. Growth of breast-fed infants deviates from current reference data: a pooled analysis of US, Canadian, and European data sets. World Health Organization Working Group on Infant Growth. Pediatrics 1995;96:495-503.
35. Baxter-Jones AD, Cardy AH, Helms PJ et al. Influence of socioeconomic conditions on growth in infancy: the 1921 Aberdeen birth cohort. Arch Dis Child 1999; 81:5-9.
36. WHO Working Group on Infant Growth. An evaluation of infant growth: the use and interpretation of anthropometry in infants. Bull World Health Organ 1995;73:165-174.
37. Dewey KG. Growth characteristics of breast-fed compared to formula-fed infants. Biol Neonate 1998;74: 94-105.
38. de Onis M, Garza C, Habicht JP. Time for a new growth reference. Pediatrics 1997;100:E8.
39. Victora CG, Morris SS, Barros FC et al. The NCHS reference and the growth of breast- and bottle-fed infants. J Nutr 1998;128:1134-1138.
40. Powers NG. Slow weight gain and low milk supply in the breastfeeding dyad. Clin Perinatol 1999;26: 399-430.
41. Lukefahr JL. Underlying illness associated with failure to thrive in breastfed infants. Clin Pediatr (Phila) 1990; 29:468-470.

42. Habbick BF, Gerrard JW. Failure to thrive in the contented breast-fed baby. Can Med Assoc J 1984;131: 765-768.
43. Neville MC, Neifert MR, editors. Lactation: physiology, nutrition and breast-feeding. New York: Plenum Press; 1983.
44. Fomon SJ, Nelson SE. Size and growth. In Fomon SJ. Nutrition of normal infants. St. Louis: Mosby; 1993.
45. Neifert MR. Prevention of breastfeeding tragedies. Pediatr Clin North Am 2001;48:273-297.
46. Frantz KB. The slow-gaining breastfeeding infant. NAACOGS Clin Iss Perinat Womens Health Nurs 1992;3:647-655.
47. Frantz KB, Fleiss PM, Lawrence RA. Management of the slow-gaining breastfed baby. Keeping Abreast 1978; 3:287.
48. Wilton JM. Sore nipples and slow weight gain related to a short frenulum. J Hum Lact 1990;6:122-123.
49. Yurdakok K, Ozmert E, Yalcin SS. Physical examination of breast-fed infants. Arch Pediatr Adolesc Med 1997;151:429-430.
50. Powers NG. How to assess slow growth in the breastfed infant. Birth to 3 months. Pediatr Clin North Am 2001;48:345-363.
51. Clemente C, Barnes J, Shinebourne E et al. Are infant behavioural feeding difficulties associated with congenital heart disease? Child Care Health Dev 2001;27: 47-59.
52. Marino BL, O'Brien P, Lore H. Oxygen saturations during breast and bottle feedings in infants with congenital heart disease. J Pediatr Nurs 1995;10: 360-364.
53. Blaymore Bier JA, Ferguson AE, Morales Y et al. Breastfeeding infants who were extremely low birth weight. Pediatrics 1997;100:E3.
54. Bier JB, Ferguson A, Anderson L et al. Breast-feeding of very low birth weight infants. J Pediatr 1993;123: 773-778.
55. Meier P. Bottle- and breast-feeding: effects on transcutaneous oxygen pressure and temperature in preterm infants. Nurs Res 1988;37:36-41.
56. Behrman RE, Kliegman RM, Arvin AM, editors. Nelson textbook of pediatrics. 15th ed. Philadelphia: WB Saunders; 1996.
57. Lambert JM, Watters NE. Breastfeeding the infant/child with a cardiac defect: an informal survey. J Hum Lact 1998;14:151-155.
58. McBride MC, Danner SC. Sucking disorders in neurologically impaired infants: assessment and facilitation of breastfeeding. Clin Perinatol 1987;14:109-130.
59. Danner SC. Breastfeeding the neurologically impaired infant. NAACOGS Clin Iss Perinat Womens Health Nurs 1992;3:640-646.
60. American Academy of Pediatrics: Health supervision for children with Down syndrome. Pediatrics 2001; 107:442-449.
61. Cronk C, Crocker AC, Pueschel SM et al. Growth charts for children with Down syndrome: 1 month to 18 years of age. Pediatrics 1988;81:102-110.
62. Biancuzzo M. Clinical focus on clefts. Yes! Infants with clefts can breastfeed. AWHONN Lifelines 1998;2: 45-49.
63. Cleft Palate Foundation (cleftline@aol.com). Personal Communication with Amy Mackin November 28, 2001.
64. Paradise JL, Elster BA, Tan L. Evidence in infants with cleft palate that breast milk protects against otitis media. Pediatrics 1994;94:853-860.
65. Oliver RG, Jones G. Neonatal feeding of infants born with cleft lip and/or palate: parental perceptions of their experience in South Wales. Cleft Palate Craniofac J 1997;34:526-532.
66. Livingstone VH, Willis CE, Abdel-Wareth LO et al. Neonatal hypernatremic dehydration associated with breast-feeding malnutrition: a retrospective survey. CMAJ 2000;162:647-652.
67. Moss AL, Jones K, Pigott RW. Submucous cleft palate in the differential diagnosis of feeding difficulties. Arch Dis Child 1990;65:182-184.
68. Danner SC. Breastfeeding the infant with a cleft defect. NAACOGS Clin Iss Perinat Womens Health Nurs 1992;3:634-639.
69. Clarren SK, Anderson B, Wolf LS. Feeding infants with cleft lip, cleft palate, or cleft lip and palate. Cleft Palate J 1987;24:244-249.
70. Lynch MC. Congenital defects: parental issues and nursing supports. J Perinatal Neonatal Nurs 1989;2: 53-59.
71. Styer GW, Freeh K. Feeding infants with cleft lip and/or palate. J Obstet Gynecol Neonatal Nurs 1981; 10: 329-332.
72. Stockdale HJ. Long-term expressing of breastmilk. Breastfeed Rev 2000;8:19-22.
73. Avedian LV, Ruberg RI. Impaired weight gain in cleft palate infants. Cleft Palate Journal 1980;17:24-26.
74. Kogo M, Okada G, Ishii S et al. Breast feeding for cleft lip and palate patients, using the Hotz-type plate. Cleft Palate Craniofac J 1997;34:351-353.
75. Shaw WC, Bannister RP, Roberts CT. Assisted feeding is more reliable for infants with clefts—a randomized trial. Cleft Palate Craniofac J 1999;36:262-268.
76. Brine EA, Rickard KA, Brady MS et al. Effectiveness of two feeding methods in improving energy intake and growth of infants with cleft palate: a randomized study. J Am Diet Assoc 1994;94:732-738.
77. Trenouth MJ, Campbell AN. Questionnaire evaluation of feeding methods for cleft lip and palate neonates. Int J Paediatr Dent 1996;6:241-244.
78. Lang S, Lawrence CJ, Orme RL. Cup feeding: an alternative method of infant feeding. Arch Dis Child 1994; 71:365-369.
79. Slade P, Emerson DJ, Freedlander E. A longitudinal comparison of the psychological impact on mothers of neonatal and 3 month repair of cleft lip. Br J Plast Surg 1999;52:1-5.
80. Jigjinni V, Kangesu T. Do babies require arm splints after cleft palate repair? Br J Plast Surg 1993;46: 681-685.
81. Curtin G. The infant with a cleft lip or palate: More than a surgical problem. J Perinatal Neonatal Nurs 1990;3:80-89.
82. Skinner J, Arvedson JC, Jones G et al. Post-operative feeding strategies for infants with cleft lip. Int J Pediatr Otorhinolaryngol 1997;42:169-178.

83. Weatherley White RC, Kuehn DP, Mirrett P et al. Early repair and breast-feeding for infants with cleft lip. Plast Reconstr Surg 1987;79:879-887.
84. Darzi MA, Chowdri NA, Bhat AN. Breast feeding or spoon feeding after cleft lip repair: a prospective, randomised study. Br J Plast Surg 1996;49:24-26.
85. Fisher JC. Early repair and breastfeeding for infants with cleft lip: discussion. Plast Reconstr Surg 1987; 79:886-887.
86. Fisher JC. Feeding children who have cleft lip or palate. West J Med 1991;154:207.
87. Osuji OO. Preparation of feeding obturators for infants with cleft lip and palate. J Clin Pediatr Dent 1995;19:211-214.
88. Messner AH, Lalakea ML, Aby J et al. Ankyloglossia: incidence and associated feeding difficulties. Arch Otolaryngol Head Neck Surg 2000;126:36-39.
89. Masaitis NS, Kaempf JW. Developing a frenotomy policy at one medical center: a case study approach. J Hum Lact 1996;12:229-232.

12 Strategien zum Umgang mit Brust- und Mamillenproblemen

In der Stillzeit kann die Mutter mit verschiedenen Problemen konfrontiert werden. Die meisten dieser Probleme können durch die Pflegefachkraft verhindert oder gelindert werden. Andere verlangen, dass die Pflegefachkraft sie schnell erkennt, eingreift oder an einen Arzt verweist. Aufbauend auf den Ergebnissen der in Kapitel 6 beschriebenen körperlichen Untersuchung, will dieses Kapitel der Pflegefachkraft helfen, mit weit verbreiteten Brust- und Mamillenproblemen umzugehen.

12.1 Frühe Probleme

Brust- und Mamillenprobleme können jederzeit auftreten, doch in den ersten Tagen nach der Geburt sind die hauptsächlich auftretenden Probleme in der Regel flache oder nach innen gerichtete Mamillen, wunde Mamillen und Brustdrüsenschwellung.

12.1.1 Nach innen gerichtete Mamillen und Pseudohohlmamillen

Eingezogene oder nach innen gerichtete Mamillen (Schlupf- oder Hohlmamillen) sind die Mamillen, die sich nicht aufrichten, sie treten nicht nach außen hervor. Einige eingezogene Mamillen bleiben lebenslang nach innen gerichtet, andere richten sich durch sanften Druck oder sogar spontan auf.

Verschiedene Mamillenformen

Manchmal richten sich in der Frühschwangerschaft nach innen gerichtete Mamillen in der späteren Schwangerschaft spontan auf. Dies gilt vor allem für Erstgebärende.[1] Unabhängig von der Zahl der Schwangerschaften können sich Mamillen, die im ersten Schwangerschaftsdrittel aufgerichtet waren, im letzten Schwangerschaftsdrittel nach innen einziehen. Deshalb sollten die Mamillen mindestens einmal im ersten Trimenon (oder bei der ersten Untersuchung) und während des letzten Trimenon angeschaut werden.

Einige Mamillen sind keine echten Schlupf- oder Hohlmamillen. Sie sehen eingezogen aus, richten sich jedoch problemlos auf, wenn Druck ausgeübt wird. Diese Form wird manchmal *nabelartige Mamillen* (umbilicale Mamillen) genannt.[2] In diesem Fall sind die Milchgänge „lang" genug, aber das darunterliegende Bindegewebe ist nicht ausreichend. Daraus ergibt sich, dass die Mamillen im Ruhezustand nicht hervortreten, aber mit der Hand oder durch das Saugen des Säuglings aufgerichtet werden können.

Manche eingezogenen Mamillen bleiben lebenslang nach innen gerichtet. Die weibliche Mamille wird während der fetalen Entwicklung gebildet. Normalerweise öffnen sich die Milchgänge in eine enge Vertiefung, die Brustgrube genannt wird. Aus dieser Grube entwickeln sich Zellen, die die Mamille und die Areola ausbilden, und die Grube richtet sich auf. Wenn sich die Zellen entwickeln, aber nicht aufrichten, werden die Fasern der Mamille „gefesselt", und die Mamille ist nach innen gerichtet. Dies wird auch als eingestülpte Mamille bezeichnet (☞ Abb. 12.1) und tritt meist einseitig auf. Plastische Chirurgen berichten von Frauen mit eingestülpten Mamillen, die gestillt haben, doch es gibt keine Berichte über Dauer der Stillzeit und Stillerfolg. Anscheinend sind der Grad der Einstülpung der Mamille und die Saugstärke des Säuglings entscheidend dafür, ob das Stillen möglich ist oder nicht. Diese Wissenschaftler gaben an, dass „es keine Möglichkeit gibt, vorherzusagen, ob eine Frau mit eingestülpten Mamillen stillen können wird oder nicht".[2]

Ist die Mamille seit der Geburt eingestülpt, dann wird sie wahrscheinlich auch am Ende der Schwangerschaft noch nach innen gerichtet sein. Es ist möglich, eingezogene Mamillen operativ zu korrigieren, und erste Berichte über solche Korrekturen stammen bereits aus dem Jahr 1873. Neuere Studien werfen die Frage auf, wie eine solche Korrektur am besten durchgeführt wird, um die Stillfähigkeit der Frau zu erhalten.[2] Die von einem plastischen Chirurgen in erster Linie für kosmetische Zwecke entwickelte Niplette soll Schlupfmamillen außerhalb der Schwangerschaft oder im siebten Schwangerschaftsmonat dauerhaft korrigieren. (Die Niplette kann in der Schwangerschaft nur eingeschränkt verwendet werden, da die Gebrauchsanweisung des Herstellers den Gebrauch in der Spätschwangerschaft untersagt. Sie könnte nach der Geburt eingesetzt werden.)

Eingestülpte Mamillen stehen manchmal in Zusammenhang mit weniger oder abnormalen Milchgängen in der Brust, daher sollte kontrolliert werden, ob die Mutter genügend Milch bildet. Der Säugling sollte in den ersten Lebenstagen regelmäßig gewogen werden, um sicher zu sein, dass er angemessen zunimmt.

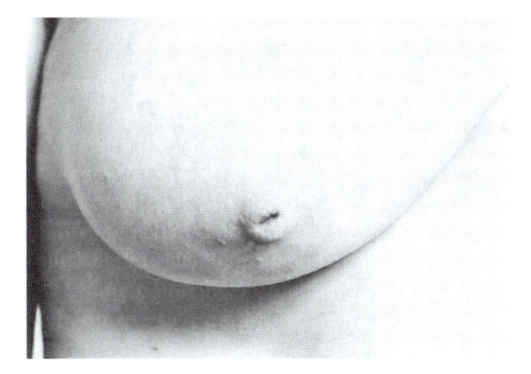

Abb. 12.1 Eingezogene Mamille. [E245]

Behandlungsmöglichkeiten

Schlupf- oder Hohlmamillen sind sicher keine Kontraindikation für das Stillen. Doch einen Säugling zum korrekten Erfassen einer nach innen gerichteten Mamille zu bringen, kann ein schwerwiegendes Problem sein. In Kasten 12.1 werden

---

12.1 Was man bei eingezogenen Mamillen (Schlupf- oder Hohlmamillen) und Pseudohohlmamillen tun sollte und was nicht

Geeignete Maßnahmen	Ungeeignete Maßnahmen
• Kitzeln Sie die Lippe des Babys (entweder mit dem Finger oder mit der Brust), bis es seinen Mund *weit* öffnet. Schauen Sie genau hin: Das Kind kann seinen Mund fast immer noch weiter öffnen! Das ist wahrscheinlich *der wichtigste Punkt*, um einen Säugling beim Ansaugen an einer Schlupfmamille oder flachen Mamille zu unterstützen. • Empfehlen Sie, den Säugling an der Seite mit der Hohlmamille oder flachen Mamille zuerst anzulegen. Beim ersten Anlegen sind die Säuglinge hungriger und es besteht eine höhere Wahrscheinlichkeit, dass sie alles annehmen, was ihnen angeboten wird. Nach einigen Tagen ist die Mamille häufig weniger stark eingezogen und tritt besser hervor. • Helfen Sie der Mutter, ihre Brustwarzen zwischen den Fingern zu rollen und sanft herauszuziehen, ehe sie dem Kind die Brust anbietet. • Helfen Sie der Mutter die Mamille so zu halten, dass sie hervortritt. Manchmal ist dazu nur der Scherengriff (Zigarettengriff) notwendig (ähnlich wie der C-Griff). • Versuchen Sie alle „Tricks", um das Kind zum Saugen zu bringen. Es kann zum Beispiel etwas Kolostrum ausgestrichen werden, damit der Säugling dies gleich schmeckt. • Empfehlen Sie das Tragen von Mamillenformern zwischen den Stillzeiten. • Versuchen Sie kurz mit einer elektrischen Pumpe anzupumpen.	• Erlauben Sie dem Säugling nicht, in Etappen anzusaugen (z.B. den Mund nur teilweise zu öffnen und dann allmählich immer mehr Gewebe in den Mund zu nehmen). Das führt lediglich zu wunden Mamillen bei der Mutter. • Verwenden Sie keine Spritze, um die Mamille „herauszuziehen". Es gibt Einzelberichte[16] zu dieser Technik, doch es gibt keine wissenschaftliche Grundlage dafür. Der schlimmste Fall von wunden Mamillen, den ich jemals erlebt habe, wurde durch diese Technik verursacht. • Empfehlen Sie keinesfalls die Hoffman-Technik. Diese Technik, bei der in horizontaler und vertikaler Richtung an der Mamille manipuliert wird, wurde niemals in ihrer Wirksamkeit bestätigt (außer von Hoffman selbst vor einigen Jahrzehnten). Eine Studie ergab, dass sie eindeutig wirkungslos ist. Sie kann das Mamillengewebe schädigen und so das Stillen insgesamt noch weiter erschweren. • Verwenden Sie kein Eis, um die Mamille hervortreten zu lassen. Eis führt tatsächlich dazu, dass die Mamille hervortritt, aber es führt auch zu weiteren Problemen. Das Eis behindert die Signale, die zum Gehirn gehen und den Milchspendereflex auslösen. Bei einer Brustdrüsenschwellung kann Eis zur *Linderung der Überdehnung der Brust nach* dem Stillen angewendet werden, doch vor dem Stillen sollte niemals Eis auf die *Mamillen* aufgelegt werden.

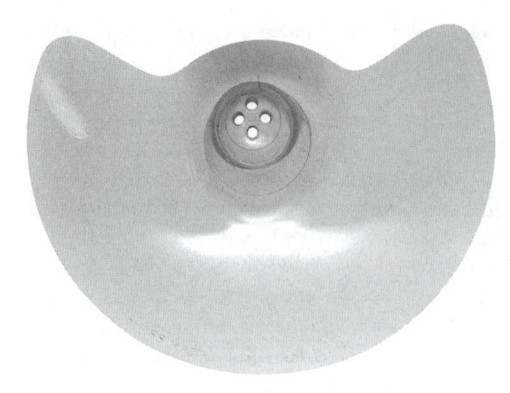

12 Strategien zum Umgang mit Brust- und Mamillenproblemen

Abb. 12.2 Stillhütchen/Brusthütchen. [U144]

einige wirkungsvolle und einige ungeeignete Vorgehensweisen aufgelistet.

Eine spontane Aufrichtung verlangt selbstverständlich keine Behandlung. Bleibt eine Mamille jedoch bis ins späte letzte Schwangerschaftsdrittel hinein nach innen gerichtet, können einige Maßnahmen in Erwägung gezogen werden. Die Entscheidung für oder gegen solche Maßnahmen sollte aufgrund der Abwägung möglicher Risiken und Vorteile getroffen werden.

Bei Flach- oder Hohlmamillen kommen häufig Mamillenformer zum Einsatz. Diese sollten nicht mit *Stillhütchen* verwechselt werden (☞ Abb. 12.2). *Mamillenformer* (☞ Abb. 12.3) sind dazu gedacht, Druck auf die Mamille auszuüben und damit das Hervortreten der Mamille durch sanften Sog zu fördern. In Tabelle 12.1 werden die Unterschiede zwischen Mamillenformern und Stillhütchen erklärt.

Die Wirksamkeit von Mamillenformern vor der Geburt ist umstritten.[3, 4] Einige Frauen, die vor der Geburt Mamillenformer getragen haben, haben mit geringerer Wahrscheinlichkeit zu stillen begonnen. Sie beklagten sich, dass die Former unbequem und peinlich seien und dass sie unter den Formern schwitzten, Ausschlag entwickelten und Milch auslief.[3] Bei stark motivierten Frauen scheinen sich diese negativen Faktoren jedoch nicht hinderlich auf das Stillen auszuwirken. Die „negativen" Ergebnisse sind irreführend, da die Untersuchungsergebnisse die Fortdauer des Stillens statt der Aufrichtung der Mamillen berücksichtigten. Hinzu kommt, dass sich die Studien auf den Gebrauch von Mamillenformern *vor der Geburt* beziehen. Der Einsatz *nach der Geburt* wurde bisher nicht untersucht.

Solange nicht wissenschaftlich bewiesen ist, dass diese Hilfsmittel nicht funktionieren, sind sie einen Versuch wert, solange die genannten Unannehmlichkeiten die Mütter nicht abschrecken. Einige Kollegen und ich selbst haben häufig Mamillenformer empfohlen und drastische Verbesserungen bemerkt. Nach unserer Erfahrung helfen die Former allerdings nicht immer.

Die besten Ergebnisse scheinen erzielt zu werden, wenn die Mamillenformer zwischen der 36. Schwangerschaftswoche und der Geburt getragen werden. Mütter haben aber auch von guten Ergebnissen berichtet, wenn sie die Former nach der Geburt zwischen den Stillzeiten getragen haben. Hier muss weiter geforscht werden.

Um Anlegeprobleme mit nach innen gerichteten Mamillen zu überwinden, werden häufig Stillhütchen empfohlen. In fast allen Fällen können Säuglinge die Brust ohne Stillhütchen erfassen. Lawrence beobachtet, dass „viele Stillspezialisten den Einsatz von Stillhütchen als Zeichen für eine schlechte Stillbetreuung und für vermeidbar halten". Sie sagt weiter, dass „bisher kein medizinisches Problem gefunden wurde, für das ein Stillhütchen eine gute Lösung ist" (S. 262).[5] Sicherheit und Wirksamkeit dieses Stillhilfsmittels werden kontrovers diskutiert.

Einige jüngere Berichte weisen darauf hin, dass Stillhütchen sicher und wirkungsvoll sind[6–8], doch bei sorgfältiger Überprüfung der Methoden dieser Studien können diese Ergebnisse nicht überzeugen. So hat eine jüngere Untersuchung[9]

Abb. 12.3 Brustschalen **A**: Brustwarzenformer mit kleiner Aussparung. Zum Aufrichten von flachen oder eingezogenen Mamillen **B**: Brustwarzenschutz mit großer Aussparung. Als Schutz für wunde Mamillen. [U144]

	Stillhütchen	Mamillenformer
Hauptverwendungszweck	Die Mamille ist nicht gut aufgerichtet	Die Mamille ist nicht gut aufgerichtet
Beschreibung	Ähnlich geformt wie ein Gummisauger	Kalottenförmige Plastikschale
Wird wann getragen	Während des Stillens	Zwischen den Stillmahlzeiten
Nachteile	Abschürfung des Mamillengewebes; verhindern eine angemessene Stimulation der Mamille (dadurch Rückgang der Milchmenge) und häufig verweigern mit Stillhütchen gestillte Säuglinge die Brust ohne Stillhütchen. Eine Vielzahl von Studien belegt die negativen Auswirkungen von Stillhütchen.	In der Regel keine; können die Brust „einengen", was sich durch die Wahl eines größeren Büstenhalters beheben lässt.
Wirksamkeit	Können das Problem oft nicht lösen und die Behandlung des zugrundeliegenden Problems hinauszögern	Können dazu beitragen, dass sich die Mamillen aufrichten
Bemerkungen	Sollten nur als letzte Möglichkeit in Betracht gezogen werden	Können bereits während der Schwangerschaft eingesetzt werden, wenn die Frau flache oder eingezogene Mamillen hat, oder auch nach der Geburt

Tab. 12.1 Vergleich Stillhütchen und Mamillenformer. Abgewandelt nach Biancuzzo, M. *Breastfeeding the healthy newborn*. White Plains, NY: March of Dimes Foundation; 1994.

nur einen geringen Stichprobenumfang, keine genaue Kontrolle, beruht auf retrospektiv erhobenen Daten und die Probanden waren selbst ausgewählt. Geringfügig weniger als die Hälfte der Probanden wurden als „erfolgreich" betrachtet (Stilldauer von mindestens sechs Wochen). Doch es gibt scheinbar keine Überprüfung der Gewichtszunahme oder des Milchtransfers und keinen Hinweis darauf, ob die Daten statistische Signifikanz haben.

Andere Studien ergaben nachteilige Auswirkungen dieses Hilfsmittels. Die älteren Stillhütchen aus dickem Latex oder Gummi („Mexikanischer Hut") führten zu einem dramatischen Rückgang der Milchmenge und ließen die Säuglinge anfällig werden für ein verändertes Saugverhalten.[10] Die neueren Modelle aus dünnem Silikon können Schmerzen und Verletzungen der Mamille verschlimmern.[11] Eine gut kontrollierte Studie zeigt eindeutig, dass selbst neuere Silikonstillhütchen mit unzureichender Milchbildung und allen daraus resultierenden Problemen, einschließlich Gedeihstörungen, verbunden sind.[12] Es besteht auch die Möglichkeit, dass einige der negativen Ergebnisse, die in kontrollierten Studien beobachtet wurden, ein falsches Anlegen und Erfassen der Brust beim Gebrauch von Stillhütchen widerspiegeln. Von einigen erfahrenen Klinikern wurden Stillhütchen erfolgreich eingesetzt und es wurde berichtet, dass die Stillbeziehung fortgesetzt und eine angemessene Gewichtszunahme erzielt wurde.[13]

Die Verwendung eines Stillhütchens macht die Mütter anfällig für Hautabschürfungen an der Mamille, da das Stillhütchen an der Haut reiben kann, während das Kind saugt. Außerdem ist es oft schwierig ein an Stillhütchen gewöhntes Baby dazu zu bringen, die nackte Brust wieder anzunehmen. Einige Pflegefachkräfte versuchen, den Säugling von den Stillhütchen zu entwöhnen, indem sie mit einer Schere jeden Tag etwas mehr von der Spitze des Stillhütchens abschneiden.* Dies kann hilfreich sein, doch es ist besser, zunächst die Anlegetechnik zu korrigieren, statt den

---

* Anmerkung der Übersetzerin: Diese Vorgehensweise ist nur für Stillhütchen aus Latex geeignet. Silikonstillhütchen werden scharfkantig. Verletzungsgefahr für Mutter und Kind!

Säugling von dem Stillhütchen zu „entwöhnen". (Es sollte niemals ein Flaschensauger aus Gummi als Notbehelf für ein Stillhütchen verwendet werden. Dadurch wird der Milchtransfer ernsthaft behindert und es besteht eine hohe Wahrscheinlichkeit, dass die Haut verletzt wird, weil Flaschensauger nicht die passende Form für diesen Gebrauch haben und aus Latex hergestellt sind.)

Die Hoffman-Übungen sind nicht empfehlenswert. Diese Übungen verlangen von der Frau, ihre Mamillen sowohl in die vertikale als auch in die horizontale Richtung zu dehnen und sollen die Fasern, die die nach innen gerichtete Mamille „festbinden", dehnen. Hoffman berichtete 1953 von guten Ergebnissen in den beiden von ihm beschriebenen Fällen.[14] Doch seither hat keine wissenschaftliche Untersuchung irgendwelche Vorteile durch diese Übungen belegen können und in einer Studie wurde von Schädigungen berichtet.[3] Sanftes Rollen und Beklopfen ist oftmals hilfreich, übermäßige Behandlungen nicht. Das Fassen der Mamille mit Daumen und Zeigefinger und anschließendes Herausziehen bis es unangenehm wird, wird mit vorzeitigen Wehen in Verbindung gebracht und erhöht den Stillerfolg nicht.[15]

Ein Einzelbericht empfiehlt die Verwendung einer abgeschnittenen Spritze, um die Mamillen aufzurichten.[16] Dieses Vorgehen ist potenziell gefährlich. Ich habe diese Technik nie eingesetzt, doch ich habe einmal eine Mutter gesehen, bei der sie von einem erfahrenen Stillspezialisten durchgeführt wurde. Das war der schlimmste Fall von verletztem Mamillengewebe, den ich je gesehen habe. Die Mamille hatte ein tiefes Geschwür und es waren narkotisierende Schmerzmittel erforderlich, um die Schmerzen zu behandeln. Die Frau hatte zudem einen katastrophalen Gesamteindruck vom Stillen durch diese Erfahrung. Es ist auch wichtig daran zu denken, dass der Gebrauch eines Gegenstandes für einen anderen als dem ihm zugedachten Zweck eine Einladung zu einem Rechtsstreit darstellt.

Es wurden einige neue Hilfsmittel hergestellt, die nach innen gerichtete Mamillen aufrichten sollen (☞ Abb. 12.4). Obwohl es keinen wissenschaftlichen Beweis für deren Wirksamkeit gibt, gibt es mehrere positive Einzelfallberichte.

12.1.2 „Wunde" Mamillen

Zwischen 11 % und 96 % aller stillenden Mütter berichten über „wunde Mamillen".[17, 18] Mindestens ein halbes Jahrhundert lang, haben Mütter über „wunde Mamillen" geklagt.[19] Die Klagen der Mütter machen aus ihnen jedoch noch keine „Jammerlappen". Schmerzen sind eine Möglichkeit des Körpers, dem Gehirn zu signalisieren, dass etwas nicht richtig ist. Werden die Schmerzen ignoriert, dann kommt es zu noch stärkeren Schmerzen, die von einer Schädigung des Gewebes begleitet werden. Wunde Mamillen schließen Schmerzen an den Mamillen, Mamillenverletzungen oder beides ein.

Schmerzende Mamillen

Manchmal schmerzen die Mamillen, ohne dass eine Verletzung sichtbar ist. Dann ist es wichtig, dass zuerst die möglichen Schmerzursachen herausgefunden werden. In Kasten 12.2 sind zur Ursachenfindung sachdienliche Fragen aufgelistet. Unglücklicherweise stillen viele Frauen ab, wenn sich die Ursache für die Schmerzen nicht finden und beheben lässt oder wenn es für sie unerträglich und scheinbar nicht zu beherrschen ist.

Verletzte Mamillen

Wird die Ursache für die schmerzenden Mamillen nicht behoben, kann sich daraus eine Verletzung der Mamille entwickeln.

12.2 Fragen bei schmerzenden Mamillen

- Wo tut es weh?
- Wann haben die Schmerzen angefangen?

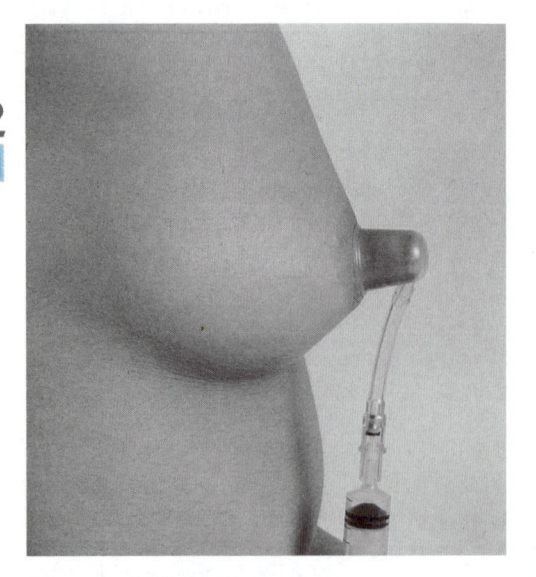

Abb. 12.4 Niplette. [V373]

- Tut es nur zu Beginn des Anlegens oder während der gesamten Stillmahlzeit weh? Oder halten die Schmerzen auch noch nach dem Stillen an?
- Beschreiben Sie die Schmerzen. Sind sie dumpf, stechend oder brennend? (Lassen Sie sich die Schmerzen durch Vergleiche beschreiben, um Antworten wie „als ob in meiner Mamille Glasscherben stecken" oder „wie flüssiges Feuer" zu erhalten.)
- Beschreiben Sie die Stärke der Schmerzen auf einer Skala von 1 bis 10. 1 bedeutet leichte Beschwerden und 10 stärkste Schmerzen.

Ist die Haut der Mamille erst einmal geschädigt, kommt es zu einer ganzen Reihe von unangenehmen Folgen.

Verletzungen der Mamille reichen von einer leichten, kaum wahrnehmbaren weißen Druckspur bis hin zu einem klaffenden Riss. Zu den Mamillenverletzungen gehören Hautrötungen, Ödeme, Fissuren, Bläschen, entzündete Bezirke, weiße Flecken, dunkle Flecken, gelbe Flecken, Abschälung, Eiter und kleinflächige Hautblutungen (Ekchymosen).[21] Jede Läsion sollte so vollständig wie möglich dokumentiert werden und eine Nachuntersuchung veranlasst werden.

Ursachen für Schmerzen und/oder Verletzungen der Mamille

Schmerzen und/oder Gewebeverletzungen der Mamille können auf eine oder mehrere von vier Ursachen zurückgeführt werden: (1) vorübergehende physiologische Gründe, (2) falsches Anlegen oder Abnehmen des Säuglings an der Brust, (3) Gebrauch oder falsche Verwendung von Gerätschaften oder käuflichen Produkten und (4) pathologische Gründe.[22]

Vorübergehende physiologische Gründe

Eine weit verbreitete physiologische Ursache für wunde Mamillen ist ungebrochener negativer Druck, der zustande kommt, wenn in den Milchgängen nur wenig Milch vorhanden ist. Während der allerersten Tage sind die Milchgänge noch nicht mit größeren Milchmengen gefüllt und der Säugling schluckt selten. Dadurch kommt es zu anhaltendem negativem Druck, der wiederum Unwohlsein[23] verursacht (☞ Historischer Rückblick S. 353). Hinzu kommt, dass die Mutter nicht daran gewöhnt ist, dass an ihrer Brust ein Kind saugt. Der Druck im Mund kann Spitzenwerte von 135 mmHg erreichen.[24]

Gelegentlich kommt es bei Müttern, deren Säuglinge echte „Barracudas" sind, wie sie in Kapitel 7 beschrieben werden, zu wunden Mamillen. Diese Schmerzen werden vor allem in den ersten Tagen besonders stark empfunden. Wenn davon ausgegangen werden kann, dass die Schmerzen durch dieses Saugverhalten und nicht durch falsches Anlegen verursacht werden, können die folgenden Empfehlungen hilfreich sein: Versichern Sie der Mutter, dass die Schmerzen nicht ewig anhalten werden. Sobald die Milchmenge reichlicher wird, sollten sie vergehen. In der Zwischenzeit empfehlen Sie der Mutter, dass sie die weniger schmerzhafte Seite zuerst anbieten sollte, da der Säugling an der ersten Seite kräftiger saugt. Die Mutter sollte verschiedene Stillpositionen einnehmen. Schlagen Sie ihr vor, einmal in Wiegenhaltung zu stillen, beim nächsten Stillen in seitlich liegender Position und bei der nächsten Stillmahlzeit in der Unter-dem-Arm-Haltung (Rückengriff). Durch den Wechsel zwischen verschiedenen Stillpositionen werden nicht immer die gleichen Stellen belastet und das Unwohlsein wird gemildert.

Falsches Anlegen oder Abnehmen des Säuglings an der Brust

Es gibt einen deutlichen Zusammenhang zwischen wunden Mamillen und falschem Anlegen.[23, 25–27] Entzündungen und/oder Abschürfungen oder Quetschungen der Mamille sind oft die Folge von schlechten Stillpositionen. Stillposition und Anlegetechnik müssen sofort korrigiert werden, um weitere Verletzungen der Mamille zu verhindern.

Berichtet die Patientin über Schmerzen und objektive Befunde geben keine Hinweise auf eine mögliche Ursache, dann ist anzunehmen, dass ein Anlegeproblem vorliegt. Beobachten Sie eine Stillmahlzeit und achten Sie besonders auf schlechtes Anlegen und Ansaugen. Fragen Sie die Mutter, wo genau es weh tut. Schmerzen an der Spitze der Mamille werden wahrscheinlich durch ein Anlegeproblem und/oder Zungenstoßen verursacht. Um das Problem zu beseitigen, müssen Sie der Mutter beim Stillen zusehen. Wenn das Kind nicht gut ansaugt, greifen Sie korrigierend ein. Falls der Säugling die Zunge nach vorne stößt, versuchen Sie einen behandschuhten Finger einzuführen und halten Sie seine Zunge für etwa 30 Sekunden nach unten, bevor er angelegt wird. Das hilft nicht immer, ist aber einen Versuch wert. Schmerzen, die an der Unterseite der Mamille auftreten, werden eher durch eine beim Anlegen nach oben gerichtete Mamille verursacht. Es kann akzeptiert werden – möglicherweise ist es sogar ratsam –, die Brust leicht nach oben zu richten, damit der Säugling mit dem Kinn voraus die Brust leicht fassen kann. Sobald der Säugling die Brust gut erfasst hat, muss die Mutter aufhören, die Brust nach oben zu richten, da es sonst zu Schmerzen und Abschürfungen kommen kann. Hält die Mutter die Brust in der hohlen Hand, so führt dies besonders leicht dazu, dass die Mamille während des Stillens nach oben gerichtet wird. Es kommt vor, dass die Mutter mit dem Daumen mehr Druck auf die Brust ausübt und das Brustgewebe in dieser Haltung verschoben wird.

Zumindest vorübergehend führt eine Brustdrüsenschwellung zu einer Veränderung der Mamillenform. Mamille und Areola werden durch eine Brustdrüsenschwellung abgeflacht und sind so schwerer zu fassen. Der Säugling kann Probleme haben, korrekt anzusaugen. Das Ausstreichen von etwas Milch, bis die Mamille und Areola weicher werden, trägt dazu bei, dass der Säugling die Brust korrekt erfassen kann.

Bläschen an der Mamille finden sich häufig, wenn die Unterlippe des Säuglings an der Brust nicht aufgestülpt ist. Dies sollte frühzeitig erkannt und das Kind dabei unterstützt werden, den Mund weit zu öffnen, damit es die Brust richtig fassen kann. Befindet sich die Mamille nicht genau in der Mitte der Ansaughaube der Milchpumpe, kann es ebenfalls zur Ausbildung von Bläschen kommen.

Anhaltender negativer Druck an den Mamillen kann zu Wundsein führen. Das ist zum Beispiel der Fall, wenn überlanges nonnutritives Saugen stattfindet, der Milchspendereflex verzögert einsetzt oder der Saugschluss nicht gelöst wird, ehe das Kind von der Brust genommen wird. Die Pflegefachkraft muss bei der Mutter ein Bewusstsein für diese Möglichkeiten schaffen und korrigierende Maßnahmen anbieten.

Gebrauch oder falsche Verwendung von Hilfsmitteln oder kommerziellen Produkten
Manchmal haben wunde Mamillen iatrogene Ursachen. Sie können auf den Gebrauch oder die falsche Verwendung von kommerziellen Produkten zurückzuführen sein. Stellt die Mutter zum Beispiel die Saugstärke einer Milchpumpe zu hoch ein und lässt dies so, dann wird die elektrische Pumpe einen übermäßig hohen negativen Druck ausüben. (Übermäßiger negativer Druck – entweder hoher negativer Druck oder anhaltender negativer Druck – ist oft schuld an wunden Mamillen.)

Gelegentlich kommt es vor, dass Produkte, die bei wunden Mamillen „helfen" sollen, das Wundsein tatsächlich verursachen. Zu lange getragene nasse Stilleinlagen oder schlecht belüftete Mamillenschoner oder -former führen oft zu einer Aufweichung des Gewebes und anschließend zu offenen Mamillen. Auch der Gebrauch von Stilleinlagen mit Plastikeinlage oder das nicht rechtzeitige Ersetzen von nassen Stilleinlagen verursacht eine Aufweichung des Gewebes. Das Trocknen der Mamillen durch einfaches Offenlassen des Büstenhalters, so dass Luft an die Mamillen kommt, ist das vermutlich beste Gegenmittel. Stillhütchen können auf der Haut der Mamille scheuern und Abschürfungen verursachen. Reagiert die Frau allergisch auf Salben oder Cremes, die sie auf ihre Mamillen aufträgt, wird sie die typischen Quaddeln und den Juckreiz haben, die mit einer allergischen Reaktion einhergehen.

Pathologische oder anatomische Abweichungen
Falls es bei dem Säugling irgendwelche Veränderungen im orofazialen Bereich gibt, kann es bei der Mutter zu wunden Mamillen kommen. Ich kenne einen Fall, in dem die Mutter über überaus wunde Mamillen klagte. Beim Stillen war ein schmatzendes Geräusch hörbar, so dass jedermann als erstes an ein Anlegeproblem dachte. Nachdem die Stillposition korrigiert worden war, klagte die Mutter jedoch weiterhin über wunde Mamillen. Es stellte sich heraus, dass niemand eine vollständige Tastuntersuchung der Mundhöhle des Kindes durchgeführt hatte. Nachdem diese durchgeführt wurde, wurde die wahrscheinliche Ursache für die wunden Mamillen festgestellt: Der Säugling hatte eine Spalte im weichen Gaumen. Mütter von Säuglingen mit einem kurzen Zungenbändchen klagen ebenfalls häufig über wunde Mamillen.[28] Allerdings sollte nicht immer die kindliche Anatomie für die wunden Mamillen der Mutter verantwortlich gemacht werden. Eine Mutter beklagte sich über ihre sehr wunden Mamillen und gab der Lippenspalte ihres Babys die Schuld daran. Als ich das Stillpaar beim Stillen beobachtete, wurde jedoch sofort deutlich, dass die Ursache für die wunden Mamillen in einer schlechten Anlegetechnik zu finden war. Als das Kind beim Anlegen seinen Mund weit öffnete, verschwanden die Probleme mit den schmerzenden und wunden Mamillen beinahe sofort.

Nach innen gerichtete Mamillen können der Mutter beim Anlegen Unannehmlichkeiten bereiten. Wie bereits erwähnt, ist die beste Therapie für eingezogene Mamillen oft das Saugen an der Brust.

Die häufig anzutreffende Vorstellung, dass hellhäutige Frauen eher zu wunden Mamillen neigen als dunkelhäutige, entbehrt jeder Grundlage. Auch wenn viele von uns in der Praxis dies oft erlebt haben und den Forschungsergebnissen skeptisch gegenüberstehen, gibt es bis heute keine kontrollierten Studien, die diese zufälligen Beobachtungen stützen.[26]

Klinische Vorgehensweisen

Für mehr als ein halbes Jahrhundert wurden „wunde Mamillen" als Grund für vorzeitiges Abstillen angegeben.[18, 19, 29–33] Dennoch sind wunde Mamillen nicht eine zu erwartende Folge des Stillens. In der Regel kann ihnen vorgebeugt oder sie können behandelt werden, vorausgesetzt, es existiert ein klares Verständnis für die Wurzel des Problems.

Im Laufe der Jahre wurden verschiedene Empfehlungen zur Vorbeugung und/oder zur Behandlung von wunden Mamillen ausgesprochen. Einige dieser Behandlungen haben sich als unwirksam erwiesen, andere scheinen wirkungsvoll zu sein. In Kasten 12.3 finden Sie eine Zusammenfassungen dessen, was sich als hilfreich erwiesen hat.

Vorbeugung

Maßnahmen zur wirkungsvollen Behandlung von wunden Mamillen beugen diesen nicht unbedingt vor und umgekehrt. Einige Strategien, von denen angenommen wurde, dass sie hilfreich seien, haben sich nicht als sicher oder wirkungsvoll erwiesen und sollten deshalb nicht weiter angewandt werden.

„Vorbeugende" Maßnahmen, die nicht mehr durchgeführt werden sollten

Vor einigen Jahrzehnten wurden schwangere Frauen angewiesen, sich auf das Stillen durch kräftiges Rubbeln der Mamillen mit einem Handtuch vorzubereiten.

> **12.3 Tipps zum Umgang mit wunden Mamillen**
>
> - Stellen Sie die Ursache des Problems fest, sonst kann Ihr Eingreifen mehr schaden als nutzen.
> - Weisen Sie die Mutter an, Vorgehensweisen oder Produkte, die wunde Mamillen verursachen oder verschlimmern können, nicht weiter zu verwenden. Dazu gehört das Frottieren der Mamillen mit einem Handtuch, die Verwendung von Seife oder alkoholhaltigen Produkten, Salben oder Cremes, auf die die Mutter allergisch reagieren könnte, die nassen Stilleinlagen nicht sofort zu wechseln und die Verwendung von Stillhütchen.
> - Korrigieren Sie ungünstige Stillpositionen. Asymmetrisches Ansaugen, etappenweises Ansaugen, „Ziehen" an großen Brüsten (legen Sie ein zusammengerolltes Handtuch unter die Brust, um den Zug abzumildern) und das Saugen an der Mamille anstatt der Areola tragen zu wunden Mamillen bei.
> - Verringern Sie die Belastung für die wunde Stelle. Legen Sie an der weniger wunden Seite zuerst an, da der Säugling zu Beginn des Stillens am heftigsten saugt. Es kann helfen, die Stillpositionen über einige Tage hinweg immer wieder abzuwechseln (z.B. Wiegenhaltung bei diesem Anlegen, seitlich liegende Position beim nächsten Stillen, Rückengriff bei der nächsten Stillmahlzeit).
> - Fördern Sie den Milchspendereflex. Warme Umschläge oder eine Massage vor dem Anlegen und während der Säugling beim Stillen eine Pause einlegt, tragen dazu bei, dass ein hungriges Baby Milch erhält, ohne dass es übermäßig saugen muss, um den Milchspendereflex auszulösen.

Diese Maßnahme kann eher zu Problemen führen, statt einem Problem vorzubeugen oder es zu lösen. Heftiges Reiben mit einen Handtuch entfernt die schützenden Epithelialzellen. Außerdem kann eine solche Stimulation der Brüste Kontraktionen der Gebärmutter auslösen und vorzeitige Wehen verursachen.

Über die Jahre hinweg wurden verschiedene äußerlich anzuwendende Salben und Cremes als Allheilmittel für wunde Mamillen empfohlen. Dazu gehören Salben mit Vitamin A und D, Bag Balm*, Wollfett/Lanolin (unverarbeitetes Wollfett aus Schafswolle) und modifiziertes Wollfett/Lanolin (weiterverarbeitetes Lanolin). Einige davon haben einen gewissen therapeutischen Wert für verletzte Haut, aber keines davon wirkt vorbeugend.

Es konnte auch nie bewiesen werden, dass die seit Jahrzehnten empfohlene Beschränkung der Zeit an der Brust zur Verhütung von wunden Mamillen beiträgt.[34] Andererseits führt „Marathonsaugen" in den ersten Tagen, vor allem solange

---

* Anmerkung der Übersetzerin: Ein Produkt, das in der Veterinärmedizin verwendet und von der Molkereiindustrie vertrieben wird.

noch wenig Milch in den Milchgängen vorhanden ist, zu anhaltendem negativen Druck und birgt damit ein Risiko für wunde Mamillen.

Wirkungsvolle Vorbeugungsmaßnahmen
Eine gute Stillposition und korrektes Anlegen dürften die wohl besten Maßnahmen sein, um wunden Mamillen in den meisten Fällen vorzubeugen.[27] Auch die Vermeidung des Gebrauchs von Beruhigungssaugern (Schnuller), die das Saugverhalten beeinflussen können, ist wahrscheinlich eine vorbeugende Maßnahme (☞ Kapitel 8).

Das Mamillengewebe kann trocknen, wenn die Frau den Büstenhalter einige Minuten lang offen lässt, sodass Luft an die Mamillen kommt. Auf diese Weise wird die Möglichkeit verringert, dass sich eine dunkle, feuchte Kammer bildet, die dem Bakterienwachstum Vorschub leistet. Und schließlich hat sich auch gezeigt, dass häufiges Anlegen, sodass vermieden wird, dass das Neugeborene heißhungrig an die Brust kommt und die Mamillen dadurch wund werden, vorbeugend wirkt.[35]

Behandlung

Korrektes Anlegen, wie es in Kapitel 7 beschrieben wird, ist wahrscheinlich in den meisten Fällen der Schlüssel zur Vermeidung von wunden Mamillen. Wenn es jedoch bereits zu einer Verletzung des Gewebes gekommen ist, wird eine Behandlung notwendig.

Alles was eine schützende Wirkung hat, zum Beispiel das Abwechseln der Stillpositionen und der Gebrauch von Mamillenschonern oder Auflagen, kann wirkungsvoll sein. (Mamillenschoner unterscheiden sich im Aussehen etwas von Mamillenformern.) Es wurde einst angenommen, dass die trockene Wundheilung, bei der beispielsweise die Mamillen mit einem Fön getrocknet wurden, hilfreich sei. Doch es gab niemals einen Beweis für diese Annahme. Es ist zwar möglich, dass sich dadurch das Aufweichen des Gewebes vermeiden lässt, aber es ist sehr unwahrscheinlich, dass sich so eine heilende Wirkung erzielen lässt. Es ist günstig, an der weniger wunden Seite mit dem Stillen zu beginnen und den Milchspendereflex auszulösen. Auch nachdem korrigierende Maßnahmen eingeleitet wurden, kann eine Behandlung mit Schmerzmitteln zur vorübergehenden Schmerzlinderung notwendig sein.

Die feuchte Wundheilung wird als beste Behandlungsmöglichkeit für verletzte Mamillen angesehen. Modifiziertes Lanolin, ein weit verbreitetes Mittel zur feuchten Wundheilung, hat sich in einigen Studien als wirkungsvoll erwiesen[36, 37], in einigen jedoch nicht.[26, 38] Statt – was weit verbreitet ist – Teebeutel auf die Mamillen aufzulegen, ist es besser, Kompressen mit warmem Wasser zu verwenden.[39, 40] Ob Muttermilch zur Vorbeugung und Behandlung von verletzten Mamillen wirksam ist, muss noch vollständig bewiesen werden. In einer Studie ließ sich kein Unterschied erkennen[38], aber Klinikspezialisten sind unerschütterliche Verfechter dieser Methode.[5] In einigen Kulturen wird Muttermilch bei vielen Hautreizungen eingesetzt. Es scheint keine gefährlichen Nebenwirkungen zu geben, so dass es keinen Grund gibt, diese Methode, die sich in der klinischen Erfahrung als vorteilhaft erwiesen hat, nicht zu empfehlen.

Im Handel erhältliche Wundauflagen, wie sie seit etwa 20 Jahren zur Behandlung von chronischen Geschwüren und chirurgischen Wunden eingesetzt werden, werden neuerdings speziell für Mamillen hergestellt. Die erste Studie, die sich mit dem Gebrauch der Wundauflagen auf Glycerinbasis beschäftigte, ergab keinen signifikanten Unterschied in der Wirkung im Vergleich zur Verwendung von modifizierter Lanolinsalbe. Die Studie musste jedoch abgebrochen werden, da es zu Bakterienwachstum auf den Mamillen der Frauen kam, die diese Auflagen verwendeten. Zwei weitere, unveröffentlichte Studien ergaben keine unerwünschten Nebenwirkungen. In einer Studie, die den Wirkungsgrad von Lanolinsalbe mit dem von Wundauflagen auf Solebasis verglich, wird behauptet, dass diese Auflagen wunde Mamillen verhüten[41] (☞ Tabelle 12.2). Eine weitere Studie verglich die Wirksamkeit von Lanolinsalbe und ausschließlicher Anleitung zu korrektem Stillmanagement. Dabei ergab sich kein signifikanter Unterschied durch die Behandlung mit der Wundauflage bei Frauen, deren Mamillengewebe bereits verletzt war.[42] Die Entscheidung, diese Wundauflagen zu empfehlen oder auch nicht zu empfehlen, verlangt eine sorgfältige Beurteilung und Begutachtung.

Allzu oft wird eine sinnvolle Vorgehensweise empfohlen, doch das Problem bleibt bestehen. Eine fortlaufende Beobachtung ist wichtig und es sollten keine Mutmaßungen zur Problemlösung angestellt werden. Die dabei wohl wichtigsten Punkte sind die direkte Untersuchung der Mamillen, das Feststellen der Befindlichkeit der Mutter und der allgemeine Zustand des Säuglings. Wenn sich das Problem nicht lösen lässt, muss weiter nach der Wurzel des Problems gesucht

12.1 Frühe Probleme

	Elastogel	MaterniMate	Soothie
Hersteller	Southwest Technologies	Kendall	Puronyx
Beschreibung	Pflasterkissen auf Glycerinbasis	Pflasterkissen auf Solebasis	Pflasterkissen auf Glycerinbasis
Autor	Brent et al.[37]	Dodd und Chalmers[41]	Cadwell[42]
Ziel der Studie	Vergleich von Sicherheit und Wirksamkeit von Hydrogelpflastern und Lanolinsalbe und Mamillenschonern bei der *Behandlung* von wunden Mamillen	Vergleich von Sicherheit und Wirksamkeit von Hydrogelpflastern und Lanolinsalbe zur *Vorbeugung* von wunden Mamillen	Vergleich von Sicherheit und Wirksamkeit von Hydrogelpflastern und Lanolinsalbe und Mamillenschonern; zusätzlich Überprüfung, wie wirkungsvoll die Anleitung zum richtigen Anlegen ist
Studiendesign und Probanden	Vergleichend und beschreibend; Mütter, die zur Behandlung von blutenden, offenen oder schrundigen Mamillen und/oder schmerzenden Mamillen an eine Stillklinik überwiesen wurden; insgesamt 39 % der Mütter stillten voll	Vergleichend und beschreibend; Erstgebärende, die während der letzten 24 Stunden geboren hatten und bei denen „ein Risiko" für wunde Mamillen aufgrund der „Häufigkeit des Anlegens" festgestellt wurde	Vergleichend und beschreibend; fortlaufende Stichproben bei lettischen Frauen, die sich wegen wunder Mamillen an die Hebamme wendeten; bei den Probandinnen waren keine Infektionen, Abszesse oder chronische, nicht damit in Zusammenhang stehende schmerzhafte Erkrankungen bekannt. Bei allen Säuglingen waren keine craniofazialen Fehlbildungen bekannt; alle Probandinnen hatten Mamillenverletzungen
n	42 (21 Kontrollgruppe/ 21 Versuchsgruppe)	106 (54 Kontrollgruppe/ 52 Versuchsgruppe)	90* (15 Kontrollgruppe/ 15 Versuchsgruppe*)
Zeitpunkt der ersten Anwendung des Verbandes	Nicht genau angegeben	Innerhalb von 24 Stunden nach der Geburt	Nicht genau angegeben; irgendwann innerhalb der ersten 10 Tage
Zeitpunkt der Überprüfung der Ergebnisse	Jedes Mal, wenn die Mutter zu drei Nachsorgeterminen in einem Zeitraum von 10 Tagen erschien	Telefonische Kontakte am 3., 4. oder 5., 7., 10., 12. Tag	Bei jeder Nachsorgeuntersuchung der Mutter
Methode zur Beurteilung des Ergebnisses	Direkte Beobachtung unter Anwendung des Mother-Baby-Assessment-Tools (☞ Kapitel 7) und Bericht der Mutter über den eigenen Eindruck der Heilung	Eigenbericht der Mutter über die Mamillenschmerzen und die Linderung durch die Hydrogelauflage; Bericht der Mutter über den Zustand von Mamille und Areola	Direkte Beobachtung von Mamille und Areola durch die Hebamme. Bericht der Mutter über Mamillenschmerzen und Linderung durch die Hydrogelauflage

(Fortsetzung nächste Seite)

	Elastogel	MaterniMate	Soothie
Bewertungsmethode	Körperliche Beurteilung anhand einer 5-Punkte Likert-Skala; Schmerzverhaltensskala, persönliche Beurteilung der Schmerzen	5-Punkte Likert-Skala zur Beurteilung der mütterlichen Schmerzwahrnehmung und der Linderung durch die Auflage	5-Punkte Likert-Skala zur Beurteilung der mütterlichen Wahrnehmung der Mamillenschmerzen
Vorgehen in der Versuchsgruppe	Mütter legten den Hydrogelverband auf, nachdem sie ihre eigene Milch in die Mamille einmassiert hatten. Sie wurden angewiesen, nach jedem Stillen eine neue Auflage zu verwenden.	Mütter verwendeten den Verband gemäß der Anleitung des Herstellers. Diese umfasste Richtlinien zur Hygiene, der Aufbringung und Entfernung und wann die Auflage ersetzt werden muss.	Mütter verwendeten den Verband gemäß der Anleitung des Herstellers. Diese umfasste Richtlinien zur Hygiene, der Aufbringung und Entfernung und wann die Auflage ersetzt werden muss.
Anleitung	Anleitung zum korrekten Anlegen	Anleitung zum korrekten Anlegen	Anleitung zum korrekten Anlegen
Ergebnisse	In beiden Gruppen hatten sich bei den Nachsorgeuntersuchungen die negativen Merkmale an den Mamillen signifikant verringert. In der Hydrogel-Gruppe waren die Werte für ungünstige Merkmale der Mamille höher, aber nicht statistisch signifikant. Signifikant höhere Heilungsrate in der Lanolin-Gruppe.	Die Ergebnisse wurden hinsichtlich des aktuellen Schmerzpegels dargestellt (nicht der Grad der Verbesserung); der Vergleich mit der Basislinie ergab bei den Angaben zur Schmerzbeurteilung während eines Zeitraums von 12 Tagen eine deutliche Verbesserung in der Hydrogel-Gruppe, nicht jedoch in der Lanolin-Gruppe.	Die vorläufigen Ergebnisse wurden im Verhältnis der Schmerzwahrnehmung vor der Behandlung und danach angegeben (d.h. als Grad der Verbesserung). Die Schmerzbeurteilung verringerte sich um 1,76 Punkte in der Hydrogel-Gruppe und um 1,1 Punkte in der Lanolin-Gruppe; der Heilungsverlauf war in beiden Gruppen etwa gleich; die Hydrogelauflagen verbesserten das mütterliche Befinden.
Unerwünschte Nebenwirkungen	Bei 9 von 42 Probanden wurde ein Bakterienwachstum festgestellt (7 in der Hydrogel-Gruppe und 2 in der Lanolin-Gruppe)	In der MaterniMate-Gruppe wurde kein Bakterienwachstum festgestellt; Bakterienwachstum bei 8 Probanden der Lanolin-Gruppe	Kein erhöhtes Infektions risiko
Bemerkungen	Die Forscher erläuterten die Hygienerichtlinien nicht genauer, was das hohe Vorkommen von Bakterienwachstum erklären könnte.	In dem Abstract werden die Hygienerichtlinien für die Hydrogel-Gruppe besonders beschrieben, nicht jedoch für die Lanolin-Gruppe, in der das Bakterienwachstum auftrat.	Die Schlussfolgerungen von diesem Teil der Studie sind beschränkt auf die Ergebnisse, die von diesen 30 Probanden berichtet wurden. Die Datenanalyse aller 90 Probanden ist unvollständig.

Tab. 12.2 Vergleich von drei verschiedenen Hydrogel-Wundauflagen.

* Ergebnisse von 30 Personen werden im Abstract berichtet; die Datenanalyse der anderen beiden Gruppen von jeweils 30 Personen ist zurzeit in Arbeit.

werden und korrigierende Maßnahmen eingeleitet werden. Wunde Mamillen sind keine zu erwartende Folge des Stillens, sondern ein Hilfeschrei. Stillen soll nicht wehtun. Wäre dies so, hätte unsere Art nicht überlebt. In Tabelle 12.3 werden Ursachen und klinische Vorgehensweisen bei wunden Mamillen beschrieben.

12.1.3 Brustdrüsenschwellung

Eine Schwellung ist eine Ausdehnung von Körpergewebe. Der Begriff *Brustdrüsenschwellung* bedeutet eine Ausdehnung des *Brustgewebes* und ist ein Anzeichen für die Milchbildung, ist aber nicht gleichzusetzen mit der Milchbildung oder Milchmenge. Newton und Newton[43] führen aus, dass die Brustdrüsenschwellung einsetzt, wenn Milch in den Alveolen zurückgehalten wird. Die Alveolen schwellen an und pressen die umgebenden Milchgänge zusammen (☞ Kasten 12.4). Die Brustdrüsenschwellung umfasst zwei Elemente: (1) Blutandrang und erhöhtes Gefäßreichtum und (2) Ansammlung von Milch[5] (☞ Historischer Rückblick in Kapitel 7).

Verschiedene Formen der Brustdrüsenschwellung

Es gibt zwei Arten der Brustdrüsenschwellung: die physiologische und die pathologische Brustdrüsenschwellung. In erster Linie unterscheiden sie sich in der Ausprägung. Eine Unterscheidung dieser beiden Begriffe ist wichtig für das Erkennen des klinischen Bildes und die Behandlung.

Physiologische Brustdrüsenschwellung

Je nachdem wie früh und häufig der Säugling angelegt wurde, beginnen sich die Brüste etwa am zweiten oder dritten Tag nach der Geburt zu füllen. Bis zu einem gewissen Grad ist die Brustdrüsenschwellung physiologisch und ein Fehlen dieser Schwellung sollte als ein Warnzeichen betrachtet werden, das eingehendere Nachsorge verlangt. Unglücklicherweise wecken die Worte *Brustdrüsenschwellung* oder *Milcheinschuss* negative Assoziationen, so dass die Mutter möglicherweise einiges an *Aufklärung* benötigt.

Helfen Sie der Mutter, die Anzeichen und Symptome der physiologischen Brustdrüsenschwellung positiv zu sehen. Die Ausdehnung des Gewebes verkündet den „Milcheinschuss", den Beginn der reichlichen Milchbildung. Und vor allem erklären Sie ihr, dass der Rückgang der Schwellung nicht bedeutet, dass die Milch verschwindet. Es kann sein, dass die Mutter annimmt, dass sie bereits zu viel Milch bildet und dem Kind den Zugang zur Brust verweigert, aus Angst, dass vermehrte Stimulation die Situation verschlimmern könnte. Sagen Sie ihr, dass sie weiter anlegen soll, da das Ausmaß der Gewebeschwellung nicht mit der Milchmenge identisch ist. Im Gegenteil: Wenn der Säugling die Brust *nicht* leeren darf, wird sich das Problem verstärken, denn der Milchstau lädt zu einer pathologischen Brustdrüsenschwellung ein.

Aus der Forschung

Mastitis: Neue Erkenntnisse für ein altes und immer wiederkehrendes Problem
Quelle: Foxman, B.; D'Arcy, H.; Gillerspie, B. et al. Lactation mastitis: occurrence and medical management among 946 breastfeeding women in the United States. *Am J Epidemiol* 2002;155: 103–114; und Riordan, J.M.; Nichols, F.H. A descriptive study of lactation mastitis in long-term breastfeeding women *J Hum Lact* 1990;6:53–58.

Fokus
Foxman und Kollegen begleiteten 946 stillende Frauen im Rahmen einer prospektiven Longitudinalstudie ab der Geburt bis drei Monate post partum oder bis sie abstillten. Die Probanden stammten aus einem Geburtszentrum in Michigan und aus einer großen Firma, in Nebraska. Die Studie wurde über einen Zeitraum von vier Jahren durchgeführt, so dass Frauen, die innerhalb dieser Zeit mehrfach Kinder gebaren, mehr als einmal an der Studie teilnahmen.

Die Forscher führten 3, 6, 9 und 12 Wochen post partum oder bis zum Abstillen Interviews mit den Frauen. Die Interviews bestanden aus Fragen zu den derzeitigen Aspekten des Stillens (wie oft die Brust angeboten wurde, Symptome im Zusammenhang mit der Brust, Schlafen, Rauchen) sowie zur bisherigen Krankengeschichte, vorangegangenen Mastitiden und soziodemographischen Informationen. Unter einer Mastitis wurde eine „nach eigenen Angaben von einem Mediziner diagnostizierte Mastitis" verstanden.

Häufigkeit
Während der zwölfwöchigen Untersuchungsperiode berichteten 8,1 % der Probanden von einer einmalig aufgetretenen Mastitis, 1,3 % berichteten von zweimalig aufgetreter Mastitis und bei 0,1 % trat dreimal eine Mastitis auf. Insge-

12 Strategien zum Umgang mit Brust- und Mamillenproblemen

Ursachen	Potenziell begünstigende Faktoren	Vorbeugung und Ziele	Klinische Vorgehensweisen
Einfach schlechtes Stillmanagement	Falsche Stillposition und inkorrektes Anlegen	Korrektes Anlegen erreichen	Wie in Kapitel 7 beschrieben
	Unverminderter negativer Druck (Vakuum) bei noch nicht reichlicher Milchmenge Saugschluss wird nicht gelöst, ehe der Säugling von der Brust abgenommen wird	Verringern des ungeminderten negativen Drucks (Vakuum)	Ermutigen Sie dazu, bei jeder Stillzeit an beiden Brüsten anzulegen um den unverminderten negativen Druck zu minimieren. Lehren Sie die Mutter, den Saugschluss mit Hilfe ihres Fingers zu lösen, wenn sie den Säugling von der Brust abnehmen muss
Abweichungen von der Norm	Flache oder zurückgezogene Mamillen	Ein gutes Ansaugen erreichen	Auf hörbares Schlucken achten
	Pathologische Brustdrüsenschwellung	Einem Milchstau vorbeugen	Einer pathologischen Brustdrüsenschwellung vorbeugen, durch frühes, häufiges und wirkungsvolles Anlegen (d.h. Milchtransfer)
	Infektionen der Brust	Einem Milchstau vorbeugen	Auf Brustinfektionen untersuchen und bei Bedarf eine Behandlung einleiten
Falscher Gebrauch von Stillhilfsmitteln	Falscher Gebrauch von Brustpumpen	Zeigen und Erklären der korrekten Verwendung	Verringern der Saugstärke und Erhöhung der Zyklenzahl
	Zu lange Verwendung von feuchten Stilleinlagen	Luft an die Mamille lassen	Häufiges Wechseln der Stilleinlagen; bei Infektionen (z.B. Soor) keine Stilleinlagen oder Einmalstilleinlagen verwenden, da diese gute Wachstumsbedingungen schaffen
	Allergien auf Cremes und Salben	Kontakt mit potenziellen Allergenen vermeiden	Verwendung einstellen
	Gebrauch von Stillhütchen	Vermeidung von Verletzungen des Mamillengewebes	Verwendung einstellen
	Gebrauch von abgeschnittenen Spritzen zur Aufrichtung der Mamillen	Vermeidung von Verletzungen des Mamillengewebes	Geeignete Hilfsmittel zum Aufrichten der Mamille verwenden

Tab. 12.3 Ursachen und klinische Vorgehensweisen bei wunden Mamillen.

samt hatten 9,5 % der Probandinnen in den ersten 12 Wochen eine Mastitis. Die Mastitis trat am häufigsten in den allerersten Wochen nach der Geburt auf, danach war die Häufigkeit abnehmend. In dieser Studie traten häufiger Mastitiden auf als in vorangegangenen Untersuchungen.

Diagnose, Symptome und Veränderungen der Gewohnheiten
Bei den meisten Frauen erfolgte die Diagnosestellung telefonisch. Die am häufigsten genannten Symptome waren Empfindlichkeit der Brust (98 %), Fieber (82 %), Unwohlsein (87 %), Schüttelfrost (78 %), Rötung (78 %) und eine heiße, empfindliche Stelle an der Brust (62 %). Fast die Hälfte der Frauen veränderte ihr Stillverhalten aufgrund der Symptome. 36 % stillten häufiger, während 11 % insgesamt weniger stillten. 49 % stillten an der betroffenen Seite häufiger, wohingegen 8 % an der betroffenen Seite seltener anlegten. Mit Beginn der Mastitis wechselten 33 % der Frauen ihre Stillhaltung. Jeweils 12 % versuchten es mit einer anderen Stillposition oder einer neuen Stillposition.

Behandlung
Bei 86 % der Frauen wurde ein Antibiotikum verordnet. In der Regel wurde Cephalexin gegeben, aber auch Amoxicillin, Ampicillin oder Augmentin wurden gelegentlich verschrieben. Eine Kultur wurde von keinem Arzt angeordnet, doch die überwiegende Mehrheit empfahl warme Umschläge und häufigeres Anlegen. Etwas weniger als die Hälfte empfahl verschiedene Stillhaltungen.

Zusammenhänge
Vorangegangene Stillerfahrung stand in Zusammenhang mit einem erhöhten Risiko für Mastitis. Beim Vergleich von Frauen, die bereits gestillt hatten, mit Frauen ohne vorangegangene Stillerfahrung, traten bei ersteren mehr Mastitiden auf (10,8 % vs. 7,3 %). In ähnlicher Weise scheint eine vorangegangene Mastitis ein Risikofaktor für zukünftige Mastitiden zu sein. Verglichen mit Erstgebärenden hatten Frauen, die bereits eine Mastitis hatten, ein höheres Risiko für wiederholte Mastitiden (23,9 vs. 8,3 %).

Risse und wunde Mamillen stehen in Zusammenhang mit Mastitis. Frauen mit Mastitis berichteten eher von offenen oder wunden Mamillen. Hatten die Frauen bisher *keine* Mastitis, litten aber unter offenen oder wunden Mamillen, so hatten sie eine sechsfach höhere Wahrscheinlichkeit für eine Mastitis in der Woche, in der die Brust verletzt war. Mehr als ein Drittel der Frauen berichtete von offenen Mamillen in der ersten Woche post partum.

Die Häufigkeit des Anlegens, nicht jedoch die Anlegedauer, hatte einen Zusammenhang mit Mastitis. Es kam häufiger zu einer Mastitis, wenn die Zahl der Stillmahlzeiten höher als üblich war. Schmerzen in der Brust konnten nur dann in eine Beziehung zum Auftreten einer Mastitis gesetzt werden, wenn sie weniger als eine Woche vor Beginn der Mastitis auftraten. Dies weist darauf hin, dass die Schmerzen eher ein Symptom als ein Prädispositionsfaktor sind. Auf ähnliche Weise hatten Frauen, die zwischendurch ein Nickerchen einlegten, höhere Mastitisraten. Doch die Forscher konnten nicht feststellen, ob die Müdigkeit die Anfälligkeit für eine Mastitis erhöht oder lediglich ein Symptom der Mastitis war.

Stärken und Schwächen der Studie
Eine der wesentlichen Stärken dieser Studie war die Tatsache, dass es 946 Probanden gab, die bereits ab der Schwangerschaft an der Studie teilnahmen, so dass die Forscher eine prospektive Studie durchführen konnten. Zusätzlich zu der Menge der Probanden ist bemerkenswert, dass nur 11 der angesprochenen Frauen sich weigerten, an der Studie teilzunehmen. Dies verringert die Möglichkeit eines Stichprobenfehlers ungemein. Eine Schwäche der Studie besteht darin, dass die Autoren nicht beschreiben, welche Auswirkungen sich aus der Mastitis auf das Abstillen ergeben, das in anderen Veröffentlichungen berichtet wurde.[56] Eine weitere Einschränkung ergibt sich daraus, dass nur bei 74 % der Frauen die Diagnosestellung der Mastitis durch einen Arzt oder eine Pflegefachkraft erfolgte und es nicht ersichtlich ist, wer bei den restlichen 36 % der Frauen die Diagnose stellte. Infolgedessen kann die Definition, was unter Mastitis zu verstehen ist, die Stichhaltigkeit der Studie gefährden. Nichtsdestotrotz ist diese Studie eine wertvolle Ergänzung der bereits zu diesem Thema existierenden Literatur.

Klinische Anwendung
Einige Punkte sind bemerkenswert für die klinische Anwendung. Eine Mastitis tritt bei beinahe 10 % der gesunden Bevölkerung auf und soziodemographische Faktoren sind keine signifikanten Risikofaktoren. Voraussichtlich benötigen Frauen mehr Hilfe, um eine optimale Stillposition einzunehmen, da es bei rund einem Drittel der Versuchsgruppe zu offenen Mamillen kam und es

einen deutlichen Zusammenhang zwischen verletzten Mamillen und der Entwicklung einer Mastitis gibt.

Auszug aus: Biancuzzo, M. Breastfeeding Outlook 2002;3:1, 4.

Pathologische Brustdrüsenschwellung

Eine pathologische Brustdrüsenschwellung liegt vor, wenn das Ausmaß der Gewebevergrößerung vermeidbar, extrem oder auf einer unphysiologischen Ursache beruht. In den meisten Fällen kann einer pathologischen Brustdrüsenschwellung vorgebeugt werden. Es gibt einen engen Zusammenhang zwischen dem Auftreten der pathologischen Brustdrüsenschwellung und verzögertem ersten Anlegen, seltenem Anlegen, zeitlich stark begrenzten Stillmahlzeiten und Zufütterung.[44] Deshalb können die meisten Fälle von pathologischer Brustdrüsenschwellung wahrscheinlich vermieden werden, wenn von diesen Praktiken, wie in Kapitel 7 und 8 beschrieben, abgesehen wird.

Klinische Manifestation

Die Untersuchung der Brust sollte immer zu der allgemeinen Untersuchung nach der Geburt gehören. Es ist sinnvoll, nicht nur eine objektive körperliche Untersuchung durchzuführen, sondern die Frau auch nach ihrem subjektiven Völlegefühl in der Brust zu fragen. Einige Frauen berichten, dass sie einen plötzlichen, unmissverständlichen Milcheinschuss spüren. Bei anderen verläuft die Brustdrüsenschwellung allmählich und sie bemerken den „Milcheinschuss" weniger. Bei Müttern, die ihr zweites Kind stillen, setzt die initiale Brustdrüsenschwellung früher ein und verläuft dramatischer als bei Frauen, die bislang nie gestillt haben.[45] Wenn die Milchmenge reichlicher wird, kann die Frau leichtes Fieber entwickeln und sich allgemein etwas unwohl fühlen. Möglicherweise ist die Mutter weinerlich. In der Regel ist die Frau weniger frustriert, wenn sie rechtzeitig darüber informiert wird, dass die Brustdrüsenschwellung, die um den dritten Tag auftritt, durch eine Gewebeschwellung verursacht wird. Wenn die Schwellung verschwindet, bedeutet dies nicht, dass die Milch weg ist!

Es gibt mehrere Anzeichen und Symptome für die Brustdrüsenschwellung. Einige davon, die bei einer pathologischen Brustdrüsenschwellung auftreten, treten in geringerem Ausmaß auch bei der physiologischen Brustdrüsenschwellung auf.

12.4 Vergleich areoläre und periphere Brustdrüsenschwellung

Areoläre Brustdrüsenschwellung

Führt zu einer Abflachung der Mamille, sodass es für den Säugling schwierig wird, die Areola zu fassen. Die Milchgänge werden nicht ausgemolken und deshalb nicht geleert.

Kann alleine oder in Zusammenhang mit einer peripheren Brustdrüsenschwellung auftreten.

Während des initialen Milcheinschusses (physiologische Brustdrüsenschwellung) besteht eine höhere Wahrscheinlichkeit, dass es zu einem Anschwellen der Areola kommt.

Behandlung:
- Handausstreichen, um die Areola weicher zu machen, sodass der Säugling Mamille und Areola gut erfassen kann.

Periphere Brustdrüsenschwellung

Zu Beginn handelt es sich um eine vaskuläre Schwellung. Daher ist Abpumpen nicht sinnvoll und kann zu Verletzungen führen. Die Brüste sind voll, hart und empfindlich. Die Schwellung beginnt am Schlüsselbein und geht bis zum unteren Brustkorb sowie von der mittleren Axillarlinie zur Mitte des Brustbeins. Tritt meistens zusammen mit einer Schwellung der Areola auf. Es besteht eine höhere Wahrscheinlichkeit für ein Auftreten während einer pathologischen Brustdrüsenschwellung.

Behandlung:
- Häufiges Anlegen rund um die Uhr! Die Linderung beruht auf dem Ingangbringen des Milchflusses
- 24 Stunden am Tag einen stützenden Büstenhalter tragen
- Warmes Duschen und warme Wickel helfen, die angesammelte Milch abfließen zu lassen
- Kalte Umschläge nach dem Stillen verringern die Stauung
- Gabe von Schmerzmitteln unmittelbar vor dem Stillen nach Anweisung. Die Medikamente werden mindestens 20 bis 30 Minuten brauchen, ehe sie in die Milch übergehen (Aspirin, Paracetamol, Codein, kurz wirkende Barbiturate)
- Handausstreichen und Massage.

Daten entnommen aus: Lawrence, R.A.; Lawrence, R.M. *Breastfeeding: a guide for the medical profession,* 5th ed St. Louis: Mosby; 1999.

Die Anzeichen und Symptome der Brustdrüsenschwellung können sich nur auf die Areola beschränken oder nur auf den Brustkörper (periphere Brustdrüsenschwellung) oder beides umfassen. In Kasten 12.4 werden die klinischen Anzeichen verglichen und einander gegenübergestellt.

Areoläre Brustdrüsenschwellung

Bei einer areolären Brustdrüsenschwellung kommt es nur zu einem Anschwellen des Gewebes der Areola. Die Areola kann so sehr anschwellen, dass die Mamille verkürzt wird und faktisch verschwindet. Daraus ergibt sich ein Teufelskreislauf: Der Säugling kann die Brust nicht erfassen und die Brust nicht effektiv leeren, dann sammelt sich die Milch und die Brustdrüsenschwellung verstärkt sich und wird schmerzhafter.

Periphere Brustdrüsenschwellung

Zu einer peripheren Brustdrüsenschwellung kommt es oft in Zusammenhang mit einer areolären Brustdrüsenschwellung. Die periphere Brustdrüsenschwellung betrifft den Brustkörper und ist eher ein Anzeichen für eine pathologische als für eine physiologische Brustdrüsenschwellung.

Behandlungsmöglichkeiten

Wie bereits beschrieben, kann und sollte einer Brustdrüsenschwellung vorgebeugt werden. Das Ziel der Behandlung besteht darin, eine Überdehnung der Milchgänge zu vermindern. Die Dehnung der Gänge wird verringert, wenn die Ansammlung der Milch abgebaut und der vaskuläre Blutandrang reduziert werden kann. Die beste Möglichkeit, bei einer Brustdrüsenschwellung Erleichterung zu verschaffen, ist das Anlegen des Säuglings. Dennoch gibt es noch weitere hilfreiche Möglichkeiten, dieses Ziel zu erreichen. Der Milchstau in den Gängen lässt sich durch warmes Duschen oder warme Umschläge mildern. Oder die Frau beugt sich über eine Schüssel mit warmem Wasser. Kalte Umschläge nach dem Stillen führen zu einer Gefäßverengung und vermindern so den Blutandrang und die Beschwerden. (Kalte Umschläge auf oder in der Nähe der Mamille können den Milchspendereflex behindern.) Zum Kühlen eignet sich ein Beutel mit Tiefkühlgemüse sehr gut. Insbesondere Tiefkühlerbsen sind praktisch, da sich der Beutel aufgrund von Form und Größe der Erbsen flexibel anpasst. Eispackungen können auch verwendet werden, doch sie sind in gefrorenem Zustand recht fest und verursachen beim Schmelzen ein nasses Durcheinander. In Einzelberichten wird von handelsüblichen Coldpacks, auch solchen, die speziell für stillende Frauen hergestellt werden, berichtet, dass sie hervorragend zur Linderung beitragen.

Historischer Rückblick

Wunde Mamillen
Quelle: Gunter, M. Sore nipples, causes and prevention. *Lancet* 1945;249:590–593.

Es wurde eine beschreibende Studie mit insgesamt 114 Erst- und Mehrgebärenden vom ersten bis elften Tag post partum durchgeführt. Alle Mütter waren gesund und hatten gesunde Neugeborene mit durchschnittlichem Gewicht. Dr. Gunther identifizierte zwei verschiedene Läsionsformen, die sich durch Aussehen, Lage und Zeitpunkt des Auftretens unterschieden: die petechienartige (erosive) Läsion und die ulzerierende Läsion (z.B. Fissur). Etwa 62 % der Frauen hatten erosive Läsionen, etwa 4 % ulzerierende Läsionen und bei drei Frauen traten beide Formen auf.

Gunther beschreibt vier Schmerzstufen: (1) Schmerzen, aber keine sichtbaren Veränderungen, (2) Ödeme der Papille sichtbar, (3) Petechien, einzeln, (4) ineinander verlaufende Petechien, die einen quer verlaufenden Halbmond bilden. Die petechienartigen Läsionen waren klein und es gingen ihnen fast immer durchscheinende Ödeme voraus. Die am stärksten ausgeprägte Petechie wuchs zu einer roten, halbmondförmigen Läsion quer über der Mamille an. Es wurden auch Epitheliumsabschürfungen von einem aufgebrochenen Bläschen beobachtet. Gunther betonte, dass die Linie der zusammengeflossenen Petechien quer über der Mamille dem Bereich entsprach, in dem der Säugling den stärksten Druck ausübte. Im Gegensatz zu den erosiven Läsionen traten die ulzerierenden Läsionen nach wenigen Tagen auf.

Gunther führte weiter aus, dass die wunden Mamillen mit fehlendem Schlucken in Zusammenhang standen. Es wurde nicht so häufig von wunden Mamillen berichtet, wenn man den Säugling schlucken hören konnte. Der negative Druck wurde gemessen und es stellte sich heraus, dass der Säugling einen stärkeren negativen Druck ausübte, wenn nur wenig Milch zur Verfügung stand (entweder kurz nach der Geburt oder gegen Ende der Mahlzeit, wenn nur noch wenig Milch übrig war). Der Säugling übte anhaltend hohen

Druck aus, der unterbrochen wurde, wenn der Säugling schluckte.

Die Säuglinge in dieser Studie durften nur eine begrenzte Zeit an der Brust saugen, was aber offensichtlich nicht vor wunden Mamillen schützte. Außerdem wurde nicht versucht, die Stillposition zu korrigieren und es stellt sich die Frage, ob der negative Druck so stark gewesen wäre, wenn die Säuglinge anders angelegt worden wären. Dennoch kann auch die Pflegefachkraft von heute aus dieser Studie viel lernen. Dazu gehören: Die Untersuchung der Brust, die Sinnlosigkeit der Einschränkung der Zeit an der Brust und die Notwendigkeit der Überprüfung des Milchtransfers, der durch hörbares Schlucken belegt wird.

Bei einer areolären Brustdrüsenschwellung ist das Handausstreichen Mittel der Wahl. (Das kann auch bei einer peripheren Brustdrüsenschwellung etwas Erleichterung bringen.) Helfen Sie der Mutter, etwas Milch auszustreichen – gerade soviel, um den Bereich von Mamille und Areola wieder weicher zu machen. In der Regel genügt es dazu, weniger als 15 ml auszustreichen. Dadurch wird der Säugling in die Lage versetzt korrekt anzusaugen, was der Anfang zur Lösung des Problems ist. Eine elektrische Milchpumpe kann zwar verwendet werden, aber ihr Gebrauch ist weniger wünschenswert. Durch den negativen Druck, den die Pumpe ausübt, und die Ansaugglocke der Pumpe kann es mit höherer Wahrscheinlichkeit zu einer Verletzung des Gewebes kommen, das ohnehin schon gespannt und ausgedehnt ist.

Ist die Brustdrüsenschwellung schon so stark ausgeprägt, dass sie der Mutter Schmerzen bereitet, leiten Sie Maßnahmen zur Schmerzlinderung ein und lösen Sie das Problem. In der Regel wird eine Vielzahl von Schmerzmitteln zur Behandlung von Schmerzen in der Postpartalperiode verordnet. Normalerweise reicht ein mildes Schmerzmittel (z.B. Paracetamol) zur Schmerzlinderung bei einer Brustdrüsenschwellung aus. Falls nicht, können stärkere Schmerzmittel angebracht sein.

Zur Linderung der Brustdrüsenschwellung wurden kalte Kohlblätter eingesetzt.[46–48] Einzelfallberichte über diese Praxis haben die Wirksamkeit dieser Blätter zur Linderung nicht bestätigt. Eine Studie ergab, dass mütterliche Zuversicht und Rückversicherung ebenso wirkungsvoll zu sein scheinen wie Kohlblätter. Eine andere Studie zeigte, dass Kohlblätter nicht mehr Wirkung zeigten als gelgefüllte Coldpacks.[47]

12.2 Später einsetzende Probleme

Brust- und Mamillenprobleme können jederzeit auftreten, doch zu den meist später auftretenden Problemen gehören verstopfte Milchgänge (Milchstau), Mastitis, Brustabszess und Candidose (Soor).

12.2.1 Verstopfte Milchgänge (Milchstau)

Ein verstopfter Milchgang wird, aus welchen Gründen auch immer, nicht richtig entleert. Häufig wird er durch eine ungenügende Entleerung der Brust verursacht (z.B. wenn ein Säugling nicht wirkungsvoll saugt). Es kann auch andere Ursachen geben: Ein zu enger Büstenhalter beispielsweise oder eine Salbe, die auf die Mamille aufgebracht wurde. Ein verstopfter Milchgang oder Milchstau ist nicht per se ein Problem, aber er kann zu einer Mastitis führen, wenn er nicht beseitigt wird (siehe Mastitis).

Klinische Manifestation

Üblicherweise klagt die Frau, die mit einem Milchstau zu Ihnen kommt, über einen empfindlichen, schmerzhaften Knoten, der nicht von Fieber oder anderen Infektionszeichen begleitet wird. Er kann sich bei Berührung heiß anfühlen. Häufig wird die Frau erzählen, dass sie seltener stillt (z.B. die Nachtmahlzeiten auslässt) oder das Stillverhalten verändert hat.

Vorbeugung und Behandlung

Verstopfte Milchgänge lassen sich oft durch häufiges Anlegen vermeiden. Wenn der Verdacht auf einen Milchstau besteht, kann ein Wechsel der Stillposition des Säuglings die Entleerung aller Milchgänge verbessern. Bei Bedarf kann eine etwas ungewöhnlichere Stillposition gewählt werden, um die Milchgänge zu entleeren. Beispielsweise die modifizierte Seitenlage (☞ Abb. 12.5), die zusätzlich zu der weiter verbreiteten Wiegenhaltung, Seitenlage oder Unter-dem-Arm-Haltung eingesetzt werden kann. Ist der Säugling nicht in der Lage, an der Brust zu trinken, schlagen Sie der Mutter vor abzupumpen oder besser: Erklären Sie ihr, wie sie mit der Hand ausstreichen kann (☞ Kapitel 14). Zusammen mit feuchter

Abb. 12.5
Modifizierte Seitenlage.

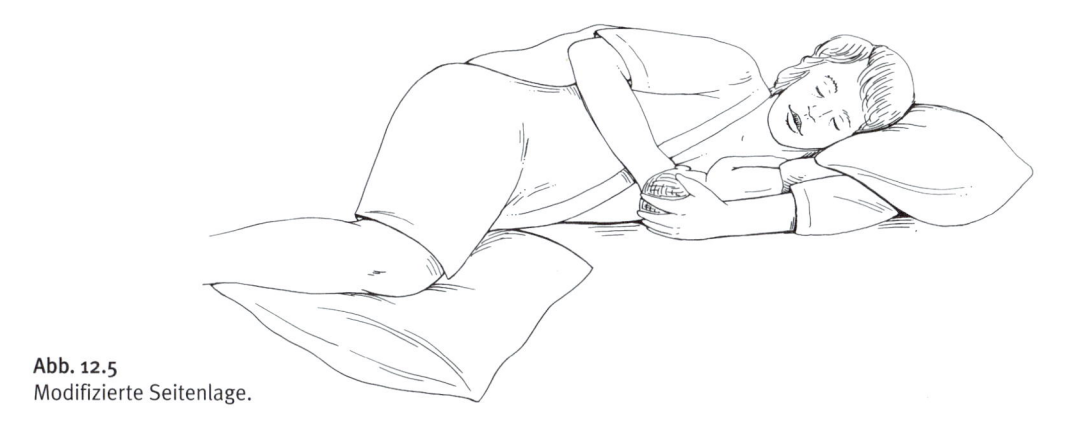

Wärme ist das Handausstreichen sehr wirkungsvoll. Beim Handausstreichen ist es für die Frau hilfreich, sich über eine Schüssel mit warmem Wasser zu lehnen. Auf diese Weise können ihre Finger die Milchgänge „melken" während die Wärme eine Gefäßerweiterung verursacht und durch das Vornüberbeugen die Schwerkraft mithilft, die Entleerung zu fördern.

12.2.2 Mastitis

Beschreibung und Ätiologie

Mastitis ist ein ziemlich verbreitetes Problem. Es wird berichtet, dass bis zu 23 % der Frauen einmal oder mehrmals eine Mastitis haben.[49] Am häufigsten kommt es sechs[50] bis sieben[51] Wochen nach der Geburt zu einer Mastitis und anschließend nimmt die Häufigkeit ab.

Es gibt zwei Formen der Mastitis: Die entzündliche und die infektiöse Mastitis. Beide treten im Milchgangsystem auf und stehen in Zusammenhang mit einer Stauung der Milch. Eine Stauung der Milch ist problematisch, da die Brustdrüse darauf ausgelegt ist, Milch zu bilden und zu transportieren, aber nicht sie zu speichern. Jede Mutter, bei der sich die Milch staut, hat ein hohes Risiko für einen verstopften Milchgang, eine Brustdrüsenschwellung, Mastitis oder alles drei. In Tabelle 12.4 werden diese drei Zustände verglichen und einander gegenübergestellt.

Merkmale	(Initiale) Brustdrüsenschwellung	Milchstau	Mastitis
Beginn	allmählich, unmittelbar post partum	allmählich, nach dem Stillen	plötzlich, nach 10 Tagen
Seite	beidseitig	einseitig	in der Regel einseitig
Schwellung und heiße Stellen	generalisiert	kann sich etwas verlagern oder ohne heiße Stellen verlaufen	lokalisierte, rote, heiße und geschwollene Stelle
Schmerzen	generalisiert	schwach, aber lokalisiert	stark, aber lokalisiert
Körpertemperatur	< 38,4 °C	< 38,4 °C	> 38,4 °C
Systemische Symptome	fühlt sich wohl	fühlt sich wohl	grippeähnliche Symptome

Tab. 12.4 Vergleich der Befunde bei Brustdrüsenschwellung, Milchstau und Mastitis. Lawrence, R.A.; Lawrence, R.M. *Breastfeeding: a guide for the medical profession*, 5th ed St. Louis: Mosby; 1999.

Risikofaktoren

Gestaute Milch und Verletzungen der Mamille prädisponieren das Milchgangsystem für das Eindringen von Bakterien. Die Milch staut sich gerne, wenn die Mutter zu viel Milch hat.[51] So haben zum Beispiel Mütter, die Mehrlinge stillen, ein höheres Risiko, weil sie doppelt so viel Milch bilden wie eine Einlingsmutter.[52] Es kann auch zu einem Milchstau kommen, wenn sich das Stillverhalten abrupt ändert (z.B. wenn der Säugling beginnt, nachts durchzuschlafen). Weitere Faktoren, die dazu beitragen, sind enge Büstenhalter, eine ausgelassene Stillmahlzeit oder verstopfte Milchgänge. Es ist schwer zu sagen warum, aber Frauen mit vorangegangener Stillerfahrung haben ein größeres Mastitisrisiko.[92] Vorangegangene Mastitiden scheinen ebenfalls ein Risikofaktor für zukünftige Erkrankungen zu sein.[92]

Frauen mit wunden Brustwarzen sind gefährdeter für eine Mastitis.[53, 54, 92] Frauen, die noch nie eine Mastitis hatten, aber unter offenen oder wunden Mamillen leiden, haben eine sechsmal höhere Wahrscheinlichkeit, eine Mastitis in der Woche zu entwickeln, in der die Mamillen offen sind.[92] Eine eingängige Erklärung hierfür ist, dass bei einer Frau mit wunden Mamillen die Brust nicht regelmäßig vollständig entleert wird. Ist zudem die Haut der Mamille nicht mehr intakt, kann sie eine Eingangspforte für eindringende Bakterien werden.

Noch weitere Faktoren wurden als Risikofaktoren für Mastitis entdeckt. Frauen, die bei vorangegangenen Kindern unter Mastitis litten, neigen dazu, auch bei weiteren Kindern unter Mastitis zu leiden.[54, 55] Mütter, die Kontakt mit Bakterien hatten oder eine herabgesetzte Körperabwehr haben, extrem müde sind oder unter Stress stehen, sind empfänglicher.[56] Auch der tägliche Gebrauch eines Beruhigungssauger wurde mit häufigeren Mastitiden in Verbindung gebracht.[49]

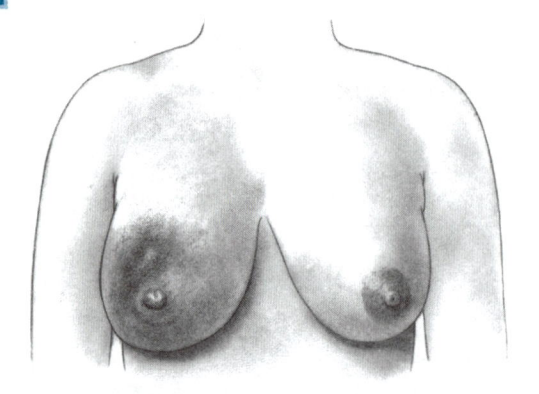

Einige Faktoren, die häufig als Risikofaktoren angesehen wurden, sind scheinbar keine. Es gibt keinen Beweis dafür, dass das Anlegen an jeweils nur einer Seite pro Stillmahlzeit das Risiko für eine Mastitis erhöht.[57] Auch die Geburtenzahl scheint kein Risikofaktor zu sein.[53, 58]

Klinische Manifestation

Wenn sich die Milch staut, führt das oftmals zu einem blockierten Milchgang und daraus ergibt sich das erste Anzeichen für ernsthafte Schwierigkeiten: ein kleiner, harter, warmer und empfindlicher Knoten. Innerhalb von 12 bis 24 Stunden, in denen der Gang verstopft ist, beginnt die „entzündliche Mastitis". Wie die Endung „itis" schon sagt, entzünden sich die inneren Milchkanälchen und Milchgänge und verursachen weitere, lokale Probleme: Eine geschwollene, harte, empfindliche und heiße Brust.[59] Diese Anzeichen und Symptome – zunächst noch subtil – erscheinen oft (aber nicht immer) im oberen, äußeren Quadranten der Brust, wie es in Abb. 12.6 dargestellt wird. Dort ist das Drüsengewebe dichter. Dann nehmen die Symptome zu und es erscheinen rote Streifen. Der obere, äußere Quadrant ist oft deshalb betroffen, weil sich dort das meiste Drüsengewebe befindet. Zu diesem Zeitpunkt erhöht sich der Gehalt an weißen Blutkörperchen in der Milch – eine normale Reaktion auf eine Entzündung – doch die Bakterienzahl bleibt weitestgehend unverändert. Wird der blockierte Milchgang jedoch nicht behandelt, folgt auf die Entzündung innerhalb von 24 bis 48 Stunden eine „infektiöse Mastitis" und die Zahl der Bakterien nimmt zusammen mit der Zahl der weißen Blutkörperchen zu. Sobald das entzündete Gewebe von Bakterien infiziert wird, zeigen sich systemische Auswirkungen der infektiösen Mastitis: Fieber, Schüttelfrost, grippeähnliche Symptome und Unwohlsein. Am häufigsten handelt es sich bei den eindringenden Bakterien um *Staphylokokkus aureus*,[60] manchmal um *Escherichia coli* und seltener sind es *Streptokokken*.

Vorbeugung und Behandlung

Eine Vorbeugung ist sicher möglich. Einige Abhandlungen legen nahe, dass eine entzündliche Mastitis durch die Verbesserung der mütterlichen

Abb. 12.6 Mastitis. [E247]

Aufnahme von Mikronährstoffen[61–61], insbesondere Vitamin-E-reiches Sonnenblumenöl[63] vermieden werden kann. Durch häufiges Entleeren der Brust kann einer entzündlichen Mastitis vorgebeugt werden.[64, 65] Die Säuglinge können jedoch auf den Geschmack der Milch reagieren, da sich bei einer Mastitis die Natriumgehalte der Milch erhöhen.[66]

Eine Therapie mit Antibiotika wird erforderlich und bringt meist schnelle Erleichterung.[5] Manche Ärzte empfehlen eine volle Antibiotikatherapie, selbst wenn keine Infektionsanzeichen vorhanden sind.

Die wichtigsten Punkte, über die aufgeklärt werden muss, sind Stress und Müdigkeit.[56] Schlagen Sie der Mutter vor, sich mit dem Baby ins Bett zu legen und wohlmeinende Besucher abzuwimmeln, die sie davon abhalten, sich auszuruhen. Frauen, die am Nachmittag ein Nickerchen halten, scheinen weniger anfällig für Mastitis zu sein.[55] Ermutigen Sie die Frau, sich Hilfe bei Freunden oder Verwandten zu suchen, die bereit sind, den Haushalt zu übernehmen, sodass sie sich um sich selbst und den Säugling kümmern kann. Weitere Kriterien für die Pflege sind in Kasten 12.5 aufgelistet.

Manchmal ist eine Mastitis schwierig zu heilen.[67] Immer wiederkehrende Mastitiden treten besonders dann auf, wenn sich die Milch der Mutter staut oder sie zu viel Milch hat.[68] Die wahrscheinlichste Ursache für eine wiederkehrende Mastitis liegt darin, dass die Mutter die verordneten Antibiotika nicht zu Ende genommen hat oder sie hat nicht genügend Ruhe bekommen, um die natürliche Körperabwehr zu stärken. Gelegentlich hat eine Frau eine chronische bakterielle Infektion, eine sekundäre Pilzinfektion (z.B. Candida albicans) oder es steckt eine schwer wiegendere Krankheit dahinter.

Es ist nicht immer leicht, eine infektiöse Mastitis von einer nicht infektiösen (entzündlichen) Mastitis zu unterscheiden.[69] Fetherston empfiehlt, dass der Schwerpunkt mehr auf die Bestimmung des verursachenden Organismus im einzelnen Mastitisfall gelegt werden sollte und dass Frauen mehr Informationen über diese möglichen Ursachen und die Abstufungen der möglichen Therapien brauchen.[70] Es gibt Berichte über homöopathische Behandlungen bei Mastitis[71], doch diese Praxis hat sich bisher noch nicht als evidenzbasiert erwiesen.

Mastitis ist ein häufig genannter Abstillgrund.[72] Unglücklicherweise verschlimmert eine Unterbrechung des Stillens die Situation. Die Milch wird in den Milchgängen zurückbewegt und die gestaute Milch bietet den eindringenden Keimen Nahrung. Die Milch, die während einer Mastitis gebildet wird, ist für den Säugling nicht gefährlich. Sie enthält die gleichen entzündungshemmenden Inhaltsstoffe wie normale Milch.[73] Außerdem sieht es so aus, als ob diese Milch das Kind vor Infektionen des Magen-Darm-Traktes schützt.[74] In jüngerer Zeit wurde spekuliert, dass eine Mastitis die Möglichkeit einer vertikalen Übertragung von HIV erhöht,[75] doch bis jetzt hat sich dieser Verdacht noch nicht bestätigt.

12.2.3 Brustabszess

Ein Abszess kann sich überall am Körper bilden. Typischerweise handelt es sich um eine eitergefüllte Kammer, die von entzündetem Gewebe umgeben ist. Die Entzündung ist eine lokalisierte Infektion, meist mit Staphylokokken. Seltener wird sie durch *Streptokokken* hervorgerufen.[76] Brustabszesse kommen bei Raucherinnen häufiger vor.[77]

> **12.5 Pflegeplan: Mastitis**
>
> - Stellen Sie fest, bei welchen Patientinnen ein Risiko besteht, dass sie eine Mastitis entwickeln und beginnen Sie damit, diese Patientinnen anzuleiten, um die Wahrscheinlichkeit für eine Mastitis zu verringern. Frauen mit Milchstau haben die höchste Wahrscheinlichkeit für eine Mastitis. Frauen mit zu viel Milch können ebenfalls zu Mastitis neigen.
> - Weisen Sie die Frauen bei telefonischen Anfragen darauf hin, sich sofort direkt untersuchen und bei Bedarf behandeln zu lassen. Antibiotika bringen in der Regel eine rasche Besserung.
> - Betrachten Sie die Brust und erheben Sie einen Tastbefund, wenn Sie die Frau direkt untersuchen. Stellen Sie gezielte Fragen, um festzustellen, ob Keime eingedrungen sein können. Überweisen Sie die Frau sofort an einen Arzt. Eine frühzeitige antibiotische Therapie ist ideal.
> - Fördern Sie häufiges und regelmäßiges Stillen mit vollständiger Entleerung von beiden Brüsten! Kann der Säugling die Brust nicht vollständig leeren, veranlassen Sie, dass abgepumpt wird.
> - Weisen Sie die Mutter an, zuerst an der nicht betroffenen Seite anzulegen. Wird das Kind anschließend an der erkrankten Seite angelegt, saugt es weniger heftig, und bei der Mutter hat

bereits ein Milchspendereflex eingesetzt. So wird das Stillen weniger schmerzhaft. Erklären Sie, warum das vollständige Entleeren der Brust wichtig ist.
- Leiten Sie Schritte zur allgemeinen Überwindung von Infektionen ein. Dazu gehören: Erhöhte Flüssigkeitsaufnahme, Bettruhe halten und die verordneten Antibiotika pünktlich und vollständig einnehmen.
- Versichern Sie der Mutter, dass die verordneten Antibiotika mit dem Stillen vereinbar sind (☞ Kapitel 13).
- Schlagen Sie Maßnahmen zur Linderung vor: Warme Wickel fördern die Ableitung aus dem Milchgangsystem, aber Eispackungen verursachen eine Gefäßverengung und erhöhen das Wohlbefinden. Beides kann angewendet werden. Ein Büstenhalter kann zur Erhöhung des Wohlbefindens getragen werden, aber seien Sie mit dieser Empfehlung vorsichtig. Manchmal ist der Büstenhalter der Mutter zu eng und hat das Problem ursprünglich verursacht. Falls ein mildes Schmerzmittel verordnet wurde, sollte die Mutter dies einnehmen, da die Brust leichter entleert werden kann, wenn die Schmerzen sich besser ertragen lassen.

Klinische Manifestation

Bei der Untersuchung wird eine Rötung als Ergebnis der Ansammlung von Blut im Bereich des entzündlichen Prozesses sichtbar. Die Eiterbildung führt zu einer Schwellung. Die Frauen klagen meist über Schmerzen, weil der Eiter gegen das Nervengewebe drückt. Ein Abszess kann durch eine Ultraschalluntersuchung bestätigt werden.[78]

Vorbeugung und Behandlung

Die manuelle Entleerung des Eiters bei Frauen mit Mastitis („Stripping") scheint der Abszessbildung vorzubeugen.[79] Um abzuheilen, muss der Abszess entleert werden. Die traditionelle Behandlung bestand in einer chirurgischen Eröffnung.[76] Manchmal wird eine Drainage gelegt, um eine angemessene Entleerung zu erzielen. In diesen Fällen kann – unter dem Vorbehalt, dass die Drainage weit genug vom Mund des Kindes entfernt liegt und nicht in das Stillen einbezogen wird – wahrscheinlich weitergestillt werden. Ob das Kind gestillt wird oder nicht: Es ist wichtig, das Milchgangsystem so vollständig wie möglich zu entleeren, wenn die Brust voll ist. Eine neuere Alternative zur chirurgischen Eröffnung ist ein perkutaner Ultraschallkatheter.[80]

Fordern Sie die Frau auf, weiterhin häufig anzulegen. Die Entleerung der Milchgänge beschleunigt die Drainage. Die Milch ist „sauber", es sei denn der Abszess bricht in die Milchgänge durch.[5] Achten Sie bei dem Säugling auf Anzeichen und Symptome für eine Infektion und überweisen sie ihn bei Bedarf an einen Arzt. In den meisten Fällen werden der Frau (und dem Kind, wenn notwendig) Antibiotika verordnet. Es können auch noch weitere Maßnahmen erforderlich sein.

Wenn vom Arzt eine Kultur der Muttermilch angeordnet wird, zeigen Sie der Frau, wie sie eine „saubere" Mittelstrahlprobe aus der Brust gewinnt. Der Vorgang ist ziemlich einfach und ähnelt dem zur Gewinnung einer sauberen Urinprobe. Die Mutter muss ihre Hände gründlich mit Seife und Wasser waschen und dann die Brüste mit klarem Wasser abspülen. Sie beginnt mit der Hand auszustreichen und verwirft die ersten drei bis fünf Milliliter Milch. Dann streicht sie eine kleine Probe in einen sterilen Behälter aus. Betonen Sie, dass es wichtig ist, die Mamille von dem Becher fernzuhalten, damit die Sterilität gewährleistet bleibt. Die Probe sollte dann verschlossen (der Verschluss darf nur von außen berührt werden) und beschriftet sofort ins Labor gebracht werden.

12.2.4 Candidose/Soor

Candida ist ein Pilzorganismus, der normalerweise den Mund, die Scheide und den Darm besiedelt. Es kann zu einem übermäßigen Wachstum von *Candida* kommen, das zu einer Infektion führt, die Candidose genannt wird und auch unter den Bezeichnungen *Soor* oder *Hefepilze* (früher auch Monilia) bekannt ist. Eine Candidose kann auf der Brust einer stillenden Frau auftreten („Soor") und sowohl im Mund des Säuglings („Mundsoor") als auch im Windelbereich („Windelsoor") und in der Scheide der Mutter. In diesem Abschnitt beschränken wir uns auf das Auftreten an den Mamillen der Mutter und im Mund des Kindes. Wenn die Infektion bei einem der beiden auftritt, besteht eine hohe Wahrscheinlichkeit, dass auch der andere betroffen sein wird.

Stillende Frauen sind empfänglich für Candidosen, weil sich *Candida albicans* wie auch andere Pilze sich von Kohlenhydraten ernährt. Die Laktose in der Muttermilch bietet daher einen idealen

Nährboden für das Wachstum dieses Organismus. Wie bereits beschrieben ist eine Mutter mit Mastitis prädestiniert für zukünftige Infektionen mit Candida. Es wurden noch weitere Risikofaktoren festgestellt, die eine Entwicklung einer Candidose an der Brust fördern können. Dazu gehören vaginale Candidosen, Mamillenverletzungen und vorangegangene Behandlungen mit Antibiotika[81]. Täglicher Gebrauch eines Beruhigungssaugers steht in Zusammenhang mit häufigerem Auftreten von Candidosen.[82, 83] Antibiotika zerstören die normale Flora, die sich sonst dem übermäßigen Candida-Wachstum entgegenstellt. Verletzungen der Mamille machen diese anfälliger für Candida-Wachstum. Diabetikerinnen mit einem geschwächten Immunsystem und anämische Frauen haben ein höheres Candidoserisiko.

Klinische Manifestation

Eine Untersuchung kann ein oder mehrere Anzeichen und Symptome beim Säugling, der Mutter oder dem Partner der Mutter ergeben. Es gibt eine eindeutige Aufzählung von Anzeichen und Symptomen bei der stillenden Mutter, dem gestillten Säugling und dem Partner der Mutter, die im Folgenden zusammengefasst und ausgeführt werden.[84] Weiße Flecken im Mund des Säuglings, die leicht mit Milch verwechselt werden können, sind typisch. Lässt sich der weiße Fleck auf der Zunge des Säuglings nicht mit einem sauberen Finger oder einem Wattestäbchen abreiben, ist es wahrscheinlich Soor. Das Abreiben des weißen Flecks hinterlässt eine rote oder blutende Stelle. Zusätzlich zu den Symptomen im Mund kommt es oft zu einem leuchtend roten Ausschlag, der sich vom After des Säuglings ausgehend ausbreitet. Der Säugling trinkt möglicherweise schlecht oder verweigert die Nahrungsaufnahme. Er kann auch unruhig und reizbar sein.

Schauen Sie sich die Farbe der Mamillen der Mutter an. Manchmal bildet die leuchtend rote Mamille einen scharfen Kontrast zur blasseren Areola – die Mamille sieht fast aus wie eine Erdbeere oben auf der Areola. Suchen Sie nach Läsionen. In seltenen Fällen ist der weiße Belag sichtbar, aber bei hellhäutigen Frauen kann er selten beobachtet werden. Selbst wenn er sichtbar ist, kann es sein, dass er nicht beachtet wird, da er für Milch auf der Mamille gehalten wird. Der Partner der Frau ist in vielen Fällen symptomfrei, doch wenn es irgendwelchen Kontakt zwischen seinem Mund und der Brust seiner Partnerin gab, können sich in seinem Mund weiße Flecken zeigen.

Er kann auch einen Ausschlag an seinem Penis haben und über Jucken und Brennen klagen.

Die Mutter wird wahrscheinlich über Schmerzen klagen. Eine sehr genaue Beschreibung der Schmerzen trägt zur Ursachenfindung bei. Frauen mit Candidosen klagen in der Regel über starke, brennende Schmerzen oder sie sagen, dass es sich anfühlt, als ob ihre Milch in Flammen steht. Einige berichten, dass die Schmerzen unmittelbar nach dem Stillen schlimmer sind. Andere sagen, dass sich die Mamille anfühlt, als ob Glasscherben darin stecken. Manchmal wird auch über stechende Schmerzen geklagt.[85] Candida in den Milchgängen wird gewöhnlich als Schmerzen „tief drinnen" beschrieben. Ist jedoch nur die Mamille mit Candida besiedelt, fehlen diese tiefen Schmerzen meist.[86] Alle diese Beschreibungen verlangen eine weitergehende Untersuchung.

Vorbeugung und Behandlung

Sobald eine Mutter über Schmerzen in Zusammenhang mit einer Candidose klagt, schicken Sie Mutter und Kind sofort zu einer Behandlung. Stillt die Mutter mehr als ein Kind, müssen alle behandelt werden. Candidosen werden leicht vom Mund des Säuglings auf die Brust der Mutter und wieder zurück übertragen. Deshalb kann es sehr schwierig sein, den Pilzbefall zu beseitigen ohne eine sofortige und gründliche Behandlung von allen Beteiligten, einschließlich dem Partner der Frau.

Die Behandlung der Candidose wird einfacher, wenn man versteht, wie Hefepilze gut gedeihen. Hefen gedeihen an warmen, feuchten und dunklen Orten, zum Beispiel in der Scheide, im Büstenhalter, auf Stilleinlagen, in Hautfalten und in Windeln. In dieser Umgebung sind sie deshalb oft zu finden. (Wiederverwendete Stilleinlagen fördern das Candida-Wachstum. Wenn Stilleinlagen verwendet werden, sind Einmalstilleinlagen zu empfehlen.)

Ist die Diagnose der Candidose erst einmal gestellt, veranlassen Sie einige einfache Maßnahmen und bekräftigen Sie die Einhaltung des verordneten Behandlungsplans.

- Erklären Sie der Frau, dass sich eine warme, feuchte und dunkle Kammer bildet, wenn die Mamillen in der Stillzeit ständig vom Büstenhalter bedeckt sind. Dazu kommt, dass der Pilz sich von der Milch ernährt.
- Empfehlen Sie der Frau, ihre Mamillen nach dem Stillen abzuspülen und an der Luft trocknen zu lassen und raten Sie ihr, zumindest einige

Minuten am Tag den Büstenhalter offen zu lassen, damit Licht an die Mamillen kommt.
- Die Mamillen können mit Essigwasser abgespült werden (1 Esslöffel Essig auf eine Tasse Wasser) und an der Luft trocknen, ehe die verordnete Salbe aufgetragen wird.
- Empfehlen Sie, dass die Bettwäsche, Handtücher, Büstenhalter und Windeln in heißem Wasser gewaschen werden und dem Spülwasser eine Tasse Essig zugesetzt wird. (Falls die Mutter Stilleinlagen verwendet, sollte sie Einmalstilleinlagen nehmen.)
- Falls die Mutter ihre Milch abpumpt, während sie an einer Candidose leidet, muss sie wissen, dass sie diese Milch gleich verfüttern, aber nicht für einen späteren Gebrauch einfrieren darf. (Diese Empfehlung ist nicht ganz unumstritten, wird aber immer noch aufrechterhalten.[5]) Alle Teile der Milchpumpe, die mit der Milch in Kontakt kommen, sowie alle Sauger oder Beruhigungssauger werden mindestens einmal täglich für 20 Minuten ausgekocht.
- Raten Sie davon ab, einen Beruhigungssauger zu verwenden. Er ist einfach noch eine weitere Möglichkeit, die Infektion weiterzutragen.
- Es kann sinnvoll sein, dass die Mutter raffinierten Zucker in ihrer Ernährung meidet.

Es können Medikamente für die Mutter, den Säugling und den Partner der Mutter verordnet werden. Welche Medikamente verschrieben werden, hängt davon ab, wie schwer die Infektion ist und ob es sich um eine Candidose im Mund, Genitalbereich oder Magen-Darm-Trakt handelt. Hier werden nur die Medikamente besprochen, die für orale Candidosen eingesetzt werden.

Orale Candidosen werden in der Regel äußerlich behandelt. Dabei werden zwei Arten von Medikamenten unterschieden: Kortikosteroide und Antimykotika (oder Antiinfektiva). Bei Mundsoor wird ein nicht systemischer (äußerlich anzuwendender) antimykotischer Wirkstoff, zum Beispiel das Nystatin, empfohlen. In Tabelle 12.5 sind einige Wirkstoffe aufgeführt. Einige Zubereitungen enthalten sowohl einen antimykotischen Wirkstoff (z.B. Nystatin) und Triamcinolon (ein Kortikosteroid). Kombinationspräparate werden häufig für etwa die ersten drei Tage empfohlen, wenn die Schmerzen am stärksten sind. Sobald die Schmerzen nachgelassen haben, führen die Frau und ihr Säugling die vollständige 14-tägige Behandlung mit einem kortisonfreien Präparat (z.B. nur Nystatin) weiter. Clotrimazol wurde ebenfalls erfolgreich eingesetzt.[87] Betonen Sie der Frau gegenüber die Wichtigkeit der vollständig durchgeführten Behandlung bei sich und ihrem Säugling. Die Symptome können nach zwei bis drei Tagen verschwinden, doch die Behandlung muss weitergeführt werden, auch nachdem die Symptome abgeklungen oder verschwunden sind.

Zeigen Sie der Mutter, wie sie die äußerlich anzuwendenden Medikamente um ihre Mamille und Areola und im Mund des Säuglings aufträgt (☞ Tabelle 12.5). Es ist nicht notwendig, die Salbe vor dem Stillen zu entfernen. Antimykotische und antiinfektive Salben (oder Lotionen) werden nicht durch die Membranen der Schleimhaut resorbiert. Außerdem sind diese Medikamente sicher für Säuglinge und werden auch für sie verordnet. Zubereitungen mit Kortikosteroiden können in geringem Maße absorbiert werden, doch sie müssen ebenfalls nicht vor dem Stillen entfernt werden. Raten Sie der Mutter, bei jedem Windelwechsel mit dem Finger etwas antimykotische Salbe im Windelbereich des Säuglings aufzutragen. Nachdem sie die infizierten Bereiche berührt hat, muss sie sich gründlich die Hände waschen.

Eine in den USA weniger verbreitete, aber zunehmend beliebtere Behandlungsmethode ist das Auftragen von Gentiana Violett, einer purpurfarbenen Flüssigkeit, die mit einem Wattestäbchen aufgetragen wird und mit der das Mundinnere des Säuglings und Mamille und Areola der Mutter „angemalt" werden. Oder der Säugling wird einfach an die Brust angelegt, nachdem sein Mund eingestrichen wurde. Dabei wird die Brust dann mit eingestrichen. Diese Behandlung, einmal täglich angewandt (im Idealfall vor dem Schlafengehen, damit die Mamillen frei bleiben können, statt wieder mit Kleidung bedeckt zu werden), ist in dieser Weise in den USA nicht anerkannt. Es wird jedoch oft innerhalb von wenigen Stunden eine Linderung bemerkt. Stellt sich innerhalb von drei Tagen keine Besserung ein, sollte diese Behandlung abgebrochen und eine medizinische Betreuung in Anspruch genommen werden.

Systemische Behandlungen wie Fluconazol werden in der Regel verordnet, wenn eine Candidose nicht auf eine äußerliche Behandlung anspricht.

Auch wenn hinterfragt wird, ob die Konzentration dieses Medikaments in der Milch sicher für den gestillten Säugling ist,[88] so ist die Dosis, die der Säugling über die Milch erhält, niedriger als eine verordnete Säuglingsdosis.

Gehen Sie nicht davon aus, dass das Problem gelöst ist, nur weil mit einer Therapie begonnen

12.2 Später einsetzende Probleme

Medikament	Darreichungsform	Dosierungsbereich und/oder -häufigkeit	Verabreichung des Medikamentes und erforderliche Anleitung
Gentiana Violett	Lösung (ap)	Mutter: Anwendung von 0,5- oder 1-prozentiger Lösung	Warnung: Verwendung von Lösung mit mehr als 1 % oder zu häufige Anwendung kann die Mundschleimhaut des Säuglings oder die Haut der Mamille/Areola der Mutter reizen oder zu Ulzerationen führen
		Säugling: tägliche Anwendung von 0,5- oder 1-prozentiger Lösung über drei Tage hinweg	Verfärbt die Haut und die Kleidung
			Einmalstilleinlagen sind empfehlenswert, um Flecken in der Kleidung zu vermeiden
Nystatin	Suspension (ap)	Säugling: nach Anweisung auftragen, meist 1 ml 4-mal täglich *(in hartnäckigen Fällen kann die Dosis halbiert und doppelt so oft gegeben werden, d.h. ½ ml 8-mal tägl.)*	Vor dem Auftragen gut schütteln
			Mundlösung auf Wangen, Zahnleisten und Zunge des Babys auftragen. Es muss sichergestellt sein, dass alle Mundflächen behandelt werden
			Halten Sie das Baby in Ihren Arm gekuschelt, da das Auftragen anfänglich auf der Mundschleimhaut unangenehm ist
			Verwenden Sie ein Wattestäbchen zum Auftragen auf der einen Mundseite. Tauchen Sie das Wattestäbchen *nicht* nochmals in die Lösung und verwenden Sie ein neues, sauberes Wattestäbchen für die andere Mundseite
Nystatin	Salbe (ap)	Mutter: zwei- bis dreimal tägl. nach dem Stillen großzügig auf Mamille und Areola auftragen	Warten Sie mindestens 10 Minuten, ehe Sie den Büstenhalter wieder anziehen/schließen
			Die Salbe wird kaum oral resorbiert und muss daher vor dem Stillen nicht abgewischt werden
Clotrimazol	Salbe, Lotion, äußerlich anwendbare Lösung (ap)	Mutter: 1-prozentig; zweimal tägl. nach dem Stillen großzügig auf Mamille und Areola auftragen	Betonen Sie, dass es wichtig ist, diese Behandlung insgesamt 14 Tage fortzuführen. Machen Sie nach vier Wochen eine Nachuntersuchung bei Mutter und Kind

(Fortsetzung nächste Seite)

12 Strategien zum Umgang mit Brust- und Mamillenproblemen

Medikament	Darreichungs-form	Dosierungsbereich und/oder -häufigkeit	Verabreichung des Medikamentes und erforderliche Anleitung
Miconazol	Salbe (ap)	Mutter: zweimal tägl. nach dem Stillen dünn++ auf Mamille und Areola auftragen	Betonen Sie, dass es wichtig ist, dass diese Behandlung unbedingt so lange durchgeführt wird, wie es verordnet wurde
			Die Salbe wird kaum oral resorbiert und muss daher vor dem Stillen nicht abgewischt werden
Nystatin und Triamcinolon	Salbe (rp)	Mutter: zwei- bis drei- oder viermal tägl. nach dem Stillen dünn++ auf Mamille und Areola auftragen	Bei starken Schmerzen indiziert. Dieses Präparat wird in der Regel etwa drei Tage lang angewendet; danach Fortsetzung der Therapie nur mit Nystatin (insgesamt 14 Tage)
			Die Salbe muss vor dem Stillen nicht abgewischt werden
Clotrimazol und Betamethason	Salbe (rp)	Mutter: zweimal tägl. nach dem Stillen dünn auf Mamille und Areola auftragen	Bei starken Schmerzen indiziert. Dieses Präparat wird in der Regel in den ersten drei Tagen angewendet; danach Fortsetzung der Therapie nur mit Clotrimazol (insgesamt 14 Tage)
			Die Salbe muss vor dem Stillen nicht abgewischt werden
Fluconazol	Tablette (rp)	Nach Anweisung: in der Regel 200 mg oral am 1. Tag, gefolgt von 100 mg täglich für 10 Tage (eine oder zwei Einzeldosen, wie sie für die Behandlung von vaginalen Hefepilzinfektionen verordnet werden, sind bei Candidosen der Mamille wirkungslos)	Das Präparat geht in die Muttermilch über, doch die Menge in der Muttermilch ist deutlich geringer als die Menge, die für einen Säugling verordnet werden würde
			Weisen Sie die Mutter nachdrücklich darauf hin, dass sie den Kinderarzt über ihre Einnahme von Fluconazol informiert, so dass er die Dosis für den Säugling anpassen kann. Mütter, die gehört haben, dass Fluconazol in der Stillzeit kontraindiziert sei, werden nach der Stillverträglichkeit fragen. Erklären Sie der Mutter, dass der Beipackzettel vom Hersteller geschrieben wird und versichern Sie der Mutter, dass – wie andere Medikamente, die für Kinder auf der Grundlage von wissenschaftlicher Forschung verordnet werden – dieses Medikament in der Stillzeit angewendet werden kann

(Fortsetzung nächste Seite)

Medikament	Darreichungs-form	Dosierungsbereich und/oder -häufigkeit	Verabreichung des Medikamentes und erforderliche Anleitung
Fluconazol	Orale Suspension (rp)		Kann dem Kind mit einer Pipette verabreicht werden

ap – frei verkäuflich (apothekenpflichtig); rp – rezeptpflichtig
+ nicht zu verwechseln mit Lotrimin AF 2 %, das als Spray erhältlich ist. Der aktive Inhaltsstoff ist Miconazol.
++ Viele Apotheker raten von der Verwendung von Präparaten mit Kortikosteroiden (z.B. Triamcinolon, Betamethason) auf offenen Wunden (z.B. offene Mamillen) ab oder sprechen sich gegen eine „freizügige" Anwendung dieser Präparate aus, um eine systemische Resorption zu vermeiden.

Tab. 12.5 Behandlungsmethoden von Candidosen in Zusammenhang mit dem Stillen. Falls die Mutter auch eine vaginale Hefepilzinfektion hat, sollte diese ebenfalls behandelt werden.

wurde. Alle Beteiligten müssen erneut untersucht werden, um sicher zu sein, dass die Anzeichen und Symptome nach dem Beginn der Therapie nicht weiterhin bestehen. Gelegentlich kann ein anfänglich wirksames Medikament oder eines, das beim erstmaligen Auftreten wirkungsvoll war, beim nächsten Auftreten seine Wirksamkeit verlieren. Das Ziel besteht darin, den Pilz durch eine prompte und gleichzeitige Behandlung von allen Beteiligten zu besiegen.

Häufig werden Schmerzmedikamente notwendig. Freiverkäufliche Medikamente sind nicht immer geeignet für das Schmerzmanagement.[51]

12.2.5 Sonstiges

Galaktozele

Eine Galaktozele ist eine geschlossene Zyste unter der Haut, die mit Epithelium ausgekleidet ist und mit Flüssigkeit oder einer halbfesten Substanz gefüllt ist. Galaktozelen sind recht selten und es wird angenommen, dass sie durch einen verstopften Milchgang entstehen.[5] Frauen mit einer Galaktozele klagen über Schmerzen und es lässt sich eine Masse tasten.[89] Die Untersuchung ergibt einen weichen, rundlichen, erhobenen Bezirk. Beim Zusammenpressen der Zyste tritt eine milchige Flüssigkeit aus. Die exakte Ursache für eine Galaktozele ist unbekannt, doch manchmal tritt sie infolge einer Brustvergrößerung oder -verkleinerung auf.[91]

12.3 Zusammenfassung

Es können verschiedene Brust- und Mamillenprobleme auftreten. Einige bestehen bereits vor der Schwangerschaft, andere entstehen im Zusammenhang mit der Stillzeit. Nur wenige, wenn überhaupt, schließen das erfolgreiche Stillen aus. Viele Probleme können vermieden werden, andere können mit relativ einfachen Mitteln behoben werden. Oftmals sind fortlaufende Betreuung und Beurteilung erforderlich.

Literatur

1. Hytten FE. Clinical and chemical studies in human lactation. BMJ 1954;175-182.
2. Terrill PJ, Stapleton MJ. The inverted nipple: to cut the ducts or not? Br J Plast Surg 1991;44:372-377.
3. Alexander JM, Grant AM, Campbell MJ. Randomised controlled trial of breast shells and Hoffman's exercises for inverted and non-protractile nipples. BMJ 1992; 304:1030-1032.
4. The MAIN Trial Collaborative Group. Preparing for breast feeding: treatment of inverted and non-protractile nipples in pregnancy. Midwifery 1994;10:200-214.
5. Lawrence RA, Lawrence RM. Breastfeeding: a guide for the medical profession. 5th ed. St. Louis: Mosby; 1999.
6. Clum D, Primomo J. Use of a silicone nipple shield with premature infants. J Hum Lact 1996;12:287-290.
7. Brigham M. Mothers' reports of the outcome of nipple shield use. J Hum Lact 1996;12:291-297.
8. Bodley V, Powers D. Long-term nipple shield use – a positive perspective. J Hum Lact 1996;12:301-304.
9. Wilson-Clay B. Clinical use of silicone nipple shields. J Hum Lact 1996;12:279-285.
10. Woolridge MW, Baum JD, Drewett RF. Effect of a traditional and of a new nipple shield on sucking patterns and milk flow. Early Hum Dev 1980;4:357-364.
11. Jackson DA, Woolridge MW, Imong SM, et al. The automatic sampling shield: a device for sampling suckled breast milk. Early Hum Dev 1987;15:295-306.
12. Auerbach KG. The effect of nipple shields on maternal milk volume. J Obstet Gynecol Neonatal Nurs 1990; 19:419-427.
13. Bocar DL. Breastfeeding educator program resource notebook. Oklahoma City: Lactation Consultant Services; 1997.

14. Hoffman JB. A suggested treatment for inverted nipples. Am J Obstet Gynecol 1953;66:346-348.
15. Bremme K, Eneroth P, Kindahl H. 15-Keto-13, 14-dihydroprostaglandin F2a, and prostaglandin E2 or oxytocin therapy for labor induction. J Perinat Med 1987;15:143-151.
16. Kesaree N, Banapurmath CR, Banapurmath S et al. Treatment of inverted nipples using a disposable syringe. J Hum Lact 1993;9:27-29.
17. Graffy JP. Mothers' attitudes to and experience of breast feeding: a primary care study. Br J Gen Pract 1992;42:61-64.
18. Ziemer MM, Paone JP, Schupay J et al. Methods to prevent and manage nipple pain in breastfeeding women. West J Nurs Res 1990;12:732-743.
19. Newton NR, Newton M. Relationship of ability to breastfeed and maternal attitudes toward breast feeding. Pediatrics 1950;5:869-875.
20. Newton N, Lansdowne PA. Nipple pain and nipple damage. J Pediatrics 1952;4:411-423.
21. Ziemer MM, Pigeon JG. Skin changes and pain in the nipple during the 1st week of lactation. J Obstet Gynecol Neonatal Nurs 1993;22:247-256.
22. Biancuzzo M. Sore nipples: prevention and problem solving. Herndon VA: WMC Worldwide; 2000. Available at http:// www.wmc-worldwide.com/modules/Sore Nipples.html.
23. Gunther M. Sore nipples, causes and prevention. Lancet 1945;249:590-593.
24. Medoff-Cooper B, Weininger S, Zukowsky K. Neonatal sucking and clinical assessment tool: preliminary findings. Nurs Res 1989;38:162-165.
25. Woolridge MW. Aetiology of sore nipples. Midwifery 1986;2:172-176.
26. Hewat RJ, Ellis DJ. A comparison of the effectiveness of two methods of nipple care. Birth 1987;14:41-45.
27. Righard L. Are breastfeeding problems related to incorrect breastfeeding technique and the use of pacifiers and bottles? Birth 1998;25:40-44.
28. Messner AH, Lalakea ML, Aby J et al. Ankyloglossia: incidence and associated feeding difficulties. Arch Otolaryngol Head Neck Surg 2000;126:36-39.
29. DeCarvalho M, Robertson S, Klaus MH. Does the duration and frequency of early breastfeeding affect nipple pain? Birth 1984;11:81-84.
30. Gosha JL, Tichy AM. Effect of a breast shell on postpartum nipple pain: an exploratory study. J Nurse Midwifery 1988;33:74-77.
31. Kearney MH, Cronenwett LR, Barrett JA. Breast-feeding problems in the first week postpartum. Nurs Res 1990;39:90-95.
32. L'Esperance C. Pain or pleasure: the dilemma of early breastfeeding. Birth Fam J 1980;7:21-25.
33. Storr GB. Prevention of nipple tenderness and breast engorgement in the postpartal period. J Obstet Gynecol Neonatal Nurs 1988;17:203-209.
34. L'Esperance C, Frantz K. Time limitation for early breastfeeding. J Obstet Gynecol Neonatal Nurs 1985; 14:114-118.
35. Renfrew MJ, Lang S, Martin L et al. Feeding schedules in hospitals for newborn infants. Cochrane Database Syst Rev 2000:CD000090.
36. Spangler A, Hildebrandt E. The effect of modified lanolin on nipple pain/damage during the first ten days of breastfeeding. Int J Childbirth Ed 1993;8:15-19.
37. Brent N, Rudy SJ, Redd B et al. Sore nipples in breastfeeding women: a clinical trial of wound dressings vs conventional care. Arch Pediatr Adolesc Med 1998; 152:1077-1082.
38. Pugh LC, Buchko BL, Bishop BA et al. A comparison of topical agents to relieve nipple pain and enhance breastfeeding. Birth 1996;23:88-93.
39. Buchko BL, Pugh LC, Bishop BA et al. Comfort measures in breastfeeding, primiparous women. J Obstet Gynecol Neonatal Nurs 1994;23:46-52.
40. Lavergne NA. Does application of tea bags to sore nipples while breastfeeding provide effective relief? J Obstet Gynecol Neonatal Nurs 1997;26:53-58.
41. Dodd VA, Chalmers C. A comparative study of the use of the MaterniMates(tm) gel disc dressing versus Lansinoh® lanolin cream with lactating mothers. (Abstract). 2001.
42. Cadwell K. A comparison of treatment modalities for sore nipples in nursing mothers: the use of Soothiestm glycerin gel therapy and the use of breast shells with Lansinoh® Lanolin Cream, preliminary results. (Abstract). 2001.
43. Newton M, Newton N. Postpartum engorgement of the breast. Am J Obstet Gynecol 1951;61:664-667.
44. Moon JL, Humenick SS. Breast engorgement: contributing variables and variables amenable to nursing intervention. J Obstet Gynecol Neonatal Nurs 1989; 18:309-315.
45. Hill PD, Humenick SS. The occurrence of breast engorgement. J Hum Lact 1994;10:79-86.
46. Corrieri D. Cabbage leaves: an effective treatment for swollen tissues. J Hum Lact 1992;8:126-127.
47. Nikodem VC, Danziger D, Gebka N et al. Do cabbage leaves prevent breast engorgement? A randomized, controlled study. Birth 1993;20:61-64.
48. Roberts KL. A comparison of chilled cabbage leaves and chilled gelpaks in reducing breast engorgement. J Hum Lact 1995;11:17-20.
49. Vogel A, Hutchison BL, Mitchell EA. Mastitis in the first year postpartum. Birth 1999;26:218-225.
50. Kinlay JR, O'Connell DL, Kinlay S. Incidence of mastitis in breastfeeding women during the six months after delivery: a prospective cohort study. Med J Aust 1998; 169:310-312.
51. Bodley V, Powers D. Long-term treatment of a breastfeeding mother with fluconazole-resolved nipple pain caused by yeast: a case study. J Hum Lact 1997;13: 307-311.
52. Hartmann PE, Prosser CG. Physiological basis of longitudinal changes in human milk yield and composition. Fed Proc 1984;43:2448-2453.
53. Jonsson S, Pulkkinen MO. Mastitis today: incidence, prevention and treatment. Ann Chir Gynaecol Suppl 1994;208:84-87.
54. Kinlay JR, O'Connell DL, Kinlay S. Risk factors for mastitis in breastfeeding women: results of a prospective cohort study. Aust NZ J Public Health 2001;25:115-120.
55. Foxman B, Schwartz K, Looman SJ. Breastfeeding practices and lactation mastitis. Soc Sci Med 1994;38: 755-761.

56. Riordan JM, Nichols FH. A descriptive study of lactation mastitis in long-term breastfeeding women. J Hum Lact 1990;6:53-58.
57. Evans K, Evans R, Simmer K. Effect of the method of breast feeding on breast engorgement, mastitis and infantile colic. Acta Paediatr 1995;84:849-852.
58. Kaufmann R, Foxman B. Mastitis among lactating women: occurrence and risk factors. Soc Sci Med 1991;33:701-705.
59. Biancuzzo M. Mastitis: painful and preventable. Childbirth Instructor 1998:10-12.
60. Osterman KL, Rahm VA. Lactation mastitis: bacterial cultivation of breast milk, symptoms, treatment, and outcome. J Hum Lact 2000;16:297-302.
61. Semba RD. Mastitis and transmission of human immunodeficiency virus through breast milk. Ann NY Acad Sci 2000;918:156-162.
62. Semba RD, Neville MC. Breast-feeding, mastitis, and HIV transmission: nutritional implications. Nutr Rev 1999; 57:146-153.
63. Filteau SM, Lietz G, Mulokozi G et al. Milk cytokines and subclinical breast inflammation in Tanzanian women: effects of dietary red palm oil or sunflower oil supplementation. Immunology 1999;97:595-600.
64. Olsen CG, Gordon RE Jr. Breast disorders in nursing mothers. Am Fam Physician 1990;41:1509-1516.
65. Semba RD, Kumwenda N, Hoover DR, et al. Human immunodeficiency virus load in breast milk, mastitis, and mother-to-child transmission of human immunodeficiency virus type 1. J Infect Dis 1999;180:93-98.
66. Semba RD, Kumwenda N, Taha TE et al. Mastitis and immunological factors in breast milk of lactating women in Malawi. Clin Diagn Lab Immunol 1999;6:671-674.
67. Lawrence RA. A 35-year-old woman experiencing difficulty with breastfeeding. JAMA 2001;285:73-80.
68. Bodley V, Powers D. Case management of a breastfeeding mother with persistent oversupply and recurrent breast infections. J Hum Lact 2000;16:221-225.
69. Fetherston C. Mastitis in lactating women: physiology or pathology? Breastfeed Rev 2001;9:5-12.
70. Fetherston C. Management of lactation mastitis in a Western Australian cohort. Breastfeed Rev 1997;5:13-19.
71. Castro M. Homeopathy. A theoretical framework and clinical application. J Nurse Midwifery 1999;44:280-290.
72. Fetherston C. Characteristics of lactation mastitis in a Western Australian cohort. Breastfeed Rev 1997;5:5-11.
73. Buescher ES, Hair PS. Human milk anti-inflammatory component contents during acute mastitis. Cell Immunol 2001;210:87-95.
74. Goldman AS, Thorpe LW, Goldblum RM et al. Anti-inflammatory properties of human milk. Acta Paediatr Scand 1986;75:689-695.
75. John GC, Nduati RW, Mbori-Ngacha DA et al. Correlates of mother-to-child human immunodeficiency virus type 1 (HIV-1) transmission: association with maternal plasma HIV-1 RNA load, genital HIV-1 DNA shedding, and breast infections. J Infect Dis 2001;183:206-212.
76. Rench MA, Baker CJ. Group B streptococcal breast abscess in a mother and mastitis in her infant. Obstet Gynecol 1989;73:875-877.
77. Bundred NJ, Dover MS, Coley S et al. Breast abscesses and cigarette smoking. Br J Surg 1992;79:58-59.
78. Hayes R, Michell M, Nunnerley HB. Acute inflammation of the breast—the role of breast ultrasound in diagnosis and management. Clin Radiol 1991;44:253-256.
79. Bertrand H, Rosenblood LK. Stripping out pus in lactational mastitis: a means of preventing breast abscess. Can Med Assoc J 1991;145:299-306.
80. Berna JD, Garcia Medina V, Madrigal M et al. Percutaneous catheter drainage of breast abscesses. Eur J Radiol 1996;21:217-219.
81. Tanguay KE, McBean MR, Jain E. Nipple candidiasis among breastfeeding mothers. Case-control study of predisposing factors. Can Fam Physician 1994;40:1407-1413.
82. Darwazeh AM, al Bashir A. Oral candidal flora in healthy infants. J Oral Pathol Med 1995;24:361-364.
83. Mattos-Graner RO, de Moraes AB, Rontani RM et al. Relation of oral yeast infection in Brazilian infants and use of a pacifier. ASDC J Dent Child 2001;68:33-36, 10.
84. Hancock KF, Spangler AK. There's a fungus among us! J Hum Lact 1993;9:179-180.
85. Amir LH. Candida and the lactating breast: predisposing factors. J Hum Lact 1991;7:177-181.
86. Thomassen P, Johansson VA, Wassberg C et al. Breast-feeding, pain and infection. Gynecol Obstet Invest 1998;46:73-74.
87. Johnstone HA, Marcinak JF. Candidiasis in the breastfeeding mother and infant. J Obstet Gynecol Neonatal Nurs 1990;19:171-173.
88. Force RW. Fluconazole concentrations in breast milk. Pediatr Infect Dis J 1995;14:235-236.
89. Makanjuola D. A clinico-radiological correlation of breast diseases during lactation and the significance of unilateral failure of lactation. West Afr J Med 1998; 17:217-223.
90. Bronson DL. Galactorrhea after reduction mammaplasty. Plast Reconstr Surg 1989;83:580.
91. Deloach ED, Lord SA, Ruf LE. Unilateral galactocele following augmentation mammoplasty. Ann Plast Surg 1994;33:68-71.
92. Foxman B, D'Arcy H, Gillespie B et al. Lactation mastitis: occurrence and medical management among 946 breastfeeding women in the United States. Am J Epidemiol 2002;155:103-114.

13 Einfluss von Erkrankungen und Risiko-Nutzen-Abschätzung von Medikamenten und Heilkräutern

Normalerweise ist Stillen das Beste für Mutter und Kind. In einigen wenigen Fällen kann es jedoch sein, dass das Stillen ein Gesundheitsrisiko darstellt. Gelegentlich führt eine Erkrankung dazu, dass das Stillen für den Säugling nicht mehr als sicher angesehen werden kann. Häufiger ist es jedoch so, dass nicht die Krankheit als solche gefährlich für das gestillte Kind ist, sondern die für die Behandlung notwendigen Medikamente sind in der Stillzeit kontraindiziert oder verlangen eine zeitweise Stillunterbrechung. In beiden Fällen befindet sich die Pflegefachkraft oft in einer prekären Situation. Als Befürworterin des Stillens mag sie sich fragen, ob die Erkrankung oder die Medikamente tatsächlich nicht mit dem Stillen zu vereinbaren sind und, falls es wirklich nicht zu umgehen ist, ob eine vorübergehende Stillpause ausreicht oder ein endgültiges Abstillen notwendig ist. Unter Berücksichtigung der pharmakologischen Hintergründe dieser Fragestellung, kann die Pflegefachkraft jedoch keine Entscheidung treffen, denn als Pflegefachkraft überschreitet diese Frage ihre Kompetenz.

Dieses Kapitel soll der Pflegefachkraft den Umgang mit Situationen erleichtern, in denen das Stillen eventuell kontraindiziert ist und ihr im Rahmen ihrer Kompetenzen eine optimale Pflege ermöglichen. Zu diesen Situationen gehören Erkrankungen, Behandlungen mit Medikamenten, alternative Therapien und Umweltbelastungen.

13.1 Krankheiten und ihre Auswirkungen auf das Stillen

Wie bereits in Kapitel 6 ausgeführt, muss eine Erkrankung der Mutter nicht bedeuten, dass die Frau nicht stillen kann. Eine Krankheit verlangt aber, dass darüber nachgedacht wird, ob und wie die Krankheit sich auf das gestillte Kind auswirken wird. In einigen Fällen wird das Stillen absolut nicht möglich sein, in anderen Fällen ist eine zeitweise Stillunterbrechung erforderlich.

13.1.1 Infektionskrankheiten

Ob das Stillen bei Vorliegen einer Infektionskrankheit möglich ist oder nicht, hängt von zwei Faktoren ab: der Übertragung und den erforderlichen Medikamenten. Es wird oftmals angenommen, dass Infektionskrankheiten das Stillen ausschließen, doch auch hier muss eine sorgfältige Abwägung durch den Arzt erfolgen. Laut Lawrence gilt: „in den meisten Fällen war der Säugling der Infektion bereits durch den Kontakt mit der Mutter vor dem Ausbruch der Erkrankung ausgesetzt und eine Unterbrechung des Stillens zu einem Zeitpunkt, zu dem das Stillen dem Kind Antikörper und andere entzündungshemmende und immunmodulierende Substanzen liefert, ist kontraproduktiv" (S. 236).[5]

Infektiöse Organismen werden in fünf Klassen eingeordnet: (1) Bakterien, (2) Viren, (3) Pilze, (4) Protozoen und (5) Endoparasiten (Helminthes). In den folgenden Abschnitten werden verbreitete Infektionen und ihre Auswirkungen auf die Perinatalzeit kurz besprochen.

Bakterien

Anzeichen und Symptome von bakteriellen Infektionen sollten sofort dokumentiert werden. Wenn eine Pflegefachkraft in den ersten Tagen nach der Geburt bei der Mutter auf Anzeichen oder Symptome für eine Infektion achtet, muss sie wissen, dass ein sonst nicht erklärbares leichtes Fieber nicht zwingend durch eine Infektion verursacht wird. Die Temperaturerhöhung kann mit der physiologischen Brustdrüsenschwellung des initialen Milcheinschusses zusammenhängen.

Hat eine nicht stillende Mutter zweimal Fieber von mehr als 38 °C, sollte der Säugling von der Mutter isoliert werden. Gestillte Säuglinge sollten mit der Mutter zusammenbleiben, die mit dem Stillen beginnen bzw. weiterstillen sollte, während nach der Ursache für das Fieber der Mutter gesucht wird.

Falls eine bakterielle Infektion bestätigt wird, beginnt eine Therapie mit Antibiotika. In einigen Kliniken wird verlangt, dass im Serum der Mutter seit mindestens zwölf Stunden therapeutisch wirksame Medikamentenkonzentrationen erreicht sein müssen, ehe der Säugling angelegt werden darf. Regelungen, die eine höhere Stundenzahl verlangen, gründen auf den Bedürfnissen von nicht gestillten Säuglingen, die – im Gegensatz zu gestillten Kindern – nicht in den Genuss der Vorteile der mütterlichen Antikörper kommen. Selbst bei Infektionen, die so schwer wiegend sind, dass die Mutter von anderen Patienten isoliert werden muss, können Mutter und Säugling normalerweise zusammenbleiben.

In der Perinatalzeit sind Infektionen mit Staphylokokken und Streptokokken sehr verbreitet. In der Regel schließen weder Staphylokokken- noch Streptokokkeninfektionen das Stillen aus. Frauen, deren Blasensprung mehr als 24 Stunden zurücklag, haben ein besonders großes Infektionsrisiko. Ihre Säuglinge sollten jedoch von Anfang an gestillt werden und ohne Unterbrechung weitergestillt werden. Außerdem sind nicht alle Staphylokokken pathogen. Staphylokokken lassen sich oft auf den Mamillen nachweisen.

Streptokokkeninfektionen können in postoperativen Wunden auftreten. Ausfluss und rote Streifen an der Einschnittstelle können auf eine Streptokokkeninfektion hinweisen, die ärztlich behandelt werden muss. Im Allgemeinen werden diese Mütter antibiotisch behandelt und eine Trennung vom Säugling ist nicht angezeigt. Gründliches Händewaschen ist für das medizinische Personal und die Mutter unerlässlich.

Streptokokken der Gruppe B (GBS) können bei Endometritis, Amnionitis und Harnwegsinfekten der Mutter auftreten. Üblicherweise ist Penicillin dann das Mittel der Wahl. Infiziert sich das Kind, werden meist Kulturen der Muttermilch angeordnet, sodass eine Muttermilchprobe genommen und auf Keime untersucht wird (☞ Kapitel 12).

Escherichia coli ist der häufigste Verursacher von Harnwegsinfektionen, die bei Patienten in der Perinatalzeit weit verbreitet sind. Diese Infektionen sind in sich abgeschlossen. Das Stillen sollte initiiert und ohne Unterbrechung fortgesetzt werden. Normalerweise werden für die Mutter Antibiotika verordnet, die für Kinder geeignet sind. Antibiotika für die Mutter wirken gut, können aber Durchfall beim gestillten Säugling hervorrufen. Eine erhöhte Flüssigkeitszufuhr ist bei jedem Patienten mit Harnwegsinfektion erforderlich, aber bei stillenden Müttern ist sie besonders wichtig, da die Mutter durch das Stillen Flüssigkeit verliert. Es hat sich gezeigt, dass es hilft, wenn die Mutter Preiselbeersaft trinkt, dadurch der Urin saurer wird.[6]

Leidet die Mutter an einer aktiven Tuberkulose (TB), ist das Stillen kontraindiziert. Die durch Myobacter ausgelöste aktive Tuberkulose kann mit einer Kombination verschiedener Medikamente behandelt werden (am häufigsten wird Isoniazid mit zwei oder drei weiteren Substanzen eingesetzt). Die Behandlung dauert üblicherweise sechs bis neun Monate. Das Stillen kann begonnen bzw. wieder aufgenommen werden, sobald die Behandlung begonnen wurde.[7]

Eine postpartale Borreliose der Mutter wird durch eine Infektion mit Spirochäten verursacht. Das Stillen kann wieder aufgenommen werden, nachdem die Mutter behandelt wurde. Da die Muttermilch Spirochäten enthalten kann, sollte das Neugeborene ebenfalls behandelt werden.

Viren

Virusinfektionen stellen für den Säugling eine größere Gefahr in der Stillzeit dar als andere Infektionen. Gelegentlich führt dieses Risiko dazu, dass das Stillen kontraindiziert ist oder eine vorübergehende Stillpause eingehalten werden muss.[5]

Herpes

Es gibt vier verschiedene Arten von Herpes-Viren: den Zytomegalie-Virus (CMV), den Herpes-simplex-Virus (HSV), den Varicella-Zoster-Virus (VZV) und den Epstein-Barr-Virus. In Tabelle 13.1 sind die Auswirkungen dieser Viren auf das Stillen zusammengefasst.

CMV kann bei einer Erstinfektion der Mutter den Fötus ernsthaft schädigen. Ist das Kind während der Geburt oder Stillzeit einer reaktivierten CMV-Infektion ausgesetzt, besteht in der Regel ein geringes Risiko für eine Schädigung.[8] Das in der Muttermilch vorkommende Laktoferrin scheint dem Wachstum von CMV entgegenzuwirken.[9, 10]

Leidet die Mutter an CMV, könnte das Stillen für frühgeborene Säuglinge gefährlicher sein, als

13 Einfluss von Erkrankungen und Risiko-Nutzen-Abschätzung von Medikamenten und Heilkräutern

Art der Infektion	Beispiele/Probleme	Stillen (in den USA)	Bemerkungen
Bakterien	Akute infektiöse Prozesse, einschließlich vorzeitigem Blasensprung; >24 Std. fieberfrei und Geburt eines termingeborenen oder frühgeborenen Säuglings	Ja	Atemwegsinfektionen, Magen-Darm-Infektionen, Infektionen des Urogenitaltraktes
	Zweimaliges Auftreten von Fieber >38 °C im Abstand von 4 Std., 24 Std. vor oder nach der Geburt, oder Endometritis oder Frühgeburt	Ja	Kind sollte antibiotisch behandelt werden
	Salmonellen	Ja	Kind sollte antibiotisch behandelt werden
	Shigellen	Ja	Wenn die Kultur negativ ist
	Tuberkulose Mutter mit inaktiver Erkrankung Mutter mit aktiver Erkrankung	Ja Nein	Solange nicht, bis die Behandlung begonnen wurde
Viren	HIV	Nein	Empfehlungen des Centers for Disease Control und der American Academy of Pediatrics
	Hepatitis A	Ja	Sobald die Mutter Gammaglobulin erhält
	Hepatitis B	Ja	Nachdem der Säugling HBIG erhält, die erste Dosis der Hepatitis-B-Impfung sollte vor der Entlassung aus der Klinik gegeben werden
	Hepatitis C	Ja	Wenn keine Co-Infektionen vorliegen (z.B. HIV)
	Genitalwarzen	Ja	Das Auftreten von Genitalwarzen an der Brust wurde nicht berichtet; Genitalwarzen sind keine Kontraindikation für das Stillen
	Herpes-Viren Zytomegalie	Ja	Passiv über die Muttermilch übertragene mütterliche Antikörper machen das Stillen sicher
	Herpes simplex	Ja	
	Varicella zoster (Windpocken)	Ja	Außer bei Läsionen an der Brust
	Epstein-Barr	Ja	Sobald die Mutter nicht mehr ansteckend ist
	Humanes T-Zell Leukämie Virus Typ I (HTLV1)	Nein	
Pilze	Candidiasis	Ja	Alle Beteiligten müssen behandelt werden
Protozoen	Toxoplasmose	Ja	

Tab. 13.1 Empfehlungen zum Stillen bei verschiedenen Infektionen. Entnommen und angepasst aus: Lawrence, R.A. „A review of medical benefits and contraindications to breastfeeding in the United States" (Maternal and Child Health Technical Information Bulletin). Arlington, VA: National Center for Education in Maternal and Child Health, 1997. HBIG = Hepatitis B Immunglobulin.

bisher angenommen.[11] Sehr viel zu früh geborene Säuglinge haben das größte Risiko für eine frühe und symptomatische CMV-Infektion.[12]

Bei der Risiko-Nutzen-Abschätzung in Bezug auf das Stillen und die CMV-Problematik müssen mehrere Probleme gleichzeitig berücksichtigt werden. Für Säuglinge mit Immunschwächesyndromen kann eine gleichzeitig auftretende CMV-Infektion tödlich enden.[13]

Stillen erhöht das Risiko einer kombinierten Pneumocystis carinii-Pneumonie (PCP) und CMV-Infektion, die mit HIV-positiven Säuglingen in Zusammenhang steht.[14]

Herpes simplex kann für das Neugeborene tödlich sein, wenn er intrauterin oder unter der Geburt übertragen wird. Die Mutter kann stillen, *es sei denn, es befinden sich Herpesläsionen an der Brust*. Wenn Läsionen an der Brust vorkommen, sollte die Mutter die Milch solange abpumpen und verwerfen, bis sie vollständig abgeheilt sind. (Gründliches Händewaschen ist wichtig.) Der Varicella-Zoster-Virus (VZV), auch Windpocken genannt, erfordert eine Trennung von Mutter und Neugeborenem unabhängig davon, wie der Säugling ernährt wird. Wenn an der Brust keine VZV-Bläschen auftreten, kann die Milch abgepumpt und an den Säugling, der Varicella-Zoster-Immunglobulin (VZIG) erhalten hat, verfüttert werden. Das Stillen kann erlaubt werden, „sobald die Mutter nicht mehr ansteckend ist, sich seit 72 Stunden keine neuen Läsionen gebildet haben und die vorhandenen Läsionen verkrustet sind. Dies ist in der Regel etwa sechs bis zehn Tage nach Ausbruch der Erkrankung der Fall. Eine VZV-Erkrankung nach einem Monat post partum erfordert wahrscheinlich keine Stillpause, vor allem, wenn der Säugling rechtzeitig VZIG erhalten hat."

Hepatitis

Es gibt verschiedene Hepatitis-Typen. Es handelt sich bei allen um Viruserkrankungen, aber die Übertragungswege, der klinische Verlauf und die Behandlung sind unterschiedlich. Die drei am häufigsten vorkommenden Typen sind A, B, und C. Hepatitis D und E sind erst vor kürzerer Zeit entdeckt worden und ist gibt noch nicht so viele Erkenntnisse darüber.

Hepatitis A wird selten vertikal übertragen. (Unter einer *vertikalen Übertragung* wird die Übertragung von einer Generation zur nächsten verstanden; entweder durch die Muttermilch oder über die Plazenta. *Horizontale Übertragung* bedeutet, dass die Infektion durch den Kontakt von einer Person mit einer anderen, meist durch Kontakt mit kontaminiertem Material, erfolgt.) Hepatitis A hat eine kurze Inkubationszeit und erfordert normalerweise nur wenig besondere Vorkehrungen für den Säugling. Mit dem Stillen kann begonnen werden und es kann ohne Unterbrechung weitergestillt werden.

Hepatitis B kann vertikal übertragen werden. Liegt bei einer Frau eine aktive Hepatitis B im dritten Trimenon oder zum Zeitpunkt der Geburt vor, sollte ihr Säugling unmittelbar bei der Geburt Hepatitis B-Immunglobulin (HBIG) erhalten. Rooming-in ist anzuraten, auch im Interesse aller Patienten der Station, da diese Mutter das Kinderzimmer nicht betreten sollte. Sie kann ihr Baby allerdings stillen, nachdem es HBIG erhalten hat.

Zu Hepatitis C, D und E gibt es noch nicht so viele Erkenntnisse wie zu Hepatitis A und B. Derzeit sind sich die meisten Experten einig, dass Mütter mit Hepatitis C stillen können.[15, 16] Säuglinge, die mit Hepatitis D und E infiziert sind, sollten jedoch nicht gestillt werden.*

HIV und AIDS

Aufgrund der Verlautbarungen der Weltgesundheitsorganisation,[17, 18] der Amerikanischen Akademie[19] der Kinderärzte und klinischen Studien erklären Lawrence und Lawrence, dass „dies eine Infektionskrankheit, die, wenn sie in den Industrienationen auftritt, eine klare Kontraindikation für das Stillen ist – die mütterliche HIV-Infektion."[7] Sie betonen jedoch, dass die Risiko-Nutzen-Abschätzung in Entwicklungsländern anders aussieht.

Es gab und gibt kontroverse Diskussionen über diese Empfehlung.[21, 22] HIV Typ 1 kann über die Muttermilch übertragen werden.[23] Über die unterschiedlich hohen Übertragungsraten via Muttermilch wurde in mehreren Studien berichtet.[20, 24–27] Die Übertragungsraten werden durch eine ganze Reihe von weiteren Faktoren beeinflusst, zum Beispiel von der Virenlast, der Dauer der Stillzeit und dem Auftreten von Mastitis.[28] In Entwicklungsländern ist die Ansteckung bei gestillten Kinder wahrscheinlicher als bei nicht gestillten Kindern.[27, 29] Hinzu kommt, dass die Morbidität bei stillenden Müttern höher ist als bei nicht stillenden Müttern.[30]

---

* Anmerkung der Übersetzerin: In der Literatur, z.B. bei Lawrence, wird nicht davon abgeraten, in dieser Situation zu stillen.

HIV-positive Frauen in den USA* sollten nicht zum Stillen aufgefordert werden.[19] Allerdings sollten Frauen, von denen lediglich angenommen wird, dass sie HIV-positiv sind oder in deren Vergangenheit es Risikofaktoren gibt, die nun aber nicht mehr bestehen, nicht vom Stillen abgehalten werden. In unterentwickelten Ländern kann das Stillen mehr Vorteile als Risiken für den Säugling bringen.

Frauen müssen über ihre Rechte und Möglichkeiten Bescheid wissen.[31] Für Frauen in den USA gibt es zweierlei Möglichkeiten. Die meisten entscheiden sich für die Verwendung von künstlicher Säuglingsnahrung. Doch alle Mütter sollten darüber informiert werden, dass Spendermilch eine hervorragende Wahl ist. Das Abkochen der eigenen Milch kann eine effiziente Möglichkeit sein, die Infektionsrate zu senken.[32] Für die klinische Praxis dürfte es jedoch noch zu früh sein, um ausführliche Protokolle zu erstellen, die sich auf eine Studie berufen. Auch müssen gleichzeitig bestehende andere Risikofaktoren im jeweiligen Einzelfall berücksichtigt werden.

Pilze

Die bei stillenden Müttern am häufigsten vorkommende Pilzinfektion ist die Candidose. Orale Candidose – ein Überhandnehmen von Candida im Mund des Säuglings und auf den Mamillen der Mutter – ist ein weit verbreitetes Problem bei stillenden Müttern, das in Kapitel 12 eingehend besprochen wird. Bei einer Candidose gibt es keinen Grund, den Säugling von der infizierten Mutter zu trennen. Die Mutter kann mit dem Stillen beginnen und ohne Unterbrechung weiterstillen.

Protozoen

Die bei schwangeren Frauen am weitesten verbreitete Erkrankung durch Protozoen ist die Toxoplasmose. Eine Toxoplasmose ist kein Grund, Mutter und Säugling zu trennen. Es kann mit dem Stillen begonnen und ohne Unterbrechung weitergestillt werden.

Ernährungsrisiken beim Stillen

Bei Säuglingen mit speziellen Ernährungsbedürfnissen oder Müttern, die an Stoffwechselerkrankungen leiden, müssen Besonderheiten berücksichtigt werden. So haben zum Beispiel Säuglinge mit einer Galaktosämie spezielle Ernährungsbedürfnisse. Laut Lawrence und Lawrence können Säuglinge mit der klassischen Form der Galaktosämie nicht gestillt werden, weil sie laktoseintolerant sind. Kinder mit einer weniger ausgeprägten Form können hingegen unter bestimmten Umständen teilweise gestillt werden. Säuglinge mit angeborenen Stoffwechselstörungen, die zu einer Aminoazidurie führen, beispielsweise die Phenylketonurie (PKU), brauchen ein besonderes Stillmanagement. Bei PKU ist teilweises Stillen möglich.

Stoffwechselstörungen bei der Mutter können problematisch sein. So sollten Frauen mit Wilson-Krankheit (die mit übermäßiger Kupferaufnahme zusammenhängt) aufgrund der Behandlung nicht stillen.[5]

13.1.2 Klinische Vorgehensweise, wenn das Stillen kontraindiziert ist oder unterbrochen werden muss

Wie Tabelle 13.1 zeigt, kann in den meisten Fällen mit den Stillen begonnen und weitergestillt werden. Die Empfehlungen hinsichtlich des Stillens basieren auf Lawrence[7] und dem Red Book der AAP.[16] Diese Richtlinien sollten in das Infektionsprotokoll der Klinik und/oder das Protokoll der Station aufgenommen werden, denn was schriftlich dokumentiert ist, hilft sicherzustellen, dass ohne Unterbrechung weitergestillt werden kann.

Wenn sich aus der Krankengeschichte der Frau ergibt, dass das Stillen für sie kontraindiziert ist, sollte die Frau über Alternativen (einschließlich der Verwendung von Spendermilch) aufgeklärt werden. Es ist jedoch wichtig, dass die Faktoren, die das Stillen ausschließen, tatsächlich noch gegeben sind. Wie Schanler und Kollegen anmerken, kommt es vor, dass „Gründe für die Empfehlung nicht zu stillen oft auch Erkrankungen einschließen, für die Behandlungsmöglichkeiten bekannt sind, die das Stillen nicht ausschließen".[33] Damit die Mutter eine informierte Entscheidung treffen kann, sollte sie über den eindeutigen Standpunkt von Lawrence informiert sein: „Keinem Säugling sollte die Muttermilch vorenthalten werden, es sei denn, es ist absolut unumgänglich."[7] (S. 32)

Manchmal gibt es Krankheiten oder bestimmte medikamentöse Behandlungen, die das Stillen

---

* Anmerkung der Übersetzerin: In den Industrienationen.

nicht erlauben. Bei den meisten Medikamenten überwiegen jedoch die Vorteile des Stillens gegenüber den möglichen Risiken.[34] In Kasten 13.1 wird aufgelistet, was wichtig ist, wenn das Stillen kontraindiziert ist.

Einige Krankheiten können eine vorübergehende Stillpause erfordern. Doch es ist nicht erforderlich, dass Frauen lernen, welche speziellen Erkrankungen dies sind. Stattdessen sollten sie wissen, dass nur sehr wenige Situationen eine Stillpause notwendig machen und dass sie die Empfehlung eines jeden Arztes, das Stillen zu unterbrechen, hinterfragen sollten, außer es handelt sich um sehr ungewöhnliche Situationen, wie bei einer Behandlung mit radioaktiven Substanzen.[7, 35] Frauen brauchen persönliche, professionelle und gesellschaftliche Unterstützungssysteme, wenn eine Stillpause unumgänglich ist.

13.2 Medikamente in der Stillzeit

Eine vollständige Abhandlung des Themas medikamentöse Behandlung in der Stillzeit sprengt den Rahmen dieses Buches. Dieser kurzgefasste Abschnitt spricht die Rolle der Pflegefachkraft bei einer medikamentösen Therapie, die Sicherheit bestimmter Medikamente, in der Stillzeit häufig eingesetzte Medikamente und Strategien zur Risikominimierung an.

13.2.1 Die Rolle der Pflegefachkraft bei der Medikamentenbehandlung in der Stillzeit

Die Hauptverantwortung der Pflegefachkraft in Bezug auf Medikamente liegt darin, Fürsprecherin für die Patienten zu sein, den Patienten aufzuklären und die Medikamente so zu verabreichen, dass optimale therapeutische Ergebnisse bei minimalen Nebenwirkungen erreicht werden.

> **13.1 Ziele und Prioritäten in der Pflege, wenn das Stillen kontraindiziert ist oder zeitweilig unterbrochen werden muss**
>
> - Im Zweifelsfall darf der Säugling zumindest so lange angelegt werden, bis feststeht, dass die infrage kommende Erkrankung eine absolute Kontraindikation für das Stillen darstellt.
> - Klären Sie alle Missverständnisse zwischen der Patientin, ihrem Arzt und dem Personal, ob das Stillen tatsächlich kontraindiziert ist.
> - Das Stillen ist nur in sehr seltenen Fällen streng verboten (☞ Tabelle 13.1). In den meisten Fällen ist eine angeordnete Stillpause nur vorübergehend erforderlich.
> - Erklären Sie der Mutter in einfachen Worten, warum das Stillen zu diesem Zeitpunkt kontraindiziert ist. Konzentrieren Sie sich auf die Sicherheit für den Säugling und vermeiden Sie jegliche Anspielung darauf, dass ihre Milch „schmutzig" oder „verseucht" sei oder sie etwas „Schlimmes" getan habe.
> - Suchen Sie nach Informationen, wann das Stillen wieder aufgenommen werden kann und halten Sie sich hierüber auf dem Laufenden.
> - Befürworten Sie das Rooming-in. Eine Trennung von Mutter und Kind ist nur selten erforderlich und sollte auf den neuesten Forschungsergebnissen beruhen, die sich mit dem Infektionsweg des jeweiligen Erregers beschäftigen.
> - Arbeiten Sie mit der Mutter und dem Arzt zusammen, um sowohl kurz- als auch langfristig einen angemessenen Ernährungsplan für den Säugling auszuarbeiten. In den meisten Fällen ist abgepumpte Muttermilch (der eigenen Mutter oder gespendete Muttermilch) am besten. In einigen wenigen Fällen kann künstliche Säuglingsnahrung notwendig werden.

Fürsprecherin der Patienten

Es gibt zwei Möglichkeiten, was passiert, wenn die Pflegefachkraft Fürsprecherin für die stillende Mutter werden muss. Zu der ersten Situation kommt es, wenn der stillenden Frau ein Medikament verordnet wird oder wahrscheinlich verordnet werden soll, das sich negativ auf das Stillen auswirkt oder für den Säugling potenziell gefährlich ist. Das kommt oft in größeren Kliniken oder medizinischen Zentren vor, in denen viele Spezialisten an der Behandlung der Frau beteiligt sind und sich nicht bewusst sind, dass sie stillt. Eine Notiz an gut sichtbarer Stelle – zum Beispiel auf der Vorderseite des Krankenblatts der Mutter –, dass sie stillt, hilft dieses Problem zu vermeiden.

Häufiger kommt es jedoch zu der umgekehrten Situation. Der Mutter werden die Medikamente vorenthalten oder ein Mitglied des Behandlungsteams ordnet eine Stillpause an. Das kann gut gemeint sein, aber die- oder derjenige ist sich nicht bewusst, welche Risiko-Nutzen-Abwägung in dieser Situation überlegt werden muss. In einem solchen Fall muss die Pflegefachkraft Fakten zur Hand haben, die belegen, dass die Medikamente in der Stillzeit unbedenklich sind. Die weit verbreitete Meinung „Die Medikamente könnten gefährlich sein, also ordnen wir eine Stillpause an" kann nicht akzeptiert werden. Die Pflegefachkraft muss zur Fürsprecherin der Frau werden und ihr helfen, die Behandlung zu erhalten, die sie braucht und unter der sie weiterstillen kann, bis erwiesen ist, dass die Risiken den Nutzen übersteigen, was in den meisten Fällen nicht so ist.

Aufklärung der Patienten

Wahrscheinlich besteht die erste und wichtigste Aufklärungspflicht der Pflegefachkraft darin, dass sie der stillenden Frau versichert, dass kein Medikament verordnet wird, ohne dass eine sorgfältige Überlegung und ein Abwägen der Risiken und Nutzen hinter der Verordnung steht. Obwohl fast alle Medikamente in die Muttermilch übergehen, handelt es sich dabei in der Regel um sehr kleine Mengen. Deshalb kommt es eher zu geringen Nebenwirkungen beim Kind, wenn überhaupt, und die Zahl der mit dem Stillen zu vereinbarenden Medikamente ist bei weitem höher als die Zahl derer, die negative Auswirkungen haben. Die Mutter muss über andere mögliche Auswirkungen der Medikamente informiert werden.

Auswirkungen von Medikamenten auf die Milchbildung

Auch wenn manche Medikamente nicht „gefährlich" für den Säugling sind, können sie dazu führen, dass die Milchmenge der Mutter zurückgeht. Muss die Mutter solche Medikamente einnehmen, sollte sorgfältig überwacht werden, ob das Kind ausreichend zunimmt.

Rauchen wird nicht mehr länger als Kontraindikation für das Stillen betrachtet.[2] Doch Rauchen verringert die Milchmenge und hat noch andere gefährliche Auswirkungen auf Mutter und Kind. Die Beratung der schwangeren Frau sollte darauf abzielen, sie bei der Rauchentwöhnung zu unterstützen.

Einige Medikamente setzen den Prolaktinspiegel herab und damit die Milchmenge. Hierzu gehören Alkohol (in großen Mengen), Antihistaminika, Barbiturate[36], Bromocriptin, Östrogene und andere. Werden diese oder andere prolaktinhemmenden Substanzen verschrieben, sollte die Mutter über deren Wirkung informiert werden. Sie muss wissen, dass ihre Milchbildung so stark eingeschränkt werden kann, dass sie gezwungen sein wird, früher als geplant abzustillen.

Stillende Frauen wollen möglicherweise wieder mit der Antibabypille beginnen. In den meisten Fällen beeinträchtigen orale Kontrazeptiva die Milchmenge nicht. Traditionell sollten Antibabypillen (z.B. Östrogen-Progestin-Kombinationen) in der Stillzeit nicht verwendet werden, doch bei den ausschließlich progestinhaltigen Präparaten haben sich keine negativen Auswirkungen auf das Stillen gezeigt. In Tabelle 13.2 werden die Auswirkungen der empfängnisverhütenden Mittel auf die Milchmenge beschrieben.

Medikamente mit anticholinergen Eigenschaften blockieren die parasympathische Nervenaktivität. Dies bedingt eine verringerte Ausscheidung von Körperflüssigkeiten, was sich am stärksten beim Speichel bemerkbar macht. So können frei verkäufliche Antihistaminika wie Diphenhydramin (Benadryl®) die Milchmenge verringern. Auf ähnliche Weise können Mittel gegen Erkältungen oder Allergien Antihistaminika enthalten, die die Flüssigkeitsausscheidungen aus dem Körper, einschließlich der Milch, vermindern. Von Substanzen, die sypathomimetisch gefäßverengend wirken (z.B. Pseudoephedrin) wurde gelegentlich berichtet, dass sie eine milchmindernde Wirkung haben.[37]

Nebenwirkungen beim Säugling

Schwangere oder frisch entbundene Frauen fragen die Pflegefachkraft oft, ob die verordneten Medikamente für das Kind gefährlich sind. Im Idealfall sollte der Arzt diese Frage beantworten, doch häufig wird die Pflegefachkraft um eine Antwort gebeten. In den meisten Fällen kann der Frau bestätigt werden, dass die Medikamente, die während der Schwangerschaft oder Entbindung eingesetzt wurden, kein Stillhindernis darstellen. Magnesiumsulfat zum Beispiel, das in der Schwangerschaft, unter der Geburt oder unmittelbar post partum als Wehenhemmer oder zur Behandlung von Bluthochdruck bei der Mutter verwendet wird, wird allgemein als mit dem Stillen verträglich angesehen.[38, 39] Die Mutter erhält das Medikament meist intravenös und es wird im Magen-Darm-Trakt des Kindes nur schlecht absorbiert, sodass die Sicherheit kein Thema ist. Dennoch kann das Medikament unerwünschte Auswirkungen auf das Neugeborene haben. Verglichen mit Säuglingen, die in utero nicht mit Magnesiumsul-

13.2 Medikamente in der Stillzeit

Mittel	Milchmenge	Auswirkungen auf den Säugling
Kombiniert Östrogen/Progestin	Leicht hemmender Effekt; Kürzere Stilldauer; Milchzusammensetzung unverändert; Geringe Menge von Steroiden in der Milch	Langsamere Gewichtszunahme; Keine langfristigen Auswirkungen
Ausschließlich Progestin	Keine Auswirkungen auf die Menge	Keine Auswirkung auf die Gewichtszunahme
Minipille (Norethisteron)	Keine Auswirkung auf die Stilldauer	Keine langfristigen Folgen berichtet
Andere Produkte: Depotinjektionen Medorxyprogesteronacetat (DMPA), Depo-Provera und Norethisteron	Längere Stilldauer; ? Veränderungen der Milch: Eiweiß erhöht, Fett verringert; Steroide in der Milch nachweisbar	Keine langfristigen Auswirkungen
Levonogestrel (Norplant) Vaginalringe mit natürlichem Progesteron	Keine Auswirkungen; Geringe Steroidmenge in der Milch; Keine signifikanten Unterschiede	Normales Wachstum; Keine langfristigen Auswirkungen; Keine Auswirkungen auf das Wachstum; Langfristige Auswirkungen werden derzeit untersucht

Tab. 13.2 Wie wirken sich Empfängnisverhütungsmittel auf die Milchmenge und die Entwicklung des Säuglings aus? Aus Howard, C.R.; Lawrence, R.A. *Pediatr Clin North Am* 2001;48:485-504. Abgewandelt aus Winikoff, B.; Smeraro, P.; Zimmerman, M.: *Contraception during breastfeeding: a clinician's source book*. New York: Population Council; 1987.

fat in Kontakt kamen, erreichen die Serumwerte nach 48 Stunden wieder den Ausgangswert.

Das seit kurzem als Wehenhemmer und bislang klassischerweise bei mütterlichen Atemschwierigkeiten eingesetzte Terbutalin, wird als stillverträglich[2] eingestuft und hat keine signifikanten Auswirkungen auf den gestillten Säugling.[40] Die Auswirkungen von unter der Geburt eingesetzten Schmerz- und Betäubungsmitteln auf das Stillen sind ein weiterhin kontrovers diskutiertes Thema. Es gibt zahlreiche Berichte, aber keine Einigkeit darüber, ob eine Epiduralanästhesie sich auf die Saugfähigkeit des Kindes auswirkt oder nicht.[41] (☞ Kasten 13.2).

13.2 Beeinflusst eine Epiduralanästhesie das Saugverhalten des Neugeborenen?

Das Saugen ist eine von vielen neurologischen Verhaltensweisen, die ein Neugeborenes meistern muss. Eine Möglichkeit, den neurologischen Zustand des Neugeborenen zu beurteilen, ist sein Abschneiden auf der Neonatal Behavioral Assessment Scale (NBAS, Test zur Beurteilung des neurologischen Verhaltens). Sepkoski[42] untersuchte die Auswirkungen der Epiduralanästhesie unter der Geburt anhand des NBAS und führte die Tests am 1., 3., 7. und 28. Tag nach der Geburt durch. Dabei schnitten 20 gesunde Neugeborene, deren Mütter eine Epiduralanästhesie hatten, im ersten Lebensmonat in Bezug auf die Orientierung und die Motorik schlechter ab als 20 Säuglinge aus einer Vergleichsgruppe, deren Mütter keine Epiduralanästhesie hatten. Dies ist eine der wenigen Studien, in denen eine Gruppe unter der Geburt Schmerzmittel erhalten hatte, wohingegen die Vergleichsgruppe keinerlei Medikamente erhalten hatte. Eine Einschränkung ergibt sich jedoch daraus, dass der NBAS zwar den allgemeinen neurologischen Zustand misst, aber nicht speziell das Saugverhalten betrachtet. Es muss auch angemerkt werden, dass, obwohl Sepkoskis Studie schlechtere neurologische Fähigkeiten im Alter von 28 Tagen ergab, eine andere Studie, die die Langzeitfolgen untersuchte[43], keine Beziehung zwischen dem Stillerfolg mit sechs bis acht Wochen und Schmerzmitteln unter der Geburt zeigte.

Einige Forscher untersuchten, wie sich Epiduralanästhesien möglicherweise auf die Qualität des Saugens, die Milchaufnahme und/oder Gewichtszunahme auswirken kann. Eine Studie[44] beobachtete 181 Probanden, die entweder spontan oder per Sectio geboren wurden. Vor der Klinikentlassung wurden die Daten aus Berichten der Mütter über das Saugverhalten ihrer Kinder zusammengestellt. Im Vergleich konnten keine Unterschiede beim Gewichtsverlust, der Qualität des Saugens, der Aufmerksamkeit oder der Fähigkeit, das Saugen zu erlernen zwischen Kindern, deren Mütter eine Epiduralanästhesie hatten und Kindern, deren Mütter keine solche Anästhesie hatten, festgestellt werden. Einige Mütter, die an dieser Untersuchung teilnahmen, hatten unter der Geburt Nalbuphin erhalten, was die Ergebnisse der Studie beeinflusst haben könnte.

In der in der Literatur häufig zitierten Studie von Righard (1990)[45] wird berichtet, dass das Saugen nach der Geburt bei den Säuglingen, deren Mütter eine Epiduralanästhesie hatten, für mehr als zwei Stunden verzögert war. Bei genauer Betrachtung der Studie stellt sich jedoch die Frage, ob nicht die bei einigen Müttern verwendete Inhalationsanästhesie und die intramuskulär verabreichten Schmerzmittel ein Teil des Problems waren und die Epiduralanästhesie lediglich gemeinhin als Verursacher ausgemacht wurde.

Riordans Untersuchung richtete das Augenmerk auf die Werte, die beim Infant Breastfeeding Assessment Tool (IBFAT – ein Beurteilungsinstrument für das Stillverhalten des Kindes), das die Bereitschaft des Neugeborenen zu saugen, den Suchreflex, das Erfassen der Mamille (Latch-on) und das Saugmuster begutachtet, gemessen werden (Kapitel 7). Die IBFAT-Werte wurden zwischen den Gruppen (Geburt mit Medikamenten vs. medikamentenfreie Geburt) und innerhalb der Gruppe (Epiduralanästhesie vs. intravenöse Anästhesie unter der Geburt) verglichen. Neugeborene, deren Mütter überhaupt keine Medikamente erhalten hatten, erreichten höhere IBFAT-Werte als Neugeborene, deren Mütter Medikamente erhalten hatten. Die Art der Medikamentenverabreichung führte kaum zu unterschiedlichen IBFAT-Werten, doch die Werte waren niedriger, wenn sowohl intravenös Schmerzmittel zugeführt wurden als auch eine Epiduralanästhesie verwendet wurde.

Es ist schwierig sinnvolle Schlussfolgerungen zu ziehen, wenn die vorhandenen Studien so widersprüchliche Resultate ergeben. Doch statt nun darauf zu warten, dass sich eine Ursache-Wirkungs-Beziehung herstellen lässt – was eine unüberwindbare Herausforderung für die Forscher darstellen kann –, können uns einige Dinge bei der Pflege von Müttern helfen, die unter der Geburt Schmerz- oder Betäubungsmittel erhalten haben:

- Bringen Sie das Baby an die Brust. Die unter der Geburt eingesetzten Schmerzmittel gelten nicht als Kontraindikation für das Stillen.
- Erkennen Sie, dass die Medikamente, die für eine Epiduralanästhesie verwendet werden, nicht der Sündenbock sind. Im klassischen Fall werden die Frauen mit großen Flüssigkeitsvolumen „voll gepumpt" bevor die PDA gelegt wird. Bei diesen Frauen kommt es oft zu einer Flüssigkeitsretention im Körpergewebe, einschließlich der Mamille und Areola. Das geschwollene Gewebe kann es dem Neugeborenen besonders schwer machen, die Brust zu erfassen. Empfehlen Sie der Mutter dann, diese überschüssige Flüssigkeit wieder „umzuverteilen". Dies kann sie erreichen, indem sie zunächst mit den Fingern nahe an der Mamille Druck auf die Areola ausübt und für eine Minute direkt gegen die Rippen presst. (Alternativ erfüllt es den gleichen Zweck, wenn sie etwa 20 Minuten lang Brustschalen trägt). Anschließend kann sie die Fingerspitzen in rhythmischen Bewegungen über der Areola öffnen und schließen (das kann den Milchspendereflex auslösen). Auf diese Weise wird die Flüssigkeit von der Mamille weg verteilt und der Säugling kann sie besser erfassen.[108]
- Arbeiten Sie mit der Anästhesieabteilung zusammen, damit die Mütter über die möglichen Risiken aufgeklärt werden. Das Gesundheitspersonal hat die ethische Verpflichtung, über potenzielle Nebenwirkungen aufzuklären; dies ist Teil einer Einverständniserklärung.
- Arbeiten Sie mit dem Kreißsaalpersonal, Doulas, Hebammen, Geburtsvorbereiterinnen usw. so zusammen, dass die Fähigkeiten der Mütter gefördert werden, nicht pharmakologische Methoden zu nutzen, um mit den Wehen zurechtzukommen.
- Erklären Sie den Eltern die subtilen Hungerzeichen.

Nachdruck aus Biancuzzo M. Breastfeeding Outlook 2001;3:1, 2, 7.

Außer zur Saugfähigkeit stellen sich auch Fragen zum allgemeinen neurologischen Zustand des Neugeborenen, zum Verlauf der Gewichtsentwicklung und der Gesamtdauer der Stillzeit. Des Weiteren ist es bei der Beurteilung der vorhandenen Studien wichtig, daran zu denken, dass sich *epidural* einfach auf die Art der Verabreichung des Schmerz- oder Betäubungsmittels bezieht. Bei der Interpretation und Auswertung der Ergebnisse ist es wichtig, ob die Infusion während der Wehen, der Austreibungsphase oder nach der Geburt – oder zu allen drei Zeitpunkten – verabreicht wurde. Eine Vielzahl von Faktoren muss berücksichtigt werden, wenn aus der vorhandenen Literatur eine Grundlage für die klinische Vorgehensweise abgeleitet werden soll.

Aus der Forschung

Kurzfristige Verwendung von häufig verordneten Medikamenten bedeutet nur ein geringes Risiko für den gestillten Säugling

Quelle: Ito, S.; Blajchman, A.; Stephenson, M. et al.: Prospective follow-up of adverse reactions in breastfed infants exposed to maternal medication. *Am J Obstet Gynecol* 1993;168:1393–1399.

Fokus
Diese prospektive Studie sollte die Nebenwirkungen verschiedener Medikamentengruppen – Antibiotika, Analgetika, Antihistaminika, Sedativa, Antidepressiva und Antiepileptika – auf gesunde Säuglinge untersuchen. Insgesamt 838 gestillte Säuglinge wurden beobachtet, während ihre Mütter mindestens ein Medikament einnahmen.

Ergebnisse
Von den 838 Probanden berichteten nur 94 Frauen (11 %) über milde Nebenwirkungen bei ihren Säuglingen, die möglicherweise medikamenteninduziert waren: Antibiotika 19,3 % (32/166); Analgetika oder Narkotika 11,2 % (22/196); Antihistaminika 9,4 % (8/85) Antidepressiva oder Antiepileptika 7,1 % (3/42). Am häufigsten kamen Durchfälle durch Antibiotika, Schläfrigkeit durch Analgetika, Reizbarkeit durch Antihistaminika und Schläfrigkeit durch Antidepressiva und Antiepileptika vor. Allerdings war keine der durch die Medikamente hervorgerufenen Nebenwirkungen so gravierend, dass sie therapiebedürftig waren.

Stärken und Schwächen der Studie
Die hohe Probandenzahl und das prospektive Studiendesign bekräftigen die Aussagen dieser Studie. Einschränkungen ergeben sich aus der Tatsache, dass die Daten aus den Berichten der Mütter stammen und die Mütter dahingehend beraten wurden, dass sie auf zu erwartende Nebenwirkungen achten sollten. Die Zeit der Medikamenteneinnahme wurde nicht dokumentiert und in Zusammenhang mit der Zeit, wann der Säugling gestillt wurde oder wann die Nebenwirkungen auftraten, gesetzt. Das kann die Ergebnisse beeinflussen.

Klinische Anwendung
Diese Daten ergänzen, was bisher anekdotenhaft in vielen Einzelfallberichten veröffentlicht wurde und aus der klinischen Erfahrung und einigen kontrollierten Studien berichtet wird. Die kleine Zahl von Säuglingen, bei denen von Nebenwirkungen berichtet wurde, und die geringe Ausprägung dieser Nebenwirkungen sollten dazu beitragen, dass Kliniker zum Weiterstillen ermutigen und eine vorausschauende Beratung über mögliche Nebenwirkungen anbieten. Die kurzfristigen Auswirkungen der mütterlichen Medikation setzen den Säugling einem geringen Risiko aus und es sollte weitergestillt werden, es sei denn, die Risiken der mütterlichen Medikation überwiegen gegenüber den Vorteilen des Weiterstillens.

Nach der Geburt stellen Mütter oft die Frage, ob die verordneten Schmerzmittel für das Kind eine Gefahr darstellen. In den meisten Fällen kann diese Frage verneint werden. Das wohl am häufigsten verordnete Schmerzmittel post partum dürfte Ibuprofen sein. Es gibt keine Hinweise darauf, dass sein Gebrauch schädlich ist.[47] Die AAP stuft Ibuprofen als stillverträglich ein. Ein weiteres Medikament, das häufig gegen nachgeburtliche Schmerzen eingesetzt wird, ist Oxycodon mit Acetaminophen (Paracetamol). Laut Marx und Kollegen wird in einer Quelle[4] berichtet, dass dieses Medikament keine offensichtlichen Auswirkungen auf das gestillte Neugeborene hat, die Konzentrationsspitze in der Milch eineinhalb bis zwei Stunden nach der ersten Dosis erreicht wird und danach in unterschiedlichen Abständen. Es gibt für dieses Präparat keine Richtlinien von der AAP[2] und ein Experte rät zur Vorsicht, ohne eine Studie oder einen Bericht zu zitieren. Ein weiteres häufig verordnetes Schmerzmittel ist eine Kombination aus Kodein und Paracetamol. Paracetamol ist mit dem Stillen vereinbar, wie später in diesem Kapitel beschrieben, und Kodein hat keine signifikanten Auswirkungen auf Säuglinge, wie sich in Studien, die bereits 1947[49] und später durchgeführt wurden, gezeigt hat.[50, 51] Deshalb kann dieses Präparat mit ruhigem Gewissen verabreicht werden. Es lindert die Schmerzen der Mutter in angemessener Form, ohne schädliche Wirkungen auf das Neugeborene.

Es fällt in die Verantwortung der Pflegefachkraft, die Mutter über die möglichen Nebenwirkungen auf das Kind durch die für sie verordneten Medikamente aufzuklären (☞ Kasten 13.3). Nach der Verabreichung eines Schmerzmittels kann es beim Kind zu Verhaltensveränderungen kommen oder zu Magen-Darm-Symptomen, nachdem die Mutter ein Antibiotikum erhalten hat. Hautausschläge können nach der Einnahme eines Antibiotikums ebenfalls beobachtet werden.

Nach der Entlassung aus dem Krankenhaus stellen Mütter oft Fragen zu nicht therapeutischen Substanzen. Eine häufige Frage betrifft das Thema Alkohol und insbesondere nach Bier wird oft gefragt.

13.3 Anzeichen und Symptome kindlicher Reaktionen auf Medikamente

Veränderungen im Verhalten
- Aufmerksamkeit
- Neuromuskuläre Übererregbarkeit/Schlaffheit
- Schlafverhalten

Veränderungen, den Magen-Darm-Trakt und das Gedeihen betreffend
- Essverhalten
- Durchfall, Obstipation
- Gewichtsverlust

Hautausschläge

Einige Mütter haben gehört, dass Bier absolut verboten ist, während andere davon gehört haben, dass Bier zur Steigerung der Milchmenge „verschrieben" wurde. Bei nicht stillenden Probanden gibt es eine deutliche Korrelation zwischen der Konsumierung von Bier und erhöhten Prolaktinwerten.[52, 53] Noch interessanter ist, dass auch bei Probanden, die alkoholfreies Bier tranken, der Prolaktinspiegel anstieg.[53] (Es könnte sein, dass ein Polysaccharid aus der Gerste Auslöser für den Anstieg der Prolaktinwerte ist.[54]) Nichtsdestotrotz bleiben Berichte über die besonderen Auswirkungen auf das Stillen unbewiesen.[55] Säuglinge, deren Mütter mit Äthanol versetzten Orangensaft tranken, saugten zwar häufiger, tranken aber insgesamt weniger als die Kinder, deren Mütter reinen Orangensaft tranken.[56]

Alkohol ist für stillende Mütter nicht verboten, sollte aber nur in Maßen konsumiert werden. Das Unterkomitee für Ernährung[58] hat festgestellt, dass der Konsum von mehr als 0,5 g Alkohol pro Kilogramm des mütterlichen Körpergewichtes den Milchspendereflex behindern kann. (Bei einer Frau mit einem Gewicht von 60 kg entspricht dies einer Menge von etwa 55 bis 70 ml Likör, 225 ml Wein oder 680 ml Bier pro Tag.) Dies mag manche Menschen überraschen, doch die Abneigung gegen Alkohol für stillende Mütter ist kulturell beeinflusst. In anderen Kulturen trinken Frauen regelmäßig solche Alkoholmengen, häufig in Form von Wein, und es haben sich keine schädlichen Wirkungen gezeigt, wie in Kapitel 5 beschrieben.

Koffein kann dazu führen, dass der Säugling ruhelos und quengelig wird.

Aus der Forschung

Sehr geringe Mengen PCA Morphin im Kolostrum

Quelle: Baka, N.E.; Bayoumeu, F.; Boutroy, M.J. et al. Colostrum morphine concentrations during postcesarian intravenous patient-controlled analgesia. *Anesth Analg* 2002;94:184–187.

Baka und Kollegen führten eine Studie durch, die beschreiben sollte, wie Morphin und sein aktiver Metabolit Morphin-6-Glucuronid (M6G) ins mütterliche Plasma und das Kolostrum übergeht. Insbesondere interessierte sie der Übergang dieser Substanzen, wenn sie intravenös durch eine patientengesteuerte Zufuhr (PCA) verabreicht wurden. Frauen, die für einen geplanten Kaiserschnitt in der Klinik der Forscher in Nancy, Frankreich, vorgesehen waren und vorhatten zu stillen, wurden für die Studie als geeignet ausgewählt. Frauen, die nach der Geburt zur Schmerzlinderung eine Epiduralanästhesie erhielten oder deutliche gesundheitliche Probleme hatten, wurden von der Studie ausgeschlossen.

Sieben Frauen im Durchschnittsalter von 30,2 Jahren und mit einem durchschnittlichen Gewicht von 67,5 kg brachten Einlinge mit einem durchschnittlichen Gestationsalter von 31 Wochen zur Welt. Nach der Geburt wurden Blut (5 ml) und Milchproben (2 ml oder mehr) entnommen und zwar zum Zeitpunkt des Beginns der Infusion und jeweils 12, 24, 36 und 48 Stunden nach der Geburt. Zu Beginn erhielten die Frauen 4 mg Morphin intravenös (i.v.) und dann 1 mg alle zehn Minuten, bis sie einen Schmerzwert von 3 oder weniger auf einer 10-stufigen Skala angaben. Ab dann waren PCA-Morphinsulfate (1 mg/ml) intravenös in zunehmender Dosis von je 1 mg verfügbar. Der Mindestabstand betrug 10 Minuten und in einem Zeitraum von vier Stunden konnte maximal eine Gesamtdosis von 20 mg verabreicht werden. Nach 48 Stunden wurde die PCA abgesetzt. Die Säuglinge, die alle zu früh geboren waren und oftmals noch weitere Probleme hatten, wurden während der Untersuchungsperiode nicht angelegt.

Alle Frauen verwendeten ihre Pumpen und es wurde eine Gesamtdosis von durchschnittlich

0,58 mg/kg in den ersten 24 Stunden erforderlich. In den folgenden 24 Stunden betrug die Gesamtdosis, die zum Erreichen einer zufriedenstellenden Schmerzlinderung notwendig war, 0,17 mg/kg.

Die Morphinkonzentration im mütterlichen Plasma bewegte sich in den ersten 24 Stunden zwischen weniger als 1 bis 170 ng/ml und von weniger als 1 bis 274 ng/ml in den darauf folgenden 24 Stunden. Die M6G-Konzentrationen lagen bei weniger als 5 bis 559 ng/ml und weniger als 5 bis 974 ng/ml innerhalb der zweiten 24 Stunden. Im Kolostrum lagen die Morphinkonzentrationen zwischen weniger als 1 bis 37 ng/ml in den ersten 24 Stunden und zwischen weniger als 1 bis 48 ng/ml in der darauf folgenden 24-Stunden-Periode. M6G lag bei weniger als 5 bis 1084 ng/ml respektive weniger als 5 bis 816 ng/ml. Die Morphinkonzentrationen im Kolostrum waren also immer niedriger als im Plasma. Im Gegensatz dazu waren die M6G-Konzentrationen im Kolostrum stets höher als im Plasma.

Die Autoren erklärten: „Entsprechend der höchsten Werte, die unter allen Patientinnen beobachtet wurden, beträgt die Medikamentenmenge, die wahrscheinlich auf den Säugling übergeht (falls er das Kolostrum getrunken hätte) 0,0048 mg/ 100 ml Milch für das Morphin und 0,1 mg/ 100 ml für das M6G." Sie erklärten auch, dass die orale Bioverfügbarkeit nur 20 bis 30 % beträgt, was das Risiko für das Neugeborene weiter herabsetzt. Die Autoren folgerten daraus, dass Müttern, die Routinedosen Morphin über i.v.-PCA erhalten, das Stillen erlaubt werden sollte.

Abgewandelt nach Biancuzzo M. *Breastfeeding Outlook*, 2002;1:7.

Der Genuss sollte auf eine bis zwei Tassen koffeinhaltiger Getränke pro Tag beschränkt werden. Die meisten Mütter denken bei Koffein an Kaffee, doch es ist auch in Limonaden, Schokolade, Tee und anderen Produkten enthalten. Koffein ist eine Droge und sollte wie andere Drogen mit Vorsicht genossen werden.

Nicht therapeutische Substanzen sind das, was der Name sagt: Sie bringen keinen therapeutischen Nutzen. Die Risiken überwiegen hier jeglichen möglichen Nutzen. Eine ausgezeichnete Diskussion über nicht therapeutische und verbotene Substanzen finden Sie an anderem Ort.[59]

Frei verkäufliche Medikamente

Im Idealfall sollten alle Frauen mit ihrem Arzt sprechen, ehe sie frei verkäufliche Medikamente einnehmen. Wenn sie dies jedoch unterlassen, kann es vorkommen, dass die Pflegefachkraft in die Situation gerät, dass sie eine Empfehlung aussprechen soll. In der heutigen Gesellschaft ist es oft schwierig, einen Rat für frei verkäufliche oder andere Medikamente zu geben. Auf der einen Seite kann es Frauen vom Stillen abhalten, wenn sie hören, dass sie niemals ein frei verkäufliches Medikament einnehmen sollen, solange sie stillen. Auf der anderen Seite sollten Frauen niemals zur Selbstmedikation schreiten, es sei denn, sie wissen, dass die Medikamente ihre Fähigkeit zur Milchbildung oder die Gesundheit ihres Babys beeinträchtigen können. Die Pflegefachkraft kann sich dann einigen praktischen Fragen über frei verkäufliche Medikamente gegenüber sehen. Eine nützliche Zusammenfassung über die Auswirkungen von frei verkäuflichen Medikamenten finden Sie an anderem Ort.[60]

In den Vereinigten Staaten sind zurzeit etwa 3000 frei verkäufliche Präparate erhältlich, in denen allerdings nur etwa 700 aktive Inhaltsstoffe enthalten sind. Das kommt daher, dass die aktiven Inhaltsstoffe in vielen verschieden zusammengesetzten Produkten zu finden sind. Eine wichtige Überlegung ist daher die Frage, braucht die Frau wirklich ein Kombinationspräparat oder würde ihr ein Monopräparat ebenfalls die gewünschte Erleichterung bringen. Manchmal können nicht arzneiliche Mittel die Symptome der Frau ebenfalls lindern und diese Mittel sollten, wenn möglich, verwendet werden (siehe weiter hinten in diesem Kapitel).

Verantwortung bei der Verabreichung von Medikamenten

In dem folgenden Abschnitt wird beschrieben, wie derjenige, der ein Medikament verordnet, entscheidet, ob das Präparat sicher ist. Dennoch muss die Pflegefachkraft nach der Verordnung des Medikamentes einiges feststellen: (1) Ist das Medikament in der Stillzeit kontraindiziert? (2) Wer sollte empfehlen, dass das Stillen beendet werden sollte und warum? (3) Wann sollte die Medikamentendosis gegeben werden? und (4) Welches Schmerzmittel sollte der Frau bei Bedarf auf Verlangen angeboten werden?

Ist das Medikament in der Stillzeit kontraindiziert?

Im Gegensatz zu dem, was vielfach angenommen wird, sind nur sehr wenige Medikamente in der

Stillzeit streng verboten. Eine allgemeine Regel besagt, dass jedes Medikament, das für Säuglinge verordnet wird, in der Stillzeit nicht kontraindiziert ist. In der Stellungnahme der AAP[2] sind sieben Tabellen enthalten, die Medikamente und andere Chemikalien entsprechend ihrer Stillverträglichkeit einteilen (☞ Kasten 13.4). Die AAP erklärt, dass „die meisten Medikamente, die einer stillenden Mutter wahrscheinlich verordnet werden, keine Auswirkungen auf die Milchmenge oder das Wohlbefinden des Säuglings haben sollten", doch bei einigen Substanzen haben sich mit Sicherheit Nebenwirkungen gezeigt. Einige verlangen eine vorübergehende Stillpause. Interessierte Leser können sich die Tabellen[2] kostenlos aus dem Internet herunterladen (www.aap.org/policy/0063.html).

Wer sollte das Abstillen empfehlen und warum?

Das Stillen sollte nicht automatisch unterbrochen werden, nur weil die Frau mit einer medikamentösen Behandlung beginnt, von der die Pflegefachkraft glaubt, dass sie nicht mit dem Stillen zu vereinbaren sei. Außer bei radioaktiven Metaboliten ist es nicht gefährlich, eine Dosis eines verordneten Medikamentes zu verabreichen, während die Stillverträglichkeit des Präparates mit demjenigen, der die Verordnung ausgestellt hat, abgeklärt wird.[1] Währenddessen sollte deshalb, vorbehaltlich eindeutiger Gegenanzeigen, die verordnete Dosis weiterhin verabreicht und ohne Unterbrechung weitergestillt werden.

Manchmal verbieten übereifrige Mitarbeiter irrtümlicherweise das Stillen bei Medikamenten, die nur eine vorübergehende Stillpause verlangen, zum Beispiel bei Metronidazol (Flagyl®, Clont®)[61] und Radiopharmazeutika. In dieser Situation muss die Pflegefachkraft eine Fürsprecherin sein, die sowohl dem Personal als auch der Mutter versichert, dass diese Situation nur eine Stillpause erfordert, aber keinen Grund zum Abstillen darstellt. Darüber hinaus muss die Pflegefachkraft mit der Mutter eine Vorgehensweise zum Abpumpen und Verwerfen der Muttermilch ausarbeiten, wie sie in Kapitel 14 beschrieben ist.

Schlussendlich muss der- oder diejenige, von dem die Verordnung ausgestellt wurde, die Risiken und Vorteile während der Stillzeit abschätzen. Die letzte Entscheidung wird von der Mutter getroffen, ob sie das Medikament einnimmt und weiterstillt. Als Aufklärer und Fürsprecher kann die Pflegefachkraft die Kommunikation zwischen den medizinischen Fachkräften unterstützen, die schließlich die Sicherheit gewährleistet.

13.4 AAP-Tabellen zur Beschreibung des Übergangs von Medikamenten und anderen chemischen Substanzen in die Muttermilch

Tabelle 1	Zytotoxische Medikamente, die den Zellstoffwechsel des gestillten Säuglings schädigen könnten
Tabelle 2	Missbräuchlich verwendete Drogen, über deren schädliche Nebenwirkungen auf das gestillte Kind berichtet wurde
Tabelle 3	Radioaktive Substanzen, die ein vorübergehendes Abstillen erfordern
Tabelle 4	Medikamente, deren Auswirkung auf das gestillte Kind unbekannt ist, die aber bedenklich sein könnten
Tabelle 5	Medikamente, die im Zusammenhang mit eindeutigen Auswirkungen auf einige gestillte Kinder stehen und die stillenden Müttern nur mit Vorsicht verordnet werden sollen
Tabelle 6	Medikamente, die stillenden Müttern normalerweise verordnet werden können
Tabelle 7	Nahrungszusätze und Umweltchemikalien: Auswirkungen auf das Stillen

Wann sollte die Medikamentendosis gegeben werden?

Sehr oft obliegt es der Pflegefachkraft in der Klinik, festzulegen, wann die Einnahme einer Medikamentendosis erfolgt oder der Frau eine bestimmte Einnahmezeit für zu Hause zu empfehlen. Es gibt hier keine für alle Situationen passende Empfehlung, aber einige allgemeine Richtlinien helfen dabei, die optimale Einnahmezeit festzulegen (☞ Kasten 13.5). Im Idealfall wird das Medikament so verabreicht, dass die Serumspitze nicht mit dem Zeitpunkt zusammenfällt, zu dem die größte Milchmenge gebildet wird. Am meisten Milch wird während und unmittelbar nach dem Stillen gebildet. Daher ist es meistens, wenn auch nicht immer, am besten, Medikamente gegen Ende der Stillmahlzeit oder sofort nach dem Stillen zu verabreichen. So wird in den meisten Fällen die Serumspitze vor dem nächsten Stillen (Zeitpunkt der größten Milchbildung) erreicht. In Abb. 13.1 werden die Medikamentenspitzen im Serum zu verschiedenen Zeiten in Bezug auf eine Stillmahlzeit dargestellt.

Welches Schmerzmittel sollte der Frau bei Bedarf angeboten werden?

Für Frauen post partum wird oft mehr als ein Schmerzmittel verordnet. Für die Entscheidung, welches Medikament angeboten werden soll, sollten in erster Linie Art und Ausmaß der Schmerzen ausschlaggebend sein. Eine Frau, die heute eine Zangengeburt hatte, braucht vielleicht eine Kombination aus Paracetamol und Codein und morgen genügen möglicherweise 650 mg Paracetamol, um ihre Beschwerden angemessen zu lindern. In anderen Fällen kann mehr als ein narkotisierendes Schmerzmittel verordnet sein. Dann sollte das gegeben werden, das allgemein übereinstimmend als stillverträglich anerkannt ist.

Denken Sie immer daran, dass die junge Mutter Medikamente nimmt, weil es ihr nicht gut geht. Deshalb sollte sie in ihren Bemühungen um das Stillen bestärkt und dafür gelobt werden. Welche Prioritäten in der Pflege von stillenden Müttern gesetzt werden sollten, ist in Kasten 13.6 aufgelistet.

13.2.2 Die Feststellung der Stillverträglichkeit von Medikamenten

Die letztendliche Empfehlung zur Stillverträglichkeit kann nur von einem Arzt ausgesprochen werden. Um ein Medikament sicher zu verabreichen, eine Verordnung zu unterstützen oder infrage zu stellen oder der Mutter die Stillverträglichkeit eines Präparates zu bestätigen, braucht die Pflegefachkraft ein grundlegendes Verständnis darüber, wie die Stillverträglichkeit eines Medikamentes bestimmt wird (Kasten 13.7).

13.5 Terminierung von Medikamentendosen für stillende Mütter

Allgemeine Richtlinien
- Wenn möglich, sollte das Medikament unmittelbar nach dem Stillen verabreicht werden. Auf diese Weise sollte die Serumkonzentrationsspitze des Medikamentes in der Muttermilch bei der nächsten Stillmahlzeit am niedrigsten sein.
- Schlagen Sie in einem Fachbuch nach, um Einsetzen und Höhepunkt der Wirkung zu bestimmen. Wenn möglich, sollte die Medikamentengabe so geplant werden, dass die Konzentrationsspitze erreicht wird, wenn das Kind nicht an der Brust ist.

Schmerzmittel
- Wird zur Behandlung von Nachwehen ein nicht betäubendes Medikament eingesetzt, sollte überlegt werden, das Medikament etwa

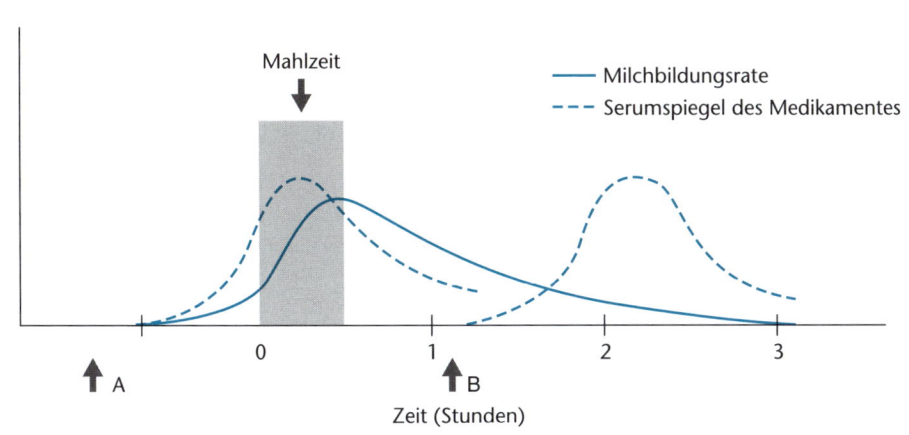

Zeit A — Medikament vor der Stillmahlzeit verabreicht
Zeit B — Medikament nach der Stillmahlzeit verabreicht
Serumspitzenwert — eine Stunde

Abb. 13.1 Medikamentenspitzen im Serum zu verschiedenen Zeiten in Bezug auf eine Stillmahlzeit. [F151-001]

30 Minuten vor dem Anlegen zu verabreichen. So kann der Wirkungsbeginn mit den verstärkten Uteruskontraktionen, wie sie häufig beim Stillen auftreten, zusammenfallen.
- In anderen Fällen sollte die Dosis unmittelbar nach dem Stillen des Säuglings verabreicht werden.

Täglich verabreichte Medikamente
- Wenn möglich, sollte die Dosis kurz bevor die Frau ins Bett geht oder zu Beginn des längsten Stillintervalls gegeben werden. (Es ist nicht sinnvoll, ein stimulierendes Präparat vor der Nachtruhe zu geben).

Pharmakokinetik von Medikamenten

Die pharmakokinetischen Eigenschaften beschreiben die Geschwindigkeit, mit der Medikamente absorbiert, verteilt, im Körper verstoffwechselt und aus ihm ausgeschieden werden. Die speziellen pharmakokinetischen Eigenschaften sind von Medikament zu Medikament unterschiedlich, doch innerhalb bestimmter Medikamentengruppen kann es Gemeinsamkeiten geben. Außerdem gibt es Unterschiede zwischen verschiedenen Patientengruppen. So kann für die Verstoffwechselung eines Medikamentes durch die Leber bei einem Säugling eine deutlich andere Zeitspanne benötigt werden als bei einem älteren Kind oder einem Erwachsenen.

13.6 Ziele und Prioritäten in der Pflege: Das Stillpaar während einer medikamentösen Behandlung

- Arbeiten Sie mit der Mutter und dem gesamten medizinischen Team zusammen, um die Risiken der medikamentösen Therapie zu minimieren und die Vorteile zu maximieren.
- Unterrichten Sie das gesamte medizinische Personal darüber, dass die Frau stillt und ermutigen Sie die Mutter, dies *allen*, die sie medizinisch betreuen, mitzuteilen.
- Leiten Sie die Frau an, auf mögliche Nebenwirkungen des Medikamentes auf ihre Milchbildung oder mögliche Reaktionen beim Kind zu achten.
- Treffen Sie niemals eine einseitige Entscheidung, das Medikament abzusetzen oder das Stillen zu unterbrechen.
- Verstehen Sie sich als Fürsprecherin. Schlagen Sie der Mutter vor, eine zweite ärztliche Meinung einzuholen, wenn ein Arzt die Haltung „machen wir eine Stillpause, einfach um auf der sicheren Seite zu sein" einnimmt. Erinnern Sie die Frau daran, dass künstliche Säuglingsnahrung eine ganze Reihe von weiteren Problemen für sie und das Kind nach sich ziehen kann.
- Hinterfragen Sie eine Verordnung, wenn die AAP (American Academy of Pediatrics)* ein Medikament eindeutig als kontraindiziert einstuft.
- Bestätigen Sie der Mutter, dass das verordnete Medikament allgemein als sicher für das gestillte Kind angesehen wird, wenn dies tatsächlich der Fall ist.
- Falls möglich, richten Sie die Einnahmezeit des Medikamentes so ein, dass die Spitzenwerte in der Milch dann erreicht werden, wenn der Säugling wahrscheinlich nicht gestillt werden wird.

Von *klinischer Pharmakokinetik* wird gesprochen, wenn die pharmakokinetischen Eigenschaften von Medikamenten in Bezug auf die Anwendung bei einem bestimmten Patienten gesetzt werden. Die klinische Pharmakokinetik eines speziellen Medikamentes wird sowohl für die stillende Mutter als auch für ihr Kind berücksichtigt.

Resorption

Die Resorption beschreibt den Prozess, bei dem ein Medikament vom Verabreichungsort (extravaskulär) in den systemischen Kreislauf (intravaskulär) übergeht. Die Resorption ist abhängig davon, auf welchem extravaskulären Weg das Medikament verabreicht wurde, der Molekülgröße und der Dosierung.

Intravaskulär – meist intravenös – verabreichte Medikamente werden nicht resorbiert, da sie direkt in den systemischen Kreislauf gelangen und so 100-prozentig absorbiert werden. Extravaskulär verabreichte Medikamente hingegen (z.B. oral, rektal) müssen in den systemischen Kreislauf aufgenommen werden. Medikamente können nur dann in die Muttermilch gelangen, wenn sie in den systemischen Kreislauf aufgenommen werden. Bei der Auswahl der geeigneten Verabreichungsform für stillende Frauen müssen zunächst *Ausmaß* und *Geschwindigkeit* der Resorption berücksichtigt werden.

Die Konzentrationsspitze im mütterlichen Plasma ist ein allgemein verwendeter Gradmesser für

---

* Anmerkung der Übersetzerin: Und die verfügbare Fachliteratur.

13.7 Wichtige Begriffe im Zusammenhang mit dem Übertritt von Substanzen in die Muttermilch

Begriff	Definition
Dalton	AMU (atomic mas unit) Atomare Maßeinheit 1 u entspricht etwa 1,6605402 × 10⁻²⁴ g
Distribution (Verteilung)	Die Ausbreitung eines Medikamentes aus dem Körperkreislauf in verschiedene Gewebe
Extravaskulär	Außerhalb eines Gefäßes. Extravaskuläre Verabreichung eines Medikamentes beinhaltet keine direkte Applikation in den Blutkreislauf. Übliche extravaskuläre Verabreichungswege sind orale, dermale, oculare, nasale, intramuskuläre, intradermale, subcutane, rektale, vaginale, intrathecale und endotracheale Applikationen
First-pass-Effekt (präsystemischer Metabolismus)	Der Anteil der oralen Dosis, der aufgrund des Leberstoffwechsels während der Resorption niemals im Körperkreislauf ankommt. Er ist verantwortlich für die unvollständige Bioverfügbarkeit
Halbwertszeit	Die Zeit, die benötigt wird, um die Konzentration eines Medikamentes um 50 % zu verringern
Intravaskulär	Innerhalb eines Gefäßes. Zu den intravaskulären Verabreichungswegen gehört die direkte Applikation eines Medikamentes in den Blutkreislauf oder den Körperkreislauf. Das schließt intravenöse (i.v.) und intraarterielle Verabreichungen ein
Konzentrationsspitze im Plasma	Ein verbreitet verwendeter Indikator zur Bestimmung des Ausmaßes der Absorption
M/P-Quotient	Der Quotient zwischen der Konzentration einer Substanz in der Milch und ihrer Konzentration im mütterlichen Plasma
Metabolit	Eine Substanz, die während eines Stoffwechselprozesses entsteht. Metaboliten können pharmakologisch aktiv sein oder auch nicht
Pharmakokinetik	Pharmakokinetische Eigenschaften beschreiben, inwieweit ein Medikament absorbiert, verteilt, verstoffwechselt und vom Körper ausgeschieden wird
Resorption	Der Prozess, durch den ein Medikament vom Verabreichungsort (extravaskulär) in den Körperkreislauf gelangt (intravaskulär)
Stoffwechsel (Metabolismus)	Der Vorgang, durch den der Körper ein Medikament inaktiviert. Wird auch Biotransformation genannt
Toxisch	Giftig
Verabreichungsweg	Es gibt zwei mögliche Verabreichungsarten: intravaskulär und extravaskulär (siehe dort)

das *Ausmaß* der Resorption. Nach einer Dosis von 500 mg Paracetamol wird nach 60 Minuten eine Konzentrationsspitze von 2 µg/ml im mütterlichen Plasma erwartet.

Die Zeit, die vergeht bis die Konzentrationsspitze im Plasma erreicht wird, gibt einen Hinweis auf die Resorptionsgeschwindigkeit. Die Resorptionsgeschwindigkeit ist von Medikament zu Medikament unterschiedlich und hängt auch von der Art der Verabreichung ab. Ein oral oder intramuskulär verabreichtes Präparat muss erst resorbiert werden, ehe es in den systemischen Kreislauf gelangt. Die Resorptionsgeschwindigkeit nach oraler Verabreichung kann deutlich verschieden von der nach intramuskulärer Verabreichung sein. Hinzu kommt, dass die Resorptionsgeschwindigkeit von der Größe und Durchblutung des Muskels abhängig ist. Auch die Dosierungsart spielt eine Rolle. Es gibt orale, transdermale und intramuskuläre Depotpräparate. Bei Depotpräparaten liegt es in der Natur der Sache, dass die Resorption verlängert ist.

Geschwindigkeit und Ausmaß der Resorption müssen bei der Feststellung der Stillverträglichkeit eines Präparates bedacht werden. Einige Substanzen werden im Magen-Darm-Trakt schlicht nicht resorbiert. Diese Resorptionseigenschaften finden sowohl für die Mutter als auch für das Kind Anwendung. Wird ein oral verabreichtes Medikament von der Mutter nicht resorbiert, erscheint es auch nicht in der Milch. Erhält die Mutter ein oral nicht resorbierbares Medikament auf intravenösem Weg, dann wird dieses Medikament auch im Magen-Darm-Trakt des Säuglings nicht resorbiert, obwohl es in der Milch nachweisbar sein kann.

Vancomycin ist ein gutes Beispiel, um viele dieser Aspekte zu veranschaulichen. Vancomycin ist ein großes Molekül, das nach oraler Verabreichung nur minimal in den systemischen Kreislauf übergeht. Nimmt eine Frau oral Vancomycin, dann wird von diesem Medikament nur sehr wenig, wenn überhaupt etwas, in der Milch nachweisbar sein, da es oral nicht verfügbar ist. Wird der Frau Vancomycin intravenös verabreicht, findet sich die Substanz in der Milch. Da dieses Medikament aber oral nicht verfügbar ist, würde ihr Säugling – der die Substanz oral aufnimmt – nur wenig davon systemisch aufnehmen.

Distribution

Unter der Distribution wird die Ausbreitung eines Medikamentes aus dem systemischen Kreislauf in die verschiedenen Gewebe verstanden. Bei der Abwägung von Risiken und Nutzen eines Medikamentes in der Stillzeit werden mehrere Faktoren berücksichtigt: lipophile und hydrophile Eigenschaften, Molekulargewicht, Plasmaeiweißbindung, Ionisierung und Verteilungsvolumen. Jeder dieser Faktoren kann sich wesentlich auf den Übertritt der Substanz in die Muttermilch auswirken.

Lipophile und hydrophile Eigenschaften. Lipophile Medikamente lösen sich besser in Fett als in Wasser. Im Gegensatz dazu sind hydrophile Medikamente besser wasserlöslich als fettlöslich. Daher ist es bei eher lipophilen Substanzen wahrscheinlicher, dass sie sich gut im Körpergewebe einschließlich der Brust verteilen. Das liegt daran, dass das Epithel der Alveolen in der Brust eine Fettschicht bildet. Daraus ergibt sich, dass lipophile Medikamente sich eher in der Muttermilch anreichern als hydrophile Medikamente. Kleine Mengen von hydrophilen Medikamenten können durch die Poren in den Basalmembranen und den Zellzwischenräumen in die Milch eindringen.

Bei voll ausgetragenen Säuglingen beträgt der Körperfettanteil etwa 12 % des Körpergewichts. Bei frühgeborenen Säuglingen kann der Körperfettanteil sogar nur 3 % ausmachen. Bei Frühgeborenen mit weniger Körperfett können größere Mengen von lipophilen Medikamenten in das Gehirn gelangen als bei reif geborenen Kindern. Deshalb haben lipophile Medikamente mit sedierender Wirkung bei Frühgeborenen einen stärkeren Effekt.

Auch der Fettgehalt der Muttermilch muss berücksichtigt werden. Das kann schwierig werden, denn das Fett ist der Bestandteil der Milch, der den größten Schwankungen unterworfen ist. Es ist besonders wichtig, daran zu denken, dass der Fettgehalt der Muttermilch am Ende der Stillmahlzeit am höchsten ist.

Molekulargewicht. Das Molekulargewicht wurde bereits hinsichtlich der Resorption angesprochen. Ähnlich wie die Resorption wird auch die Distribution durch das Molekulargewicht der Substanz eingeschränkt. Vereinfacht ausgedrückt wird die Verteilung eines Medikamentes durch seine Größe beeinflusst: Je niedriger also das Molekulargewicht ist, umso wahrscheinlicher passiert die Substanz die Membran und geht in die Muttermilch über. Das Molekulargewicht der meisten Medikamente bewegt sich zwischen 100 und 300 Dalton. Von verschiedenen Experten werden unterschiedliche Angaben gemacht, aber es herrscht weitgehende Übereinstimmung darüber, dass Substanzen mit einem Molekulargewicht unter 300 Dalton in die Muttermilch übergehen. Einige Medikamente haben ein extrem hohes Molekulargewicht, z.B. Insulin und Heparin, mit Molekulargewichten über 100 Dalton. Diese Moleküle sind zu groß um die Membran zu passieren und gehen daher niemals in die Muttermilch über.

Plasmaeiweißbindung. Medikamente können im Plasma entweder frei oder eiweißgebunden vorkommen. Dabei reicht der Grad der Eiweißbindung von minimal bis außerordentlich hoch. Der eiweißgebundene Anteil des Medikamentes ist nicht frei verfügbar und es ist unwahrscheinlich, dass der eiweißgebundene Teil die Zellwand passiert (☞ Abbildung 13.2). Daher hat der eiweißgebundene Teil keine pharmakologische Wirkung. Warfarin, das zu 97 Prozent an das Plasmaeiweiß gebunden ist, wird in der Muttermilch nicht in nennenswerten Mengen gefunden. Es wird daher als sicher für stillende Mütter angesehen.[62] Im Gegensatz dazu kann der Anteil, der frei und nicht eiweißgebunden ist, die Zellmembran leicht durchdringen und wird dann in der Muttermilch verteilt. Lithium ist ein Beispiel für eine Substanz, die keinerlei Bindung eingeht und somit in der Muttermilch nachweisbar ist. Das erklärt, warum bei Säuglingen unter Lithiumtherapie der Mutter von Nebenwirkungen berichtet wurde.[63]

Die Prinzipien hinsichtlich der Eiweißbindung können in gleichem Maß auf den gestillten Säugling übertragen werden. Der Eiweißanteil beträgt bei einem Neugeborenen etwa 12 % des Körpergewichts. Frühgeborene mit deutlich niedrigerem Körpergewicht haben auch deutlich weniger verfügbares Eiweiß. Bei verringerter Gesamtproteinmenge ist auch die Möglichkeit zur Eiweißbindung herabgesetzt. Daraus ergibt sich, dass ein höherer Anteil von dem Medikament, der nicht eiweißgebunden ist, pharmakologische und toxikologische Wirkungen entfalten kann.

Medikamente mit hoher Eiweißbindung können sich in den ersten sieben Lebenstagen entscheidend auf das Kind auswirken. Bilirubin ist an Eiweiß gebunden und damit können Medikamente, die mit dem Plasmaeiweiß eine Bindung eingehen, das Bilirubin verdrängen. Das Ergebnis ist ein Anstieg des freien Bilirubins und ein möglicher Kernikterus beim Neugeborenen, dessen Bilirubinwerte im Serum deutlich unter 20 mg/dl liegen.

Ionisierung. Ionisierte Substanzen haben eine elektrische Ladung und die Ionisierung ist eine pH-abhängige Eigenschaft. Der pH-Wert einer Substanz oder Körperflüssigkeit gibt an, ob sie sauer oder basisch ist. Ein pH-Wert von 7 wird als neutral bezeichnet. Der pH des menschlichen Plasmas liegt bei 7,4 und ist damit leicht basisch. Der pH von Muttermilch bewegt sich zwischen 6,8 und 7,3, also zwischen leicht sauer bis leicht basisch.

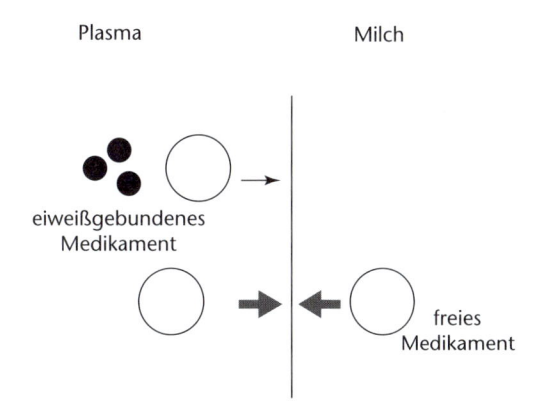

Abb. 13.2 Diffusion eines eiweißgebundenen Medikamentes. [F151-001]

Kommt ein saures Medikament in eine saure Körperflüssigkeit, ist das Medikament unionisiert. Ein unionisiertes Medikament wird leicht ins Gewebe verteilt. Befindet sich die gleiche Substanz in einer alkalischeren Körperflüssigkeit, ist sie ionisiert. Inonisierte Substanzen mit einer elektrischen Ladung werden nicht gut ins Gewebe verteilt. Verschiedene Moleküle werden bei unterschiedlichen pH-Werten ionisiert. Die Moleküle können im Blut oder in der Milch ionisiert werden. Wird eine Substanz im Blutstrom ionisiert, neigt sie dazu im Blut ionisiert zu bleiben und verbreitet sich daher langsamer durch die Membran, wie es in Abb. 13.3 gezeigt wird.

Schwach saure Medikamente sind im mütterlichen Plasma stärker konzentriert als in der Milch. Schwach basische (alkalische) Medikamente haben, verglichen mit dem Plasma in der Milch, gleich hohe oder höhere Konzentrationen in der Milch. So ist zum Beispiel Amphetamin, eine schwache Base, im basischen pH-Bereich des Plasmas unionisiert und wird in hohen Konzentrationen in der Milch gefunden.

Verteilungsvolumen. Nach der Resorption wird das Medikament aus dem Plasma-Kompartiment in das Gewebe verteilt. Der Verteilungsgrad wird oft als Verteilungsvolumen bezeichnet. Medikamente, deren Verteilungsvolumen weniger als 1 l/kg beträgt, haben ein geringes Verteilungsvolumen. Koffein mit einem Verteilungsvolumen von 0,5 l/kg ist ein gutes Beispiel. Koffein tritt leicht in die Milch über.

Umgekehrt gelten Verteilungsvolumen von mehr als 3 l/kg als hoch. Ein gutes Beispiel für ein großes Verteilungsvolumen ist Digoxin mit 5,0 l/kg und es geht wenig in die Milch über.

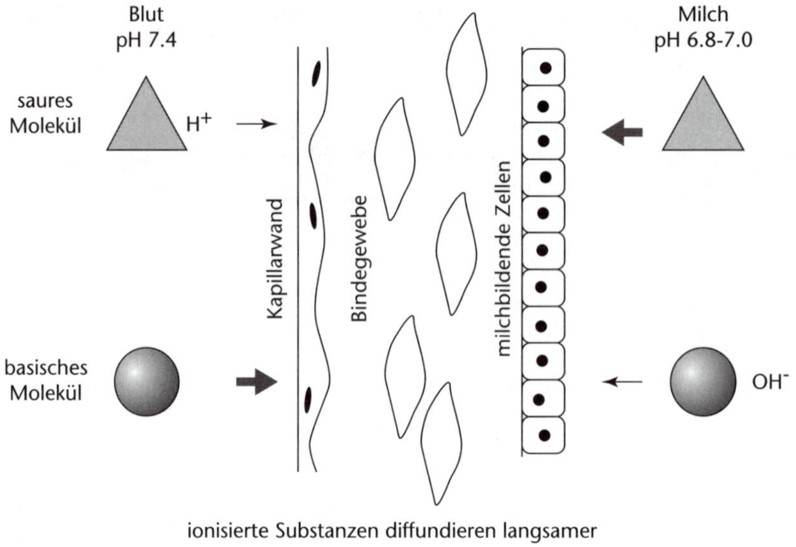

Abb. 13.3 Diffusion von ionisierten Molekülen. [F151-001]

Stoffwechsel (Biotransformation)

Der Stoffwechsel, auch Metabolismus oder Biotransformation genannt, ist der Vorgang, bei dem der Körper Medikamente inaktiviert. Die Leber ist das zentrale Organ für die Biotransformation von Arzneimitteln, die jedoch auch in anderen Bereichen stattfinden kann, z.B. im Blut, den Nieren und im Magen. Metaboliten, die bei der Biotransformation entstehen, können toxikologische und pharmakologische Wirkung haben. Die Fähigkeit der Mutter und des Kindes Arzneimittel zu verstoffwechseln beeinflussen die Medikamentenwirkung während der Stillzeit.

Das Antidepressivum Imipramin ist ein Beispiel dafür, wie der Stoffwechsel das Stillen beeinflusst. Imipramin wird in der Leber zu dem Antidepressivum Desipramin verstoffwechselt. Sowohl Imipramin als auch Desipramin können in der Muttermilch nachgewiesen werden. Daher können beim gestillten Säugling einige der Auswirkungen dieser Antidepressiva auf das Zentralnervensystem vorkommen.

Paracetamol (Acetominophen) wird generell als sicher für die Stillzeit angesehen. In Abb. 13.4 wird dargestellt, wie ein Erwachsener diese Substanz verstoffwechselt und ausscheidet. Etwa 90 % des Paracetamols wird in der Leber mit Sulfat und Glucoronid konjugiert. Ungefähr 4 % des Paracetamols werden über den (Zytochrom-) P-450-Metabolismus zu einem toxischen Zwischenprodukt, dem NAPQI (N-Acetyl-p-Benzochinon-Imin) verstoffwechselt. Nach einer therapeutischen Paracetamol-Dosis wird dieser toxische Metabolit jedoch rasch durch hepatisches Glutathion entgiftet. (Die Metaboliten eines Arzneimittels können pharmakologisch aktiv werden oder auch nicht.)

Ausscheidung (Exkretion)

Nachdem ein Medikament verstoffwechselt wurde, muss es ausgeschieden werden. Es kann als Metabolit oder als aktives Medikament ausgeschieden werden. Die Ausscheidung erfolgt im Anschluss an den Leberstoffwechsel in erster Linie über die Niere oder den Magen-Darm-Trakt. Die renale Ausscheidung (renal clearance) von unveränderten Substanzen und Metaboliten von Medikamenten ist ein Hauptweg der Ausscheidung von Medikamenten aus dem Körper. Bei frühgeborenen Säuglingen ist die renale Ausscheidung wahrscheinlich verlängert. Kokain wird beispielsweise im Plasma und der Leber verstoffwechselt. Sowohl unverändertes Kokain als auch seine Metaboliten werden dann in den Urin ausgeschieden. Kokain geht in die Muttermilch über und wird zu einem gewissen Teil im Magen-Darm-Trakt des Säuglings resorbiert. Im Urin des gestillten Säuglings lassen sich Kokain und seine Metaboliten nach Exposition nachweisen.

Die Elimination erfolgt durch Verstoffwechselung und Ausscheidung. Die Halbwertszeit ent-

13.2 Medikamente in der Stillzeit

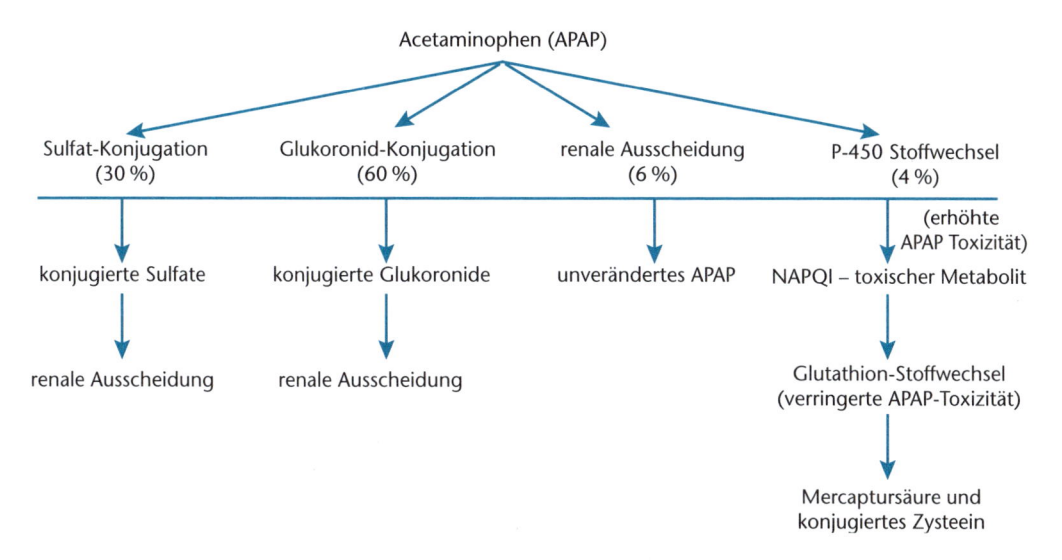

```
                        Acetaminophen (APAP)
         ┌──────────────┬──────────────┬──────────────┐
Sulfat-Konjugation  Glukoronid-Konjugation  renale Ausscheidung   P-450 Stoffwechsel
      (30 %)              (60 %)               (6 %)                  (4 %)
                                                                  (erhöhte
                                                                  APAP Toxizität)
konjugierte Sulfate  konjugierte Glukoronide  unverändertes APAP   NAPQI – toxischer Metabolit

renale Ausscheidung  renale Ausscheidung                           Glutathion-Stoffwechsel
                                                                  (verringerte APAP-Toxizität)

                                                                   Mercaptursäure und
                                                                   konjugiertes Zysteein
```

Abb. 13.4 Verstoffwechselung und Ausscheidung von Paracetamol (Acetaminophen). Acetaminophen ist als stillverträglich bekannt. Dieses Diagramm zeigt, wie ein Erwachsener dieses Medikament verstoffwechselt und ausscheidet. Beachten Sie, dass das Acetaminophen auf verschiedene Arten aufgespalten wird und die Metaboliten über den Urin ausgeschieden werden. Der Säugling verträgt Acetominophen ebenfalls gut, baut es aber anders – über die Sulfatkonjugation, die nicht zu giftigen Metaboliten führt, ab. Dieses ausführliche Diagramm verdeutlicht die Komplexität der Pharmakokinetik und erinnert daran, dass das Thema „Medikamente in der Muttermilch" nicht einfach ist.

spricht der Zeitspanne, die benötigt wird, bis eine Arzneimittelkonzentration auf die Hälfte abgenommen hat. Sie wird verwendet, um die Eliminationsgeschwindigkeit einer Substanz aus dem Körper zu beschreiben.

Theophyllin hat beispielsweise eine durchschnittliche Halbwertszeit von acht Stunden bei einem gesunden Erwachsenen. Hat die Patientin um 12.00 Uhr mittags eine therapeutische Plasmakonzentration von 16 µg/ml, wird bei einer Halbwertszeit von acht Stunden die Plasmakonzentration um 20.00 Uhr bei 8 µg/l liegen. Nach vier bis fünf Halbwertszeiten ist die Substanz im Wesentlichen aus dem Körper eines Erwachsenen ausgeschieden.

Das Konzept der Halbwertszeit bildet die Grundlage für die Empfehlung der AAP, eine Medikamentendosis unmittelbar nach dem Stillen einzunehmen. Bei Substanzen mit kurzer Halbwertszeit wird dann bis zum nächsten Stillen bereits eine beträchtliche Menge oder möglicherweise bereits alles ausgeschieden sein.

Medikamente mit besonders kurzer Halbwertszeit sollten solchen mit relativ langer Halbwertszeit vorgezogen werden. Beispiele für Arzneimittel mir kurzer Halbwertszeit sind Cefalexin, das bei postpartalen Infektionen eingesetzt wird, und Ibuprofen, das sehr häufig bei Nachwehen und anderen Schmerzen Verwendung findet.

Gesundheit von Mutter und Kind und Physiologie

Wie bereits erwähnt, kommt der Fähigkeit der Mutter, Arzneimittel zu verstoffwechseln und auszuscheiden, eine wichtige Bedeutung zu. Deshalb sollte die Pflegefachkraft auf der Hut sein, wenn in der Krankengeschichte der Mutter irgendwelche Insuffizienzen von Niere oder Leber erwähnt werden und es Anzeichen gibt, dass es hier ein Problem geben könnte. Auch das Gewicht und das Gestationsalter des Kindes können Einfluss darauf haben, wie der Säugling ein Medikament verarbeiten kann. Deshalb sollte bei der Verabreichung von Medikamenten an eine stillende Mutter eines frühgeborenen Babys oder eines Säuglings mit geringem Geburtsgewicht (LBW) vorsichtig vorgegangen und besonders auf Nebenwirkungen geachtet werden.

Es wurde bereits erklärt, dass Medikamente entweder frei oder eiweißgebunden in den Kreislauf eintreten. Normalerweise befindet sich mehr von dem Medikament im Plasma als in der Muttermilch, da nur ein kleiner Teil der freien Substanz (nicht gebunden) die Zellmembranen passieren kann. In den ersten fünf bis sieben Lebenstagen erhöht sich jedoch der freie Anteil. Deshalb treten manche Medikamente, zum Beispiel Salicylate, Phenytoin und Diazepam, leichter in die Milch über.[1] Hinzu kommt, dass die Zwischenräume zwischen den Alveolarzellen zum Zeitpunkt der Geburt „offener" sind und sich innerhalb der ersten Tage nach der Geburt allmählich „verengen". Deshalb geht in den ersten Tagen eine größere Medikamentenmenge in die Muttermilch über. Andererseits steht dem Kind in diesen ersten Tagen nur eine relativ geringe Menge Milch zur Verfügung, sodass sich daraus in der Mehrzahl der Fälle keine Probleme ergeben sollten.

Eine umfassende Erklärung, wie sich der Gesundheitszustand des Säuglings auf seine Fähigkeit, Medikamente zu verstoffwechseln und auszuscheiden, auswirkt, findet sich bei Lawrence.[1] Kurz gesagt ist die Fähigkeit des Säuglings zur Verstoffwechselung und Ausscheidung von Medikamenten von überwältigender Wichtigkeit. Das Alter des Kindes ist besonders wesentlich. Frühgeborene sind unreifer und daher weniger gut in der Lage, Arzneimittel zu entgiften und auszuscheiden.

Die Brust: Ein selektives Organ

Die Brust ist kein Sieb. Aufgrund der Pharmakokinetik kommt im systemischen Kreislauf der Mutter weniger von der Medikamentensubstanz an, als sie ursprünglich aufgenommen hat. Außerdem geht nicht die gesamte Menge an Medikament aus ihrem Blutstrom notwendigerweise in die Milch über. Das Parenchym (Organgewebe) ist vom Blut getrennt und das verhindert oder verlangsamt den Übergang des Medikamentes vom mütterlichen Blutkreislauf in die Milch. Die Milch wird von den milchbildenden Zellen in den Alveolen abgesondert und so stellt sich die Frage: Wie kommt das Medikament von dem mütterlichen Kreislauf in diese Zellen?

Der Übertritt von Medikamenten in die Alveolen kann auf verschiedene Weisen erfolgen: Passive Diffusion (aus einem Bereich mit höherer Konzentration in einem Bereich mit niedrigerer Konzentration), erleichterte Diffusion (aus einem Bereich mit höherer Konzentration in einen Bereich mit niedrigerer Konzentration) und aktive Diffusion (aus einem Bereich mit niedrigerer Konzentration in einen Bereich mit höherer Konzentration). Nicht anders als in anderen Teilen des Körpers passieren Medikamente die Alveolarmembranen in erster Linie durch passive Diffusion. Bei der passiven Diffusion werden kleine Moleküle durch das Zytoplasma der milchbildenden Zellen ausgeschieden, doch sie können auch durch die Zellzwischenräume in die Alveolen eindringen, ehe diese sich in den ersten Tagen post partum verschließen. Die Medikamentenmenge in der Milch hängt nicht nur vom Konzentrationsgradienten, sondern auch von der Fettlöslichkeit, dem Ausmaß der Ionisierung, der Eiweißbindung und anderen Faktoren ab. Saure Substanzen werden von der Muttermilch nicht angezogen, da diese ebenfalls sauer ist. Medikamente, die an das Serumalbumin gebunden sind, können nicht in die Milch übergehen.

Der Milch-Plasma-Quotient (M/P) ist ein wichtiger Faktor. Er stellt den Quotienten zwischen der Menge einer Substanz in der Milch und der Menge der gleichen Substanz im mütterlichen Plasma zum selben Zeitpunkt dar. Doch es ist nicht möglich, die Stillverträglichkeit eines Medikamentes nur auf der Grundlage des M/P-Quotienten festzulegen. Der M/P-Quotient ist zunächst einmal nur ein Faktor, der berücksichtigt werden muss. Außerdem müssen die in Fachbüchern angegeben Werte für den M/P-Quotienten einer Substanz nicht zwingend mit dem aktuellen M/P-Quotienten der jeweiligen Mutter oder mit dem M/P-Quotienten zu allen Zeiten der Stillzeit übereinstimmen.

Der M/P-Quotient wird durch die Tatsache beeinflusst, dass das Medikament zwischen dem mütterlichen Kreislauf und der Milch hin und her wandert. Bei der aktiven Bildung von Milch während des Stillens steht das zu diesem Zeitpunkt im Plasma befindliche Medikament für den Übergang in die Muttermilch zur Verfügung. Deshalb ist die Menge im mütterlichen Plasma während des Stillens von Bedeutung.

Die Messung des Verhältnisses von Milch zu Plasma ist zudem zeitabhängig: Zeitpunkt nach der Verabreichung und Zeitpunkt der Konzentrationsspitze im Plasma. Würde die passive Diffusion gleichmäßig und unabhängig von Bindung und anderen Faktoren verlaufen, würde der M/P-Quotient 1 betragen. Da die Medikamenteneigenschaften jedoch den Diffusionsprozess verlangsamen, ist der M/P-Quotient gewöhnlich kleiner als 1. Ein typischer M/P-Quotient für viele Medikamente mit mittlerer Molekulargröße liegt zwischen 0,005 und 0,05.

Die Anzahl der verabreichten Dosen kann den M/P-Quotienten ebenfalls beeinflussen. Der M/P-Quotient wäre zum Beispiel niedriger, wenn die

Mutter eine Einmaldosis statt mehrerer normaler Dosen über einen längeren Zeitraum erhält. Auch kann der M/P-Quotient aus der Literatur nicht der gleiche M/P-Quotient bei einer einzelnen Mutter sein. Der M/P-Quotient aus der Literatur mag zu irgendeinem Zeitpunkt nach der Verabreichung bestimmt worden sein und eine Bestimmung des M/P-Quotienten zum Zeitpunkt der Konzentrationsspitze im Plasma unterscheidet sich sehr deutlich von dem Wert, der zu einem anderen Zeitpunkt gemessen wird. Es kann auch sein, dass der M/P-Quotient, der in der Literatur angegeben wird, ein Mittelwert aus verschiedenen Messungen ist oder aber das Ergebnis von nur einer Messung. Deshalb ist es schwierig, aus diesen in der Literatur veröffentlichten Daten auf Werte für den aktuellen Fall zu schließen.

Zwischen dem M/P-Quotienten und der Gesamtmenge an Substanz, die in die Milch übergeht, gibt es einen wichtigen Unterschied. Beträgt der M/P-Quotient zum Beispiel 0,3, so heißt das *nicht*, dass 3 % des Medikamentes in die Milch übergehen. Die Gesamtmenge, die in die Milch übergeht, hängt von den bereits beschriebenen pharmakokinetischen Eigenschaften und der Milchbildung ab. Das Blutvolumen der Mutter ist zudem etwa zehnmal so groß wie die Milchmenge, die sie bildet. Deshalb ist in der Regel der Prozentsatz der Substanz, die in die Milch übergeht, deutlich niedriger. (Wie abgeschätzt werden kann, wie viel von dem Medikament zum Kind gelangt, ist in Kasten 13.8 beschrieben.)

13.2.3 Arzneimittel in der Stillzeit

Die Anwendung der meisten Medikamente in der Stillzeit ist sicher. Dennoch sind Nebenwirkungen möglich und treten auch auf, wie dies in Tabelle 13.3 aufgezeigt wird.[105] Der Leser sollte jedoch stets daran denken, dass diese Tabelle wie alle anderen Tabellen und Listen *niemals als einzige Informationsquelle oder als alleiniges Entscheidungskriterium für die Risiko-Nutzen-Abschätzung eines speziellen Medikamentes verwendet werden sollte*.

Einige wenige Medikamente – Antidepressiva,[64] Antipsychotika, Mood Stabilizer und Benzodiazepine – müssen besonders erwähnt werden, da sie so viel Aufmerksamkeit in der Boulevardpresse erregt haben und die AAP eine eigene Kategorie für diese Substanzen eingerichtet hat.[2] Interessanterweise besteht der Großteil der Fachliteratur überwiegend auf Einzelfallberichten, statt auf kontrollierten Langzeitstudien.[65, 66]

> **13.8 Methoden zur Abschätzung der Medikamentenmenge, der das Kind ausgesetzt ist**
>
> Kindliche Dosis (absolute Substanzmenge, die das Kind aufnimmt): (Medikamentendosis in der Milch) × (Volumen der aufgenommenen Muttermilch)
>
> M/P-Quotient: (ungebundenes Medikament in der Milch) : (Medikament im mütterlichen Plasma)
>
> Medikamentenkonzentration in der Milch = (Konzentration im mütterlichen Plasma) × (M/P-Quotient)
>
> Aus: Howard, C.R.; Lawrence, R.A. *Pediatr Clin North Am* 2001;48:485–504.

Trotzdem warnt Briggs, dass „psychotrope Wirkstoffe die Gehirnchemie der Mutter verändern und dies auch beim gestillten Säugling tun könnten. Dass dies in einer schnellen Veränderungen unterworfenen und besonders empfindlichen Periode der neurologischen Entwicklung des Säuglings passieren kann, erhöht die Bedenken noch weiter"[105] (S. 19).

Antidepressiva einschließlich selektiver Serotoninwiederaufnahmehemmer (SSRIs) sind nicht generell kontraindiziert, wenn der Säugling gesund ist. Yoshida und Mitarbeiter haben ausgeführt, dass die Vorteile des Stillens normalerweise gegenüber den möglichen Risiken überwiegen.[65] In Situationen, in denen für den Säugling ohnehin schon ein Risiko für eine Gedeihstörung besteht, kann die Behandlung mit dem Antidepressivum Fluoxetin mit einer schlechten Gewichtszunahme in Verbindung stehen.[67] Über die Toxizität des Fluoxetin wurde berichtet.[106] Die Auswirkungen eines anderen weit verbreiteten SSRI, dem Paroxetin, wurden ebenfalls untersucht. Wenn die Mutter dieses Medikament nimmt, lassen sich beim gestillten Säugling niedrige Paroxetinwerte nachweisen. Die Kinder zeigen keine Nebenwirkungen.[68]

Antipsychotika, einschließlich Chlorpromazin, Perphenazin, Haloperidol und Clozapin sind wahrscheinlich mit dem Stillen zu vereinbaren, wenn die Mutter weniger als zwei Präparate benötigt und sich im unteren Bereich der Dosierung befindet.[69] Mood Stabilizer wie Lithium,[70, 71] Carbamazepin[72] und Benzodiazepin[73] benötigen eine sorgfältige Einzelfallbeurteilung.

13 Einfluss von Erkrankungen und Risiko-Nutzen-Abschätzung von Medikamenten und Heilkräutern

Substanz	Anwendung in der Stillzeit	Toxizität
Acebutolol	RT	Reichert sich in der Milch an (Ionenfalle); β-Rezeptoren-Blockade (Hypotonie, Bradykardie, vorübergehende Tachypnoe) siehe auch Atenolol
Alprazolam	RT	Entzugserscheinungen – Reizbarkeit, Schreien und Schlafstörungen (nach neunmonatiger Exposition, als die Mutter sich selbst von dem Medikament entwöhnte)
Amantadin	PT	Möglicherweise Harnverhaltung, Erbrechen, Hautausschlag
Amiodaron	PT	Hoher Jodgehalt, möglicherweise Anreicherung
Amitriptylin	PT*	Kurz- und langfristige ZNS-Schädigungen möglich
Amoxapin	PT*	Kurz- und langfristige ZNS-Schädigungen möglich
Amphetamine	C*	Konzentration in der Milch; keine Berichte über Nebenwirkungen aber potenziell starke Toxizität
Antineoplastische Mittel (All)	K	Zytotoxisch, kann die Immunfunktion unterdrücken; kann eine Neutropenie verursachen, unklarer Zusammenhang mit Karzinogenese oder Wachstum; Doxorubicin reichert sich in der Milch an (AAP betrachtet nur Cyclosposphamid, Doxorubicin und Methotrexat als kontraindiziert)[2]
Aspirin	RT*	Schwere Salicylate-Intoxikation, metabolische Azidose (1 Fall)
Atenolol	RT*	Reichert sich in der Milch an (Ionenfalle); β-Rezeptoren-Blockade (Zyanose, Hypothermie, Bradykardie) siehe auch Acebutolol
Azathioprin	PT	Siehe Cyclosporin
Beta-Rezeptoren-Blocker	PT	Eine β-Rezeptoren-Blockade beim gestillten Kind ist eine bei allen Wirkstoffen dieser Klasse mögliche Komplikation; einzelne Fallberichte über diese Nebenwirkung existieren (☞ Acebutolol und Atenolol); dennoch werden diese Substanzen von der AAP als mit dem Stillen zu vereinbaren betrachtet
Bromocriptin	K	Unterdrückt die Milchbildung
Brompheniramin	RT	Reizbarkeit, exzessives Schreien, Schlafstörungen (in Kombination mit Isoephedrin) (1 Fall)
Bupropion	PT	Kurz- und langfristige ZNS-Schädigungen möglich
Buspiron	PT	Kurz- und langfristige ZNS-Schädigungen möglich
Carisoprodol	PT	Konzentriert sich in der Milch, möglicherweise sedierende Wirkung
Chloramphenicol	PT*	Idiosyncrate Knochenmarkdepression möglich
Chlordiazepoxid	PT	Kurz- und langfristige ZNS-Schädigungen möglich
Chlorpromazin	PT*	Schläfrigkeit und Lethargie (1 Fall); kurz- und langfristige ZNS-Schädigungen möglich

(Fortsetzung nächste Seite)

13.2 Medikamente in der Stillzeit

Substanz	Anwendung in der Stillzeit	Toxizität
Chlorpropamid	PT	Hypoglykämie möglich
Ciclosporin	K*	Immunsuppression möglich; unklarer Zusammenhang mit Karzinogenese oder Wachstum; Nierenschädigung
Ciprofloxacin	PT	Gelenkerkrankung möglich; Phototoxizität
Clemastin	RT*	Benommenheit, Reizbarkeit, Nahrungsverweigerung, Nackensteife und schrilles Schreien (1 Fall)
Clindamycin	RT	Blutiger Stuhl (1 Fall)
Clofazimin	RT	Pigmentierung der Haut des Säuglings (1 Fall)
Clonazepam	RT	Anhaltende Apnoeanfälle (1 Fall); Serumspiegel sollte gemessen werden
Clozapin	PT	Konzentriert sich in der Milch; kurz- und langfristige ZNS-Schädigungen möglich
Dapson	RT	Hämolytische Anämie (1 Fall)
Desipramin	PT*	Kurz- und langfristige ZNS-Schädigungen möglich
Dexfenfluramin	PT	Kurz- und langfristige ZNS-Schädigungen möglich
Diazepam	PT*	Kurz- und langfristige ZNS-Schädigungen möglich
Doxepin	RT*	Ein Säugling war blass, hypoton und kurz vor einem Atemstillstand
Ergotamin	K*	Erbrechen, Durchfall, Krämpfe bei Dosen, die zur Therapie der Migräne eingesetzt werden (basiert auf einer Studie von 1934); Mutterkornalkaloide können die Milchbildung unterdrücken
Ethanol	RT	Chronische Exposition kann die psychomotorische Entwicklung hemmen
Felbamat	PT	Aplastische Anämie und akutes Leberversagen möglich
Fenfluramin	K*	Anreicherung möglich (lange Halbwertszeit) und Neurotoxizität
Fluerescein-Natrium	PT	Falls die Mutter hohe Dosen erhält, phototoxische Reaktionen beim Säugling möglich (blasiger Hautausschlag)
Fluorochinolon	PT	Siehe Ciprofloxacin
Fluoxetin	RT	Koliksymptome mit vermehrtem Schreien, Reizbarkeit, verringerter Schlaf, Erbrechen, wässriger Durchfall (1 Fall)
Fluvoxamin	PT*	Kurz- und langfristige ZNS-Schädigungen möglich
Gold-Sodium-Thiomalat	PT	Obwohl die AAP Goldsalze als mit dem Stillen vereinbar betrachtet, wurde die Goldaufnahme durch das gestillte Kind dokumentiert und die verlängerte Ausscheidung von Gold in die Milch kann zu einer Akkumulation der Substanz beim gestillten Säugling führen, was potenziell toxisch sein kann

(Fortsetzung nächste Seite)

Substanz	Anwendung in der Stillzeit	Toxizität
Haloperidol	PT*	Kurz- und langfristige ZNS-Schädigungen möglich
Heroin	K*	Wird in ausreichender Menge ausgeschieden um eine Abhängigkeit beim gestillten Säugling zu erzeugen, Entzugssymptome wurden berichtet
Imipramin	PT*	Kurz- und langfristige ZNS-Schädigungen möglich
Itraconazol	PT	Bei chronischer Exposition Anreicherung im Gewebe des gestillten Säuglings möglich
Jodid	RT	Kropf, wird von der AAP als mit dem Stillen zu vereinbaren angesehen
Kokain	K*	Kokainvergiftung; Reizbarkeit, Erbrechen, Durchfall, Tremor, verstärkter Schreckreflex, hyperaktive Moro-Reaktion, erhöhte symmetrische tiefe Sehnenreflexe mit bilateralem Knöchelklonus, merkliche Stimmungsschwankungen (1 Fall)
Lithium	K	Blutspiegel beim Säugling beträgt ein Drittel bis zur Hälfte der therapeutischen Werte; Toxizität möglich
Lorazepam	PT*	Kurz- und langfristige ZNS-Schädigungen möglich
Marihuana	K*	Keine Nebenwirkungen berichtet bei zwei Säuglingen, doch die AAP betrachtet Marihuana wegen seiner möglichen Nebenwirkungen für die Gesundheit von Mutter und Kind als kontraindiziert
Meperidin	RT	Neurologische Auffälligkeiten
Mesalamin	RT*	Durchfall (möglicherweise allergische Reaktion) (1 Fall)
Metoclopramid	PT*	Kurz- und langfristige ZNS-Schädigungen möglich
Metronidazol	PT*	In vitro mutagen; Stillpause von 12 bis 24 Stunden nach einer Einmaldosis von 2 g
Midazolam	PT*	Kurz- und langfristige ZNS-Schädigungen möglich
Nefazodon	RT	Benommenheit, Letargie, Hypothermie, schlechtes Trinkverhalten (1 Fall)
Östrogene	PT	Verringerung der Milchmenge möglich
Oxycodon	PT	Relativ hohe Konzentrationen in der Milch ; bei häufiger Anwendung nach alternativen Substanzen suchen
Paroxetin	PT*	Kurz- und langfristige ZNS-Schädigungen möglich
Perphenazin	PT*	Kurz- und langfristige ZNS-Schädigungen möglich
Phencyclidin (PCP)	K*	Möglicherweise starke Toxizität
Phenobarbital	RT*	Anreicherung beim Säugling möglich; Sedierung; beim Abstillen Entzugserscheinungen möglich; Methämoglobinämie

(Fortsetzung nächste Seite)

Substanz	Anwendung in der Stillzeit	Toxizität
Phenobarbital		(1 Fall); bei andauernder mütterlicher Therapie Serumspiegel beim Säugling bestimmen
Phentermin	K	ZNS-Stimulation möglich, Appetitverringerung
Primidon	RT*	Schläfrigkeit, Trinkprobleme
Radioaktive Isotope	K*	Stillpause einhalten bis die Milch nicht mehr radioaktiv ist
Sertralin	PT	Kurz- und langfristige ZNS-Schädigungen möglich
Sulfonamid	PT	Bei kranken, gestressten oder frühgeborenen Säuglingen und bei Säuglingen mit Hyperbilirubinämie oder Glukose-6-Phosphat-Dehydrogenase-Mangel vermeiden
Tamoxifen	K	Hemmt die Milchbildung; möglicherweise stark toxisch
Temazepam	PT*	Kurz- und langfristige ZNS-Schädigungen möglich
Theophyllin	RT	Reizbarkeit bei einem Säugling als die Mutter eine rasch absorbierte orale Flüssigdosis Aminophyllin einnahm
Tolbutamid	PT	Hypoglykämie möglich
Trazodon	PT*	Kurz- und langfristige ZNS-Schädigungen möglich
Trifluoperazin	PT*	Kurz- und langfristige ZNS-Schädigungen möglich
Zuclopenthixol	PT	Kurz- und langfristige ZNS-Schädigungen möglich

Tab. 13.3 Medikamentennebenwirkungen über die Muttermilch beim gestillten Kind. Angaben der Amerikanischen Akademie der Kinderärzte Komitee für Medikamente. *Pediatrics* 2001;108:776–789; Ito, S. *N engl J Med* 2000;343:118–126; Briggs, G.G.; Freeman, R.K.; Yaffe, S.J. *Drugs in pregnancy and lactation: a reference guide to fetal and neonatal risk.* 6th ed. Baltimore: Williams & Wilkins, 2001. In Briggs G.G. *Clin Obstet Gynecol* 2002;45:6–21. AAP, American Academy of Pediatrics.
K – kontraindiziert; ZNS – Zentrales Nervensystem; PT – Toxizität nicht bekannt, aber potenziell gefährlich, vorsichtig einsetzen; RT – Toxizität wurde beschrieben, falls möglich, alternative Substanz verwenden.

* Laut AAP so aufgeführt.

13.2.4 Strategien zur Verringerung der Medikamentenexposition und Risikominimierung in der Stillzeit

Wellstart International hat Strategien zur Minimierung von schädlichen Nebenwirkungen von Arzneimitteltherapien in der Stillzeit entwickelt. Auf der Grundlage der Wellstart-Prinzipien[74] folgen nun eine Reihe von Fragestellungen. Auch wenn die Person, die die Medikamente verordnet, den größten Teil der Verantwortung übernimmt, gibt es eindeutige Auswirkungen auf die Pflegefachkraft, die sich um die Mutter und das Neugeborene kümmert.

Ist das Medikament notwendig?

Sehr oft werden Medikamente eingesetzt, wenn andere Mittel genauso gut wirken würden. Das gilt besonders für frei verkäufliche Medikamente. Wenn eine Frau zum Beispiel einen frei verkäuflichen Schleimlöser einnehmen will, sollte ihr erst einmal empfohlen werden, große Mengen Wasser zu trinken. Wasser ist ein hervorragender Schleimlöser und wirkt oft besser als das oft verwendete frei verkäufliche Guaifenesin.

Ähnliches gilt für die Frau, die versucht ist, ihre Nasennebenhöhlenverstopfung selbst mit Medikamenten zu behandeln. Stattdessen kann sie einen Luftbefeuchter verwenden, der in diesem Fall sehr effektiv zur Linderung beitragen kann.

Halten Sie die Frau davon ab, frei verkäufliche Kombinationspräparate anzuwenden. Ein äußerlich anzuwendendes Produkt ist einem systemischen Mittel vorzuziehen, wenn dies eine sinnvolle Alternative darstellt. So sind zum Beispiel Nasentropfen oder Nasenspray mit Oxymetazolin eine bessere Wahl als Pseudoephedrin-Tabletten.

Kann die Therapie hinausgezögert werden?

Manchmal kann eine medikamentöse Behandlung aufgeschoben werden. So kann eine Antibabypille eingenommen werden, aber es ist besser, wenn die Frau mit der Einnahme eines reinen Progestinpräparates wartet, bis das Baby sechs Wochen alt ist. Auf diese Weise kann sich die Stillbeziehung gut einspielen, bis mit der hormonellen Empfängnisverhütung begonnen wird. In der Zwischenzeit können hormonfreie Barrieremethoden oder natürliche Methoden zur Empfängnisverhütung angewandt werden.

Helfen Sie der Frau bei der Überlegung, ob eine Operation, nach der Medikamente erforderlich werden, verschoben werden kann. Das Gleiche kann für komplizierte Zahnbehandlungen gelten.

Sollte das Stillen zeitweise hinausgezögert oder unterbrochen werden?

Es gibt Situationen, in denen ein Medikament für die Mutter notwendig ist, das ein potenzielles Risiko für den Säugling mit sich bringt. In diesem Fall sollte die Stillpause geplant werden und das Stillen kann mit Hilfe der in Kapitel 14 vorgeschlagenen Vorgehensweisen erleichtert werden, wenn Mutter und Kind getrennt sind.

Können nur bewährte Medikamente verwendet werden?

Über manche Medikamente – vor allem neue Präparate – gibt es nur wenig oder gar keine Informationen zur Stillverträglichkeit und den Auswirkungen auf den gestillten Säugling. Wenn möglich versuchen Sie, die Mutter und den Arzt dazu zu überreden, nach anderen Möglichkeiten zu suchen.

Können nur Medikamente verwendet werden, von denen bekannt ist, dass wenig davon in die Muttermilch übergeht?

Medikamente, die nicht leicht in die Muttermilch übergehen, sind solchen vorzuziehen, die leicht in die Milch übertreten. In der Klinik kann es sinnvoll sein, eine Liste der gebräuchlichen Medikamente zu erstellen und diese in zwei Spalten einzuteilen: Medikamente, die leicht in die Muttermilch übergehen und solche, die das nicht tun. Auch wenn dies nicht das einzige Kriterium ist, nach dem ein Präparat verordnet wird, hilft es der Pflegefachkraft sich sicher zu fühlen, wenn Medikamente verabreicht werden, die nicht leicht in die Muttermilch übergehen.

Kann die Verabreichung auf anderem Weg erfolgen?

Eine andere Art der Verabreichung kann die Medikamentenmenge in der Muttermilch verringern. Die Pflegefachkraft kann die Verabreichungsform nicht ohne schriftliche Anweisung ändern, aber sie kann als Fürsprecherin für die Frau auftreten. So ist zum Beispiel ein bronchienerweiterndes Mittel zum Inhalieren einem oralen Asthmamittel vorzuziehen, da beim Inhalieren weniger Wirkstoff in die Milch übergeht.

13.3 Heilpflanzen

Pflanzen bildeten über Jahrhunderte hinweg die Grundlage von Behandlungen. Selbst in der Bibel werden Pflanzen mit medizinischer Wirkung erwähnt. Viele Menschen nehmen an, dass Heilpflanzen harmlos seien, doch auch Heilpflanzen können giftig sein. Hippokrates (460–370 v. Chr.) verwendete ausschließlich pflanzliche Arzneien, als er den Spruch „primum non nocere" (Latein: in erster Linie nicht schaden) prägte. Auch heute noch stammt ein Viertel der in den USA verwendeten Medikamente aus pflanzlichem Ursprung und einige, zum Beispiel Digitalis (aus einer Fingerhutpflanze gewonnen), können giftig sein. Deshalb muss sich jeder, der pflanzliche Arzneimittel verordnet oder verwendet, darüber im Klaren sein, dass es ebenso wie bei pharmazeutischen Präparaten therapeutische und toxische Wirkungen geben *kann*.

Etwa ein Drittel bis die Hälfte aller Erwachsenen in den USA, Kanada und Australien verwendet alternative Therapien einschließlich Heilkräutern.[75, 76] Die Verwendung von pflanzlichen Arzneimitteln wird seit Jahrhunderten dokumentiert, doch Sicherheit und Wirksamkeit von Heilkräutern sind nicht bewiesen worden. In den meisten Fällen beschränken sich die Empfehlungen für Heilkräuter für Erwachsene daher auf Fallberichte und die Erfahrung von einzelnen Anwendern. Es gibt noch weniger Informationen über die Sicherheit und Wirksamkeit von pflanzlichen Medikamenten für Schwangere oder Stillende. Dennoch listet die US-amerikanische Bundesbehörde zur Überwachung von Nahrungs- und Arzneimitteln (FDA) etwa 250 Heilkräuter – zu denen auch Kamille, Knoblauch, Ingwer, Ginseng und Baldrian gehören – als im Allgemeinen sicher auf.[77] Für einige Kräuter gilt, dass sie in der Stillzeit kontraindiziert sind[82] (☞ Kasten 13.9).

Ein Problem bei pflanzlichen Arzneimitteln in den USA besteht darin, dass – anders als bei von der FDA genehmigten Medikamenten – für pflanzliche Arzneimittel keine standardisierten Therapieempfehlungen hinsichtlich des Inhalts der aktiven Wirkstoffe bestehen.

13.9 In der Stillzeit kontraindizierte Heilkräuter[82]*

Aloe vera (Aloe vera) (Trockensaft ist für innere Anwendung kontraindiziert)
Bärentraube (Arctostaphylos uva-ursi)
Cascara Sagrade-Rinde (Rhamnus purshiana)
Huflattichblätter (Tussilago farfara)
Kava Kava-Wurzel (Piper methysticum)
Kreuzdorn Rinde und Beeren (Rhamnus cathartica)
Mischungen aus Sennablättern, Pfefferminzöl und Kümmelöl
Rhabarberwurzel (Rheum palmatum)
Schlangenwurzel (Rauwolfia serpentina)
Sennablätter (Saccia senna)

Diese Wirkstoffe sind zudem oft nicht bekannt.[77] Auch gibt es bei pflanzlichen Arzneimitteln keine Verpflichtung, deren Reinheit nachzuweisen. Einige der verwendeten Pflanzen können beim Sammeln verwechselt werden und es gibt keine Qualitätskontrolle.[77] Gleichzeitig gibt es kein System, das Berichte über Nebenwirkungen von pflanzlichen Arzneimitteln entgegennimmt, sammelt und auswertet, da diese nicht als Medikamente eingestuft sind. Aufgrund von so vielen potenziell unbekannten Faktoren und Widersprüchlichkeiten ist es schwierig, wenn nicht sogar unmöglich, eine einheitliche Kontrolle oder Vorhersage über therapeutische oder unerwünschte Wirkungen von pflanzlichen Arzneimitteln zu leisten.

Sicherheit und Wirksamkeit von pflanzlichen Präparaten werden noch von anderen Fragen überschattet. Verbraucher und Lieferanten werden oft durch unterschiedliche Aussagen verwirrt. Einige Quellen behaupten, dass ein Heilkraut sicher und wirkungsvoll ist, während an anderem Ort das Gegenteil behauptet wird. Es kann hilfreich sein, zu verstehen, wie es zu diesen scheinbaren Widersprüchen kommt. So wird in einigen Veröffentlichungen nur Bezug auf die Verwendung von einem Teil der Pflanze genommen (z.B. Samen, manchmal auch Früchte genannt) und in einer anderen Veröffentlichung wird von dem Gebrauch eines anderen Teils der Pflanze gesprochen (z.B. Blätter). Häufig werden auch die Gegenanzeigen zum Gebrauch „in Schwangerschaft und Stillzeit" zusammengeworfen, ohne dass darauf Rücksicht genommen wird, dass Resorption, Verstoffwechselung und Ausscheidung einer Substanz in der Schwangerschaft anders sein können als in der Stillzeit. Teilweise kann dies dadurch erklärt werden, dass es nur wenig Geld für Untersuchungen über pflanzliche Arzneitherapie gibt und dass die Studien oft fehlerhaft sind.[78] Zur Beurteilung der Berichte über die Giftwirkung von Pflanzen gehören die folgenden Kriterien[79]: (1) Worauf beruht der Bericht (Tier- oder Menschenversuche und die Möglichkeit von Kontaminationen bei Fallberichten)?, (2) Welcher Teil der Pflanze wurde verwendet, in welcher Form und wie wurde er verabreicht?, (3) In welcher Dosis und wie lange wurde das Mittel gegeben?, (4) Wurden andere mögliche Ursachen für die Wirkung ausgeschlossen?, (5) Wie sieht das Risiko-Nutzen-Verhältnis aus?

Einige Heilkräuter sind in der Stillzeit streng kontraindiziert[80–82] und andere haben Nebenwirkungen, die dazu führen, dass sie auf die Liste der in der Stillzeit kontraindizierten Substanzen aufgenommen werden. So wurde zum Beispiel die kanadische Gelbwurzel (Hydrastis canadensis) mit dem Neugeborenenikterus in Verbindung gebracht.[77] Pflegefachkräfte sind verpflichtet, Mütter auf so etwa aufmerksam zu machen. Es kann klug sein, seine Empfehlungen darauf zu beschränken, die Fragen der Mutter zu beantworten. Heilkräuter zur Behandlung zu „empfehlen"

---

* Die Aufnahme in diese Liste bedeutet nicht zwangsläufig, dass das Kraut nicht äußerlich oder als Speise verwendet werden kann.

überschreitet wahrscheinlich die Kompetenz derjenigen, die nicht über eine gründliche Ausbildung und Erfahrung mit pflanzlicher Medizin verfügen. Wie auch bei der Schulmedizin sollte die Mutter an jemanden verwiesen werden, der das für dieses Gebiet notwendige Spezialwissen besitzt.

Pflegefachkräfte und anderes medizinisches Personal sollten ein paar maßgebliche Informationsquellen zur Hand haben, mit denen sie feststellen können, ob ein pflanzliches Arzneimittel als sicher gilt. In den USA ist eine dafür geeignete Liste die ursprünglich 1962 von der FDA entwickelte und häufig aktualisierte GRAS-List.* Es ist beruhigend, wenn etwas auf dieser Liste aufgeführt ist, doch manche Heilkräuter, die von anderen nationalen Stellen als sicher eingestuft wurden, sind nicht auf der GRAS-List. In Deutschland wurde seit 1978 von den Behörden ein System eingeführt und durchgesetzt, in dem Nebenwirkungen von Heilkräutern berichtet werden. Darauf aufbauend wurde ein Buch zusammengestellt, das eine Informationsquelle für Sicherheit und Wirksamkeit von Heilkräutern ist. Es ist inzwischen ins Englische übersetzt worden.[82] Auch in Großbritannien gibt es ein einem Arzneibuch ähnliches Werk, das eine außerordentlich hilfreiche Informationsquelle ist.[83] Eltern können an Schriften verwiesen werden, die verständlich formuliert und von anerkannten Experten geschrieben wurden.[84] Pflegefachkräfte befinden sich in der idealen Situation, den Verbrauchern Informationen liefern zu können, die diesen die Entscheidungsfindung auf der Basis von fundierten Grundsätzen ermöglicht, wie sie in Kasten 13.10 aufgeführt sind.

Pflanzliche Therapien sind ein so komplexes Thema, dass es den Rahmen dieses Buches sprengt. Heilkräuter können sicher und wirkungsvoll, aber in einigen Fällen auch gefährlich und unwirksam sein. Der Leser sollte sich mit weiterführender Literatur, die die Wirkungsweise von pflanzlichen Arzneimitteln erklärt, beschäftigen.[76, 77, 79, 85–92] In Tabelle 14.4 sind Heilkräuter aufgeführt, nach deren Gebrauch stillende Frauen häufig fragen. Diese Auflistung sollte jedoch mit Bedacht und Aufmerksamkeit gegenüber den individuellen Bedürfnissen der jeweiligen Frau verwendet werden.

Von Produkten, die als „Milchbildungstee" oder „Stilltee" angepriesen werden, wird oft angenommen, dass sie harmlos oder sogar vorteilhaft sind. Wohl werden einige dieser Teemischungen, die Zichorie, Orangenschale, Pfefferminze, Himbeere, Rotbuschtee und Hagebutte enthalten, als sicher angesehen.[1] Doch Verbraucher wie auch Lieferanten sollten den Inhaltsstoffen dieser Teemischungen gegenüber wachsam sein. Einige dieser Tees können möglicherweise toxisch wirken.[93]

13.10 Grundsätze für den sicheren Umgang mit Heilkräutern

Gehen Sie sicher, dass eine bestimmte Diagnose gestellt wurde
Genau wie konventionelle Medikamente sollen auch Heilkräuter für den vorgesehenen Zweck verwendet werden und nicht aufgrund einer Selbstdiagnose. Genauso sollte eine Behandlung mit Heilkräutern immer in Verbindung mit anderen Problemlösungstechniken eingesetzt werden. Hat eine Frau zum Beispiel nicht genügend Milch, sollte sie zunächst gründlich untersucht werden und es sollten einfache Maßnahmen ergriffen werden.

Überprüfen Sie die Qualifikation der Person, die die Therapie mit Heilkräutern empfiehlt
Da Heilkräuter nicht als Medikament eingestuft werden, kann es gravierende Unterschiede bei der Qualifikation von denjenigen geben, die sie empfehlen oder verordnen.[94] Wenn Eltern sich nach dem Gebrauch von Heilkräutern erkundigen, sollten Sie die Adresse einer Fachperson zur Hand haben, die über eine umfassende Ausbildung und Erfahrung auf diesem Gebiet verfügt.

Kaufen Sie Heilkräuter mit einwandfreier Herkunft
Pflanzliche Zubereitungen können unter Umständen nicht genügend von dem therapeutisch wirksamen Inhaltsstoff enthalten. Deshalb ist es absolut notwendig die Heilkräuter nur aus zuverlässigen Quellen zu erwerben.

Seien Sie sorgsam im Umgang mit Studien
Eltern wie auch Kollegen können Mühe haben, sich durch all die verfügbaren Informationen hindurchzufinden. Die bereits beschriebenen Kriterien zur Beurteilung von solchen Veröffentlichungen[79] helfen dem Leser vernünftige Schlussfolgerungen zu ziehen.

---

* Anmerkung der Übersetzerin: GENERALLY RECOGNIZED AS SAFE, Liste der amerikanischen Bundesbehörde zur Überwachung von Nahrungs- und Arzneimitteln, in der Nahrungsmittelergänzungen und -zusätze, die als „allgemein sicher" gelten, aufgeführt werden.

13.3 Heilpflanzen

Deutscher Name Wissenschaftlicher Name Verwendete Teile	Üblicher Verwendungszweck	Sicherheit	Mögliche Nebenwirkungen	Verabreichung/ Zubereitung	Kontraindikationen	Kommentar
Bockshornklee Trigonella foenum graecum Samen	Zur Linderung von Magen-Darm-Beschwerden und Obstipation; verringert den Blutzuckerspiegel, besonders bei Typ 2 Diabetes; wird zur Erhöhung der Milchmenge eingesetzt	In den USA auf der GRAS-Liste* aufgeführt; deutsche und britische Behörden stufen den Gebrauch als zulässig ein	Überempfindlichkeit; Samen haben eine gebärmutterstimulierende Wirkung gezeigt;[81] hypocholesterämische Wirkung; bekannt für seine hypoglykämische Wirkung im Tierversuch	Kapseln enthalten meist entweder 580 oder 610 mg (stillende Mütter sollten diese Dosis nicht überschreiten[81])	In der Schwangerschaft kontraindiziert, da es milde Gebärmutterkontraktionen hervorrufen kann; da die Pflanze mit den Erdnüssen verwandt ist, können Erdnussallergiker auch auf Bockshornklee reagieren	Kontrollierte Studien, falls verfügbar, haben weder die Sicherheit noch die Wirksamkeit bei stillenden Frauen ergeben, (zurzeit werden Untersuchungen durchgeführt);[81] bei Verwendung von hohen Dosen, nimmt der Urin des Säuglings einen Geruch nach Ahornsirup an; hat hypoglykämische Wirkung; Tee schmeckt bitter
Fenchelsamen Foeniculum vulgare Samen	Zur Verringerung von Blähungen, Magenkrämpfen, Magenverstimmung und Säuglingskoliken;[81] wird in vielen Kulturen als Galaktogen eingesetzt	In den USA auf der GRAS-Liste aufgeführt. Deutsche und britische Behörden stufen den Gebrauch als zulässig ein	Keine Nebenwirkungen berichtet	Mehrmals täglich ½ Teelöffel pulverisierte Fenchelsamen auf eine Tasse Wasser trinken[81]	In vielen Fachbüchern wird Fenchel in der Stillzeit als kontraindiziert bezeichnet, aber Kräuterexperten[81] widersprechen dem	Kontrollierte Studien, falls verfügbar, haben weder die Sicherheit noch die Wirksamkeit bei stillenden Frauen ergeben; in England weit verbreitet zusammen mit echter Katzenminze in Mitteln, die gegen Koliken bei Säuglingen wirken sollen

(Fortsetzung nächste Seite)

Deutscher Name Wissenschaftlicher Name Verwendete Teile	Üblicher Verwendungszweck	Sicherheit	Mögliche Nebenwirkungen	Verabreichung/ Zubereitung	Kontraindikationen	Kommentar
Geißraute Galega officinalis Samen	Zur Harnausscheidung und Diabeteskontrolle; in anderen Kulturen wurden die Samen seit Jahrhunderten als Galaktogen verwendet (nicht die ganze Pflanze)	In den USA nicht auf der GRAS-Liste aufgeführt; nicht auf der Liste der „zugelassenen" Heilkräuter nach deutschem Standard, doch auch nicht auf der Liste der kontraindizierten Kräuter; nicht kontraindiziert nach britischem Standard	In Europa – wo sie seit zehn Jahrhunderten als Galaktogen verwendet wird – wird nicht von Nebenwirkungen beim Menschen berichtet[81]	1 Tasse kochendes Wasser über 1 Teelöffel Kräuter gießen; maximal 2 Tassen pro Tag[81]	In vielen Quellen wird heftig vom Gebrauch in der Stillzeit abgeraten; wahrscheinlich weil in Tierstudien Giftwirkungen auftraten; Kräuterexperten[81] widersprechen der Kontraindikation	Kontrollierte Studien, falls verfügbar, haben weder die Wirksamkeit bei stillenden Frauen ergeben; große Dosen, oral aufgenommen, sind mit tödlichen Vergiftungen bei Schafen in Verbindung gebracht worden, (es ist sehr unwahrscheinlich, dass es zu einer solchen Giftwirkung beim Gebrauch normaler Dosen beim Menschen kommt); wird in der Veterinärmedizin immer noch als Galaktogen verwendet; hat auch hypoglykämische Wirkung
Mariendistel Silybum marianum Samen	Bei Leberstörungen; in anderen Kulturen wurden die Samen seit Jahrhunderten als Galaktogen verwendet (nicht die ganze Pflanze)	In den USA nicht auf der GRAS-Liste aufgeführt; nicht auf der Liste der „zugelassenen" Heilkräuter nach deutschem Standard, doch auch nicht auf	Toxische Wirkung im Tierversuch berichtet;[107] für Menschen sind die Samen vollkommen ungiftig und können gemahlen und in Brotrezepten	1 Teelöffel zermahlener Samen ziehen lassen; Tee kann mehrmals täglich getrunken werden	In Europa in der Stillzeit nicht kontraindiziert	Kontrollierte Studien, falls verfügbar, haben weder die Wirksamkeit bei stillenden Frauen ergeben; allerdings wird sie seit Jahrhunderten

13.3 Heilpflanzen

				der Liste der in der Stillzeit kontraindizierten Kräuter	verwendet werden[81]	von Frauen verwendet,[81] (Sollte nicht mit Benediktenkraut (Cnicus benedictus) verwechselt werden); von den weißen „Venen" der Mariendistel wurde angenommen, dass sie die Milch darstellte, die die Jungfrau Maria zur Ernährung von Jesus verwendete
Kamille Matricaria recutita, Chamaemelum nobile u.a. Getrocknete Blüten	Bei Schlaflosigkeit, Angstzuständen, Krämpfen, zur Verdauungsförderung, bei Reizungen und Entzündungen	In den USA auf der GRAS-Liste aufgeführt. Deutsche und britische Behörden stufen den Gebrauch als zulässig ein	Überempfindlichkeit; keine ernsthaften Nebenwirkungen bekannt	Getrocknete Blüten in 1 Tasse Wasser ziehen lassen (1 Teelöffel Kamilleblüten entsprechen etwa 1000 mg) nach Bedarf trinken; nur die getrockneten Blüten, nicht die ganze Pflanze verwenden	Menschen mit einer Unverträglichkeit auf Sonnenblumen, beifußblättriges Traubenkraut oder Pflanzen aus der Familie der Astern (purpurroter Sonnenhut, Mutterkraut, Mariendistel) können eine Kreuzallergie zu Kamille haben	Kontrollierte Studien, falls verfügbar, haben weder die Sicherheit noch die Wirksamkeit bei stillenden Frauen ergeben; kann zu Wechselwirkungen mit Antikoagulantien und dem gleichzeitigen Gebrauch von Beruhigungsmitteln führen
Purpurroter Sonnenhut Echinacea purpurea Blätter, Stängel, Wurzel	Antiinfektiöses Mittel; für akute und chronische Infektionen der oberen und unteren Atemwege	In den USA auf der GRAS-Liste nicht aufgeführt. Deutsche und britische Behörden stufen den Gebrauch als zulässig ein	Bei oraler Einnahme für nicht mehr als 12 Wochen keine schädlichen Nebenwirkungen berichtet; empfindliche Personen können mit Hautproblemen reagieren	1 g Wurzel in 1 Tasse kochendem Wasser 5 bis 10 Min. ziehen lassen; kann bis zu dreimal täglich getrunken werden	Überempfindlichkeit; Menschen mit Allergien gegen Mutterkraut und Chrysanthemen können mit Überempfindlichkeit auf Echinacea reagieren	Kontrollierte Studien, falls verfügbar, haben weder die Sicherheit noch die Wirksamkeit bei stillenden Frauen ergeben

(Fortsetzung nächste Seite)

13 Einfluss von Erkrankungen und Risiko-Nutzen-Abschätzung von Medikamenten und Heilkräutern

Deutscher Name Wissenschaftlicher Name Verwendete Teile	Üblicher Verwendungszweck	Sicherheit	Mögliche Nebenwirkungen	Verabreichung/ Zubereitung	Kontraindikationen	Kommentar
Knoblauchzehen Allium sativum Zehen, Wurzeln	Bei Bluthochdruck und als Antioxidans und antimikrobielle Substanz	In den USA auf der GRAS-Liste aufgeführt, mit zusätzlichem Vermerk, dass der Gebrauch in Schwangerschaft und Stillzeit sicher ist; deutsche und britische Behörden stufen den Gebrauch als zulässig ein	Keine ernsthaften Nebenwirkungen; Mundgeruch, Magen-Darm-Störungen	½ bis 1 frische Zehe täglich	Bei Entzündungen im Magen-Darm-Trakt kontraindiziert	Kontrollierte Studien, falls verfügbar, haben weder die Sicherheit noch die Wirksamkeit bei stillenden Frauen ergeben; verlängert die Gerinnungszeit
Ingwerwurzel Zingiber officinale Wurzel	Zur Vorbeugung gegen Übelkeit und Erbrechen und Verdauungsstörungen	In den USA auf der GRAS-Liste aufgeführt, mit zusätzlichem Vermerk, dass der Gebrauch in Schwangerschaft und Stillzeit sicher ist; deutsche und britische Behörden stufen den Gebrauch als zulässig ein	Überempfindlichkeit von Magen, Darm und Haut	Zur Zubereitung als Tee 1 Teelöffel Pulver oder zwei Teelöffel frisch geraspelte Wurzel in kochendem Wasser ziehen lassen, (frische Wurzel 10 Min. ziehen lassen)	Gallensteine	Kontrollierte Studien, falls verfügbar, haben weder die Sicherheit noch die Wirksamkeit bei stillenden Frauen ergeben

Tab. 13.4 Von stillenden Frauen häufig verwendete Heilkräuter. *GRAS-Liste = FDA LIST OF FOOD ADDITIVES THAT ARE 'GENERALLY RECOGNIZED AS SAFE' (GRAS), Liste der amerikanischen Bundesbehörde zur Überwachung von Nahrungs- und Arzneimitteln, in der Nahrungsmittelergänzungen und -zusätze, die als „allgemein sicher" gelten, aufgeführt werden.

Suchen Sie nach angesehenen Informationsquellen
Medizinische Bibliotheken verfügen über viele der hier vorgeschlagenen Quellen. Gemeindebüchereien sind meist eine gute Informationsquelle für Eltern.

13.4 Umwelt- und Ernährungsrisiken

Einige Umweltbedingungen und Nahrungsrisiken könnten eine Bedrohung für das gestillte Kind darstellen und sollten von Fall zu Fall beurteilt werden. Allerdings ist das Risiko in den meisten Fällen gering. Es folgt eine kurze Abhandlung über Herbizide, Pestizide und Schwermetalle. Für eine detaillierte Auseinandersetzung mit diesem Thema werden die Leser jedoch an maßgeblichere Quellen verwiesen.[7]

13.4.1 Herbizide und Pestizide

In den Vereinigten Staaten stellen Herbizide und Pestizide gewöhnlich kein Problem dar, aber sie können in anderen Gegenden problematisch werden. In den meisten Fällen schließt der Kontakt mit Umweltverschmutzungen wie Herbiziden und Pestiziden das Stillen nicht aus.

13.4.2 Schwermetalle

Lawrence und Howard[95] weisen darauf hin, dass die Belastung mit Schwermetallen meist über die Wasserversorgung geschieht und damit sogar durch künstliche Säuglingsnahrung. Deshalb „ist der gestillte Säugling in Gegenden mit hoher Belastung niedrigeren Werten über die Muttermilch ausgesetzt"[95] (S. 485). Dennoch stellt die Bleibelastung, insbesondere in den niedrigen Einkommensklassen oder bei den Bewohnern von älteren Häusern, ein potenzielles Problem für die Familie dar. Wenn ein Familienmitglied ein Problem hat, sollte die ganze Familie untersucht werden. Generell ist es jedoch so, dass der gestillte Säugling, der im Mutterleib einer Bleibelastung ausgesetzt war, nach der Geburt Blei ausscheidet, wenn der Bleigehalt der Muttermilch 5 µg/dl/Tag oder weniger beträgt.[96] Beträgt der Bleigehalt im Blut der Mutter 40 µg/dl oder weniger, ist das Stillen nicht kontraindiziert, da die Bleikonzentrationen in der Muttermilch sehr niedrig oder nicht nachweisbar sind.[5]

Menschen auf der ganzen Welt können der Belastung mit Quecksilber ausgesetzt sein, meist als Folge von Industrieabfällen.[95] Einzelpersonen können eine Quecksilbervergiftung durch den Genuss von kontaminiertem Fisch erleiden. Es scheint jedoch – von extremen Fällen abgesehen – keinen Zusammenhang zwischen den Quecksilberkonzentrationen im Blut der Mutter und der Entwicklung ihres Kindes zu geben.[97] Die Belastung mit Kadmium aus Industrieabfällen stellt eine Gefahr in Japan dar, wird aber nur selten in den Vereinigten Staaten berichtet. Radionuklide – spezielle Atome, die radioaktiv sind (z.B. Kohlenstoff 14, C^{14}) müssen sorgfältig überlegt werden. Die Untersuchungen, die nach der Reaktorkatastrophe in Tschernobyl durchgeführt wurden, ergaben jedoch, dass von der Radioaktivität in der Muttermilch ein geringeres Risiko für die Säuglinge ausgeht als von der künstlichen Säuglingsnahrung.[98, 99]

Umweltschadstoffe in der Muttermilch können Besorgnis erregend erscheinen, doch die Katastrophe von Tschernobyl zeigt ein Prinzip, das sich für das Verständnis des größeren Zusammenhangs der Belastung des Säuglings als nützlich erweisen kann. Der Säugling ist der Umwelt ausgesetzt, in der nicht nur seine Mutter, sondern auch er selbst lebt. Lawrence folgert, dass „Stillen im Zusammenhang mit Umweltgefahren in den Vereinigten Staaten unter normalen Umständen nicht kontraindiziert ist. Besondere Umstände sollten im Einzelfall individuell beurteilt werden".[1] (S. 487)

13.4.3 Silikon

Silikon ist in Brustimplantaten enthalten. Da so viele Frauen im gebärfähigen Alter Brustimplantate haben, stellen sich Pflegefachkräfte und anderes Gesundheitspersonal häufig die Frage, ob dies eine Kontraindikation für das Stillen darstellt. Nur eine Studie hat die Milch von Frauen mit Brustimplantaten untersucht. Die Konzentrationen waren gegenüber den Kontrollproben nicht signifikant erhöht.[100] Die nächste Frage ist dann: Wie sind die klinischen Ergebnisse?

Frühere Berichte beschreiben Speiseröhrenstörungen bei 11 Kindern, die von Müttern mit Brustimplantaten gestillt wurden.[101, 102] Spätere Berichte zeigten, dass sich keine klinischen Probleme bei Kindern ergaben, die von Müttern mit

Brustimplantaten gestillt wurden.[103, 104] Interessanterweise scheint in künstlicher Säuglingsnahrung mehr Silikon enthalten zu sein als in Muttermilch. Deshalb hat die AAP entschieden, dass Brustimplantate keine Kontraindikation für das Stillen sind.[2]

13.5 Zusammenfassung

Wie bei allen Empfehlungen in der Perinatalperiode sollten Pflegefachkräfte und anderes Gesundheitspersonal Stillempfehlungen nach kritischer Abwägung der verfügbaren Belege erteilen und Risiko und Nutzen betrachten. In fast allen Fällen übersteigen die Vorteile des Stillens jegliche möglichen Risiken. Die Familie sollte ihre Einwilligung geben und die Mutter sollte die letztendliche Entscheidungsbefugnis haben. Bei einer Erkrankung oder einer medikamentösen Therapie können Veränderungen beim Stillen oder eine vorübergehende Stillpause angezeigt sein. Da Mütter häufig ohne die Beratung durch eine Fachperson mit einer Behandlung mit Heilkräutern beginnen, muss die Pflegefachkraft im Rahmen ihrer Tätigkeit darauf vorbereitet sein, der Mutter dabei zu helfen, sowohl die möglichen Vorteile als auch die bekannten Risiken einer Kräutertherapie zu erkennen. Es liegt in der Verantwortung der Pflegefachkraft, die potenziellen Nebenwirkungen einer Erkrankung, einer medikamentösen Behandlung oder einer Kräuterbehandlung so gering wie möglich zu halten. Am wichtigsten ist, dass die Pflegefachkraft zur Fürsprecherin für das Aufrechterhalten der Stillbeziehung wird.

Literatur

1. Lawrence RA, Lawrence RM. Breastfeeding: a guide for the medical profession. 5th ed. St. Louis: Mosby; 1999.
2. American Academy of Pediatrics Committee on Drugs. Transfer of drugs and other chemicals into human milk. Pediatrics 2001;108:776-789.
3. Hale T. Medications & mothers' milk: a manual of lactational pharmacology. 10th ed. Amarillo, TX: Pharmasoft Publishing; 2002.
4. Briggs GG, Freeman RK, Yaffe SJ. Drugs in pregnancy and lactation: a reference guide to fetal and neonatal risk. 6th ed. Baltimore: Williams & Wilkins; 2001.
5. Lawrence RM, Lawrence RA. Given the benefits of breastfeeding, what contraindications exist? Pediatr Clin North Am 2001;48:235-251.
6. Kontiokari T, Sundqvist K, Nuutinen M et al. Randomised trial of cranberry-lingonberry juice and lactobacillus GG drink for the prevention of urinary tract infections in women. BMJ 2001;322:1571.
7. Lawrence RA. A review of the medical benefits and contraindications to breastfeeding in the United States (Maternal and Child Health Technical Information Bulletin). Arlington VA: National Center for Education in Maternal and Child Health; 1997.
8. Brown HL, Abernathy MP. Cytomegalovirus infection. Semin Perinatol 1998;22:260-266.
9. Clarke NM, May JT. Effect of antimicrobial factors in human milk on rhinoviruses and milk-borne cytomegalovirus in vitro. J Med Microbiol 2000;49:719-723.
10. van der Strate BW, Harmsen MC, Schafer P et al. Viral load in breast milk correlates with transmission of human cytomegalovirus to preterm neonates, but lactoferrin concentrations do not. Clin Diagn Lab Immunol 2001;8:818-821.
11. Hamprecht K, Maschmann J, Vochem M et al. Epidemiology of transmission of cytomegalovirus from mother to preterm infant by breastfeeding. Lancet 2001;357:513-518.
12. Vochem M, Hamprecht K, Jahn G et al. Transmission of cytomegalovirus to preterm infants through breast milk. Pediatr Infect Dis J 1998;17:53-58.
13. Richter D, Hampl W, Pohlandt F. Vertical transmission of cytomegalovirus, most probably by breast milk, to an infant with Wiskott-Aldrich syndrome with fatal outcome. Eur J Pediatr 1997;156:854-855.
14. Williams AJ, Duong T, McNally LM et al. Pneumocystis carinii pneumonia and cytomegalovirus infection in children with vertically acquired HIV infection. AIDS 2001;15:335-339.
15. Zanetti AR, Tanzi E, Newell ML. Mother-to-infant transmission of hepatitis C virus. J Hepatol 1999; 31(Suppl 1):96-100.
16. AAP Committee on Infectious Disease. Red book. Elk Grove Village: American Academy of Pediatrics; 1997.
17. WHO/UNAIDS/UNICEF. HIV and infant feeding. Guidelines for decision-makers. 1998. Retrieved from http://www.unaids.org/publications/documents/mtct/infantpolicy.html.
18. World Health Organization. HIV and infant feeding: guidelines for health care managers and supervisors. Geneva: World Health Organization; 1998.
19. American Academy of Pediatrics Committee on Pediatric AIDS. Human milk, breastfeeding, and transmission of human immunodeficiency virus in the United States. Pediatrics 1995;96:977-979.
20. Weinberg GA. The dilemma of postnatal mother-to-child transmission of HIV: to breastfeed or not? Birth 2000;27:199-205.
21. Greiner T, Sachs M, Morrison P. The choice by HIV-positive women to exclusively breastfeed should be supported. Arch Pediatr Adolesc Med 2002;156:87-88.
22. McIntyre J, Gray G. What can we do to reduce mother to child transmission of HIV? BMJ 2002;324:218-221.
23. Ruff AJ. Breastmilk, breastfeeding, and transmission of viruses to the neonate. Semin-Perinatol 1994;18:510-516.
24. Leroy V, Newell ML, Dabis F et al. International multicentre pooled analysis of late postnatal mother-to-child transmission of HIV-1 infection. Ghent International Working Group on Mother-to-Child Transmission of HIV. Lancet 1998;352:597-600.

25. Karlsson K, Massawe A, Urassa E et al. Late postnatal transmission of human immunodeficiency virus type 1 infection from mothers to infants in Dar es Salaam, Tanzania. Pediatr Infect Dis J 1997;16:963-967.
26. Miotti PG, Taha TE, Kumwenda NI et al. HIV transmission through breastfeeding: a study in Malawi. JAMA 1999;282:744-749.
27. Nduati R, John G, Mbori-Ngacha D et al. Effect of breastfeeding and formula feeding on transmission of HIV-1: a randomized clinical trial. JAMA 2000;283:1167-1174.
28. Nduati R. Breastfeeding and HIV-1 infection. A review of current literature. Adv Exp Med Biol 2000;478:201-210.
29. Coutsoudis A, Pillay K, Kuhn L et al. Method of feeding and transmission of HIV-1 from mothers to children by 15 months of age: prospective cohort study from Durban, South Africa. AIDS 2001;15:379-387.
30. Nduati R, Richardson BA, John G et al. Effect of breastfeeding on mortality among HIV-1 infected women: a randomised trial. Lancet 2001;357:1651-1655.
31. United States Breastfeeding Committee. Position statement on HIV. 2000. Retrieved from http://www.usbreastfeeding.org.
32. Chantry CJ, Morrison P, Panchula J et al. Effects of lipolysis or heat treatment on HIV-1 provirus in breast milk. J Acquir Immune Defic Syndr 2000;24:325-329.
33. Schanler RJ, O'Connor KG, Lawrence RA. Pediatricians' practices and attitudes regarding breastfeeding promotion. Pediatrics 1999;103:E35.
34. Howard CR, Lawrence RA. Drugs and breastfeeding. Clin Perinatol 1999;26:447-478.
35. Stabin MG. Health concerns related to radiation exposure of the female nuclear medicine patient. Environ Health Perspect 1997;105(Suppl 6):1403-1409.
36. Howard CR, Lawrence RA. Xenobiotics and breastfeeding. Pediatr Clin North Am 2001;48:485-504.
37. Sylvia L. Personal communication, 2001.
38. Cruikshank DP, Varner MW, Pitkin RM. Breast milk magnesium and calcium concentrations following magnesium sulfate treatment. Am J Obstet Gynecol 1982;143:685-688.
39. Idama TO, Lindow SW. Magnesium sulphate: a review of clinical pharmacology applied to obstetrics. Br J Obstet Gynaecol 1998;105:260-268.
40. Lindberg C, Boreus LO, de Chateau P et al. Transfer of terbutaline into breast milk. Eur J Respir Dis Suppl 1984;134:87-91.
41. Biancuzzo M. Does an epidural infusion affect newborn suckling? Breastfeeding Outlook 2001;2:1, 2, 7.
42. Sepkoski CM, Lester BM, Ostheimer GW et al. The effects of maternal epidural anesthesia on neonatal behavior during the first month. Dev Med Child Neurol 1992;34:1072-1080.
43. Halpern SH, Levine T, Wilson DB et al. Effect of labor analgesia on breastfeeding success. Birth 1999;26:83-88.
44. Rosen AR, Lawrence RA. The effect of epidural anesthesia on infant feeding. J University of Rochester Medical Center 1994;6:3-7.
45. Righard L, Alade MO. Effect of delivery room routines on success of first breast-feed. Lancet 1990;336:1105-1107.
46. Riordan J. The effect of labor pain relief medication on neonatal suckling and breastfeeding duration. J Hum Lact 2000;16:7-12.
47. Townsend RJ, Benedetti TJ, Erickson SH et al. Excretion of ibuprofen into breast milk. Am J Obstet Gynecol 1984;149:184-186.
48. Ito S. Drug therapy for breast-feeding women. N Engl J Med 2000;343:118-126.
49. Sapeika N. The excretion of drugs in human milk – a review. J Obstet Gynaecol Br Empire 1947;54:426.
50. Findlay JW, DeAngelis RL, Kearney MF et al. Analgesic drugs in breast milk and plasma. Clin Pharmacol Ther 1981;29:625-633.
51. Meny RG, Naumburg EG, Alger LS et al. Codeine and the breastfed neonate. J Hum Lact 1993;9:237-240.
52. De Rosa G, Corsello SM, Ruffilli MP et al. Prolactin secretion after beer. Lancet 1981;2:934.
53. Carlson HE, Wasser HL, Reidelberger RD. Beer-induced prolactin secretion: a clinical and laboratory study of the role of salsolinol. J Clin Endocrinol Metab 1985;60:673-677.
54. Koletzko B, Lehner F. Beer and breastfeeding. Adv Exp Med Biol 2000;478:23-28.
55. Grossman ER. Beer, breast-feeding, and the wisdom of old wives. JAMA 1988;259:1016.
56. Mennella JA, Beauchamp GK. The transfer of alcohol to human milk. Effects on flavor and the infant's behavior. N Engl J Med 1991;325:981-985.
57. Neville MC, Neifert MR, editors. Lactation: physiology, nutrition and breast-feeding. New York: Plenum Press; 1983.
58. Institute of Medicine. Nutrition during lactation. Washington, DC: National Academy Press; 1991.
59. Howard CR, Lawrence RA. Breast-feeding and drug exposure. Obstet Gynecol Clin North Am 1998;25:195-217.
60. Nice FJ, Snyder JL, Kotansky BC. Breastfeeding and over-the-counter medications. J Hum Lact 2000;16:319-331.
61. Einarson A, Ho E, Koren G. Can we use metronidazole during pregnancy and breastfeeding? Putting an end to the controversy. Can Fam Physician 2000;46:1053-1054.
62. Clark SL, Porter TF, West FG. Coumarin derivatives and breast-feeding. Obstet Gynecol 2000;95:938-940.
63. Iqbal MM, Sohhan T, Mahmud SZ. The effects of lithium, valproic acid, and carbamazepine during pregnancy and lactation. J Toxicol Clin Toxicol 2001;39:381-392.
64. Wisner KL, Perel JM, Findling RL. Antidepressant treatment during breast-feeding. Am J Psychiatry 1996;153:1132-1137.
65. Yoshida K, Smith B, Kumar R. Psychotropic drugs in mothers' milk: a comprehensive review of assay methods, pharmacokinetics and of safety of breast-feeding. J Psychopharmacol 1999;13:64-80.
66. Burt VK, Suri R, Altshuler L et al. The use of psychotropic medications during breast-feeding. Am J Psychiatry 2001;158:1001-1009.
67. Chambers CD, Anderson PO, Thomas RG et al. Weight gain in infants breastfed by mothers who take fluoxetine. Pediatrics 1999;104:e61.

68. Stowe ZN, Cohen LS, Hostetter A et al. Paroxetine in human breast milk and nursing infants. Am J Psychiatry 2000;157:185-189.
69. Tenyi T, Csabi G, Trixler M. Antipsychotics and breastfeeding: a review of the literature. Paediatr Drugs 2000;2:23-28.
70. Llewellyn A, Stowe ZN, Strader JR Jr. The use of lithium and management of women with bipolar disorder during pregnancy and lactation. J Clin Psychiatry 1998;59(Suppl 6):57-64.
71. Iqbal MM, Gundlapalli SP, Ryan WG et al. Effects of antimanic mood-stabilizing drugs on fetuses, neonates, and nursing infants. South Med J 2001;94:304-322.
72. Brent NB, Wisner KL. Fluoxetine and carbamazepine concentrations in a nursing mother/infant pair. Clin Pediatr 1998;37:41-44.
73. Birnbaum CS, Cohen LS, Bailey JW et al. Serum concentrations of antidepressants and benzodiazepines in nursing infants: a case series. Pediatrics 1999;104:e11.
74. Woodward-Lopez G, Creer AE, editors. Lactational management curriculum: a faculty guide for schools of medicine, nursing and nutrition. San Diego, CA: Wellstart International; 1994.
75. Eisenberg DM, Davis RB, Ettner SL et al. Trends in alternative medicine use in the United States, 1990-1997: results of a follow-up national survey. JAMA 1998; 280:1569-1575.
76. Kemper KJ, Cassileth B, Ferris T. Holistic pediatrics: a research agenda. Pediatrics 1999;103:902-909.
77. O'Hara M, Kiefer D, Farrell K et al. A review of 12 commonly used medicinal herbs. Arch Fam Med 1998; 7:523-536.
78. Nahin RL, Straus SE. Research into complementary and alternative medicine: problems and potential. BMJ 2001;322:161-164.
79. Belew C. Herbs and the childbearing woman. Guidelines for midwives. J Nurse Midwifery 1999;44:231-252.
80. Low Dog T. Presentation: The use of herbal medicine during lactation. ILCA Annual Conference, 1999, Scottsdale, AZ.
81. Low Dog T. The use of herbal medicines during breastfeeding. Chapel Hill, NC: Art of Breastfeeding Conference; 2000.
82. German Commission E Monographs. Monographs: Medicinal plans for human use. Austin TX: American Botanical Council; 1998.
83. Bradley P. British herbal compendium. vol 1. Bournemouth, Dorset; The British Herbal Medicine Association; 1990.
84. Hoffman D. The herbal handbook: a user's guide to medical herbalism. Rochester, VT: Healing Arts Press; 1998.
85. Pansatiankul BJ, Mekmanee R. Dicumarol content in alcoholic herb elixirs: one of the factors at risk induced IVKD-I. Southeast Asian J Trop Med Public Health 1993;24(Suppl 1):201-203.
86. Zava DT, Dollbaum CM, Blen M. Estrogen and progestin bioactivity of foods, herbs, and spices. Proc Soc Exp Biol Med 1998;217:369-378.
87. Blake S. Alternative remedies (CD-ROM). St. Louis: Mosby; 1999.
88. Kopec K. Herbal medications and breastfeeding. J Hum Lact 1999;15:157-161.
89. Allaire AD, Moos MK, Wells SR. Complementary and alternative medicine in pregnancy: a survey of North Carolina certified nurse-midwives. Obstet Gynecol 2000;95:19-23.
90. Einarson A, Lawrimore T, Brand P et al. Attitudes and practices of physicians and naturopaths toward herbal products, including use during pregnancy and lactation. Can J Clin Pharmacol 2000;7:45-49.
91. Hardy ML. Herbs of special interest to women. J Am Pharm Assoc 2000;40:234-242.
92. McGuffin M, Hobbs C, Upton R et al., editors. Botanical safety handbook. Silver Spring, MD: American Herbal Products Association; 1997.
93. Rosti L, Nardini A, Bettinelli ME et al. Toxic effects of a herbal tea mixture in two newborns. Acta Paediatr 1994;83:683.
94. Mills SY. Regulation in complementary and alternative medicine. BMJ 2001;322:158-160.
95. Lawrence RA, Howard CR. Given the benefits of breastfeeding, are there any contraindications? Clin Perinatol 1999;26:479-490.
96. Ong CN, Phoon WO, Law HY et al. Concentrations of lead in maternal blood, cord blood, and breast milk. Arch Dis Child 1985;60:756-759.
97. Myers GJ, Marsh DO, Davidson PW et al. Main neurodevelopmental study of Seychellois children following in utero exposure to methylmercury from a maternal fish diet: outcome at six months. Neurotoxicology 1995;16:653-664.
98. Gori G, Cama G, Guerresi E et al. Radioactivity in breast milk and placenta after Chernobyl accident. Am J Obstet Gynecol 1988;158:1243-1244.
99. Gori G, Cama G, Guerresi E et al. Radioactivity in breast milk and placentas during the year after Chernobyl. Am J Obstet Gynecol 1988;159:1232-1234.
100. Berlin CM Jr. Silicone breast implants and breast-feeding. Pediatrics 1994;94:547-549.
101. Levine JJ, Ilowite NT. Sclerodermalike esophageal disease in children breast-fed by mothers with silicone breast implants. JAMA 1994;271:213-216.
102. Levine JJ, Trachtman H, Gold DM et al. Esophageal dysmotility in children breast-fed by mothers with silicone breast implants. Long-term follow-up and response to treatment. Dig Dis Sci 1996;41: 1600-1603.
103. Kjoller K, McLaughlin JK, Friis S et al. Health outcomes in offspring of mothers with breast implants. Pediatrics 1998;102:1112-1115.
104. Signorello LB, Fryzek JP, Blot WJ et al. Offspring health risk after cosmetic breast implantation in Sweden. Ann Plast Surg 2001;46:279-286.
105. Briggs GG. Drug effects on the fetus and breast-fed infant. Clin Obstet Gynecol 2002;45:6-21.
106. Hale TW, Shum S, Grossberg M. Fluoxetine toxicity in a breastfed infant. Clin Pediatr (Phila) 2001; 40:681-684.
107. Flora K, Hahn M, Rosen H et al. Milk thistle (Silybum marianum) for the therapy of liver disease. Am J Gastroenterol 1998;93:139-143.
108. Cotterman KJ. Reverse pressure softening. Unpublished manuscript, 2002.

14 Bereitstellung von Muttermilch bei Trennung von Mutter und Kind

Im Idealfall sind die stillende Mutter und ihr Baby 24 Stunden am Tag zusammen. Auf diese Weise hat der Säugling uneingeschränkt Zugang zur Brust seiner Mutter und das Stillen und die Laktation werden bestmöglich gefördert. Es gibt jedoch Situationen, in denen dies – geplant oder ungeplant – nicht möglich ist, sodass es zu einer Trennung von Mutter und Kind kommt. Auch während einer Trennung kann mit dem Stillen begonnen oder weitergestillt werden, doch die Mutter braucht möglicherweise spezielle Beratung und Unterstützung, um einige Schwierigkeiten zu überwinden, die mit einer solchen Trennung einhergehen und die Stillbeziehung gefährden.

14.1 Trennung

Die Trennung von Mutter und Kind kann viele verschiedene Emotionen hervorrufen. Je nachdem, warum es zu der Trennung kommt, können die Gefühle der Mutter von leichter Bekümmerung (z.B. weil sie am Abend ausgeht) bis hin zu tiefem Kummer (z.B. weil der Säugling schwer krank ist) reichen. Häufig berichten Mütter von „Stillproblemen", doch das ist eine unzutreffende Bezeichnung. Solche „Probleme" können die Manifestation von Unbequemlichkeit, ihrer Frustration und den Gefühlen von Unzulänglichkeit oder Kummer sein.

Inwieweit die Trennung das Stillen beeinflusst, hängt davon ab, zu welchem Zeitpunkt die Trennung geschieht, wie häufig und wie lange Mutter und Kind getrennt sind und ob es sich um eine geplante oder eine ungeplante Trennung handelt. Wenn der Säugling mindestens einen Monat lang eifrig an der Brust getrunken hat, hat sich die Stillbeziehung wahrscheinlich gut eingespielt und die Mutter wird meist nur relativ wenig Schwierigkeiten haben, den Säugling zurück an die Brust zu bringen und genügend Milch für seinen Bedarf zu bilden, wenn die beiden wieder vereint sind. Eine Trennung vor diesem Zeitpunkt ist jedoch kontraproduktiv für die Stillbemühungen und es kann recht schwierig sein, nach der Trennung ein gutes Saugverhalten zu erzielen und eine ausreichende Milchmenge zu bilden. Eine Trennung stört das natürliche Prinzip von Angebot und Nachfrage. Wenn die Mutter ihre Milch nicht abpumpt, wird die Milchmenge zurückgehen. In der ersten Lebenswoche können selbst einige wenige Tage der Trennung von Mutter und dem reif geborenen Säugling zu einer massiven Beeinträchtigung des Stillens führen.[1] Das „Abstillen" beginnt in dem Moment, in dem der Säugling Zugang zu etwas anderem als der Brust seiner Mutter hat. Für einen beeinträchtigten Säugling, der niemals an die Brust gegangen ist, ist diese wichtige biologische und psychologische Phase für immer verloren und es können sich einige Hindernisse ergeben. Doch ein Stillbeginn ist zu jeder Zeit möglich, es sei denn, der Säugling leidet unter einer dauerhaft einschränkenden Behinderung.

Häufigkeit und Dauer der Trennung und auch die Umstände, die zu der Trennung führen, können die Stillbeziehung beeinflussen. Die Mutter, die beispielsweise das Jahreskonzert ihres Grundschulkindes besuchen möchte, ist vielleicht nur für eine Stillmahlzeit an einem bestimmten Abend nicht da. Eine Mutter, die wegen einer Gallenblasenentfernung ins Krankenhaus muss, wird mehrere Stillmahlzeiten auslassen müssen, doch nach einigen Tagen ist die Trennung vorbei. In anderen Fällen dauert die Trennung viele Tage an oder es kommt zu regelmäßigen Trennungen, weil die Frau zum Beispiel berufstätig ist. Wird ein Säugling wegen einer schweren Erkrankung ins Krankenhaus eingeliefert, kann die Trennung 24 Stunden am Tag andauern und über Monate hinweg weitergehen. In allen diesen Situationen ist es wichtig, mögliche Stillhindernisse während der Trennung zu erkennen, sodass von Anfang an hilfreiche Maßnahmen ergriffen werden können. Unabhängig von den Umständen ergeben sich viele Probleme und Bedenken. Dazu können Unbehaglichkeit, negative Reaktionen von anderen, Selbstzweifel und das Aufrechterhalten einer ausreichenden Milchmenge gehören. Diese potenziellen Stillhindernisse sind zusammen mit möglichen Lösungen in Tabelle 14.1 aufgeführt.

Wenn Mütter von ihren Säuglingen getrennt sind, müssen sie einige oder alle der hier aufgeführten Hindernisse überwinden. Der Sinn dieses Kapitels liegt darin, die Pflegefachkraft in die Lage zu versetzen, die Mutter anzuleiten und zu unterstützen, wenn sie die Stillbeziehung und die Milchbildung sowohl bei geplanten als auch bei ungeplanten Trennungen aufbauen und aufrechterhalten will.

14.1.1 Geplante Trennungen

Vom emotionalen und logistischen Standpunkt aus sind geplante Trennungen am einfachsten. Die Mutter kann die Kontrolle über die Situation

Mögliches Hindernis für die Mutter	Grundlage für die Lösungen
Unnötige/ungewollte Trennung Stillen in der Öffentlichkeit entspricht nicht der kulturellen Norm.	Frauen können sich gezwungen fühlen, ihre Säuglinge zu Hause zu lassen, wenn sie Einkäufe machen, an Abendveranstaltungen teilnehmen usw. Helfen Sie der Frau, Möglichkeiten zum diskreten Stillen zu finden.
Unbequemlichkeit Das Kind nicht an der Brust zu haben, ist unbequem. Die Frau muss ihre Milch abpumpen, sammeln und aufbewahren. Während sie dies tut, muss sie möglicherweise ihre Kleidung wechseln, das Zubehör herumschleppen und angestrengt nach einem ruhigen Ort suchen, an den sie sich zurückziehen kann.	Helfen Sie der Mutter zu erkennen, dass die Ernährung des Säuglings mit künstlicher Säuglingsnahrung andere Unbequemlichkeiten mit sich bringt. Dann erkennt sie vielleicht, dass das Stillen auf lange Sicht für sie und ihr Baby besser ist.
Negative Reaktionen von anderen Wohlmeinende Verwandte, Freunde oder Vorgesetzte können die Entscheidung der Frau für das Stillen in Frage stellen, wenn sie von ihrem Kind getrennt ist.	Helfen Sie der Frau zu erkennen, dass die Entscheidung, ihr Baby mit ihrer eigenen Milch zu versorgen, eine persönliche Entscheidung ist, die auf ihren Wertvorstellungen basiert. Geben Sie ihr Gelegenheit, über die Reaktionen anderer zu sprechen. Loben Sie sie dafür, dass sie diese Wahl getroffen hat und ihrem Kind das kostbare Geschenk der Muttermilch gibt, die von keiner künstlichen Säuglingsnahrung kopiert werden kann. Erinnern Sie sie daran, dass auch künstliche Säuglingsnahrung nicht vollkommen problemlos ist.
Selbstzweifel Es gibt viele Momente, in denen sich eine Frau fragt „Warum tue ich das?", wo die künstliche Säuglingsnahrung doch so einfach, sicher und bequem zu sein scheint.	Bestärken Sie die Frau darin, dass nur sie ihrem Kind Muttermilch geben kann und dass dazu in der Lage ist. Betonen Sie, dass künstliche Säuglingsnahrung nicht gleichwertig ist.
Die Milchbildung ausreichend aufrechterhalten Das ist eine Hauptsorge aller Mütter und sie wird noch verstärkt, wenn der Säugling nicht oder nur wenig direkt an der Brust gestillt wird.	Allgemeine Hinweise, wie sie in Kapitel 7 aufgelistet sind, und auch einige spezielle Vorgehensweisen, auf die in diesem Kapitel noch Bezug genommen wird, helfen beim Aufbau und dem Aufrechterhalten der Milchbildung, wenn eine Mutter von ihrem Kind getrennt ist.

Tab. 14.1 Stillen bei Trennung: Mögliche Hindernisse und Lösungen.

übernehmen und Maßnahmen ergreifen, die ihre Stillbemühungen fördern, statt sie zu vereiteln. Die beiden häufigsten Situationen sind Ausgehen und Berufstätigkeit.

„Ausgehen"

Wenn Mütter davon sprechen, dass sie ausgehen, dann bedeutet dies in der Regel, dass sie eine Abwesenheit für einen kurzen Zeitraum planen und dass diese Situation unregelmäßig oder gelegentlich vorkommt. Stillende Mütter können und sollen ausgehen. Sonst wird der Mythos, dass das Stillen die Frau „anbindet", Realität. Mütter, die für eine kurze Zeit weggehen – vielleicht zwei oder drei Stunden für Besorgungen oder um an einer Abendveranstaltung teilzunehmen –, haben einige einfache Möglichkeiten.

In vielen Fällen kann die Mutter den Säugling mitnehmen. Fühlt sich die Mutter hin- und hergerissen zwischen ihrem Wunsch auszugehen und ihrem Wunsch mit ihrem Säugling zusammen zu sein, schlagen Sie ihr vor, das Baby bei ihrem ersten Ausgang mit ins Kino zu nehmen. Sie wird vielleicht angenehm überrascht sein, dass sie problemlos in der Öffentlichkeit stillen kann. Wenn sie diese erste Erfahrung in einer abgedunkelten Umgebung macht, kann das dazu beitragen, dass sie das Selbstvertrauen gewinnt, auch anderswo zu stillen.

Wenn sie sich für eine Trennung von ihrem Säugling entscheidet oder sich von ihm trennen muss, dann muss sie überlegen, welche Auswirkungen die Trennung auf ihre Stillbeziehung haben wird. Die Auswirkungen sind unterschiedlich. So hat es nur wenige Konsequenzen, wenn die Mutter für wenige Stunden Besorgungen macht. Sie kann ihr Baby bei einer verlässlichen Pflegeperson lassen und kurz bevor sie geht und unmittelbar nachdem sie nach Hause kommt stillen. Es ist unwahrscheinlich, dass sich daraus ein Stillproblem ergeben wird.

Die Mutter, die auf eine Party geht, wird möglicherweise mehr Auswirkungen zu spüren bekommen. Der Gedanke, auf eine Party zu gehen, führt zu der Frage, ob die Mutter vorhat, alkoholische Getränke zu sich zu nehmen. Vernünftige Mütter werden wohl nur eine kleine Menge Alkohol trinken und das wird dem Säugling nicht schaden (☞ Kapitel 5 für eine Ausführung über sichere Mengen). Jugendliche Mütter sagen manchmal ganz dreist, dass sie vorhaben, sich zu betrinken. Ein Vortrag über die Gefahren des Alkohols wird kaum zu einer Veränderung des Verhaltens führen. Ein besserer Ansatz besteht darin, sich auf die reale Situation einzustellen und den Müttern zu helfen, jegliche Gefährdung des Säuglings zu vermeiden. In diesem Fall ist es besser, wenn die Mutter ihre Milch abpumpt und verwirft, zumindest solange, bis sie den Einfluss des Alkohols nicht mehr spürt.

Mütterliche Berufstätigkeit

Es steht außer Frage, dass Frauen stillen können, nachdem sie ihre Berufstätigkeit wieder aufgenommen haben, wenn sie dies wollen. Für Pflegefachkräfte und anderes medizinisches Personal sind die herausragenden Fragen, wie sich die Berufstätigkeit auf die Absicht auswirkt, mit dem Stillen zu beginnen und weiterzustillen, wie sie die Frau darin unterstützen können, einen Plan auszuarbeiten, der zu ihrer persönlichen Situation passt und den einzigartigen Problemen, die sich für eine stillende Frau ergeben, wenn sie berufstätig ist.

Angehörige des Gesundheitspersonals interpretieren die Arbeitsstatistiken in Bezug auf Mutterschaft und Stillen oftmals falsch. Sie nehmen irrtümlich an, dass die Statistiken zeigen, dass mehr als die Hälfte der Mütter in den USA berufstätig sind. Aber das stimmt nicht. Die Daten des Arbeitsamtes zeigen, dass mehr als die Hälfte aller Frauen zwischen 16 und 65 Jahren, die für den Arbeitsmarkt zur Verfügung stehen (arbeiten wollen oder müssen) tatsächlich beschäftigt sind.[2] Der Anteil der Mütter oder sogar der Anteil der Frauen im gebärfähigen Alter, die wirklich berufstätig sind, ist weniger klar.

Dennoch: Es kann vorkommen und es kommt vor, dass die Stillbeziehung zermürbt wird. Studien zeigen, dass die Frauen trotz gegenteiliger Absicht, sobald sie tatsächlich an den Arbeitsplatz zurückkehren, zwei bis drei Monate nach der Geburt abstillen, auch wenn die Zahlen bezüglich der demographischen Variablen bereinigt werden.[3] Vielfältige Faktoren, von denen sich viele der Kontrolle der Frau entziehen, wie Reisezeiten, führen zu einer Beendigung der Stillzeit, selbst wenn die Frau es ursprünglich anders vorhatte. Frauen in gehobenen Positionen haben eine größere Wahrscheinlichkeit für eine längere Stillzeit als Frauen in untergeordneten Stellungen. Vermutlich weil sie zeitlich flexibler sind und mehr Kontrolle über ihre Arbeitsumgebung haben.

Die Absicht zu stillen wird manchmal auch nicht deutlich verstanden. Die Erwartung, dass eine Frau zu ihrer bezahlten Arbeit zurückkehrt, steht nicht in Verbindung mit ihrer Entscheidung, wie das Baby ernährt werden soll.[4] Dennoch verringert es die Wahrscheinlichkeit, dass eine Frau zu stillen beginnen wird, wenn sie plant, früher als sechs bis acht Wochen nach der Geburt ihre Arbeit wieder aufzunehmen.[5] Frauen mit bestimmten Beschäftigungen – zum Beispiel am Fließband – entscheiden sich seltener für das Stillen.[6] Insgesamt ist er Anteil der Frauen, die zu stillen beginnen, nicht wesentlich unterschiedlich, ob sie berufstätig sind oder nicht.[7]

Das Weiterstillen wird durch den Arbeitsstatus der Mutter beeinflusst. Es gibt zunächst einmal einen direkten Zusammenhang zwischen der Dauer des Mutterschaftsurlaubs und dem Zeitpunkt des Abstillens.[6, 8] Je länger der Mutterschaftsurlaub dauert, umso länger wird weiter gestillt. Frauen die vor sechs Wochen nach der Geburt an den Arbeitsplatz zurückkehren, haben mehr Probleme und stillen früher ab, als sie vorhatten.[9] Ebenso kommt es vor, dass berufstätige Mütter nach der Geburt ihre Meinung ändern und früher abstillen, als sie es ursprünglich geplant haben.[10] In dem Monat, in dem die Frauen ihre Arbeit wieder aufnehmen, besteht die höchste Wahrscheinlichkeit, dass sie abstillen.[11]

Ob eine Frau weiterstillt, hängt wesentlich davon ab, ob sie Vollzeit oder Teilzeit arbeitet. Vollzeitberufstätigkeit steht in Zusammenhang mit früherem Abstillen,[12] Teilzeitarbeit hingegen nicht.[13] Eine tägliche Arbeitszeit von vier Stunden oder weniger hat keinen Einfluss auf das Weiterstillen.[13] Mütter stillen mit größerer Wahrscheinlichkeit ein Jahr oder länger, wenn sie Teilzeit arbeiten.[14] Insgesamt ist die mütterliche Berufstätigkeit nicht mit vermindertem Weiterstillen verbunden.[3, 15]

Berufstätigkeit schließt das Stillen nicht aus, aber die Trennung erfordert einige Anpassungen. Der Schlüssel zum erfolgreichen Stillen nach der Rückkehr an den Arbeitsplatz liegt in hohem Maß an der Aufklärung und der Planung bereits vor der Geburt, unmittelbar nach der Geburt und vor der Rückkehr an den Arbeitsplatz.

Vor der Geburt

Wie bei allen Müttern, so muss auch bei berufstätigen Müttern die Aufklärung über das Stillen vor der Geburt beginnen. In der Schwangerschaft sollte der Schwerpunkt auf die Motivation und Entscheidungsfindung gelegt werden und nicht auf das Wie des Stillens am Arbeitsplatz.

Es kann Frauen an Motivation fehlen, weil ihnen die Kombination stillen und arbeiten als unbequem oder schlicht unrealistisch erscheint. Die Frau erklärt vielleicht: „Ich kann nicht stillen, weil ich arbeiten will/muss." Das bedeutet, dass sie sagen will „Es ist für mich so schwierig, Stillen und Arbeiten miteinander zu verbinden". Um hier einzuhaken, müssen Sie den Konflikt zwischen Berufstätigkeit und Mutterschaft anerkennen und offene Fragen stellen, die ein Gespräch über die Bedürfnisse und Wertvorstellungen der Frau ermöglichen. Eine gute Antwort auf diese Frage könnte lauten: „Gleichzeitig Mutter und Angestellte zu sein, kann schwierige Anforderungen an uns stellen. Was glauben Sie, wird für Sie am schwierigsten sein, wenn Sie sowohl arbeiten als auch stillen?" Vorschläge, wie sie die Hindernisse, die sie erkennt, überwinden kann, können in ihr möglicherweise die Motivation zum Stillen wecken.

Die Stillentscheidung der Frau kann ursprünglich auch von der falschen Annahme geprägt sein, dass Stillen und Berufstätigkeit nicht miteinander zu vereinbaren sind.[16] Im Gegensatz zu den Stillhindernissen, die in den folgenden Abschnitten besprochen werden – Hindernisse, die nicht unwahrscheinlich sind –, basieren diese falschen Vorstellungen meist mehr auf Mythen als auf der Realität. Die Frau überdenkt die Stillentscheidung unter Umständen nochmals, wenn die Situation sich neu darstellt.

Helfen Sie der Frau zu erkennen, dass Stillen für die belastete Berufstätige Vorteile hat. Das Stillen oder Abpumpen der Milch ist häufig weniger zeitraubend als künstliche Säuglingsnahrung einzukaufen, zu bevorraten, zuzubereiten und aufzubewahren, die Flaschen zu spülen und die Verpackungen zu entsorgen. Wenn die Frau arbeitet, weil ihre finanzielle Situation es erfordert, können die Kosten für künstliche Säuglingsnahrung und Medikamente für ein häufig erkranktes Kind ihr tatsächliches Einkommen beträchtlich schmälern. Erinnern Sie daran, dass gestillte Säuglinge weniger Mittelohrentzündungen, weniger Erkrankungen der oberen Atemwege und seltener Durchfall haben. Das sind Krankheiten, die häufig dazu führen, dass Mütter am Arbeitsplatz fehlen. Der Grundgedanke ist der, die Mutter zu motivieren, indem man ihr aufzeigt, welche Vorteile das Stillen für sie bringt. In Tabelle 14.2 werden einige Aussagen aufgezählt, die häufig von Müttern gemacht werden und eine Grundlage für eine darauf aufbauende Diskussion.

Wenn Sie der Frau zuhören, ihre Befürchtungen anerkennen und ihr neue Wege aufzeigen, kann

Mögliche Vorurteile und Missverständnisse	Diskussionsgrundlage
„Stillen dauert zu lange."	Stillen kann tatsächlich weniger zeitaufwändig sein.
„Stillen ist zu viel Aufwand."	Stillen kann bequemer sein.
„Ich habe einen sehr fordernden Beruf."	Stillende Frauen fehlen seltener am Arbeitsplatz als Mütter, die nicht stillen.
„Ich habe einen sehr anstrengenden Beruf. Ich werde zu nervös zum Stillen sein."	Stillen verbindet Mutter und Kind und bietet nach der Arbeit Zeit zum Entspannen.
„Ich habe zu viel anderes zu tun."	Das Geld, das für künstliche Säuglingsnahrung ausgegeben werden müsste, könnte stattdessen für eine Haushaltshilfe verwendet werden. Künstliche Säuglingsnahrung kostet mindestens 1000 Euro im ersten Jahr.

Tab. 14.2 Vorurteile und Missverständnisse gegenüber Stillen und Berufstätigkeit.

dies dazu beitragen, dass sie sich für das Stillen entscheidet. Doch die Entscheidung sollte immer aufgrund der Bedürfnisse, Ziele und Möglichkeiten der Frau getroffen werden und nicht aufgrund der Einstellung der Pflegefachkraft. Die Frau kann eine informierte Entscheidung treffen, wenn Sie ihr helfen, die von ihr wahrgenommenen Hindernisse oder Schwierigkeiten zu ergründen und Möglichkeiten besprechen, die echte oder scheinbare Hindernisse verringern oder aus dem Weg räumen.

Erkennen von der Frau wahrgenommenen Hindernisse

Die werdende Mutter zögert wohlmöglich, sich für das Stillen zu entscheiden, weil sie den Konflikt zwischen ihren Verpflichtungen im Beruf und ihrer Verantwortung als Mutter spürt und annimmt, dass das Stillen diesen Konflikt verschärfen wird. Doch nicht das Stillen als solches, sondern der *Rollenkonflikt oder die Rollenüberlastung* sind in der Regel das Problem. Hinzu kommt, dass, auch wenn heutige Väter oft gewillt sind zu helfen, die Mutter in der Regel die Hauptbezugsperson ist. Die Mutter wird sich eher für das Stillen entscheiden, wenn die wichtigen Punkte für sie besser fassbar sind.

Helfen Sie der Mutter zu verstehen, dass die Rückkehr an ihren Arbeitsplatz ihre Arbeitslast erhöhen wird. Sie wird sich häufig hin- und hergerissen fühlen zwischen den Anforderungen an ihre Zeit als arbeitende Frau und den Anforderungen an ihre Zeit als Mutter. Das Stillen muss die Schwierigkeiten, ein Gleichgewicht zwischen Mutterschaft und Karriere zu schaffen, nicht zwangsläufig verringern oder verstärken. Diese Schwierigkeiten sind für Frauen in gehobenen Positionen oft deutlich größer, weil ihre Arbeit nicht unbedingt endet, wenn sie das Büro verlassen.

Schwangere Frauen machen sich gerne Sorgen um *logistische* Hindernisse, die nach der Geburt nicht unbedingt existieren müssen. Andere Hindernisse hingegen können durchaus bestehen, doch die Mutter kann einen Plan aufstellen, wie sie mit diesen Problemen umgehen kann, sodass das Stillen eine realistische Möglichkeit wird. Ein Beispiel für ein mögliches Problem ist die Suche nach einer Betreuungsperson für das Baby, die die Entscheidung der Mutter für das Stillen unterstützt. Eine Betreuungsperson, die die Stillbeziehung nicht achtet oder den Säugling nicht so füttert, dass die Stillbemühungen der Mutter unterstützt werden, wirkt sich verheerend auf den Stillerfolg aus. Die Schwangere muss nach einer Betreuung suchen, die dem Stillen mit Wertschätzung begegnet und die grundlegenden biologischen und psychologischen Mechanismen von Angebot und Nachfrage versteht. Es hilft der Mutter, wenn sie der Betreuungsperson gezielte schriftliche Informationen zur Förderung des Stillens gibt (☞ Kasten 14.1).

Andere Probleme betreffen mehr den Arbeitsplatz. Die meisten Probleme ergeben sich in der Regel durch mangelnde Unterstützung durch die Verwaltung oder die Kollegen, das Fehlen eines Raumes, der mit der notwendigen Ausrüstung ausgestattet ist und dem Mangel an Rückzugsmöglichkeiten.

14.1 Anweisungen der Mutter für die Pflegeperson

- Füttern Sie nicht zu selten. Muttermilch ist leicht und schnell verdaut. Das Baby wird etwa alle zwei bis drei Stunden hungrig sein.
- Erwärmen Sie die Muttermilch nicht in der Mikrowelle. Stellen Sie den Behälter mit der Muttermilch zum Auftauen in eine Schüssel mit warmem Wasser.
- Nehmen Sie das Baby beim Füttern in den Arm. Setzen Sie es nicht alleine mit der Flasche zwischen Kissen oder in die Wippe.
- Geben Sie dem Baby nicht zu viel Milch, wenn die Mutter innerhalb der nächsten Stunde zu erwarten ist. Füttern Sie genügend Milch, dass das Baby solange satt ist, bis die Mutter zurückkehrt.

Frauen erfahren vor allem dann Ablehnung am Arbeitsplatz, wenn Vorgesetzte und Kollegen nicht erkennen, wie sehr das Stillen für die Arbeitskraft der Mutter von Vorteil ist und damit auch für die Firma im Endresultat ein Gewinn ist. Dieses potenzielle Hindernis kann durch etwas vorausschauende Planung abgebaut werden. Ermutigen Sie die Frau, ihrem Vorgesetzten gegenüber aufrichtig zu sein, was ihre Pläne zum Stillen und Abpumpen am Arbeitsplatz betrifft. Versorgen Sie sie mit Fakten, die belegen, dass das Stillen oder Abpumpen während der Arbeitszeit ihr Wohlbefinden verbessert (und damit ihre Konzentrationsfähigkeit steigert) und dass sie aufgrund des Stillens wahrscheinlich seltener der Arbeit fernbleiben wird, weil sie ein krankes Kind pflegen muss.[17]

Ein seit langem bestehendes und anhaltendes Problem ist die fehlende Möglichkeit zum Abpumpen am Arbeitsplatz. Frauen müssen zum Abpumpen auf die Toilette gehen, weil dies der einzige Ort ist, der eine Rückzugsmöglichkeit bietet. Das ist ungut, denn die Toilette ist ein Raum zur Ausscheidung von Exkrementen und nicht zum Abpumpen von Muttermilch. Ein idealer Still- und Abpumpraum wäre mit bequemen Möbeln ausgestattet, es gäbe fließendes Wasser und ein Waschbecken, einen kleinen Tisch für die Pumpe, einen weiteren Tisch für das Zubehör und eine Brustpumpe. Selbst bei einem ausdrücklich für Mütter gekennzeichneten Raum kann es schwierig sein, sich zurückzuziehen, wenn die Tür sich auf einen belebten Flur öffnet. Ist dies der Fall, kann sich die Mutter davor fürchten, dass jemand hereinkommt, und das kann ihren Milchspendereflex behindern. Sie braucht vielleicht Hilfe, um nach Lösungen zu suchen, die ihr mehr Privatsphäre ermöglichen, z.B. tragbare Wandschirme, ein Schal oder andere Möglichkeiten, sich zu bedecken.

Hindernisse überwinden und Alternativen entdecken

Selbst wenn die Schwangere erkennt, welche Vorteile es bringt, mit dem Stillen zu beginnen, denkt sie unter Umständen, dass Stillen und Berufstätigkeit eine Alles-oder-Nichts-Situation darstellt. Teilweises Stillen ist besser als gar nicht zu stillen und eine Teilzeitarbeit kann eine Alternative zur Vollzeitbeschäftigung sein. Die Mutter hat mehrere Möglichkeit in zweierlei Hinsicht: Die Flexibilität innerhalb ihrer Beschäftigungssituation und die Flexibilität beim Stillen.

Schlagen Sie der Frau bereits vor der Geburt vor, sich realistische Ziele im Rahmen ihrer Möglichkeiten am Arbeitsplatz zu setzen. Helfen Sie ihr dabei, ihre Möglichkeiten zu erkunden. Wie lange kann sie in Mutterschaftsurlaub gehen, kann sie zunächst auf Teilzeitbasis oder mit flexibler Arbeitszeit an den Arbeitsplatz zurückkehren und dann die Vollzeitbeschäftigung allmählich wieder aufnehmen (falls Vollzeitarbeit das Ziel ist)? Kann sie Alternativen wie Job-Sharing oder ein Abkommen mit dem Arbeitgeber, einen Heimarbeitsplatz einzurichten, in Betracht ziehen? Betonen Sie, dass jedes Stillen von Vorteil ist. Mit dem Stillen zu beginnen und nach der Wiederaufnahme der Berufstätigkeit abzustillen, ist kein Versagen. Wenn die Mutter wieder Vollzeit arbeiten mag, empfehlen Sie ihr, auszumachen, dass sie allmählich wieder auf eine volle Stelle aufstockt. Konzentrieren Sie sich auf das Stillen als beste Wahl und realistische Möglichkeit.

Teilweises Stillen ist eine realistische Möglichkeit. Solange sich die Frau vor der Geburt nicht zum Stillen motivieren lässt und es als realistische Möglichkeit im Rahmen ihrer Arbeitssituation sieht, werden Versuche über das „Wie" auf taube Ohren stoßen. Nach der Geburt gibt es verschiedene Alternativen, die vor der Geburt als mögliche Vorgehensweisen besprochen werden sollten. Dazu gehören:

Stillen Sie das Baby nach Bedarf. Es ist möglich, dass eine Frau ihr Kind während der Arbeitszeit nach Bedarf stillt. Dies ist eine optimale Lösung für eine selbständige Mutter, doch sie kann auch für andere Frauen möglich sein. Kann die Mutter problemlos von ihrem Arbeitsplatz zum Kind kommen oder kann die Betreuungsperson das

Baby bei Bedarf zur Mutter bringen, ist dies eine überaus geeignete Möglichkeit. Sie ist weniger geeignet für eine Frau, die keine flexible Pausenregelung hat oder nicht in der Nähe der Kinderbetreuung arbeitet oder deren Arbeitgeber dagegen ist. Der Vorteil dieser Möglichkeit besteht darin, dass sie mit nur wenig Unterschied zwischen zu Hause und dem Arbeitsplatz weiterstillen kann. So kann ein Eingriff in das Prinzip von Angebot und Nachfrage verhindert werden, der beim Zufüttern leicht auftreten kann, und die Mutter kann eine ausreichende Milchmenge aufrechterhalten. Volles Stillen über sechs Monate ist dann am wahrscheinlichsten, wenn die Mütter in den ersten vier Wochen keine künstliche Säuglingsnahrung zufüttern.[18] Der Nachteil dieser Lösung ist der, dass es zu ungeplanten Arbeitsunterbrechungen kommen kann, die sich nicht mit den Aufgaben der Mutter an ihrem Arbeitsplatz vereinbaren lassen.

Pumpen Sie während Ihrer Abwesenheit von Ihrem Kind Milch ab. Das Abpumpen der Milch während der Arbeitszeit ist eine häufig gewählte Möglichkeit, wenn Frauen außer Haus arbeiten. Dies ist eine einigermaßen erfolgversprechende Methode, wenn die Mutter mehr oder weniger nach Bedarf und zu den Zeiten, zu denen der Säugling normalerweise trinken würde, abpumpen kann. Der Vorteil liegt darin, dass sich die Mutter nach dem Abpumpen wohler fühlt und sich deshalb besser auf ihre Arbeit konzentrieren kann. Bei diesem Modell hat sie zwei weitere Möglichkeiten: Sie kann die Milch sammeln und aufbewahren oder sie kann sie verwerfen. Die meisten Mütter sammeln die Milch, doch einige tun das nicht. Ich habe eine Frau erlebt, die sich kurz ans Waschbecken gestellt und etwas Milch ausgestrichen hat. Die Milch ließ sie in den Ausguss fließen. Sie arbeitete nur Teilzeit, hatte eine reichliche Milchmenge und sah keinen besonderen Grund, Muttermilch zu sammeln und aufzubewahren.

Stillen Sie, wenn Sie mit Ihrem Baby zusammen sind. Das ist ein Thema mit verschiedenen Variationen. Am häufigsten führt es dazu, dass nach der Arbeit gestillt wird und zwar so, wie es als „gebündeltes Stillen" oder Cluster-feeding beschrieben wird. Das bedeutet, dass die Mutter den Säugling oft stillt, wenn sie zu Hause ist, am Abend oder am Wochenende. Eine andere Variante ist das Umkehren des Stillrhythmus, was so aussieht, dass die Mutter mit dem Säugling zusammen schläft und ihn so oft stillt, wie er in der Nacht trinken mag. Für die meisten berufstätigen Mütter kann diese Vorgehensweise kontraproduktiv sein, da sie sich morgens völlig ausgelaugt fühlen und die Müdigkeit sich negativ auf ihre Milchmenge auswirken wird. Für andere Frauen kann es eine gute Lösung sein.

Es ist wahrscheinlich nicht sinnvoll, bereits vor der Geburt alles über das Stillen lehren zu wollen. Frauen stellen eine ganze Reihe von Fragen über das Abpumpen und Aufbewahren von Muttermilch, aber man muss sich fragen, ob sie wirklich nach Anleitungen fragen oder nach der Rückversicherung, dass das Stillen eine realistische Möglichkeit ist. Eine allgemein gehaltene Antwort dürfte besser sein als eine ausführliche Belehrung, denn die Grundsätze der Erwachsenenbildung weisen darauf hin, dass Erwachsene Informationen dann am besten behalten und anwenden, wenn sie diese Informationen zeitnah zum Bedarf erhalten.[19] Der Schwerpunkt sollte auf der Entscheidung zum Stillen liegen. Die Frau wird die Informationen über das „Wie" besser behalten, wenn sie diese in der Zeit nach der Geburt erhält.

Unmittelbar nach der Geburt

Ob eine Frau nach der Rückkehr an den Arbeitsplatz weiterstillt, ist eine Entscheidung, die von ihrer Stimmung abhängt. Es ist daher wichtig, dass sie den Stillbeginn als angenehm und befriedigend erlebt. Unmittelbar nach der Geburt muss sie die Milchbildung in Gang bringen und sie braucht Unterstützung für ihre Entscheidung, mit dem Stillen zu beginnen und weiterzustillen.

Es ist anzunehmen, dass die Frau bereits verschiedene Alternativen in Betracht gezogen hat, wie sie Stillen und Arbeiten verbinden kann. Wenn sie ihre Entscheidungen bereits vor einiger Zeit getroffen hat, kann es jedoch sein, dass sie nach der Geburt ihre Meinung ändert. Manchmal vollzieht eine schwangere Frau, die restlos davon überzeugt ist, dass sie Vollzeit an ihren Arbeitsplatz zurückkehren wird, nach der Geburt eine komplette Kehrtwendung. Sie entschließt sich möglicherweise, stattdessen eine Vollzeit-Mutter zu werden. Wenn dieser Fall eintritt, braucht die Frau Hilfe, um ihre Möglichkeiten neu zu überdenken und einen Weg zu finden, der an ihre Bedürfnisse und Ziele am besten angepasst ist.

Vor der Rückkehr an den Arbeitsplatz

Ehe die Frau ihre Arbeit wieder aufnimmt, sollte sie die Pläne, auf Vollzeit-, Teilzeit- oder flexibler Basis an den Arbeitsplatz zurückzukehren, bekräftigten. Sie muss auch weiterhin dazu motiviert und in ihrer Entscheidung weiterzustillen unterstützt werden. Die Motivation dürfte der entscheidende Punkt sein, wenn es darum geht, Stillen und Berufstätigkeit miteinander zu verbinden. Die Motivation, nach der Rückkehr an den Arbeitsplatz weiterhin zu stillen, ist meist dann am höchsten, wenn die frühe Stillerfahrung der Frau befriedigend war und wenn sie angemessene Information und Unterstützung zum Weiterstillen erfährt (☞ Tabelle 14.3). Die Unterstützung muss von allen Seiten kommen: Kollegen, Arbeitgeber und Gesundheitspersonal. Diese Unterstützung sollte der Frau helfen, mit den folgenden Aufgaben zurechtzukommen.

Das Problem der Trennung meistern
Die Trennung ist schwierig, ob die Frau nun stillt oder nicht. Die emotionale Reaktion auf das Verlassen des Säuglings und die praktischen Aspekte des Stillens bei Berufstätigkeit sind nicht einfach. Das Zurücklassen des Babys am ersten Arbeitstag ist meist traumatisch. Die zusätzliche Verpflichtung, Milch für den Säugling bereitzustellen, kann wie eine unüberwindbare Hürde erscheinen. Es kann helfen, den Arbeitsbeginn auf einen Donnerstag oder Freitag zu legen.[20] In der ersten Woche am Arbeitsplatz ist die Anspannung der Mutter am größten und so kann sie sich auf das Wochenende freuen, das nur ein oder zwei Tage entfernt ist.

Die Ablehnung durch andere überwinden
Die Motivation und Bemühungen der Frauen können durch negative Reaktionen aus dem Umfeld zermürbt werden. Helfen Sie ihr, sich von dem Gedanken zu verabschieden, dass sie Verwandte, Kollegen und Vorgesetzte, die dem Stillen negativ gegenüberstehen, „umdrehen" kann. Schlagen Sie stattdessen vor, sich die Unterstützung von einigen wenigen Arbeitskollegen oder anderen, die erfolgreich gestillt haben, zu sichern. Deren Ermutigung und Bestätigung wird die negativen Rückmeldungen der Kritiker wahrscheinlich aufwiegen.

Erfolgbringende Aktivitäten erlernen
Ehe die Frau ihre Arbeit wieder aufnimmt, muss sie das Abpumpen gut beherrschen und entsprechend geübt darin sein, so dass sie damit in möglichst kurzer Zeit fertig ist. Das ist besonders wichtig, wenn sie feste und relativ kurze Pausen hat.

Abpumpen ist eine Technik, die gelernt werden muss. Leiten Sie die Mutter an, die korrekte Technik zu erlernen. Dabei ist es sinnvoll, Lernstrategien einzusetzen, die eine Gegendemonstration erfordern. Ermutigen Sie die Mutter, sich selbst dazu zu motivieren, jeden Tag etwas schneller zu werden, so dass sie bis zur Wiederaufnahme ihrer Arbeit, höchst effizient abpumpen kann. Es ist auch sinnvoll, dass sie so viel von ihrer Ausrüstung wie möglich bereits bereitstellt, ehe sie am Morgen mit der Arbeit beginnt.

Einen Übergangsplan beginnen
Das Weiterstillen nach der Rückkehr an den Arbeitsplatz funktioniert am besten, wenn ein Übergangsplan entwickelt wurde, mit dem vor dem ersten Arbeitsplan begonnen wird. Der Pflegefachkraft kommt eine wichtige Rolle zu, der Frau bei den Überlegungen zu diesem Übergangsplan zur Seite zu stehen.

Zu diesem Plan gehören Themen wie das Zufüttern, Abpumpen von Milch, Zurücklassen des Kindes und der Aufbau einer überreichlichen Milchmenge.

Wann, Wie und Wie oft zusätzliche Nahrung anbieten? Erinnern Sie die Mutter daran, dass Flaschen nicht die einzige Möglichkeit sind, um einen Säugling mit Milch zu füttern (☞ Kapitel 16). Flaschen sind jedoch in der Regel die Fütterungsmethode, die bei den Betreuungspersonen am weitesten verbreitet ist, und häufig werden sie dem Baby angeboten, ehe die Mutter wieder arbeitet. Allerdings ist es wichtig, den richtigen Zeitpunkt zu finden. Es untergräbt die Stillbemühungen, wenn eine Flasche eingeführt wird, ehe sich die Stillbeziehung gut eingespielt hat. Es ist sinnvoll, mit der Einführung der Flasche zu warten, bis der Säugling vier Wochen alt ist[20], weil sich das Stillen bis dahin eingespielt hat (☞ Kapitel 4). Die Gabe von künstlicher Säuglingsnahrung im ersten Monat steht mit einem erhöhten Abstillrisiko in Verbindung.[21] Ist in der ersten Flasche Muttermilch, wird der Säugling sie eher annehmen, weil sie die süße Milch enthält, an die der Säugling bereits gewöhnt ist. Die Flasche wird außerdem leichter akzeptiert, wenn sie von jemand anderem als der Mutter gegeben wird. Riecht das Kind die Milch in der Brust seiner Mutter und in der Flasche, wird es gewöhnlich die Brust vorziehen. Wenn die Mutter sieht, dass ihr Baby bei jemand anderem die Flasche akzeptiert, wird es sie beruhigen und ihr die Gewissheit geben, dass dies auch in ihrer Abwesenheit weiter so sein wird.

Raten Sie davon ab, mit der Einführung der Flasche zu warten, bis das Baby drei Monate alt

14.1 Trennung

Zeit	Schwerpunkt	Inhalt/Aktivitäten

Vor der Geburt	Motivieren Sie die Mutter, sich für das Stillen zu *entscheiden*.	I. **Pflegeziele**
		  A. Erkennen Sie die Vorteile des Stillens für die Mutter und für ihren Säugling.
		  B. Erkennen Sie, dass Stillen und Berufstätigkeit sich nicht gegenseitig ausschließen.
		II. **Pflegeansatz**
		  A. Diskutieren Sie Hindernisse und Erleichterungen.
		    1. Wie lässt sich das Stillen mit den persönlichen und beruflichen Bedürfnissen und Wertvorstellungen in Einklang bringen?
		    2. Angenommene Hindernisse für den Stillbeginn und das Weiterstillen bei Berufstätigkeit
		  B. Konzentrieren Sie sich auf die Bedürfnisse, Ziele und Entscheidungen der Mutter, nicht auf den Tagesablauf oder die Wertvorstellungen von Pflegefachkräften.
		III. **Möglichkeiten**
		  A. Erkunden Sie Möglichkeiten, wie nach der Rückkehr an den Arbeitsplatz weitergestillt werden kann.
		    1. Stillen ist nicht zwingend eine Sache, die nach der Wiederaufnahme der Arbeit nur ganz oder gar nicht durchführbar ist.
		    2. Diskutieren Sie mögliche Alternativen, wann, ob und für wie viele Stunden die Arbeit wieder aufgenommen wird.
		  B. Zeigen Sie auf, welchen Wert das Stillen für den Arbeitgeber hat.

Geburt bis 4 Wochen	Unterstützen Sie die Entscheidung der Mutter und helfen Sie ihr beim Stillbeginn. Versorgen Sie sie mit Informationen, die ihr helfen, Geschick und Zuversicht zu entwickeln.	I. **Pflegeziele (Frau)**
		  A. Entwickeln Sie emotionale und psychomotorische Ziele, um wirkungsvoll zu stillen.
		  B. Nehmen Sie die anfängliche Stillerfahrung als einen Erfolg und etwas Erfreuliches wahr.
		II. **Pflegeansatz**
		  A. Konzentrieren Sie sich darauf, dass sich die Stillbeziehung gut einspielt. Seien Sie nicht versucht, der Frau alles beizubringen, was die Frau jemals über Stillen und Berufstätigkeit wissen müsste. Konzentrieren Sie sich nur auf das Stillen.
		  B. Bestärken Sie die Frau in ihrem Entschluss zu stillen und loben Sie sie dafür. Fördern Sie das Vertrauen in die Entscheidung, dass das Stillen richtig ist.
		  C. Konzentrieren Sie sich auf die Bedürfnisse, Ziele und Entscheidungen der Mutter, nicht auf den Tagesablauf oder die Wertvorstellungen von Pflegefachkräften.
		III. **Möglichkeiten**
		  A. Überprüfen Sie wie oder ob nach der Rückkehr an den Arbeitsplatz gestillt werden kann.
		  B. Weisen Sie nochmals darauf hin, dass Abpumpen und Aufbewahren eine Möglichkeit ist, die keine Alles-oder-nichts-Alternative darstellt.

Nach einem Monat	Entwickeln Sie einen praktischen Plan, der der Mutter hilft weiterzustillen, wenn sie an den Arbeitsplatz zurückkehrt.	I. **Pflegeziele**
		  A. Bestimmen Sie die beste Möglichkeit:
		    1. Ob, wann und für wie viele Stunden die Berufstätigkeit wieder aufgenommen wird;
		    2. Sprechen Sie wichtige Punkte für einen Übergangsplan an.
		  B. Überlegen Sie sich einen Plan, der die Hindernisse so gering wie möglich hält und das Stillen so weit wie möglich erleichtert.
		II. **Pflegeansatz**
		  A. Konzentrieren Sie sich auf die Bedürfnisse, Ziele und Entscheidungen der Mutter, nicht auf den Tagesablauf oder die Wertvor-

(Fortsetzung nächste Seite)

Zeit	Schwerpunkt	Inhalt/Aktivitäten

Nach einem Monat	Entwickeln Sie einen praktischen Plan, der der Mutter hilft weiterzustillen, wenn sie an den Arbeitsplatz zurückkehrt.	stellungen von Pflegefachkräften. Es wird nie einen vollständigen Erfolg in den Augen der Mutter geben, deshalb loben Sie sie für ihre Bemühungen.
		B. Sprechen Sie über Bedenken (allgemein, sprechen Sie über Auswirkungen, nicht über das Wie):
		  1. Müdigkeit, Rollenüberlastung
		  2. Trennung, Widerstreben, das Kind zu verlassen
		  3. Ängste in Bezug auf die Pflegepersonen oder Krippe.
		C. Erkennen Sie potenzielle Hindernisse und mögliche Lösungen, wenn die Frau die Milchbildung nach der Rückkehr an den Arbeitsplatz aufrechterhalten will:
		  1. Mangelnde Milchmenge
		    a. Ruhe – Prioritäten setzen;
		    b. Den Säugling so oft wie möglich anlegen
		      • Den Säugling mittags stillen (Mutter kommt zum Kind oder Kind wird zur Mutter gebracht)
		      • Manche Mütter kehren den Stillrhythmus um
		      • Am Wochenende viel stillen
		      • Maßnahmen zur Milchsteigerung wie in Kapitel 7 beschrieben
		    c. Abpumpen (ahmt das Kind an der Brust nach)
		  2. Mangelnde Unterstützung durch Arbeitgeber/Kollegen/Familie/Betreuungspersonen
		    a. Gespräch mit dem Arbeitgeber
		    b. Gespräch mit den Kollegen
		    c. Betreuungspersonen – praktische Anweisungen erteilen (z.B. wann wird das Baby gefüttert)
		  3. Zeit zum Abpumpen am Arbeitsplatz
		  4. Probleme, das Kind zum Trinken aus der Flasche zu bringen.
		D. Schlagen Sie Strategien zur Vereinfachung vor:
		  1. Schließen Sie sich einer Selbsthilfegruppe an
		  2. Führen Sie die Flaschen nicht vor dem zweiten Monat ein (Begründung)
		  3. Bieten Sie danach einmal wöchentlich die Flasche an (Begründung: gibt den Eltern das Vertrauen, dass das Kind die Flasche annehmen wird) und lassen Sie den Säugling machen – im Idealfall gibt jemand anderes als die Mutter die Flasche
		  4. Beginnen Sie mindestens 2 Wochen im Voraus mit dem Abpumpen (Begründung: baut die Milchbildung und das Vertrauen auf)
		  5. Arbeiten Sie auf eine überreichliche Milchmenge hin.
		III. Möglichkeiten
		  Führen Sie den Übergangsplan so durch, wie es gewünscht wird.

Tab. 14.3 Lehrplanentwurf für berufstätige Mütter.

ist. Es ist möglich, dass es dann die Flasche ablehnen wird.[22] In diesem Entwicklungsstadium ist das Saugverhalten des Säuglings eher bewusst als reflexartig, es kann schwierig sein, wenn nicht unmöglich, ihn an die Flasche zu gewöhnen. Ein Becher, eine Pipette, eine Spritze oder andere Methoden ohne künstlichen Sauger können zu diesem Zeitpunkt besser geeignet sein.

Milch abpumpen. Besprechen Sie mit der Mutter verschiedene Möglichkeiten, Milch abzupumpen. Milch kann mit der Hand ausgestrichen werden (Handausstreichen) oder mit einer Brustpumpe (Handpumpe, batteriebetrieben oder elektrisch) abgepumpt werden. Die verschiedenen Arten von Brustpumpen werden später noch besprochen. Auf welche Weise die Mutter Milch abpumpt, hängt vielfach von ihren persönlichen Vorlieben und ihrer Situation ab.

Empfehlen Sie der Mutter, mit dem Abpumpen mindestens 14 Tage vor ihrem Arbeitsbeginn anzufangen. Damit erreicht sie zwei Ziele: 1. Es hilft ihr, einen Vorrat an gefrorener Muttermilch anzulegen, der während ihrer Abwesenheit verwendet werden kann. 2. Es trägt dazu bei, das Problem des Milchrückgangs zu mindern. Häufig nimmt die Milchmenge der Frau ab, sobald sie wieder mit der Arbeit beginnt.

Das Kind eine Zeitlang abgeben. Schlagen Sie der Mutter vor, ihr Baby mit einer vertrauenswürdigen Betreuungsperson für eine kurze Zeit alleine zu lassen, ehe sie an Ihren Arbeitsplatz zurückkehrt. Das muss nicht unbedingt die Person sein, die sich später den ganzen Tag um das Baby kümmern wird. Sinn dieses ersten Ausgangs ist es, dass die Mutter ein Gefühl der Zuversicht bekommt, dass ihr Baby während ihrer Abwesenheit sicher und zufrieden sein kann. Anderenfalls kann der erste Arbeitstag zu vielen panikartigen Telefonanrufen und wenig Konzentration auf die Arbeit führen.

Eine überreiche Milchmenge aufbauen. Legen Sie der Mutter dringend ans Herz, ihre Milchmenge über den Bedarf hinaus zu steigern. Damit werden zwei Dinge erreicht: Es passiert häufig, dass die Milchmenge der Mutter zurückgeht, wenn sie zu arbeiten beginnt. Verringert sich dann eine ohnehin zu hohe Milchmenge, kann es sein, dass die Mutter dann eine ausreichende Menge Milch hat. Die überschüssige Milch kann eingefroren werden, für den Fall, dass das Baby sie braucht. Außerdem gibt es der Mutter die Gewissheit, dass sie sehr viel Milch hat oder dass sie sich an den Vorrat halten kann, falls ihre Milchmenge zurückgeht.

Nach der Rückkehr an den Arbeitsplatz

Es gibt einige Probleme für berufstätige, stillende Mütter.[23] Nur wenige davon lassen sich speziell auf die Arbeitssituation zurückführen. Die meisten dieser Probleme werden auch von anderen Müttern erlebt, vor allem, wenn diese von ihren Säuglingen getrennt sind. Die folgenden, weit verbreiteten Probleme lassen sich durch gute Beratung verringern. Müdigkeit[23] ist das Hauptproblem von berufstätigen Müttern. Wahrscheinlich hängt es damit zusammen, dass die Frau überlastet ist. Ein Gespräch mit der Frau über ihre Bedürfnisse, Ziele und Wertvorstellungen wird ihr helfen, einen gangbaren Weg für sich und ihre Familie zu finden.

Es kann eine echte Herausforderung bedeuten, während der Arbeitszeit genügend Zeit zum Abpumpen zu finden. Diesem Problem kann zumindest teilweise vorgebeugt werden, wenn die Frau die Technik des Abpumpens vor ihrem Arbeitsantritt erlernt, sodass sie keine Zeit damit verschwenden muss, diese Fähigkeit erst während ihrer Arbeitszeit zu erlernen. Das Abpumpen von Milch kann die Kleidung feucht und ungepflegt aussehen lassen. Um dieses Problem zu mildern, kann die Frau waschbare Kleidung mit Muster und eine Jacke tragen (um eventuelle Flecke zu kaschieren). Kleider mit Reißverschlüssen im Rücken sind unpraktisch, sie knittern, wenn die Frau abpumpt.

Wohl die meisten Mütter machen sich Sorgen, dass ihre Milch nicht ausreicht, doch bei berufstätigen Frauen, die nicht die fortwährende Stimulation durch ihr Kind haben, verschärft sich diese Sorge. Die wichtigste Gegenstrategie besteht darin, vor dem Arbeitsantritt die Milchmenge über den Bedarf hinaus zu erhöhen. Schlagen Sie der Mutter noch andere Strategien mit Erfolgsgarantie für arbeitende Mütter vor, zum Beispiel die, die Sie in Kasten 14.2 finden.

Für berufstätige Mütter gibt es viele und vielfältige Stillhindernisse, doch ebenso vielfältig sind die Lösungsmöglichkeiten. Die Frau muss darauf vorbereitet sein, individuelle, interpersonelle und systembedingte Probleme zu meistern. Ein Patientenaufklärungsprogramm mit Schwerpunkt auf Motivation, Lösungsfindung und vorausschauender Planung, wird der Frau helfen, viele dieser Probleme zu überwinden. Die Pflegefachkraft muss im Einklang mit dem Zeitplan der Geburt Ziele und Prioritäten setzen (☞ Kasten 14.3). Die meisten Frauen, die Stillen und Arbeiten erfolgreich verbinden, stimmen überschwänglich zu, dass es das „wert ist".[24]

Besondere Probleme der Berufstätigkeit

Die bisher beschriebenen Probleme beziehen sich mehr auf die Trennungsproblematik als auf die reine Arbeitssituation. Einige wenige Themen scheinen jedoch nur für die berufstätige Mutter relevant zu sein.

> **14.2 Wie kann die Milchbildung nach der Rückkehr an den Arbeitsplatz aufrechterhalten werden**
>
> - *Abpumpen von Milch.* Im Idealfall pumpt die berufstätige Frau immer dann ab, wenn ihr Baby normalerweise hungrig wäre.

- *Häufiges Stillen.* Die Mutter sollte ihr Kind an jedem Wochenende sehr häufig anlegen. Das trägt dazu bei, dass sie am Montag eine überreiche Milchmenge bildet. Nimmt ihre Milchmenge im Verlauf der Woche ab, reicht es so immer noch aus, um ihr Baby zufrieden zu stellen. Es hilft auch, in den Stunden nach der Arbeit oft zu stillen.
- *Ausruhen und entspannen.* Für eine Frau, die die Doppelbelastung Beruf und Familie tragen muss, kann es sehr schwierig sein, sich auszuruhen und zu entspannen. Entspannungsübungen beim Abpumpen können hilfreich sein (z.B. sanfte Musik aus einem tragbaren Kassettenspieler). Ein Bild des Babys oder etwas, was nach dem Baby riecht, kann ebenfalls helfen. Zum Entspannen ist es wichtig, sich am Arbeitsplatz zurückziehen zu können.

Viele weitere Maßnahmen zur Steigerung der Milchmenge werden in Kapitel 7 besprochen.

Es kann sich als problematisch erweisen, bei der Arbeit Zeit zum Abpumpen der Milch zu finden. Eine dünne Personaldecke und unzureichende Pausen tragen zu der begrenzten Zeit zum Abpumpen bei.[25] Weitere Sorgen von berufstätigen Frauen sind die Suche nach einer guten Tagespflege, das Aufrechterhalten der Arbeitsleistung und das Jonglieren mit den vielen Rollen, denen sie gerecht werden müssen.[26]

Die Gesetzgebung unterstützt Frauen am Arbeitsplatz etwas. Die gesetzlichen Richtlinien finden Sie in Anhang D.

14.1.2 Ungeplante Trennungen

Manchmal kommt es in der frühen Neugeborenenperiode zu unerwarteten Trennungen. Gelegentlich kann eine Frau ihr Neugeborenes nicht an der Brust stillen, weil sie ernsthaft erkrankt ist. Die Mutter mag zu schwach oder sogar bewusstlos sein, und die Pflegefachkraft muss ein wahrer Anwalt für den Wunsch der Mutter sein, die Milchproduktion in Gang zu bringen und auch aufrechtzuerhalten. Die Pflegefachkraft muss in diesem Fall herausfinden, ob die Frau stillen will, und dann entsprechend handeln.

Allerdings kommt es in der Neugeborenenperiode in der Regel eher zu Trennungen, weil der Säugling krank ist. Dies ist in der Regel ein ungeplantes Ereignis – die meisten Mütter erwarten ein gesundes Kind, das sofort an die Brust gehen kann –, doch dann muss sofort ein Plan entworfen und umgesetzt werden, wie mit der Trennung umgegangen werden kann. Die Stillbemühungen für ein krankes Neugeborenes umfassen in der Regel einen fünfstufigen Prozess:[27] anfängliche Aufklärung, Beginn von nonnutritiver Zeit an der Brust, Fortschreiten zum nutritiven Saugen und Übergang zum Stillen. Innerhalb dieser Rahmenbedingungen dreht sich die Verantwortlichkeit der Pflegefachkraft um den Beginn, das Weiterführen und – falls erforderlich – die Beendigung der Stillbemühungen.

Anfängliche Aufklärung und Versorgung der Mutter

Es sollte nicht gemutmaßt werden, welche Entscheidung die Mutter ursprünglich hinsichtlich der Ernährung ihres Babys getroffen hat, denn diese Entscheidung kann durch die Geburt eines sehr kranken oder frühgeborenen Säuglings umgeworfen worden sein.

> **Fallbeispiel**
>
> **Berufstätige Mutter, Rückgang der Milchmenge**
> Ihre Kollegin Patrizia ruft an und erzählt Ihnen, dass sie vor fünf Wochen Mutter geworden ist und seit zwei Wochen wieder an ihren Arbeitsplatz zurückgekehrt ist. Nun denkt sie, dass sie nicht mehr genügend Milch für ihre Tochter habe. Sie pumpt ihre Milch ab, sammelt sie und bringt sie mit nach Hause, doch am Tag gibt der Babysitter dem Baby künstliche Säuglingsnahrung. Das Baby trinkt „wie ein Großer", scheint aber nach dem Stillen immer unzufrieden zu sein. Außerdem sagt Patrizia, dass sich ihre Brüste nicht sehr voll anfühlen.
> Was würden Sie Patrizia antworten?
>
> **Mögliche Vorgehensweisen**
> Zunächst einmal ist anzunehmen, dass Patrizia mit der derzeitigen Situation, so wie sie ist, nicht zufrieden ist, denn sonst würde sie nicht anrufen. Dennoch ist es wichtig, sich ein deutlicheres Bild zu machen, was Patrizias Hauptziel ist und wie ihr Leben ablief. Seit der Geburt des Babys hat sie nur sehr kurze Zeit mit der Arbeit pausiert. Einige offene Fragen geben die Gelegenheit für einen guten Einstieg in ein Gespräch. Zum Beispiel:
> „Also weißt du Patrizia, heute Morgen habe ich noch gedacht, dass das Leben in diesem

Krankenhaus selbst an ruhigen Tagen ganz schön anstrengend wird. Ich kann mir wirklich nicht vorstellen, wie es sein muss, vor einem Berg von Arbeit zu stehen, der sich während der drei Wochen deines Mutterschaftsurlaubs angesammelt hat, und dann zu versuchen, Milch abzupumpen und für deine Tochter zu sorgen. Das erscheint mir ganz schön anstrengend und ermüdend und häufig haben Mütter nicht so viel Milch, wenn sie müde oder erschöpft sind. Erzähl mir ein bisschen von deinem Tag, wann stillst du Jennifer und wie oft pumpst du ab?"

Patrizia erzählt, dass sie Jennifer stillt, wenn sie aufwacht, sich dann für die Arbeit fertig macht und sie nochmals stillt, ehe sie geht. Sie kommt etwa um 8.00 Uhr an der Arbeitsstelle an und pumpt etwa um 11.00 Uhr mit einer Brustpumpe ab. Um 14.00 Uhr pumpt sie nochmals ab und holt Jennifer um etwa 17.00 Uhr bei der Tagesmutter ab. Manchmal hat Jennifer keinen Hunger, wenn Patrizia kommt. Sie stillt sie wieder um 19.00 Uhr und dann wieder, bevor sie ins Bett geht. In der Nacht gibt ihr Mann dem Baby die Flasche. Am Wochenende – so sagt sie – stillt sie Jennifer etwa alle drei bis vier Stunden.

Lassen Sie nun die grundlegenden Fragen nicht aus. Fragen Sie Patrizia, wie das Stillen mit Jennifer abläuft. Welche Anzeichen sprechen dafür, dass tatsächlich ein Milchtransfer stattfindet? (☞ Kapitel 7)

Unterbrechen Sie sie, wenn sie sagt, dass sie eine Pumpe verwendet. Fragen Sie, welche Pumpe sie verwendet und wie das Abpumpen läuft – kann sie sich entspannen und viel Milch abpumpen? Stellen Sie offene und geschlossene Fragen, um mehr Informationen zu erhalten. Sie werden einiges entdecken:

- Patrizia verwendet eine Pumpe, die weder von der Zyklenzahl noch von der Saugstärke her optimal ist. Empfehlen Sie ihr, eine große, elektrische, vollautomatische Pumpe zu mieten.
- Es fällt ihr schwer, den Milchspendereflex mit der Pumpe auszulösen. Schlagen Sie ihr vor, sich entspannende Musikkassetten mit ins Büro zu bringen, warme Umschläge aufzulegen oder ein Bild von Jennifer anzuschauen. Das kann helfen.
- Sie hat noch nie von Cluster-feeding gehört. Weisen Sie sie darauf hin, dass Cluster-feeding – häufiges Stillen in kurzer Zeit – vor allem am Wochenende sehr hilfreich sein kann.
- Sie hat das gemeinsame Schlafen mit Jennifer noch nicht als Möglichkeit für sich entdeckt. Finden Sie heraus, welche Gefühle sie gegenüber dem nächtlichen Stillen hegt und erklären Sie ihr, dass das Stillen in der Nacht hilfreich sein kann oder auch nicht. Es bringt mehr Stimulation für ihre Brust, aber es macht sie vielleicht noch müder am Morgen. Das Schlafen in enger räumlicher Nähe mit Jennifer (Jennifer im Bett ihrer Mutter oder im gleichen Raum) trägt dazu bei, dass sich die Schlafzyklen von Mutter und Kind aneinander anpassen und die Mütter berichten oft, dass sie sich ausgeruhter fühlen.
- Helfen Sie ihr, sich zu überlegen, ob eine Teilzeitbeschäftigung für sie infrage kommt.

Ergebnis

Für Patrizia war am hilfreichsten, dass sie Möglichkeiten fand, sich am Arbeitsplatz zu entspannen, nach der Arbeit und an den Wochenenden häufiger stillte und eine bessere Pumpe verwendete. Sie war in der Lage, Jennifer mehrere Monate lang voll zu stillen und danach noch teilweise.

Mütter, deren Säuglinge nach weniger als 33 Schwangerschaftswochen geboren wurden, werden mit geringerer Wahrscheinlichkeit ihre ursprüngliche Entscheidung für das Stillen weiter verfolgen.[28] Deshalb sollte die erste Beratung einen affektiven und psychomotorischen Schwerpunkt haben. Beginnen Sie mit dem affektiven (emotionalen) Schwerpunkt. Vermitteln Sie der Mutter, dass Ihnen bewusst ist, in welchem Zustand ihr Baby sich befindet und geben Sie ihr Gelegenheit, über ihre Gefühle, Ängste und Fragen zu sprechen.

14.3 Ziele von berufstätigen, stillenden Müttern

Vor der Geburt (Pflegeschwerpunkt: Absicht und Wahrnehmung)

- Entscheidung mit dem Stillen zu beginnen
- Erkennen, was als Hindernisse wahrgenommen wird, und ausloten von eventuellen Möglichkeiten, Stillen und Arbeiten zu verbinden. Dazu gehört auch das Wie und Wann des Arbeitsbeginns. Im Idealfall wird geplant, die Berufstätigkeit so spät wie möglich wieder aufzunehmen

- Suche nach einer Betreuungsperson, die den Wert der Stillbeziehung schätzt
- Überlegen und Auskundschaften von Strategien, um mit der Realität des Stillens nach der Rückkehr in die Arbeitswelt zurecht zu kommen.

Unmittelbar nach der Geburt (Pflegeschwerpunkt: Erfolgreicher Stillbeginn)
- Wahrnehmung des Stillbeginns als erfolgreiche und erfreuliche Erfahrung
- Entwickeln von emotionalen und psychomotorischen Zielen, um wirkungsvoll zu stillen
- Aufbau der vollen Milchmenge
- Aufbau eines Unterstützungsnetzes
- Überlegen/Auskundschaften/Bestätigen von Strategien, um mit der Realität des Stillens nach der Rückkehr in die Arbeitswelt zurecht zu kommen.

Vor der Rückkehr an den Arbeitsplatz (Pflegeschwerpunkt: Die Realitäten der Herausforderung vorab erkennen)
- Einen klaren Plan zur Überwindung der logistischen Probleme der Trennung entwickeln, einschließlich eines Plans zum Abpumpen der Milch am Arbeitsplatz (Zeit/Ort), wenn dies möglich ist
- Zuversicht ausstrahlen, um die Bedenken der anderen auszuräumen (juristische Fragen, kurzer Mutterschutz, Gespräch mit dem Arbeitgeber, welche Vorteile das Stillen für die Mitarbeiter bietet)
- Aktivitäten, die das kognitive, emotionale und psychomotorische Lernen fördern, aufnehmen
- Den Übergangsplan erfolgreich umsetzen.

Nach der Wiederaufnahme der Arbeit (Pflegeschwerpunkt: Schwierigkeiten überwinden)
- Vorgedruckte Karte mit Anleitungen erneut durchgehen
- Speziell aufgetretene Probleme erkennen und nach entsprechender Hilfe suchen
- Unterstützung von professioneller Seite und anderen in der gleichen Situation suchen und annehmen.

Eröffnen Sie den Dialog mit offenen Fragen. Es kann zum Beispiel passend sein zu sagen: „Frau X, ich habe im Krankenblatt gelesen, dass Sie vorhatten, Michael zu stillen. Es wird wahrscheinlich einige Wochen dauern, ehe er groß und stark genug sein wird, um an Ihrer Brust zu trinken. In der Zwischenzeit kann es seine Gesundheit verbessern, wenn er Ihre Milch über die Sonde erhalten würde. Ist das etwas, worüber Sie mehr wissen wollen?"

Entscheidet sich die Mutter dafür, die Milchbildung in Gang zu bringen, dann loben Sie sie für diese Entscheidung und drücken Sie Ihre Zuversicht aus, dass sie in der Lage sein wird, Milch abzupumpen. Die Mutter mag denken, dass nur die Ärzte und das Krankenhauspersonal etwas für ihr schwer krankes Neugeborenes tun können. Helfen Sie ihr zu erkennen, dass ihre Milch genauso wichtig (oder noch wichtiger) für das Wohlbefinden oder sogar das Überleben ihres Neugeborenen ist wie der technische Fortschritt in der Neugeborenenintensivstation. Machen Sie sich die Vorstellung zu Nutze, dass nur die Mutter die höchst lebenserhaltenden Nährstoffe, die erste „Impfung" und das erste „Antibiotikum" für das Baby bereitstellen kann. Höchste Priorität bei der ersten Beratung liegt darin, der Mutter das Zutrauen in ihre Fähigkeit zu vermitteln, den wichtigsten Beitrag für das Wohlbefinden ihres Kindes leisten zu können.

Mütter müssen eine klare und beständige Botschaft erhalten, dass sie mit dem Abpumpen ihrer Milch eine „gute Arbeit leisten". Oft ist nur eine geringe Milchmenge in dem Sammelgefäß und das kann entmutigend sein. Um dies zu überwinden, spielen Sie die Menge als Maßstab für den Erfolg herunter und überlegen Sie sich, eine kleine Spritze zu verwenden, um die abgepumpte Milchmenge aufzunehmen. Es sieht nach mehr aus, wenn der Behälter kleiner ist.

Später gehen Sie ein auf die psychomotorischen Fähigkeiten, die das Abpumpen verlangt. Wenn der Säugling sehr krank ist und zu erwarten steht, dass über viele Tage oder vielleicht sogar Monate abgepumpt werden muss, ist das Abpumpen mit einer elektrischen Pumpe die bevorzugte Methode. Videokassetten und Broschüren sind hilfreich (☞ Anhang B), aber sie ersetzen in keinem Fall die persönliche Betreuung, wenn die Frau zum ersten Mal lernt, mit einer Pumpe umzugehen. Gegendemonstrationen sind ideal, denn sie fördern das aktive Lernen und damit die bessere Wissensspeicherung.

Die erste Pumpsitzung sollte nicht hinausgezögert werden, auch wenn dies oft der Fall ist. Fast die Hälfte aller Mütter von Babys mit geringem Geburtsgewicht pumpt erst 24 Stunden nach der Geburt das erste Mal ab und bei beinahe einem Viertel kommt es zu einer Verzögerung von mehr als 96 Stunden.[29]

Fallbeispiel

Behinderte Mutter, Frühgeborenes
Das Warten auf den Aufzug dauerte länger als normal, deshalb ging ich über die Treppe. Ich

hatte mir nicht vorgestellt, den Montagmorgen so zu beginnen, aber ich lief vom dritten zum achten Stock die Treppen hoch und fand Julia, in der 23. Woche schwanger, auf der Intensivstation. Sie hatte nicht nur Atemprobleme, sie war auch so gut wie blind und hatte sehr große Angst um sich selbst und ihr Baby. Es handelte sich um eine lang erwartete Schwangerschaft.

Ich kann mich nicht mehr erinnern, warum ich an diesem Morgen zu ihrem Fall gerufen wurde, wahrscheinlich zur Beurteilung des kindlichen Herzschlags. Woran ich mich sehr viel mehr erinnere, sind die vielen, vielen Treppen, die ich zwischen Julias 23. und 31. Schwangerschaftswoche gestiegen bin, um mich um ihre komplexen geburtshilflichen Probleme zu kümmern. Sie wechselte von der Intensivstation zur Station für Hochrisikoschwangere, von dort zur psychiatrischen Abteilung, zurück zur Station für Risikoschwangere, in den Kreißsaal und wieder zurück. Die Ärzte sagten ihr, dass sie ihr Leben für dieses Kind aufs Spiel setze und sie erwiderte, dass ihr das egal sei.

Schließlich hatte Julia einen Kaiserschnitt und ihr Neugeborenes wurde auf die neonatologische Intensivstation gebracht. Sechs Stunden nach der Geburt begann sie mit einer elektrischen Pumpe, Milch abzupumpen. Das war keine leichte Aufgabe, denn Julia konnte fast nicht sehen, was sie tat und sie war sowohl körperlich als auch emotional geschwächt. Doch sie baute bald eine gute Milchmenge auf. Sie erholte sich nur langsam von ihrer Operation und hatte weiterhin viele Atemschwierigkeiten.

Als ihr Kind stark genug war um zu saugen, war Julia überglücklich und die Stillmahlzeiten verliefen gut. Julia verließ sich vollständig darauf, wie es sich „anfühlte", wenn sie das Baby anlegte. Sie hatte niemals wunde Mamillen und ihr Baby nahm gut zu.

Julia sagte wiederholt, wie wichtig das Stillen für sie war – nachdem sie so lange darauf gewartet hatte ein Kind zu empfangen und solch eine schwierige Schwangerschaft hatte. Sie musste viele Herausforderungen für sich und ihr Kind überwinden, aber sie betonte, dass das Stillen „die wunderbarste, erfreulichste Erfahrung" war. Sie stillte etwa fünf Monate voll und stillte danach noch längere Zeit nicht ab.

Diese Verzögerung sollte vermieden werden. In erster Linie, weil die Mutter die frühe Stimulation braucht und auch, weil eine Verzögerung des Pumpbeginns die Keimzahl der Milch erhöht.[30] Will die Mutter stillen, leiten Sie sie dazu an, innerhalb von sechs Stunden nach der Geburt mit dem Abpumpen zu beginnen. Es sollte einen eindeutigen, festgeschriebenen Pflegestandard zu diesem Thema geben.

Für eine umfassende Versorgung der stillenden Frau und ihres Neugeborenen ist die Dokumentation unerlässlich.[31] Oft wird jedoch auf dem Krankenblatt nur vermerkt „Patientin pumpt". Diese Bemerkung beschreibt nicht ausreichend, welche Pflege erforderlich ist oder vom Stationsteam durchgeführt wurde. Zu der Dokumentation gehört, wann mit der mechanischen Entleerung begonnen wurde, wie oft abgepumpt wird, welche Mengen gewonnen wurden (dies zählt als Ausscheidung bei einer schwer kranken Mutter und muss in der Flüssigkeitsbilanz angegeben werden), der Zustand der mütterlichen Brust (weich, gefüllt, fest, angeschwollen) und jegliche Probleme mit schmerzenden oder verletzten Mamillen. Außerdem gehört eine klare Notiz auf die Karte, was der Mutter gezeigt wurde und wie viel, wenn überhaupt, Hilfe die Mutter beim Abpumpen der Milch benötigt.

Nach der ersten Beratung sollte die Frau weiterangeleitet und unterstützt werden, um ihre Entscheidung für das Stillen und ihre Bemühungen beim Abpumpen zu stärken. Frühzeitig begonnene Entlassungspläne und ein starkes soziales Netzwerk verbessern die Stillbemühungen in der Regel.[32]

Beginn des nonnutritiven Saugens

Unter nonnutritiver Zeit an der Brust wird verstanden, dass der Säugling an der Mamille leckt oder saugt und/oder im Hautkontakt mit der Mutter ist, ohne dass ein Milchtransfer stattfindet. Die nonnutritive Zeit geht oftmals dem Stillen voraus und wird in der Regel bei kranken oder frühgeborenen Neugeborenen eingesetzt. Bei frühgeborenen Säuglingen erfolgt das nonnutritive Saugen oftmals im Zusammenhang mit der *Kangaroo-Mother-Care*.

Auch wenn viele Fachleute die Begriffe *Hautkontakt* und *Kängurupflege* als austauschbar ansehen, gibt es einen technischen Unterschied. Kirsten und Kollegen[33] definieren Kängurupflege als „Haut-zu-Haut-Kontakt zwischen einer Mutter und ihrem Baby mit geringem Geburtsgewicht im Krankenhaus" (S. 443). Der Begriff Kangaroo-Mother-Care (KMC) wurde auf dem ersten internationalen Workshop zur Kängurupflege geprägt.[34, 35] Das Wort *Mutter* wurde hinzugefügt, um die Bedeutung der Mutter und ihrer Milch zu betonen. Kirsten und Kollegen führen weiter aus, dass es drei wichtige Komponenten der KMC gibt: Positionierung, Stillen und Weiterführung der Methode nach der Entlassung aus der Klinik, während der Säugling ausschließlich von der Milch seiner Mutter ernährt wird. Die Verwendung dieser Definition und der Komponenten als wesentliche Kriterien ergibt, dass der Haut-zu-Haut-Kontakt, wie er auf spontaner und unregelmäßiger Basis bei reif geborenen Säuglingen erfolgt, zwar wünschenswert ist, aber nicht mit Kangaroo-Mother-Care gleichzusetzen ist. Das eine ist eine Handlung, das andere eine spezielle Form der Pflege.

Kirsten und Kollegen[33] zitieren mehrere Studien an Tieren, die zeigen, dass eine Trennung zu Stressverhalten führt. Eine verbreitete Reaktion bei Säugelebewesen. Dies sollte zu einer Erklärung beitragen, warum sich Mutter und Säugling wohlfühlen, wenn KMC umgesetzt wird. KMC hat vielfache Vorteile (☞ Aus der Forschung Kapitel 10, S. 282) und das Stillen ist nur einer der bekannten Vorteile (☞ Kasten 14.4 und Aus der Forschung S. 424).

Fortschreiten zum nonnutritiven Saugen

Nonnutritives Saugen – das Saugen an einer „leeren" Brust – ist der logische nächste Schritt. Wenn sich der Säugling im Hautkontakt mit der Mutter befindet, kann er zum Saugen ermutigt werden. Zu diesem Zeitpunkt ist es nicht das Ziel, dass er tatsächlich Milch erhält. In diesem Stadium kann es sein, dass die Säuglinge ihren Mund an der Brust haben, aber die Brust nicht erfassen oder nicht daran saugen. Falls sie ansaugen, schlucken sie vielleicht ein oder zwei Mal und schlafen häufig an der Brust ein.[27] Nun wird das Kind weiterhin mit der Sonde ernährt und die Mutter wird weiterhin abpumpen, aber die Eltern sollten angeleitet werden, auf die Hungerzeichen des Säuglings zu achten. Das nutritive Saugen oder direkte Stillen an der Brust, bei dem der Säugling sowohl saugt als auch schluckt, ist der nächste Schritt, der folgen wird.

Fortschreiten zum nutritiven Saugen

Irgendwann wird der Säugling die Brust besser fassen und an ihr saugen können. Zu Beginn ist seine Fähigkeit, wirkungsvoll zu saugen, gewöhnlich unbeständig. Sobald der Säugling Saugen, Schlucken und Atmen wirkungsvoll koordinieren kann, ist es das erste Ziel, eine direkte Stillzeit pro Tag zu erreichen. Die Zahl der Stillzeiten wird dann allmählich erhöht, bis alle Mahlzeiten durch direktes Stillen erfolgen. Auch wenn es oft nicht der Fall ist, wäre es ideal, wenn dies vor der Entlassung der Fall wäre.

14.4 Vorteile der Känguru-Pflege

Kirsten und Mitarbeiter[33] haben Belege für die vielen Vorteile der Kangaroo-Mother-Care gesammelt.** Dazu gehören:
- Besseres Stillen
  - Längere Stilldauer[36]
  - Stabilere Milchmenge[37, 38]
  - Mehr Stillmahlzeiten pro Tag[39]
  - Erhöhtes Vertrauen in das Stillen und die Stillkompetenz[41–43]
  - Höhere Wahrscheinlichkeit, voll stillend entlassen zu werden[38, 44]
- Physiologische Stabilität
- Mütterliche Zuversicht und Bonding
- Weniger Infektionen, einschließlich nekrotisierender Enterokolitis
- Kostenersparnis.

** Kirsten und Kollegen[33] geben für jede dieser Aussagen Quellen an.

Direktes Stillen und nutritives Saugen

Es ist nicht sinnvoll, das direkte Stillen hinauszuzögern, bis der Säugling ein bestimmtes Gewicht oder Gestationsalter erreicht hat. Außerdem sollte der Säugling nicht erst zeigen müssen, dass er erfolgreich aus der Flasche trinken kann, ehe er an die Brust darf. Stattdessen ist der Säugling bereit für den Beginn des direkten Stillens, wenn er Saugen, Schlucken und Atmen koordinieren kann. In der Regel ist dies bereits mit einem korrigierten Alter von 30 Wochen der Fall.* Es kann aber auch früher oder später sein.

Wie oft der Säugling trinkt, hängt von den Umständen ab. Ein Säugling, der am oder nahe am Termin geboren wurde und aufgrund von Krankheit nicht sofort nach der Geburt gestillt wurde, kann unter Umständen nach Bedarf gestillt werden. Bei Frühgeborenen sieht das anders aus.

---
* Unter korrigiertem Alter wird das Gestationsalter bei der Geburt plus die Zahl der Wochen seit der Geburt verstanden.

Aus der Forschung

Auswirkungen von Hautkontakt auf die Muttermilchmenge
  Quelle: Hurst, N.M.; Valentine, C.J.; Renfro, L. et. al. Skin-to-skin holding in the neonatal intensive care unit influences maternal milk volume. *J Perinatol* 1997;17:213–217.

Ziel
Diese Studie versucht herauszufinden, wie sich Hautkontakt auf die Milchmenge, die Mütter von Frühgeborenen innerhalb von 24 Stunden bilden, auswirkt.

Studiendesign und Methode
Die retrospektive Studie umfasste 23 Mütter (8 in der Untersuchungsgruppe und 15 in der Kontrollgruppe). Die Mütter begannen innerhalb von 48 Stunden nach der Geburt mit dem Abpumpen und verwendeten eine vollautomatische, elektrische Brustpumpe. Sie pumpten alle drei Stunden für mindestens 15 Minuten und insgesamt sechs Mal pro Tag. Das Durchschnittsalter der Säuglinge betrug 27,7 Gestationswochen. Mit dem Hautkontakt wurde zwischen 8 und 26 Tagen nach der Geburt begonnen (durchschnittlich 15 Tage nach der Geburt). Die Milchmenge, die die Mütter abpumpten, wurde nach einer Woche (Ausgangswert), zwei, drei und vier Wochen gemessen.

Ergebnisse
Die durchschnittlich innerhalb von 24 Stunden erzielte Milchmenge betrug in der Untersuchungsgruppe 499 ml verglichen mit 218 ml in der Kontrollgruppe. Über zwei Wochen hinweg gab es in der Untersuchungsgruppe eine starke, lineare Zunahme der Milchmenge. Im Gegensatz dazu gab es in der Kontrollgruppe keine wesentlichen Veränderungen. Die Anzahl der Mütter, die das Pumpen vor der Krankenhausentlassung aufgaben, war in beiden Gruppen ähnlich. Allerdings hatten alle sechs Frauen, die aus der Kontrollgruppe herausfielen, *alle* eine geringe Milchmenge (zwischen 90 und 360 ml/24 h) und alle erklärten, dass sie sich unzulänglich fühlten, weil sie nicht in der Lage waren, die volle Milchmenge, die ihr Säugling benötigt, zu bilden.

Kritische Anmerkung, klinische Anwendung
In den letzten zwei Jahrzehnten wurde in der Literatur dokumentiert, dass Hautkontakt viele physiologische und psychologische Vorteile hat. Diese einfache Maßnahme hat keine erkennbaren Nachteile und kostet nichts. Die Ergebnisse der Studie sollten mit einer größeren Probandenzahl wiederholt werden, denn Hautkontakt scheint Müttern von Frühgeborenen zu helfen, Milchmengen zu erreichen, die näher an die von Müttern termingeborener Säuglinge heranreichen. •

In der Regel wird bei Frühgeboren angeordnet, dass sie alle zwei oder drei Stunden gestillt werden. Solch ein Schema hat sich für den Anfang bewährt, da sich die Kinder oft in einem halbschläfrigen Zustand befinden und zum Stillen aufgeweckt werden müssen. Es ist jedoch wichtig, dass darauf geachtet und dokumentiert wird, wann der Säugling anfängt, Hungerzeichen zu zeigen. Im Idealfall wechselt der Säugling vor der Entlassung vom Stillen nach Plan zum Stillen nach Bedarf.

Beendigung des Stillens, falls nötig

Manchmal sagt eine Mutter, dass sie nicht mehr länger für ihr krankes Neugeborenes abpumpen möchte. Das ist gar nicht ungewöhnlich. Die Reaktion der Pflegefachkraft auf diese Entscheidung ist wichtig. Einerseits darf es keine Botschaft geben, die impliziert, dass die Pflegefachkraft uninteressiert ist oder der Mutter nicht mehr beim weiteren Pumpen helfen will. Andererseits sollte die Aussage der Frau nicht als endgültige Entscheidung angesehen werden. Wenn eine Mutter sagt, dass sie nicht mehr weitermachen will, dann erkennen Sie ihre Gefühle und die Entscheidung an und stellen Sie eine offene Frage, was sie zu dieser Entscheidung gebracht hat. Ein angemessenes Beispiel könnte sein: „Oh, ich habe gedacht, dass Sie gut mit dem Abpumpen zurechtkommen. Ich frage mich, ob das wirklich ihr letztes Wort ist. Vielleicht haben Sie ein paar Schwierigkeiten und brauchen mehr Unterstützung vom Personal oder ihrer Familie." Wenn sie tatsächlich ihre Entscheidung getroffen hat, kann sie auf diese Weise freundlich sagen „Nein, ich habe wirklich meine Entscheidung getroffen". Wenn sie jedoch in diesem Moment entmutigt ist, hat sie die Gelegenheit zu enthüllen, was ihrer Meinung nach nicht gut läuft oder welche Art von Unterstützung sie braucht. Wenn Sie mehr Hilfe braucht, dann sorgen Sie dafür. Wenn sie sich tatsächlich zum Abstillen entschlossen hat, versichern Sie ihr, dass es in Ordnung ist, ihre frühere Entscheidung zu revidieren und dass Sie weiterhin für sie da sind und ihr helfen werden. Sagen Sie ihr, dass sie ihre eigenen Gefühle und Fähigkeiten am besten einschätzen kann und dass Sie zuversichtlich sind, dass sie eine gute Mutter ist.

Helfen Sie ihr, jegliche Gefühle des Versagens auszusprechen, aber konzentrieren Sie sich auf alles, was sie unternommen hat, um Erfolg zu haben, und wiederholen Sie, dass jede Menge an Muttermilch, die der Säugling erhalten hat, ein Gewinn für ihn ist. Optimieren Sie den Dialog zwischen Mutter und Säugling und erklären Sie ihr, worauf sie beim Flaschefüttern achten muss.

Manchmal muss eine Mutter ihre Stillbemühungen aufgeben, weil ihr Säugling stirbt. Das ist sehr traumatisch. Sie hat ihre Milch abgepumpt, in der Hoffnung, dass ihr Baby überleben würde. All die körperlichen Empfindungen, die mit der Ernährung eines Säuglings verbunden sind, sind in ihrer Brust noch spürbar, aber es gibt kein Baby mehr in ihren Armen. Einige Mütter wollen ihre Milch dann für andere Säuglinge spenden. Dazu sollte Kontakt mit einer Milchbank aufgenommen werden (☞ Anh. A). Es kann der trauernden Mutter das Gefühl geben, zumindest einem anderen Baby geholfen zu haben, wenn sie ihre Milch spendet. (Raten Sie davon ab, dass Muttermilch an einzelne Mütter einfach so abgegeben wird, das kann zu einem Haftungsproblem führen.) Loben Sie die Mutter für ihr Engagement für das Stillen, drücken Sie Ihr Mitgefühl über ihren Verlust aus und seien Sie für sie da, nicht als Stillberaterin, sondern als fürsorgliche Pflegeperson.

In der Zwischenzeit sind die körperlichen Beschwerden durch die Überdehnung ein Problem. Die Frau mag versucht sein abzupumpen, um sich Erleichterung von dem Völlegefühl zu verschaffen. Deshalb ist es wichtig, dass Sie ihr erklären, dass das weitere Pumpen ihr nicht helfen wird, die Milchbildung zu stoppen. Leiten Sie die Frau an, wie sie sich allmählich von der Pumpe entwöhnen kann, indem sie zuerst die Dauer der Pumpzeiten verringert und dann die Häufigkeit. Um ihr Völlegefühl zu mindern, kann sie sich in die Dusche stellen und die Milch herausfließen lassen und anschließend Eis auflegen, um den Blutandrang zu reduzieren.

14.2 Abpumpen von Muttermilch

Das Wort *abpumpen* wird oft verwendet um auszudrücken, dass Milch mit Hilfe der Hände aus der Brust gewonnen wird. Technisch gesehen bedeutet *abpumpen* jedoch, dass jemand mit seinen Händen oder mit Hilfe einer Pumpe Milch aus der Brust entleert. Das Abpumpen kann aufgrund von mütterlichen oder kindlichen Ursachen indiziert sein. Zu den möglichen Indikationen gehört: (1) dass eine Mutter ihre Brüste anregen muss, um die Milchbildung in Gang zu bringen oder die Milchmenge zu erhöhen, (2) dass der Säugling nicht in der Lage ist, ausreichend an der Brust zu saugen, und die Mutter mehr Stimulation braucht, und (3) dass der Säugling von seiner Mutter getrennt ist.

Frauen, die von ihrem Kind getrennt sind, haben viele Möglichkeiten. Sie können (1) ihre Milch abpumpen und verwerfen, (2) ihre Milch abpumpen, sammeln und aufbewahren oder (3) ihre Milch abpumpen, manchmal verwerfen und ein anderes Mal aufbewahren. Die Wahl der Frau hängt von den Bedürfnissen des Säuglings und seinem Gesundheitszustand, den zeitlichen Einschränkungen der Frau und der Ursache für die Trennung ab. Zum Beispiel wird eine arbeitende Mutter, die sehr kurze Pausen hat, es vorziehen, ihre Milch abzupumpen und zu verwerfen. Der Nachteil davon ist, dass ihr Säugling dann wahrscheinlich künstliche Säuglingsnahrung erhalten muss, wenn sie nicht da ist. Andere Frauen ziehen es vor, ihre Milch abzupumpen und später zu verfüttern. Der offensichtliche Vorteil besteht darin, dass der Säugling in den Genuss der Vorteile der Muttermilch kommen wird, ob er nun gesund oder krank ist. Milch, die beim Stillen an der einen Brust aus der anderen Brust heraustropft, hat weniger Kalorien, kann verunreinigt werden und sollte nicht für den späteren Gebrauch gesammelt werden.

14.2.1 Handausstreichen

Jede stillende Frau sollte wissen, wie sie ihre Milch mit der Hand ausstreichen kann. Eine Frau kann ihre Pumpe aus Versehen bei ihrer Schwester am anderen Ende der Stadt vergessen haben, oder ein Stromausfall macht ihre elektrische Pumpe nutzlos, aber ihre Hände sind immer verfügbar! Im Gegensatz zu dem, was viele Menschen glauben, ist das Handausstreichen nicht notwendigerweise zeitaufwändig. Es ist schlicht eine Technik, die erlernt werden muss. Sobald eine Frau sie einmal beherrscht, kann sie genauso schnell Milch gewinnen wie eine Frau, die eine Pumpe verwendet.

Das Handausstreichen kostet nichts und kann mit wenig Übung erlernt werden. Eine Möglichkeit, wie von Hand ausgestrichen werden kann, ist in Tabelle 14.4 beschrieben. Mütter, die dem Handausstreichen aufgrund erfolgloser früherer

14.2 Abpumpen von Muttermilch

Versuche zögernd gegenüberstehen, wurden meist schlecht angeleitet. Es gibt zwei gute Strategien, dies zu überwinden. Lehren Sie das Handausstreichen, wenn der Erfolg am wahrscheinlichsten ist – wenn die Brust der Mutter spannt oder der Säugling an der gegenüberliegenden Seite trinkt. Sie wird schnell die Ergebnisse ihrer Bemühungen sehen! Oder Sie schlagen der Frau vor, sich

Zweck/Hintergrund	
Das Handausstreichen ist eine Technik, die jederzeit eingesetzt werden kann, wenn eine Frau Milch aus ihrer Brust entleeren muss. Von Hand ausgestrichene Milch enthält relativ wenige Bakterien und die Technik ist leicht zu erlernen. Das Handausstreichen kann als Ersatz für eine Brustpumpe dienen oder in Verbindung mit der Pumpe eingesetzt werden.	
Ausrüstung	
<ul><li>Warme Kompressen (in warmes Wasser getauchtes und anschließend ausgewrungenes Handtuch oder Windel ist gut geeignet)</li><li>Sammelgefäß (steriler oder sauberer Behälter, abhängig davon, wie alt das Kind ist und in welchem gesundheitlichen Zustand es sich befindet)</li><li>Milchauffangschale, falls verfügbar oder von der Mutter einer Flasche vorgezogen wird</li></ul>	
Vorgehensweise	**Begründung/entscheidender Faktor**
Leiten Sie die Mutter zum gründlichen Händewaschen an	Händewaschen ist eine einfache und überaus wirkungsvolle Maßnahme, um Infektionen zu verhüten
Legen Sie warme Kompressen auf die Brust auf	Erhöht die Durchblutung; diese Stimulation kann den Milchspendereflex auslösen
Brustmassage jedes einzelnen Quadranten; beginnen Sie mit sanftem Streicheln, das sich zu richtigem Massieren steigert; in jedem Quadranten wiederholen	Taktile Stimulation fördert den Milchspendereflex
Legen Sie Daumen und Zeigefinger etwa drei bis vier Zentimeter hinter der Mamille zueinander gegenüberliegend auf die Brust (z.B. bei 12.00 Uhr und 6.00 Uhr)	Beachten Sie, dass drei bis vier Zentimeter hinter der Mamille am äußeren Ende der Areola sein kann, aber nicht muss
Drücken Sie gerade gegen den Brustkorb (Frauen mit großen Brüsten heben die Brust zuerst etwas an und drücken dann gegen den Brustkorb)	Ahmt die wellenförmige Bewegung der Zunge des Säuglings nach
Lehnen Sie sich nach vorne über und spritzen Sie die Milch in den Behälter (oder Milchauffangtrichter, wenn er verfügbar ist oder von der Frau bevorzugt wird)	So wird alle Milch gesammelt, die herausspritzt
Massieren Sie gelegentlich die Außenbezirke	So werden die Loben in den äußeren Bezirken geleert
Wiederholen Sie den oben beschriebenen Vorgang an verschiedenen Stellen (z.B. bei 9.00 Uhr und 3.00 Uhr)	Es sollten Quadranten der Brust ausmassiert werden
Bewahren Sie die gesammelte Milch entsprechend der Krankenhausrichtlinien auf	Um sie dem Säugling zu geben

Tab. 14.4 Vorgehen beim Handausstreichen.

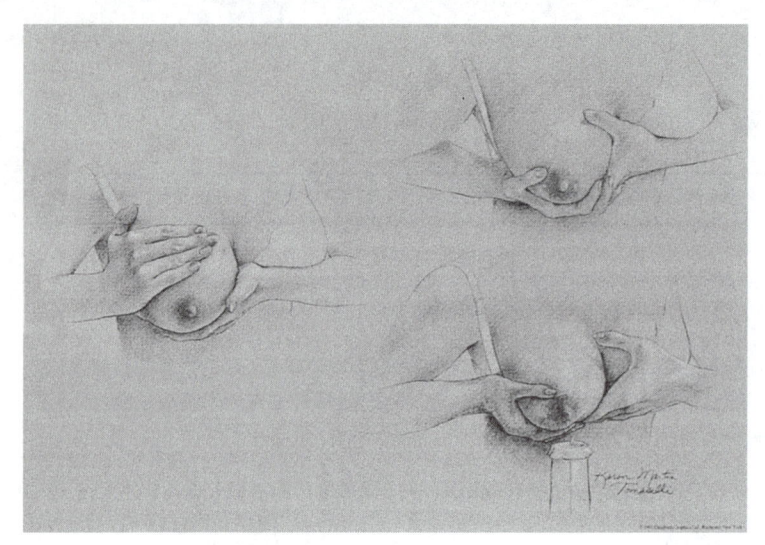

Abb. 14.1 Handmassage (links) und Handausstreichen (rechts). [E252]

unter die warme Dusche zu stellen und sich nach vorne zu beugen. Die Wärme und die Schwerkraft werden sie in ihren Bemühungen unterstützen. Leiten Sie die Frau an, ihre Brüste zu massieren und mit der Hand auszustreichen, ehe sie eine Brustpumpe verwendet. Das fördert den Milchspendereflex.[45] Das ist besonders wichtig für Mütter von Frühgeborenen, die nicht an der Brust trinken. Massieren verbessert die Milchmenge, wahrscheinlich durch die taktile Stimulation[46] (☞ Aus der Forschung S. 424).

Wenn das Handausstreichen nicht erfolgreich ist, suchen Sie nach der Ursache. Die korrekte Technik des Handausstreichens wird in Abb. 14.1 gezeigt. Häufig schaffen es die Frauen nicht, nach innen gegen die Brust zu drücken und legen ihre Finger nicht über die Milchseen, sondern auf eine andere Stelle. Überprüfen Sie, ob diese beiden Probleme vorliegen.

Stellen Sie der Frau auch Informationsmaterial zur Verfügung (☞ Anhang B). Das Infoblatt von Marmet* ist hervorragend.

Das Handausstreichen hat sich für verschiedene Situationen bewährt. Empfehlen Sie mit der Hand auszustreichen, um den angeschwollenen Mamillen/Areola-Bereich weicher zu machen, bevor der Säugling ansaugt. Das ist viel einfacher, als einer Frau den Gebrauch einer Pumpe für nur wenige Milliliter zu erklären. Versichern Sie der Mutter eines Frühgeborenen, dass das Handausstreichen für ihr Baby sicher ist, weil es nur eine geringe Keimbelastung mit sich bringt[47, 48, 110] und weil das Handausstreichen besser angepasste Natriumwerte ergibt, was für einen frühgeborenen Säugling wichtig ist.[49] Allerdings ist das Handausstreichen weniger zeiteffizient, teilweise deshalb, weil die Frau nur jeweils eine Brust ausstreichen kann. (Eine Pumpe kann beide Brüste gleichzeitig abpumpen.) Das Handausstreichen kann zusätzlich zum Abpumpen eingesetzt werden, wenn die Pumpe nicht verfügbar ist oder nicht funktioniert. Wie ein Experte es ausdrückt: „Auch wenn das Handausstreichen in den USA nicht häufig gemacht wird, sollten die Mütter die Grundlagen erlernen und dazu ermuntert werden, diese Technik zu üben, für den Fall, dass sie keinen Zugang zu ihrer Pumpe haben, die Pumpe defekt ist, es einen Stromausfall gibt oder die Batterien leer sind."[50]

14.2.2 Abpumpen

Brustpumpen

Eine Brustpumpe kann statt oder zusätzlich zum Handausstreichen verwendet werden. Die Verbraucherinformation sollte das Ziel haben, der Mutter beides zur Wahl zu stellen. In den folgenden Abschnitten werden verschiedene Brustpumpen miteinander verglichen und Tipps zum Gebrauch einer Pumpe gegeben.

Es gibt einige grundlegende Unterschiede zwischen Pumpen und Säuglingen. Der Hauptunterschied liegt darin, welche Form von Druck in ers-

---

* Anmerkung der Übersetzerin: Dieses kann über die La Leche Liga bezogen werden, Adresse siehe Anhang A.

ter Line eingesetzt wird – negativer Druck oder mechanischer Druck (negativer Druck wirkt wie ein Staubsauger, mechanischer Druck wirkt wie Fegen mit einem Besen). Ein Säugling an der Brust erhält die Milch in erster Linie durch mechanischen Druck (d.h., die Mundmuskulatur macht die „Arbeit" und melkt die Milch aus den Milchseen). Der negative Druck wird überwiegend dazu eingesetzt, um die Mamille/Areola an Ort und Stelle zu halten. Im Gegensatz dazu stützt sich die Wirkung der Pumpe in erster Linie auf negativen Druck, während sie nur wenig, wenn überhaupt, mechanischen Druck ausübt.

Ähnlichkeiten zwischen der Pumpe und dem Säugling sind wünschenswert. Keine Pumpe ist ideal, aber die Dinge, die unbedingt berücksichtigt werden müssen, sind der Wirkungsgrad, der Komfort, die Bedienungsfreundlichkeit, Sterilität und einige andere Faktoren. Die Merkmale einer „idealen" Pumpe sind in Kasten 14.5 beschrieben. Tatsächlich ist die ideale Pumpe eine Pumpe, die das Verhalten des Säuglings so weit wie möglich nachahmt. Es gibt spezielle Informationen über die Fähigkeiten und Beschränkungen von fast jeder derzeit auf dem Markt erhältlichen Pumpe.[51, 52]

Mütter fragen oft, welche Pumpe die beste ist. Es gibt auf diese Frage keine einfache Antwort. Einige Pumpen sind unter bestimmten Umständen oder für bestimmte Frauen besser geeignet.[53] Die Pflegefachkraft muss der Frau helfen, die Pumpe zu wählen, die für ihre Situation die meisten Vorteile bietet. Was für eine Mutter, die einen gesunden Säugling stillt, gut funktionieren mag, kann für eine Mutter, die nicht durch das Saugen ihres Kindes stimuliert wird, ungeeignet sein. Die beiden besten Fragen, die Sie stellen können, wenn Sie einer Mutter helfen festzustellen, was für ihre Situation am besten ist, lauten: (1) Wie häufig und wie lange wird sie die Pumpe verwenden? Und (2) Wie viel Zeit hat sie für eine Pumpsitzung? (Dies ist wahrscheinlich ein wichtigerer Punkt bei berufstätigen Frauen.) Vorschläge, welche Pumpe wann geeignet ist, finden Sie in Tabelle 14.5. Pumpen können in zwei Hauptgruppen eingeteilt werden: Handpumpen und Motorpumpen.

Handpumpen

Handpumpen sind in keiner Weise automatisiert. Es gibt drei Arten von Handpumpen: Gummiballpumpen, Zylinderpumpen und Abzugshebelpumpen. Gummiballpumpen sind nicht wirkungsvoll und haben nur eine 5 ml fassende Sammelkammer, die häufig geleert werden muss. Am wichtigsten ist jedoch, dass sie Bakterien beherbergen, selbst wenn sie ausgekocht werden. Die Pumpen sind in jedem Fall ungeeignet für Mütter.[54] Abzugshebelpumpen bilden ein Vakuum, indem ein Abzugshebelgriff gedrückt oder gezogen wird (☞ Abb. 14.2). Zylinderpumpen bestehen aus zwei Zylindern, wie in Abb. 14.3 gezeigt. Der innere Zylinder passt in den äußeren und sie bilden ein Vakuum, wenn die Mutter den äußeren Zylinder nach unten zieht. Der äußere Zylinder dient als Sammelbehälter für die Milch. Später kann ein Sauger aufgeschraubt werden und der äußere Zylinder dient als Fütterungsgefäß.

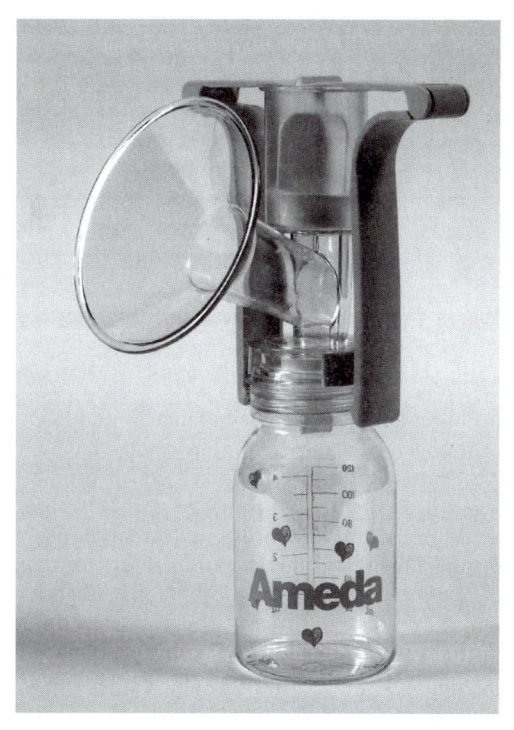

Abb. 14.2 Einhandpumpe. [U143-002]

🔍 Aus der Forschung

Doppelpumpen plus Brustmassage bringt das beste Ergebnis

Quelle: Jones, E.; Dimmock, P.W.; Spencer, S.A. A randomised controlled trial to compare methods of milk expression after preterm delivery. *Arch Dis Child Fetal Neonatal Ed* 2001;85: F91–F95.

Fokus

Jones und Kollegen führten eine kontrollierte Studie durch, „um Milchmenge und Fettgehalt

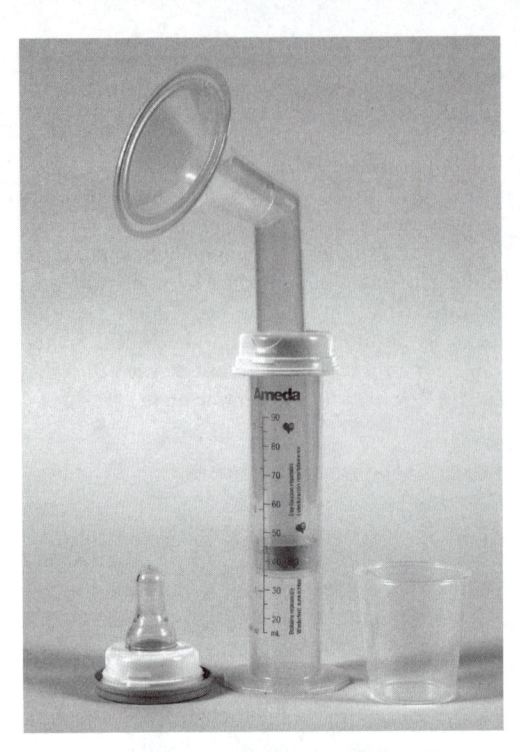

Abb. 14.3 Handpumpe mit Zylinder. [U143-002]

der abgepumpten Milch beim Einfach- und Doppelpumpen zu vergleichen". Ein zweites Ziel war die Beurteilung der Wirksamkeit von Brustmassagen in Bezug auf Milchmenge und Fettgehalt der Milch. Mütter, die vor Beginn der Studie mindestens fünf Mal täglich abpumpten, wurden zu der Studie zugelassen. Wie viele Frauen zugelassen wurden, wurde nicht angegeben, doch 52 Mütter erklärten ihr Einverständnis, an dieser in Großbritannien durchgeführten Studie teilzunehmen.

Die Probandinnen wurden nach dem Zufallsprinzip der Gruppe der nacheinander („einfach") oder der Gruppe der gleichzeitig („doppelt") pumpenden zugewiesen. Danach wurden die Gruppen nochmals nach Schwangerschaftswoche und Geburtenzahl unterteilt. Die sechs Gruppen wurden an vier aufeinander folgenden Tagen untersucht. Die Mütter wurden nach dem Zufallsprinzip angewiesen, die Brust am ersten und zweiten oder dritten und vierten Tag zu massieren. Allerdings wurden die Daten des ersten „Massage-Tages" nicht analysiert, um den Müttern die Möglichkeit zu geben, die Massagetechnik zu erlernen. Die Durchführung der Brustmassage bestand aus sanftem, streichelndem Rollen mit den Knöcheln nach unten über die Brust. Es wurde die Ameda/Egnell Elite Brustpumpe (Großbritannien) verwendet, die Verkleinerungseinsätze bei Bedarf verwendet, um in allen Fällen einen guten Sitz des Ansaugtrichters zu gewährleisten. Die Mütter wurden angewiesen, mindestens acht Mal innerhalb von 24 Stunden zu pumpen.

Von den ursprünglich 52 Müttern, nahmen nur 32 bis zum Ende der Studie teil. Andere zogen sich aus verschiedenen Gründen – einschließlich Tod des Säuglings – zurück. Die Säuglinge der Probandinnen waren durchschnittlich mit einem Gestationsalter von 29,97 Wochen und einem Gewicht von 1,5 kg geboren worden. Anders als ausgemacht, pumpten die Mütter durchschnittlich 5,2 Mal innerhalb von 24 Stunden.

Ergebnisse

In Hinsicht auf die Gesamtmilchmenge und den Fettgehalt der Milch (Gesamtfett in g) war Doppelpumpen effektiver als Einfachpumpen ($p < 0,01$) und das Massieren wirkungsvoller als das Nicht-Massieren ($p < 0,01$). Wie erwartet, war die Fettkonzentration pro Pumpsitzung etwa gleich, denn mit mehr Fett und mehr Milch bleibt die Konzentration etwa gleich. Es wurde eine deutlich höhere Gesamtfettmenge gewonnen. Die Ergebnisse des Fragebogens zeigten, dass die Pumpe als durchschnittlich bewertet wurde (Median bei 4 auf einer Skala von 0 bis 8). Das weist darauf hin, dass die Mütter mit dem Komfort und dem Wirkungsgrad der Pumpe zufrieden waren. Die Massage wurde mit einem durchschnittlichen Wert von 4 auf einer Skala von 0 bis 8 ähnlich bewertet. Interessanterweise zögerten die Mütter, die an Tag 1 und 2 massierten, die Massage am Tag 3 und 4 aufzugeben. Doppelpumpende Mütter waren zufriedener als einfachpumpende Mütter. Die Forscher beobachteten auch, wie lange die Frauen aus den einzelnen Gruppen weiterstillten. Bei zwei der Mütter kam es zu einer Involution der Brust, bevor die Kinder das korrigierte Alter von 37/40 Wochen erreichten. Beide Mütter waren in der Gruppe, die einfach pumpte. Doch 15 der 36 Mütter ernährten ihre Kinder ausschließlich mit Muttermilch (an der Brust oder mit abgepumpter Milch), als ihre Kinder korrigiert 37/40 Wochen alt waren, was einem Alter von fünf bis 13 Wochen ab Geburt entsprach.

Stärken und Schwächen der Studie

Eine bemerkenswerte Stärke dieser Studie liegt darin, dass die Zuordnung nach dem Zufallsprinzip und das Studiendesign den Forschern ermöglichten, zusätzlich zum Abpumpen auch das Massieren zu untersuchen. Eine weitere Stärke ist die Tatsache, dass zusätzlich zu den objektiven Messdaten über Milchmenge und Fettgehalt die persönlichen Berichte der Mütter berücksichtigt wurden. Es gibt auch einige Schwächen. 1. Es ist unklar, wie viele Mütter zur Teilnahme an dieser Studie berechtigt waren, aber mit der Teilnahme nicht einverstanden waren. Außerdem haben nur 36 der ursprünglich 52 Teilnehmerinnen bis zum Ende an der Studie mitgewirkt. Das könnte einen Bias durch die Wahl der Stichprobe zur Folge haben. 2. Es gibt keine Daten darüber, wie lange die Mütter bei jeder Pumpsitzung oder insgesamt innerhalb von 24 Stunden gepumpt haben. 3. Es ist unklar, ab dem wievielten Tag nach der Geburt die Mütter an der Studie teilnahmen.

Klinische Anwendung
Diese Studie hat signifikante klinische Auswirkungen. Die Ergebnisse dieser Studie, die deutlich zeigen, dass die Mütter von frühgeborenen Säuglingen, die nicht direkt an der Brust trinken, mehr Milch beim Abpumpen gewinnen können, wenn sie doppelpumpen, decken sich mit vorangegangenen Studien.[59,61] Das Massieren der Brust, eine Praxis, die häufig ignoriert oder zu der nicht aufgefordert wird, kann die taktile Stimulation liefern, die das fehlende Saugen des Säuglings kompensiert. Diese Praxis sollte unbedingt empfohlen werden, wenn Mütter ihre Säuglinge nicht direkt stillen.

Abgewandelt nach: Biancuzzo, M. *Breastfeeding Outlook* 2001;2:6.

Abgesehen von der Dichtung, die zum Reinigen entfernt werden muss, beherbergt kein Teil des Zylinders Keime und alle Teile können leicht auseinander genommen und gereinigt werden. Zylinderpumpen gibt es z.B. von den Firmen Hartmann, NUK und Ameda.

Handpumpen haben in der Regel weniger Saugkraft als automatische Pumpen. Die Mutter kontrolliert die Zahl der „Saugzyklen" durch die Zahl der Bewegungen mit dem äußeren Zylinder (bei einer Zylinderpumpe) und der Strecke, die sie ihn herauszieht. Der ausgeübte Sog nimmt zu, sowie sich der Zylinder füllt. Handpumpen haben einige Vorteile. Sie sind billiger als andere Pumpen. Sie wiegen wenig und können leicht transportiert werden. Sie sind gut geeignet für eine voll stillende Mutter mit reichlicher Milchmenge, die für ein gesundes, reif geborenes Baby abpumpt, das regelmäßig angelegt wird. Mütter, die zum Beispiel einen Abend ausgehen möchten, sind Kandidatinnen für eine Handpumpe. Eine Studie ergab, dass es keinen Unterschied in der Milchmenge und dem Fettgehalt der Milch gab, wenn Frauen, die vor der 35. Woche entbunden hatten, eine Handpumpe mit weichem Ansatzstück oder eine elektrische Pumpe mit hartem Ansatzstück verwendeten. Ob diese Resultate für andere Marken oder andere Arten von Ansatzstücken verallgemeinert werden können, ist ungewiss. Mütter, die nur gelegentlich Milch abpumpen, können Probleme mit dem Milchspendereflex haben, doch das liegt nicht an der Pumpe.

14.5 Die ideale Brustpumpe

Wirkungsgrad
- Entleert die Milch mit einer Geschwindigkeit von 75 ml/10 Min., wobei der Fettanteil erhalten bleibt
- Sammelbehälter fasst mindestens 120 ml
- Pumpe passt auf Babyflaschen oder lässt sich gleich als Flasche zum Füttern verwenden.

Komfort
Saugstärkenkontrolle
Stärke und Dauer der Vakuumphase werden von der Mutter ausgewählt und bleiben dann so eingestellt, dass der Sog dem eines gesunden, voll ausgetragenen Säuglings entspricht. Säuglinge saugen jeweils kürzer als eine Sekunde pro Saugvorgang und üben dabei einen negativen Druck von -50 bis -155 mmHg aus. Die Saugfrequenz beträgt 42 bis 60 Mal pro Minute. Zu Beginn sollte die Saugstärke mindestens -200 mmHg betragen, um den Milchfluss anzuregen.
Saugstärke
Es sollte ein Sog von -50 bis -155 mmHg ausgeübt werden. Der maximale Sog beträgt -240 mmHg, um den Milchfluss anzuregen.
Größe und Form des Brustansatzstücks („Brustglocke")
Das Ansatzstück, das gut passt, umgibt die Areola so, dass die Mamille sich beim Pumpen leicht vor und zurück bewegen kann. Die Mamille sollte genügend Platz haben, um herausgezogen zu werden, und das Ansatzstück sollte in der Lage sein, den Druck oder den Melkvorgang auf die Milchseen unter der Areola weiterzuleiten. Je kleiner das Ansatzstück ist, umso mehr direkter Druck wird auf die Mamillenspitze der Mutter ausgeübt. Umgekehrt gilt, je größer und tiefer das Ansatzstück, umso mehr wird der Bereich der Alveolen stimuliert, was dazu beitragen kann, den Milchspendereflex beim Abpumpen auszulösen.

Die idealen Maße reichen von 68–72 mm für den äußeren Durchmesser und 35–40 mm Tiefe des Ansatzstücks.

Weiches Ansatzstück
Ein weiches und anpassungsfähiges Ansatzstück sollte die Milchseen durch das Zusammenpressen der Areola besser stimulieren.

Zyklenzahl
Eine Pumpe, die den negativen Druck nicht konstant hält, sondern in Zyklen arbeitet, verursacht mit geringerer Wahrscheinlichkeit Verletzungen an Mamille und Areola.

Bequemlichkeit
- Leicht erhältlich, die Mutter kann die Pumpe und das Zubehör bei der örtlichen Apotheke/Sanitätshaus kaufen oder mieten und/oder die Herstellerfirma liefert innerhalb von 24 Stunden. Ersatzteile sind problemlos erhältlich
- Leicht zusammenzubauen, wenige Teile
- Tragbar
- Einfach zu bedienen
- Gibt der Mutter die Möglichkeit zu sehen, wie viel Milch sich im Behälter sammelt
- Passt auf Flaschen mit Universalgewinde, sodass die Milch direkt in den Behälter abgepumpt und dann mit einem fest schließenden Deckel verschlossen werden kann.

Sterilität/Sauberkeit
- Die Pumpe sollte leicht zu sterilisieren und die Keimzahl unter 1400 ml erhalten bleiben. Dies lässt sich erreichen, wenn alle Teile der Pumpe, die mit der Milch in Kontakt kommen, problemlos ausgekocht oder in die elektrische Spülmaschine gegeben werden können oder durch die Verwendung von Teilen für den einmaligen Gebrauch
- Vermeiden Sie Pumpen, die mehrere kleine Winkel und Ecken haben, die beim Reinigen nur schwer zugänglich sind
- Geschlossene Systeme lassen keine Umgebungsluft in die Milch, die möglicherweise Bakterien in das System einbringt. So wird das Risiko der Überkreuz-Kontamination von einer Benutzerin zur anderen verringert.

Sonstiges
- Die Pumpe sollte der Situation der Frau angepasst sein
- Eine gute Anleitung. Die Anleitung sollte zeigen, wie wichtig das Händewaschen ist, wie die Pumpe zusammengebaut, gereinigt und verwendet wird. Die Gebrauchsanweisung sollte in einfacher Sprache gehalten sein und mit Bildern oder Zeichnungen erläutert sein
- Kann sich die Mutter diese Pumpe leisten oder erhält sie eine Kostenübernahme oder einen Zuschuss von der Krankenkasse?

Motorbetriebene Pumpen

Motorbetriebene Pumpen lassen sich in Pumpen mit einem kleinen, einem mittelgroßen und einem großen Motor unterteilen. Sie werden entweder mit Batterien betrieben oder ans Netz angeschlossen. Die Größe des Motors bestimmt im Allgemeinen die Saugkraft, die Zyklenzahl pro Minute sowie das Ansaugen und Loslassen. Kleine Motorpumpen haben eine begrenzte Saugkraft und das Intervall Saugen/Loslassen ist ziemlich lang – etwa 10 bis 20 pro Minute.

Batteriebetriebene Pumpen
Kleine oder mittelgroße motorbetriebene Pumpen werden in der Regel mit Batterien betrieben (Abb. 14.4). Sie sind für den Gebrauch mit Batterien konstruiert, können aber über ein Netzgerät verfügen.

Batteriebetriebene Pumpen unterscheiden sich je nach Marke in sehr hohem Maße voneinander. Es gibt welche, die nur wenig negativen Druck ausüben und äußerst ineffizient sind, und andere, die fast so wirkungsvoll wie elektrische Pumpen sind. Deshalb ist es schwierig, ihre Vor- und Nachteile in Hinblick auf ihren Wirkungsgrad zu kategorisieren. Allerdings gibt es ein paar Gemeinsamkeiten. Viele batteriebetriebene Pumpen lassen sich zu einer Flasche umwandeln oder auf eine Flasche aufschrauben. Sie sind leicht und sauber und relativ preiswert. Ein möglicher Nachteil besteht darin, dass die Pumpen laut sein können und eine Frau zögert möglicherweise sie in einem Raum zu verwenden, wo sie nicht bemerkt

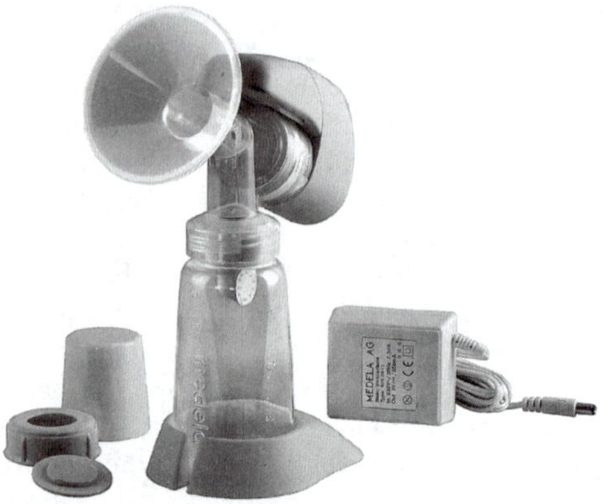

Abb. 14.4 Batteriebetriebene Pumpe MiniElectric. [U144]

14.2 Abpumpen von Muttermilch

	Langfristiger Dauergebrauch	Teilweises Abpumpen	Gelegentlicher Gebrauch	Bemerkungen
Beispiele für Handpumpen				
Ameda Lact-H			X	Zylinderpumpe
Ameda Einhandpumpe			X	Einhändig zu bedienen
Avent Isis			X	Einhändig zu bedienen
Kaweko Handpumpe			X	Einhändig zu bedienen
Medela Harmony Handpumpe			X	Einhändig zu bedienen
Medela Kolben-Handpumpe			X	Kolbenpumpe
NUK Handbrustpumpe			X	Zylinderpumpe
Beispiele für elektrische Pumpen				
Ameda Lactaline		X		Für persönlichen Gebrauch, 48 Zyklen/Min.
Medela MiniElectric		X		Für persönlichen Gebrauch, 30–38 Zyklen/Min.
Medela PumpInStyle		X		Für persönlichen Gebrauch, 48 Zyklen/Min.
Ameda Elite	X	X		Für persönlichen Gebrauch oder Vermietung, variabel bis 60 Zyklen/Min. einstellbar
Ameda Lact-E	X	X		Für persönlichen Gebrauch oder Vermietung, 48 Zyklen/Min.
Medela Lactina	X	X		Für persönlichen Gebrauch oder Vermietung, 42–60 Zyklen/Min.
Medela Lactina Plus	X	X		Für persönlichen Gebrauch oder Vermietung, 42–60 Zyklen/Min.
Ameda SMB	X			Mietpumpe, 48 Zyklen/Min.
Medela Classic	X			Mietpumpe, 48 Zyklen/Min.
Medela Symphony	X			Mietpumpe, computergesteuerte Zyklenzahl

Tab. 14.5 Hinweise zur Wahl einer Brustpumpe. Abgewandelt nach: Biancuzzo, M. *J Obstet Gynecol Neonatal Nurs* 1999;28:417–426. Anmerkung: Diese Tabelle soll Beispiele für auf dem Markt erhältliche Produkte liefern und darf nicht als vollständig angesehen werden. Die Autorin und der Verlag empfehlen weder die aufgeführten Marken noch geben sie eine Wertung über Modelle ab, die nicht auf dieser Liste erscheinen. Die Einteilung erfolgte in weiten Zügen entsprechend den Angaben der Hersteller.

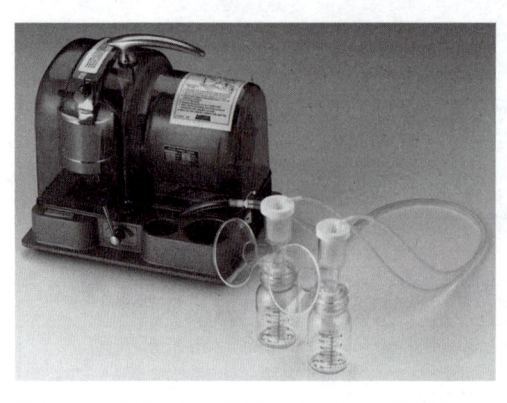

Abb. 14.5 Vollautomatische, elektrische Kolbenpumpe. Diese Pumpe kann fest an einem Ort aufgebaut oder auf einen Rollwagen gesetzt werden. [U143-001]

werden mag. Die Batterien sind ziemlich teuer und schnell leer, das kann für manche Mütter ein Nachteil sein. Eine batteriebetriebene Pumpe kann sehr gut geeignet sein, wenn eine voll stillende Mutter eines gesunden Kindes mehr oder weniger regelmäßig abpumpen muss.

Elektrische Pumpen

Vollautomatische, elektrische Pumpen sind der Goldstandard für Brustpumpen. Meist gibt es auf der Wochenstation zumindest eine, die von Zimmer zu Zimmer gerollt wird (☞ 14.5). Diese Pumpen haben den höchsten Wirkungsgrad, weil der Motor – nicht die Mutter – die mechanische Arbeit übernimmt. Mit einer elektrischen Pumpe lässt sich meist eine größere Fettmenge gewinnen als mit einer Pumpe, die mit der Hand gehalten

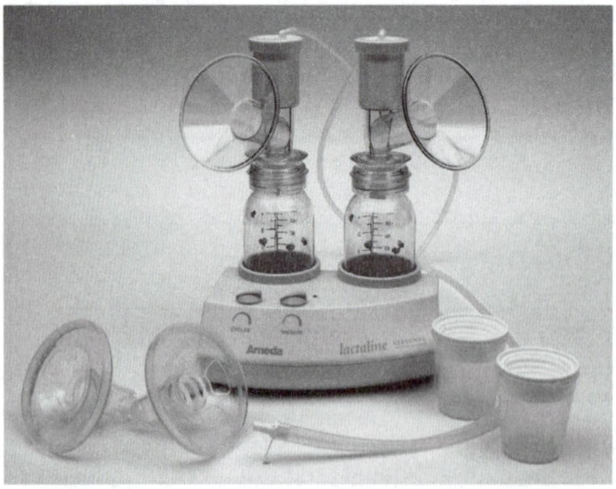

Abb. 14.6 Transportable, vollautomatische elektrische Brustpumpe, die sowohl am Netz als auch mit Batterie betrieben werden kann. [U143-002]

wird.[56] Das ist besonders für schwer kranke Säuglinge von Vorteil.

Zurzeit sind kleinere Versionen der elektrischen Pumpen verfügbar, die fast genauso wirkungsvoll sind, wie die großen Pumpen (☞ Abb. 14.7). Einige Einzelfallberichte behaupten, dass die kleineren Versionen weniger effizient seien, aber es gibt keine Untersuchungen, die diese Behauptung belegen.

Elektrische Pumpen und einige batteriebetriebene Pumpen können mit einem Doppelpumpset ausgerüstet werden. Das sind zwei Ansaugstücke und die Maschine pumpt beide Brüste gleichzeitig ab. Dies wird auch doppelpumpen genannt (☞ Abb. 14.8). Eine elektrische Pumpe mit Doppelpumpset scheint zu höheren Prolaktinwerten und damit zu größeren Milchmengen als andere Pumpen zu führen,[57–59] und der Zeitaufwand ist geringer als beim einfachen Pumpen.[60] Zweiseitiges Abpumpen verbessert die Menge.[46, 61]

Elektrische Pumpen haben viele Vorteile, aber ein Nachteil sind die Kosten für das Zubehörset. Das Zubehörset kostet zwischen 30 und 50 Euro, je nachdem, ob ein Einzel- oder Doppelpumpset angeschafft wird. Die meisten Mütter werden sich keine vollautomatische Brustpumpe kaufen wollen, denn sie kosten mehrere Hundert bis Tausend Euro. Die Mütter können es sich aber in der Regel leisten, eine solche Pumpe zu mieten und unter bestimmten Umständen übernimmt die Krankenkasse (teilweise) die Kosten. Die Pumpenmiete beträgt etwa 2,50 Euro pro Tag.

Leidet der Säugling unter ernsthaften Beeinträchtigungen und ist nicht zu erwarten, dass er bald an der Brust trinken wird, ist eine vollautomatische, elektrische Pumpe empfehlenswert. Mütter, deren Säuglinge regelmäßig und eifrig an der Brust trinken, wollen sich die Kosten für eine elektrische Pumpe häufig sparen, wenn eine Handpumpe oder das Handausstreichen für ihre Zwecke genügen.

Wie wird eine Brustpumpe verwendet?

Zeigen Sie der Mutter den Umgang mit der Pumpe. Geben Sie ihr eine schriftliche Anleitung oder eine Videokassette speziell zu der Pumpe, die sie verwendet, um das Gelernte zu vertiefen. Im Idealfall sollte die Mutter Ihnen nochmals zeigen, wie die Pumpe verwendet wird.

Es gab viele Kontroversen darüber, ob es ratsam ist, die ersten 5 ml Milch zu verwerfen. Die ursprüngliche Begründung für diese Praxis war eine Verringerung der Keime, die sich im Innern der

Mamille ansammeln. Obwohl Meier und Wilks[64] diese Vorgehensweise empfohlen haben, gibt es keine weiteren Belege dafür, dass sie von Vorteil ist. Die HMBANA hat festgelegt, dass das Verwerfen der ersten 5 ml überflüssig ist, wenn die Milch für den eigenen Säugling der Mutter ist. Spendermilch ist ein anderes Thema.[54] Diese Empfehlung wurde nach einer gründlichen Analyse der vorhandenen Untersuchungen ausgesprochen. Es gibt aber auch noch eine praktische Seite dieser Frage: Die Mutter eines frühgeborenen Säuglings hat unmittelbar nach der Geburt vielleicht nur wenige Milliliter abgepumpt. Was auch immer es für einen Vorteil bringen mag die Keimzahl zu verringern, der Wert des Kolostrums ist höher.[65]

Es gibt keine feste Regel, wie lange an jeder Seite abgepumpt werden soll. Mütter von gesunden Säuglingen sollten immer dann abpumpen, wenn der Säugling gewöhnlich an der Brust trinken würde (und ihre Brüste sich voll fühlen). Es ist sinnvoll an der einen Seite noch einige Minuten weiterzupumpen, wenn der Milchfluss nachlässt, und dann zur anderen Seite zu wechseln (falls ein Einfachpumpset verwendet wird).

Wenn der Säugling für einen längeren Zeitraum nicht an die Brust kann (d.h., der Säugling kann nicht saugen), ist es das Ziel, mindestens eine Gesamtpumpzeit von 100 Minuten pro Tag zu erreichen und mindestens fünf Mal pro Tag abzupumpen.[66]

(In anderen Worten: Die Abstände sind weniger wichtig als die Zahl der Pumpsitzungen und die insgesamt erreichte Pumpzeit.) Diese Richtlinien sind das Minimum, mehr Stimulation ist immer besser. Ältere Studien haben gezeigt, dass Frauen, die zwischen der 28. und 37. Schwangerschaftswoche entbunden haben, eine Pumpmenge von 342 ml ± 229 ml innerhalb von 24 Stunden erwarten können.[67] Das untere Ende dieses Bereichs ist deutlich weniger als die Menge, die eine voll stillende Frau (d.h. die Mutter, die ihren Säugling direkt an der Brust stillt) produziert. Im ersten Monat liegt die Durchschnittsmenge einer voll stillenden Mutter bei nahezu 700 ml pro Tag.[68, 69] Es ist jedoch anzunehmen, dass die Frauen heutzutage mit besseren Pumpen und besserer Unterstützung in der Lage sind, mehr als diese Mengen abzupumpen.

Probleme beim Abpumpen

Selbst mit der besten Pumpe können Mütter Probleme haben. Zu den häufigsten Problemen gehören die folgenden.

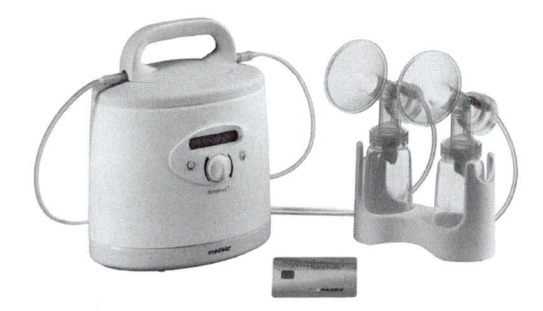

Abb. 14.7 Elektrische Brustpumpe mit Doppelpumpset. [U144]

Schwierigkeiten, den Milchspendereflex mit der Pumpe auszulösen

Gleich welche Pumpe die Frau verwendet, es kann immer zu Problemen kommen. Helfen Sie der Mutter, daran zu denken, dass sich gute Ergebnisse durch Stimulation erreichen lassen. Die Schwerkraft, die Fähigkeit sich zu entspannen, Wärme und Stimulation sind die Schlüssel zum Erfolg. Hier einige Vorschläge zum Auslösen des Milchspendereflexes:
- *Schwerkraft:* Lehnen Sie sich nach vorne, um die Wirkung der Schwerkraft maximal auszunutzen.
- *Wärme:* Legen Sie warme Kompressen auf. Oder beginnen Sie mit der Verwendung einer Handpumpe, während Sie sich unter der warmen Dusche nach vorne lehnen.

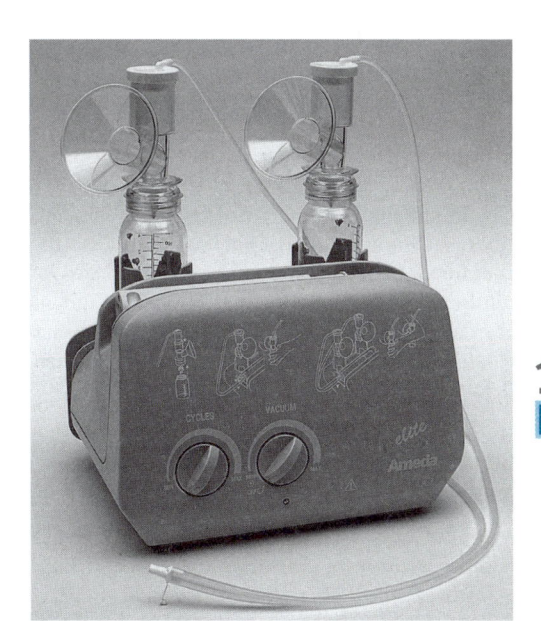

Abb. 14.8 Modell Elite. [U143-002]

- *Entspannung:* Dämpfen Sie das Licht und spielen Sie sanfte Musik. Wenn Mütter von Säuglingen mit niedrigem oder sehr geringem Geburtsgewicht einer 20-minütigen Musikkassette mit Entspannungsmusik zuhörten, konnten sie bis zu 121 % mehr Milch abpumpen als wenn sie keine solche Musik hörten.[70] Schauen Sie sich auch ein Bild Ihres Babys an und haben Sie soviel Hautkontakt mit ihm wie möglich.
- *Stimulation:* Massieren Sie die Brust sanft mit der Hand. Das trägt dazu bei, den Milchspendereflex auszulösen und die Milch, die bereits in den Milchseen gespeichert ist, nach außen zu treiben.[45] Die Handmassage ist besonders nützlich, wenn die Mutter ausschließlich abpumpt.

Entmutigung

Frauen, die ihre Milch abpumpen, fühlen sich oft frustriert, nutzlos und entmutigt. Selbst mit hervorragender Anleitung verlaufen die ersten Pumpsitzungen oftmals nicht so gut wie die Mütter gehofft haben. Häufig geben sie dann auf und geben „zu wenig Milch" oder „zu zeitraubend" als Begründung an.[32] Es ist wichtig, sich bewusst zu machen, dass das Abpumpen eine Fähigkeit ist, die erlernt werden muss. Es können vier oder fünf Versuche notwendig sein, bis die Frau in der Lage ist, mit relativer Leichtigkeit und Zuversicht zu pumpen. Es kann zudem sein, dass die Frau eine Pumpe als unsauber und mechanisch und das Abpumpen daher als peinlich und unangenehm empfindet.[71]

Diese Gefühle können die Frau frustrieren. Ihnen wird am besten mit Sensibilität und vorausschauender Anleitung begegnet. Helfen Sie der Frau einige dieser Gefühle zu überwinden: (1) Warnen Sie sie im Voraus, dass sie in den ersten Tagen nach der Geburt nur einige Tropfen wird gewinnen können. Alles was darüber hinausgeht, sollte als zusätzlicher Bonus betrachtet werden. (2) Betonen Sie Gefühle der Entspannung und der Zuversicht, indem Sie das Abpumpen als leicht und durchführbar darstellen. (3) Bewahren Sie die Milch in kleinen Behältern auf, dadurch wirkt die Menge größer.

Schmerzende Brüste/wunde Mamillen

Wenn die Frau nicht direkt stillt, werden wunde Mamillen oder schmerzende Brüste durch einen falschen Gebrauch der Pumpe verursacht. Eine einfache, aber oft übersehene Ursache liegt darin, dass die Frau die Pumpe von der Brust abnimmt, ohne vorher den Sog zu lösen. In diesem Fall weisen Sie die Frau darauf hin, zunächst die Saugstärke auf Null zu bringen oder den Sog mit der Hand zu unterbrechen. Risse in der Mamille oder Abschürfungen der Areola können auch durch anhaltenden oder übermäßigen negativen Druck oder schlechte Positionierung des Ansaugstücks ausgelöst werden. Fangen Sie bei der Problemlösung damit an, dass Sie überprüfen, ob die Mutter die Pumpe nach Anweisung verwendet. Wird die Saugstärke zu hoch eingestellt (oder zu früh), kann dies die Wurzel des Problems sein. Eine weitere Möglichkeit ist, dass die Mamille nicht im Ansatzstück zentriert wird. Nachdem das Problem gelöst ist, kann es einige Tage dauern, bis die Schmerzen vergehen. Empfehlen Sie in der Zwischenzeit Wärme, Handmassage und etwas Handausstreichen vor dem Abpumpen, damit weniger negativer Druck zu Beginn des Abpumpens erforderlich ist. Manchmal kommt es beim Abpumpen zu einem Milchstau, das liegt daran, dass einer der Milchgänge nicht ordentlich geleert wurde. Ein gutes Gegenmittel sind Massage und Ausstreichen von Hand.

Unzureichende Milchmenge

Für Mütter die abpumpen kann eine unzureichende Milchmenge ein echtes Problem sein, insbesondere, wenn ihr Säugling nicht in der Lage ist, regelmäßig eifrig an der Brust zu trinken. Die Milchmenge scheint von einigen Faktoren abzuhängen. Zunächst einmal kann Stress die Milchbildung und den Milchspendereflex behindern. Dies gilt besonders für Mütter von Frühgeborenen.[72, 73] Manchmal müssen Mütter über lange Zeit hinweg abpumpen, weil ihr Kind nicht an der Brust trinken kann. Das ist eine besondere Herausforderung und erfordert einige besondere Vorgehensweisen.[74] Eine angemessene Milchmenge zu erreichen, verlangt einige grundlegende Strategien, wie sie in Kapitel 7 beschrieben sind, und einige spezielle Techniken für die Mutter, die ausschließlich abpumpt. Grundsätzlich lässt sich sagen, dass Mütter, die ausschließlich pumpen, mehr Stimulation brauchen, um die Milchmenge aufrechtzuerhalten.

14.3 Sammeln von Muttermilch und Sammelgefäße

Für die Sammlung und Aufbewahrung von Muttermilch für gesunde Säuglinge gibt es nur wenige Regeln. Gesunde Neugeborene können einen Nährstoffverlust oder die Anwesenheit von Pathogenen besser tolerieren. Das Sammeln und Aufbewahren von Muttermilch für kranke Säuglinge erfordert allerdings mehr Überlegung. Die Muttermilch sollte als „weißes Gold" angesehen werden. Jeder Tropfen sollte gesammelt und in ein Gefäß gegeben werden, das sie am besten aufbewahrt. In den ersten Tagen können die Mütter meist nur kleine Mengen Milch gewinnen. Einige Tipps können dazu beitragen, sowohl die Milch als auch die positive Wahrnehmung der Mutter zu erhalten:

- Halten Sie einen Medikamentenbecher direkt unter die Mamille, wenn Sie das Ansatzstück der Pumpe entfernen. Auf diese Weise lassen sich die Kolostrumstropfen bewahren, die sonst beim Entfernen des Pumpenansatzstücks verloren gegangen wären.
- Verwenden Sie eine Nadel mit großem Durchmesser, um die Milchtropfen vom Boden des Gefäßes aufzusammeln.
- Bewahren Sie das Kolostrum in 3- oder 5-ml-Spritzen auf. Es ermutigt die Mutter sehr viel mehr, wenn sie eine volle oder fast volle Spritze sieht statt einer 120 ml-Flasche mit nur einem dünnen Film auf dem Flaschenboden.

14.3.1 Die Wahl des richtigen Behälters

Kein Behälter ist perfekt für alle Situationen geeignet. Stattdessen gibt es eine Reihe von Behältern mit speziellen Vor- und Nachteilen für besondere Umstände. Im Idealfall fasst der Behälter die Milchmenge, die der Säugling bei einer Mahlzeit trinkt, beherbergt keine Bakterien und bewahrt das Eiweiß, die Kohlenhydrate, Fett und Mikro- sowie Makronährstoffe und andere Bestandteile der Milch.

Größe

Der Behälter sollte so viel Milch aufnehmen, wie der Säugling bei einer Mahlzeit trinken wird. Das ist je nach Alter und Gesundheitszustand des Säuglings unterschiedlich viel. Die Mutter eines schwer kranken Säuglings wird in den ersten Tagen anfangen, Milch abzupumpen und bricht dann möglicherweise in Tränen aus, wenn sie sieht, wie wenig Kolostrum oder Milch sie erhält. Sie wird sich besser ermutigt fühlen, wenn sie sieht, wie ihre Milch benahe eine 3-ml-Spritze füllt, statt zu sehen, wie sie sich in einer 120-ml-Flasche verliert.

Material

Behälter für Muttermilch sind entweder aus Kunststoff oder aus Glas. Kunststoffbehälter lassen sich einteilen in Behälter aus Polycarbonat, Polystyrol, Polypropylen oder Polyethylen. In Tabelle 14.6 werden die verschiedenen Materialien miteinander verglichen. Klare Flaschen aus Hartplastik werden aus Polycarbonat hergestellt. Trübe Hartplastikflaschen bestehen entweder aus Polystyrol oder Polypropylen. Werden diese Behälter zur Aufbewahrung verwendet, muss die Milch nicht in ein anderes Behältnis umgegossen werden, wenn die Milch an Säuglinge verfüttert wird, die weniger als 60 ml trinken, was genau abgemessen werden muss. Die Plastikbeutel, die extra für die Aufbewahrung von Muttermilch hergestellt werden, sind aus Polyethylen.

Einige Neugeborenenintensivstationen verwenden 50-ml-Plastik-Zentrifugen-Röhren zur Aufbewahrung von Muttermilch. Die Röhren sind bei verschiedenen Herstellern erhältlich. Die am besten für die Aufbewahrung von Muttermilch geeigneten Röhren sind vorsterilisierte Zentrifugenröhren aus Polypropylen mit spitz zulaufendem Boden, die aufrecht in einem Ständer stehen können. Diese festen, undurchsichtigen Röhren haben fest schließende Deckel. Durch die kleine Größe sind sie praktisch für die Aufbewahrung von kleinen Milchmengen.

Jede Diskussion über das Sammeln der Muttermilch und die Sammelgefäße überlappt sich mit der Diskussion über die Aufbewahrung, denn beide haben Einfluss darauf, wie die Bestandteile der Milch erhalten bleiben und wie pathogene Keime in die Milch gelangen können. Drei Faktoren wirken sich auf die Bestandteile der Muttermilch aus: das Material des Behälters, die Temperatur und die Zeit (Temperatur und Zeit werden im Abschnitt über Aufbewahrung angesprochen).

In Tabelle 14.7 werden die Auswirkungen des Behälters, der Temperatur und der Dauer der Aufbewahrung auf die Bestandteile der Muttermilch und potenzielle Pathogene zusammengefasst.

Beziehen Sie die Vor- und Nachteile von Glas oder Plastik in Ihre Überlegungen ebenso ein wie den Gesundheitszustand des Säuglings, der die Milch erhalten wird (z.B. wird ein gesunder Säugling weniger durch nicht ganz optimale Bedingungen belastet als ein kranker Säugling).

Material	Aussehen	Beispiel	Bemerkungen
Polystyrol	Trüber Kunststoff		Wird gefrorene Milch erhitzt, sind die Polymere instabil; Es sind nur wenige Untersuchungen vorhanden, um die Auswirkungen auf Milch festzustellen
Polypropylen	Milchweißer Kunststoff	Medela-Flaschen	Das Einfrieren in diesen Behältern verringert die Gehalte an Lysozym und Lactoferrin;[75] Etwas Vitamin-C-Verlust, der jedoch statistisch nicht signifikant ist[76]
Polyethylen		Beutel von Medela, Ameda, Playtex und Avent	Beutel können leicht undicht werden und sind nicht zum Einfrieren gedacht; Unterschiedlich je nach Hersteller. Einige Marken haben Nylon zwischen den Polyethylenschichten, was dem Undichtwerden und der Adhäsion vorbeugt; Signifikanter Fettverlust; Kein Einfluss auf wasser- und fettlösliche Nährstoffe wie Vitamin A, Zink, Eisen, Kupfer, Natrium und Eiweiß-Stickstoff; Bis zu 60 % Verlust von sekretorischen IgA-Antikörpern (spezifisch für E. coli Polysaccharide); diese heften sich an das Polyethylen an[75]
Polycarbonat	Fester, klarer Kunststoff, sieht fast wie Glas aus	Ameda-HygeniKit, Avent-Flaschen	Es sind nur wenige Untersuchungen vorhanden, um die Auswirkungen auf Milch festzustellen; Kann autoklaviert werden
Glas	Klar	NUK, Milupa	Beim Aufwärmen der gefrorenen Milch werden Leukozyten aufgrund des Einfrierens und Auftauens, nicht wegen des Glas, zerstört; Keinen Einfluss auf wasser- und fettlösliche Nährstoffe;[75, 77] Bei der Aufbewahrung haften sich Zellen sowohl am Glas als auch am Plastik an. Bei Lagerung in Glas werden aber wieder mehr Zellen „freigegeben" und entfalten ihre Wirkung;[75–78] Zellen aus Kolostrum haften nicht an Glas[77]

Tab. 14.6 Vergleich verschiedener Materialien zur Herstellung von Behältnissen zur Aufbewahrung von Muttermilch. Abgewandelt nach: Biancuzzo, M. Comparison of materials used for human milk storage containers. Conference Promoting Successful Breastfeeding for the Premature Neonate, Rochester, NY; 1992.

Obwohl sie unterschiedliche Vor- und Nachteile haben, lässt sich generell sagen, dass Muttermilch sowohl in Glasbehältern[79] als auch in Behältern aus Hartplastik sicher aufbewahrt werden kann. Leukozyten heften sich an Glas an, aber ihre phagozytischen Eigenschaften bleiben unbeeinträchtigt.[80] In Indien wurden Zellen in Hinsicht auf Gesamtzellzahl, ihre Lebensfähigkeit und ob sie sich an den Behälter anheften untersucht. Die Ergebnisse zeigten, dass in der in Glasbehältern aufbewahrten Muttermilch und im Kolostrum eine wünschenswerte Anzahl von frei schwimmenden Zellen schwebte.[78]

Polyethylen

Im Handel erhältliche Beutel zur Aufbewahrung von Muttermilch (☞ Abb. 14.10) werden meist

14.3 Sammeln von Muttermilch und Sammelgefäße

		Bemerkungen/Ergebnisse	Quelle
Muttermilch-bestandteile	Zelluläre Komponenten	Lymphozyten werden verringert	48
	Fette	Verluste bei Sondenernährung	81, 82
		Veränderungen beim Einfrieren oder Kühlen wahrscheinlicher als frisch	83–85
		Abnahme bei Aufbewahrung in Polyethylen	86
		Vollautomatische elektrische Pumpe erhält den Fettgehalt der Milch am besten aufrecht	47, 48, 56, 85, 87
	Eiweiße		
	Lactalbumin	Keine Veränderungen berichtet	
	Lactoferrin	Abnahme bei Aufbewahrung in Polypropylen oder Glas	75
		Nimmt mit der Zeit ab	75
	Lysozym	Abnahme bei Aufbewahrung in Polyethylenbeuteln	75
		Nimmt mit der Zeit ab	88
		Nach Kochen Aktivität um 97 % verringert	89
		Abnahme bei Auftauen in der Mikrowelle	90
	sIgA	Abnahme bei Wärmebehandlung	89
	sIgA spezifisch auf E. coli	Abnahme bei Aufbewahrung in Polyethylenbeuteln	75
		Signifikante Abnahme bei Auftauen in der Mikrowelle	90
	Kohlenhydrate	Keine Veränderungen berichtet	75
	Vitamine		
	Fettlöslich	Abnahme, wenn der Fettgehalt abnimmt	
	Wasserlöslich	Etwa 65 % Vitamin-C-Verlust bei Aufbewahrung bei übermäßigen Temperaturen ($> 37\ °C$)	85
		Vitamin C nimmt ab; signifikante Abnahme von Folsäure und Vitamin B_6 bei Pasteurisierung	76
	Mineralien		
	Makro	Keine signifikanten Veränderungen berichtet	
	Mikro	Keine signifikanten Veränderungen berichtet	
Pathogene in der Muttermilch	Bakterien	Aufbewahrung von mehr als 4 h bei Raumtemperatur (etwa 22 °C) erhöht die Wahrscheinlichkeit für bakterielle Verunreinigung; Studiendesigns sind unterschiedlich. Dies ist eine konservative Interpretation	86, 91–95, 112

(Fortsetzung nächste Seite)

		Bemerkungen/Ergebnisse	Quelle
Pathogene in der Muttermilch	Bakterien	Aufbewahrung der Milch im Kühlschrank für mehr als 48 h kann das Risiko für Bakterienwachstum erhöhen	96, 97
		Hinauszögern des ersten Abpumpens nach der Geburt wird in Verbindung mit höheren Keimzahlen in der frühen Milch gebracht	30, 66
		Die meisten Organismen in der Muttermilch gehören zur normalen Keimflora	103, 111
	Viren	Zytomegalie-Virus und Immunodeficiency-Virus kann durch Pasteurisieren zerstört werden	98

Tab. 14.7 Auswirkungen von Behälter, Temperatur und Zeit auf die Bestandteile der Milch und potenzielle Pathogene.

aus Polyethylen hergestellt. Der Nachteil dieser Beutel für die Praxis besteht darin, dass sie undicht und leicht beschädigt werden können. Eine relativ einfache Lösung für dieses Problem ist es, einen zweiten Beutel über den ersten zu ziehen oder die gefüllten Beutel zum Aufbewahren in einen festen Behälter zu legen. Es ist jedoch ein sehr wesentlicher Nachteil, dass das sekretorische IgA, das spezifisch auf Escherichia coli-Polysaccharide wirkt, sich an das Polyethylen anheftet und so um 60 % verringert wird. Deshalb sind diese Beutel für frühgeborene Säuglinge nicht optimal.[75]

Polycarbonat

Es gibt keine Studien über die Auswirkungen von Polycarbonatflaschen auf die Milch, aber es gibt keine dokumentierten Nebenwirkungen beim Gebrauch in der klinischen Praxis.

Polystyrol

Polystyrol wurde nicht für die Aufbewahrung von Muttermilch entwickelt und seine Auswirkungen auf die gelagerte Muttermilch wurden nicht untersucht.*

14.3.2 Wie wird die Milch gesammelt?

Wählen Sie den Behälter, der für die jeweilige Situation am besten geeignet ist. Dabei können Sie sich an den Informationen aus dem vorangegangenen Abschnitt orientieren. Es stellt sich die Frage, ob der Behälter steril sein muss oder nicht. „Saubere" Behälter – die in der Spülmaschine gereinigt wurden oder als ausreichend sauber für die Lagerung von Nahrungsmitteln gelten – sind für die Aufbewahrung von Muttermilch für gesunde, voll ausgetragene Säuglinge ausreichend. Für kranke Säuglinge in der Klinik oder frühgeborene Säuglinge ist es hingegen optimal, wenn sterilisierte Behälter verwendet werden.[54] Manchmal pumpt die Mutter jedoch zu Hause ab und bemerkt plötzlich, dass sie keinen sterilen Behälter hat und verwendet stattdessen einen sauberen Behälter. Solange es keinen Grund zu der Annahme gibt, dass die Milch kontaminiert ist, sollte diese Milch dem Säugling gegeben werden. (Außerdem werden das Ansatzstück, die Schläuche und andere Teile der Pumpe zwischen den Pumpsitzungen nur gereinigt und nicht sterilisiert.)

Nach der Entlassung aus der Klinik sind saubere Behälter für die Lagerung von Muttermilch sicher angemessen.

Ob neue Milch aus verschiedenen Pumpsitzungen zusammengegossen werden kann, hängt von den Umständen ab. Befindet sich der Säugling im Krankenhaus, sollte es vermieden werden, zu bereits gefrorener Milch frisch abgepumpte Milch hinzuzufügen.[54] Das Zusammengießen an sich ist nicht das Problem, sondern das Öffnen und Schließen des Behälters, da dabei jedes Mal die Gefahr der Verunreinigung besteht. Für einen Säugling zu Hause ist das Zusammengießen wahrscheinlich akzeptabel. Erklären Sie der Mutter, dass sie die jeweils letzte Menge zuerst kühlen sollte, ehe sie frische Milch zu der gefrorenen hinzugibt, das verringert die Möglichkeit des Bakterienwachstums.

---

* Anmerkung der Übersetzerin: Im deutschsprachigen Raum gibt es keine Flaschen aus Polystyrol.

Die gesammelte Milch sollte dicht verschlossen werden. Sie sollte nicht in einer Flasche mit nur einem Sauger darauf aufbewahrt werden, denn dies bietet die Möglichkeit, dass Keime hinein gelangen[100] und führt zur Oxidation von Milchbestandteilen, sodass die Milch verderben kann.

Der Behälter sollte mit dem Namen des Säuglings und dem Datum, wann die Milch gesammelt wurde, beschriftet werden. (Mit den Patientendaten gestempelte Etiketten sind eine gute Lösung zum Beschriften der Behälter. Die Milch sollte dann in der Reihenfolge verbraucht werden, wie sie gesammelt wurde. Es gibt keinen Grund, routinemäßig Kulturen von der Milch der eigenen Mutter anzulegen. (Spendermilch ist ein anderes Thema ☞ Kapitel 15)

Pflegefachkräfte stellen häufig die Frage, ob Muttermilch als „Körperflüssigkeit" behandelt werden sollte und die üblichen Vorsichtsmaßnahmen beim Umgießen oder im sonstigen Kontakt mit der Milch beachtet werden müssen. Muttermilch ist kein Exkrement – sie ist ein Sekret – und sie steht nicht auf der Liste der Körperflüssigkeiten, für die das US-Department of Labor Occupational Safety and Health Administration (OSHA) Handschuhe vorschreibt („Occupational Exposure to Bloodborne Pathogens"; OSHA Regulation 29 CFR 1910.1030). Die OSHA erklärt: „Muttermilch fällt nicht unter die Standarddefinition von sonstigem, potenziell infektiösem Material. Deshalb erfordert der Kontakt mit Muttermilch keine Arbeitsschutzmaßnahmen, wie es in diesem Standard beschrieben ist. Diese Bestimmung beruht auf den Ergebnissen des Center for Disease Control and Prevention, dass Muttermilch nicht mit einer Übertragung des Humanen Immunodeficiency-Virus (HIV) oder des Hepatitis B-Virus (HBV) auf Angestellte zusammenhängt, obwohl sie in Zusammenhang mit einer perinatalen Übertragung von HIV steht und das Hepatitis-Antigen in der Milch von Frauen mit einer HBV-Infektion gefunden wurde. Deshalb sollten Angestellte, die häufigen Kontakt mit Muttermilch haben, z.B. in Milchbanken, Handschuhe tragen."[101] In Kasten 14.6 sind einige praktische Richtlinien zum Umgang mit Muttermilch aufgeführt.

14.4 Aufbewahrung und Lagerung

In Kasten 14.7 finden Sie eine einfache Checkliste für Verbraucher, wie Muttermilch abgepumpt,

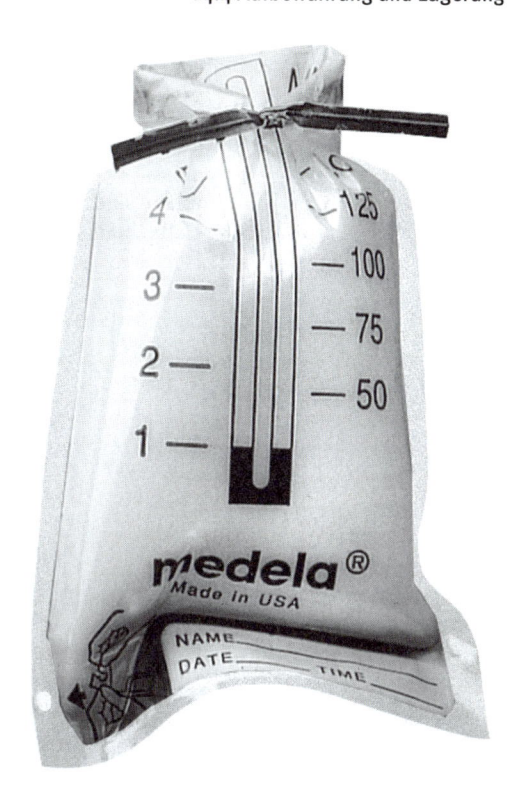

Abb. 14.9 Aufbewahrungsbeutel für Muttermilch. [U144]

aufbewahrt, verwendet und erwärmt werden soll. Die ausführlichere Liste in Kasten 14.8 erläutert die wesentlichen Punkte zur Umsetzung eines Lehrplans für Mütter. Diese Punkte finden für alle Mütter ohne Ausnahme Anwendung. Es gibt unterschiedliche Empfehlungen zum Abpumpen und Aufbewahren von Muttermilch für gesunde, voll ausgetragene Neugeborene und für kranke Säuglinge. Tabelle 14.8 vergleicht die Empfehlungen.

14.6 Praktische Empfehlungen zum Umgang mit Muttermilch

- Wenden Sie sich z.B. an das Landesamt für Arbeitsschutz, Arbeitsmedizin und Sicherheitstechnik oder die Arbeitsgemeinschaft der Wissenschaftlichen Medizinischen Fachgesellschaften, Arbeitskreis Krankenhaushygiene, um weitere Informationen über den Umgang mit Körperflüssigkeiten zu erhalten.
- Muttermilch ist nicht auf der OSHA-Liste (Liste des US-Departments of Labor Occupational Safety and Health Administration) der „Körperflüssigkeiten", die HIV übertragen.

- Im Kontakt mit den Mamillen der Frau werden keine Handschuhe verlangt, aber sie sind empfehlenswert, um der Übertragung von Mikroorganismen von Patientin zu Patientin vorzubeugen.
- Im Umgang mit Muttermilch sind keine Handschuhe erforderlich (z.B. beim Umgießen von einem Behälter in einen anderen).
- Die wichtigste Maßnahme zur Infektionskontrolle ist das Händewaschen vor und nach jedem Patientenkontakt.

Abgepumpte und gelagerte Milch der eigenen Mutter wird gelegentlich fälschlicherweise als Milch aus der Milchbank bezeichnet. Dieser Begriff sollte nur für Spendermilch Anwendung finden. In diesem Kapitel liegt der Schwerpunkt auf der Aufbewahrung der Milch der eigenen Mutter (d.h. die Frau lagert die Milch für ihr eigenes Kind). Bei der Lagerung und Aufbewahrung der Milch der eigenen Mutter müssen drei Dinge berücksichtigt werden: (1) die *Temperatur* (Kühlen, Tiefkühlen), (2) die *Verarbeitung* (Wärmebehandlung oder Einfrieren der Milch) und (3) das *Material* des Behälters. Tabelle 14.7 erläutert die Auswirkungen von Temperatur, Verarbeitung und Material des Behälters auf die Milchbestandteile und mögliche pathogene Keime. Die Aufbewahrung der Milch der eigenen Mutter unterscheidet sich von der Aufbewahrung in anderen Situationen.[102]

Während das Material des Behälters hauptsächlich Auswirkungen auf die *Bestandteile* der Milch hat, beeinflussen die Lagertemperatur und die Verarbeitung eher die *pathogenen Keime*. Der Titer für das sekretorische IgA für E. coly-Polysaccharide wird aufgeführt, weil es sich an die Wände von einigen Polyethylenbeuteln anheftet. Das ist klinisch bedeutsam. Es gibt kontroverse Meinungen unter Experten und Klinikern über die Verwendung dieser Beutel zur Aufbewahrung von Muttermilch für kranke Säuglinge, aber die HMBANA rät strikt von der Verwendung zu diesem Zweck ab.[54]

Es kann jederzeit beim Abpumpen, Sammeln und Aufbewahren der Milch zu einer bakteriellen Verunreinigung kommen. Und „es gibt keinen Konsens über die bakteriologischen Kriterien zur Verfütterung von unbehandelter Muttermilch an Babys in den Neugeborenenstationen".[91] Ohnehin gehören die meisten Organismen, die in der Muttermilch gefunden werden, zur normalen Flora.[92, 103]

14.7 Richtlinien für Verbraucheraufklärung: Abpumpen, Sammeln, Aufbewahren, Verwendung und Erwärmung von Muttermilch

Bereitstellung der erforderlichen Gegenstände
- Waschlappen, Handtücher oder Windeln
- Saubere oder sterile Kunststoff- oder Glasbehälter
- Pumpe plus das dazu gehörende Zubehör (z.B. Ansatzstück, Schläuche).

Vorbereitung der Brüste
- Waschen Sie sich die Hände
- Halten Sie einen Waschlappen, ein Handtuch oder eine Windel unter sehr warmes, fließendes Wasser, bis es vollständig durchnässt ist. Wringen Sie es aus und legen Sie es auf die Brust.
- Massieren Sie die Brüste: Beginnen Sie mit sanfter Stimulation durch die Finger und fahren Sie allmählich fort mit Streicheln und schließlich Massieren.
- Beginnen Sie am äußeren Rand eines jeden Brustquadranten und bewegen Sie sich in Richtung Mamille.
- Streichen Sie ein paar Tropfen mit der Hand aus, um die Milch zum Fließen zu bringen.

Abpumpen der Milch
- Richten Sie sich nach der Gebrauchsanweisung des Herstellers, wenn Sie die Pumpe in Betrieb nehmen.
- Reinigen Sie die Pumpe entsprechend den Anweisungen des Herstellers. In den meisten Fällen heißt das, dass Sie das Ansatzstück und die Schläuche mit Seifenwasser reinigen und nach jedem Gebrauch gründlich abspülen (oder die Teile in der elektrischen Spülmaschine waschen und spülen).

Aufbewahrung im Kühlschrank
- Bringen Sie die Milch sofort in den Kühlschrank.
- Die Kühlschranktemperatur sollte 5,5 °C betragen.
- Verbrauchen Sie die Milch innerhalb von 48 bis 72 Stunden, anderenfalls stellen Sie die Milch in die Tiefkühltruhe/Gefrierschrank.
- Bereits eingefrorene Muttermilch kann bis zu 24 Stunden im Kühlschrank aufbewahrt werden.

Aufbewahrung im Tiefkühlfach/-schrank/-truhe
- Wird die Milch in einem Tiefkühlfach im Kühlschrank aufbewahrt, muss sie innerhalb von zwei bis vier Wochen verbraucht werden.

- Hat das Tiefkühlabteil eine Temperatur von weniger als −20 °C, muss die Milch innerhalb von drei Monaten verbraucht werden.
- Tiefgefrorene Milch ist bis zu sechs Monate haltbar.

Verwendung, Auftauen, Aufwärmen
- Verwenden Sie die älteste Milch zuerst.
- Tauen Sie die Milch im Kühlschrank oder in einer Schüssel mit handwarmem Wasser auf.
- Langsames Auftauen ist besser.
- Wärmen Sie die Milch im Wasserbad auf.

14.4.1 Raumtemperatur

Ob die Milch bei Raumtemperatur gelagert werden kann oder nicht, hängt zum größten Teil davon ab, welches Kind sie erhält. Frühe Untersuchungen ergaben, dass Muttermilch bis zu sechs Stunden bei Raumtemperatur stehen kann[93, 94], ehe sie an einen gesunden Säugling verfüttert wird. Diese Empfehlungen wurden noch weiter verfeinert. Milch kann bei einer Raumtemperatur von weniger als 25 °C bis zu vier Stunden stehen oder bis zu 24 Stunden, wenn die Raumtemperatur nicht mehr als 15 °C beträgt.[86] Kolostrum kann ohne Wahrscheinlichkeit für eine Kontamination bis zu 24 Stunden stehen,[94] vermutlich aufgrund seines hohen Antikörpergehaltes. Abgesehen von den Bedenken wegen der pathogenen Keime kann die Muttermilch auch bei einer Raumtemperatur von 15° bis 25 °C stehen, ohne dass die wichtigen Verdauungsenzyme Lipase und Amylase abnehmen.[104]

14.4.2 Kühlen

Es gibt kein signifikantes Bakterienwachstum in der Milch, wenn sie bis zu 48 Stunden im Kühlschrank gelagert wurde.[95] Muttermilch kann bei Temperaturen unter 4 °C für bis zu 24 bis 48 Stunden gelagert werden, weil vor dieser Zeit kein signifikantes Bakterienwachstum erfolgt.[95] Eine Lagerung über 48 Stunden in einem Glasbehälter bei 4 °C vermindert die Lebensfähigkeit der Zellen und die Zahl der Makrophagen und Neutrophilen. Die Lymphozytenkonzentration wird nicht beeinträchtigt.

14.4.3 Einfrieren

Wird die Milch aus dem gleichen Behälter gefüttert, in dem sie auch aufbewahrt wurde, verringert sich die Gefahr der Verunreinigung, zu der es beim Umgießen von einem Aufbewahrungsbehälter in eine Flasche kommen kann.

14.8 Bereitstellung von Muttermilch für alle Säuglinge: Wichtige Verhaltensmaßregeln

Allgemeines
- Spülen Sie Ihre Brüste einmal täglich beim Baden oder Duschen mit Wasser ab. Es ist nicht notwendig, die Brüste oder Mamillen vor jedem Abpumpen zu waschen.
- Waschen Sie sich vor jedem Abpumpen Ihre Hände gründlich mit Wasser und Seife. Bürsten Sie ihre Nägel einmal täglich mit einer Nagelbürste, um den Schmutz unter den Fingernägeln zu entfernen oder dann, wenn ihre Hände besonders schmutzig oder die Fingernägel besonders lang sind.

Abpumpen von Milch
- Wählen Sie eine für Ihre Situation passende Methode, um Muttermilch abzupumpen oder auszustreichen.
- Pumpen Sie die Milch in einen Behälter.
- Waschen Sie alle Teile der Pumpe, die entfernt werden können, und die Teile, die mit der Milch in Berührung gekommen sind, gründlich aus. Nehmen Sie heißes Seifenwasser und spülen Sie gut nach. Legen Sie die Teile auf ein sauberes Tuch, bedecken Sie sie mit einem weiteren sauberen Tuch und lassen Sie sie an der Luft trocknen. Sie können Sie auch mit einem sauberen Tuch trocknen oder alle Teile, die entfernt werden können, in die Spülmaschine geben.

Sammeln
- Wählen Sie einen Behälter, der für die von Ihnen gewählte Methode und den Zustand Ihres Kindes angemessen ist.
- Portionieren Sie die Milch so, dass sie für jeweils eine Mahlzeit ausreicht.
- Gießen Sie die Milch nur einmal um, um das Verunreinigungsrisiko zu verringern.
- Beschriften Sie die Milch.

Aufbewahrung
- Bewahren Sie die Milch im hinteren Teil Ihres Kühlschranks oder Tiefkühlgerätes auf, nicht in der Tür.
- Die Aufbewahrungsempfehlungen sind für kranke und gesunde Kinder unterschiedlich (siehe weitere Empfehlungen).
- Achten Sie darauf, einen festen Deckel zu verwenden, nicht einen Sauger mit einem Loch.

Transportieren
- Muttermilch kann in einer Kühltasche oder Kühlbox transportiert werden.

Auftauen/Erwärmen
- Stellen Sie die Milch für einen Tag in den Kühlschrank.
- Zum schnellen Auftauen halten Sie den Behälter unter fließendes kühles oder lauwarmes Leitungswasser oder stellen Sie ihn in eine Schüssel mit lauwarmem Wasser.
- Schwenken Sie den Behälter mit der Milch vorsichtig. Das Milchfett hat sich vom Rest der Milch getrennt, und durch das Schütteln vermischen sich die Bestandteile wieder. Die Milch sollte nicht heftig geschüttelt werden.
- Verwenden Sie niemals eine Mikrowelle. Es können sich heiße Stellen entwickeln, da die Erwärmung nicht gleichmäßig erfolgt. Außerdem werden in der Mikrowelle die IgA-Konzentration und die Aktivität von Lysozym verringert und das Wachstum von E. coli gefördert.

Entwickelt von der Human Milk Banking Association of North America. *Recommendations for collection, storage and handling of mother's milk for her own infant in the hospital setting.* 3rd ed. Denver: HMBANA; 1999.

Deshalb ist dies eine gängige Praxis. Milch wird am besten in festen Behältern gesammelt – entweder Glas oder Kunststoff – statt in Beuteln, weil diese nicht so leicht undicht werden können. (Weitere Nachteile der Plastikbeutel wurden bereits angesprochen.)

Das Einfrieren zerstört lebende Zellen wie die antimikrobiellen Bestandteile.[91] Deshalb sollte, wann immer möglich, frische Milch gefüttert werden. Wenn es nicht durchführbar ist frische Milch zu geben, kann Muttermilch für unterschiedliche Zeiträume (je nachdem, um was für ein Gerät es sich handelt) sicher eingefroren werden. In einem Tiefkühlfach im Innern eines Kühlschranks, kann die Milch bis zu einen Monat gelagert werden. In den meisten Haushalten gibt es Kühlschränke mit separatem Tiefkühlteil. In diesen Geräten kann die Milch bis zu drei Monaten aufbewahrt werden. Die Temperatur sollte etwa bei –20 °C oder noch kälter gehalten werden. In Tiefkühlgeräten kann die Milch bis zu sechs Monaten gelagert werden. Diese Zeiten gelten als optimal, doch wenn die Milch bis zu einem Jahr alt ist, ist es besser, „abgelaufene" Muttermilch zu verwenden als künstliche Säuglingsnahrung.

Die Temperatur hat Einfluss auf die Milch, ob es sich um Kälte oder Hitze handelt. Der wichtigste Punkt ist, dass die Nährstoffe der Muttermilch im Wesentlichen unverändert bleiben. Durch die Temperatur und Lagerung werden eher die bioaktiven Faktoren verändert.

14.5 Transport

Die Muttermilch kann im Sammelgefäß in einer Kühltasche oder Kühlbox transportiert werden. Es ist nicht notwendig, Eis zu gefrorener Milch hinzuzugeben. Bei einer langen Transportzeit kann es sinnvoll sein, handelsübliche Kühlakkus zu den Milchbehältern zu legen, um gekühlte Milch zu transportieren. Die teureren Kühlboxen, die groß genug sind, um sechs Literflaschen unterzubringen, sind gut geeignet, aber Styroportaschen zum einmaligen Gebrauch können auch verwendet werden.

14.6 Auftauen und Erwärmen

Es ist immer am besten, frische Milch zu füttern.[91] Wenn dies jedoch nicht möglich ist, sollte die Milch eingefroren und in solchen Portionsgrößen aufgetaut werden, dass es für die Menge ausreicht, die der Säugling wahrscheinlich bei einer Mahlzeit trinken wird. Bei einem kleinen Frühgeborenen können dies nur wenige Milliliter sein. Gesunde, voll ausgetragene Säuglinge trinken im ersten Monat weniger als 90 ml pro Mahlzeit.

Milch kann auf zwei verschiedene Weisen aufgetaut werden. Die bevorzugte Methode besteht darin, sie über Nacht im Kühlschrank auftauen zu lassen. Mit dieser Methode bleibt das sekretorische IgA am besten erhalten.[108] Wenn das nicht möglich ist, kann der Behälter mit der Milch bis zum Auftauen in lauwarmes Wasser gestellt werden (< 44°–49 °C).[108]

Milch oder andere Nahrungsmittel für Säuglinge sollten niemals in die Mikrowelle gestellt werden. Die Verwendung der Mikrowelle bei hohen Wattzahlen verringert die Zahl der infektionshemmenden Bestandteile in der Milch und die Sicherheit der Mikrowelle bei niedrigen Wattzahlen ist nicht bestätigt worden.[90] Es gibt Fallberichte von Säuglingen, die ernsthafte Verbrennungen von Nahrungsmitteln davongetragen haben, die in der Mikrowelle „erwärmt" wurden.[109]

14.6 Auftauen und Erwärmen

		Gesunder, termingeborener Säugling	Säugling auf der Intensivstation
Abpumpen	Beginn	Legen Sie das voll ausgetragene, gesunde Neugeborene an die Brust, nicht die Pumpe	Pumpen Sie frühzeitig (innerhalb der ersten sechs Stunden) um die Milchproduktion zu erhöhen und die Keimzahl zu verringern
	Häufigkeit	Pumpen Sie so oft ab, wie der Säugling an der Brust trinken würde	Pumpen Sie mindestens fünfmal pro Tag
		Pumpen Sie, bis der Milchfluss nachlässt und sich die Brust weich anfühlt (in der Regel 10 bis 15 Min.)	Pumpen Sie mindesten 100 Min. pro 24 h mit einer elektrischen Pumpe
	Methode	Bei kurzfristigem Gebrauch nicht von Belang	Vollautomatische, elektrische Pumpe
Sammeln	Routinemäßige bakteriologische Untersuchung	Nicht erforderlich	Nicht erforderlich
	Verwerfen der ersten Milliliter	Nicht erforderlich	Nicht erforderlich
	Behälter	Jeder saubere Behälter	Kleine, sterile Behälter. Für kleine Säuglinge sind Zentrifugenbehälter (50 ml) am besten geeignet. Verwenden Sie Glas oder Hartplastik
	Beschriften	Für den Säugling zu Hause mit Datum versehen	Beschriften Sie den Behälter mit Datum, Zeit, Name des Säuglings und Stationsnummer, ID-Nummer (Patientennummer) und anderen wichtigen Identifikationsmerkmalen
	Menge	Geben Sie so viel in einen Behälter, wie der Säugling wahrscheinlich bei einer Mahlzeit trinken wird. Ist der Säugling jünger als einen Monat, sind das etwa 60 bis 90 ml	Geben Sie so viel in einen Behälter, wie der Säugling wahrscheinlich bei einer Mahlzeit trinken wird. Die Menge kann von Kind zu Kind in Abhängigkeit vom Gesundheitszustand drastisch unterschiedlich sein. Besprechen Sie sich mit dem Pflegepersonal
	Zusammengießen von Milch verschiedener Abpumpsitzungen	Wahrscheinlich in Ordnung	Wird nicht empfohlen. Höhere Wahrscheinlichkeit für eine bakterielle Verunreinigung
Aufbewahrung	Raumtemperatur	Bis zu 4 h	Wird nicht empfohlen
	Kühlschrank < 4 °C	Bis zu 72 h	Bis zu 48 h

(Fortsetzung nächste Seite)

		Gesunder, termingeborener Säugling	Säugling auf der Intensivstation
Aufbewahrung	Tiefkühlabteil < –20 °C	Bis zu 3 Monate	Bis zu 3 Monate
	Tiefkühlgerät < –20 °C	Bis zu 6 Monate	Bis zu 3 Monate. Ziehen Sie abgelaufene Muttermilch der Verwendung von künstlicher Säuglingsnahrung vor
Transport	Gekühlte Milch	Im eigenen Behälter	In Kühltasche oder Kühlbox
	Gefrorene Milch	In Kühltasche oder Kühlbox, kein Eis	In Kühltasche oder Kühlbox, kein Eis
Verabreichung	Auftauen	Im Kühlschrank über 24 Stunden auftauen. Zum schnellen Auftauen unter lauwarmes Leitungswasser halten	Im Kühlschrank über 24 Stunden auftauen. Zum schnellen Auftauen unter lauwarmes Leitungswasser halten
	Pasteurisierung	Wird für die Milch der eigenen Mutter nicht empfohlen	Wird für die Milch der eigenen Mutter nicht empfohlen
	Dauersondierung	Kommt nicht vor	Wechseln Sie die Schläuche alle 4 Stunden; kürzen Sie den Sondenschlauch (☞ Text)

Tab. 14.8 Abpumpen von Muttermilch für gesunde oder kranke Säuglinge: Ein Vergleich. Entwickelt von der Human Milk Banking Association of North America. *Recommendations for collection, storage and handling of mother's milk for her own infant in the hospital setting.* 3rd ed. Denver: HMBANA; 1999.

14.7 Zusammenfassung

Es kann häufig zu Trennungen von Mutter und Kind kommen, sowohl geplant als auch ungeplant. Der Schlüssel, diese Trennung für die Mutter und ihren Säugling optimal zu gestalten, liegt darin, dass ein Plan entwickelt wird, wie die Stillbeziehung aufrechterhalten werden kann. Ist ein gesunder Säugling immer wieder von seiner Mutter getrennt, dann kann sie lange genug vorausplanen, wie sie die Milchbildung weiter aufrechterhalten kann. Für ein krankes Kind muss oft die Pflegefachkraft einen Plan entwerfen, um die Mutter dabei zu unterstützen, die Milchbildung in Gang zu bringen. Dann kann sie gemeinsam mit der Mutter einen genaueren Plan entwickeln, wie ihre Milch abgepumpt, aufbewahrt, transportiert und gesammelt werden kann. Bei alldem muss die Pflegefachkraft der Frau helfen, das Abpumpen und Aufbewahren ihrer Milch als realistische und lohnenswerte Alternative zu betrachten.

Literatur

1. Elander G, Lindberg T. Short mother-infant separation during first week of life influences the duration of breastfeeding. Acta Paediatr Scand 1984;73:237-240.
2. Bureau of Labor Statistics. Employment status of the civilian population by sex and age. May 3, 2002. Retrieved May 14, 2002, from http://www.bls.gov/news.release/empsit.t01.htm.
3. Gielen AC, Faden RR, O'Campo P et al. Maternal employment during the early postpartum period: effects on initiation and continuation of breast-feeding. Pediatrics 1991;87:298-305.
4. Littman H, Medendorp SV, Goldfarb J. The decision to breastfeed. The importance of father's approval. Clin Pediatr Phila 1994;33:214-219.
5. Noble S. Maternal employment and the initiation of breastfeeding. Acta Paediatr 2001;90:423-428.

6. Visness CM, Kennedy KI. Maternal employment and breast-feeding: findings from the 1988 National Maternal and Infant Health Survey. Am J Public Health 1997;87:945-950.
7. Ryan AS, Martinez GA. Breast-feeding and the working mother: a profile. Pediatrics 1989;83:524-531.
8. Hammer LD, Bryson S, Agras WS. Development of feeding practices during the first 5 years of life. Arch Pediatr Adolesc Med 1999;153:189-194.
9. Kearney MH, Cronenwett L. Breastfeeding and employment. J Obstet Gynecol Neonatal Nurs 1991; 20:471-480.
10. Morse JM, Bottorff JL. Intending to breastfeed and work. J Obstet Gynecol Neonatal Nurs 1989;18: 493-500.
11. Lindberg L. Trends in the relationship between breastfeeding and postpartum employment in the United States. Soc Biol 1996;43:191-202.
12. Novotny R, Hla MM, Kieffer EC et al. Breastfeeding duration in a multiethnic population in Hawaii. Birth 2000;27:91-96.
13. Fein SB, Roe B. The effect of work status on initiation and duration of breast-feeding. Am J Public Health 1998;88:1042-1046.
14. Bar-Yam NB. Workplace lactation support. Part II: working with the workplace. J Hum Lact 1998;14: 321-325.
15. Corbett-Dick P, Bezek SK. Breastfeeding promotion for the employed mother. J Pediatr Health Care 1997; 11:12-19.
16. McIntyre E, Hiller JE, Turnbull D. Determinants of infant feeding practices in a low socio-economic area: identifying environmental barriers to breastfeeding. Aust NZ J Public Health 1999;23:207-209.
17. Cohen R, Mrtek MB, Mrtek RG. Comparison of maternal absenteeism and infant illness rates among breast-feeding and formula-feeding women in two corporations. Am J Health Promot 1995;10:148-153.
18. Valdes V, Pugin E, Schooley J et al. Clinical support can make the difference in exclusive breastfeeding success among working women. J Trop Pediatr 2000;46: 149-154.
19. Knowles M. The modern practice of adult education. New York: Associated Press; 1980.
20. Meek JY. Breastfeeding in the workplace. Pediatr Clin North Am 2001;48:461-474.
21. Vogel A, Hutchison BL, Mitchell EA. Factors associated with the duration of breastfeeding. Acta Paediatr 1999; 88:1320-1326.
22. Frederick IB, Auerbach KG. Maternal-infant separation and breast-feeding. The return to work or school. J Reprod Med 1985;30:523-526.
23. Auerbach KG. Employed breastfeeding mothers: problems they encounter. Birth 1984;11:17-20.
24. Hills-Bonczyk SG, Avery MD, Savik K et al. Women's experiences with combining breast-feeding and employment. J Nurse Midwifery 1993;38:257-266.
25. Janke JR. The incidence, benefits and variables associated with breastfeeding: implications for practice. Nurse Pract 1993;18:22-23, 28, 31-32.
26. Gates DM, O'Neill NJ. Promoting maternal-child wellness in the workplace. AAOHN J 1990;38:258-263.
27. Bell EH, Geyer J, Jones L. A structured intervention improves breastfeeding success for ill or preterm infants. MCN Am J Matern Child Nurs 1995;20:309-314.
28. Hunkeler B, Aebi C, Minder CE et al. Incidence and duration of breast-feeding of ill newborns. J Pediatr Gastroenterol Nutr 1994;18:37-40.
29. Hill PD, Brown LP, Harker TL. Initiation and frequency of breast expression in breastfeeding mothers of LBW and VLBW infants. Nurs Res 1995;44:352-355.
30. Asquith MT, Pedrotti PW, Harrod JR et al. The bacterial content of breast milk after the early initiation of expression using a standard technique. J Pediatr Gastroenterol Nutr 1984;3:104-107.
31. Baker BJ, Rasmussen TW. Organizing and documenting lactation support of NICU families. J Obstet Gynecol Neonatal Nurs 1997;26:515-521.
32. Forte A, Mayberry LJ, Ferketich S. Breast milk collection and storage practices among mothers of hospitalized neonates. J Perinatol 1987;7:35-39.
33. Kirsten GF, Bergman NJ, Hann FM. Kangaroo mother care in the nursery. Pediatr Clin North Am 2001; 48:443-452.
34. Cattaneo A, Davanzo R, Bergman N et al. Kangaroo mother care in low-income countries. International Network in Kangaroo Mother Care. J Trop Pediatr 1998 44:279-282.
35. Cattaneo A, Davanzo R, Uxa F et al. Recommendations for the implementation of kangaroo mother care for low birthweight infants. International Network on Kangaroo Mother Care. Acta Paediatr 1998;87: 440-445.
36. Whitelaw A, Heisterkamp G, Sleath K et al. Skin to skin contact for very low birthweight infants and their mothers. Arch Dis Child 1988;63:1377-1381.
37. Bier JA, Ferguson AE, Morales Y et al. Comparison of skin-to-skin contact with standard contact in low-birth-weight infants who are breast-fed. Arch Pediatr Adolesc Med 1996;150:1265-1269.
38. Hurst NM, Valentine CJ, Renfro L et al. Skin-to-skin holding in the neonatal intensive care unit influences maternal milk volume. J Perinatol 1997;17:213-217.
39. Syfrett EB, Anderson GC, Behnken M. Early and virtually continuous kangaroo care for lower risk preterm infants: effect on temperature, breastfeeding, supplementation, and weight. In Proceedings of the Biennial Conference on the Council of Nurse Researchers, American Nurses Association. Washington DC: American Nurses Association; 1993.
40. Anderson GC. Current knowledge about skin-to-skin (kangaroo) care for preterm infants. J Perinatol 1991; 11:216-226.
41. Durand RHS, LaRock S. The effect of skin-to-skin breast-feeding in the immediate recovery period on newborn thermoregulation and blood glucose values. Neonatal Intensive Care 1997;23:23-29.
42. Koepke JE, Bigelow AE. Observations of newborn suckling behavior. Infant Behavior and Development 1997;20:93-98.
43. Widstrom AM, Marchini G, Matthiesen AS et al. Non-nutritive sucking in tube-fed preterm infants: effects on gastric motility and gastric contents of somatostatin. J Pediatr Gastroenterol Nutr 1988;7:517-523.

44. Hann M, Malan A, Kronson M et al. Kangaroo mother care. S Afr Med J 1999;89:37-39.
45. Yokoyama Y, Ueda T, Irahara M et al. Releases of oxytocin and prolactin during breast massage and suckling in puerperal women. Eur J Obstet Gynecol Reprod Biol 1994;53:17-20.
46. Jones E, Dimmock PW, Spencer SA. A randomised controlled trial to compare methods of milk expression after preterm delivery. Arch Dis Child Fetal Neonatal Ed 2001;85:F91-F95.
47. Tyson JE, Edwards WH, Rosenfeld AM et al. Collection methods and contamination of bank milk. Arch Dis Child 1982;57:396-398.
48. Liebhaber M, Lewiston NJ, Asquith MT et al. Comparison of bacterial contamination with two methods of human milk collection. J Pediatr 1978;92:236-237.
49. Lang S, Lawrence CJ, Orme RL. Sodium in hand and pump expressed human breast milk. Early Hum Dev 1994;38:131-138.
50. Bocar DL. Combining breastfeeding and employment: increasing success. J Perinat Neonatal Nurs 1997;11:23-43.
51. Frantz K. Breastfeeding product guide 1994. Los Angeles: Geddes Productions; 1994.
52. Frantz K. Breastfeeding products guide supplement. Los Angeles: Geddes Productions; 1999.
53. Biancuzzo M. Selecting pumps for breastfeeding mothers. J Obstet Gynecol Neonatal Nurs 1999;28:417-426.
54. Arnold LDW, editor. Recommendations for collection, storage, and handling of a mother's milk for her own infant in the hospital setting. 3rd ed. Denver: Human Milk Banking Association of North America; 1999.
55. Fewtrell MS, Lucas P, Collier S et al. Randomized trial comparing the efficacy of a novel manual breast pump with a standard electric breast pump in mothers who delivered preterm infants. Pediatrics 2001;107:1291-1297.
56. Green D, Moye L, Schreiner RL et al. The relative efficacy of four methods of human milk expression. Early Hum Dev 1982;6:153-159.
57. Zinaman MJ, Hughes V, Queenan JT et al. Acute prolactin and oxytocin responses and milk yield to infant suckling and artificial methods of expression in lactating women. Pediatrics 1992;89:437-440.
58. Auerbach KG. Sequential and simultaneous breast pumping: a comparison. Int J Nurs Stud 1990;27:257-265.
59. Hill PD, Aldag JC, Chatterton RT. The effect of sequential and simultaneous breast pumping on milk volume and prolactin levels: a pilot study. J Hum Lact 1996;12:193-199.
60. Groh-Wargo S, Toth A, Mahoney K et al. The utility of a bilateral breast pumping system for mothers of premature infants. Neonatal Netw 1995;14:31-36.
61. Hill PD, Aldag JC, Chatterton RT. Effects of pumping style on milk production in mothers of non-nursing preterm infants. J Hum Lact 1999;15:209-216.
62. Zoppou C, Barry SI, Mercer GN. Comparing breastfeeding and breast pumps using a computer model. J Hum Lact 1997;13:195-202.
63. Zoppou C, Barry SI, Mercer GN. Dynamics of human milk extraction: a comparative study of breast feeding and breast pumping. Bull Math Biol 1997;59:953-973.
64. Meier P, Wilks S. The bacteria in expressed mothers' milk. MCN Am J Matern Child Nurs 1987;12:420-423.
65. Carroll L, Osman M, Davies DP. Does discarding the first few millilitres of breast milk improve the bacteriological quality of bank breast milk? Arch Dis Child 1980;55:898-899.
66. Hopkinson JM, Schanler RJ, Garza C. Milk production by mothers of premature infants. Pediatrics 1988;81:815-820.
67. DeCarvalho M, Anderson DM, Giangreco A et al. Frequency of milk expression and milk production by mothers of nonnursing premature neonates. Am J Dis Child 1985;139:483-485.
68. Lonnerdal B, Forsum E, Hambraeus L. A longitudinal study of the protein, nitrogen, and lactose contents of human milk from Swedish well-nourished mothers. Am J Clin Nutr 1976;29:1127-1133.
69. DeCarvalho M, Robertson S, Merkatz R et al. Milk intake and frequency of feeding in breast fed infants. Early Hum Dev 1982;7:155-163.
70. Feher SD, Berger LR, Johnson JD et al. Increasing breast milk production for premature infants with a relaxation/imagery audiotape. Pediatrics 1989;83:57-60.
71. Morse JM, Bottorff JL. The emotional experience of breast expression. J Nurse Midwifery 1988;33:165-170.
72. Chatterton RT Jr, Hill PD, Aldag JC et al. Relation of plasma oxytocin and prolactin concentrations to milk production in mothers of preterm infants: influence of stress. J Clin Endocrinol Metab 2000;85:3661-3668.
73. Lau C. Effects of stress on lactation. Pediatr Clin North Am 2001;48:221-234.
74. Stockdale HJ. Long-term expressing of breastmilk. Breastfeed Rev 2000;8:19-22.
75. Goldblum RM, Garza C, Johnson C et al. Effects of container upon immunologic factors in mature milk. Nutr Res 1981;1:449-459.
76. VanZoeren-Grobben D, Schrijver J, Van den Berg H et al. Human milk vitamin content after pasteurisation, storage, or tube feeding. Arch Dis Child 1987;62:161-165.
77. Garza C, Butte NF. Energy concentration of human milk estimated from 24-h pools and various abbreviated sampling schemes. J Pediatr Gastroenterol Nutr 1986;5:943-948.
78. Williamson MT, Murti PK. Effects of storage, time, temperature, and composition of containers on biologic components of human milk. J Hum Lact 1996;12:31-35.
79. Lawrence RA. Storage of human milk and the influence of procedures on immunological components of human milk. Acta Paediatr Suppl 1999;88:14-18.
80. Paxson CL Jr, Cress CC. Survival of human milk leukocytes. J Pediatr 1979;94:61-64.
81. Mehta NR, Hamosh M, Bitman J et al. Adherence of medium-chain fatty acids to feeding tubes during gavage feeding of human milk fortified with medium-chain triglycerides. J Pediatr 1988;112:474-476.
82. Stocks RJ, Davies DP, Allen F et al. Loss of breast milk nutrients during tube feeding. Arch Dis Child 1985;60:164-166.

83. Bitman J, Wood DL, Mehta NR et al. Lipolysis of triglycerides of human milk during storage at low temperatures: a note of caution. J Pediatr Gastroenterol Nutr 1983;2:521-524.
84. Friend BA, Shahani KM, Long CA et al. The effect of processing and storage on key enzymes, B vitamins, and lipids of mature human milk. I. Evaluation of fresh samples and effects of freezing and frozen storage. Pediatr Res 1983;17:61-64.
85. Garza C, Johnson CA, Harrist R et al. Effects of methods of collection and storage on nutrients in human milk. Early Hum Dev 1982;6:295-303.
86. Hamosh M, Ellis LA, Pollock DR et al. Breastfeeding and the working mother: effect of time and temperature of short-term storage on proteolysis, lipolysis, and bacterial growth in milk. Pediatrics 1996;97:492-498.
87. Minder W, Roten H, Zurbrugg RP et al. Quality of breast milk: its control and preservation. Helv Paediat Acta 1982;37:115-137.
88. Garza C, Nichols BL. Studies of human milk relevant to milk banking. J Am Coll Nutr 1984;3:123-129.
89. Welsh JK, May JT. Anti-infective properties of breast milk. J Pediatr 1979;94:1-9.
90. Quan R, Yang C, Rubinstein S et al. Effects of microwave radiation on anti-infective factors in human milk. Pediatrics 1992;89:667-669.
91. Pardou A, Serruys E, Mascart Lemone F et al. Human milk banking: influence of storage processes and of bacterial contamination on some milk constituents. Biol Neonate 1994;65:302-309.
92. Sosa R, Barness L. Bacterial growth in refrigerated human milk. Am J Dis Child 1987;141:111-112.
93. Nwankwo MU, Offor E, Okolo AA et al. Bacterial growth in expressed breast-milk. Ann Trop Paediatr 1988;8:92-95.
94. Pittard WR, Anderson DM, Cerutti ER et al. Bacteriostatic qualities of human milk. J Pediatrics 1985;107:240-243.
95. Larson E, Zuill R, Zier V et al. Storage of human breast milk. Infect Control 1984;5:127-130.
96. Berkow SE, Freed LM, Hamosh M et al. Lipases and lipids in human milk: effect of freeze-thawing and storage. Pediatr Res 1984;18:1257-1262.
97. Jensen RG, Jensen GL. Specialty lipids for infant nutrition. I. Milks and formulas. J Pediatr Gastroenterol Nutr 1992;15:232-245.
98. Dworsky M, Stagno S, Pass RF et al. Persistence of cytomegalovirus in human milk after storage. J Pediatr 1982;101:440-443.
99. Pittard WB 3rd, Geddes KM, Brown S et al. Bacterial contamination of human milk: container type and method of expression. Am J Perinatol 1991;8:25-27.
100. Wilks S, Meier P. Helping mothers express milk suitable for preterm and high-risk infant feeding. MCN Am J Matern Child Nurs 1988;13:121-123.
101. Clark RA. Breast milk does not constitute occupational exposure as defined by standard. 1992. Retrieved May 14, 2002, from ttp://www.osha.gov/pls/oshaweb/owadisp. show_document?p_table=INTERPRETATIONS&p_id=20952
102. Williams-Arnold LD. Storage for healthy infants and children. Sandwich MA: Health Education Associates; 2000.
103. Law BJ, Urias BA, Lertzman J et al. Is ingestion of milk-associated bacteria by premature infants fed raw human milk controlled by routine bacteriologic screening? J Clin Microbiol 1989;27:1560-1566.
104. Hamosh M, Henderson TR, Ellis LA et al. Digestive enzymes in human milk: stability at suboptimal storage temperatures. J Pediatr Gastroenterol Nutr 1997;24:38-43.
105. Lavine M, Clark RM. The effect of short-term refrigeration of milk and addition of breast milk fortifier on the delivery of lipids during tube feeding. J Pediatr Gastroenterol Nutr 1989;8:496-499.
106. Lemons PM, Miller K, Eitzen H et al. Bacterial growth in human milk during continuous feeding. Am J Perinatol 1983;1:76-80.
107. Pittard WB 3rd, Bill K. Human milk banking. Effect of refrigeration on cellular components. Clin Pediatr Phila 1981;20:31-33.
108. Sigman M, Burke KI, Swarner OW et al. Effects of microwaving human milk: changes in IgA content and bacterial count. J Am Diet Assoc 1989;89:690-692.
109. Hibbard RA, Blevins R. Palatal burn due to bottle warming in a microwave oven. Pediatrics 1989;82:382-384.
110. Boo NY, Nordiah AJ, Alfizah H et al. Contamination of breast milk obtained by manual expression and breast pumps in mothers of very low birthweight infants. J Hosp Infect 2001;49:274-281.
111. Jones CA. Maternal transmission of infectious pathogens in breast milk. J Paediatr Child Health 2001;37:576-582.
112. Igumbor EO, Mukura RD, Makandiramba B et al. Storage of breast milk: effect of temperature and storage duration on microbial growth. Cent Afr J Med 2000;46:247-251.

15 Nahrung für Neugeborene

Überall in diesem Buch wird deutlich betont, dass direktes und ausschließliches Stillen die ideale Ernährung für das Neugeborene ist, und dies gilt sowohl für gesunde wie für gesundheitlich beeinträchtigte Säuglinge. Trinkt das Neugeborene jedoch nicht direkt an der Brust oder gibt es medizinische Gründe für ein Zufüttern, muss nach Alternativen gesucht werden.

Ziel dieses Kapitels ist es, die Indikationen, Vorteile und Einschränkungen von vier grundlegenden Ernährungsmöglichkeiten für einen Säugling, der nicht direkt an der Brust trinkt, zu beleuchten: (1) frische Muttermilch – entweder behandelt oder unverändert, (2) zuvor abgepumpte und aufbewahrte Muttermilch – behandelt oder unverändert, (3) Spendermilch und (4) künstliche Säuglingsnahrung. Ein grundlegendes Wissen über diese verschiedenen Ernährungsmöglichkeiten befähigt die Pflegefachkraft zu einer besseren Aufklärung der Verbraucher (Eltern) und macht sie zur Verfechterin der Muttermilch als idealer Nahrung zur Aufrechterhaltung des Gleichgewichtes der Körperfunktionen des Säuglings.

15.1 Muttermilch

Muttermilch ist ohne Frage der Goldstandard in der Säuglingsernährung.[1,2] Im Idealfall wird der gesunde, termingerecht geborene Säugling ausschließlich und direkt an der Brust gestillt. Die Milch als solche und der Stillvorgang bieten viele Vorteile, wie es bereits in den vorangegangenen Kapiteln beschrieben wurde.

Ist das direkte Stillen nicht möglich – aus welchem Grund auch immer –, ist die nächstbeste Wahl frisch abgepumpte oder bereits länger abgepumpte und aufbewahrte Muttermilch. Abgepumpte Muttermilch hat unterschiedlich viele Vorteile für den Säugling. Die meisten Vorteile hat frisch abgepumpte Muttermilch der eigenen Mutter, gefolgt von länger abgepumpter und aufbewahrter Milch der eigenen Mutter und dann kommt gespendete Muttermilch. Künstliche Säuglingsnahrung (Formula) ist der Muttermilch stets unterlegen.

15.1.1 Frisch abgepumpte Milch der eigenen Mutter

Frische Milch stammt von der eigenen Mutter des Säuglings und wird ohne vorherige Behandlung oder Lagerung sofort oder beinahe sofort an das Kind verfüttert. Per definitionem handelt es sich bei frischer Muttermilch immer um Milch der eigenen Mutter, niemals um Milch einer Spenderin. Es ist am besten, wenn das Kind die frische Milch seiner eigenen Mutter erhält (im Gegensatz zu bereits gekühlter oder tiefgefrorener Muttermilch). Wenn das Kind direkt an der Brust gestillt wird, erhält es selbstverständlich frische Muttermilch, doch es kann auch dann frische Muttermilch erhalten, wenn die Mutter die Milch abpumpt und sie ihm mit Hilfe einer in Kapitel 16 beschriebenen Fütterungsmethode gibt. Frische Muttermilch hat den höchsten Nährwert für den Säugling, mehr als behandelte oder bereits gelagerte Muttermilch.

Während der ersten Tage der Stillzeit sollten gesunde, termingeborene Säuglinge ausschließlich Muttermilch erhalten. Künstliche Säuglingsnahrung oder Zusätze sollten nur dann gegeben werden, wenn es medizinisch notwendig ist. Medizinisch akzeptable Gründe für eine Zufütterung bei gesunden, termingeborenen Neugeborenen sind in Kasten 8.3 aufgelistet.

15.1.2 Bereits gelagerte Milch der eigenen Mutter

Wenn es nicht möglich ist, die Milch der eigenen Mutter sofort (oder fast sofort) an den Säugling zu verfüttern, wird die Milch aufbewahrt. Üblicherweise geschieht dies in einem Kühlschrank oder Gefriergerät. In manchen Situationen kann aufbewahrte Muttermilch praktischer zu handhaben sein. Eine berufstätige Mutter wird Milch für ihren Säugling im Kühlschrank bereitstellen, oder die Mutter eines schwer kranken, stationär aufgenommenen Kindes lebt weit entfernt von der Klinik und muss ihre Milch für eine spätere Mahlzeit dort lassen. Gelagerte Muttermilch kann sowohl für gesunde als auch für kranke Kinder verwendet werden. Allerdings gelten für kranke Säuglinge strengere Richtlinien für die Gewinnung und Aufbewahrung der Muttermilch als für gesunde Säuglinge (☞ Kapitel 14).

Die Milch wird durch die Lagerungstemperatur, die Art des Aufbewahrungsbehälters und die Dauer der Aufbewahrung beeinflusst. Milch, die nicht sofort verfüttert wird, kann sich verändern. Zunächst einmal können einige Bestandteile der Muttermilch durch die Lagerung verloren gehen. Selbst wenn die Milch keinen extremen Temperaturen ausgesetzt ist, führt Lichteinfall innerhalb von drei Stunden zu einer 50-prozentigen Verringerung des Gehaltes an Riboflavin und einem 70-prozentigen Verlust an Vitamin A.[3] Zudem können pathogene Keime in die gelagerte Milch eindringen. Maßgeblich ist hier das Wort *können*, denn obwohl abgepumpte Milch auf diese Weise anfällig sein *kann*, ist sie eine ausgezeichnete Alternative zur frischen Milch.

15.1.3 Behandelte Milch der eigenen Mutter

Die Amerikanische Akademie der Kinderärzte (AAP) stellt fest: „Muttermilch ist, von seltenen Ausnahmen abgesehen, die zu bevorzugende Nahrung für alle Säuglinge, einschließlich frühgeborener oder kranker Neugeborener."[1] Allerdings können Säuglinge mit sehr geringem Geburtsgewicht (VLBW) Muttermilch benötigen, die mit bestimmten Nährstoffen angereichert wird. Sowohl frische als auch gelagerte Milch kann angereichert werden.

Die Anreicherung der Muttermilch mit Ergänzungsstoffen kann bei den Eltern manchmal für Verwirrung sorgen. Sie haben immer wieder und wieder gehört, dass Muttermilch alles enthält, was der Säugling braucht. Oft muss die Pflegefachkraft den Eltern diesen Widerspruch erklären. Die Milch einer Mutter nach einer Frühgeburt (Preterm-Milch) enthält alles, was der frühgeborene Säugling braucht und theoretisch würde ihre Milch alleine sowohl für den Grundumsatz als auch für das Wachstum ausreichen. Könnte der Säugling eine ausreichende Menge an Muttermilch aufnehmen, würde er tatsächlich genügend Eiweiße, Fette, Kohlenhydrate und Kalorien ohne Veränderung der Muttermilch oder künstliche Zusätze erhalten. (Die Zufuhr an Kalzium und Phosphor wäre allerdings immer noch nicht ausreichend.) Ein VLBW-Baby hat jedoch ein sehr geringes Magenvolumen, eine nur begrenzte Trinkfähigkeit oder eine hohe Stoffwechselrate (oder eine Kombination dieser Faktoren), was zusammen mit einigen weiteren Faktoren berücksichtigt werden muss. Deshalb kann unter bestimmten Bedingungen Muttermilch alleine nicht alle Ernährungsbedürfnisse des Babys decken.

Angereicherte Muttermilch

VLBW-Säuglinge können mit Muttermilch alleine nicht gedeihen. Seit 1983 wird die ausschließliche Ernährung mit Muttermilch (ohne Anreicherung) mit geringen Wachstumsraten und nicht gedeckten Ernährungsbedürfnissen während des Krankenhausaufenthaltes und danach in Verbindung gebracht.[4] Um diesem Problem aus dem Weg zu gehen, können der Milch der eigenen Mutter industriell hergestellte Zusätze hinzugefügt werden. Diese werden *Human-Milk-Fortifier* (HMF) genannt, weil diese Produkte die Muttermilch mit zusätzlichen Nährstoffen anreichern, vor allem mit Kalzium, Phosphor und Eiweiß, sowie Kohlenhydraten, Natrium, Kalium und Magnesium. Einige dieser Supplemente enthalten Zink, Kupfer und Vitamine und einige Fett.

Es gibt zwei Arten von HMFs: pulverförmige und flüssige. HMFs in Pulverform werden meist verordnet, wenn eine ausreichende Menge an Muttermilch zur Verfügung steht, der Säugling aber mehr Kalorien und andere Nährstoffe benötigt, als er mit der Muttermilch aufnehmen kann. Gleiches gilt, wenn das Volumen beschränkt werden muss, dann ist das Pulver zu bevorzugen, weil das Kind dann mehr Muttermilch erhalten kann. Eltern scheinen außerdem das Pulver der flüssigen Form vorzuziehen.[5] Tabelle 15.1 zeigt, welche Mengen an Muttermilch das Neugeborene mit und ohne Anreicherung aufnehmen müsste, um seinen täglichen Nahrungsbedarf zu decken.

Indikationen

Im Allgemeinen ist der Einsatz von Supplementen angezeigt, wenn das Geburtsgewicht des Säuglings unter 1 500 g liegt (oder unter 1 800 g, je nach Klinikrichtlinien). Sobald VLBW-Säuglinge mehr Muttermilch als 100 ml/kg/Tag tolerieren können, wird die Supplementierung mit HMFs begonnen.[6] Die Menge wird für zwei bis vier Tage beibehalten, während die Konzentration allmählich erhöht wird. Üblicherweise wird das Supplement schrittweise hinzugefügt, bis die ideale „Dosis" erreicht ist, die häufig als *volle Anreicherung* bezeichnet wird. Volle Anreicherung

Nährstoff	Geschätzter täglicher Bedarf pro kg	Nur Muttermilch	Muttermilch plus 4 Packungen Enfamil HMF®/100 ml	Muttermilch plus 4 Packungen Similac HMF®/100 ml	Muttermilch angereichert mit Similac Natural Care® (1:1)
Kilokalorien	120 kcal	176 ml	146	146	160
Eiweiß	≥ 3 g	288	140	146	184
Kalzium	200 mg	714	169	138	201
Phosphor	100 mg	714	169	123	202
Natrium	2 mEq (mmol)	256	159	139	174
Kalium	2 mEq (mmol)	149	108	68	99

Tab. 15.1   Zur Deckung des geschätzten täglichen Ernährungsbedarfs notwendige Mengen (ml) pro Kilogramm des kindlichen Körpergewichts.

bedeutet eine Konzentration von 1:1 bei der flüssigen Form oder vier Packungen Pulver pro 100 ml. Ziel ist eine Gewichtszunahme von ungefähr 15 g/kg/Tag. Die Milch wird solange angereichert, bis das Kind bei allen Mahlzeiten direkt an der Brust gestillt wird oder zwischen 1 800 und 2 000 g wiegt (je nach Pflegeprotokoll).

Die Tabelle zeigt, welche Mengen benötigt werden, um den geschätzten Nährstoffbedarf pro Tag und Kilogramm Körpergewicht des Säuglings zu decken. Beispielsweise würde der Säugling 176 ml Muttermilch pro Tag und Kilogramm zu sich nehmen müssen, um die erforderliche Menge von 120 kcal/kg/Tag zu erhalten, die auf einem geschätzten Bedarf von 120 kcal/kg/Tag basieren. In manchen Situationen ist dies nicht möglich. Durch Anreicherung der Milch kann der Säugling jedoch weniger Volumen (z.B. 146 oder 160 ml) aufnehmen und diesen Erfordernissen genügen. (Die aufgeführten Werte können Veränderungen unterworfen sein. Halten Sie sich an die Herstellerangaben für die aktuellsten Informationen. Die Zusammensetzung der Muttermilch variiert in Abhängigkeit der Ernährung der Mutter, dem Stadium der Laktation, der Tageszeit und von Mutter zu Mutter.)

Wirkung der Human-Milk-Fortifier

HMF, in flüssiger oder pulverisierter Form, verbessern das Wachstum, die Knochenbildung und die neurologische Entwicklung. Schanler und seine Kollegen erklären: „Bei einer Gabe von 180 ml/kg/Tag sorgt die Verwendung von angereicherter Muttermilch im Vergleich mit nicht angereicherter Muttermilch beim Frühgeborenen für ein angemessenes Wachstum, ausreichende Nährstoffversorgung und normgerechte biochemische Kennwerte beim Ernährungsstatus."[7] (S. 379) In der Cochrane Datenbank wurden zahlreiche kontrollierte, randomisierte Studien analysiert, die sich mit den Wirkungen von HMF beschäftigen. Dabei wurde festgestellt, dass der Einsatz von HMF im Vergleich zur Verwendung von ausschließlich unbehandelter Muttermilch mit kurzfristig besseren Ergebnissen verbunden ist.[8] Es ist unwahrscheinlich, dass hierzu weiter geforscht wird, da die Vorteile der angereicherten Milch gegenüber nicht angereicherter Milch inzwischen allgemein anerkannt sind.

Der springende Punkt ist nun die Frage: Ist angereicherte Muttermilch künstlichen Säuglingsnahrungen, die speziell für Frühgeborene entwickelt wurde, überlegen? Bis vor kurzem gab es keine Studien, die sich mit einem solchen Vergleich beschäftigt haben. Schanler und seine Mitarbeiter zeigten in ihrer Untersuchung, dass VLBW-Säuglinge, die mit angereicherter Muttermilch ernährt wurden, schneller aus dem Krankenhaus entlassen wurden und seltener an nekrotisierender Enterokolitis sowie spät einsetzender Sepsis erkrankten, als Säuglinge, die spezielle Frühgeborenennahrung erhielten.[9] Die Säuglinge scheinen angereicherte Muttermilch gut zu vertragen.[10]

Atkinson berichtet: „die ideale Menge und das Gleichgewicht der zur Muttermilch zuzugebenden Nahrungssupplemente für kleine Frühgeborene bleibt unbekannt."[11] (S. 235) Zwar reagiert das Gewebewachstum in den frühen Lebenswochen auf eine Anreicherung der Muttermilch, doch dieses frühe Wachstum könnte nicht so wichtig sein wie das langfristige Wachstum dieser Säuglinge. Morley und Lukas weisen darauf hin, dass „die Frühgeborenenperiode kein entscheidendes Fenster für die Ernährungsprogrammierung des Wachstums ist"[12] (S.822). Es ist sinnvoll, dass mehr Studien zu diesem Thema durchgeführt werden.

Einschränkungen und Bedenken

Zurzeit gibt es zwei verschiedene Hersteller von pulverförmigen HMF. Der seit vielen Jahren verwendete Enfamil Human Milk Fortifier® wird von Mead Johnson hergestellt, der neuere Similac Human Milk Fortifier® stammt von Ross Laboratories. In jüngerer Zeit wurden ein Reihe von Bedenken gegenüber dem Enfamil Human Milk Fortifier® geäußert.[13] Es wurden Probleme wegen der Inhaltsstoffe in Bezug auf den Eiweißgehalt[14], hochlösliche Kalzium- und Phosporsalze[6] und die hohe Osmolarität[15] genannt. Schanler und Abrams beobachteten, dass Empfänger von Supplementen mit hochlöslichem Kalzium und Phosphor eine schlechtere Fettabsorption zeigen als Empfänger von unlöslichem Kalzium und Phosphor.[6] Mehr praktische Probleme ergeben sich aus der Mischbarkeit und Trennung des Muttermilchfetts bei anhaltender Sondenernährung.[16] Es wurden auch Bedenken hinsichtlich des Wachstums geäußert. Die Bedenken gegenüber den Supplementen sollten jedoch nicht von deren Verwendung abhalten.[17]

Aus der Forschung

Angereicherte Muttermilch ist vorteilhafter als spezielle Frühgeborenennahrung
Quelle: Schanler R.J.; Shulman, R.J.; Lau C. Feeding strategies for premature infants: beneficial outcomes of feeding fortified human milk versus preterm formula. *Pediatrics* 1999;103:1150–1157.

Fokus

Schanler und seine Kollegen untersuchten 108 Säuglinge mit einem Gestationsalter zwischen 26 und 30 Wochen und einem mittleren Geburtsgewicht um 1 070 g. Diese Säuglinge wurden entweder überwiegend mit angereicherter Muttermilch (n=62) oder ausschließlich mit Frühgeborenennahrung (n=46) ernährt. Das Ziel dieser prospektiven Studie war es, die „Rolle der Ernährung durch den Vergleich von Wachstum, Nahrungstoleranz, Gesundheitszustand, biochemischen Kennwerten des Ernährungszustands und Nährstoffaufnahme und -speicherung" zu beschreiben, wenn entweder angereicherte Muttermilch (FHM) oder künstliche Frühgeborenennahrung (PF) verabreicht wurde.

Ergebnisse

Säuglinge, die mit FHM ernährt wurden, wurden früher aus der Klinik entlassen (73 Tage ± 19 vs. 88 Tage ± 47). Es gab signifikant seltener Fälle von nekrotisierender Enterokolitis und spät einsetzender Sepsis verglichen mit der PF-Gruppe. Kinder aus der FHM-Gruppe brauchten deutlich weniger Tage mit Sondenernährung und erreichten die Gewichtsgrenze von 2 000 g schneller. Die Nahrungstoleranz war bei beiden Gruppen etwa gleich. Mit FMH ernährte Säuglinge nahmen während der Untersuchungsperiode größere Mengen Milch auf, hatten aber deutlich langsamere Gewichts- und Längenwachstumszunahmen. Die Aufnahme von Stickstoff und Kupfer war in der FHM-Gruppe höher, die von Magnesium und Zink niedriger. Kinder, die mit FHM gefüttert wurden, wurden häufiger von ihren Eltern besucht als die mit PF gefütterten Kinder.

Stärken und Schwächen der Studie

Obwohl die Säuglinge nicht unbedingt ausschließlich Muttermilch erhielten (aufgrund der Milchproduktion der Mutter), verfolgten die Forscher die Milchmenge, die während des Untersuchungszeitraums verabreicht wurde und konnten so zuverlässig berichten, dass die Säuglinge überwiegend mit angereicherter Muttermilch ernährt wurden.

Klinische Anwendung

Obwohl die Gewichtszunahme bei den mit FHM ernährten Säuglingen langsamer erfolgte, hinterfragen die Forscher, was dies wirklich bedeutet, denn der allgemeine Gesundheitszustand der Kinder war besser, wenn sie FHM erhielten. Die niedrigere Rate an nekrotisierender Enterokolitis in dieser Studie deckt sich mit den Ergebnissen einiger anderer, vorangegangener Studien. Interessant war, dass 13 % der Mütter, die an dieser Studie beteiligt waren, angaben, dass sie ihr Kind nicht stillen wollten, wenn es termingerecht geboren worden wäre. Nachdem sie jedoch über die Vorteile der Muttermilch für ihr Kind informiert wurden, änderten sie ihre Meinung. Pflegefachkräfte und anderes medizinisches Personal sollten den Eltern helfen, eine informierte Entscheidung zu treffen.

Eine kürzlich durchgeführte Studie verglich die beiden in den USA erhältlichen pulverförmigen Supplemente miteinander.[13] (Eine andere Studie verglich das Produkt der Firma Ross mit dem der Firma Wyeth, das außerhalb der USA im Handel ist.[18]) Der Similac Human Milk Fortifier® enthielt mehr Eiweiß, Fett, Kalzium, Phosphor, Magnesium, Natrium, Kalium, Chlorid, Mangan, Zink, Kupfer und Vitamine als der Enfamil Human Milk Fortifier®. Bei den Säuglingen, die Similac® erhielten, wurde ein stärkeres Wachstum beobachtet. Die Milchaufnahme war bei beiden ähnlich.

Verabreichung von angereicherten Mahlzeiten

Um eine Mahlzeit mit *pulverförmigem* Supplement zu verabreichen, wird das Pulver in der Muttermilch aufgelöst. Es ist sinnvoll, immer wieder die Gebrauchsanweisung zu lesen, um sicher zu sein, dass die korrekte Menge eingehalten wird. Üblicherweise wird mit der Zugabe von einem oder zwei Packungen auf 100 ml Muttermilch begonnen und dann werden schrittweise zwei Packungen, drei Packungen und schließlich vier Packungen hinzugefügt. Vier Packungen auf 100 ml Muttermilch (oder eine Packung auf 25 ml Muttermilch) versorgen das Kind mit etwa 82 kcal/100 ml. Dies ist normalerweise die Obergrenze dessen, was verordnet wird. Um das Pulver aufzulösen, wird die Milch zunächst im Wasserbad auf 37 °C aufgewärmt. Dann wird das Supplement zugegeben und die Milch geschüttelt (nicht zu stark schütteln). Das Erwärmen der Milch erleichtert das Auflösen, das Supplement kann aber dennoch schwer löslich sein.

Flüssiges Supplement (Similac Natural Care®) wird meist dann verwendet, wenn die Milchmenge der Mutter nicht ausreicht. Es liefert sowohl Volumen als auch Nährstoffe. Vollständig mit Natural Care® angereicherte Muttermilch hat eine niedrigere Osmolarität als Muttermilch mit pulverförmigen HMF. Sie liefert auch weniger Energie (75 statt 82 kcal/100 ml) und weniger Kalzium und Phosphor als mit pulverförmigem HMF angereicherte Muttermilch, da die flüssige Form weniger von diesen Nährstoffen enthält als das Pulver (☞ Tabelle 15.2).

Ehe eine Mahlzeit mit flüssigem Supplement verabreicht wird, sollte die Gebrauchsanweisung immer wieder durchgelesen werden, um sicherzustellen, dass die Zubereitung korrekt durchgeführt wird. Üblicherweise wird mit einem Teil flüssigem Supplement auf zwei Teile Muttermilch begonnen. Toleriert der Säugling dies seit mindestens 24 Stunden, kann zur „vollen Anreicherung" übergegangen werden (ein Teil flüssiges Supplement auf ein Teil Muttermilch). Bei einem Verhältnis Muttermilch zu Natural Care von 1:1 erhält der Säugling etwa 75 kcal/100 ml. Einige Pflegeprotokolle erlauben die zusätzliche Gabe von etwas pulverförmigem Supplement, wenn die Muttermilch im Verhältnis 1:1 mit flüssigem Supplement verdünnt wurde. So kann der Kalorien- und Nährstoffgehalt erhöht werden, ohne dass die Muttermilch weiter verdünnt wird.

Bis vor kurzem wurden Neugeborene nicht aus dem Krankenhaus entlassen, solange die Muttermilch noch angereichert wurde. Die Ernährung bei der Entlassung ist ein zurzeit kontrovers diskutiertes Thema. Einige Kliniken entlassen Säuglinge nach Hause, auch wenn die Milch noch angereichert wird. Ein möglicher Grund für die Verwendung von flüssigem Supplement zu Hause ist eine besonders geringe Milchmenge bei der Mutter. Wird von den Neonatologen festgestellt, dass diese Praxis wesentliche Vorteile bringt, kann das Neugeborene mit der Anweisung, die Muttermilch weiterhin anzureichern, entlassen werden. In diesem Fall muss bei der Vorbereitung der Entlassung eine genaue Einweisung erfolgen, wie das Supplement mit der Muttermilch kombiniert wird. Sowohl die Kosten als auch die Verfügbarkeit des Supplementes müssen bedacht werden. Oft sind diese Produkte teuer und schwer erhältlich. Während in den USA die Eltern die Kosten für das Supplement selbst tragen müssen, übernehmen in Deutschland, Österreich und der Schweiz die Krankenkassen in der Regel die Kosten.

Ausschließliche Fütterung von Hintermilch

Gesundheitlich beeinträchtigten Neugeborenen fällt es oft schwer, an der Brust an die Hintermilch zu gelangen, vor allem, wenn sie schnell ermüden. Eine Möglichkeit, das Kind mit zusätzlichem Fett und Kalorien zu versorgen, ist das Abpumpen der Muttermilch, sodass nur Hintermilch gegeben werden kann. Dies ist ein relativ neues Konzept, über dessen Wirkung es erst wenige Untersuchungen gibt. Allerdings haben Low-birth-weight-Säuglinge (LBW) signifikant höhere Gewichtszu-

15.1 Muttermilch

	Natural Care	MM mit Similac Natural Care®				MM	MM mit Enfamil HMF®				MM mit Similac HMF®			
Mischungsverhältnis		1:3	1:2	1:1	2:1		1p/dl	2p/dl	3p/dl	4p/dl	1p/dl	2p/dl	3p/dl	4p/dl
kcal	81,00	77,75	76,67	75,00	72,33	68,00	72,00	75,00	79,00	82,00	71,50	75	78,50	82,00
CHO (g)	8,61	8,26	8,14	7,91	7,67	7,20	7,84	7,75	8,03	9,30	7,65	8,1	8,55	9,00
Eiweiß (g)	2,20	1,91	1,82	1,63	1,43	1,05	1,33	1,60	1,88	2,15	1,30	1,55	1,80	2,05
Fett (g)	4,41	4,28	4,24	4,16	4,07	3,90	4,06	4,23	4,39	4,55	3,99	4,08	4,17	4,26
Ca (mg)	171,00	135,25	123,33	99,50	75,67	28,00	50,50	73,00	95,50	118,0	57,25	86,50	115,75	145,00
P (mg)	85,00	67,25	61,33	49,50	37,67	14,00	25,3	36,50	47,8	59,00	30,75	47,50	64,25	81,00
Na (mg)	34,66	30,48	29,08	26,30	23,51	17,93	20,68	23,43	26,18	28,93	21,68	25,43	29,18	32,93
K (mg)	103,97	91,08	86,78	78,18	69,59	52,40	57,40	62,40	67,40	72,40	68,15	83,90	99,65	115,40
Vitamin D	122,0	91,50	81,99	62,00	42,00	2,00	39,5	77,00	114,5	152,0	32,00	62,00	92,00	122,00
		zunehmende Konzentration ↓					zunehmende Konzentration →				zunehmende Konzentration →			

Tab. 15.2 Nährstoffgehalte von mit Similac Natural Care® (NF), Enfamil Human Milk Fortifier® (HMF) und Similac HMF® angereicherter Muttermilch (MM) pro 100 ml.

nahmen, wenn sie ausschließlich mit Hintermilch gefüttert werden.[19]

15.1.4 Spendermilch: Muttermilchbanken

Spendermilch ist Milch, die von einer stillenden Mutter für ein fremdes Kind abgepumpt wurde. Sie spendet diese Milch an eine Milchbank, von wo aus sie an Säuglinge, deren Mütter keine (oder nicht ausreichend) Muttermilch bilden können, abgegeben wird. Spendermilch wird immer aufbereitet, während die Milch der eigenen Mutter (in der Regel) unbehandelt bleibt. Diese Aufbereitung – meist eine Hitzebehandlung – hat Auswirkungen auf die Inhaltsstoffe der Muttermilch und auf eventuell darin enthaltene pathogene Keime. Spendermilch wird häufig gemischt, das bedeutet, dass die Milch von verschiedenen Frauen stammt. Die Amerikanische Akademie der Kinderärzte (AAP) bezeichnet Spendermilch als wünschenswert.[2, 20]

Indikationen

Steht keine Milch der eigenen Mutter zur Verfügung – weil die Mutter keine Milch bilden kann oder will – ist Spendermilch zwar weniger wünschenswert als die Milch der eigenen Mutter, aber künstlicher Säuglingsnahrung vorzuziehen. Allerdings wird für Spendermilch von einer Milchbank eine Verordnung benötigt. Eine häufige Begründung für eine solche Verordnung ist Frühgeburtlichkeit. Frühgeborene, die mit pasteurisierter Spendermilch ernährt werden, gedeihen besser als mit künstlicher Säuglingsnahrung gefütterte Frühchen.[21] (Es gibt allerdings noch zahlreiche andere Gründe für die Verwendung von Spendermilch, ☞ Kasten 15.1.) Spendermilch ist eine kostenwirksame Alternative für frühgeborene Säuglinge, da sie zu einem besseren gesundheitlichen Ergebnis führt.[22, 23]

Einschränkungen und Bedenken

Spendermilch ist aufbereitet. Zu den Aufbereitungstechniken gehören auch Kühlen, Einfrieren und Auftauen, doch an dieser Stelle wird die Diskussion auf die schädlicheren Auswirkungen der Aufbereitung durch die Pasteurisierung und Gefriertrocknung der Spendermilch beschränkt. (Diese Verfahren werden für Milch der eigenen Mutter niemals empfohlen.)

Die Tabelle zeigt den Nährstoffgehalt von Muttermilch und angereicherter Muttermilch. Wird beispielsweise 1 Paket (p) Supplement (HMV) zu 1 dl (100 ml) Muttermilch hinzugefügt, liefert diese Mischung 0,72 kcal/ml. Anmerkung: Die empfohlene Verdünnung für Natural Care ist 1:1. Außer unter besonderen Umständen werden keine höheren Konzentrationen empfohlen. Die empfohlene Mischung für HMF beträgt 4 Packungen pro dl (100 ml). Die angegebenen Werte basieren auf den Produktinformationen der Hersteller und können Veränderungen unterworfen sein. Aktuelle Informationen müssen der Packungsbeilage entnommen werden.

15.1 Verwendungsmöglichkeiten für Spendermilch

Ernährung
Frühgeburtlichkeit
Gedeihstörung
Malabsorptionssyndrom
Kurzdarmsyndrom
Nierenversagen
Nahrungsintoleranz
Angeborene Stoffwechselstörungen
Postoperative Ernährung
Kardiologische Probleme
Bronchopulmonale Dysplasie
Verbrennungen bei Kindern
Medizinische und therapeutische Anwendung
Behandlung von Infektionskrankheiten (unbehandelbare Diarrhö, Gastroenteritis, Säuglingsbotulismus, Sepsis, Pneumonie, hämorrhagische Konjunktivitis)
Postoperative Heilung (Omphalocele, Gastroschisis, Darmverschluss/Darmfistel, Kolostomie)
Immunschwächeerkrankungen (schwere Allergien, IgA-Mangel, HIV)
Angeborene Stoffwechselstörungen
Organtransplantationen (auch für Erwachsene)
Nicht infektiöse Darmerkrankungen (Colitis ulcerosa, Reizdarmsyndrom)
Äußerliche Behandlung von Verbrennungen
Vorbeugende Anwendung
Nekrotisierende Enterokolitis
Morbus Crohn
Kolitis
Kuhmilch- und Sojaallergien/Nahrungsunverträglichkeiten
Während immunsuppressiver Therapien
Daten der Milk Banking Association of North America, 1998.

Pasteurisierung und Gefriertrocknung verändern die Milch in Hinblick auf die folgenden Faktoren: (1) Immunfaktoren – Immunglobuline, 24 Antikörper für Escheria coli, Laktoferrin[25] und Lymphozyten[26], (2) antivirale Faktoren (Zytomegalie-Virus (CMV), Humanes Immundeficiency Virus (HIV)) und (3) Bakterien.

Seit etwa einem Jahrzehnt werden Bedenken laut, dass möglicherweise Krankheiten über Spendermilch übertragen werden könnten. Allerdings gibt es keine veröffentlichten Berichte über eine Krankheitsübertragung durch pasteurisierte Spendermilch seit der Gründung von Muttermilchbanken in den USA im Jahr 1911. Solche Übertragungen sind aber sicher möglich – vielleicht sogar wahrscheinlich – wenn einzelne Mütter einfach ihre Milch mit einer anderen Mutter „teilen".

Pasteurisierung

Die Pasteurisierung ist ein Erhitzungsprozess, durch den Organismen in der Milch zerstört werden. Der Standard der Human Milk Bank Association of North America ist eine Pasteurisierung der Muttermilch bei einer Temperatur von 62,5 °C für 30 Minuten. Pasteurisieren zerstört zelluläre Anteile der Milch, einschließlich der Lymphozyten[27] und reduziert die Immunglobuline und die antiinfektiven Eigenschaften.

Gefriertrocknung

Gefriertrocknung ist die „schnelle Frostung und Trocknung des gefrorenen Produktes unter Hoch-Vakuum-Gefrier-Trocknung".[28] Dieses Verfahren wird angewandt, um pathogene Keime zu zerstören, doch es werden auch teilweise Zellen zerstört. In den USA kommt zurzeit keine Gefriertrocknung zum Anwendung, doch sie wird teilweise in anderen Ländern eingesetzt.

Milchbanken

Der Begriff *Muttermilchbank* bezieht sich auf die Kliniken, die eine offizielle Milchbank betreiben, in der nicht nur die Milch der Mütter von in dieser Klinik aufgenommenen Säuglingen, sondern auch die von Spenderinnen akzeptiert wird. (Der Begriff „banked milk" (Milch aus der Milchbank), der in Studien häufiger zu finden ist, kann irreführend sein: er kann sich korrekt auf Spendermilch oder fälschlicherweise auf die Milch der eigenen Mutter, die einfach nur aufbewahrt wurde, beziehen. Der korrekte Gebrauch der Terminologie ist wichtig, da Spendermilch weiterverarbeitet wird (☞ Abb. 15.1), wohingegen die Milch der eigenen Mutter üblicherweise unbehandelt bleibt.)

Adressen von Milchbanken finden Sie in Anhang A. Die Richtlinien für das Spenden von Muttermilch können bei den einzelnen Milchbanken erfragt werden.

Es gibt viele Vorteile für die Empfänger von Spendermilch und die Risiken sind vernachlässigbar. Zum Spenden geeignet ist nur abgepumpte Milch. Auslaufende Milch – die aus der einen Brust heraustropft, während an der anderen gestillt wird – kann nicht akzeptiert werden, denn sie hat einen geringeren Energiegehalt und die Wahrscheinlichkeit der Kontamination ist hoch.[29] Es kann außerdem nur Milch von gesunden, stillenden Frauen akzeptiert werden, die die Kriterien erfüllen, die an Spenderinnen gestellt werden. (Gelegentlich werden potenzielle Spenderinnen nur zeitweise ausgeschlossen, zum Beispiel weil sie kurzfristig Medikamente nehmen müssen.) In enger Zusammenarbeit mit dem Zentrum für Seuchenkontrolle und Vorbeugung des Amerikanischen Ministeriums für Nahrungsmittel und Medikamente hat die HMBANA einen vierstufigen Screeningprozess entwickelt, um zu verhindern, dass kontaminierte Milch abgegeben wird: (1) Es wird eine vollständige Anamnese der potenziellen Spenderin erstellt, (2) freiwillige Spenderinnen unterziehen sich serologischen Untersuchungen, (3) die gespendete Muttermilch

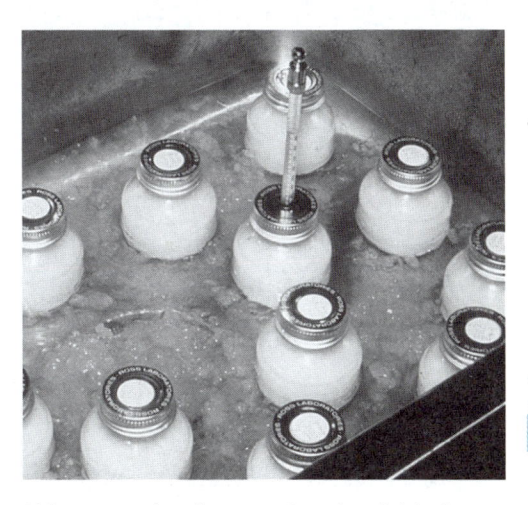

Abb. 15.1 Behandlung von Spendermilch in der Milchbank. Beachten Sie die Flasche mit dem Thermometer zur Temperaturkontrolle im Wasserbad.

wird pasteurisiert und (4) die Spendermilch wird vor und nach der Pasteurisierung bakteriologisch untersucht und nur dann abgegeben, wenn keinerlei Bakterien nachweisbar sind.

Die Milchbanken gewähren den Spenderinnen auch Vorteile. Manche Mütter machen eine einmalige Spende, wenn sie über einen ungenutzten Muttermilchvorrat verfügen. Das kommt zum Beispiel vor, weil ein älteres Baby mehr feste Nahrung isst und weniger Muttermilch trinkt. Der Gefrierschrank der Mutter quillt über mit abgepumpter Milch, doch sie bringt es nicht fertig, diese Milch wegzuwerfen. Durch das Spenden dieser Milch schlägt sie zwei Fliegen mit einer Klappe. Es kommt auch vor, dass die Mutter ihre kostbare Milch für ihr eigenes, schwer krankes Baby abpumpt und aufbewahrt und dann stirbt das Kind. Diese Mutter kann es als tröstlich empfinden, ihre Milch in der Hoffnung zu spenden, dass sie damit einem anderen Kind hilft zu überleben. Die typische Spenderin ist jedoch eine Frau, die regelmäßig Milch für eine Milchbank abpumpt. In diesem Fall produziert die Frau mehr Milch als ihr Baby braucht oder trinkt und die Mutter spendet die Überproduktion an die Milchbank. Als Fürsprecher für das Stillen können wir Spendern und Empfängern dabei helfen, in den Genuss der Vorteile von Spendermilch zu kommen, wie sie in Kasten 15.2 beschrieben sind.

15.2 Künstliche Säuglingsnahrung und andere Nahrungsergänzungen

Wie bereits beschrieben, unterscheidet sich künstliche Säuglingsnahrung deutlich von Muttermilch. Die handelsübliche künstliche Säuglingsnahrung ist besonders in Hinblick auf den Gehalt an Phosphor und Kalzium und die Molenlast für die Nieren verschieden von der Muttermilch.

15.2.1 Handelsübliche künstliche Säuglingsnahrung

Die üblicherweise im Handel erhältliche künstliche Säuglingsnahrung ist für das gesunde, termingeborene Neugeborene gedacht. Obwohl einige davon für sich in Anspruch nehmen, „wie Muttermilch" zu sein, trifft dies für keine künstliche Säuglingsnahrung zu. Künstliche Säuglingsnahrung ist der Muttermilch immer unterlegen.

Muttermilchersatzprodukte können auf der Basis von (1) Kuhmilcheiweiß (entweder überwiegend auf Kasein- oder Molke-Basis), (2) Sojaeiweiß, (3) Eiweiß-Hydrolysaten oder (4) Aminosäuren hergestellt sein.

Auf Milchbasis hergestellte künstliche Säuglingsnahrung

Standardmäßig liefert diese künstliche Säuglingsnahrung 70 kcal pro 100 g. Die Eiweißquelle hängt davon ab, ob Kasein oder Molke vorherrschen. Kohlenhydrate werden durch Laktose aus fettfreier Kuhmilch bereitgestellt. Bei den Fetten handelt es sich meistens um pflanzliche Fette.

15.2 Wie können potenzielle Spenderinnen und Empfänger unterstützt werden?

- Sprechen Sie mit dem Dienst habenden Arzt über die Behandlung des Patienten und schlagen Sie ihm vor, Spendermilch anzufordern. Stimmt die Ärztin/Arzt zu, sollte sie/er sich mit der Muttermilchbank in Verbindung setzen. In den USA kann das Büro der HMBANA an die nächstgelegene Milchbank oder die Milchbank mit den derzeit größten Vorräten verweisen. Es muss eine Verordnung ausgestellt werden, die an die Milchbank gefaxt und anschließend per Post geschickt werden kann.
- Helfen Sie der/dem verordnenden Ärztin/Arzt dabei, einschlägige Informationen zu sammeln, ehe die Verordnung für die Muttermilch ausgestellt wird. Auf der Verordnung muss beispielsweise der Grund angegeben werden, warum Muttermilch benötigt wird und welche Menge pro Tag erforderlich ist. Meist werden Rationen für eine bis zwei Wochen verschickt.
- Widersprechen Sie jedem, der behauptet, dass Spendermilch nicht infrage käme, weil die Milchbank zu weit entfernt sei. Muttermilch kann überall hin verschickt werden. Es gibt verschiedene Transportmöglichkeiten. Muss eine größere Strecke überwunden werden, wird die Milch meist tiefgekühlt und in Trockeneis verpackt versandt.
- Ermuntern Sie Frauen dazu, Milchspenderinnen zu werden, wenn ihre Säuglinge nicht die gesamte Milch der Mutter trinken können. Verweisen Sie die Frauen an die Milchbank, sodass festgestellt werden kann, ob sie als Spenderin geeignet sind.
- Versichern Sie potenziellen Spenderinnen, dass es eine realistische Möglichkeit ist, Milch an

eine Milchbank zu spenden. Lebt die Mutter in der unmittelbaren Nähe einer Milchbank, kann sie oder ein Familienmitglied die Milch selbst abliefern. Manche Milchbanken lassen die Milch auch durch freiwillige Helfer abholen. Wohnt die Mutter nicht in der Nähe einer Milchbank, kann sie in Betracht ziehen, Milch an eine Milchbank zu spenden, die auch weiter entfernt lebende Frauen als Spenderinnen akzeptiert. Ob eine Milchbank Spenderinnen von weiter weg akzeptiert, kann von der Versorgungslage abhängen, die sich von Monat zu Monat drastisch verändern kann. Diese Milchbanken übernehmen fast immer die Transportkosten und die Kosten für die serologischen Untersuchungen der Spenderin. Die Blutprobe der Spenderin kann an einem örtlichen Krankenhaus abgenommen und mit der Milch zusammen an die Milchbank geschickt werden, um Kosten zu sparen.

- Überzeugen Sie Politiker davon, Muttermilchspenden zu einer sozialen Norm zu machen. Fordern Sie beispielsweise Ärzte dazu auf, einen „Grundvorrat" an Spendermilch anzufordern. Der Arzt kann eine bestimmte Menge Muttermilch für die Station statt für einen einzelnen Patienten anfordern. Auf diese Weise ist bei Bedarf jederzeit Spendermilch verfügbar, was das Personal auch davon abhält, künstliche Säuglingsnahrung zu geben.
- Beteiligen Sie sich an der Schaffung von Gesetzen, wie sie in der Gesetzgebung des Staates New York bestehen, die jedem Säugling das Recht auf Muttermilch zuspricht. Das Gesetz dort lautet: „… es muss sichergestellt sein, dass jeder Säugling, der Muttermilch benötigt, ausreichende Mengen an gesunder Muttermilch erhält, die von stillenden Müttern regelmäßig und systematisch gespendet wird."
- Binden Sie das Thema Muttermilchspende in Geburtsvorbereitungskurse ein. Wenn Eltern wissen, dass es diese Alternative gibt, werden sie auch danach fragen. Gleichzeitig werden Frauen, die zu viel Milch haben, sich überlegen, diese zu spenden, wenn ihnen bewusst ist, dass ihre Spende für andere lebensrettend sein kann. Sowohl das Angebot als auch die Nachfrage können zunehmen, wenn ein stärkeres Bewusstsein für das Milchspendewesen geschaffen wird.

Abgewandelt nach Biancuzzo, M., Childbirth Instructor, September/Oktober 1998.

Künstliche Säuglingsnahrungen enthalten zusätzlich Mineralien, Vitamine, Taurin, Inositol, Cholin und ein oder mehrere Stabilisatoren oder Emulgatoren. Alle künstlichen Säuglingsnahrungen enthalten Eisen und alle, die mindestens 1 mg Eisen pro 100 kcal enthalten, werden als *mit Eisen angereichert* bezeichnet. Das am weitesten verbreitete kaseindominierte Produkt in den USA ist Similac®. Das Verhältnis von Molke zu Kasein unterschreitet aber immer noch den geringen Kaseingehalt der Muttermilch. Bis vor kurzem waren drei molkedominierte künstliche Säuglingsnahrungen in den USA erhältlich: Enfamil® (Mead Johnsone/Bristol Myers Squibb), SMA (Wyeth) und Similac® PM 60/40 (Ross Laboratories). SMA ist allerdings nicht länger im Handel.

Seit längerer Zeit wurden die mehrfach ungesättigten, langkettigen Fettsäuren, besonders Arachidonsäure (AA) und Dokosahexaensäure (DHA) in der Muttermilch in Zusammenhang mit besserem Wachstum und besserer Entwicklung, vor allem der neurologischen Entwicklung, gebracht. Um diese Effekte nachzuahmen, wurde den künstlichen Säuglingsnahrungen, die außerhalb der USA im Handel waren, DHA und AA zugesetzt. Seit Februar 2002 wird auch in den USA der künstlichen Säuglingsnahrung DHA und AA beigegeben. Es ist allerdings nicht sicher, dass die bessere Entwicklung bei gestillten Säuglingen ausschließlich der DHA und AA zugerechnet werden kann.[30] Es ist daher auch fraglich, ob der Zusatz dieser Fettsäuren zur künstlichen Säuglingsnahrung wirkungsvoll ist. Im Rahmen einer randomisierten, doppelblinden Studie konnte keine Verbesserung durch den Zusatz von DHA und AA bei *voll ausgetragenen* Säuglingen festgestellt werden.[31] Bei frühgeborenen Kindern gab es allerdings eine bessere Entwicklung, wenn die künstliche Säuglingsnahrung mit DHA und AA angereichert war.[32] Ehe eine eindeutige Beurteilung abgegeben werden kann, müssen noch weitere Studien durchgeführt werden.

Auf Sojabasis hergestellte künstliche Säuglingsnahrungen

Auf isoliertem Sojaeiweiß basierende künstliche Säuglingsnahrungen sind kuhmilcheiweiß- und laktosefrei. Sie liefern etwa 70 kcal/100g. Das Eiweiß wird ergänzt durch L-Methionin (verbessert die Stickstoffbilanz, die Gewichtszunahme, die Stickstoffausscheidung über den Urin und die Albuminsynthese), L-Carnitin (optimiert die Verstoffwechselung der langkettigen Fettsäuren in den Mitochondrien) und Taurin (wirkt als Antioxydans und ist zusammen mit Glycin ein Hauptkonjugat von Gallensäure in der frühen Kindheit).[33] Der Kohlenhydratanteil ist laktosefrei und besteht stattdessen aus Maisstärke oder anderen Sacchariden. Statt Cholesterin ist eher pflanzliches Fett enthalten. (Diskussion über die Vorteile des Cholesterins für Neugeborene ☞ Kapitel 4.)

Steht keine Muttermilch zur Verfügung, wird in den meisten Fällen künstliche Säuglingsnahrung auf Milchbasis bevorzugt. Künstliche Säuglingsnahrungen auf Sojabasis sind für Säuglinge mit Galaktosämie oder erblichem Laktasemangel angezeigt. Solange es keinen ernsthaften medizinischen Grund für die Verwendung von künstlicher Säuglingsnahrung auf Sojabasis gibt, sollte sie nicht gegeben werden. Eltern und Pflegepersonal, die leichtfertig Sojanahrungen geben, verstehen vielleicht nicht, dass die in diesen Nahrungen enthaltenen pflanzlichen Östrogene, die so genannten Isoflavone, Anlass zu Bedenken geben.

Es ist bekannt, dass Isoflavone den Menstruationszyklus verändern und durch eine Senkung des Cholesterinspiegels einen positiven Einfluss auf die Gesundheit des Erwachsenen haben. Daher wirft sich die Frage nach den möglicherweise verheerenden Auswirkungen auf die sexuelle Entwicklung und das Hirnwachstum des Säuglings auf, wenn Isoflavone über die Nahrung aufgenommen werden. Ein Säugling, der ausschließlich Sojanahrung erhält, nimmt eine fünf- bis zehnmal größere Menge an Isoflavonen auf als die vergleichbare Dosis (pro Kilogramm Körpergewicht), die zur Regulierung des Hormonhaushaltes beim Erwachsenen eingesetzt wird.[34] Auch sind die Isoflavonspiegel im Plasma bei diesen Säuglingen 13 000 bis 22 000fach höher als der natürliche Estriolspiegel im Plasma in der frühen Kindheit.[35] Man weiß nicht, wie und ob überhaupt sich die Isoflavone auf das Wachstum des Säuglings, seine Sexualentwicklung, die Knochendichte und die Serumlipide auswirken. Setchell und Kollegen beobachten, dass „es schwer zu glauben ist, dass Isoflavone, die in diesen hohen Konzentrationen auftreten, beim Säugling biologisch inaktiv sind, vor allem, wenn man ihre schwache Plasmaeiweißbindung bedenkt".[36]

Eine jüngere Studie weist darauf hin, dass die Fütterung von künstlicher Säuglingsnahrung auf Sojabasis, wenn überhaupt, nur wenige schädliche Folgen für den Säugling hat.[37] Doch das Studiendesign und die Art der Berichterstattung über die Ergebnisse dieser Studie wurden beanstandet.[38] Experten weisen darauf hin, dass negative Auswirkungen der Isoflavone in der klinischen Praxis und den Untersuchungen wahrscheinlich wegen deren geringer Affinität zu den kindlichen Östrogenrezeptoren nicht sichtbar wurden.[39] Badger und Mitarbeiter betonen jedoch, wie wichtig es ist, die wenigen vorhandenen Studien über die Auswirkungen von künstlicher Säuglingsnahrung auf Sojabasis zu bestätigen und drängen auf die Notwendigkeit von neuen Studien, „um die subtileren Auswirkungen, die sich im Laufe der Entwicklung ergeben oder im Verlauf des späteren Lebens auftreten, zu untersuchen".[40]

Künstliche Säuglingsnahrungen auf Sojabasis sind nicht für Frühgeborene mit einem Gewicht von weniger als 1800 g geeignet.[33] Sie enthalten mindestens 20 % mehr Aluminium als Muttermilch und da Aluminium und Kalzium bei der Aufnahme im Körper miteinander konkurrieren, kommt es zu einem noch höheren Risiko einer verringerten Knochenmineralisierung für frühgeborene Säuglinge.

Stillende Mütter haben möglicherweise das Gerücht gehört, dass Soja-Nahrungen für gestillte Kinder besser seien als künstliche Säuglingsnahrungen auf Kuhmilchbasis. Doch das ist schlicht nicht wahr. Einige Punkte aus der offiziellen Stellungnahme der Amerikanischen Akademie der Kinderärzte (AAP)[33] liefert eine profunde Basis zur Beantwortung der Fragen von stillenden Müttern:

- Künstliche Säuglingsnahrung auf der Basis von isoliertem Sojaeiweiß hat als ergänzende Nahrung für gestillte Kinder keinen Vorteil gegenüber künstlicher Säuglingsnahrung, die auf Kuhmilchbasis hergestellt wurde.
- Es gibt keinen Nachweis, dass die routinemäßige Verabreichung von künstlicher Säuglingsnahrung auf der Basis von isoliertem Sojaeiweiß Säuglingskoliken vorbeugt oder behandelt.
- Es gibt keinen Nachweis, dass die routinemäßige Verwendung von künstlicher Säuglingsnahrung auf der Basis von isoliertem Sojaeiweiß atopischen Erkrankungen bei gesunden Säuglingen oder Säuglingen mit hohem Risiko vorbeugt.

Auf Eiweiß-Hydrolysat-Basis hergestellte künstliche Säuglingsnahrungen

Künstliche Säuglingsnahrungen auf Basis von Eiweiß-Hydrolysat, zum Beispiel Alimentum®, Nutramigen® und Pregestimil®, enthalten Stickstoff in Form von enzymatisch hydrolysiertem Eiweiß. Eltern nehmen manchmal fälschlicherweise an, dass diese Nahrungen ein besserer Ersatz für Muttermilch seien als Nahrungen auf Kuhmilchbasis. Doch diese Nahrungen wurden absolut nicht für den routinemäßigen Gebrauch entwickelt. Sie sind für Säuglinge mit speziellen Problemen wie durch Nahrungseiweiß induzierte Enterokolitis und atopische Reaktionen auf Milch oder isoliertes Sojaeiweiß gedacht.

Auf der Basis von Aminosäuren hergestellte künstliche Säuglingsnahrungen

Zurzeit gibt es eine Neugeborenennahrung, die zu 100 Prozent aus Aminosäuren besteht (Neocate®). Eine künstliche Säuglingsnahrung auf der Basis von Aminosäuren ist indiziert für Säuglinge mit Symptomen einer schweren Nahrungsmittelallergie. Es wurden klinische Untersuchungen zu Neocate durchgeführt.[41–49] Diese Nahrungen sollten nicht ohne vorherigen Test und eindeutiger klinischer Beurteilung des Problems und der Behandlungsmöglichkeiten eingesetzt werden. (Diskussion über die Verwendung dieser Nahrungen bei Koliken ☞ Kapitel 11.)

15.2.2 „Spezielle" künstliche Säuglingsnahrungen

Frühgeborenennahrung (z.B. Similac Special Care 20®, Similac Special Care 24®, Enfamil Premature Formula 20®, Enfamil Premature Formula 24® und Premie SMA®) sind für frühgeborene Babys oder LBW-Säuglinge entwickelt worden. Die Zahl „20" im Namen bedeutet, dass diese Nahrung 20 kcal/oz (70 kcal/100 g) liefert, „24" bedeutet, dass 24 kcal/oz (85 kcal/100 g). (Die Nährwertangaben von fast allen künstlichen Säuglingsnahrungen können auf den Webseiten der Hersteller nachgelesen werden.)

Spezielle Frühgeborenennahrungen unterstützen die Knochenbildung, wenn der Säugling mindestens 120 kcal/kg/Tag erhält. Frühgeborenennahrung ist für frühgeborene Säuglinge mit einem Gewicht von unter 2000 g gedacht, die schnell wachsen. Andere Spezialnahrungen (z.B. NeoSure® und Enfacare®) wurden für Säuglinge mit geringem Geburtsgewicht entwickelt, die zunächst mit Frühgeborenennahrung gefüttert wurden, aber dann nicht mehr so schnell wachsen, wie es unmittelbar nach der Geburt der Fall ist und bald aus dem Krankenhaus entlassen werden. Diese so genannten „Extramural"-Nahrungen scheinen für Säuglinge, die vor dem Geburtstermin geboren wurden, vorteilhaft zu sein.[50–52]

Es ist nicht nur erlaubt, sondern sogar wünschenswert, künstliche Säuglingsnahrung mit einer „Dosis" Kolostrum zu „impfen". Es kann praktisch nicht durchführbar sein, dem Säugling eine so geringe Menge Kolostrum zu geben, vor allem, wenn er mit der Sonde ernährt wird. Durch eine „Impfung" der Nahrung, erhält der Säugling die antiinfektiven und immunologischen Vorteile des Kolostrums. Diese Praxis war früher weiter verbreitet, ist jedoch in jüngerer Zeit aufgrund einer falschen Interpretation einer Studie über das Mischen von künstlicher Säuglingsnahrung und Muttermilch in Misskredit geraten. Diese Studie zeigte eine signifikante Abnahme der Aktivität der Lysozyme, wenn Muttermilch und künstliche Säuglingsnahrung zu gleichen Teilen gemischt wurden.[53] Dies lässt sich jedoch nicht verallgemeinert auf das „Impfen" einer Mahlzeit mit Muttermilch oder Kolostrum übertragen.

15.2.3 Andere Nahrungsergänzungen

Gelegentlich werden steriles Wasser oder Glukoselösung verabreicht. Doch es gibt (wie in Kapitel 8 besprochen) keine echte Indikation für diese Flüssigkeiten. In einigen Kulturen werden routinemäßig Tees, Kräuter usw. zu rituellem Zweck gegeben.

15.2.4 Vitamin- und Mineralstoffpräparate

Ob gestillte Säuglinge zusätzliche Vitamine oder Mineralstoffe brauchen, war ein Streitthema. Kritische Stimmen haben auf die starke Betonung der Muttermilch als „perfekte" Nahrung mit dem Argument reagiert, dass größere Mengen bestimmter Vitamine und Mineralien in künstlicher Säuglingsnahrung „besser" seien als die niedrigeren Gehalte in der Muttermilch. Dies spiegelt die Einstellung „je mehr desto besser" wider. Vitamine und Mineralien aus der Muttermilch werden besser verwertet und daher sind die geringeren Gehalte ideal für gestillte Säuglinge, aber nicht ausreichend für mit künstlicher Säuglingsnahrung ernährte Säuglinge.

Seit 1961 wurde routinemäßig direkt nach der Entbindung Vitamin K intramuskulär gespritzt, um Blutungen beim Neugeborenen vorzubeugen. (Weil Vitamin K fettlöslich ist, erhalten Babys mit höherem Fettgewebsanteil von Natur aus mehr Vitamin K.) Das Ernährungskomitee der Amerikanischen Akademie der Kinderärzte sagt: „Selbstverständlich müssen alle Säuglinge, einschließlich der gestillten Säuglinge, bei der Geburt eine Vitamin K-Gabe erhalten."[2]

Ein Vitamin D-Mangel führt zu Rachitis, einer seltenen, aber nicht unmöglichen Erkrankung bei gestillten Säuglingen. Ein jüngst erschienener Bericht aus North Carolina beschreibt insgesamt 30 Rachitisfälle bei gestillten Babys afroamerikanischer Herkunft aufgrund von Vitamin D-Mangel.[54] (In dem Bericht wird nicht angegeben, ob diese Kinder voll oder teilweise gestillt wurden.) Die Autoren kamen zu dem Schluss, dass dunkelhäutige Säuglinge Vitamin D erhalten und häufiger nach draußen ans Sonnenlicht gebracht werden sollten. Diese Empfehlung stützt sich auf die Vorstellung, dass aufgrund des vielen Melanins in ihrer Haut (das als neutralisierender Filter wirkt und die Sonnenstrahlen absorbiert) dunkelhäutige Kinder ein Risiko für einen Vitamin D-Mangel haben. In einem begleitenden Editorial wirft Welch[55] die Frage auf, warum es Widerstand gegen die Gabe von Vitamin D für alle Kinder gibt. Er merkt an, dass zurzeit nur Tropfen, die zusätzlich Vitamin A und C enthalten, erhältlich sind. (Anmerkung: In Europa sind auch reine Vitamin D-Präparate verfügbar.) Der Fallbericht, auf den er reagiert, berichtet jedoch nur von Rachitis bei afroamerikanischen Säuglingen und es wurde nicht geprüft, ob eine Supplementierung mit Vitamin D für andere Bevölkerungsgruppen angemessen ist. Es ist davon auszugehen, dass die AAP Daten zu diesem Thema sammelt und eine Empfehlung zu dieser Frage herausbringen wird.

Bei gestillten Säuglingen ist ein Vitamin A-Mangel selten, doch er kann Anlass für Diskussionen sein, da Vitamin A (Anmerkung: In den USA) in den handelsüblichen Präparaten häufig mit Vitamin D kombiniert ist. Vitamin B-Mangel tritt in den Vereinigten Staaten relativ selten auf. Es gibt einige Fallberichte über Vitamin B_{12}-Mangel bei Säuglingen, deren Mütter sich strikt vegan ernähren. Allerdings kann es zu Vitamin B_1 (Thiamin)-Mangel bei gestillten Kindern von Müttern mit Thiamin-Mangel kommen. Dies ist jedoch üblicherweise nur in Entwicklungsländern der Fall.

Bei gestillten Kindern entwickelt sich nur selten ein Eisenmangel, bevor sie vier bis sechs Monate alt sind, da Neugeborene über einen Eisenspeicher verfügen, der ihren Bedarf in dieser Zeit deckt. Obwohl Muttermilch weniger Eisen enthält als eisenangereicherte künstliche Säuglingsnahrung, haben gestillte Säuglinge nur selten eine *ernährungsbedingte* Anämie. Die AAP erklärt[56], dass „Muttermilcheisen sehr viel besser bioverfügbar ist, sodass es sehr viel niedrigere Raten an Eisenmangelanämien bei gestillten Säuglingen im Vergleich zu mit künstlicher Säuglingsnahrung mit niedrigem Eisengehalt ernährten Säuglingen gibt. Nichtsdestotrotz besteht bei 6 bis 20 % der voll gestillten Säuglinge ein Risiko für verringerte Eisenspeicher".[57, 58] In einer Studie war jedoch keiner der sieben Monate oder länger voll gestillten Säuglinge anämisch.[57] (Künstliche Säuglingsnahrung ist mit Eisen angereichert.)

Fluoridgaben sind für gesunde, gestillte Säuglinge nicht erforderlich.[2] Es ist wissenschaftlich belegt, dass ausreichend Fluorid in der Muttermilch ist.

Das Ernährungskomitee der AAP erklärt, „unter normalen Bedingungen braucht ein gesunder, voll ausgetragener, gestillter Säugling wenig oder gar keine zusätzlichen Vitamine und Mineralstoffe".[2] Im Allgemeinen lassen sich einem gesunden, flaschengefütterten Säugling Vitamin- und Mineralstoffpräparate bequem in die künstliche Säuglingsnahrung und später in den Brei mischen. Frühgeborene Säuglinge, die weniger als 300 kcal pro Tag aufnehmen oder unter 2,5 kg wiegen, haben besondere Vitamin- und Mineralstoffbedürfnisse, die oft durch die Gabe von Multivitaminpräparaten oder speziellen Nahrungsergänzungsmitteln gedeckt werden.

15.3 Zusammenfassung

Wenn direktes Stillen nicht möglich ist, müssen Eltern wie Pflegepersonal lernen, welche Möglichkeiten es gibt, um das Kind zu ernähren. Die erste Wahl ist immer die frische Milch der eigenen Mutter. Abgepumpte und aufbewahrte Milch der eigenen Mutter ist eine ausgezeichnete Wahl. Ob frisch oder tiefgekühlt – die Milch der eigenen Mutter kann für einige gesundheitlich beeinträchtigte Säuglinge noch vorteilhafter sein, wenn sie mit Supplementen angereichert ist oder wenn nur Hintermilch gegeben wird. Spendermilch von Muttermilchbanken kann zwar einiges an Qualität eingebüßt haben, weil sie beim Pasteurisieren stark erhitzt wurde, aber sie ist immer noch eine gute Alternative für Säuglinge, deren Mutter nicht in der Lage ist, eigene Milch zur Verfügung zu stellen. Künstliche Säuglingsnahrung ist unter allen Umständen der Muttermilch unterlegen.

Literatur

1. American Academy of Pediatrics. Work Group on Breastfeeding. Breastfeeding and the use of human milk. Pediatrics 1997;100:1035-1039.
2. Committee on Nutrition American Academy of Pediatrics. Pediatric nutrition handbook. 4th ed. Elk Grove Village, IL: American Academy of Pediatrics; 1998.
3. Bates CJ, Liu DS, Fuller NJ et al. Susceptibility of riboflavin and vitamin A in breast milk to photodegradation and its implications for the use of banked breast milk in infant feeding. Acta Paediatr Scand 1985;74: 40-44.
4. Atkinson SA, Radde IC, Anderson GH. Macromineral balances in premature infants fed their own mothers' milk or formula. J Pediatr 1983;102:99-106.
5. Fenton TR, Tough SC, Belik J. Breast milk supplementation for preterm infants: parental preferences and postdischarge lactation duration. Am J Perinatol 2000; 17:329-333.
6. Schanler RJ, Abrams SA. Postnatal attainment of intrauterine macromineral accretion rates in low birth weight infants fed fortified human milk. J Pediatr 1995;126: 441-447.
7. Schanler RJ, Hurst NM, Lau C. The use of human milk and breastfeeding in premature infants. Clin Perinatol 1999; 26:379-398, vii.
8. Kuschel CA, Harding JE. Multicomponent fortified human milk for promoting growth in preterm infants. Cochrane Database Syst Rev 2000:CD000343.
9. Schanler RJ, Shulman RJ, Lau C. Feeding strategies for premature infants: beneficial outcomes of feeding fortified human milk versus preterm formula. Pediatrics 1999;103: 1150-1157.
10. Moody GJ, Schanler RJ, Lau C et al. Feeding tolerance in premature infants fed fortified human milk. J Pediatr Gastroenterol Nutr 2000;30:408-412.
11. Atkinson SA. Human milk feeding of the micropremie. Clin Perinatol 2000;27:235-247.
12. Morley R, Lucas A. Randomized diet in the neonatal period and growth performance until 7.5-8 y of age in preterm children. Am J Clin Nutr 2000;71:822-828.
13. Reis BB, Hall RT, Schanler RJ et al. Enhanced growth of preterm infants fed a new powdered human milk fortifier: a randomized, controlled trial. Pediatrics 2000; 106:581-588.
14. Carlson SE. Long-chain polyunsaturated fatty acids and development of human infants. Acta Paediatr Suppl 1999;88:72-77.
15. De Curtis M, Candusso M, Pieltain C et al. Effect of fortification on the osmolality of human milk. Arch Dis Child Fetal Neonatal Ed 1999;81:F141-F143.
16. Sankaran K, Papageorgiou A, Ninan A et al. A randomized, controlled evaluation of two commercially available human breast milk fortifiers in healthy preterm neonates. J Am Diet Assoc 1996;96:1145-1149.
17. Schanler RJ. The use of human milk for premature infants. Pediatr Clin North Am 2001;48:207-219.
18. Porcelli P, Schanler R, Greer F et al. Growth in human milk-fed very low birth weight infants receiving a new human milk fortifier. Ann Nutr Metab 2000;44: 2-10.
19. Valentine CJ, Hurst NM, Schanler RJ. Hindmilk improves weight gain in low-birth-weight infants fed human milk. J Pediatr Gastroenterol Nutr 1994;18:474-477.
20. American Academy of Pediatrics and the American College of Obstetrics and Gynecology. Guidelines for perinatal care. 4th ed. Elk Grove Village, IL: American Academy of Pediatrics; 1997.
21. Lucas A, Morley R, Cole TJ et al. A randomised multicentre study of human milk versus formula and later development in preterm infants. Arch Dis Child. 1994; 70:F141-F146.
22. Wight NE. Donor human milk for preterm infants. J Perinatol 2001;21:249-254.
23. Arnold LDW. The cost-effectiveness of using banked donor milk in the neonatal intensive care unit: prevention of necrotizing enterocolitis. J Hum Lact 2002;18: 172-177.
24. Sigman M, Burke KI, Swarner OW et al. Effects of microwaving human milk: changes in IgA content and bacterial count. J Am Diet Assoc 1989;89:690-692.
25. Ford JE, Marshall VME, Reiter B. Influence of the heat treatment of human milk on some of its protective constituents. J Pediatr 1977;90:29-35.
26. Davies DP. Human milk banking. Arch Dis Child 1982;57:3-5.
27. Liebhaber M, Lewiston NJ, Asquith MT et al. Alterations of lymphocytes and of antibody content of human milk after processing. J Pediatr 1977;91:897-900.
28. Lawrence RA, Lawrence RM. Breastfeeding: a guide for the medical profession. 5th ed. St. Louis: Mosby; 1999.
29. Stocks RJ, Davies DP, Carroll LP et al. A simple method to improve the energy value of bank human milk. Early Hum Dev 1983;8:175-178.
30. Innis SM, Gilley J, Werker J. Are human milk long-chain polyunsaturated fatty acids related to visual and neural development in breast-fed term infants? J Pediatr 2001; 139:532-538.
31. Auestad N, Halter R, Hall RT et al. Growth and development in term infants fed long-chain polyunsaturated fatty acids: a double-masked, randomized, parallel, prospective, multivariate study. Pediatrics 2001;108: 372-381.
32. O'Connor DL, Hall R, Adamkin D et al. Growth and development in preterm infants fed long-chain polyunsaturated fatty acids: a prospective, randomized controlled trial. Pediatrics 2001;108:359-371.
33. American Academy of Pediatrics Committee on Nutrition. Soy protein-based formulas: recommendations for use in infant feeding. Pediatrics 1998;10:148-153.
34. Cassidy A, Bingham S, Setchell KD. Biological effects of a diet of soy protein rich in isoflavones on the menstrual cycle of premenopausal women. Am J Clin Nutr 1994;60:333-340.
35. Setchell KD, Zimmer-Nechemias L, Cai J et al. Exposure of infants to phyto-oestrogens from soy-based infant formula. Lancet 1997;350:23-27.
36. Setchell KD, Zimmer-Nechemias L, Cai J et al. Isoflavone content of infant formulas and the metabolic fate of these phytoestrogens in early life. Am J Clin Nutr 1998;68:1453S-1461S.
37. Strom BL, Schinnar R, Ziegler EE et al. Exposure to soy-based formula in infancy and endocrinological

and reproductive outcomes in young adulthood. JAMA 2001;286:807-814.
38. Goldman LR, Newbold R, Swan SH. Exposure to soy-based formula in infancy. JAMA 2001;286:2402-2403.
39. Zung A, Reifen R, Kerem Z et al. Phytoestrogens: the pediatric perspective. J Pediatr Gastroenterol Nutr 2001;33:112-118.
40. Badger TM, Ronis MJ, Hakkak R et al. The health consequences of early soy consumption. J Nutr 2002;132:559S-565S.
41. Hill DJ, Cameron DJ, Francis DE et al. Challenge confirmation of late-onset reactions to extensively hydrolyzed formulas in infants with multiple food protein intolerance. J Allergy Clin Immunol 1995;96:386-394.
42. Hill DJ, Heine RG, Cameron DJ et al. The natural history of intolerance to soy and extensively hydrolyzed formula in infants with multiple food protein intolerance. J Pediatr 1999;135:118-121.
43. de Boissieu D, Matarazzo P, Dupont C. Allergy to extensively hydrolyzed cow milk proteins in infants: identification and treatment with an amino acid-based formula. J Pediatr 1997;131:744-747.
44. de Boissieu D, Dupont C. Time course of allergy to extensively hydrolyzed cow's milk proteins in infants. J Pediatr 2000;136:119-120.
45. Niggemann B, Binder C, Dupont C et al. Prospective, controlled, multi-center study on the effect of an amino-acid-based formula in infants with cow's milk allergy/intolerance and atopic dermatitis. Pediatr Allergy Immunol 2001;12:78-82.
46. Isolauri E, Tahvanainen A, Peltola T et al. Breast-feeding of allergic infants. J Pediatr 1999;134:27-32.
47. Hill DJ, Heine RG, Cameron DJ et al. Role of food protein intolerance in infants with persistent distress attributed to reflux esophagitis. J Pediatr 2000;136:641-647.
48. Estep DC, Kulczycki A Jr. Colic in breast-milk-fed infants: treatment by temporary substitution of Neocate infant formula. Acta Paediatr 2000;89:795-802.
49. Estep DC, Kulczycki A Jr. Treatment of infant colic with amino acid-based infant formula: a preliminary study. Acta Paediatr 2000;89:22-27.
50. Carver JD, Wu PY, Hall RT et al. Growth of preterm infants fed nutrient-enriched or term formula after hospital discharge. Pediatrics 2001;107:683-689.
51. Lucas A, Fewtrell MS, Morley R et al. Randomized trial of nutrient-enriched formula versus standard formula for postdischarge preterm infants. Pediatrics 2001;108:703-711.
52. Worrell LA, Thorp JW, Tucker R et al. The effects of the introduction of a high-nutrient transitional formula on growth and development of very-low-birth-weight infants. J Perinatol 2002;22:112-119.
53. Quan R, Yang C, Rubinstein S et al. The effect of nutritional additives on anti-infective factors in human milk. Clin Pediatr Phila 1994;33:325-328.
54. Kreiter SR, Schwartz RP, Kirkman HN et al. Nutritional rickets in African American breast-fed infants. J Pediatr 2000;137:153-157.
55. Welch TR, Bergstrom WH, Tsang RC. Vitamin D-deficient rickets: the reemergence of a once-conquered disease. J Pediatr 2000;137:143-145.
56. American Academy of Pediatrics Committee on Nutrition. Iron fortification of infant formulas. Pediatrics 1999;104:119-123.
57. Pisacane A, De Vizia B, Valiante A et al. Iron status in breast-fed infants. J Pediatr 1995;127:429-431.
58. Duncan B, Schifman RB, Corrigan JJ Jr et al. Iron and the exclusively breast-fed infant from birth to six months. J Pediatr Gastroenterol Nutr 1985;4:421-425.

16 Fütterungsmethoden für Muttermilch und künstliche Säuglingsnahrung

In den meisten Fällen kann der gesunde Säugling, der uneingeschränkten Zugang zu seiner Mutter hat, seinen gesamten Nahrungs- und Flüssigkeitsbedarf an der Brust decken. (Medizinische Indikationen für das Zufüttern werden in Kapitel 8 beschrieben.) Hat der Säugling jedoch keinen uneingeschränkten Zugang zur Brust seiner Mutter (wie in Kapitel 14 beschrieben) oder ist das Kind nicht ganz gesund, kann es sein, dass es auf andere Weise ernährt werden muss. Kann das Neugeborene nicht direkt an der Brust gestillt werden oder benötigt es zusätzliche Nahrung, stellt sich die Frage: Auf welche Weise kann es gefüttert werden?

Ziel dieses Kapitels ist die Beschreibung der enteralen und oralen Fütterungsmöglichkeiten von Muttermilch und künstlicher Säuglingsnahrung. Säuglinge, die nicht vollständig an der Brust ernährt werden können, verteilen sich über ein breites Spektrum: Babys, die keinerlei orale Ernährung tolerieren können, gehören ebenso dazu wie das fleißig an der Brust trinkende Baby, das gelegentlich auf andere Art und Weise gefüttert werden muss. Darüber hinaus können Frühgeborene manchmal an der Brust trinken und erhalten den Rest ihrer Mahlzeit über die Sonde, wenn sie zu müde werden.

Oftmals wird angenommen, dass ein Säugling, der nicht an der Brust trinken kann, künstliche Säuglingsnahrung braucht. Das ist absolut falsch: *Was* ein Kind erhält ist eine Sache, die getrennt von dem *Wie* betrachtet werden muss. Das Flussdiagramm in Abb. 16.1 trennt das Was vom Wie. Muttermilch und künstliche Säuglingsnahrung können auf verschiedene Art und Weise gegeben werden. Alle Fütterungsmethoden haben unterschiedliche Vor- und Nachteile für den Säugling, die Mutter oder beide.[2] Tabelle 16.1 fasst die Vor- und Nachteile der verschiedenen Fütterungsmethoden zusammen. Die Pflegefachkraft ist dafür verantwortlich, das indirekte Stillen so zu ermöglichen, dass die Stillbeziehung so gut wie nur irgend möglich erhalten bleiben kann. In Kasten 16.1 wird aufgelistet, was bei der Pflege von Säuglingen, die nicht ausschließlich gestillt werden können, wichtig ist.

16.1 Sondenernährung

Falls der Verdauungstrakt des Säuglings absolut nicht in der Lage ist, Nahrung zu tolerieren, wird der Säugling parenteral (z.B. intravenös, einschließlich vollständig parenteraler Ernährung[3]) ernährt. Kann der Magen-Darm-Trakt des Kindes Nahrung tolerieren, so kann es aus vielen Gründen dennoch unfähig sein, Nahrung oral aufzunehmen. Manche Säuglinge sind nicht in der Lage, oral ernährt zu werden, weil sie eine Anomalie des Verdauungstraktes haben (☞ Kapitel 11), Saugen und Schlucken nicht koordinieren können, völlig entkräftet sind, unter Atemnot leiden oder bewusstlos sind. Statt oral werden diese Säuglinge enteral ernährt (z.B. durch den Magen oder den Dünndarm). Eine PEG (perkutane, endoskopische Gastromie) – Ernährung durch eine Sonde durch die Bauchwand direkt in den Magen – wird gelegt, wenn bei dem Säugling eine Anomalie am Mund, der Rachenhöhle, Speiseröhre oder dem Magenschließmuskel vorliegt. Für Säuglinge mit extrem niedrigem Geburtsgewicht ist die enterale Ernährung von besonderer Bedeutung.[4] Viel häufiger werden Neugeborene jedoch über die Sonde ernährt.

Bei der Sondenfütterung wird ein kleiner Schlauch durch die Nase (Nasensonde, NG) oder den Mund (Mund-Magen-Sonde, OG) direkt in den Magen geführt. Durch den Schlauch wird entweder Muttermilch oder künstliche Säuglingsnahrung geleitet. Frühgeborene tolerieren Muttermilch früher als künstliche Säuglingsnahrung.[5] Wird nur eine kurzfristige Ernährung über die Sonde erwartet, wird die Sonde normalerweise bei jeder Mahlzeit neu gelegt. Bei sehr kranken Säuglingen wird die Sonde meist dauerhaft gelegt (d.h. nicht nach jedem Füttern entfernt).

16 Fütterungsmethoden für Muttermilch und künstliche Säuglingsnahrung

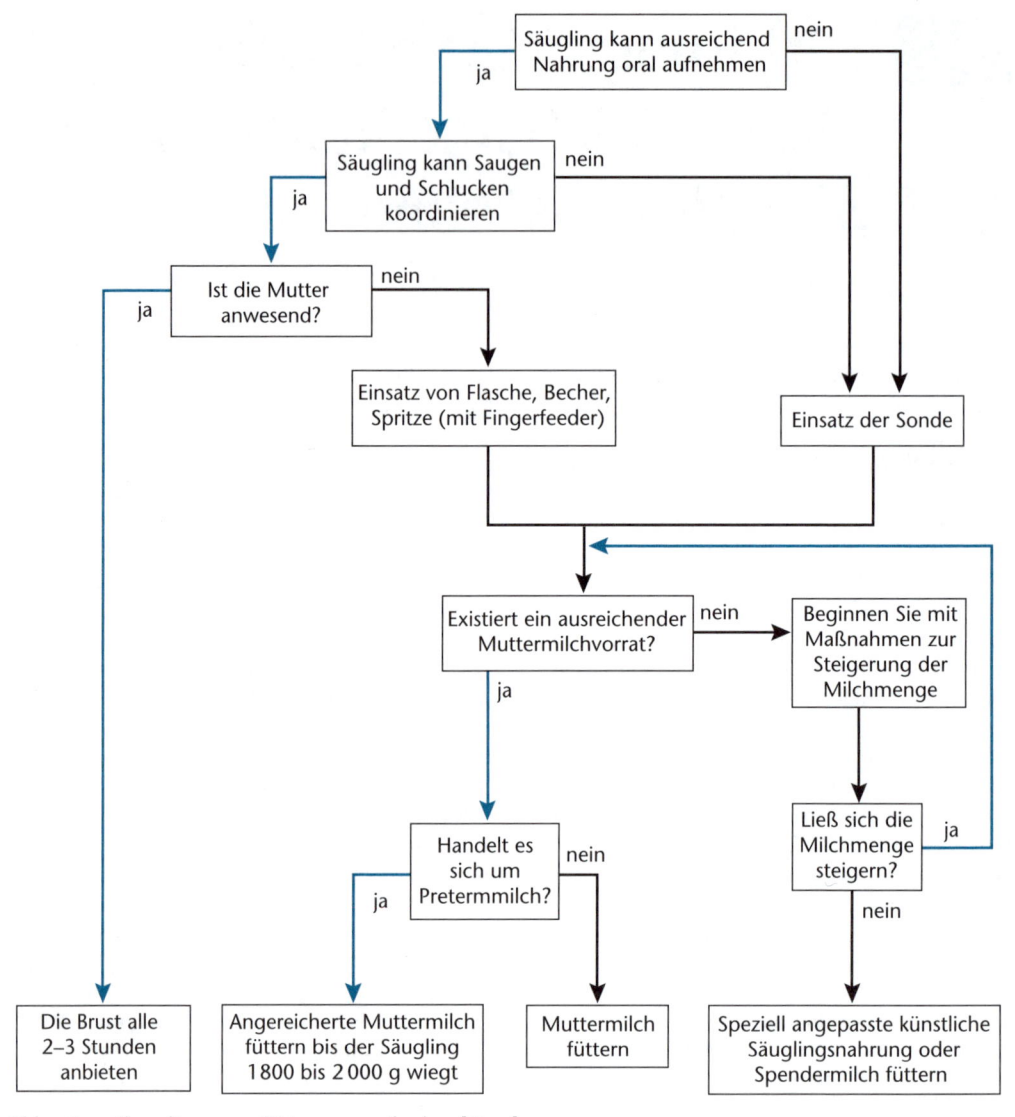

Abb. 16.1 Flussdiagramm Fütterungsmethoden. [O114]

Die Fütterung kann kontinuierlich (kontinuierliche Sondenernährung z.B. mittels Pumpe) oder in bestimmten Abständen erfolgen. (intermittierende Sondenernährung) Die Infusionsrate hängt vom Gesundheitszustand des Kindes ab. (Eine ausführliche Darstellung der enteralen Ernährung kann in fast jedem Pädiatriebuch nachgelesen werden.)

Sehr kranke oder sehr viel zu früh geborene Säuglinge werden meist kontinuierlich über eine OG oder NG ernährt. Die Muttermilch oder die künstliche Säuglingsnahrung wird mittels einer elektronischen Infusionspumpe verabreicht, ähnlich den Infusionspumpen, die zur intravenösen Verabreichung von Flüssigkeiten verwendet werden. Säuglinge mit einem Gewicht über 1000 g werden üblicherweise intermittierend etwa alle drei Stunden per Sonde gefüttert, Säuglingen unter diesem Gewicht wird meist kontinuierlich Nahrung mittels einer Pumpe zugeführt. Der Energieaufwand scheint bei der intermittierenden Fütterung größer zu sein.[6] Die Ergebnisse sind jedoch anscheinend vergleichbar. Säuglinge mit sehr niedrigem Geburtsgewicht (VLBW) haben ähnliche Wachstumsraten, Speicherfähigkeiten für Makronährstoffe und bleiben etwa gleich lange in

16.1 Sondenernährung

Fütterungsmethode	Fördert die Methode, dass anschließend längere Zeit gestillt werden wird?	Wird der Säugling dabei gestillt?	Welchen Energie- und Zeitaufwand bedeutet es für den Säugling?	Erhält der Säugling Muttermilch?	Nimmt der Säugling zu?	Ist es sicher für den Säugling?	Welche Auswirkungen auf die Milchproduktion?	Wie groß ist der Zeitaufwand für die Mutter?
Anhaltend häufiges Stillen	Möglich	Ja	Hoch	Ja	Möglicherweise schlecht	Ja, wenn das Gewicht beobachtet wird	Abnahme	Hoch
Zufüttern nach dem Stillen (Flasche, Becher, Pipette)	Nein	Ja	Hoch	Falls abgepumpte Muttermilch verwendet wird	Ja	Ja, bei Becherfütterung Aspirationsgefahr	Abnahme	Hoch
Zeitweise Flaschenfütterung mit abgepumpter Muttermilch, dann Wiederaufnahme des Stillens	Möglich	Nein	Gering	Ja	Ja, wenn genügend Muttermilch abgepumpt wird	Ja	Abnahme	Mittel
Flaschenfütterung mit abgepumpter Muttermilch	Nein	Nein	Gering	Ja	Ja, wenn genügend Muttermilch abgepumpt wird	Ja	Abnahme, wenn langfristig durchgeführt	Mittel
Brusternährungsset mit abgepumpter Muttermilch	Ja	Ja	Gering	Ja	Ja, wenn genügend Muttermilch abgepumpt wird	Ja	Gut	Mittel bis hoch
Brusternährungsset mit künstlicher Säuglingsnahrung	Ja	Ja	Gering	Teilweise	Ja	Ja	Gut	Hoch

Tab. 16.1 Auswirkungen der Fütterungsmethode auf Mutter und Kind. Copyright Kittie Frantz, 1992.

der Klinik, ob kontinuierliche oder intermittierende Sondenernährung eingesetzt wurde.[7]

Obwohl die Sondenernährung immer invasiv ist, ist die Wahrscheinlichkeit einer Sauerstoffuntersättigung bei der Flaschenfütterung dreimal so hoch, wie bei der intermittierenden Sondenernährung.[8] Bei VLBW-Säuglingen kann die intermittierende Sondenernährung zu Atemproblemen führen,[9] doch die Wachstumsraten und die Dauer des stationären Aufenthaltes unterscheiden sich nicht signifikant beim Einsatz von intermittierender oder kontinuierlicher Sondenernährung.[7]

Kontinuierliche, langsam laufende Verabreichung von Muttermilch kann zum Verlust bestimmter Inhaltsstoffe der Muttermilch führen.[10–12] Es kann ein Gewichtsverlust eintreten, weil Fette (mit hoher Energiedichte) an den Wänden der Sonde haften bleiben.[10–12] Deshalb ist es unumgänglich, das Gewicht des Säuglings zu beobachten, wenn er kontinuierlich Muttermilch über die Sonde erhält. Auch bei Kalzium und Phosphor kann es zu Verlusten kommen.[13]

16.1.1 Richtlinien für die Verabreichung von Muttermilch über die Sonde

Kontinuierliche Verabreichung kann potenziell den Fetttransfer verringern und die Keimzahl erhöhen. Daraus ergeben sich einige evidenzbasierte klinische Vorgehensweisen für die Pflegefachkraft.
- Stellen Sie die Spritze unter die Isolette, Spitze nach oben, sodass sich das Fett oben absetzt und zuerst durch den Schlauch gedrückt wird. Fett, das sich bei kontinuierlicher Fütterung ansammelt, wird gegen Ende der Fütterung nach oben steigen. Die Spritze wird am besten in einem Winkel von 25 bis 40° aufgestellt[14], das verbessert den Fetttransfer zum Kind.
- Achten Sie auf einen Gewichtsverlust. Bei kontinuierlicher Sondenernährung können Fett- und Eiweißverluste auftreten[12] und eine langsame Fließgeschwindigkeit verschärft dieses Problem.[11] Mit mittelkettigen Triglyceriden angereicherte Milch bleibt am Sondenschlauch haften.[15] Der Fettverlust bei der Sondenernährung scheint bei homogenisierter Milch geringer auszufallen.[16]
- Wird die Milch intermittierend über 10 bis 20 Minuten eingeflößt (je nachdem, was für das Kind sicher ist), verringern Sie das Infektionsrisiko und die Gefahr des Nährstoffverlustes. Die Milch wird besser durch einen Sondenschlauch mit sehr geringem Durchmesser statt durch einen Schlauch mit Standard-Durchmesser verabreicht, um einen höheren Crematokrit zu erhalten. Verwenden Sie kurze Schläuche. (Der Crematokrit ist der Fettanteil der Muttermilch in Prozent.[18])
- Stellen Sie eine adäquate Fettaufnahme sicher. Setzen Sie sich dafür ein, dass der Crematokrit der Muttermilch mindestens einmal täglich bestimmt wird[19], um den Kaloriengehalt abzuschätzen. Entnehmen Sie die Probe aus dem distalen Ende des Infusionssets. Wie in Kapitel 10 beschrieben, kann diese Aufgabe sowohl von den Eltern als auch vom Pflegepersonal übernommen werden.[20]
- Wechseln Sie Spritze und Schläuche mindestens alle vier Stunden aus.[21,22] Selteneres Auswechseln kann exzessives Bakterienwachstum begünstigen.
- Entwickeln Sie ein zweckmäßiges Protokoll, das von gut geschultem Personal eingehalten wird. So lässt sich die Kontamination verringern.

16.1.2 Nonnutritives Saugen während der Sondenernährung

In den 80er Jahren führten Studien dazu, dass man VLBW-Säuglinge während des Sondierens an einem Beruhigungssauger saugen ließ. VLBW-Säuglinge schafften den Übergang von der Sonde zur oralen Ernährung schneller, wenn ein Beruhigungssauger eingesetzt wurde, was wahrscheinlich auf eine beschleunigte Reifung des Saugreflexes zurückzuführen ist.[24] Ob der Gebrauch des Beruhigungssaugers auch die Gewichtszunahme positiv beeinflusst ist nicht sicher, manche Forscher denken allerdings, dass es so sei.[24–26] Wenn Säuglinge während des intermittierenden Sondierens an einem Beruhigungssauger saugen, zeigen sie weniger Stressverhalten und bessere physiologische Parameter.[27]

Im Pflegeplan für sondierte Neugeborene kann es aber bessere Alternativen als den Beruhigungssauger geben. An der „entleerten" Brust der Mutter kommt das Kind in den Genuss von Wärme, Trost und dem beruhigenden Geräusch des mütterlichen Herzschlages. Außerdem verbessert das Saugen an der Brust die notwendige Stimulation, um die Milchmenge zu fördern und gibt der Mutter die Gelegenheit, aktiv an der Pflege ihres Kindes beteiligt zu sein. Wird den Babys erlaubt, auf diese Weise an der Brust der Mutter zu saugen, ist der nächste logische Schritt in der Entwicklung des Säuglings das direkte Stillen an der Brust. Abgesehen von den offensichtlichen physiologischen Vorteilen für Mutter und Kind hat sich gezeigt, dass bei dieser Vorgehensweise eine längere Stillzeit insgesamt zu erwarten ist.[28]

Säuglinge, die nicht länger sondiert werden müssen, können allmählich auf orale Ernährung umgestellt werden. Für LBW und VLBW Säuglinge ist es typisch, dass sie nicht in der Lage sind, die für die Aufrechterhaltung ihrer Körperfunktionen und das Wachstum benötigten Mengen zu sich zu nehmen. Ziel ist es, dass der Säugling mindestens 150 kcal/kg/Tag (das entspricht mindestens 100 kcal/kg/Tag an Muttermilch) aufnimmt.

16.1 Was ist wichtig bei der Pflege nicht voll gestillter Säuglinge

- Stellen Sie fest, warum indirektes Stillen und/oder Zufütterung mit künstlicher Säuglingsnahrung begonnen wurde. Klinisches Management und Beratung sollten der Situation angepasst weitergeführt werden.
- Stärken Sie das Selbstvertrauen der Mutter und helfen Sie ihr, Vertrauen in ihre Fähigkeit, ihr Baby zu ernähren, zu entwickeln. Vermeiden Sie, dass der Eindruck entsteht, die zugefütterte Nahrung sei ebenso gut wie ihre eigene Milch oder ihr sogar überlegen.
- Fördern Sie die Fütterung von Muttermilch, wenn möglich.
- Versuchen Sie die Ersatznahrung der Muttermilch ähnlicher zu machen, wenn der Säugling keine Muttermilch erhalten kann. Das „Impfen" der künstlichen Säuglingsnahrung mit Muttermilch hilft den Neugeborenen, eine Verbindung zwischen der Flaschenmahlzeit und dem Geschmack von Muttermilch herzustellen. Bringen Sie die künstliche Säuglingsnahrung auf die gleiche Temperatur wie Muttermilch direkt aus der Brust. Schlagen Sie Möglichkeiten vor, die Stillsituation nachzuahmen (Körperhaltung beim Füttern, Hautkontakt, Augenkontakt).
- Erkennen und korrigieren Sie Stillprobleme, die durch ein besseres Klinikmanagement gelöst werden können. In den meisten Fällen bedeutet dies, Hilfe beim korrekten Anlegen des Säuglings.
- Versorgen Sie Eltern von kranken Säuglingen oder Säuglingen, die nicht saugen können, mit gezielten Informationen. Betonen Sie, dass in den meisten Fällen nur vorübergehend zugefüttert werden muss und schätzen Sie, wie lange voraussichtlich zusätzliche Nahrung notwendig sein wird. In der Zwischenzeit arbeiten Sie einen Plan aus, der das volle Stillen fördert.
- Versichern Sie Müttern, die zufüttern wollen (z.B. berufstätige Mütter) oder müssen, dass das Zufüttern die Stillbeziehung nicht „ruinieren" wird. Versuchen Sie nicht, einen zögernd trinkenden Säugling durch Hungern zum Trinken zu zwingen. Helfen Sie der Familie, eine für sie passende Fütterungsmethode zu finden.
- Nach Möglichkeit sollte eine Fütterungsmethode gewählt werden, die sich am wenigsten störend auf die Stillbeziehung auswirkt.
- Zeigen und erklären Sie der Familie wie die gewählte Fütterungsmethode korrekt ausgeführt wird. Lassen Sie sich das Füttern von der Familie zeigen und geben Sie negative und positive Rückmeldungen, um der Familie zu helfen, die Technik richtig zu erlernen.
- Betonen Sie wie wichtig das Abpumpen der Muttermilch ist, um die Milchproduktion aufrechtzuerhalten.
- Überprüfen Sie die Gewichtszunahme des Säuglings, das Wohlbefinden der Familie und den Zustand der Milchproduktion bei der Mutter. Gehen Sie nicht einfach davon aus, dass alles in Ordnung ist!

Die allmähliche Erhöhung der indirekten Fütterungsmenge, wie in Tabelle 16.2 dargestellt, hilft beim Erreichen dieses Ziels. Allerdings können (wie in Kapitel 10 beschrieben) auch Babys mit einem Gewicht unter 1500 g Muttermilch direkt erhalten. Eine Kombination von direkter und indirekter Fütterung funktioniert oft gut. Wenn ein Säugling noch nicht vollständig von der Nasensonde entwöhnt ist, sollte diese beim Füttern entfernt werden. Die Sauerstoffuntersättigung ist bei VLBW-Säuglingen höher, wenn die Sonde verbleibt.

16.2 Orale Ernährung

Die orale Ernährung ist eindeutig zu bevorzugen, denn sie erhält die biologischen, psychologischen und kulturellen Werte, die mit dem Füttern verbunden sind. Orale Ernährung ist nicht invasiv und ermöglicht eine Interaktion zwischen Säugling und Pflegeperson. Doch gesundheitlich beeinträchtigte Säuglinge sind nicht immer in der Lage, ihren gesamten Nahrungsbedarf an der Brust zu decken und dann müssen sich Eltern

Geburtsgewicht des Säuglings	Anfängliche Mengen*	Erhöhung der Menge
750–1 000 g	4 Mahlzeiten à 2 ml MM 4 Mahlzeiten à 3 ml MM 4 Mahlzeiten à 4 ml MM 4 Mahlzeiten à 4 ml MM	Alle vier Mahlzeiten um 2 ml erhöhen, bis das Neugeborene mindestens 150 ml/kg/Tag zu sich nimmt
1 001–1 250 g	4 Mahlzeiten à 3 ml MM 4 Mahlzeiten à 4 ml MM 4 Mahlzeiten à 6 ml MM 4 Mahlzeiten à 8 ml MM	Alle vier Mahlzeiten um 2 ml erhöhen, bis das Neugeborene mindestens 150 ml/kg/Tag zu sich nimmt
1 251–1 500 g	4 Mahlzeiten à 6 ml MM 4 Mahlzeiten à 8 ml MM 4 Mahlzeiten à 10 ml MM 4 Mahlzeiten à 12 ml MM 4 Mahlzeiten à 14 ml MM 4 Mahlzeiten à 16 ml MM	Alle vier Mahlzeiten um 2–3 ml erhöhen, bis das Neugeborene mindestens 150 ml/kg/Tag zu sich nimmt
1 501–1 800 g	4 Mahlzeiten à 6 ml MM 4 Mahlzeiten à 9 ml MM 4 Mahlzeiten à 12 ml MM 4 Mahlzeiten à 15 ml MM 4 Mahlzeiten à 18 ml MM 4 Mahlzeiten à 21 ml MM	Alle vier Mahlzeiten um 3–4 ml erhöhen, bis das Neugeborene mindestens 150 ml/kg/Tag zu sich
1 801–2 100 g	4 Mahlzeiten à 10 ml MM 4 Mahlzeiten à 15 ml MM 4 Mahlzeiten à 20 ml MM 4 Mahlzeiten à 25 ml MM	Alle vier Mahlzeiten um 5 ml erhöhen, bis das Neugeborene mindestens 150 ml/kg/Tag zu sich nimmt
2 101–2 500 g	4 Mahlzeiten à 15 ml MM 4 Mahlzeiten à 20 ml MM 4 Mahlzeiten à 25 ml MM 4 Mahlzeiten à 30 ml MM	Alle vier Mahlzeiten um 5–10 ml erhöhen, bis das Neugeborene mindestens 150 ml/kg/Tag zu sich nimmt
Über 2 500 g	Mit 25–45 ml MM beginnen (indirekte oder direkte Fütterung); wird dies toleriert Ad-Libitum-Fütterung	Ad-Libitum-Fütterung, wenn das Kind es toleriert

Tab. 16.2 Richtlinien für die Einführung von oraler Ernährung mit Muttermilch (MM) für LBW- und VLBW-Säuglinge. Quelle: University of Rochester Medical Center, Rochester New York.

* Mengenangaben beziehen sich auf reine Muttermilch ohne Anreicherung. Muttermilch wird immer unverdünnt gegeben.

und Pflegepersonal überlegen, *wie* sie dem Kind die Muttermilch (oder künstliche Säuglingsnahrung, falls keine Muttermilch zur Verfügung steht) oral verabreichen können. Es gibt verschiedene Möglichkeiten.

16.2.1 Flaschen

In den USA (und auch in Europa) sind Flaschen zur Fütterung von Neugeborenen weit verbreitet.

Viele Menschen – auch beim Gesundheitspersonal – gehen davon aus, dass Flaschen keine negativen Auswirkungen haben, doch das ist nicht wahr. Lau und Mitarbeiter[30] erklären, dass bei Standardflaschen zwei Faktoren die Fütterung behindern: „(1) die Milch übt einen hydrostatischen Druck aus, der die Fließgeschwindigkeit erhöht und (2) ein allmählicher Aufbau von negativem Druck (oder Vakuum) im Innern der Flasche, der dazu führt, dass die Milch in der Flasche zurückgehalten wird." (S. 454) Die neueren, abgewinkelten Flaschen scheinen physiologisch vorteilhafter zu sein[31], wahrscheinlich, weil sie dem Säugling erlauben, die Fütterungsgeschwindigkeit selbst zu bestimmen.[30, 32] Eine Verringerung der Fließgeschwindigkeit erscheint hilfreich.[33]

Das Füttern mit der Flasche unterbricht die Vitalzeichen des Säuglings. Der vermutlich größte Nachteil der künstlichen Sauger sind die Auswirkungen der Atembeeinträchtigungen, vor allem bei frühgeborenen Säuglingen. Das Absinken der Sauerstoffsättigung bei Frühgeborenen während der Flaschenfütterung ist gut dokumentiert.[34–36] Die Flaschenfütterung wirkt sich im Vergleich zum Stillen negativ auf den kardiologischen Zustand aus.[37] Der systolische Blutdruck veränderte sich sehr deutlich, wenn gesunden, voll ausgetragenen, gestillten Säuglingen im Alter zwischen 24 und 92 Stunden eine Flasche angeboten wurde. Auch bei flaschengefütterten Säuglingen stieg der basale Blutdruck, sobald sie begannen an der Flasche zu saugen, doch der Anstieg war nicht so groß.[38] Auch die Körperhaltung des Säuglings könnte Einfluss auf seine physiologische Stabilität haben.[39] Wenn VLBW-Säuglinge Saugphasen mit 30 und mehr Saugvorgängen pro Phase haben, ist die Wahrscheinlichkeit einer Sauerstoffuntersättigung hoch. Säuglinge sollten ihren Atem beim Saugen nicht länger als 10 Sekunden anhalten, was eine sorgfältige Beobachtung und gegebenenfalls ein Eingreifen der Pflegeperson erfordert.[29]

Die Flaschenfütterung verbraucht auch mehr Energie. Neugeborene saugen an der Flasche mit einer höheren Frequenz als an der Brust[40], sodass sie mehr Energie aufwenden müssen. Neugeborene trinken außerdem Muttermilch und künstliche Säuglingsnahrung mit gleicher Saugfrequenz und gleicher Saugstärke aus der Flasche.[40] Daraus lässt sich schließen, dass der Saugvorgang an der Flasche und nicht der Inhalt das Saug- und Atemmuster des Neugeborenen bestimmen. Das Füttern mit der Flasche wird auch mit Ohrenentzündungen in Zusammenhang gebracht.[41]

Termingeborene und zu früh geborene Säuglinge tolerieren die orale Ernährung mit der Flasche sehr unterschiedlich.[42] Obwohl das Gestationsalter alleine keine Vorhersage über die Fähigkeit des Säuglings voll gestillt zu werden zu erlauben scheint, scheint es einen direkten Einfluss auf seine Fähigkeit zum Erlernen der Flaschentrinktechnik zu haben.[43]

16.2 Verhaltensweisen, die darauf hindeuten, dass der Säugling mit dem schnelleren Milchfluss aus der Flasche nicht zurechtkommt

- Geballte Fäuste
- Überstreckung von Kopf, Rücken und Beinen
- Hochgezogene Schultern
- Grimassieren
- Aus dem Mund fließt Milch
- Würgende Geräusche, während der Säugling schluckt
- Ungleichmäßige Atmung
- Anhalten des Atems mit gelegentlichen Pausen beim Schlucken, um zu atmen.

Quelle: Weber, F.; Woolridge, M.W.; Baum, J.D. *Devel Med Child Neurol* 1986; 28:19–24.

Frühgeborene haben beim Saugen ein deutliches „Übergangsmuster"[44, 45] und scheinen davon zu profitieren, wenn die Pflegeperson den Kiefer abstützt.[46] Nonnutritives Saugen vor der Einführung der Flasche kann ebenfalls von Vorteil sein.[47] Am wichtigsten ist aber wahrscheinlich, dass die Person, die den Säugling füttert, eine seinem Entwicklungsstand angemessene Fütterungsmethode einsetzt.[48] Fließt die Milch zu schnell, verursacht dies Stress für frühgeborene wie für termingeborene Babys. Die Eltern oder die Pflegeperson müssen diesen Stress erkennen und die Fließgeschwindigkeit verringern. Kasten 16.2 listet die Anzeichen auf, an denen erkannt werden kann, dass die Fließgeschwindigkeit den Säugling überfordert.

Die Auswirkungen von Flaschen und künstlichen Saugern auf den Fortbestand der Stillbeziehung wurden nicht gut untersucht. Eine in den USA durchgeführte Studie zeigte, dass die Wahrscheinlichkeit des Weiterstillens höher war, wenn zwischen der zweiten und sechsten Woche post partum weniger als zwei Flaschen pro Woche gegeben wurden.[49] Eine Schweizer Studie ergab dagegen, dass es im Alter von sechs Monaten keinen Unterschied in den Stillraten gab.[50] Beide Studien haben jedoch deutliche Schwächen. Alle zukünftigen Untersuchungen müssen eine Möglichkeit finden, zwischen den Auswirkungen der zusätzlichen Nahrung (Füllen des kindlichen Magens) und dem Saugen an einem künstlichen Sauger zu unterscheiden und das wird schwierig. Zahlreiche Studien haben jedoch kurz- und langfristige negative Folgen, die in direkten Zusammenhang mit künstlichen Saugern stehen, aufgezeigt. Dazu gehören Zahnfehlstellungen, Karies und Mittelohrentzündung.

16.2.2 Sauger

Es gibt verschiedene Varianten von künstlichen Saugern, doch prinzipiell sind drei verschiedene Formen erhältlich: Standardsauger, Frühgeborenensauger und NUK-Sauger (es gibt auch noch Spezialsauger). Die verschiedenen Typen unterscheiden sich voneinander in der Form, der Größe, der Konsistenz (Formbarkeit und Anpassungsfähigkeit), der Dehnbarkeit (Fähigkeit sich in die Länge zu dehnen, wenn daran gesaugt wird) und der Größe und Lage des Lochs. (Das Saugerloch kann glatt oder kreuzförmig sein und manche Sauger haben größere Löcher als andere.) Die meisten künstlichen Sauger lassen sich weniger zusammendrücken als die mütterliche Mamille.[51]

Jede Behauptung, dass ein künstlicher Sauger „genau wie die Mutterbrust" sei, ist falsch. Es gibt zwar einen Sauger, der die Milch hinter das Foramen caecum linguae transportiert und sich vom Ruhezustand aus um 120 % verlängern kann, doch die Mamille verlängert sich um 200 % aus dem Ruhezustand.[52] Von Verbrauchern und medizinischem Personal wird oft der Nuk-Sauger (☞ Abb. 16.2) für gestillte Kinder propagiert. Um es mit den Worten eines Fachmannes zu sagen: „Die Nuk-Form wird als mamillenähnlich vermarktet, doch die funktionelle Überlegenheit dieser Sauger muss erst noch bewiesen werden."[53] Mütter müssen oft einige Zeit herumprobieren, bis sie den für ihr Kind geeigneten Sauger gefunden haben. Bei den Müttern entsteht manchmal der Eindruck, dass einige künstliche Sauger besser als andere sind. Aber *unterschiedlich* wäre eine angemessenere Beschreibung als *besser*.

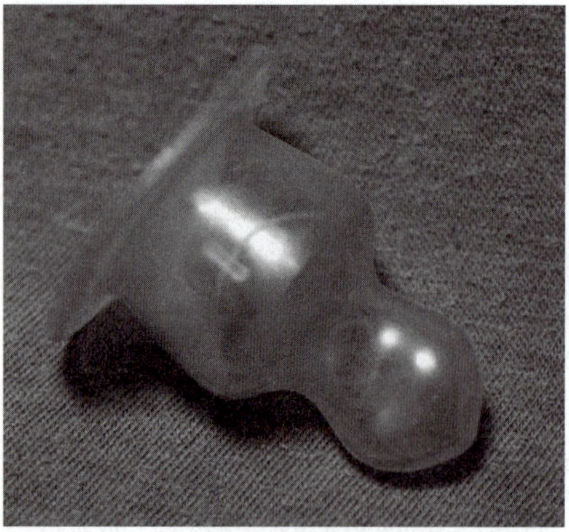

Es gibt eine Studie, in der verschiedene Saugereinheiten hinsichtlich der Fließeigenschaften der auf dem Markt erhältlichen künstlichen Sauger untersucht wurden. Dazu wurde ein Apparat konstruiert, der das kindliche Saugen nachahmt und es wurden zwei verschiedene Saugstärken (negativer Druck) getestet. Um die gleiche Milchmenge zu erhalten, wurden bei Frühgeborenensaugern weniger Saugvorgänge benötigt als bei Standardsaugern. Größere Saugerlöcher und stärkere Dehnbarkeit vergrößerten die Durchflussrate. Allerdings war die Saugereinheit nur ein Teil der Gleichung bei der Untersuchung der Sauger, der andere Teil der Gleichung war die ausgeübte Saugstärke. Eine Verdoppelung des negativen Drucks führte zu deutlich weniger benötigten Saugvorgängen.[54] Säuglinge, die an einem Nuk-Sauger trinken, haben eine deutlich andere Saugtechnik als Säuglinge, die an einem Standardsauger saugen.[55]

Bevor es die Initiative „Stillfreundliches Krankenhaus" gab, wurden voll ausgetragene, gesunde Neugeborene routinemäßig mit einem künstlichen Sauger auf einer Flasche zugefüttert, wenn künstliche Säuglingsnahrung gegeben wurde. Saugverwirrung ist zwar kein allgemein anerkannter Begriff beim medizinischen Personal, dennoch kann sie das erfolgreiche Stillen bei termingerecht geborenen und zu früh geborenen Säuglingen behindern.[56] Außerdem gibt es Belege dafür, dass die Kieferentwicklung durch künstliche Sauger beeinträchtigt wird. Bei Säuglingen im Alter zwischen zwei und sechs Monaten, die mit der Flasche ernährt werden, ist die Aktivität des Masseters deutlich verringert.[57]

Säuglinge, die Schwierigkeiten mit dem Wechsel zwischen Brust und künstlichem Sauger haben, können von einigen einfachen Maßnahmen profitieren. Eine aufrechte Haltung beim Füttern[59], die Verwendung einer Flasche (statt eines Milchbeutels) und eines weichen[51], runden[58] Saugers kann hilfreich sein.[59] Ein Sauger mit hoher Fließgeschwindigkeit, der für mit der Flasche ernährte termingeborene und frühgeborene Säuglinge vorteilhaft sein kann,[30, 33, 60] kann „verwirrend" für einen gestillten Säugling sein, der sich an einen für ihn ungewohnten, deutlich von der Brust unterschiedlichen Milchfluss anpassen muss.[59]

Es wurden verschiedene besondere Hilfsmittel zur Fütterung mit speziellen Saugern erfunden. Weit verbreitet ist der Haberman-Feeder (☞ Abb. 16.3). Viele Berichte beschreiben, wie nützlich sich dieses Hilfsmittel vor allem bei Säuglingen mit Spaltfehlbildungen erwiesen hat. Dazu gibt es

Abb. 16.2 NUK-Sauger.

16.2 Orale Ernährung

auch eine kürzlich durchgeführte Studie.[61] Von der Autorin wurde der Haberman-Feeder häufiger bei Säuglingen mit neurologischen Problemen eingesetzt.

In den meisten Fällen sind Flasche und künstliche Sauger nicht die ideale Methode zur oralen Ernährung von Säuglingen, insbesondere frühgeborenen Säuglingen. Künstliche Sauger beeinträchtigen die Vitalfunktionen des Säuglings, seinen Energiebedarf und potenziell noch einige weitere Aspekte seines Wohlergehens.

Ist das direkte Stillen nicht möglich, besteht der erste Schritt darin, einen Plan zu entwickeln, wie das direkte Stillen erreicht werden kann. In der Zwischenzeit sollten alternative Fütterungsmethoden versucht werden.

16.2.3 Alternativen zur Flasche

Muttermilch oder künstliche Säuglingsnahrung kann einem Kind oral per Flasche oder, was vorzuziehen ist, mit einer alternativen Fütterungsmethode verabreicht werden. Solche Methoden haben unterschiedliche Vor- und Nachteile. Ein Faktor, der unbedingt beachtet werden sollte, ist die persönliche Vorliebe. Manche Methoden werden einfach deshalb als ungünstig oder unerwünscht betrachtet, weil die Pflegefachkraft, die Mutter oder eine Pflegeperson sie nicht gerne anwenden. Es müssen Alternativen geschaffen und die für die jeweilige Situation günstigste und am wenigsten störende ausgewählt werden. Wird von der Kinderärztin/dem Kinderarzt angeordnet, dass zugefüttert wird, wird normalerweise nicht angeordnet, wie zugefüttert werden soll. Doch es ist wichtig, sich der Unterstützung der Kinderärztin/des Kinderarztes für die gewählte Methode zu versichern. Es kommt häufiger vor, dass die Mutter sich mit der angewandten Methode nicht wohl fühlt. Im Idealfall werden der Mutter verschiedene Methoden vorgeschlagen, aus denen sie eine auswählt. Das gesamte Stationsteam sollte die Entscheidung der Mutter unterstützen.

Es ist nicht sinnvoll, wenn verschiedene Pflegefachkräfte verschiedene Methoden empfehlen und erklären. Erhält die Mutter einander widersprechende Empfehlungen, wird sie wahrscheinlich keine davon annehmen.

Brusternährungsset

Das Brusternährungsset ist ein Hilfsmittel mit Schläuchen, die an der Brust der Mutter befestigt

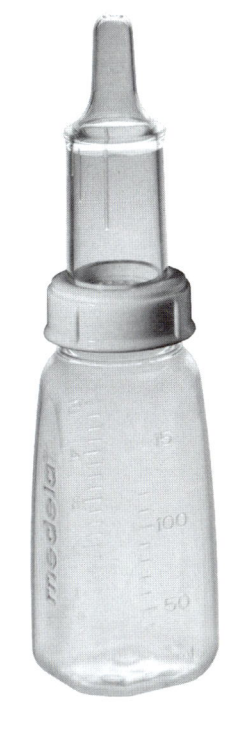

Abb. 16.3 Der Haberman-Feeder kann für Säuglinge mit Spaltfehlbildungen und Säuglinge, die Probleme mit Standardsaugern haben, eingesetzt werden. [U144]

werden. Der Säugling saugt sowohl an der Brust als auch an dem Schlauch. Auf diese Weise erhält ein saugschwacher Säugling oder ein Kind, das zusätzliche Kalorien benötigt, mehr Gegenleistung für seine Anstrengungen. Das Brusternährungsset kann entweder mit abgepumpter Muttermilch oder mit künstlicher Säuglingsnahrung gefüllt werden.

Das Brusternährungsset kann für ein Kind mit schwacher Mundmotorik nützlich sein, zum Beispiel bei neurologischen Beeinträchtigungen, weil der Milchfluss hilft, den Saug-Schluck-Reflex zu koordinieren. Es kann auch erfolgreich bei Müttern mit geringer Milchmenge eingesetzt werden, da das Saugen des Säuglings an der Brust dazu beiträgt, die Milchbildung besser anzuregen. Außerdem kann diese Stillhilfe von Adoptivmüttern verwendet werden. In Europa ist das Brusternährungsset der Firma Medela (☞ Abb. 16.4) erhältlich.

Das Brusternährungsset besteht aus einem festen Plastikbehälter, der an einem Band um den Hals der Mutter gehängt wird. Aus dem Behälter kommen zwei Schläuche, einer für die rechte Brust, einer für die linke Brust. Der jeweils unbenutzte Schlauch wird abgeklemmt, während der Schlauch an der Seite, an der das Kind trinkt, offen bleibt. Die Milch fließt durch den vom Säug-

16 Fütterungsmethoden für Muttermilch und künstliche Säuglingsnahrung

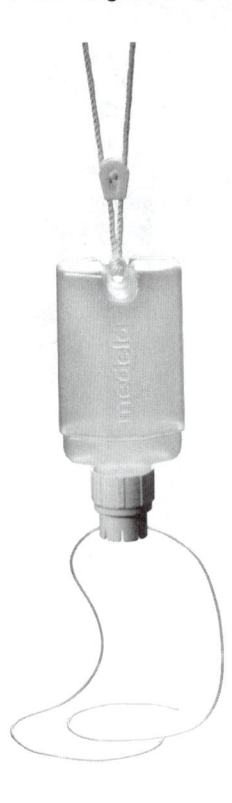

Abb. 16.4 Brusternährungsset. [U144]

ling ausgeübten negativen Druck (Saugen), wobei der Milchfluss durch die Schwerkraft unterstützt wird. Das Brusternährungsset wird mit drei verschiedenen Schläuchen geliefert. Die dickeren Schläuche eignen sich besser für die dickflüssigere künstliche Säuglingsnahrung. Der Schlauch sollte in der Mitte der Unterlippe des Kindes positioniert werden.

Diese Stillhilfe bietet viele Vorteile, die in Tabelle 16.3 aufgelistet werden. Der wichtigste Punkt ist die Tatsache, dass der Säugling Muttermilch erhalten kann und die Brust der Mutter stimuliert wird. Hinzu kommt, dass der Milchfluss aus dem Brusternährungsset die Saug-Schluck-Reaktion anregt. Schlucken ist eine Weiterführung des Saugreflexes. Deshalb kann das Brusternährungsset dazu beitragen, in Situationen, in denen der Säugling nicht in der Lage ist, Saugen und Schlucken an der Brust alleine zu koordinieren oder nur dann zu koordinieren, wenn der Milchspendereflex der Mutter einsetzt, die Reaktion des Kindes besser zu organisieren.

Der Hauptnachteil des Brusternährungssets besteht darin, dass die Mutter das Anlegen und Abnehmen dieses Stillhilfsmittels als sehr lästig empfinden kann. Es kann auch schwierig sein, das Brusternährungsset unter der Kleidung zu ka-

schieren und es können sich einige praktische Probleme in der Handhabung ergeben. Mögliche Probleme und dafür geeignete Lösungsmöglichkeiten werden in Tabelle 16.3 erläutert. Das Brusternährungsset sollte niemals als Ersatz für ein gutes Stillmanagement eingesetzt werden.

Becherfütterung

Die Becherfütterung ist in den letzten Jahren recht beliebt geworden, doch ihr Einsatz ist bereits seit einigen Jahrzehnten bekannt.[62, 63] Neuere Berichte haben gezeigt, dass sie erfolgreich bei frühgeborenen Säuglingen, einschließlich frühgeborenen Zwillingen und Säuglingen mit Spaltfehlbildungen verwendet wurde.[65]

Weniger reife Säuglinge „schlabbern" oder lecken die Milch, wohingegen reifere Säuglinge daran „nippen".[65] Mit der Becherfütterung kann recht früh begonnen werden. Es gibt einen Bericht, in dem ein Säugling mit einem Gestationsalter von 29 Wochen und einem Gewicht von 900 g beschrieben wird, der erfolgreich mit dem Becher gefüttert wurde.[66] Eine vor kurzem durchgeführte Studie beschäftigte sich mit den Leck- und Nippmechanismen von Frühgeborenen bei der Becherfütterung und ihrer Fähigkeit, Atmung und Milchaufnahme zu koordinieren.[67] Die Autoren erklären: „Wir stellten fest, dass die Atmung und Sauerstoffsättigung während des Leckens und Nippens stabil bleiben. Das ist ein Hinweis dafür, dass die Becherfütterung, wenn sie so durchgeführt wird wie in dieser Studie, für den Säugling als sicher gelten kann." (S. 17) Es wird allerdings davor gewarnt, dass das Verschütten von Milch ein Problem sein kann. Obwohl von den Autoren hinterfragt wird, ob die Becherfütterung „eine optimale Methode zur Förderung des Stillens bei Frühgeborenen ist", haben sie keine Vergleiche mit anderen Methoden durchgeführt und schlagen auch keine anderen Fütterungsmethoden vor.

Es überrascht nicht, dass eine andere Studie ergab, dass direktes Stillen physiologisch weniger belastend ist als die Becherfütterung.[68] Erstaunlicherweise kamen die Autoren dieser Studie zu dem Schluss, dass die Becherfütterung „nicht als sichere oder einfache Fütterungsmethode für frühgeborene Säuglinge angesehen werden sollte". Dabei kann diese Schlussfolgerung durch die für diese Studie gesammelten Daten nicht vernünftig begründet werden. (Die Becherfütterung wurde nicht mit anderen Fütterungsmethoden, zum Beispiel der Flaschenfütterung, verglichen.)

Mögliches Problem	Lösungsmöglichkeit
Säugling verweigert den Schlauch, weil er zuvor mit einer Nasensonde ernährt wurde und auf die störende Anwesenheit des Schlauchs reagiert	Versuchen Sie, vor dem Einsatz des Brusternährungssets zu känguruen. Das gibt dem Säugling ein vertrautes Gefühl von Nähe an der Brust, Riechen der Milch usw. Ziehen Sie den Schlauch leicht an, sodass der Säugling zuerst die Brust spürt.
Die Milch fließt nicht gut	Lassen Sie die Mutter zunächst (ohne Kind) mit dem mit Wasser gefüllten Brusternährungsset üben. Weitere Vorschläge: • Überprüfen Sie, ob irgendwo eine Verstopfung vorliegt. • Stellen Sie fest, ob die passende Schlauchgröße verwendet wird. • Hängen Sie das Brusternährungsset in die passende Höhe für den gewünschten Milchfluss.
Die Haut der Brust wird durch das Pflaster zum Fixieren des Schlauchs verletzt	Verwenden Sie hautfreundliches Pflaster. Eine warme Auflage nach der Entfernung des Pflasters kann beruhigend wirken. Das Brusternährungsset kann eventuell verwendet werden, ohne die Schläuche mit Pflaster zu fixieren.
Künstliche Säuglingsnahrung ist zu dickflüssig für den Schlauch	Verwenden Sie den Schlauch mit dem größten Durchmesser. Stellen Sie fest, ob der Säugling für eine Mahlzeit Muttermilch statt künstlicher Säuglingsnahrung erhalten kann.
Der Säugling kann nicht effektiv an dem Schlauch saugen (z.B. bei einer Gaumenspalte)	Nutzen Sie die Schwerkraft, um den Milchfluss zu unterstützen. Unterstützen Sie den Milchfluss durch vorsichtiges Zusammendrücken des Behälters.

Tab. 16.3 Potenzielle Probleme und Lösungsmöglichkeiten bei der Verwendung des Brusternährungssets.

Verglichen mit der Flaschenfütterung bedeutet die Becherfütterung eine geringere physiologische Belastung und bietet auch noch einige weitere Vorteile. Sehr beeindruckend war dazu eine sorgfältig durchgeführte Untersuchung von Howard und Mitarbeitern[69] (☞ „Aus der Forschung"). Sie zeigten, dass bei der Becherfütterung die physiologischen Funktionen (Herzschlag, Atemfrequenz und Sauerstoffsättigung) stabiler sind als bei der Flaschenfütterung. Eine spätere Untersuchung bestätigte diese Erkenntnisse.[70] Bechergefütterte Säuglinge haben eine kürzere Verweildauer in der Klinik[70] und Frühgeborene, die mit dem Becher gefüttert werden, werden mit höherer Wahrscheinlichkeit bei der Entlassung aus der Klinik voll gestillt als solche, die mit der Flasche gefüttert wurden.[65]

Unglücklicherweise wird die Becherfütterung von einigen hochgeachteten und sachkundigen Stillexperten als „ideologiebehaftet" hingestellt, ohne dass die dafür existierenden wissenschaftlichen Belege erwähnt werden.[72] Mindestens ein bekannter Pflegeverband stellt sich gegen die Becherfütterung und begründet diese Ablehnung mit einer Fehlinterpretation der verfügbaren Studienergebnisse. Kritiker sollten die bestehenden Studien sorgfältig lesen und interpretieren und sich sowohl das Studienkollektiv als auch das Studiendesign und die Durchführung vor Augen halten. So können zum Beispiel Studienergebnisse von gesunden, termingeborenen Säuglingen[69, 71] nicht automatisch auf die Pflege von frühgeborenen Säuglingen übertragen werden und umgekehrt. Auch wurde in einer Studie ausdrücklich gesagt, dass dem Säugling die Milch in den Mund „gegossen" wurde. Diese Praxis, von der angenommen wird, dass sie Stress für den Säugling bedeutet, wird von klinischen Experten nicht empfohlen.[73]

Dennoch gibt es einige Probleme bei der Becherfütterung. Das Verschütten von Milch ist eines davon[74, 75], das jedoch durch eine entsprechende Schulung des Personals vermieden werden kann. Es wurde ein auf wissenschaftlichen

16 Fütterungsmethoden für Muttermilch und künstliche Säuglingsnahrung

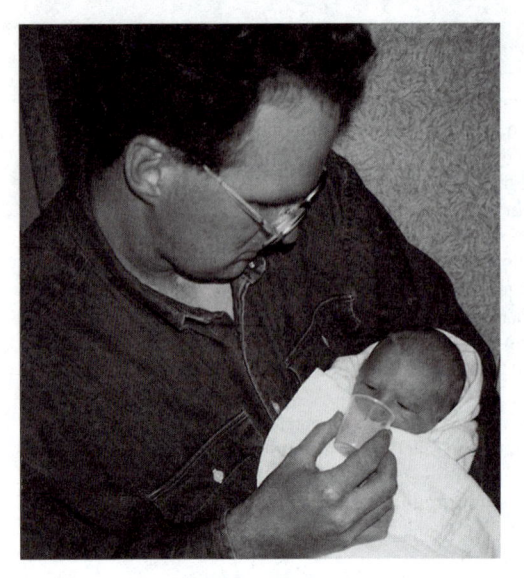

Abb. 16.5 Becherfütterung. [O113]

Untersuchungen basierendes Protokoll für die Becherfütterung in der neonatologischen Intensivstation entwickelt.[76] In Tabelle 16.4 finden Sie eine Auflistung von Kriterien für eine zweckmäßige Einschätzung, für welchen Säugling die Becherfütterung infrage kommt, Kontraindikationen, Durchführung und Bewertung der Becherfütterung. Wie sich an Abb. 16.5 erkennen lässt, ist die Becherfütterung eine einfache Technik. Der Knackpunkt ist, dass der Säugling und nicht die Pflegeperson kontrolliert, wie schnell die Nahrung gegeben wird.

Spritze

Es gibt verschiedene Spritzen, die zur oralen Ernährung eingesetzt werden können. Jede Spritze kann mit Muttermilch oder künstlicher Säuglingsnahrung gefüllt werden, die dann langsam und sanft in den Mund des Säuglings gespritzt wird. Es muss darauf geachtet werden, dem Kind genügend Zeit zum Schlucken zu geben. Die Größe der Spritze sollte passend zur benötigten Milchmenge ausgewählt werden. Bei einem sehr viel zu früh geborenen Säugling ist anzunehmen, dass er nur wenige Milliliter Kolostrum trinken wird, so dass eine 3-ml-Spritze angemessen ist. Für ein Frühgeborenes, das mindestens 18 ml trinken soll, kann eine 20-ml-Spritze verwendet werden. Ähnlich wie die normalen Spritzen, die auf jeder Station verfügbar sind, kann auch eine Ernährungsspritze oder Perfusor-Spritze verwendet werden. Sie ist deutlich größer und daher für termingeborene Säuglinge, die nicht gestillt werden können, aber in der Lage sind 50 ml pro Mahlzeit zu trinken, besser geeignet. Es kann hilfreich sein, ein Stück Infusionsschlauch an der Spitze der Spritze zu befestigen.* Bei dieser Fütterungsmethode hat das Pflegepersonal die Kontrolle darüber, wie viel und wie schnell die Milch fließt und muss daher extrem vorsichtig sein, um den Säugling nicht zu überfordern.

Die Monojekt-Spritze mit einem gebogenen Ende (☞ Abb. 16.6) erleichtert das „Ziel" der Pflegeperson, bietet aber keine anderen Vorteile und ist nicht zur Ernährung konstruiert worden. In einigen Kliniken wird eine schriftliche Anweisung eines Arztes verlangt, wenn eine Monojekt-Spritze verwendet werden soll. Dies ist allerdings nicht häufig der Fall.**

Fingerfütterung

Bei der Fingerfütterung erlaubt die Mutter oder eine Pflegeperson dem Säugling an einem Finger zu saugen, während die Nahrung verabreicht wird, wie es in Abb. 16.6 gezeigt wird. Sie kann mit Hilfe einer Spritze*** oder einem Stück Sondenschlauch durchgeführt werden.

Die Durchführung der Fingerfütterung hängt von den persönlichen Vorlieben und der Händigkeit der ausführenden Person ab. Einige Kliniker bevorzugen diese Methode, weil sie Vorteile bietet wie klare sensorische Signale über den harten Gaumen an den Trigeminus-Nerv.[77] Die Autorin verfügt über wenig Erfahrung mit dieser Methode, da sie nicht in der Lage ist, gleichzeitig den Säugling zu halten, ihm einen steifen Finger im Mund zu halten und die Spritze zu handhaben.

Eine vielleicht einfache Methode zur Durchführung der Fingerfütterung besteht darin, eine Ernährungssonde an einem Finger der dominanten Hand der ausführenden Person zu befestigen und ihr beizubringen, den Finger mit der Unterseite nach oben in Richtung des Gaumens einzuführen. Auf diese Weise kann der Säugling seine

---

* Anmerkung der Übersetzerin: In Europa gibt es auch Silikonaufsätze, die zu diesem Zweck geeignet sind.

** Anmerkung der Übersetzerin: In Europa ist die Monojekt-Spritze nicht erhältlich und wird wegen der möglichen Verletzungsgefahr auch abgelehnt.

*** Anmerkung der Übersetzerin: Mit Fingerfeederaufsatz aus Silikon.

16.2 Orale Ernährung

Titel: Becherfütterung beim Neugeborenen
Zweck: Die Verabreichung von Muttermilch oder künstlicher Säuglingsnahrung an ein Neugeborenes, das schwach oder nicht angemessen saugt oder von seiner Mutter getrennt ist
Ebene: Unabhängig; Durchführung verlangt keine ärztliche Verordnung
Unterstützende Angaben: Klinische Erfahrung und wissenschaftliche Untersuchungen zeigen, dass die Becherfütterung die Wahrscheinlichkeit erhöht, dass Neugeborene bei der Entlassung aus dem Krankenhaus voll gestillt werden. Es handelt sich um eine nicht invasive Alternative zur Flaschenfütterung und obwohl die Untersuchungen noch nicht abgeschlossen sind, haben sich bislang keine negativen Auswirkungen bei termingeborenen oder frühgeborenen Säuglingen gezeigt.

Schlüsselwörter	Klinische Pflege
Anfängliche Beurteilung	*Allgemein* • Jeder Säugling, der orale Ernährung toleriert, ist ein potenzieller Kandidat für die Becherfütterung. Dies bezieht sowohl gestillte als auch flaschengefütterte Neugeborene ein. • Ein Neugeborenes muss sich nicht notwendigerweise durch Saugen an der Brust oder einem Gummisauger „selbst beweisen", ehe mit der Becherfütterung begonnen werden kann. Hungerzeichen sind ein Signal für die Becherfütterung. • Der Säugling muss über einen Würgereflex verfügen und die Zunge bewegen können. *Voll ausgetragene Säuglinge* • Jeder Säugling, dessen Mutter nicht zum Stillen verfügbar ist. • Wenn ein Säugling aus medizinischen Gründen gefüttert werden muss oder eine Nahrungsergänzung benötigt, die durch einen Arzt festgestellt wurde. *Frühgeborene Säuglinge* • Zeigt eine Koordination von Lippen/Zunge und Schlucken, muss aber nicht in der Lage sein, Schlucken und Saugen an einer Flasche zu koordinieren, bevor die Becherfütterung begonnen wird. Beginn steht im Ermessen der Pflegefachkraft. *Andere Situationen* • Die Becherfütterung kann bei Neugeborenen eingesetzt werden, die keinen adäquaten Saugschluss bilden können, nicht adäquat oder effektiv saugen können (an der Brust oder der Flasche). Das kann Neugeborene mit Spaltfehlbildungen oder anderen Fehlbildungen einschließen.
Kontraindikationen	• Jedes Neugeborene, bei dem die Wahrscheinlichkeit besteht dass es aspiriert, ist kein Kandidat für die Becherfütterung. Neugeborene mit schwachem Würgereflex und allgemein lethargische Neugeborene oder Säuglinge, die ausgeprägte neurologische Defizite haben, sollten ausgeschlossen werden. • Bei Neugeborenen mit einem Gestationsalter von weniger als 35 Wochen sollten Einzelfallentscheidungen getroffen werden, nachdem die Atmung und andere Faktoren überprüft wurden, die die Sicherheit beeinträchtigen könnten.
Weitergehende Beurteilung und Durchführung	• Der Becher kann Muttermilch, angereicherte Muttermilch oder künstliche Säuglingsnahrung enthalten. • Kann in Verbindung mit der Sondenfütterung eingesetzt werden, wenn dies zweckmäßig erscheint. • Der Säugling sollte sorgfältig eingewickelt werden, um zu verhindern, dass seine Hände den Becher wegstoßen. • Der Säugling sollte in einer aufrechten Position gehalten und abgestützt werden. • Der Becher wird so geneigt, dass er die Lippen gerade eben berührt. • Nicht schütten: Der Rand des Bechers berührt die Unterlippe oder ruht auf ihr. Der Becher wird etwas geneigt und dann wird abgewartet, dass der Säugling daran nippt. Es wird kein Druck auf die Unterlippe ausgeübt. • Der Säugling bestimmt die Geschwindigkeit. Nicht mehr anbieten, bis der Säugling schluckt.

(Fortsetzung nächste Seite)

16 Fütterungsmethoden für Muttermilch und künstliche Säuglingsnahrung

Schlüsselwörter	Klinische Pflege
Bewertung	• Stellen Sie fest, ob der Säugling die jeweils pro Mahlzeit verlangte Menge getrunken hat (wenn angeordnet). • Verweigert der Säugling die Becherfütterung (oder „zeigt kein Interesse"): Sondenfütterung in Betracht ziehen. • Überprüfen Sie, wie viel Milch verschüttet wurde (Kleidung, Lätzchen).
Dokumentation	• Verzeichnen Sie die bei der Becherfütterung aufgenommene Menge auf dem Krankenblatt des Säuglings.
Referenz	Benennen Sie bis zu vier Referenzen, von denen Sie oder Ihre KollegInnen glauben, dass sie dieses Protokoll am besten absichern.

1. _____
2. _____
3. _____
4. _____

Genehmigung/Überprüfung/2.Korrektur
Name, Titel und/oder Komitee _____ genehmigt am _____ durch _____
letzte Überprüfung am _____ vorgesehene Überprüfung am _____
Verteiler _____

Tab. 16.4 Muster-Protokoll: Becherfütterung. Abgewandelt nach Biancuzzo, M. *Mother Baby Journal* 1997; 2:27–33.

Zunge wellenförmig bewegen, um (am Finger) zu saugen und etwa nach jedem dritten Saugvorgang zu schlucken, während die Pflegeperson (oder Mutter) etwa 0,5 ml Milch einflößt. Der Säugling sollte nicht an dem Schlauch saugen. Dahinter steht der Gedanke, dass die Zunge wie beim Stillen eine Mulde formt. (Falls der Säugling die Zunge nicht zunächst nach unten nimmt und dann eine Mulde formt, kann sanfter Druck nach unten auf den vorderen Teil der Zunge ausgeübt und anschließend wieder losgelassen werden.) Sowie der Säugling saugt, können von der fütternden Person nach jedem dritten Saugen sanft etwa 0,5 ml Milch aus der Spritze in seinen Mund gedrückt werden. Das Füttern soll ohne Hast geschehen und etwa 20 bis 30 Minuten andauern.

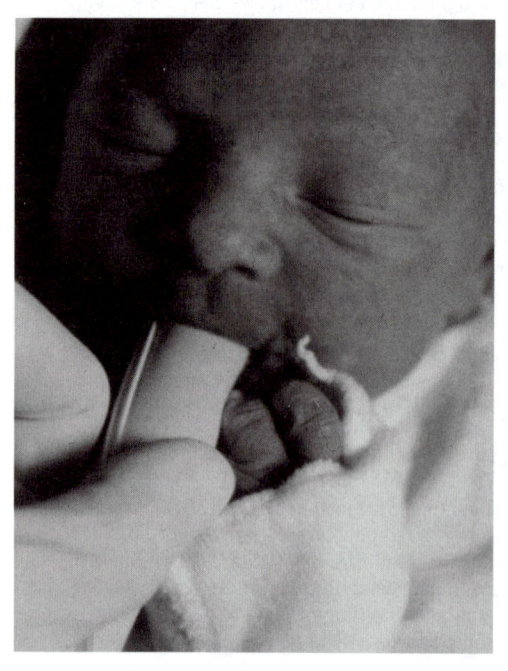

Aus der Forschung

Becher sind eine gute Alternative zur Flasche. Direktes Stillen an der Brust ist am besten
   Quelle: Howard, C.R.; de Blieck, E.A.; ten Hoopen, CB et al. Physiologic stability of newborns during cup- and bottle-feeding. *Pediatrics* 1999; 104:1204–1207

Fokus
Diese vergleichende Studie macht Klinikern bewusst, dass die Becherfütterung eine Möglichkeit

Abb. 16.6 Fingerfütterung. [W238]

sein kann – oder auch nicht –, der so genannten Saugverwirrung vorzubeugen. Das Phänomen der Saugverwirrung ist nicht eindeutig anerkannt und wenn es existiert, so ist es nur einer von vielen Faktoren, die bei der Entscheidung für die beste Fütterungsmethode bedacht werden sollten. Dies ist die erste randomisierte, experimentelle Untersuchung, bei der die physiologische Stabilität von Säuglingen im Alter von einem bis drei Tagen während der Becherfütterung im Vergleich zur Flaschenfütterung betrachtet wird. Pflegefachkräfte fütterten ein bis drei Tage alte Neugeborene mit künstlicher Säuglingsnahrung aus dem Becher (n=51) oder einer Flasche (n=47), während Mütter ihre eigenen ein bis drei Tage alten Neugeborenen stillten (n=25). Bei allen Säuglingen wurden die Herzfrequenz, die Atemfrequenz und die Sauerstoffsättigung überwacht. Die Wissenschafter bestimmten die Menge, die aufgenommen wurde und wie viel Zeit für eine komplette Mahlzeit benötigt wurde.

Ergebnisse
Es gab keinen signifikanten Unterschied bei der Herzfrequenz, der Atemfrequenz und der Sauerstoffsättigung zwischen der Gruppe der flaschengefütterten und der Gruppe der bechergefütterten Säuglinge. Die gestillten Säuglinge hatten allerdings bessere Herzfrequenzen, bessere Atemfrequenzen und bessere Sättigungsraten. Abgesehen von den physiologischen Daten zeigte diese Studie auch, dass Neugeborene, die mit dem Becher gefüttert wurden, die gleiche Menge in der gleichen Zeit tranken, wie die Säuglinge, die mit der Flasche gefüttert wurden. Die gestillten Säuglinge brauchten mehr Zeit für ihre Mahlzeit.

Stärken und Schwächen der Studie
Die Autoren weisen darauf hin, dass eine mögliche Einschränkung der Studie darin besteht, dass die Mütter ihre Kinder hielten und stillten, während die Kinder, die künstliche Säuglingsnahrung erhielten, von Pflegefachkräfte gefüttert wurden. Noch wichtiger ist allerdings die Frage, ob es nicht die künstliche Säuglingsnahrung ist, die die Ergebnisse beeinflusst, denn eine vorherige Studie hat gezeigt, dass künstliche Säuglingsnahrung an sich zu einer geringeren physiologischen Stabilität beiträgt.[37]

Klinische Anwendung
Es war keine Überraschung, dass diese gesunden, termingeborenen Säuglinge generell beim Stillen physiologisch stabiler waren als bei der Flaschenfütterung, denn eine frühere Studie hat dies bereits für frühgeborene Säuglinge belegt.[34, 35] Leider haben viele Kliniker Probleme, Klinikprotokolle zu entwickeln, die die Becherfütterung unterstützen, weil befürchtet wird, dass die Becherfütterung unsicher ist.[76] Interessanterweise ist die Flaschenfütterung niemals auf diese Weise überprüft worden. Diese Studie hat gezeigt, dass die Flaschenfütterung nicht länger als physiologisch vorteilhafter als die Becherfütterung angesehen werden kann.

Andere Hilfsmittel
Zur Zufütterung von Säuglingen wurden noch verschiedene andere Hilfsmittel eingesetzt. Bei Neugeborenen funktionieren Pipetten recht gut. Sie bieten den Vorteil der einfachen Handhabung, ermöglichen das Abmessen der verabreichten Menge und können leicht im Autoklaven sterilisiert werden, wenn die Richtlinien der Klinik vorschreiben, dass sie steril sein müssen. Ihr Nachteil ist, dass sie dem Säugling kaum, falls überhaupt, taktile Stimulation der Mundhöhle geben und sie schränken seine Möglichkeit zur Kontrolle der Nahrungsaufnahme ein.

Verschiedene Löffelformen sind ebenfalls schon zum Einsatz gekommen, auch der Softcup der Firma Medela (☞ Abb. 16.8). Der Softcup hat ein löffelähnliches Ende an einem Griff und ermöglicht bequemes Füttern. Alternative Fütterungsmethoden tragen dazu bei, die Empfehlung

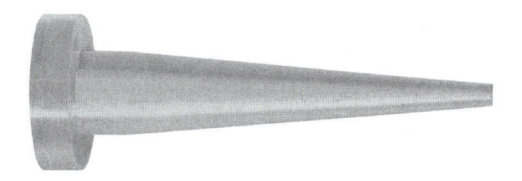

Abb. 16.7 Fingerfeeder. [U144-001]

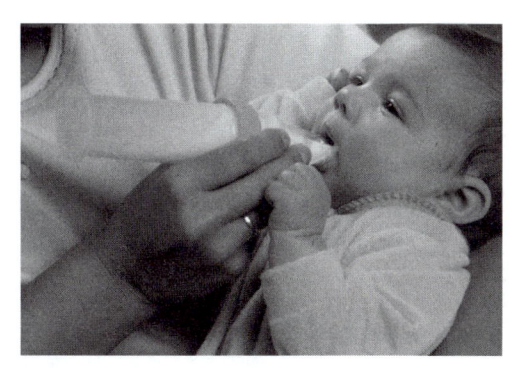

Abb. 16.8 Softcup. [U144]

der Weltgesundheitsorganisation „keine künstlichen Sauger oder Flaschen verwenden" einzuhalten (Kapitel 8).[78]

16.3 Der Übergang zum direkten und vollen Stillen an der Brust

Ziel dieses Buches ist es, Strategien aufzuzeigen, die das direkte Stillen des Neugeborenen an der Brust ermöglichen. Es erscheint daher angemessen, bewusst zu machen, dass auch wenn kranke Säuglinge anfänglich nicht oral ernährt werden können oder indirekt gefüttert werden, das langfristige Ziel darin besteht, ihnen beim Übergang von der Sondenfütterung zum Stillen oder von Fütterungsmethoden ohne Saugen zum Saugen an der Brust zu helfen. Interessanterweise haben Säuglinge, die statt mit der Flasche über die Sonde zugefüttert wurden, eine höhere Wahrscheinlichkeit bei der Entlassung, mit drei Tagen, drei Wochen und drei Monaten gestillt zu werden.[79]

Eltern werden wissen wollen, wie lange es dauert, bis der Säugling an der Brust trinken kann. Das ist unterschiedlich und wird länger dauern, wenn das Kind besonders krank war.[80] Das volle Stillen zu erreichen dauert besonders dann länger, wenn das Kind in seiner neurologischen Entwicklung einschließlich der Atemkontrolle beeinträchtigt ist.[81]

In einigen Fällen werden Säuglinge erst zwei Monate nach der Geburt oral ernährt werden können.[82] Das bedeutet dann eine ziemliche Herausforderung. Haben diese Säuglinge gelegentlich die Möglichkeit an der Mamille zu saugen, wird ihre Fähigkeit an der Brust zu saugen nicht dadurch vergrößert, dass sie die Gelegenheit zu nonnutritivem Saugen an einem Beruhigungssauger hatten. Das Saugverhalten wird sich jedoch durch Übung verbessern.[82] Meist kommt es zu solchen Situationen bei frühgeborenen Säuglingen und in Kapitel 10 wird ausführlich erklärt, warum das Stillen an der Brust die erste orale Erfahrung sein sollte.

Alle in diesem Kapitel beschriebenen Fütterungsmethoden sind dem direkten Stillen an der Brust unterlegen. Deshalb sollte das indirekte Stillen oder das Zufüttern von künstlicher Säuglingsnahrung im Idealfall als vorübergehend betrachtet werden. In Kapitel 10 wird ein Lehrplan für Eltern von Frühgeborenen vorgestellt. Einen Plan für den Übergang von der indirekten Ernährung oder Zufütterung zum direkten und ausschließlichen Stillen an der Brust liefert Tabelle 16.5.

16.4 Zusammenfassung

Im Idealfall werden alle Säuglinge direkt und ausschließlich an der Brust gestillt. Ist dies nicht möglich, müssen andere Fütterungsmethoden

Aufgabe der Pflegefachkraft	Klinisches Vorgehen	Wissenschaftliche Begründung
Feststellen der Bereitschaft zum Stillen	Einführung von Brustmahlzeiten vor der Flaschenfütterung	Es gibt keinen Grund, dass ein Säugling sich zuerst „beweisen" muss, indem er an einer Flasche trinkt, ehe er an die Brust geht. Die traditionellen Kriterien – willkürlich angesetztes Mindestgewicht, toleriert Flaschenfütterung, Gestationsalter, stabile Körpertemperatur oder bevorstehende Entlassung – sind nicht wissenschaftlich abgesichert. Das derzeitige Kriterium zum Beginn des Stillens ist (bis weitere, wissenschaftlich abgesicherte Kriterien bekannt werden) die Fähigkeit zur Koordination von Saugen und Schlucken mit minimalen Veränderungen der Herz- und Atemfunktion (Bradykardie, Apnoe, verminderter Sauerstoffgehalt). Die Kriterien für „Stillen" und „Flaschenfütterung" sollten neu definiert und durch die Formulierung „Fähigkeit zur oralen Ernährung" ersetzt werden.

(Fortsetzung nächste Seite)

16.4 Zusammenfassung

Aufgabe der Pflegefachkraft	Klinisches Vorgehen	Wissenschaftliche Begründung
Vorbereitung des Säuglings auf das erste Stillen an der Brust	Den Säugling lehren, die Mutter mit dem Füttern in Zusammenhang zu bringen (z.B. Stilleinlage der Mutter in den Inkubator legen)	Der Säugling beginnt den Geruch der Mutter mit dem Füttern in Verbindung zu bringen (von Parfum abraten).
	Entfernen der Nasensonde während der oralen Fütterung	Verbessert die Saugbemühungen
	Sondieren während der Säugling die Mamille im Mund hat	Saugen verbessert die Sauerstoffsättigung beim Säugling. Das Kind verbindet Saugen mit Sättigungsgefühl.
	Kängurupflege	Kängurupflege verbessert die Gewichtszunahme,[24–26] erhöht das Zutrauen der Mutter, das Kind zu halten; fördert die Vertrautheit des Säuglings mit der Brust und Mamille der Mutter. Schnüffeln an zuvor abgepumpter Milch vor dem geplanten Anlegen verstärkt die positive Erfahrung; vermindert den Eindruck, des ersten Anlegens als „besonderes Ereignis"; verringert die Angst der Mutter
	Maximieren der Milchproduktion der Mutter vor dem ersten Anlegen	Eine reichliche Milchmenge erleichtert den Milchtransfer zum Säugling im Vergleich zu nur tropfenweise aus der Brust fließender Milch. Bei einem besonders starken Milchfluss kann vor dem Anlegen zwei bis drei Minuten lang gepumpt werden, um die Fließgeschwindigkeit zu verringern.
	Sanfte Stimulation von Lippen und Mund	Die Stimulation von Mund und Lippen (z.B. durch die Eltern) trägt dazu bei, dass der Säugling seine Mundhöhle wahrnimmt. Das Vermeiden von Flaschensaugern verringert die Wahrscheinlichkeit, dass der Säugling eine Saugverwirrung zwischen Brust und Flaschensauger entwickelt.
Beginn des ersten Anlegens	Realistische Erwartungen wecken – beim ersten Anlegen kann möglicherweise nur erwartet werden, dass der Säugling die Stillhaltung toleriert und den Mund weit öffnet	Eltern erwarten fast immer, dass der Säugling bereits beim ersten Anlegen wie ein Profi an der Brust trinken wird. Es ist für Eltern eher aufbauend als entmutigend, wenn man ihnen hilft, kleine Ziele zu stecken.
	Eine optimale Umgebung schaffen und die Eltern bestärken	Die Mutter nicht alleine lassen und ihr zur Seite stehen, verbessert die Interaktion beim Stillen. Eine warme, gemütliche und persönliche Umgebung ohne optische und akustische Störungen hilft der Mutter sich zu entspannen (und damit dem Milchspendereflex) und trägt dazu bei, die Vitalfunktionen des Babys und seine Temperatur zu stabilisieren.

(Fortsetzung nächste Seite)

Aufgabe der Pflegefachkraft	Klinisches Vorgehen	Wissenschaftliche Begründung
Beginn des ersten Anlegens	Die Mutter in eine gute Position bringen, bei Bedarf Kissen und Fußschemel einsetzen	Eine bequeme Haltung, die eine gute Anlegeposition, ein korrektes Erfassen der Brust, Kompression der Areola und hörbares Schlucken (wie in Kapitel 7 beschrieben) ermöglicht, fördert den Milchtransfer.
	Den Säugling stimulieren – Aufwecktechniken einsetzen (☞ Kapitel 7)	Hilft dem Säugling in optimaler Verfassung für das Stillen zu sein.
	Für eine gleich bleibende, neutrale Raumtemperatur sorgen und die Körpertemperatur des Säuglings entsprechend des Stationsprotokolls überwachen	Die Brüste der Mutter sind wärmer als der Rest ihres Körpers. Bei Bedarf kann eine zusätzliche Wärmequelle (Heizstrahler, Wärmelampe) eingesetzt werden, um die Umgebungstemperatur beim Stillen zu erhöhen.
	Eine optimale Position für den Säugling wählen	Hypotonen Säuglingen hilft es, die Kontrolle über ihren Körperhaltung zu bewahren und Kraft zu sparen, wenn sie eingewickelt werden und so eine körperliche Begrenzung erfahren (z.B. durch Kissen, zusammengerollte Handtücher). Die Frühchenhaltung erlaubt eine gute Kontrolle des Kindes und eine gute Sicht bei frühgeborenen oder hypotonen Säuglingen.
	Den Säugling zum Saugen ermuntern	Sanftes Berühren der Lippen mit der Mamille hilft dem Säugling den Mund weit zu öffnen.
	Dem Säugling Anreize zum Saugen geben • Etwas Milch auf die Lippen ausstreichen • Die leichter laufende Brust zuerst anbieten • Wenige Tropfen Milch mit der Sonde in den Mund geben, um den Saug-Schluck-Reflex auszulösen	Sanfte periorale Stimulation, wie oben beschrieben, ehe der Säugling zum Stillen bereit ist, hilft ihm, seine Mundhöhle wahrzunehmen. Der Saug-Schluck-Reflex ist eine Kettenreaktion. Durch sofort in großer Menge verfügbare Milch kommt der Säugling leichter in einen Rhythmus von Saugen und Schlucken.
	Überwachen der physiologischen Reaktionen des Säuglings auf das Stillen	Veränderungen des Herzschlags, der Atemfrequenz, der Sauerstoffsättigung, der Körpertemperatur und der Hautfarbe (insbesondere periorale Zyanose) sind Anzeichen für Stress.
	Überprüfen, ob ein Milchtransfer stattfindet	Ein Säugling kann saugen, ohne dass er Milch erhält. Hörbares Schlucken ist ein beruhigendes Zeichen. Vor und nach dem Stillen sollte der Säugling gewogen werden.
	Das Stillen fortsetzen, es sei denn es spricht etwas dagegen	Das Stillen kann so lange fortgesetzt werden, bis der Säugling satt und zufrieden ist, es sei denn er ermüdet oder wirkt gestresst. Es kann belebend wirken, wenn der Säugling zwischendurch ausruhen darf. Das Unterbrechen des Stillens an der „ersten" Seite kann zu einer Beendigung dieser Stillmahlzeit führen.

(Fortsetzung nächste Seite)

Aufgabe der Pflegefachkraft	Klinisches Vorgehen	Wissenschaftliche Begründung
Den Übergang zum Stillen nach Bedarf ermöglichen	Entwicklung von Pflegeprotokollen, die das Stillen nach Bedarf vor der Klinikentlassung unterstützen	Voll ausgetragene Säuglinge trinken mehr Milch und wachsen schneller, wenn sie häufig und nach Bedarf gestillt werden. Frühgeborene können eventuell nach einem „modifizierten" Plan nach Bedarf gestillt werden. Stillen nach Bedarf in der Klinik trägt dazu bei, Mütter und Säuglinge auf das Stillen nach Bedarf zu Hause vorzubereiten.

Tab. 16.5   Übergang zum vollen Stillen an der Brust. Quelle: Bocar, D. Breastfeeding educator resource notebook. Oklahoma City, OK: Lactation Consultant Services; 1998.

überlegt werden. Muttermilch ist die ideale Nahrung, bei medizinischer Indikation oder wenn es gewünscht wird, kann auch künstliche Säuglingsnahrung gegeben werden. Es gibt eine Vielzahl von Hilfsmitteln, um Säuglinge zu füttern, die nicht ausschließlich gestillt werden. Alle haben Vor- und Nachteile.

Literatur

1. World Health Organization. Acceptable medical reasons for supplementation. Baby-Friendly Hospital Initiative: Part II: hospital-level implementation. Promoting breast-feeding in health facilities. A short course for administrators and policy-makers. Geneva: WHO; 1996.
2. Frantz KB. The slow-gaining breastfeeding infant. NAACOGS Clin Iss Perinat Womens Health Nurs 1992;3:647-655.
3. Pinchasik D. From TPN to breast feeding – feeding the premature infant – 2000: Part I. Parenteral nutrition. Am J Perinatol 2001;18:59-72.
4. Newell SJ. Enteral feeding of the micropremie. Clin Perinatol 2000;27:221-234.
5. Simmer K, Metcalf R, Daniels L. The use of breastmilk in a neonatal unit and its relationship to protein and energy intake and growth. J Paediatr Child Health 1997;33:55-60.
6. Grant J, Denne SC. Effect of intermittent versus continuous enteral feeding on energy expenditure in premature infants. J Pediatr 1991;118:928-932.
7. Silvestre MA, Morbach CA, Brans YW et al. A prospective randomized trial comparing continuous versus intermittent feeding methods in very low birth weight neonates. J Pediatr 1996;128:748-752.
8. Poets CF, Langner MU, Bohnhorst B. Effects of bottle feeding and two different methods of gavage feeding on oxygenation and breathing patterns in preterm infants. Acta Paediatr 1997;86:419-423.
9. Blondheim O, Abbasi S, Fox WW et al. Effect of enteral gavage feeding rate on pulmonary functions of very low birth weight infants. J Pediatr 1993;122:751-755.
10. Brooke OG, Barley J. Loss of energy during continuous infusions of breast milk. Arch Dis Child 1978;53:344-345.
11. Greer FR, McCormick A, Loker J. Changes in fat concentration of human milk during delivery by intermittent bolus and continuous mechanical pump infusion. J Pediatr 1984;105:745-749.
12. Stocks RJ, Davies DP, Allen F et al. Loss of breast milk nutrients during tube feeding. Arch Dis Child 1985;60:164-166.
13. Bhatia J, Rassin DK. Human milk supplementation. Delivery of energy, calcium, phosphorus, magnesium, copper, and zinc. Am J Dis Child 1988;142:445-447.
14. Narayanan I, Singh B, Harvey D. Fat loss during feeding of human milk. Arch Dis Child 1984;59:475-477.
15. Mehta NR, Hamosh M, Bitman J et al. Adherence of medium-chain fatty acids to feeding tubes during gavage feeding of human milk fortified with medium-chain triglycerides. J Pediatr 1988;112:474-476.
16. Rayol MR, Martinez FE, Jorge SM et al. Feeding premature infants banked human milk homogenized by ultrasonic treatment. J Pediatr 1993;123:985-988.
17. Brennan-Behm M, Carlson GE, Meier P et al. Caloric loss from expressed mother's milk during continuous gavage infusion. Neonatal Netw 1994;13:27-32.
18. Lucas A, Gibbs JA, Lyster RL et al. Creamatocrit: simple clinical technique for estimating fat concentration and energy value of human milk. Br Med J 1978;1:1018-1020.
19. Lemons JA, Schreiner RL, Gresham EL. Simple method for determining the caloric and fat content of human milk. Pediatrics 1980;66:626-628.
20. Griffin TL, Meier PP, Bradford LP et al. Mothers' performing creamatocrit measures in the NICU: accuracy, reactions, and cost. J Obstet Gynecol Neonatal Nurs 2000;29:249-257.
21. Lemons PM, Miller K, Eitzen H et al. Bacterial growth in human milk during continuous feeding. Am J Perintol 1983;1:76-80.
22. Botsford KB, Weinstein RA, Boyer KM et al. Gram-negative bacilli in human milk feedings: quantitation and clinical consequences for premature infants. J Pediatr 1986;109:707-710.

23. Patchell CJ, Anderton A, Holden C et al. Reducing bacterial contamination of enteral feeds. Arch Dis Child 1998;78:166-168.
24. Bernbaum JC, Pereira GR, Watkins JB et al. Nonnutritive sucking during gavage feeding enhances growth and maturation in premature infants. Pediatrics 1983; 71:41-45.
25. Field T, Ignatoff E, String ES et al. Nonnutritive sucking during tube feedings: effects on preterm neonates in an intensive care unit. Pediatrics 1982;70:381-384.
26. Ernst JA, Rickard KA, Neal PR et al. Lack of improved growth outcome related to nonnutritive sucking in very low birth weight premature infants fed a controlled nutrient intake: a randomized prospective study. Pediatrics 1989;83:706-716.
27. DiPietro JA, Cusson RM, Caughy MO et al. Behavioral and physiologic effects of nonnutritive sucking during gavage feeding in preterm infants. Pediatr Res 1994; 36:207-214.
28. Narayanan I, Mehta R, Choudhury DK et al. Sucking on the ‚emptied' breast: non-nutritive sucking with a difference. Arch Dis Child 1991;66:241-244.
29. Shiao SY. Comparison of continuous versus intermittent sucking in very-low-birth-weight infants. J Obstet Gynecol Neonatal Nurs 1997;26:313-319.
30. Lau C, Schanler RJ. Oral feeding in premature infants: advantage of a self-paced milk flow. Acta Paediatr 2000;89:453-459.
31. Farber SD, VanFossen RL, Koontz SW. Quantitative and qualitative video analysis of infant feeding: angled and straight-bottle feeding systems. J Pediatr 1995; 126:S188-S124.
32. Lau C, Sheena HR, Shulman RJ et al. Oral feeding in low birth weight infants. J Pediatr 1997;130:561-569.
33. Schrank W, Al-Sayed LE, Beahm PH et al. Feeding responses to free-flow formula in term and preterm infants. J Pediatr 1998;132:426-430.
34. Meier P. Bottle- and breast-feeding: effects on transcutaneous oxygen pressure and temperature in preterm infants. Nurs Res 1988;37:36-41.
35. Blaymore Bier JA, Ferguson AE, Morales Y et al. Breastfeeding infants who were extremely low birth weight. Pediatrics 1997;100:E3.
36. Chen CH, Wang TM, Chang HM et al. The effect of breast- and bottle-feeding on oxygen saturation and body temperature in preterm infants. J Hum Lact 2000; 16:21-27.
37. Butte NF, Smith EO, Garza C. Heart rates of breast-fed and formula-fed infants. J Pediatr Gastroenterol Nutr 1991;13:391-396.
38. Cohen M, Witherspoon M, Brown DR et al. Blood pressure increases in response to feeding in the term neonate. Dev Psychobiol 1992;25:291-298.
39. Mizuno K, Inoue M, Takeuchi T. The effects of body positioning on sucking behaviour in sick neonates. Eur J Pediatr 2000;159:827-831.
40. Mathew OP, Bhatia J. Sucking and breathing patterns during breast- and bottle-feeding in term neonates. Effects of nutrient delivery and composition. Am J Dis Child 1989;143:588-592.
41. Brown CE, Magnuson B. On the physics of the infant feeding bottle and middle ear sequela: ear disease in infants can be associated with bottle feeding. Int J Pediatr Otorhinolaryngol 2000;54:13-20.
42. Lau C, Hurst N. Oral feeding in infants. Curr Probl Pediatr 1999;29:105-124.
43. Lau C, Alagugurusamy R, Schanler RJ et al. Characterization of the developmental stages of sucking in preterm infants during bottle feeding. Acta Paediatr 2000;89:846-852.
44. Palmer MM. Identification and management of the transitional suck pattern in premature infants. J Perinat Neonat Nurs 1993;7:66-75.
45. Palmer MM, VandenBerg KA. A closer look at neonatal sucking. Neonatal Netw 1998;17:77-79.
46. Hill AS, Kurkowski TB, Garcia J. Oral support measures used in feeding the preterm infant. Nurs Res 2000;49:2-10.
47. Pickler RH, Frankel HB, Walsh KM et al. Effects of nonnutritive sucking on behavioral organization and feeding performance in preterm infants. Nurs Res 1996;45:132-135.
48. Shaker CS. Nipple feeding preterm infants: an individualized, developmentally supportive approach. Neonatal Netw 1999;18:15-22.
49. Cronenwett L, Stukel T, Kearney M et al. Single daily bottle use in the early weeks postpartum and breastfeeding outcomes. Pediatrics 1992;90:760-766.
50. Schubiger G, Schwarz U, Tonz O. UNICEF/WHO baby-friendly hospital initiative: does the use of bottles and pacifiers in the neonatal nursery prevent successful breastfeeding? Neonatal Study Group. Eur J Pediatr 1997;156:874-877.
51. Nowak AJ, Smith WL, Erenberg A. Imaging evaluation of artificial nipples during bottle feeding. Arch Pediatr Adolesc Med 1994;148:40-42.
52. Nowak AJ, Smith WL, Erenberg A. Imaging evaluation of breast-feeding and bottle-feeding systems. J Pediatr 1995;126:S130-S134.
53. Mathew OP. Science of bottle feeding. J Pediatr 1991;114:511-519.
54. Mathew OP. Nipple units for newborn infants: a functional comparison. Pediatrics 1988;81:688-691.
55. Sakashita R, Kamegai T, Inoue N. Masseter muscle activity in bottle feeding with the chewing type bottle teat: evidence from electromyographs. Early Hum Dev 1996;45:83-92.
56. Neifert M, Lawrence R, Seacat J. Nipple confusion: toward a formal definition. J Pediatr 1995;126:S125-S129.
57. Inoue N, Sakashita R, Kamegai T. Reduction of masseter muscle activity in bottle-fed babies. Early Human Dev 1995;42:185-193.
58. Palmer B. The influence of breastfeeding on the development of the oral cavity: a commentary. J Hum Lact. 1998;14:93-98.
59. Kassing D. Bottle-feeding as a tool to reinforce breastfeeding. J Hum Lact. 2002;18:56-60.
60. Walden E, Prendergast J. Comparison of flow rates of holes versus cross-cut teats for bottle-fed babies. Prof Care Mother Child 2000;10:7-8.
61. Turner L, Jacobsen C, Humenczuk M et al. The effects of lactation education and a prosthetic obturator appliance on feeding efficiency in infants with cleft lip and palate. Cleft Palate Craniofac J 2001;38:519-524.

62. Davis HV, Sears RR, Miller HC et al. Effects of cup, bottle and breast feeding on oral activities of newborn infants. Pediatrics 1948;2:549-558.
63. Fredeen RC. Cup feeding of newborn infants. Pediatrics 1948;2:544-548.
64. Biancuzzo M. Breastfeeding preterm twins: a case report. Birth 1994;21:96-100.
65. Lang S, Lawrence CJ, Orme RL. Cup feeding: an alternative method of infant feeding. Arch Dis Child 1994;71:365-369.
66. Gupta A, Khanna K, Chattree S. Cup feeding: an alternative to bottle feeding in a neonatal intensive care unit. J Trop Pediatr 1999;45:108-110.
67. Dowling DA, Meier PP, DiFiore JM et al. Cup-feeding for preterm infants: mechanics and safety. J Hum Lact 2002;18:13-20.
68. Freer Y. A comparison of breast and cup feeding in preterm infants: effect on physiological parameters. J Neonat Nursing 1999;5:16-21.
69. Howard CR, de Blieck EA, ten Hoopen CB et al. Physiologic stability of newborns during cup- and bottle-feeding. Pediatrics 1999;104:1204-1207.
70. Marinelli KA, Burke GS, Dodd VL. A comparison of the safety of cupfeedings and bottlefeedings in premature infants whose mothers intend to breastfeed. J Perinatol 2001;21:350-355.
71. Brown SJ, Alexander J, Thomas P. Feeding outcome in breast-fed term babies supplemented by cup or bottle. Midwifery 1999;15:92-96.
72. Meier PP. Breastfeeding in the special care nursery. Prematures and infants with medical problems. Pediatr Clin North Am 2001;48:425-442.
73. Kuehl J. Cup feeding the newborn: what you should know. J Perinat Neonatal Nurs 1997;11:56-60.
74. Dowling DA. Physiological responses of preterm infants to breast-feeding and bottle-feeding with the orthodontic nipple. Nurs Res 1999;48:78-85.
75. Malhotra N, Vishwambaran L, Sundaram KR et al. A controlled trial of alternative methods of oral feeding in neonates. Early Hum Dev 1999;54:29-38.
76. Biancuzzo M. Creating and implementing a protocol for cup feeding. Mother Baby Journal 1997;2:27-33.
77. Hazelbaker AK. In defense of finger feeding. Rental Roundup 1997;14:10-11.
78. WHO and UNICEF. Protecting, promoting, and supporting breast-feeding: the special role of maternity services. Geneva: World Health Organization; 1989.
79. Kliethermes PA, Cross ML, Lanese MG et al. Transitioning preterm infants with nasogastric tube supplementation: increased likelihood of breastfeeding. J Obstet Gynecol Neonatal Nurs 1999;28:264-273.
80. Mandich M, Ritchie SK. Transition times to oral feeding in premature infants with and without apnea. J Obstet Gynecol Neonatal Nurs 1995;25:771-776.
81. Pridham K, Brown R, Sondel S et al. Transition time to full nipple feeding for premature infants with a history of lung disease. J Obstet Gynecol Neonatal Nurs 1998;27:533-545.
82. Mizuno K, Ueda A. Development of sucking behavior in infants who have not been fed for 2 months after birth. Pediatr Int 2001;43:251-255.

Anhang von Denise Both

Anhang A: Hilfreiche Adressen

Dieser Anhang listet Kontaktadressen zu Organisationen oder Firmen auf, die stillenden Müttern Unterstützung beim Stillen geben können, entweder durch Beratung oder Stillhilfsmittel. Mütter können sich direkt an die angegebenen Organisationen oder Firmen wenden. Die Aufnahme in diese Adressliste bedeutet keine Werbung für die Organisationen oder Produkte von Seiten der Autorin oder des Verlages. Diese Liste erhebt keinen Anspruch auf Vollständigkeit und auch eventuell nicht aufgeführte Organisationen können für stillende Mütter hilfreich sein.

A-1 Selbsthilfegruppen für Eltern

Stillgruppen

La Leche Liga
La Leche League International (LLLI)
La Leche League International wurde 1957 von einer Gruppe stillender Frauen gegründet. Sie ist inzwischen eine internationale Organisation, die sich der Unterstützung, der Förderung und der Verbreitung des Wissens um das Stillen verschrieben hat. La Leche League International bietet Informationsmaterial, Fortbildung und Materialien für das Gesundheitspersonal und direkte Stillberatung auf der Basis der Mutter-zu-Mutter-Beratung. Weltweit gibt es etwa 7000 LLL-Stillberaterinnen in etwa 70 Ländern.

La Leche League International
P O Box 4079
1400 N. Mecham Rd.
Schaumburg, IL 60168-4079
Tel.: +1 (8 47) 5 19-77 30
Fax: +1 (8 47) 5 19-00 35
www.lalecheleague.org

La Leche Liga Deutschland
Dannenkamp 24
D-32479 Hille
Tel.: +49 (0) 5 71-4 89 46
Fax: +49 (0) 5 71-4 04 94 80
Info-Hotline/Fax: +49 (0) 68 51-25 24
E-Mail: mail@lalecheliga.de
www.lalecheliga.de

La Leche Liga Österreich
Postfach
A-6240 Rattenberg
Tel.: +43 (0) 6 62-43 97 12
www.lalecheliga.at

La Leche Liga Schweiz
Postfach 197
CH-8053 Zürich
Tel./Fax: +41 (0) 81-9 43 33 00
E-Mail: info@stillberatung.ch
www.stillberatung.ch

Arbeitsgemeinschaft freier Stillgruppen (AFS)
Rüngsdorfer Straße 17
D-53173 Bonn
Tel.: +49 (0) 2 28-3 50 38 71
Fax: +49 (0) 2 28-3 50 38 72
E-Mail: geschaeftsstelle@afs-stillen.de
www.afs-stillen.de

Down-Syndrom

Down-Syndrom Netzwerk Deutschland e.V.
Eifgenweg 1a
D-51061 Köln
Tel.: +49 (0) 2 21-6 00 20 30
www.down-syndrom.netzwerk.de

Deutsches Down-Syndrom InfoCenter
Hammerhöhe 3
D-91207 Lauf an der Pegnitz
Tel.: +49 (0) 91 23-98 21 21
Fax: +49 (0) 91 23-98 21 22
E-Mail: DS.InfoCenter@t-online.de
www.ds-infocenter.de

Verein Down-Syndrom Salzburg
Rehhofstraße 21
A-5400 Hallein
Tel.: +43 (0) 62 45-8 70 63
E-Mail: karin.janotta@down-syndrom.at

Verein Hand in Hand
Am Wiesernrain 4a
A-8700 Leoben
wieser@down-syndrom.at

EDSA European Down Syndrome Association
Kontaktstelle für Eltern von Kindern mit einer Trisomie 21
EDSA Schweiz
CH-3000 Bern
Tel.: +41 (0) 31-9 72 58 70
E-Mail: info@edsa.ch
www.edsa.ch

Frühgeborene

Bundesverband „Das frühgeborene Kind" e.V.
Kurhessenstraße 5
D-60431 Frankfurt am Main
Tel.: +49 (0) 18 05-87 58 77
Fax: +49 (0) 69-58 70 09 95 99
www.fruehgeborene.de

Miniclub für Frühgeborene
Verein MOKI – Mobile Kinderkrankenschwester
Tel.: +43 (0) 15 12-3 66 16 63

Schweizerische Elternvereinigung Frühgeborener Kinder (SEFK)
Spitalgasse 24
Ch-3011 Bern
Tel.: +41 (0) 31-3 13 59 59
Fax: +41 (0) 31-3 13 59 58
E-Mail: info@sefk.ch
www.sefk.ch

Lippenkiefergaumenspalte

Selbsthilfevereinigung für Lippen-Gaumen-Fehlbildungen e.V.
Wolfgang Rosenthal Gesellschaft
Hauptstraße 184
D-35625 Hüttenberg
Tel.: +49 (0) 64 03-55 75
Fax: +49 (0) 64 03-92 67 27
E-Mail: wrg-huettenberg@t-online.de
www.lkg-selbsthilfe.de

Selbsthilfegruppe für Eltern von Kindern mit Lippenkiefergaumenspalten
Elisabeth und Markus Lins
Auf der Bleiche 20
A-6820 Frastanz
Tel.: +43 (0) 55-2 27 05 39
E-Mail: markus.lins@vol.at

Vereinigung der Eltern von Spaltkindern (VES)
Emmentalstraße 19
CH-3400 Burgdorf
Tel.: +41 (0) 34-23 15 89
E-Mail: beatrice.zimmer@zl-treuhand.ch
www.lkg-spalte.ch

Postnatale Depression

Schatten & Licht – Krise nach der Geburt e. V.
Obere Weinbergstraße 3
D-86465 Welden
Tel.: +49 (0) 82 93-96 58 64
Fax: +49 (0) 82 93-96 58 68
E-Mail: info@schatten-und-licht.de
www.schatten-und-licht.de

Verwaiste Eltern

Kontakt- und Informationsstelle für verwaiste Eltern in Deutschland e.V.
Esplanade 15
D-20354 Hamburg
Tel.: +49 (0) 40-35 50 56 43
E-Mail: info@verwaiste-eltern.de
www.verwaiste-eltern.de

Initiative Regenbogen „Glücklose Schwangerschaft" e.V.
In der Schweiz 9
D-72636 Frickenhausen
Tel.: +49 (0) 70 25-72 25
E-Mail: BV@initiative-regenbogen.de
www.initiative-regenbogen.de

Initiative Regenbogen
Verein zur Hilfestellung bei glückloser Schwangerschaft
Canisiusgasse 17/7
A-1090 Wien
Tel./Fax: +43 (0) 1-3 19 19 23
www.gluckloseschwangerschaft.at

Regenbogen Schweiz
Selbsthilfevereinigung von Eltern, die um ein verstorbenes Kind trauern
Glärnischstraße 11
CH-8632 Tann (ZH)
Tel.: +41 (0) 55-2 41 15 05
Fax: +41 (0) 55-2 41 15 06
www.verein-regenbogen.ch

Zwillinge

Internationale Drillings- und Mehrlingsinitiative ABC-Club e.V.
Bethlehemstraße 8
D-30451 Hannover
Tel.: +49 (0) 5 11-2 15 19 45
Fax: +49 (0) 5 11-2 10 14 31
E-Mail: abc-club@t-online.de
www.abc-club.de

Verein zu Unterstützung von Mehrlingseltern
Frühlingsstraße 5a
A-6922 Wolfurt
Tel.: +43 (0) 55 74-6 28 36
E-Mail: mehrlingselternverein@vol.at
www.mehrlingselternverein.at

Kontaktstelle für Zwillinge und Mehrlinge
Lilienweg 5
CH-9472 Grabs
Tel.: +41 (0) 81-77 15 73
E-Mail: info@zwillinge.ch
www.zwillinge.ch

Selbsthilfegruppen allgemein

Kindernetzwerk e.V. für kranke und behinderte Kinder und Jugendliche in der Gesellschaft
Hanauer Straße 15
D-63739 Aschaffenburg
Tel.: +49 (0) 60 21-1 20 30 und
 +49 (0) 1 80-5 21 37 39
Fax: +49 (0) 60 21-1 24 46
E-Mail: info@kindernetzwerk.de
www.kindernetzwerk.de

Aktionskomitee Kind im Krankenhaus (AKIK)
Kirchstraße 34
D-61440 Oberursel
Tel.: +49 (0) 61 72-30 36 00
E-Mail: info@akik-bundesverband.de
www.akik-bundesverband.de

Verein Kinderbegleitung
A-4841 Ungenach 51
Tel.: +43 (0) 76 72-84 84
Fax: +43 (0) 76 72-84 84 25
E-Mail: verein@kib.or.at
www.kib.or.at
Tag und Nacht erreichbar:
+43 (0) 6 64-6 20 30 40

Kind & Spital
Schweiz. Verein für die Rechte von Kindern und Jugendlichen im Gesundheitswesen
Postfach 416
CH-5600 Lenzburg
Tel.: +41 (0) 62-8 88 01 77
Fax: +41 (0) 62-8 88 01 01
E-Mail: info@kindundspital.ch
www.kindundspital.ch

A-2 Medizintechnikfirmen

Ameda

Ardo medical GmbH
Gewerbestraße 74
D-82211 Herrsching
Tel.: +49 (0) 81 52-77 26
Fax: +49 (0) 81 52-7 99 52
E-Mail: info@ardomedical.de
www.ardomedical.de

Ardo medical AG
Gewerbestrasse 19
CH-6314 Unterägeri
Tel.: +41 (0) 41-7 54 70 70
Fax: +41 (0) 41-7 54 70 71
E-Mail: info@ardo.ch
www.ardo.ch

Avent

Cannon Rubber Limited
Glemsford, Suffolk, CO10 7QS
England
Kontakttelefon
D: 08 00-1 80 81 74
A: 01-8 03 87 67
CH: 0 56-2 66 56 56

Medela

Medela Medizintechnik GmbH & Co. Handels KG
Postfach 1148
D-85378 Eching
Tel.: +49 (0) 89-3 19 75 90
Fax: +49 (0) 89-31 97 59 99
E-Mail: info@medela.ch
www.medela.de

Medela Medizintechnik
Lättichstraße 4
CH-6341 Baar
Tel.: +41 (0) 41-7 69 51 51
Fax: +41 (0) 41-7 69 51 00
www.medela.ch
Für den Vertrieb in Österreich:
bständig Verbandstoffabrik GmbH
Strohbogasse 8
A-1210 Wien
Tel.: +43 (0) 14 05-3 54 30
Fax: +43 (0) 14 06-81 02
E-Mail: office@bständig.at
www.bständig.at

A-3 Milchbanken

Klinik für Kinder- und Jugendmedizin im Klinikum Chemnitz GmbH
Muttermilchannahme
Flemmingstraße 4
Postfach 948
D-09009 Chemnitz
Tel.: +49 (0) 3 71-33 32 42 23

Klinik für Kinder- und Jugendmedizin im Carl-Thiem-Klinikum Cottbus
Milchküche/Frauenmilchsammelstelle
Thiemstraße 111
D-03048 Cottbus
Tel.: +49 (0) 3 55-46 27 97
Fax: +49 (0) 93 55-46 20 77

Kinderklinik und Ambulanz im Städtischen Klinikum Dessau
Milchküche/Frauenmilchsammelstelle
Auenweg 38
D-06847 Dessau
Tel.: +49 (0) 3 40-5 01 13 00
Fax: +49 (0) 3 40-5 01 13 40

Klinik und Poliklinik für Kinderheilkunde Dresden
Universitätsklinikum Carl-Gustav-Carus
Milchküche
Fetscherstraße 74
D-01307 Dresden
Tel.: +49 (0) 3 51-4 58 20 74
Fax: +49 (0) 3 51-4 58 57 81

Klinikum St. Georg GmbH i.G.
Milchküche
Mühlhauser Straße 94
D-99817 Eisenach
Tel.: +49 (0) 36 91-6 98 26 21
Fax: +49 (0) 36 91-6 98 72 60

Klinikum Frankfurt/Oder
Frauenmilchsammelstelle/Speisenversorgung
Müllroser Chaussee 7
D-15236 Frankfurt an der Oder
Tel.: +49 (0) 3 35-5 48 21 25
Fax: +49 (0) 3 35-5 48 21 30

Kinderklinik im Klinikum Görlitz
Milchküche/Frauenmilchsammelstelle
Girbigsdorfer Straße 1/3
D-02828 Görlitz
Tel.: +49 (0) 35 81-37 14 57

Klinik für Kinderheilkunde
Frauenmilchsammelstelle
Ernst-Grube-Straße 40
D-06097 Halle/Saale
Tel.: +49 (0) 3 45-5 57 22 57
Fax: +49 (0) 3 45-5 57 21 28

Universitätsklinik für Kinder und Jugendliche
Frauenmilchbank
Oststraße 21–25
D-04317 Leipzig
Tel.: +49 (0) 3 41-9 72 63 54
Fax: +49 (0) 3 41-9 72 60 89

Zentrum für Kinderheilkunde der Otto-von-Guericke-Universität
Milchküche L5
Wiener Straße 17–19
D-39112 Magdeburg
Tel.: +49 (0) 3 91-6 71 70 18

Klinik für Kinder- und Jugendmedizin
Frauenmilchsammelstelle
Allendestraße 30
D-17036 Neubrandenburg
Tel.: +49 (0) 3 95-7 75 29 54
Fax: +49 (0) 3 95-7 75 29 03

Klinikum „Ernst von Bergmann"
Klinik für Kinder- und Jugendmedizin
Milchküche
Charlottenstraße 72
D-14467 Potsdam
Tel.: +49 (0) 3 31-2 41 59 27/28
Fax: +49 (0) 3 31-2 41 59 00

Universität Rostock
Kinder- und Jugendklinik
Milchküche und Frauenmilchaufbewahrung
Rembrandtstraße 16/17
D-18056 Rostock
Tel.: +49 (0) 3 81-4 94 70 13
Fax: +49 (0) 3 81-4 94 72 52

Medizinisches Zentrum der Landeshauptstadt
Klinikum Schwerin
Kinderklinik
Milchküche
Wismarsche Straße 397
D-19049 Schwerin
Tel.: +49 (0) 3 85-5 20 27 39

Städtisches Klinikum „Heinrich Braun"
Klinik für Kinder- und Jugendmedizin
Frauenmilchsammelstelle
Karl-Keil Straße 35
D-08012 Zwickau
Tel.: +49 (0) 3 75-51 23 47

Anhang B: Informationsmaterial

Im Folgenden findet sich eine Auswahl verschiedener Infomaterialien für Eltern und Fachpersonal. Die Auflistung der Bücher und Informationsbroschüren erfolgt alphabetisch nach Autorenname. Das Infomaterial für Eltern ist durchaus auch für Fachpersonal interessant.

B-1 Infomaterial und Bücher für Eltern

Schwangerschaft, Geburt, erstes Lebensjahr

Autor	Titel	Verlag	ISBN	Schwerpunkt
Bensel, J.	Was sagt mir mein Baby, wenn es schreit	Oberste Brink	3-934333-07-9	1. Lebensjahr
Bolster, A.	Muttersein – 101 Tipps für Mütter von Neugeborenen	La Leche Liga*	3-906675-05-X	1. Lebensjahr
De Jong, T.; Kemmler, G.	Kaiserschnitt – wie Narben an Bauch und Seele heilen können	Kösel	3-466-34461-1	Kaiserschnitt
Geisel, E.	Tränen nach der Geburt	Kösel	3-466-34369-0	Postnatale Depression
Hilsberg, R.	Schwangerschaft, Geburt und erstes Lebensjahr	Rororo	3-499-60829-4	Schwangerschaft, Geburt, 1. Lebensjahr
Kirkilionis, E.	Ein Baby will getragen sein	Kösel	3-466-34408-5	Tragen/Körperkontakt
Kitzinger, S.	Schwangerschaft und Geburt	Kösel	3-466-34388-7	Schwangerschaft und Geburt
Kitzinger, S.	Das Jahr nach der Geburt	Knaur	3-426-26710-1	1. Lebensjahr
Kitzinger, S.	Wenn mein Baby weint	Kösel	3-466-34243-0	Unruhige Babys
Klaus, M.; Klaus, P.	Das Wunder der ersten Lebenswochen	Goldmann	3-442-16266-1	Bindung
Klein, M.	Schmetterling und Katzenpfoten – Sanfte Massagen für Babys und Kinder	Ökotopia Verlag	3-931902-38-2	Babymassage
Liedloff, J.	Auf der Suche nach dem verlorenen Glück	CH. Beck	3-406-45724-X	Umgang mit Kindern

* Adresse siehe Anhang A.

Anhang

Autor	Titel	Verlag	ISBN	Schwerpunkt
Lothrop, H.	Gute Hoffnung – jähes Ende	Kösel	3-466-34389-5	Trauer, Fehlgeburt, Verlust eines Babys
Marcovich, M.; de Jong, M.T.	Frühgeborene – Zu klein zum Leben?	Fischer	3-596-13698-9	Frühgeborene
Nispel, P.	Mutterglück und Tränen	Herder	3-451-26150-2	Postnatale Depression
Sears, W.	„Das 24-Stunden-Baby" – Kinder mit starken Bedürfnissen verstehen	Le Leche Liga*	3-906675-04-1	Unruhige Babys
Sears, W.	Schlafen und Wachen – ein Elternbuch für Kindernächte	La Leche Liga*	3-906675-03-3	Unruhige Babys, Schlaf
Seitz, E.	Busi sagte Henriette (Bilderbuch für Geschwister)	Edition buntehunde	3-934941-03-6	Kinderbuch
Sichtermann, B.	Leben mit einem Neugeborenen	Fischer	3-596-23308-9	1. Lebensjahr
Van de Rijt, H.; Plooij, F.X.	Oje, ich wachse – von den acht Sprüngen in der mentalen Entwicklung Ihres Kindes	Goldmann	3-442-16144-4	1. Lebensjahr
Wollmann, B.; Friese-Berg, S.	Süße Milch für Jules Bruder	Hebammen-Verband BaWü	3-935964-27-7	Kinderbuch

* Adresse siehe Anhang A.

Stillen

Autor	Titel	Verlag	ISBN	Schwerpunkt
Benkert, B.	Das besondere Stillbuch für frühgeborene und kranke Babys	Ravensburger	3-332-01254-1	Frühgeborene
Board, T.	Das Stillen eines Babys mit Downsyndrom	La Leche Liga*	3-932022-09-2	Downsyndrom
Brandt-Schenk, I.S.	Stillen – Das Beste für die schönste Zeit mit Ihrem Baby	Süd-West-Verlag	3-517-06748-2	Stillen allgemein
Bumgarner, N.J.	Wir stillen noch – über das Leben mit gestillten Kleinkindern	La Leche Liga*	3-932022-00-9	Langzeitstillen
Chele Marmet	Die Marmet-Technik zum Handausstreichen von Muttermilch	La Leche Liga*		Infoblatt Handausstreichen von Muttermilch

* Adresse siehe Anhang A.

Anhang

Autor	Titel	Verlag	ISBN	Schwerpunkt
Egli, F.; Frischknecht, K.	Geborgenheit, Liebe und Muttermilch – Ein Ratgeber für Eltern von Frühgeborenen und kranken Neugeborenen	Eigenverlag Erhältlich bei: Franziska Egli Aemättlihof 107, CH-6370 Stans E-Mail: eglistans@bluewin.ch		Frühgeborene
Gotsch, G.	Stillen von Frühgeborenen	La Leche Liga*	3-932022-10-6	Frühgeborene
Gotsch, G.	Stillen – einfach nur Stillen	La Leche Liga*	3-932022-08-4	Stillen allgemein
Gotsch, G. et al.	Das Handbuch für die stillende Mutter	La Leche Liga*	3-906675-02-5	Stillen allgemein
Guóth-Gumberger, M.; Hormann, E.	Stillen – So versorgen Sie Ihr Baby rundum gut	Gräfe und Unzer	3-7742-6387-6	Stillen allgemein
Hermann, E.	Vom Glück des Stillens	Hoffmann und Campe	3-455-09405-8	Stillen allgemein
Herzog-Isler, C.; Honigmann, K.	Lasst uns etwas Zeit – Wie Kinder mit einer Lippen- und Gaumenspalte gestillt werden können	Medela Medizintechnik		Lippenkiefergaumenspalte
Hormann, E.	Stillen eines Adoptivkindes und Relaktation	La Leche Liga*	3-932022-02-5	Adoptivstillen, Relaktation
Kittie Frantz	Stilltechniken, die funktionieren	La Leche Liga*		Infoblatt Anlegetechniken
La Leche Liga	Stillen – Poster in Deutsch, Englisch, Türkisch, Russisch, Polnisch und Serbokroatisch erhältlich	La Leche Liga*		Cartoon Stillen allgemein
La Leche Liga	Stillinformationsmappe	La Leche Liga*		Infoblattsammlung zu verschiedenen Stillthemen

* Adresse siehe Anhang A.

B-2 Infomaterial und Bücher für Fachpersonal

Deutsch

Autor	Titel	Verlag	ISBN
Akré, J.	Die physiologischen Grundlagen der Säuglingsernährung	Arbeitsgemeinschaft Freier Stillgruppen (AFS)*	3-9803737-0-3

* Adresse siehe Anhang A.

Anhang

Autor	Titel	Verlag	ISBN
Aktionsgruppe Babynahrung (Hrsg.)	Stillen – Schutz, Förderung und Unterstützung	Aktionsgruppe Babynahrung e.V.**	
Ayres, A.J.	Bausteine der kindlichen Entwicklung	Springer	3-540-43061-X
Bundeszentrale für gesundheitliche Aufklärung	Stillen und Muttermilchernährung	BZgA	3-933191-63-7
Harder, U.	Wochenbettbetreuung in der Klinik und zu Hause	Hippokrates	3-8304-5216-0
Harms, T.	Auf die Welt gekommen Die neuen Baby-Therapien	Simon und Leutner	3-934391-07-9
Honigmann, K.	Lippen- und Gaumenspalten Das Basler Konzept einer ganzheitlichen Betrachtung	Hans Huber	3-456-82833-0
International Baby Food Action Network	Verstöße gegen den Internationalen Kodex	Aktionsgruppe Babynahrung e.V.**	
Klaus, M.; Kennel, J.; Klaus, P.	Der erste Bund fürs Leben	Rowohlt	3-498-03492-8
Love, S.	Das Brustbuch	Limes	3-8090-3003-1
Manns, A.; Schrader, A.	Ins Leben tragen	VWB	3-86135-570-1
Meintz-Maher, S.	Lösungsmöglichkeiten für Saug- und Stillprobleme	La Leche Liga *	3-932022-01-7
Messner, M.; Valetta, C.; Wieland, D.	Standards Fingerfeeding und Saugtraining	BSS – Berufsverband Schweizerischer Stillberaterinnen**	
Mohrbacher, N.; Stock, J.	Handbuch für die Stillberatung	La Leche Liga*	3-932022-11-4
Morales, R.C.	Die orofaziale Regulationstherapie	Pflaum	3-790507-78-4
Reich-Schottky, U.	Stillen und Stillprobleme	Enke	3-432-254938
Schaefer, C., Spielmann, H.	Arzneiverordnung in Schwangerschaft und Stillzeit	Urban und Fischer	3-437-21331-8
Scherbaum, V.; Perl, F.M.; Kretschmer, U.	Stillen – Frühkindliche Entwicklung und reproduktive Gesundheit	Deutscher Ärzteverlag	3-7691-0407-2

* Adresse siehe Anhang A.
** Adresse siehe Anhang C.

Anhang

Autor	Titel	Verlag	ISBN
Schievenhövel, W.	Ethnomedizinische Perspektiven zur frühen Kindheit	VWB	3-86135-561-2
Siebert, W.; Stögmann, W.; Wündisch, G.F.	Stillen – einst und heute	Hans Marseille	3-88616-077-7
Springer, S.	Sammlung, Aufbewahrung und Umgang mit abgepumpter Muttermilch für das eigene Kind im Krankenhaus und zu Hause	Leipziger Universitätsverlag	3-933240-23-9
VELB – Verband Europäischer LaktationsberaterInnen	Leitlinien für das Stillmanagement während der ersten 14 Lebenstage auf wissenschaftlichen Grundlagen	VELB**	
VELB – Verband Europäischer LaktationsberaterInnen	Praxisstandards für Still- und Laktationsberaterinnen IBCLC	VELB**	
Young, J.	Frühgeborene – fördern und pflegen	Ullstein Mosby	3-86126-625-3

** Adresse siehe Anhang C.

Englisch

Autor	Titel	Verlag	ISBN
Auerbach, K.; Riordan, J.	Clinical Lactation – A Visual Guide	Jones and Bartlett	0-7637-0919-0
Brodribb, W.	Breastfeeding Management in Australia	ABA**	0-949637-75-0
Cadwell, K.; Turner-Maffei, C.; O'Connor, B.; Blair, A.	Maternal and Infant Assessment for Breastfeeding and Human Lactation	Jones and Bartlett	0-7637-2097-6
Hale, T.	Medications and Mothers' Milk	Pharmasoft Medical	0-96362-19-8-X
Lauwers, J.; Shinskie, D.	Counseling the Nursing Mother A Lactation Consultants Guide	Jones and Bartlett	0-7637-0975-1
Lawrence, R.; Lawrence, R.	Breastfeeding: A Guide for the Medical Profession	Mosby	0-8151-2615-8
Merewood, A.; Philipp, B.L.	Breastfeeding – Conditions and Diseases	Pharmasoft Publishing	0-9636219-5-5

** Adresse siehe Anhang C.

Autor	Titel	Verlag	ISBN
Mohrbacher, N.; Stock, J.	The Breastfeeding Answer Book	La Leche League International	0-912500-92-1
Riordan, J.	Breastfeeding and Human Lactation	Jones and Bartlett	0-7637-4585-5
Walker, M.	Core Curriculum for Lactation Consultant Practice	International Lactation Consultant Association (ILCA)**	0-7637-1038-5
West, D.	Defining your own success – Breastfeeding after Breast Reduction Surgery	La Leche League International*	0-912500-86-7
Wilson-Clay, B.; Hoover, K.	The Breastfeeding Atlas	LactNews Press	0-9672758-1-4
World Health Organization	Evidence for the ten steps to successful breastfeeding	WHO	
World Health Organization	Relactation – Review of experience and recommendations for practice	WHO	

* Adresse siehe Anhang A.
** Adresse siehe Anhang C.

B-3 Zeitschriften

Herausgeber	Titel	ISSN	Erscheinungsweise
VELB – Verband Europäischer LaktationsberaterInnen**	Laktation und Stillen		Quartalsmäßig
Arbeitsgemeinschaft Freier Stillgruppen*	Stillzeit	1611-0692	Monatlich
La Leche Liga*	Wirbelwind – die andere Elternzeitschrift für den Still- und Erziehungsalltag	1420-82337	Zweimonatlich
ILCA – International Lactation Consultant Association**	Journal of Human Lactation	0890-3344	Quartalsmäßig
La Leche League International*	Breastfeeding Abstracts	0896-4572	Quartalsmäßig

* Adresse siehe Anhang A.
** Adresse siehe Anhang C.

B-4 Videos

Deutsch

Natürlich Stillen! (Breast is Best)

PROFAMILIA Vertriebsgesellschaft mbH & Co. KG
(37 Minuten)
  Ein Videofilm zur Unterstützung und Förderung des Stillens
  Praktische Fragen, Tipps und Anregungen, mit Begleitmaterial

Stillen

Universitätsspital Zürich in Zusammenarbeit mit MEDELA AG, Medizintechnik,
(11 Minuten)
  Eine Anleitung für stillende Mütter, in einfühlenden Bildern und von Fachfrauen kommentiert vermittelt Grundlagen des Bruststillens: Stillpositionen, Anlegen/Abnehmen, Trinkrhythmus, Hygiene, Brustmassage, Abpumpen u. v. m.

Mit Spalte geboren – Born with Cleft Lip and Palate: A Feeding Guide

Christa Herzog-Isler
www.lkgstillen.ch
(25 Minuten)
  Dieses Video zeigt Kinder mit verschiedenen Formen von Lippen- und Gaumenspalten, die gestillt und auf andere Art ernährt werden.
  Es eignet sich für Fachpersonen und Eltern und ist eine ideale Ergänzung zu der Broschüre „Lasst und etwas Zeit"
  Untertitel deutsch/englisch

Sarah

Stillen eines Frühgeborenen
Kerri Frischknecht, IBCLC
Moosmühlestraße 4
CH-9112 Schachen

Englisch

Delivery self attachment

Geddes Productions, 10546 McVine, Sunland, California 91040, USA
(6 Minuten)
Dr. Lennart Righard, M. D.
  Über Neugeborene, die selbständig ohne Hilfe zur Brust krabbeln

Breastfeeding – Baby's choice

Liber Utbildning, Box 6440
Tel.: +46 (0) 8-6 90 93 60
Fax: +46 (0) 8-6 90 94 72
S-11382 Stockholm
(9 Minuten)
  Ann-Marie Widström, Anna-Berit Ransjö-Arvidson und Kyllike Christensson am Karolinska Institut und der Stockholm Universität, College of Health Sciences
  Demonstriert den natürlichen Instinkt der Neugeborenen, die Brust zu finden

Kangaroo Mother Care

www.kangaroomothercare.com
Nils Bergmann
(30 Minuten)
  24 Stunden Kangaroo Mother Care für Frühgeborene hat bemerkenswerte Auswirkungen auf die Gesundheit von Babys

Anhang C: Professionelle Organisationen und Verbände und andere Adressen

Dieser Anhang liefert Adressen von ersten Anlaufstellen bei der Suche nach weitergehenden Informationen. Auch die Adressen in Anhang A können für Fachpersonal hilfreich sein.

C-1 Deutschsprachige Organisationen

Nationale Stillkommission in Deutschland (NSK)

Postfach 33 00 13
D-14191 Berlin
Tel.: +49 (0) 18 88-4 12 32 21
E-Mail: stillkommission@bgvv.de
www.bgvv.de

Nationale Stillkommission in Österreich

Krankenhaus St. Pölten
Probst-Führer-Straße 4
A-3100 St. Pölten
E-Mail: k.zwiauer@kh-st-poelten.at

BfHI WHO/UNICEF-Initiative Stillfreundliches Krankenhaus (Baby Friendly Hospital Initiative)

BFHI Deutschland (Verein zur Förderung der WHO-UNICEF-Initiative „Stillfreundliches Krankenhaus")

Homburger Straße 22
D-50969 Köln
Tel.: +49 (0) 2 21-3 40 99 80
Fax: +49 (0) 2 21-3 40 99 81
E-Mail: info@stillfreundlicheskrankenhaus.de
www.stillfreundlich.de

Koordination für BFHI Österreich

Ann-Marie Kern
Lindenstraße 20
A-2362 Biedermannsdorf
Tel./Fax: +43 (0) 22-3 67 23 36
E-Mail: a-m.kern@aon.at

BFHI Schweiz (Schweizerische Stiftung zur Förderung des Stillens)

Annelies Dürr
Baumackerstraße 24
CH-8050 Zürich
Tel.: +41 (0) 1-3 17 22 66
Fax: +41 (0) 1-3 12 22 76

VELB Verband Europäischer LaktationsberaterInnen

Steinfeldgasse 11
A-2511 Pfaffstätten
E-Mail: info@velb.org
www.stillen.org
www.velb.org

Landesverbände des VELB

BDL

Berufsverband Deutscher Laktationsberaterinnen IBCLC e.V.
BDL-Sekretariat: Saarbrückener Str. 57
D-38116 Braunschweig
Tel.: +49 (0) 5 31-2 50 69 90
Fax: +49 (0) 5 31-2 50 69 91
E-Mail: bdl-sekretariat@t-online.de
www.bdl-stillen.de

BSS/ASCL

Berufsverband Schweizerischer Stillberaterinnen IBCLC
Association Suisse des Consultantes en Lactation IBCLC
Postfach 686
CH-3000 Bern 25
Tel.: +41 (0) 41-6 71 01 73
Fax: +41 (0) 41-6 71 01 71
E-Mail: office@stillen.ch
www.stillen.ch

NVL

Nederlandse Vereniging van Lactatiekundigen
Postbus 5243
2701 GE Zoetermeer
Tel.: +31 (0) 3 03-29 00 96 oder
 +31 (0) 2 06-91 28 47
www.borstvoeding.nl

VSLÖ

Verband der Still- und Laktationsberaterinnen Österreichs IBCLC
Lindenstr. 20
A-2362 Biedermannsdorf
Tel./Fax: +43 (0) 2 23 67 23 36
E-Mail: stillen@netway.at
www.stillen.at

VSLS

Verband der Still- und Laktationsberaterinnen Südtirols IBCLC
Marconistraße 19
I-39044 Neumarkt
Tel.: +39 (0) 3 29-0 51 23 61
Fax: +39 (0) 4 71-81 24 15
E-Mail: info@stillen.it
www.stillen.it

IBLCE Europe

International Board of Lactation Consultant Examiners
Ilse Bicher, Regional Adminstrator
Steinfeldgasse 11
A-2511 Pfaffstätten
Tel.: +43 (0) 22 52-20 65 95
Fax: +43 (0) 22 52-20 64 87
E-Mail: office@iblce-europe.org
www.iblce-europe.org

Aktionsgruppe Babynahrung e.V. (AGB)

Untere-Masch-Str. 21
D-37073 Göttingen
Tel.: +49 (0) 5 51-53 10 34
Fax: +49 (0) 5 51-53 10 35
E-Mail: info@babynahrung.de
www.babynahrung.org

Beratungsstelle für Embryonaltoxikologie

Infodienst zu Medikamenten und Diagnoseverfahren in Schwangerschaft und Stillzeit
Spandauer Damm 130, Haus 10
D-14050 Berlin
Tel.: +49 (0) 30-30 30 81 11
Fax: +49 (0) 30-30 30 81 22
E-Mail: mail@embryotox.de
www.embryotox.de

Hebammenverbände

Bund Deutscher Hebammen e.V. (BDH)

Gartenstraße 26
D-76133 Karlsruhe
Tel.: +49 (0) 7 21-98 18 90
Fax: +49 (0) 7 21-9 81 89-20
E-Mail: info@bdh.de
www.bdh.de

Bund freiberuflicher Hebammen Deutschlands (BfHD)

Kasseler Str. 1a
D-60486 Frankfurt
Tel.: +49 (0) 69-79 53 49 71
Fax: +49 (0) 69-79 53 49 72
E-Mail: geschaeftsstelle@bfhd.de
www.bfhd.de

Österreichisches Hebammen-Gremium

Postfach 438
A-1060 Wien
Tel./Fax: +43 (0) 15 97-14 04
E-Mail: oehg@hebammen.at
www.hebammen.at

Schweizerischer Hebammenverband

Zentralsekretariat
Flurstrasse 26
CH-3000 Bern 22
Tel.: +41 (0) 31-3 32 63 40
Fax: +41 (0) 31-3 22 76 19
E-Mail: info@hebamme.ch
www.hebamme.ch

C-2 Internationale Organisationen

Academy of Breastfeeding Medicine

191 Clarksville Rd
Princeton Junction, NJ 08550
Tel.: +1-609-7 99-63 27
Fax: +1-609-7 99-70 32
E-Mail: ABM@bfmed.org
www.bfmed.org

American Academy of Pediatrics

141 Northwest Point Boulevard
Elk Grove Village, IL 60007-1098
USA
Tel.: +1 (8 47) 4 34-40 00
Fax: +1 (8 47) 4 34-80 00
E-Mail: kidsdocs@aap.org
www.aap.org

World Alliance for Breastfeeding Advocacy (WABA)

Sekretariat
P.O. Box 1200
10850 Penang
Malaysia
Tel.: +60 (4) 6 58 48 16
Fax: +60 (4) 6 57 26 55
E-Mail: secr@waba.po.my
www.waba.org

IBFAN Europa

International Baby Food Action Network (IBFAN)
Genfer Vereinigung für Säuglingsernährung (GIFA)
CP 157
CH-1211 Genf 19
Tel.: +41 (0) 22-7 98 91 64
Fax: +41 (0) 22-7 98 44 43
E-Mail: info@gifa.org

UNICEF

3 United Nations Plaza
New York, NY 10017
Tel.: +1 (2 12) 3 26 70 00
Fax: +1 (2 12) 8 87 74 65
E-Mail: netmaster@unicef.org
www.unicef.org

World Health Organization (WHO)

Avenue Appia 20
CH-1211 Genf 27
Tel.: +41 (0) 22-7 91 21 11
Fax: +41 (0) 22-7 91 31 11
E-Mail: info@who.int
www.who.int

BfHI WHO/UNICEF-Initiative Stillfreundliches Krankenhaus (Baby Friendly Hospital Initiative)

BFHI Koordination Europa
UNICEF Genf
c/o Hind Khatib
Palais des Nations
CH-1211 Genf 10
Tel.: +41 (0) 22-9 09 56 47
Fax: +41 (0) 22-9 09 59 09
E-Mail: hkhatib@unicef.org

IBLCE

International Board of Lactation Consultant Examiners
7309 Arlington Blvd., Suite 300
Falls Church, VA 22042-3215 USA
Tel.: +1 (7 03) 5 60 73 30
Fax: +1 (7 03) 5 60 73 32
E-Mail: iblce@iblce.org
www.iblce.org

ILCA

International Lactation Consultant Association
1500 Sunday Drive Suite 102
Raleigh, NC 27607
Tel.: +1 (9 19) 7 87 51 81
Fax: +1 (9 19) 7 87 49 16
E-Mail: ilca@erols.com
www.ilca.org

Lactation Resource Center/ABA

Das Lactation Resource Center ist ein internationales Literaturzentrum zum Thema Stillen der Australian Breastfeeding Association (ABA)
1818-1822 Malvern Road
East Malvern Vic 3145
P.O. Box 4000 Glen Irsi Vic 3146
Australia
Tel.: +61 (0) 3-98 85 08 55
Fax: +61 (0) 3-98 85 08 66
E-Mail: lrc@nmaa.asn.au
www.breastfeeding.asn.au

Center for Breastfeeding Information (CBI)

Das Center for Breastfeeding Information der La Leche League International sammelt und speichert Daten zum Thema Stillen in seinem zentralen Computer
CBI in La Leche League International
1400 N. Meacham Rd.
P. O. Box 4079
Schaumburg IL 60168.4079
Tel.: +1 (8 47) 5 19 77 30
Fax: +1 (8 47) 5 19 00 35
E-Mail: CBI@llli.org
www.lalecheleague.org

Anhang D: Schutz und Förderung des Stillens

Dieser Anhang bietet einen Überblick zu politischen, gesetzgebenden und behördlichen Aktionen, die das Stillen schützen, fördern und unterstützen.

D-1 Internationaler Kodex zur Vermarktung von Muttermilchersatzprodukten: Zusammenfassung der Bestimmungen

Der Internationale Kodex zur Vermarktung von Muttermilchersatzprodukten wurde 1981 von der Weltgesundheitsorganisation (WHO) entwickelt. Die Vereinigten Staaten von Amerika haben die Grundsätze des Internationalen Kodex 1994 unterzeichnet, aber den Kodex nicht vollständig angenommen. So machen Säuglingsnahrungshersteller in den USA und anderswo weiterhin Werbung für künstliche Säuglingsnahrung und verstoßen so eindeutig gegen Artikel 5 des Kodex. Der Kodex ist ein wesentlicher Bestandteil der Initiative Stillfreundliches Krankenhaus (BfHI). Im Folgenden findet sich eine Zusammenfassung der Bestimmungen. Der vollständige Kodex kann bei der Weltgesundheitsorganisation (WHO) oder der Aktionsgruppe Babynahrung (Adressen ☞ Anhang C) bezogen werden.

Internationaler Kodex zur Vermarktung von Muttermilchersatzprodukten (1981)

Zusammenfassung der Bestimmungen

Artikel 1: Ziel des Kodex

Ziel dieses Kodex ist es, zu einer sicheren und angemessenen Ernährung für Säuglinge und Kleinkinder beizutragen und zwar durch Schutz und Förderung des Stillens und durch Sicherstellung einer sachgemäßen Verwendung von Muttermilchersatznahrung, wo solche gebraucht wird. Dies soll auf der Grundlage entsprechender Aufklärung und durch eine angemessene Vermarktung und Verteilung erfolgen.

Artikel 2: Anwendungsbereich des Kodex

Der Kodex findet Anwendung auf die Vermarktung und damit zusammenhängende Praktiken der folgenden Produkte: Muttermilchersatznahrung einschließlich vorgefertigter Säuglingsnahrung; andere Milchprodukte, Nahrungsmittel und Getränke einschließlich flaschenverfütterter Beikost, wenn diese als – mit oder ohne Veränderung – teilweiser oder voller Ersatz für Muttermilch vermarktet oder auf andere Weise angeboten werden; Saugflaschen und Sauger. Der Kodex bezieht sich auch auf die Qualität und Verfügbarkeit der Produkte und auf die Informationen hinsichtlich ihrer Verwendung.

Artikel 3: Definitionen

Der Kodex definiert die Begriffe Muttermilchersatzprodukt, Ergänzungsnahrung, Behälter, Verteiler, Gesundheitsversorgungssystem, Gesundheitspersonal, vorgefertigte Säuglingsnahrung, Etikett, Hersteller, Vermarktung, Vermarktungspersonal, Proben und Vorratsbestände. Die Unterscheidung zwischen Proben und Vorratsbeständen ist von besonderer Relevanz für die Krankenhausrichtlinien, denn der Kodex empfiehlt, dass erstere nicht verteilt werden, letztere aber für Sozialzwecke (z.B. bedürftige Familien) kostenlos oder zu einem niedrigeren Preis abgegeben werden dürfen, wenn dadurch kein Verkaufsanreiz ausgelöst werden soll. Dieser Vorrat soll nur an Säuglinge abgegeben werden, die ein Muttermilchersatzprodukt brauchen, und die Abgabe sollte so lange andauern, wie sie medizinisch indiziert ist.

Artikel 4: Aufklärung und Ausbildung

Es obliegt der Verantwortung der Regierungen, sicherzustellen, dass den Familien und den auf dem Gebiet der Säuglings- und Kleinkindernährung Tätigen objektive und gezielte Informationen über die Ernährung von Säuglingen und Kleinkindern zur Verfügung gestellt werden. Diese Obliegenheit sollte entweder die Planung, Bereitstellung, Gestaltung und Verbreitung von Information oder die Überwachung derselben umfassen.

Artikel 5: Allgemeine Öffentlichkeit und Mütter

Für Produkte, die in den Anwendungsbereich dieses Kodex fallen, sollte keine Werbung oder andere Formen der Absatzförderung in der allgemeinen Öffentlichkeit erfolgen. Hersteller sollten an schwangere Frauen, Mütter oder deren Familienmitglieder weder direkt noch indirekt Proben von Produkten abgeben, die in den Anwendungsbereich des Kodex fallen.

Artikel 6: Einrichtungen des Gesundheitswesens

Keine Einrichtung des Gesundheitswesens darf zum Zwecke der Marktförderung von vorgefertigter Säuglingsnahrung oder anderen Produkten, die in den Anwendungsbereich dieses Kodex fallen, benutzt werden.

Artikel 7: Gesundheitspersonal

Gesundheitspersonal sollte sich für die Förderung und den Schutz des Stillens einsetzen. Informationen in Bezug auf die Produkte, die dem Gesundheitspersonal von Herstellern und Verteilern zur Verfügung gestellt werden, sollten auf wissenschaftliche Aussagen und auf Fakten beschränkt bleiben.

Firmen dürfen nur wissenschaftliche und zutreffende Informationen zur Verfügung stellen. Dem Gesundheitspersonal und deren Familien sollten von den Herstellern oder Verteilern keine finanziellen oder materiellen Anreize angeboten werden, um Produkte zu fördern, die in den Anwendungsbereich des Kodex fallen, noch sollten diese von Angehörigen des Gesundheitspersonals oder ihren Familien angenommen werden. Gratisproben von vorgefertigter Säuglingsnahrung und anderen Produkten – oder von Geräten oder Gebrauchsgegenständen für deren Zubereitung oder Verwendung – sollten dem Gesundheitspersonal nicht zur Verfügung gestellt werden, sofern diese nicht für berufliche Auswertungen oder institutionelle Forschung notwendig sind.

Artikel 8: Personen, die von Herstellern und Verteilern angestellt sind

Das Absatzvolumen von Produkten, die in den Anwendungsbereich des Kodex fallen, sollte nicht in die Berechnung der Umsatzbeteiligung einbezogen werden. Auch sollten keine Quoten speziell für den Absatz dieser Produkte festgelegt werden. Personal, das im Vertrieb dieser Produkte beschäftigt ist, sollte keine schwangeren Frauen oder Mütter unterweisen.

Artikel 9: Etikettierung

Etiketten sollten so gestaltet sein, dass sie die notwendige Aufklärung über die richtige Verwendung des Produktes vermitteln und nicht vom Stillen abhalten.

Artikel 10: Qualität

Die Produktqualität ist ein wesentliches Element für den Gesundheitsschutz der Säuglinge und sollte daher den maßgeblichen Standards entsprechen. Nahrungsmittelprodukte sollten die von der Codex Alimentarius Kommission empfohlenen Standards erfüllen.

Artikel 11: Durchführung und Überwachung

Die Regierungen sollten Maßnahmen ergreifen, um den Grundsätzen und dem Ziel des Kodex in einer ihrem sozialen und legislativen Rahmen angemessenen Weise Wirksamkeit zu verschaffen. Dazu gehören auch die Verabschiedung nationaler, gesetzlicher Regelungen, der Erlass von Vorschriften und andere geeignete Maßnahmen. Die Überwachung der Anwendung des Kodex liegt in der Verantwortung der Regierungen. Hersteller und Verteiler und die einschlägigen nicht staatlichen Organisationen, Berufsgruppen und Verbraucherorganisationen sollten mit den Regierungen zu diesem Zweck zusammenarbeiten. Unabhängig von anderen Maßnahmen sollten sich die Hersteller und Verteiler ihrer Verantwortung für die Überwachung ihrer Vermarktungspraktiken, gemäß den Grundsätzen und dem Ziel des Kodex, bewusst sein und durch die Einleitung geeigneter Schritte sicherstellen, dass ihr Verhalten auf allen Ebenen damit in Einklang steht. Interessierten nicht staatlichen Organisationen, Berufsgruppen und Einzelpersonen sollte es obliegen, den Herstellern oder Verteilern Aktivitäten zur Kenntnis zu bringen, die mit den Grundsätzen und dem Ziel des Kodex unvereinbar sind. Die zuständige Regierungsbehörde sollte ebenfalls informiert werden. Hersteller und Verteiler sollten ihr Vermarktungspersonal über den Kodex und ihre daraus resultierenden Verantwortlichkeiten in Kenntnis setzen. Die Mitgliedstaaten sind angehalten, den Generaldirektor jährlich über die Maßnahmen zu informieren, die ergriffen wurden, um den Grundsätzen und dem Ziel des Kodex Wirksamkeit zu verschaffen. Der Generaldirektor berichtet in den geraden Jahren an die Weltgesundheitsversammlung über den Stand der Durchführung des Kodex und stellt den Mitgliedsstaaten technische Unterstützung zur Durchführung und Förderung der Grundsätze und des Ziels des Kodex zur Verfügung.

D-2 Initiative Stillfreundliches Krankenhaus®

Die Initiative Stillfreundliches Krankenhaus wird in den Kapiteln 1 und 8 abgehandelt. Nachfolgend sind Dokumente aufgelistet, die von zentraler Bedeutung für diese Initiative sind.

Der Begutachtungsprozess im Überblick

Erster Schritt: Es liegen schriftliche Richtlinien zur Stillförderung vor, die dem gesamten Pflegepersonal in regelmäßigen Abständen nahegebracht werden.

1.1	Hat das Krankenhaus schriftliche Richtlinien zur Stillförderung und werden darin alle „Zehn Schritte zum erfolgreichen Stillen" berücksichtigt?	☐ Ja	☐ Nein
1.2	Schützen diese Richtlinien das Stillen durch das Verbot jeder Art von Werbung und Gruppenberatung über die Verwendung von Muttermilchersatzprodukten, Flaschen, Saugern, Schnullern und Brusthütchen?	☐ Ja	☐ Nein
1.3	Sind diese Richtlinien dem gesamten Krankenhauspersonal, das mit Müttern und Babys arbeitet, zugänglich?	☐ Ja	☐ Nein
1.4	Liegt oder hängt eine Zusammenfassung der Richtlinien zur Stillförderung in allen Bereichen des Krankenhauses aus, in denen Mütter, Säuglinge und/oder Kinder versorgt werden, sodass sie auch für werdende junge Eltern sowie Besucherinnen und Besucher einzusehen ist? Ist die ungekürzte Fassung der Stillrichtlinien dem ganzen Personal zugänglich?	☐ Ja	☐ Nein
1.5	Werden diese Richtlinien auf ihre Wirksamkeit überprüft?	☐ Ja	☐ Nein

Zweiter Schritt: Das gesamte MitarbeiterInnen-Team wird in Theorie und Praxis so geschult, dass es die Richtlinien zur Stillförderung mit Leben erfüllen kann.

2.1	Kennt das gesamte MitarbeiterInnen-Team die Vorteile des Stillens und ist es mit den Richtlinien und den Maßnahmen des Krankenhauses zur Stillförderung vertraut?	☐ Ja	☐ Nein
2.2	Wird das gesamte Krankenhauspersonal, das mit Müttern und Säuglingen arbeitet, bereits bei Stellenantritt über die Richtlinien zur Stillförderung informiert?	☐ Ja	☐ Nein
2.3	Bietet das Krankenhaus dem gesamten Personal, das Mütter und Säuglinge versorgt, innerhalb von sechs Monaten nach Arbeitsbeginn eine Schulung in Theorie und Praxis des Stillens an?	☐ Ja	☐ Nein
2.4	Werden bei dieser Schulung mindestens acht der „Zehn Schritte zum erfolgreichen Stillen" sowie der „Internationale Kodex zur Vermarktung von Muttermilchersatzprodukten" berücksichtigt?	☐ Ja	☐ Nein

1. Das Krankenhaus möchte „stillfreundlich" werden und fordert beim Verein zur Unterstützung der WHO/UNICEF-Initiative die „Informationen für Krankenhäuser" und eine Checkliste zur Selbsteinschätzung an.

2. Das Krankenhaus überprüft anhand dieser Informationen das Stillmanagement und schickt die ausgefüllte Checkliste an den Verein.
   Optional: Eine Mitgliedschaft im Verein zur Unterstützung der WHO/UNICEF-Initiative ist für das Krankenhaus schon jetzt möglich und vorteilhaft.

3. Auf Grundlage der Checkliste ermittelt eine Gutachterin gemeinsam mit dem Krankenhaus den effizientesten Weg zur Anerkennung als „Stillfreundliches Krankenhaus".
   Optional: Das Krankenhaus nimmt weitere Beratungsangebote des Vereins in Anspruch.

4. Das Krankenhaus schult das Personal, erarbeitet Stillrichtlinien und setzt diese um.
   Optional: Beratungsbesuch zur Vorbereitung des Gutachtens.

5. Das Krankenhaus beantragt das Gutachten und wird Mitglied im Verein zur Unterstützung der WHO/UNICEF-Initiative.

6. Der Verein setzt gemeinsam mit dem Krankenhaus einen Gutachtentermin fest.

7. Das Krankenhaus schickt sechs Wochen vor dem Termin alle schriftlichen Unterlagen zur Überprüfung an die Gutachterinnen.

8. Spätestens zwei Wochen vorher wird dem Krankenhaus das Ergebnis der Überprüfung der schriftlichen Unterlagen mitgeteilt. Der Termin des Gutachtens kann gegebenenfalls verschoben werden.

9. Gutachten
   Die Gutachterinnen leiten ihren schriftlichen Bericht zum Ergebnis des Gutachtens an das Krankenhaus und den Verein weiter. Anerkennung des Gutachtens durch die Benennungskommission.

10.a Das Krankenhaus erfüllt die internationalen Kriterien der WHO/UNICEF-Initiative.

10.b Das Krankenhaus erfüllt die internationalen Kriterien der WHO/UNICEF-Initiative nicht.

11.a Das Krankenhaus wird mit der internationalen Plakette von WHO und UNICEF als „Stillfreundliches Krankenhaus" ausgezeichnet.

11.b Das Krankenhaus stellt mit den Gutachterinnen einen Aktionsplan auf, um innerhalb eines vereinbarten Zeitraums die Kriterien zu erfüllen. Weiter ab 9.

12. Alle drei Jahre findet nach Aufforderung durch den Verein ein Nachgutachten statt.

2.5 Dauert die Schulungszeit in Theorie und Praxis des Stillens mindestens 18 Stunden insgesamt, einschließlich eines überwachten Krankenhauspraktikums von mindestens drei Stunden? ☐ Ja ☐ Nein

2.6 Stellt die Geburtseinrichtung sicher, dass ausgewählten MitarbeiterInnen zusätzlich eine gezielte Weiterbildung in Theorie und Praxis des Stillens ermöglicht wird? ☐ Ja ☐ Nein

Dritter Schritt: Alle schwangeren Frauen über die Vorteile und die Praxis des Stillens informieren.

3.1 Bietet das Krankenhaus Schwangerenvorsorge an? ☐ Ja ☐ Nein

3.2 Wenn ja, wird der größte Teil der schwangeren Frauen, die diese Dienste in Anspruch nehmen, über die Vorteile und die Praxis des Stillens informiert? ☐ Ja ☐ Nein

3.3 Wird in der Dokumentation über die Schwangerenvorsorge festgehalten, ob mit der Schwangeren über das Stillen gesprochen wurde? ☐ Ja ☐ Nein

3.4 Steht bei der Geburt diese Dokumentation aus der Schwangerenvorsorge zur Verfügung? ☐ Ja ☐ Nein

3.5 Werden schwangere Frauen vor mündlicher oder schriftlicher Werbung und Gruppenberatung über künstliche Säuglingsnahrung geschützt? ☐ Ja ☐ Nein

3.6 Berücksichtigt das Krankenhaus den Wunsch der Frau zu stillen, wenn über den Einsatz eines Sedativums, eines Analgetikums oder eines Anästhetikums während der Wehen und der Geburt entschieden wird? ☐ Ja ☐ Nein

3.7 Ist das Pflegepersonal mit den möglichen Auswirkungen solcher Medikamente auf das Stillen vertraut? ☐ Ja ☐ Nein

3.8 Erhält die Frau, die noch nie gestillt hat oder früher schon Probleme mit dem Stillen hatte, besondere Aufmerksamkeit und Unterstützung von Seiten des MitarbeiterInnen-Teams? ☐ Ja ☐ Nein

Vierter Schritt: Es Müttern ermöglichen, ihr Kind innerhalb der ersten halben Stunde nach der Geburt anzulegen.

4.1 Bekommen Mütter, deren Geburten normal verlaufen sind, ihre Babys nach Abschluss der Austreibungsphase in die Arme, haben Hautkontakt mit ihnen und dürfen die Babys mindestens während der ersten Lebensstunde bei ihren Müttern bleiben? ☐ Ja ☐ Nein

4.2 Wird den Müttern innerhalb dieser ersten Stunde vom Krankenhauspersonal Hilfe beim ersten Anlegen des Säuglings angeboten? ☐ Ja ☐ Nein

4.3 Wird Müttern nach einer Kaiserschnittentbindung innerhalb der ersten halben Stunde, nach dem sie dazu in der Lage sind, ermöglicht, Hautkontakt zu ihrem Baby zu haben? ☐ Ja ☐ Nein

4.4 Können Kaiserschnittbabys für wenigstens 30 Minuten Hautkontakt zu ihren Müttern haben, sobald diese dazu in der Lage sind? ☐ Ja ☐ Nein

Fünfter Schritt: Den Müttern das korrekte Anlegen zeigen und ihnen erklären, wie sie ihre Milchproduktion aufrechterhalten können, auch im Falle einer Trennung von ihrem Kind.

5.1 Bietet das Pflegepersonal allen Müttern während der ersten sechs Stunden nach der Geburt (auch nachts) weitere Unterstützung beim Stillen an? ☐ Ja ☐ Nein

5.2 Können die meisten der stillenden Mütter ihr Kind korrekt anlegen, und beherrschen sie die Stillpositionen (Wiegengriff, Rückengriff, Stillen im Liegen)? ☐ Ja ☐ Nein

5.3 Wird stillenden Müttern gezeigt, wie sie ihre Brust von Hand entleeren können oder erhalten sie schriftliche Informationen über das Entleeren der Brust von Hand, und/oder werden sie darauf hingewiesen, wo sie gegebenenfalls Hilfe erhalten können? ☐ Ja ☐ Nein

5.4 Gibt es MitarbeiterInnen des Pflegepersonals, die besonders für die Beratung stillender Mütter ausgebildet und nur in der Stillberatung tätig sind? ☐ Ja ☐ Nein

5.5 Erhält eine Mutter, die noch nie gestillt hat oder früher Probleme mit dem Stillen hatte, besondere Aufmerksamkeit und Unterstützung von Seiten des Krankenhauspersonals? ☐ Ja ☐ Nein

5.6 Erhalten Mütter, deren Säuglinge auf der Intensivstation liegen, Hilfe, ihre Milchproduktion durch häufiges Entleeren der Brust in Gang zu bringen und weiter aufrechtzuerhalten? ☐ Ja ☐ Nein

Sechster Schritt: Neugeborenen Kindern weder Flüssigkeiten noch sonstige Nahrung zusätzlich zur Muttermilch geben, wenn es nicht aus medizinischen Gründen angezeigt ist.

6.1 Weiß das Krankenhauspersonal, dass nur wenige Gründe dafür sprechen, gestillten Kindern zusätzlich zur Muttermilch, Flüssigkeiten oder sonstige Nahrung zu geben, und kennt das Personal die Gründe? ☐ Ja ☐ Nein

6.2 Erhalten gestillte Säuglinge ausschließlich Muttermilch und keine anderen Flüssigkeiten oder sonstige Nahrung, sofern es nicht aus medizinischen Gründen indiziert ist? ☐ Ja ☐ Nein

6.3 Wird jede Art von Muttermilchersatzprodukten einschließlich Spezialfertignahrung für Säuglinge, die im Krankenhaus verwendet wird, in der gleichen Weise beschafft wie alle anderen Nahrungsmittel oder Medikamente? ☐ Ja ☐ Nein

6.4 Lehnt das Krankenhaus und das gesamte Krankenhauspersonal die Annahme von kostenlosen oder verbilligten* Muttermilchersatzprodukten ab und wird annähernd der großhandelsübliche Preis für diese Produkte gezahlt? ☐ Ja ☐ Nein

6.5 Wird im Krankenhaus ausschließlich Muttermilch empfohlen, das heißt in keiner Form Werbung gemacht für künstliche Säuglingsnahrung und -getränke oder für Flaschensauger, Beruhigungssauger und Brusthütchen? ☐ Ja ☐ Nein

6.6 Finden in der Einrichtung routinemäßige Informationsveranstaltungen über die Ernährung mit Muttermilchersatzprodukten statt (z.B. Abende für Schwangere und deren Partner, Veranstaltungen für Wöchnerinnen)? ☐ Ja ☐ Nein

Siebter Schritt: „24-Stunden-Rooming-in" praktizieren – Mutter und Kind werden nicht getrennt.

7.1 Bleiben Mütter und Säuglinge 24 Stunden am Tag zusammen, wobei das Kind im Säuglingsbettchen oder im Bett der Mutter liegt, mit Ausnahme kurzer Zeiten von bis zu einer Stunde für pflegerische Maßnahmen oder falls eine Trennung aus gesundheitlichen Gründen erforderlich ist? ☐ Ja ☐ Nein

7.2 Beginnt das Rooming-in innerhalb von einer Stunde nach einer normalen Geburt? ☐ Ja ☐ Nein

7.3 Beginnt das Rooming-in für Mütter, die eine Kaiserschnittentbindung hatten, innerhalb von einer Stunde, nachdem sie dazu in der Lage sind? ☐ Ja ☐ Nein

(*verbilligt: unter dem üblichen Großhandelspreis. Auch für zu Forschungs- und Erhebungszwecken bestimmte Muttermilchersatzprodukte sollten nicht weniger als Großhandelspreise gezahlt werden.)

Achter Schritt: Zum Stillen nach Bedarf ermuntern.

8.1 Zeigt das Krankenhauspersonal, dass es sich der Bedeutung des Stillens nach Bedarf bewusst ist, indem es Häufigkeit und Dauer der Stillzeiten nicht einschränkt? ☐ Ja ☐ Nein

8.2 Wird den Müttern geraten, am ersten Tag häufiger als sechs Mal zu stillen und werden sie auf Cluster-feeding aufmerksam gemacht? ☐ Ja ☐ Nein

8.3 Wird den Müttern geraten, ihre Babys so oft zu stillen, wie diese hungrig sind und/oder gestillt werden möchten? ☐ Ja ☐ Nein

8.4 Macht das Krankenhauspersonal die Mütter auf die Hungerzeichen, die ein Baby gibt, wenn es an die Brust möchte, aufmerksam und zeigt es den Müttern, wie sie angemessen auf diese Zeichen reagieren sollten? ☐ Ja ☐ Nein

8.5 Wird den Müttern geraten, ihr Kind immer dann anzulegen, wenn die Brust spannt, auch wenn das Kind dafür geweckt werden muss? ☐ Ja ☐ Nein

8.6 Wird den Müttern erklärt oder gezeigt, wie sie ihr Kind wecken können? ☐ Ja ☐ Nein

Neunter Schritt: Gestillten Säuglingen keine künstlichen Sauger geben.

9.1 Wird bei der Pflege von Babys, die gestillt werden (sollen), darauf geachtet, dass keine Flasche zum Füttern verwendet wird? ☐ Ja ☐ Nein

9.2 Wird bei der Pflege von Babys, die gestillt werden (sollen), darauf geachtet, dass sie keinen Schnuller/Beruhigungssauger erhalten? ☐ Ja ☐ Nein

9.3 Werden stillende Mütter darauf aufmerksam gemacht, dass sie keine Brusthütchen verwenden und ihren Babys keine Saugerflaschen und Schnuller geben sollten? ☐ Ja ☐ Nein

9.4 Lehnen Krankenhausleitung und Krankenhauspersonal die Annahme von kostenlosen oder verbilligten Säuglingsflaschen, Saugern oder Schnullern ab und vermitteln auf diese Weise, dass deren Verwendung vermieden werden sollte? ☐ Ja ☐ Nein

Zehnter Schritt: Die Entstehung von Stillgruppen fördern und Mütter bei der Entlassung aus der Klinik oder Entbindungseinrichtung mit diesen Gruppen in Kontakt bringen.

10.1 Werden stillende Mütter auf Stillgruppen hingewiesen? ☐ Ja ☐ Nein

10.2 Macht das Krankenhaus Mütter vor der Entlassung auf Hebammennachsorge aufmerksam? ☐ Ja ☐ Nein

10.3 Hat das Krankenhaus eine Stillambulanz/Stillsprechstunde?

10.4 Bietet das Krankenhaus telefonische Stillberatung an?

10.5 Bietet eine Laktationsberaterin IBCLC/Stillbeauftragte Stillberatung auf der Wochenstation an? ☐ Ja ☐ Nein

10.6 Fördert das Krankenhaus die Entstehung von Stillgruppen, die von Müttern für Mütter oder vom Gesundheitspersonal für Mütter organisiert werden? ☐ Ja ☐ Nein

10.7 Haben ausgebildete Stillberaterinnen die Möglichkeit, auf der Wochenstation des Krankenhauses Stillberatung anzubieten? ☐ Ja ☐ Nein

Anhang

Checkliste für Krankenhäuser die stillfreundlich werden wollen

Name des Krankenhauses _____
Adresse _____
Verwaltungsleitung _____ Telefon _____ E-Mail _____
Ärztliche Leitung _____ Telefon _____ E-Mail _____
Leitung der
Entbindungsabteilung _____ Telefon _____ E-Mail _____
Name der Pflegedienstleitung (oder anderer beauftragter Personen) _____
für das Krankenhaus _____ Telefon _____ E-Mail _____
für die Wochenstation _____ Telefon _____ E-Mail _____
für die Schwangerenvorsorge _____ Telefon _____ E-Mail _____
Art des Krankenhauses _____
Träger _____ ☐ Universitätsklinik ☐ Lehrkrankenhaus
Sonstiges _____

Zahlenangaben zum Krankenhaus

Wenn es kein Säuglingszimmer für gesunde Neugeborene gibt, schreiben Sie „nicht vorhanden" in die vorgesehene Spalte.

Gesamtbettenkapazität _____

_____ im Kreißsaal   _____ auf der Säuglings-Intensivstation
_____ auf der Wochenstation   _____ auf anderen Stationen für Mütter und Kinder
_____ im normalen Säuglingszimmer

Gesamtzahl der Entbindungen im Jahr 20____

_____ waren Kaiserschnittentbindungen   Kaiserschnittrate _____ %
_____ waren Babys mit niedrigem Geburtsgewicht   Rate _____ %
_____ kamen auf die Säuglingsintensivstation   Rate _____ %

Daten zur Ernährung von Neugeborenen

_____ entlassene Mütter mit Neugeborenen im letzten Monat
_____ entlassene Mütter mit Neugeborenen in den letzten drei Monaten
_____ entlassene Mütter mit Neugeborenen in den letzten sechs Monaten
_____ bei der Entlassung stillende Mütter im letzten Monat   Rate _____ %
_____ bei der Entlassung stillende Mütter in den letzten drei Monaten   Rate _____ %
_____ bei der Entlassung stillende Mütter in den letzten sechs Monaten   Rate _____ %
_____ von der Geburt bis zur Entlassung voll stillende Mütter   Rate _____ %
       im letzten Monat
_____ von der Geburt bis zur Entlassung voll stillende Mütter in   Rate _____ %
       den letzten drei Monaten
_____ von der Geburt bis zur Entlassung voll stillende Mütter in den   Rate _____ %
       letzten sechs Monaten
_____ im letzten Monat entlassene Säuglinge, die seit ihrer Geburt   Rate _____ %
       mindestens eine Flasche erhielten
_____ in den letzten drei Monaten entlassene Säuglinge, die seit ihrer   Rate _____ %
       Geburt mindestens eine Flasche erhielten
_____ in den letzten sechs Monaten entlassene Säuglinge, die seit ihrer   Rate _____ %
       Geburt mindestens eine Flasche erhielten

Die Zahlen zur Säuglingsernährung sollten aufgrund von Mutter und Kind-Dokumentationen erhoben werden.

Die zehn Schritte zum erfolgreichen Stillen

Ein Stillfreundliches Krankenhaus fördert, schützt und unterstützt aktiv das Stillen durch die Umsetzung der „Zehn Schritte zum erfolgreichen Stillen", wie sie von WHO und UNICEF ausgearbeitet wurden. Alle Einrichtungen, in denen Entbindungen stattfinden und Neugeborene betreut werden, sollten die folgenden zehn Anforderungen erfüllen:

1. Schriftliche Richtlinien zur Stillförderung haben, die dem gesamten Pflegepersonal in regelmäßigen Abständen nahegebracht werden.
2. Das gesamte Mitarbeiter-Team in Theorie und Praxis so schulen, dass es diese Richtlinien zur Stillförderung mit Leben erfüllen kann.
3. Alle schwangeren Frauen über die Vorteile und die Praxis des Stillens informieren.
4. Müttern ermöglichen, ihr Kind innerhalb der ersten* Stunde nach der Geburt anzulegen.
5. Den Müttern das korrekte Anlegen zeigen und ihnen erklären, wie sie ihre Milchproduktion aufrechterhalten können, auch im Falle einer Trennung von ihrem Kind.
6. Neugeborenen Kindern weder Flüssigkeiten noch sonstige Nahrung zusätzlich zur Muttermilch geben, wenn es nicht aus gesundheitlichen Gründen angezeigt scheint.
7. Rooming-in praktizieren – Mutter und Kind erlauben, zusammenzubleiben – 24 Stunden am Tag.
8. Zum Stillen nach Bedarf ermuntern.
9. Gestillten Kindern keinen Gummisauger oder Schnuller geben.
10. Die Entstehung von Stillgruppen fördern und Mütter bei der Entlassung aus der Klinik oder Entbindungseinrichtung mit diesen Gruppen in Kontakt bringen.

---

* Bei der Ausarbeitung dieses Schrittes im Jahr 1989 wurde ein erstes Anlegen während der ersten halben Stunde nach der Geburt gefordert. Untersuchungen in den 90er Jahren zeigten, dass natürlicherweise das Kind in der ersten Stunde nach der Geburt ein starkes Saugbedürfnis zeigt, so dass dieser Schritt inzwischen abgewandelt wurde.

[1] Voll Stillen bedeutet, dass der Säugling außer Muttermilch keine andere feste oder flüssige Nahrung erhält. Der Säugling sollte häufig und ohne zeitliche Begrenzung gestillt werden.

D-3 Innocenti-Deklaration

Über Schutz, Förderung und Unterstützung des Stillens

Es wird anerkannt, dass Stillen ein einzigartiger Vorgang ist:
- Es bietet Säuglingen die ideale Nahrung und trägt dazu bei, dass sie sich gesund entwickeln und gedeihen
- Es vermindert die Häufigkeit und Schwere von Infektionskrankheiten bei Säuglingen und senkt damit auch ihre Morbidität und Mortalität
- Es dient der Gesundheit der Frauen, da es das Risiko von Brust- und Eierstockkrebs herabsetzt und den Zeitabstand zwischen den Schwangerschaften vergrößert
- Es bringt der einzelnen Familie und dem gesamten Volk soziale und wirtschaftliche Vorteile
- Es vermittelt den meisten Frauen ein Gefühl der Befriedigung, wenn sie erfolgreich stillen können

Neuere Untersuchungen haben ergeben, dass
- sich diese Vorteile um so mehr verstärken, je länger während der ersten sechs Monate voll[1] und danach zusätzlich zur Beikostfütterung gestillt wird
- gezielte Programme zur Stillförderung eine positive Änderung des Stillverhaltens bewirken.

Deshalb wird erklärt:
Ein weltweites Ziel für die bestmögliche Gesundheit und Ernährung von Mutter und Kind sollte es sein, alle Frauen in die Lage zu versetzen, voll zu stillen, und alle Säuglinge sollten in den ersten vier bis sechs Lebensmonaten ausschließlich mit Muttermilch ernährt werden. Danach sollten die Kinder eine geeignete und ausreichende Beikost erhalten, daneben aber bis zum Alter von zwei Jahren oder noch länger weitergestillt werden. Diese ideale Form der Kinderernährung lässt sich verwirklichen, wenn die Frauen in ihrer Umwelt eine verständnisvolle Unterstützung erfahren, die es ihnen ermöglicht, ihre Kinder auf diese Weise zu stillen.

Dieses Ziel lässt sich in vielen Ländern allerdings nur erreichen, indem man sich auf eine „Stillkultur" besinnt und sich nachdrücklich gegen das Vordringen einer „Flaschennahrungskultur" wehrt. Deshalb muss man sich engagiert für eine gesellschaftliche Mobilisierung einsetzen und dafür bewusst das Ansehen und die Autorität anerkannter Persönlichkeiten des öffentlichen Lebens ausnutzen.

Das Vertrauen der Frauen in ihre Stillfähigkeit sollte gestärkt werden. Dazu gehört, dass Zwänge und Einflüsse ausgeräumt werden, die die Auffassung vom und die Haltung zum Stillen oft geschickt und indirekt negativ beeinflussen. Dies erfordert Feingefühl, ständige Wachsamkeit und eine flexible und umfassende Kommunikationsstrategie, die alle Medien einbezieht und sich an alle Schichten der Gesellschaft wendet. Außerdem müssen Stillhindernisse im Gesundheitssystem, am Arbeitsplatz und in der unmittelbaren Umwelt beseitigt werden.

Durch geeignete Maßnahmen sollte gewährleistet werden, dass Frauen eine adäquate Ernährung erhalten, die ihre und die Gesundheit ihrer Familien bestmöglich sichert. Außerdem sollte dafür gesorgt werden, dass allen Frauen das Beratungsangebot und die sonstigen Leistungen der Familienplanung offen stehen, damit sie weiterstillen und zu schnell aufeinander folgende Geburten vermeiden können, die ihren eigenen und den Gesundheits- und Ernährungszustand ihres Kindes gefährden könnten.

Alle Regierungen sollten für ihr Land eine „Stillpolitik" entwickeln und sich für die 90er Jahre geeignete Ziele setzen. Sie sollten ein landesweites System zur laufenden Überwachung der Zielverwirklichung schaffen und dafür zweckdienliche Indikatoren aufstellen, z.B. die Rate der voll gestillten Säuglinge bei Verlassen der Entbindungseinrichtung und im Alter von vier Monaten.

Die Regierungen der einzelnen Länder sind zudem dringend aufgerufen, ihre Stillpolitik in ihre übergeordnete Gesundheits- und Entwicklungspolitik einzubinden. Dabei sollten diejenigen Aktionen innerhalb von einander ergänzenden Programmen (z.B. Vorsorge rund um die Geburt, Beratung und Ernährung und Familienplanung, Verhütung und Behandlungen von Erkrankungen der Mütter und Kinder), die das Stillen schützen, fördern und unterstützen, gestärkt werden. Das gesamte Gesundheitspersonal sollte durch Schulungen in die Lage versetzt werden, diese Stillpolitik auch zu verwirklichen.

Praktische Ziele:

Alle Regierungen sollten bis zum Jahr 1995

- Eine anerkannte Persönlichkeit als nationale Stillkoordinatorin ernannt und ein nationales fachübergreifendes Stillkomitee eingerichtet haben, das sich aus VertreterInnen verschiedener Ministerien, regierungsunabhängiger Organisationen und Berufsverbänden aus dem Gesundheitsbereich zusammensetzt;
- Sichergestellt haben, dass jede Einrichtung, die Mütterberatung durchführt, sich vollständig an die „Zehn Schritte zum erfolgreichen Stillen" der WHO/UNICEF-Erklärung[2] hält;
- Maßnahmen ergriffen haben, die den Grundsätzen und dem Ziel aller Artikel des Internationalen Kodex zur Vermarktung von Muttermilchersatzprodukten Wirkung verleihen und den einschlägigen Resolutionen der Weltgesundheitsversammlung in ihrer Gesamtheit folgen;
- Eine gut durchdachte Gesetzgebung geschaffen haben, die auch für berufstätige Frauen das Recht zu stillen schützt, und für die Umsetzung dieser Gesetze gesorgt haben.

Wir rufen auch alle internationalen Organisationen dazu auf

- Handlungsstrategien zum Schutz und zur Förderung und zur Unterstützung des Stillens zu entwickeln, die eine umfassende Kontrolle und Bewertung dieser Strategien einschließen;
- Nationale Situationsanalysen und Erhebungen sowie die Entwicklung nationaler Ziele und Aktionspläne zu unterstützen;
- Nationale Behörden zu motivieren und beim Planen, Umsetzen, Kontrollieren und Bewerten ihrer Stillpolitik zu unterstützen.

Die Innocenti-Deklaration wurde von den Teilnehmern der WHO/UNICEF-Regierungskonferenz zum Thema „Stillen in den 90er Jahren: Eine weltweite Initiative" verfasst und verabschiedet. Die Konferenz wurde teilweise von der amerikanischen „Agency for International Development" (AID) und der schwedischen „International Development Authority" (SIDA) finanziert und fand vom 30. Juli bis 1. August 1990 im Spediale degli Innocenti in Florenz (Italien) statt. Die Deklaration stützt sich inhaltlich auf das Arbeitsmaterial für die Konferenz sowie die Meinungen, die in Gruppen und Plenarsitzungen vertreten wurden.

---

[2] „Schutz, Förderung und Unterstützung des Stillens: Die besondere Rolle des Gesundheitspersonals", Weltgesundheitsorganisation, Genf 1989.

D-4 Anerkannte medizinische Gründe für das Zufüttern

Es gibt einige wenige Indikationen dafür, bei denen es auf der Wochenbettstation erforderlich werden kann, dass einzelne Säuglinge Flüssigkeiten oder Nahrung als Ergänzung oder Ersatz für die Muttermilch erhalten.

Es ist davon auszugehen, dass ernsthaft erkrankte Babys, Babys, die operiert werden müssen, und Babys mit sehr geringem Geburtsgewicht (VLBW) auf der Intensivstation liegen und besondere Pflege benötigen. Für diese Kinder muss eine individuelle Entscheidung über die Ernährung getroffen werden, die sich an ihren besonderen Ernährungsbedürfnissen und ihren Fähigkeiten und eventuellen Einschränkungen orientiert. Selbstverständlich wird auch für diese Kinder Muttermilch empfohlen, wann immer es möglich ist. Zu den Kindern auf der Intensivstation gehören oftmals:

- Säuglinge mit sehr geringem Geburtsgewicht (VLBW), die weniger als 1500 g wiegen und vor der 32. Schwangerschaftswoche geboren wurden
- Sehr unreife Säuglinge mit einer potenziell gefährlichen Hypoglykämie oder Säuglinge mit einer behandlungsbedürftigen Hypoglykämie, die sich weder durch häufigeres Stillen noch durch die Gabe von Muttermilch verbessert.

Für Säuglinge, denen es so gut geht, dass sie mit ihren Müttern auf der Wochenstation bleiben können, gibt es nur sehr wenige Indikationen zur Zufütterung. Um festzustellen, ob eine Einrichtung ungerechtfertigt zusätzliche Flüssigkeit oder Muttermilchersatzprodukte verabreicht, sollten alle Kinder, die etwas zusätzlich erhalten, wie folgt diagnostiziert worden sein:

- Eine schwere mütterliche Erkrankung (z.B. Psychose, Eklampsie, Schock)
- Eine angeborene Stoffwechselstörung beim Säugling (z.B. Galaktosämie, Phenylketonurie, Ahornsirupkrankheit)
- Ein akuter Flüssigkeitsverlust, beispielsweise während einer Phototherapie aufgrund von Ikterus, der sich nicht durch vermehrtes Stillen oder die Verwendung von abgepumpter Muttermilch ausgleichen lässt
- Eine medikamentöse Behandlung der Mutter, die sich nicht mit dem Stillen vereinbaren lässt (z.B. Zytostatika, radioaktive Substanzen und Thyreostatika außer Propylthiouracil).

Muss das Stillen vorübergehend hinausgezögert oder unterbrochen oder zugefüttert werden, sollten die Mütter dabei unterstützt werden, die Milchbildung beispielsweise durch Abpumpen oder Entleeren der Brust von Hand in Gang zu bringen und aufrechtzuerhalten, um so auf den Moment vorbereitet zu sein, wenn das Stillen begonnen oder wieder aufgenommen werden kann. Gibt es eine kindliche Indikation für die Stillunterbrechung, so kann die Milch abgepumpt, bei Bedarf aufbewahrt und dem Kind verabreicht werden, sobald es medizinisch ratsam ist. Wird die Stillpause aufgrund einer medikamentösen Behandlung oder einer Erkrankung der Mutter, die die Qualität der Milch beeinträchtigt, erforderlich, sollte die Milch abgepumpt und verworfen werden.

D-5 Stillen und Arbeitsbedingungen

Die arbeitsrechtliche Situation stillender Frauen ist in den deutschsprachigen Ländern unterschiedlich geregelt.

Deutschland

Grundlage für die Regelung ist das Mutterschutzgesetz (Gesetz zum Schutze der erwerbstätigen Mutter (MuSchG).

Stillende Frauen haben danach auf Verlangen Anspruch auf die zum Stillen erforderliche Zeit, mindestens aber zweimal täglich eine halbe Stunde oder einmal täglich eine Stunde. Bei einer zusammenhängenden Arbeitszeit von mehr als acht Stunden soll auf Verlangen zweimal eine Stillzeit von mindestens 45 Minuten oder, wenn in der Nähe der Arbeitsstätte keine Stillgelegenheit vorhanden ist, einmal eine Stillzeit von mindestens 90 Minuten gewährt werden. Die Arbeitszeit gilt als zusammenhängend, soweit sie nicht durch eine Ruhepause von mindestens zwei Stunden unterbrochen wird. Durch die Gewährung der Stillzeit darf ein Verdienstausfall nicht eintreten. Die Stillzeit darf von stillenden Müttern nicht vor oder nachgearbeitet und nicht auf die in dem Arbeitsgesetz oder anderen Vorschriften festgesetzten Ruhepausen angerechnet werden.

Werdende und stillende Mütter dürfen nicht mit Mehrarbeit, nicht in der Nacht zwischen 20 und 6 Uhr und nicht an Sonn- und Feiertagen beschäftigt werden. Ausnahmen (z.B. für Landwirtschaft, Gastronomie und Künstlerinnen) werden im §8 Absatz 3 geregelt.

Außerdem dürfen stillende Mütter nicht mit schweren körperlichen Arbeiten und nicht mit Arbeiten beschäftigt werden, bei denen sie besonderen Gesundheitsgefahren ausgesetzt sind, zum Beispiel durch Strahlen, Staub, Hitze, Nässe, Erschütterungen oder Lärm. Verboten sind körperlich schwere Arbeiten wie Akkordarbeit am Fließband und Heben und Fortbewegen von schweren Lasten (mehr als 5 Kilo).

Muss die Arbeitnehmerin ggf. aufgrund der arbeitsplatzbedingten Schutzmaßnahmen vorübergehend versetzt werden, darf sie finanziell nicht schlechter gestellt werden: Lohn- und Gehaltsminderungen sind verboten.

Österreich

Die Mutterschutzbestimmungen regeln die Situation der stillenden Mutter in Österreich.

Solange eine Arbeitnehmerin ihr Kind stillt, hat sie Anspruch auf eine tägliche Stillzeit. Bei einer täglichen Arbeitszeit zwischen viereinhalb und acht Stunden stehen ihr 45 Minuten Stillzeit, bei mehr als acht Stunden zweimal 45 Minuten oder einmal 90 Minuten Stillzeit zu. Wann die Mutter diese Stillzeit nimmt, liegt in ihrem Ermessen. Die Stillzeit darf nicht auf Ruhepausen im Betrieb angerechnet werden und darf nicht zu einem Lohnverlust führen. Die Frau muss nicht nachweisen, dass sie ihr Kind während der Stillzeit auch tatsächlich stillt. Der Arbeitgeber kann jedoch eine Bescheinigung des Arztes, der Hebamme, einer Mutterberatungsstelle oder des Gesundheitsamtes verlangen, dass die Frau überhaupt stillt. Stillende Mütter dürfen nicht bei der Beförderung von Lasten, mit Akkordarbeit, Arbeiten mit schädlichen Einwirkungen und Arbeiten, bei denen die Gefahr einer Berufserkrankung im Sinne des ASVG gegeben ist, beschäftigt werden. Außerdem ist stillenden Müttern das Hinlegen und Ausruhen zu ermöglichen.

Stillende Arbeitnehmerinnen sind verpflichtet, ihrem Arbeitgeber mitzuteilen, dass sie stillen und auch das Ende der Stillzeit anzugeben. Mit dem Ende der Stillzeit enden die besonderen Ansprüche und das Beschäftigungsverbot.

Schweiz

Das Stillen während der Arbeitszeit wird im Arbeitsgesetz (Bundesgesetz über Arbeit in Industrie, Gewerbe und Handel) Artikel 60 geregelt.

Schwangere und stillende Mütter dürfen nicht über die vereinbarte ordentliche Dauer der täglichen Arbeit hinaus beschäftigt werden, jedoch keinesfalls über neun Stunden hinaus. Für das Stillen im ersten Lebensjahr ist die Stillzeit wie folgt an die Arbeitszeit anzurechnen: Stillzeit im Betrieb gilt als Arbeitszeit. Verlässt die Arbeitnehmerin den Arbeitsort zum Stillen, ist die Hälfte dieser Abwesenheit als Arbeitszeit anzuerkennen. Die übrige Stillzeit darf weder vor- noch nachgeholt werden, sie darf auch nicht anderen gesetzlichen Ruhe- oder Ausgleichsruhezeiten angerechnet werden.

Anhang E: Websites

E-1 Internetadressen für Fachpersonal

Deutschsprachige Seiten

Organisationen und Verbände

- Bund Deutscher Laktationsberaterinnen (BDL): www.bdl-stillen.de
- Berufsverband Schweizerischer Laktationsberaterinnen (BSS): www.stillen.ch
- Verband der Still- und Laktationsberaterinnen Österreichs (VSLÖ): www.stillen.at
- Verband der Still- und Laktationsberaterinnen Südtirols/Italien (VSLS): www.stillen.it
- Verband Europäischer Laktationsberaterinnen (VELB): www.velb.org oder www.stillen.org
- International Board of Lactation Consultant Examiners in Europa (IBLCE-Europe): www.iblce-europe.org
- La Leche Liga Deutschland: www.lalecheliga.de
- La Leche Liga Österreich: www.lalecheliga.at
- La Leche Liga Schweiz: www.stillberatung.ch
- Arbeitsgemeinschaft freier Stillgruppen (AFS): www.afs-stillen.de
- Nationale Stillkommission in Deutschland: www.bfr.bund.de/cms/detail.php?id=425
- Internetportal zum Thema Stillen: www.stillen-info.de
- Aktionsgruppe Babynahrung e.V. (AGB): www.babynahrung.org
- UNICEF: www.unicef.de

Datenbanken und Bibliotheken

- Deutsches Institut für Medizinische Dokumentation und Information: www.dimdi.de
- Medizinindex Deutschland: www.medizinindex.de
- Deutsche Bibliothek: www.ddb.de
- Düsseldorfer virtuelle Bibliothek Medizin: www.uni-Duesseldorf.de/WWW/ulb/med.html
- Elektronische Zeitschriftenbibliothek: www.bibliothek.uni-regensburg.de/ezeit

Diskussionsrunden und Mailinglisten

- Lact-Net.de – deutschsprachige Mailingliste für Stillfachleute: http://tbinet.org/lactnet-de
- Frei zugängliches Archiv von Lactnet-D: http://listserv.tbinet.org/archives/lactnet-de.html

Englischsprachige Seiten

Organisationen und Verbände

- La Leche League International (LLLI): www.lalecheleague.org
- Australian Breastfeeding Association (ABA): www.breastfeeding.asn.au/index.html
- International Lactation Consultant Association (ILCA): http://www.ilca.org
- International Board of Lactation Consultant Examiners (IBLCE): http://www.iblce.org
- World Alliance for Breastfeeding Action (WABA): http://waba.org.my
- International Baby Food Network (IBFAN): http://www.ibfan.org
- Weltgesundheitsorganisation (WHO): www.who.int
- Feeding Young Children (Stillempfehlungen der WHO): http://www.who.int/child-adolescent-health/NUTRITION/infant.htm
- UNICEF: www.unicef.org
- UNICEF Facts for Life: www.unicef.org/ffl
- American Academy of Pediatrics (AAP): www.aap.org
- Breastfeeding and the Use of Human Milch (RE9729): www.aap.org/policy/re9729.html

Datenbanken

- Medline (größte medizinische Datenbank) kostenloser Zugang über: www.dimdi.de oder www.medline.de
- PubMed-Medline: www.ncbi.nlm.nih.gov/entrez/query.fcgi?db=PubMed

Diskussionsrunden und Mailinglisten

- Lactnet: http://peach.ease.lsoft.com/scripts/wa.exe?SUBED1=lactnet&A=1

Internetseiten mit Beratungs- und Informationsangeboten

- Academy of Breastfeeding Medicine: www.bfmed.org
- Lactation Resources: www.pabreastfeeding.org/pabcres.html
- Thomas Hale, PhD, Breastfeeding Pharmacology: http://neonatal.ttuhsc.edu/lact
- Bright Future Lactation Resource Centre: www.bflrc.com
- Breastfeeding.com – Resource for Breastfeeding Information and Support: www.breastfeeding.com
- Ted Greiner's Breastfeeding Website: www.geocities.com/HotSprings/Spa/3156/
- Breastfeeding Resource (riesige Linksammlung): www.BORSTVOEDING.com
- ProMoM: www.promom.org
- Cliparts zum Thema Stillen zum Downloaden: www.promom.org/gallery/index.php
- Zahngesundheit, Karies, zahnärztliche Themen im Zusammenhang mit dem Stillen: www.brianpalmerdds.com
- Sammlung verschiedener Themen rund um das Thema Stillen: www.lactivist.com
- Sammlung verschiedener Publikationen: http://linkagesproject.org
- The Breastfeeding Handbook: www.dhss.state.mo.us/dietetic_interns/module_bf.htm (Achtung sehr lange Ladezeit, da es sich um ein komplettes Buch mit fast 300 Seiten handelt)
- James MCKenna's Seite zum Thema Schlaf: www.nd.edu/~jmckenn1/lab

Internetadressen für Eltern

- www.uebersstillen.org
  Ulrike Schmidleithners Seite „Uebers Stillen" ist eine sehr umfangreiche, interessante Seite mit zahlreichen Übersetzungen von Dr. Jack Newman und Dr. Katherine Dettwyler u.a., Buchempfehlungen für Mütter u.v.m.
- www.rund-ums-baby.de/stillberatung/show.php3?foid=5
  Biggi Welter, Stillberaterin der La Leche Liga Deutschland, beantwortet in einem offenen Stillberatungsforum Fragen zum Thema Stillen
- www.eltern.de/forum/postlist.php?Cat=&Board=stillen
  Silke Hess, Stillberaterin der La Leche Liga Deutschland und Still- und Laktationsberaterin IBCLC, beantwortet in einem offenen Stillberatungsforum Fragen zum Thema Stillen
- www.ichstille.de
  Elke Vogt, Stillberaterin der AFS, gibt Informationen zu wechselnden Themen und beantwortet Stillfragen, zusätzliches öffentliches Diskussionsforum
- www.rabeneltern.org
  Zusammenschluss von engagierten Eltern, die sich zum Ziel gesetzt haben, wissenschaftlich korrekte Informationen, nicht nur zum Stillen, zu verbreiten
- www.liewensufank.lu/deutsch/stillen/vorwort.htm
  Von engagierten Eltern und Hebammen gegründete Initiative mit dem Ziel, die Bedingungen rund um die Geburt zu verbessern durch Information und Begleitung der werdenden und jungen Eltern und durch konkrete Schritte bei den zuständigen Stellen und den verantwortlichen Entscheidungsträgern.
- www.lkgstillen.ch/index.html
  Seite zum Thema Stillen von Kindern mit Lippenkiefergaumenspalte von Christa Herzog-Isler, IBCLC

Zeitschriften und Journale

- Laktation und Stillen: www.stillen.org/welcome.html dann auch den Unterpunkt „Fachzeitschrift"
- Deutsches Ärzteblatt: www.aerzteblatt.de
- Bild der Wissenschaft: www.wissenschaft.de
- Journal of Human Lactation: www.sagepub.com/journal.aspx?pid=250
- British Medical Journal: www.bmj.com
- Journal of Pediatrics: www1.mosby.com/scripts/om.dll/serve?action=searchDB&searchdbfor=home&id=pd
- www1.mosby.com/scripts/om.dll/serve?action=searchDB&searchdbfor=home&id=pd
- Medscape: www.pediatrics.medscape.com
- Pediatrics: www.pediatrics.org
- Pediatric Research: www.pedresearch.com
- The Lancet: www.thelancet.com

Online-Wörterbücher

- Eurodicautom: http://europa.eu.int/eurodicautom/Controller
- Leo Link Everything Online: http://dict.leo.org/?lang=de
- Linksammlung zu Onlinewörterbüchern: www.leo.org/dict/auskunft/auskunft_de.html

Rezensenten

Terry S. Busch, RNC, BS, BSN, MS, LCCE, IBCLC, CBE
Parent and Family Education Coordinator
Shawnee Mission Medical Center
Overland Park, Kansas

Kathleen F. Clasen, RN, BSN, IBCLC
Staff Nurse
Wake Medical Center
Raleigh, North Carolina

Susan J. Garpiel, RNC, BSN, MN, IBCLC
Perinatal Clinical Nurse Specialist
Covenant Health Care System
Sagniaw, Michigan

Theresa Baccoli Harte, MS, RD
Clinical Nutrition Specialist
University of Rochester Medical Center
Rochester, New York

Jill Janke, RN, MS, DNSc
Professor
University of Alaska – Anchorage
Anchorage, Alaska

Rebecca Matthews, RN, BSN, MNSc, NP, LCCE, IBCLC
Executive Director, Parenting and Childbirth Education Services
Lactation Consultant in private practice
Jonesboro, Arkansas

Lynne M. Sylvia, PharmaD
Associate Professor of Pharmacy Practice
Massachusetts College of Pharmacy and Health Services
Boston, Massachusetts

Susan E. Taylor, RN, BSN, MA, CLE, IBCLC
Breastfeeding Coordinator
Gadsden County WIC; Gadsden County Health Department
Quincy, Florida

Patricia A. Thomas, RN, BFA, BA, IBCLC
Public Health Nurse
Winona County Community Health Department
Winona, Minnesota

Cynthia Turner-Maffei, BS, MA, IBCLC
National Coordinator, Baby-Friendly USA
Sandwich, Massachusetts

Abbildungsnachweis

Der Verweis auf die jeweilige Abbildungsquelle befindet sich bei allen Abbildungen im Buch am Ende des Legendentextes in eckigen Klammern. Die Rechte von Abbildungen, welche nicht mit einer Quellennummer versehen sind, liegen bei Mosby Inc. St. Louis, Missouri.

E172: Neville MC. Lactogenesis in women. In Jensen RG. Handbook of milk composition. San Diego: Academic Press; 1995
E178: Thibodeau GA, Patton KT. Anatomy and physiology. 4th ed. St. Louis: Mosby; 1999
E245: Seidel HM, Ball JW, Dains JE, Benedict GW. Mosby's guide to physical examination. 4th ed. St. Louis: Mosby; 1999
E246: Thompson JM, McFarland GK; Hirsch JE et al. Mosby's clinical nursing. 5th ed. St. Louis: Mosby; 2002
E247: Lawrence RA, Lawrence RM: Breastfeeding. A guide for the medical profession. 5th ed. St. Louis: Mosby; 1999
E247-001: Lawrence RA, Lawrence RM: Breastfeeding. A guide for the medical profession. 4th ed. St. Louis: Mosby; 1994
E248: Spangler A. Amy Spangler's breastfeeding: a parent's guide. 7th ed. Atlanta: Author; 1999
E249: Woolridge MWD. Midwifery 1986;2:164-171
E250: Wong D. Whaley & Wong's nursing care of infants and children. 6th ed. St. Louis: Mosby; 1999

Abbildungsnachweis

E251: Korones SB. High-risk newborn infants. 4th ed. St. Louis: Mosby, 1986
E252: Karen Martin. Childbirth Graphics, Waco, TX
E253: Pediatric nutrition handbook, 4th ed. Elk Grove Village, IL: American Academy of Pediatrics; 1998
F149: Labbock M, Krasovec K. Stud Fam Plann 1990; 21:226-230
F151-001: National Center for Education in Maternal and Child Health. The art and science of breastfeeding. Arlington, VA: National Center for Education in Maternal and Child health; 1986
F152-001: Ryan AS. Pediatrics 1997;99:2
F152-002: Dusdieker LB et al. Pediatrics 1985; 106:209
F152-003: Dusdieker LB et al. Pediatrics 1990; 86:739
F152-004: Victora CG, Behague DP, Barros FC et al. Pediatrics 1997;99:445-453
F153: Neville MC. Regulation of mammary development and lactation. In Neville MC, Neifert MR: Lactation: physiology, nutrition, and breastfeeding. New York, Plenum Press; 1983
F153-001: Neville MC, Neifert MR: Lactation: physiology, nutrition, and breast-feeding. New York, Plenum Press; 2001
F155: Martin RH et al. Clin Endocrinol 1980; 13: 223-230
F156: Neville MC. Clin Perinatol 1999; 26: 251-279
F157: Nissen E, Uvnas Moberg K, Svensson K et al. Early Hum Dev 1996; 45:111
F158: Hill PD, Humenick SS. Image J Nurs Sch 1989;21:145-148
F159: Desmond M, Rudolph A, Phitakspharaiwan P. Pediatr Clin North Am 1966;13:656
F160: DeCarvalho M, Klaus MH, Merkatz RB. Am J Dis Child 1982;136:737-738
F161: Meier P. Nurs Res 1988;37:36-41
F210-001: Illingworth RS, Leeds MD, Stone DGH. Lancet 1952;1:683-687
F210-002: Morrow AL, Guerrero ML, Shults J et al. Lancet 1999;353:1226-1231
O113: Martha Schult, Boise, Idaho
O114: Marie Biancuzzo, 1998
O115: Sarah Coulter Danner, Hot Springs, SD
O116: Photo taken with assistance of Ruth A. Lawrence, MD
O117: Kay Hoover
O118: Jane Bradshaw, Forest, VA
O413: Becky Behre, Moscow, Idaho
T001: US Department of Agriculture, Washington, DC
T002-001: Institute for Reproductive Health: The lactational amenorrhea method: Are you offering your clients all the options?, Washington, DC: Institute for Reproductive Health; 1986
U143-001: Hollister Incorporated, distributor of Ameda Breastfeeding Products, Libertyville,III
U143-002: AMEDA, Ardo medical, Herrsching
U144: Medela Medizintechnik GmbH & Co Handels KG, Eching
U144-001: Medela, Inc., McHenry, III.
V060: White River Concepts, Temecula, Calif.
V061: Whittlestone, Inc., Antioch, Calif.
V373: Cannon AVENT Group, Suffolk, England
V374: Maternal Concepts, Inc. Elmwood, Wisc.
W238: Debi Bocar, Lactation Consultant services, Oklahoma City, OK
W239: Jimmie Lynn Avery, Lact-Aid International, Athens, Tenn.
X213: Early parent-infant relationships (video). White Plains, NY: March of Dimes Birth Defects Foundation; 1991

Register

A

α-Amino-Nitrogen 67
α-Kasein 70
α-Laktalbumin 67
α-Laktoglobulin 70
α-Linolen-Säure 68
AAP
    Empfehlungen zu Medikamenten in der Stillzeit 378
    Siehe Amerikanische Akademie der Kinderärzte 272, 275, 289
abgepumpte Muttermilch 444, 456
Abmagerungsdiäten 88
AB0-Unverträglichkeit 257
Abpumpen 420, 440
    am Arbeitsplatz 408
    beenden 419
    bei Berufstätigkeit 410, 412
    Probleme 429
    Rückgang der Milchmenge 273
    Zeitpunkt des ersten 416
Absonderungen 129
    blutige aus der Mammille 127
Abstillalter 28
Abszess 354, 357
Academy of Breastfeeding Medicine ABM 496
adrenocorticotropes Hormon 238
Ängste 93
Afrika 26
afroamerikanisch 26
afroamerikanische Säuglinge 456
AFS 482
AGA 269
AGB
    Aktionsgruppe Babynahrung 495
Agranulozyten 73
Ahornsirupkrankheit 203, 508
Ainsworth 48
AKIK 484
aktive Aufmerksamkeit 282
aktiver Schlaf 282
aktives Zuhören 78
Alanin 69
Alarmzeichen 140
Alkohol 89, 91, 101, 172
    Auswirkung auf den Milchspenderreflex 376
Alma Ata 9
alternative Fütterungsmethoden 467
    Spritze 470
Alveolen 60
American Academy of Pediatrics
    AAP 496
Amerikanische Akademie der Kinderärzte 445
    Frühgeborene 275, 291
    Stillempfehlung 12
Aminosäuren 69
Amme 21
Ammenmärchen 28, 84
Analphabetismus 109
Anämie 174
Anamnese 130
Anamnesegespräch 121
Anästhesie 107
angereicherte Muttermilch 445, 448, 453, 456
Ankyloglossie 334
Anlegen 150
Anleitung
    vorausschauende 93
Antibabypille 372
Antibiotika 367
Antidepressiva 387
Antidiabetika 132
antidiuretisches Hormon 238
Anti-Enzyme 72
Antihistaminika 372
antikörper-vermittelte Immunität 73
Antipsychotika 387
Apgar-Werte 301
Arachidonsäure 68, 276, 453
Arbeitsgemeinschaft freier Stillgruppen (AFS) 482
Areola 59, 129
    Erfassen 148
    Kompression 149
Arginin 69
Asiaten 29
Asien 26
Asparaginsäure 69
Atopie 301
Aufbewahrung
    von Muttermilch 436, 445
Aufklärungsprogramme 81
Aufmerksamkeit
    aktive 282
    ruhige 246
Aufstoßen 158
Aufwecken 246, 286
Ausbildungsprogramme
    Auswirkungen 192
    für Gesundheitspersonal 190
Ausscheidung 166, 241
Australia-Haltung 173
autokrine Steuerung 64
    der Laktation 54
Autotransplantation
    free nipple Technik 136

axilläre Schnittführung 136
Azidose 251, 256

B

β-Glukoronidase 257
β-Kasein 70
β-Laktoglobulin 67, 70
B-Lymphozyten 72
Bakterien 366
Barrakuda 146, 158
Basisprolaktinwert 58
Basophile 73
Becherfütterung 468, 472
Behälter
    für Muttermilch 431
Bellagio Consensus 96
Benedek 45
Benzodiazepin 387
Beobachtung
    direkte, des Stillens 162
Berufstätigkeit 91, 405
    Aufrechterhalten der Milchbildung 413
    Kinderbetreuung 407
    Lehrplan für Mütter 412
    Stillziele 415
    Strategien zum Stillen 408
    Vorteile des Stillens 406, 408
    Vorurteile 407
Beruhigen
    des Säuglings 247
Beruhigungssauger 216, 218
    Einfluss auf das Stillen 217
    Einsatz bei Sondenernährung 462
    Folgen allgemein 222
    Schmerzbehandlung 224
    Soor 359
Betacarotin 71
Betamethason 362
Bewertungsmaßstäbe
    für das Stillen 284
Bewertungsschemata
    für den Stillvorgang 164
BFHI
    s. Stillfreundliches Krankenhaus 494, 496
Bibel 21
Bifidusfaktor 67, 70, 278
Bicarbonat 67
Bilirubin 255
    Wert 215, 257
Biliverdin 255
Bindung 48
biologische Unterschiede 33

Biopsie 138
Biotin 67, 71
Biotransformation 384
Blei 399
Blickkontakt 26
Bluttransfusionen
    bei Ikterus 257
Bockshornklee 178, 395
Bonding 48, 278
Borreliose 367
Bowlby 48
braunes Fett 241, 251
Brust
    Sexualobjekt 35, 24, 99
    Aufbau der 120
    Entwicklungsstadien 120
    Form 122, 128
    Größe 128
    Läsionen 128
    pathologische Befunde 133
    Struktur der 59
    Symmetrie 128
    Untersuchung der 128
    Venenzeichnung 128
Brustabszess 354, 357
Brustdrüsenschwellung 344, 349
    areoläre 352
    Behandlung 353
    pathologische 352
    periphere 352
Brustentwicklung 61
Brusternährungsset 270, 307
    Indikationen 467
    Problemlösungen beim Einsatz 469
    Relaktation/induzierte Laktation 180
Brustimplantate 399
Brustkörper 121
Brustkrebs 134, 136
Brustmassage 421, 424
Brustoperation 135
    in der Stillzeit 139
Brustpumpen 422, 426
    Handpumpen 423
    Kosten 428
Bruststraffung 139
Brustvergrößerung 138
Brustverkleinerung 137
Brustverletzungen 134
BSS 495

C

C-Griff 153
Candida 354, 358, 368
Center for Breastfeeding Information (CBI) 497
Chlorid 67, 72
Chlorpromazin 180
Cholecystokinin 146
Cholesterin 68

Cholesterol 239, 276
Cholin 67
chorionales Gonatrophin 62
Chrom 67
Citrat 67
Clotrimazol 360
Cluster-feeding 409, 415
CMV ☞ Zytomegalie 367, 369
Cooper-Ligamente 59, 122
Corpus Mammae 59
Crashdiäten 90
Crematokrit 276, 289
Cystin 69

D

Dalton 381
Dancer-Griff 270, 287, 317
Definition
    Stillen 3
Dehydratation 252
Depression, postnatale
    Selbsthilfegruppe 483
Dettwyler 35
Diabetes
    amerikanische Ureinwohner 33
    Mutter 132
Diäten 88
Diaminotoluol 138
Diffusion 386
Distribution 381
Dokosahexaensäure 68, 276, 453
Dokumentation
    der Muttermilchaufnahme 163
Domperidon 178, 180
Doppelpumpset 428
Downsyndrom 320
    Selbsthilfegruppen 482
Drogen 92
Druck
    mechanischer 160
    negativer 160, 318
Drüsengewebe 59, 120
duktales System 60
Duktuli 60
Duktus 60
Durchfall 297
    bei der Mutter 133
    beim gestillten Kind 367
Dyspareunie 66

E

Echinacea 396
Einzelgespräche 78
Eis 172
    zur Hemmung der Milchbildung 57
Eisen 67, 72
    Bioverfügbarkeit in der Muttermilch 456

Eisenmangel 456
Eisprung 96
Eiweiß 67, 72, 238
Eiweißbindung 383
Eklampsie 133, 203, 508
ELBW 268, 272, 277, 286
Eltern, verwaiste
    Selbsthilfegruppe 483
Elternschaft 45
Embryogenese 61, 120
Embryonaltoxikologie 495
Empfängnisverhütung 96
endokrine Steuerung 54
Endoparasiten 366
Energiebedarf 240
    bei Frühgeborenen 274
    der stillenden Mutter 87
Enfamil
    Human Milk Fortifier® 446, 455
Entlassung 290
Entlassungspaket 206
Entscheidung
    Form der Säuglingsernährung 106
    informierte 84
Entscheidung für das Stillen
    Zeitfaktor 33
Entscheidungsfindung
    jugendliche Mütter 100
Entwicklung 8
Entwicklungsstadien der Brust 55
Enzyme 67, 72, 240
Eosinophile 73
Epiduralanästhesie 373
Epinephrin 171, 238, 251
Epithelialzellen 67
    sekretorische 60
Epstein-Barr-Virus 367
Erbrechen 297
Erdnüsse 88
erfolgloser Hektiker 146
Erikson 99
Ernährung
    Mutter 29, 69, 86, 88
    Mutter, Auswirkungen auf das gestillte Kind 87
    eingeschränkte 87
    Frühgeborene 274, 279
Ernährungsprogramm 15
Erwartungen
    unrealistische 94
Erythropoetin 74
Escherichia coli 73, 356, 367
Estradiol 63
Exkretion 384

F

Familie 24, 26, 33
    soziale Unterstützung durch die 28
Fenchelsamen 178, 395

Register

Fett 67, 239
 braunes 241, 251
 in der Muttermilch 68
Fettsäuren 67
Fettstoffwechsel 240
Fingerfeeding 470
Fingerfütterung 470
First-Pass-Effekt 381
Flasche 464, 474
Flaschen
 bei Trennung 410
Flaschenfütterung 464
 Gründe für die 39
 Nachteile 465
Fluconazol 360
Fluorid 67, 456
Flüssigkeitsbedarf
 der stillenden Mutter 84
Flüssigkeitsbilanz 242
Folsäure 67, 71, 84
Form 128
Formula 22
Fragen
 häufig gestellte 156
 offene und geschlossene 77
Frau
 Stellung der 35
free-nipple-Technik 137
Fruchtbarkeit 66
früher Kontakt 197
Frühgeborene 268
 Beratung der Mutter 273
 Bereitschaft zum Saugen 286
 Bonding 278
 Einfluss auf die Ernährungsentscheidung 272
 Entlassung aus der Klinik 290
 Ernährung 279
 Förderung des direkten Stillens 286
 Gewichtszunahme 289
 Hintermilch 272, 274, 289
 Hungerzeichen 280
 Infektion 277
 Kriterien für den Stillbeginn 279
 Pflegeplan 269
 Probleme der Mütter 110
 Probleme 271
 Pumpziel 273
 Selbsthilfegruppen 483
 Sepsisrate 278
 Stillmanagement 271
 Stillpositionen 286
 tropfenweise Fütterung 279
 Unterrichtsprogramme für Eltern 272
 Verabreichung der Nahrung 279
 Wahrscheinlichkeit des Stillens 272
Frühgeborenennahrung 447, 455
Fütterungsmethoden 459
 alternative 467

Fütterungsmethoden
 Auswirkungen auf Mutter und Kind 461
 Becher 468
 Brusternährungsset 467
 Fingerfütterung 470
 Flasche 464
 Löffel 473
 Softcup 473
 Spritze 470

G

Galaktogene 31, 178
Galaktorrhö 127, 133
Galaktosämie 203, 370, 454, 508
Galaktose 70, 238
Galaktozele 363
gastroösophagealer Reflux 296
Gaumenplatte 333
Gaumenspalte 324
Geburt 26
 kulturelle Bedeutung 25
Geburtserfahrung
 und Entscheidung für das Stillen 40
Gedeihprobleme 300
Gedeihstörung 296, 299
Geißraute 396
Genießer 146
Genitalwarzen 368
Gentiana Violett 360
Genussmittel 91
Geruchssinn
 beim Neugeborenen 246
Geschmackssinn
 beim Neugeborenen 246
Gesetze 15
Gespräch 78
Gestationsalter 269
Gestationsdiabetes 132
Gesundheit
 der Mutter 8
Gesundheitsbereich 38
Gesundheitspersonal
 Einfluss auf das Stillen 38
Gesundheitswesen
 Kosten 2
Gewicht
 Frühgeborene 268
Gewichtsabnahme 88
Gewichtsverlauf 169
Gewichtsverlust 168, 170
Gewichtszunahme
 bei Frühgeborenen 289
 langsame 298, 302, 306
Glas 432
Glukagon 238
Glukosamin 67
Glukose 70, 238, 247
Glukoselösung 201
Glukosewerte 250

Glutaminsäure 69
Glycero 251
Glycin 69
Glykogen 238, 249
Glykogenese 239
Glykogenolyse 239, 249
Glykokonjugate 72
Glykolyse 239
Glykoneogenese 239
Glykopeptide 67
Glykoproteine 70
Goldstandard Muttermilch 444
Gourmet 146
Granulozyten 73
Grundumsatz 237, 241, 251, 295
Gruppenunterricht 78
Gruppenzwang 101

H

Haberman-Feeder 291, 331, 466
Halbwertszeit 381, 384
Haltung
 Australia 173
 seitlich liegende 155
 Wiegenhaltung 155
Hämatokrit 250
Hamosh 72, 74
Handausstreichen 420
Handstellung
 zum Abstützen der Brust 153
Harnsäuren 6
Harnstoff 67
Hartmann, Peter 54
Häusliche Gewalt 42
Haut
 der Brust 123
Hautkontakt 197
 und Muttermilchmenge 419
Hebammenverbände 495
Heilpflanzen 392
 häufig verwendete 398
 in der Stillzeit kontraindizierte 393
 sicherer Umgang mit 394
Heiß-kalt Theorie 30
Hektiker 146
Heparin 382
Hepatitis 368
Herbizide 399
Herpes simplex 367
Herpes-Viren 367
Herz-Lungen-Funktion 241
Herzfehler 241, 251, 309
Herz-Kreislauf-System 309
Hintermilch 62, 69, 274, 450
 LBW 448
Hippokrates 392
Hirnschädigung 313
Histidin 69
HIV 368
HMF ☞ Human Milk Fortifier

Hoffman-Übungen 342
Hohlmamillen 338
horizontale Übertragung 369
Hormone 67
　antidiuretisches 238
　Hypophyse 74
　in der Muttermilch 74
　nach der Geburt 55
Hörvermögen
　beim Neugeborenen 246
Hugh Smith 21
Human Milk Fortifier 279, 445
humanes T-Zell Leukämie Virus
　Typ I
　(HTLV1) 368
Hungerzeichen 46, 94, 143, 166,
　177, 251, 281, 283
Hydrogel 348
Hyperbilirubinämie 246, 255, 257,
　265
Hyperthermie 252
Hyperthyreose 133
Hypoglykämie 203, 247, 249, 256,
　265, 508
　Anzeichen 249
　Definition 249
　Risikofaktoren 250
　Wecken des Säuglings 251
Hypophyse 61
Hypophysenhinterlappen 56
Hypophysenhormone
　in der Muttermilch 74
Hypophyseninsuffizienz 133
Hypothalamus 56, 58, 251
Hypothermie 242, 249, 256, 265
hypoxisch-ischämische Hirn-
　schädigungen 313

I

IBCLC 195
IBFAN 496
IBLCE 495, 497
Ich-Identität 99
IgA 73, 278
IgD 73
IgE 73
IgG 70, 73
IgM 70, 73
Ikterus 246, 255, 257, 261
ILCA 497
Imipramin 384
Immunglobuline 72
Immunsystem 7
Impfen
　von künstlicher Säuglingsnah-
　rung mit Kolostrum 463
Implantate 399
In-vitro-Fertilisation 42
induzierte Laktation 179
Infant Breastfeeding Assessment
　Tool (IBFAT) 163, 165

Infektionen
　bakterielle 366
　der Mutter 131
　Frühgeborene 277
　Pilze 370
　Protozoen 370
　Stillempfehlungen 368
　virale 367
Infektionskrankheiten 9, 366
　Widerstandsfähigkeit 7
Informationsmaterial
　Beurteilung 80
infrasubmammäre Schnittführung
　136
Ingwer 398
initialer Milcheinschuss 61
Innocenti-Deklaration 10, 506
Inositol 67
Insulin 382
Intelligenz
　Frühgeborene 276
Intelligenzquotient 3, 223
Interaktion
　mit der Mutter 112
Interaktionismus 46
Interferon 72
International Board Certified Lac-
　tation Consultant 195
intravaskulär 381
Involution 61, 66, 120
Ionisierung 383
Isoflavone 454
Isoleucin 69

J

Jelliffe 42
Jod 67

K

Kadmium 399
Kaiserschnitt 106, 153
Kalium 67, 72, 274, 277
Kalzium 67, 72, 84, 113, 275
Kamille 396
Kangaroo-Mother-Care 417
Känguru-Pflege 268, 272, 288
　Vorteile 417
Karotinoide 67
Kaseine 67, 70
Kasein/Molke-Verhältnis 278
Kaumuskel 313
Kennell 209
Kephalhämatom 260
ketogene Antwort 239, 249
Ketorolac 108
Killerzellen 72
Kilokalorie 237
Kind im Krankenhaus
　Selbsthilfegruppen 484

Kinderbetreuung
　Berufstätigkeit 407
Kindernetzwerk e.V.
　Selbsthilfegruppen 484
Kindersterblichkeit 22, 27
Kinn-Zungenmuskel 313
Klaus 209
Knochenmineralisation 275
Knoten
　in der Brust 133, 139
Kobalt 67
Kodein 375
Koffein 89
　in der Stillzeit 377
Kohlendioxiddruck
　transcutaner 280
Kohlenhydrate 67, 70, 238
Kolik 297
　aufgrund von Kuhmilcheiweiß
　297
Kolostrum 62, 68, 127, 240
　Bedeutung in verschiedenen
　Kulturen 28
　Frühgeborene 455
Kommunikation 25, 77
Kontrazeptiva
　Auswirkungen auf das Stillen 373
　reine Progestinpräparate 132
Konvektion 251
Koordination
　saugen, schlucken, atmen 161
Körperbild
　der Mutter 88
Körperhaltung
　der Mutter 152
Körpermasse 251
Körperoberfläche
　des Säuglings 251
Krampfanfälle 315, 317
Krankengeschichte 130
Krankheiten
　chronische 8
Kreatin 67
Kreatinin 67
Krebs 134
Kreislauf 241
Kuhmilch 69
　Laktose 71
kulturelle Anpassung 25
kulturelle Unterschiede 25
　Bedeutung der Brust 32
Kulturvorstellungen
　achten 112
Kümmelsamen 178
künstliche Sauger 466
künstliche Säuglingsnahrung 73,
　444, 452
　auf Aminosäurebasis 455
　auf Eiweiß-Hydrolysatbasis 454
　auf Kuhmilcheiweißbasis 452
　auf Sojabasis 453
　Frühgeborenennahrung 279, 455
Kupfer 67, 72

Register

L

La Leche Liga 23, 32, 81, 227, 269, 482
Lactation Resource Center 497
Lactoferrin 433
Laktogenese 121
Laktalbumin 70
Laktation 61, 64, 120
   induzierte 180
Laktations-Amenorrhö-Methode 66, 96
Laktobazillus 70
Laktoferrin 63, 67, 70, 73, 278
Laktogenese 61, 120
Laktose 67, 70
   in Preterm-Milch 275
Laktosegehalt 63
Lanolin 345
Läsionen 123, 125, 128
LATCH 163, 166
Lateinamerika 26
LBW 268, 274, 277
LCPUFAs
   Langekettige mehrfach ungesättigte Fettsäuren 68
Lehrpläne
   für Gesundheitspersonal 190
Leptin 74
Lernprogramm
   für Eltern 77
Lernziele
   Mütter 82
Let-down 55, 57
Leucin 69
Leukozyten 67, 432
LGA 269
Links-Rechts-Shunt 309
Linolein-Säure 68
Linolensäure 276
Lipide 72, 240
Lipogenese 240
Lippenkiefergaumenspalte
   Selbsthilfegruppen 483
Lippenspalte 324
Lithium 383, 387
Loben 60, 120
Lobuli 120
Lobus 60
Löffelfütterung 473
Lumpektomie 134, 139
Lymphe 61
Lymphozyten 67, 72, 437
Lysin 69
Lysozym 67, 73, 278, 432, 438

M

M/P-Quotient 381, 386
Magen-Darm-Funktion 168, 296
Magenkapazität
   des Säuglings 145
Magnesium 67, 72, 84
Magnesiumsulfat 372
Makromastie 137
Makronährstoffe 67
Makrophagen 67, 73, 437
Mamille 56, 59, 125
   Absonderungen 126, 129
   Farbe 129
   flache 126
   Form 126, 129
   große 126
   Position 129
   Symmetrie 129
   überzählige 123
Mamillen
   Behandlung von wunden 346
   falsches Anlegen 343
   fetale Entwicklung 338
   flache 340
   Formen 338
   nach innen gerichtete 338
   negativer Druck 344
   operative Korrektur von eingezogenen 338
   Umgang mit wunden 345
   Ursachen für wunde und schmerzende 343
   Vorbeugung wunder 345
   wunde 215, 342
Mamillenformer 340
   Vergleich mit Stillhütchen 341
Mamillenschoner 346
Mangan 67
Mariendistel 178, 396
Massage 421
Mastektomie 139
Mastitis 349, 354
   Abstillen bei 357
   Behandlung 356
   entzündliche 355
   Pflegeplan 357
   Risikofaktoren 356
   wunde Mamillen und 351
Mastitis 355
Mastopathie 133
Mastopexy 139
Medien 38
Medikamente
   alternative Behandlung 391
   Aufklärung der Mutter 372
   Auswirkungen auf das gestillte Kind 372, 376, 387, 391
   Auswirkungen auf das Stillen 375
   Auswirkungen auf die Milchbildung 372
   frei verkäufliche 377
   in der Stillzeit 371, 387
   lipophile 382
   Nebenwirkungen beim gestillten Kind 391
   pharmakokinetische Eigenschaften 380
Medikamente
   Risikominimierung in der Stillzeit 391
   Stillpause 371
   Stillverträglichkeit 379
   Übertritt in die Muttermilch 385
   Verabreichung in der Stillzeit 377
   Zeitpunkt der Verabreichung 379
Medizintechnikfirmen
   Adressen 484
Mehrlinge 260, 262, 268
   Stillmanagement 263
   Mastitis 356
Mehrlingsmütter
   Pflegeplan 264
Mekonium 241
Melatonin 74
Mengenelemente 72
Metabolit 381, 384
Methionin 69
Metoclopramid 178
Miconazol 362
Mikrowelle 438
Milch 438
   Farbe 127
   zu viel 179
Milch-Plasma-Quotient (M/P) 386
Milchbank 450, 485
Milchbildung
   Berufstätigkeit 413
Milchbildungsfördernde Mittel 31
Milcheinschuss 61, 63
Milchgang
   verstopfter 354
Milchleiste 120
Milchmenge 64
   ausreichende 177
   Frühgeborene 273
   Stillhäufigkeit 143
   Trinkmenge der Mutter 84
   unzureichende 174
   Ursachen für mangelnde 175
   Vorgehensweise bei zu wenig 176
Milchpumpen 422, 426
Milchspendereflex 161, 169
   Anzeichen 171
   Auswirkung von Alkohol auf den 376
   Förderung 172
   zu starker 173
Milchspenderinnen 451
Milchstau 349, 354
   bei zu viel Milch 179
Milchstuhl 241
Milchtransfer 143, 146, 149, 159, 177, 286
   Überprüfung 288
Minderheitsgruppen 112
Mineralien 72
   zusätzliche Gabe von 455
Mineralstoffe und Ionen 67

Minocyclin 127
Missbrauch 42
Molekulargewicht 382
Molenlast
   renale 277
Molke 22
Molkenproteine 70
Molybdän 67
Monojekt-Spritze 470
Monozyten 74
Montgomery-Drüsen 59
Montgomerydrüsen 129
Mood Stabilizer 387
Morphin 376
Moss, William 21
Mother-Baby Assessment (MBA) 163, 166
Motilität 240
Motorik
   Entwicklung der oralen 283
Mönchspfeffer 178
Müdigkeit 58, 172, 413
Mund 147, 151
Muskeln 313
Mutter
   Einstellung zum Stillen 39
   jugendliche 91, 98
   Selbstvertrauen 42
   sozialer Hintergrund 130
Mutter-Kind-Beziehung 180
Mutter-zu-Mutter-Beratung 23
Mutter-zu-Mutter-Selbsthilfegruppen 227
Muttermilch 240
   abgepumpte 444, 456
   Aufbewahrung 430, 436
   Auftauen 438
   Auswirkungen der Lagerung 434
   Energiegehalt 240
   erwärmen 438
   frische 444
   Frühgeborene 275
   gelagerte 444
   Makronährstoffe 238
   Nachteile 279
   reife 62, 69
   sammeln 430
   transportieren 438
   Umgang mit 435
   Zusammensetzung 66, 276, 446
Muttermilch-Ersatz
   Entwicklung der künstlichen Säuglingsnahrung 21
Muttermilchikterus 257
Muttermilchprobe 358
Mutterrolle 47
Mutterschaftsurlaub 406
Mutterschutzgesetz 414
   Deutschland 508
   Österreich 509
   Schweiz 509

Myobacter 367
Myoepithelialzellen 55, 60

N

Nachtruhe
   der Eltern 145
Nährstoffbedarf
   der stillenden Mutter 84
Nahrungsmittel
   problematische 89
Nahrung, Frühgeborene 447, 455
Nahrungssaugen 36
Naloxon 57
Nase
   „freihalten" beim Stillen 153
Nationale Stillkommission 494
Natrium 67, 72, 274, 277
NEC 278
nekrotisierende Enterokolitis 278, 446
Nerven 313
   interkostale 60
Nestlé 21
Neugeborenenikterus ☞
   Ikterus
Neugeborenensepsis 296
Neutrophile 67, 73, 437
Newton 45, 57, 65
Newton, Michael 35
Newton, Niles 35, 39
Niacin 67, 71
Nicht-Muttersprachler 110
Nickel 67
Niplette 339
nonnutritives Saugen 474
   bei Sondenernährung 462
Nonprotein-Nitrogene 67
Norepinephrin 251
NSK 494
Nukleinsäuren 67
Nukleotide 67, 72
Nyqvist 284
Nystatin 360

O

Operation der Brust 135
Ösophagusatresie 297
Östrogen 62
Oligosaccharide 67, 70, 72, 278
orale Ernährung 463, 467
   Becher 468
   Brusternährungsset 467
   Fingerfütterung 470
   Flasche 464
   künstliche Sauger 466
   Pipette 473
   Spritze 470
Orgasmus 99
Ovarialzyklus 8

Oxycodon 108
Oxytocin 55, 57, 61, 64, 99, 108
   und Prolaktin im Vergleich 56
Oxytocin Nasenspray 178, 180

P

Panthenolsäure 67
Pantothensäure 71
Paracetamol 375, 384
pathologischer Ikterus 257
Peer Counselor 225-226
Perfusor-Spritze
   als alternative Fütterungsmethode 470
periareolare Schnittführung 136
Personalschulung 189
Pestizide 399
Pflegeplan
   beeinträchtigte Säuglinge 321
   Downsyndrom 322
   jugendliche Mütter 98
   langsame Gewichtszunahme 307
   Lippenspalte 326
   Stillen 95
   unzureichende Milchmenge 176
pH-Wert 383
Phagozyten 278
Phenobarbital 133
Phenylalanin 69
Phenylketonurie 203, 370, 508
Pheromone 44
Phosphat 67
Phospholipide 67, 240
Phosphor 72, 275, 290
Phototherapie 257, 261
physiologischer Ikterus 257
PIBBS 284
Pierre-Robin-Syndrom 314
Pilze 366
Pipetten
   als alternative Fütterungsmethode 473
Plasmaeiweißbindung 383
Plazentalaktogen 62
Plazentareste 64
Plazentaretention 174
Polyamine 67
Polycarbonat 431, 434
Polyethylen 431
Polypropylen 431
Polystyrol 431, 434
Postmenstruationsalter 269
postnatale Depression 40
   Selbsthilfegruppen 483
Prägung 43
Prekolostrum 127
prelaktale Fütterungen 200
Preterm Infant Breastfeeding Behavior Scale 285

Preterm-Milch 272, 274
　Anreicherung von 445
　Zusammensetzung 276
Preterm-Muttermilch 272
Probleme
　beim Abpumpen 429
Progesteron 62
Proktokolitis 297
Prolactin-Inhibiting-Faktor (PIF) 58
Prolaktin 56, 58, 61
　in der Muttermilch 74
　Laktogenese 62
　und Oxytocin im Vergleich 56
Prolaktinanstieg
　nach Kaiserschnitt 108
Prolaktinausschüttung
　Einfluss auf die 58
Prolin 69
Prolylendopeptidase 40
Propylthiouracil 133
Prostaglandin 240
Protozoen 366
psychologische Faktoren
　Einfluss der Medien 38
　Einfluss der Schwiegermutter 38
　Einfluss des Gesundheits- personals 38
　Einfluss des Partners 37
　Selbstvertrauen der Mutter 42
　sozioökonomische Einflüsse 36
　Stellung der Frau 35
　Stress 45
　Symbiose zwischen Mutter und Kind 46
Psychose 203, 508
pubertäre Entwicklung der Brust 62
Puertoricaner 30
purpurroter Sonnenhut 396

Q

Quecksilber 399

R

Rachitis 71, 456
radioaktive Substanzen 203, 508
Radionuklide 399
Rauchen 89, 91
　Einfluss auf die Milchmenge 372
Raucherinnen 178
Reaktivitätsperioden
　des Säuglings 196
Reflex 160, 314
　Frühgeborene 283
Reflexbogen 57, 314
Reflux, gastroösophagealer 296
reife Muttermilch 62, 69
Relaktation 179

Resorption 241, 380
Riboflavin 71
Richtlinien
　Abpumpen, Aufbewahren von Muttermilch 436
Rollenkonfusion 99, 101
Rooming-in 22, 107, 209
Ross Laboratories Mother Survey (RLMS) 23
Rubin 47
Rückengriff 156
ruhige Aufmerksamkeit 281
ruhiger Schlaf 282
rusty-pipe-Milch 127

S

Salmonellen 368
Sandifer-Syndrom 296
Sättigungszeichen 144
Sauerstoffdruck
　transcutaner 280
Sauerstoffmangel 313
Sauerstoffsättigung 280, 311
Sauerstoffuntersättigung
　bei Sondenfütterung 462
Saug-Schluck-Reflex 147
Saugen
　ineffektives 147, 150
　nonnutritives 160, 417
　nutritives 160, 418
　wirkungsvolles 147
Sauger
　künstliche 216
Säugling
　mütterliche Reaktion 44
　Energiebedarf 238
　Ernährungsbedürfnisse 445
　Flüssigkeitsbedarf 242
　neurologisch beeinträchtigter 317
　weinen 44
Säuglingsnahrung
　Kosten 2
Säuglingsnahrungsproben 205
Saugmechanismus 318
Saugreflex
　arhythmischer 318
　fehlender 317
Saugschwäche 317
Saugschwierigkeiten 317
Saugstörungen 317
Saugtraining 150
Saugverhalten
　Beurteilung 150
Saugverwirrung 43, 466
Saugzyklus 158
Scherengriff 126, 153
Schilddrüse 133
Schlaf
　aktiver 282
　leichter 246

Schlaf-wach-Kontinuum 243
Schlafdauer
　Frühgeborene 281
Schläfenmuskel 313
Schlafphasen 281
Schlucken 161
　hörbares 147, 149, 162
Schlupfmamille 126, 338
Schmerzen
　Auswirkungen auf den Milch- spendereflex 173
Schmerzlinderung
　nach Kaiserschnitt 108
Schnittführung
　axillär 136
　infrasubmammär 136
　periareolar 136, 138
Schreien 44
Schwermetalle 399
Schwiegermutter 38
Sears, William 37
Sehschärfe
　beim Neugeborenen 243
seitlich liegende Haltung 155
Sekretion
　aus der Mamille 126
sekretorisches Immunglobulin A
　sIgA 70
Selbsthilfegruppen 81, 229, 482
Selbstuntersuchung
　der Brust 134
Selbstvertrauen
　der Mutter 225
Selen 67
Sepsis 278, 295
Serin 69
Serotoninwiederaufnahmehemmer 387
Serumalbumin 70
Serumglukosewerte 250
Sexualität 99
sexuelle Aktivität 66
SGA 269
Sheehan-Syndrom 133
Shigellen 368
sIgA 63, 70, 73
sIgA und andere Immunglobuline 67
Silikon 138, 399
Softcup 473
Soja
　als Basis für künstliche Säuglingsnahrung 453
Sondenernährung
　Indikationen 459
　nonnutritives Saugen 462
Soor 350, 354, 358
　Symptome 359
soziale Unterstützung 27
soziokulturelle Faktoren
　Kommunikation 25
　Normen 24
　Wertvorstellungen 31

Sozioökonomische Vorteile 8
Spaltfehlbildungen 323
　　Vorteile des Stillens 324
Speiseröhrenmuskeln 313
Spendermilch 272, 278, 444, 450, 456
spezifische Immunität 72
Sport 89
Spritze 470
Spurenelemente 67, 72
Stadien der Laktation 61
Staphylokokkus aureus 356
Stercobilinogen 256
Steroidhormone
　　in der Muttermilch 74
Sterole und Hydrokarbone 67
Steuerung
　　endokrine 54
Stieltechnik 136
Stillabstände 144
Stilldauer 215
Stillen
　　Einflussfaktoren 36
　　psychologische Vorteile 36
　　als wechselseitiger Prozess 143
　　alternierendes 262
　　Angebundensein 100
　　autokrine Steuerung 143
　　bei Brustoperationen 140
　　bei Trennungen 404
　　Bereitschaft zum 418
　　Bonding 279
　　Definition 3
　　direktes 268, 288
　　diskretes 99
　　endokrine Steuerung 143
　　in der Öffentlichkeit 405
　　indirektes 268, 279
　　modifiziertes nach Bedarf 282
　　nach Bedarf 144, 214, 217, 221
　　nach Bedarf fördern 248
　　nach Bedarf, Hindernisse 216
　　nach Plan 214
　　nächtliches 145, 155
　　Trennung 403
　　Übergang zu direktem 474
　　uneingeschränktes 215
　　Vorteile 3, 7
　　Vorteile des frühen 198
　　vs. Flaschenfütterung 280
Stillen und Arbeiten 508
Stillfähigkeit
　　Vertrauen der Mutter in die 129
Stillförderung 9, 13
　　bundesstaatliche 14
　　internationale 9
　　lokale 14
　　nationale 11
Stillfreundliches Krankenhaus 10, 13, 466, 500
　　Checkliste 505
　　Zehn Schritte 186, 500, 506
Stillikterus 257

Stillgruppen 225, 482
Stillhaltung 152
Stillhäufigkeit 143
Stillhindernisse 113
Stillhütchen 287, 340
　　Nachteile 341
　　Vergleich mit Mamillenformern 341
Stillmahlzeit
　　Dauer 146
Stillmanagement
　　bei Brustoperationen 139
　　bei Herzproblemen 311
　　Fehler 305
　　Neugeborene mit craniofaziellen Veränderungen 328
　　neurologisch beeinträchtigte Säuglinge 319
Stillpause 371
Stillpositionen 154
　　abwechseln 158
　　bei Mehrlingen 262
　　für Frühgeborene 286
　　nach Kaiserschnitt 108
　　zur Vorbeugung von wunden Mamillen 346
Stillprobleme
　　Vorgehensweise bei besonderen 329
Stillraten 22
Stillrichtlinien 186
Stillstandards 187
Stillstatistiken 22
Stillunfähigkeit 174
Stillverschleiß 49
Stillverträglichkeit
　　von Medikamenten 379
Stillwissen
　　von medizinischem Personal 189
Stillziele
　　bei Relaktation oder induzierter Laktation 179
Stoffwechsel 237
　　Regulierung 238
Stoffwechselrate 295
Strahlentherapie 134
Streptokokken 356, 367
Stress 45
　　Einfluss auf den Milchspendereflex 171
Stroma 60
Stuhlgang 168
Suchreflex 160
Sulfat 67
Sulpirid 178, 180
Symbiose 46
Symbole 46
symbolischer Interaktionismus 46
Symmetrie 128
Systematic Assessment of the Infant at Breast (SAIB) 163

T

T-Lymphozyten 72
Tail of spence 120
Tandemstillen 264
　　Pflegeplan 265
Taurin 69
Teenager 98
Temperaturregulierung 251
　　beim Säugling 241
Testwiegen 163, 168, 289, 308
Theophyllin 385
Thiamin 67, 71, 86
Threonin 69
Thyreostatika 203, 508
Thyreotropin 238
Tiefschlaf 246
Tocopherol 71
Toluylendiamin 138
Toluylendiisocyanat 138
Toxoplasmose 368
Tracheo-ösophageale-Fistel 297
　　Symptome 298
transitorische Milch 62, 127
Transposition 136
Träumer 146
Trennung 410
　　geplante 404
　　Prinzip von Angebot und Nachfrage 403
　　ungeplante 414
Triamcinolon 360, 362
Triglyceride 67, 240
Trinkverhalten 146
Trisomie 21 320
Trostsaugen 36
Tryptophan 69
Tuberkulose 367
Tyrosin 69

U

Übergang vom Schlafen zum Wachen 282
Übergangsstuhl 241
Übergewicht 88
Übertragung
　　horizontale 369
Umweltschadstoffe 399
Unabhängigkeit 100
UNICEF 9, 496
unspezifische Immunität 72
Unterricht 78
Unterrichtsmaterial
　　für Analphabeten 110
Unterschiede
　　Stillen – Flasche 161
Unterstützungsnetzwerk 81
Unterstützungsprogramme 225
Untersuchung
　　vor der Geburt
　　Formblatt 131

Urinausscheidung
  beim Säugling 242
Urobilinogen 256
Uvnas-Moberg 44, 146

V

V-Griff 153
Valin 69
Varicella-Zoster-Virus 368
Vater
  Einfluss auf das Stillen 37
VELB 494
Ventrikelseptumdefekt 309, 312
Verbrennungen 135
Verdauung 240
Verhalten
  nonverbales 301
Verhaltensweisen 39
Vermarktung
  Säuglingsnahrung 10
Verteilungsvolumen 383
vertikale Übertragung 369
verwaiste Eltern
  Selbsthilfegruppe 483
Videokassetten
  zur Fortbildung 193
Vierlinge 260
Viren 366
Vitamin A 71
Vitamin B_{12} 67, 71
Vitamin B_{12}-Mangel
  bei veganer Ernährung 456
Vitamin B_6 67, 71, 84
Vitamin C 67, 71
Vitamin D 71, 87, 113
Vitamin D-Mangel 113, 456
Vitamin E 71
Vitamin K 71, 455
Vitamine 67, 71
  zusätzliche Gabe von 455
Vitamine in der Muttermilch 71
VLBW 203, 268, 272, 277, 286, 445, 508
  Sondenernährung 460
Vollnarkose 106
Vordermilch 62, 69

Vorgehensweise
  bei zu wenig Milch 176
Vorteile
  sozioökonomische 8
  Stillen 3
Vorteile des Stillens
  Aufklärung der Mütter 194
VSD 309, 312
VSLÖ 495

W

WABA 496
Wachstadien 281
Wachstum 8
Wachstumsfaktoren 67, 72, 74
Wachstumskurven 170, 298
Wachstumsschübe 170
Wallaby Phototherapiegerät 261
Wärmeverlust 251
Warnzeichen
  bei Gedeihproblemen 306
Wasser 201
  bei Ikterus 256, 258
Wasserverlust 242, 259
Wellstart International 391
Weltgesundheitsorganisation 9, 247, 251
Weltgesundheitsversammlung 9
Weltkinderhilfswerk 9
Werbung
  für künstliche Säuglingsnahrung 22
  für Muttermilchersatzprodukte 22
WHO 496
WHO-Kodex 10, 498
WIC 1, 15, 24
Wickes 21
Widerstandsfähigkeit
  Infektionserkrankungen 7
Wiegen
  des Säuglings 305
Wiegenhaltung 155
Wilson-Krankheit
  als Kontraindikation beim Stillen 370

Windeln
  nasse 166, 168
Windpocken 368
Wirtsverteidigung 277
Wollfett 345
Wundauflagen
  zur Behandlung wunder Mamillen 346
Wundheilung 346

Y

Yin-Yang 26, 29

Z

Zauderer 146
Zehn Schritte zum erfolgreichen Stillen 185
zelluläre Bestandteile 67
zellvermittelte Immunität 73
Zigaretten 91, 101
Zigarettengriff 126, 153
Zink 67, 72, 84
Zitronenmelisse 178
Zittern 315
Zufüttern 97, 200, 307
  Folgen 202
  Frühgeborene 269, 279
  Gründe 201, 203
  medizinische Indikation zum 508
Zufütterungsmethoden
  bei Spaltfehlbildungen 331
Zuhören, aktives 78
Zungenaußenmuskel 313
Zungenbändchen 334
Zungenstoßen 343
Zusammensetzung der Muttermilch 63, 67
Zwillinge 260, 264
  Selbsthilfegruppen 484
Zytokine 72
Zytokinrezeptoren 72
Zytomegalie-Virus 279 (CMV) 367
Zytostatika 203, 508